内镜与微创手术学

OPERATIVE ENDOSCOPIC & MINIMALLY INVASIVE SURGERY

主　编　Daniel B. Jones，Steven D. Schwaitzberg
主　审　许树长
主　译　胡志前　徐　楷　陈　莹
副主译　李新星　滕世峰　孙光远　王军凯

河南科学技术出版社
·郑州·

内容提要

体腔镜、腹膜镜、腹腔镜检查法，至少已出现 100 年了。美国胃肠和内镜外科医师学会(SAGES)和美国外科医师学会(ACS)首次提出了用腹腔镜胆囊切除术后，微创手术得到快速发展。其特点是患者创口小、痛苦少、恢复更快。本书是一部由业内专家执笔的重要教科书。书中描述了手术的更佳方案及新的操作方法。本书内容简洁，彩图清晰，强调技巧。本书适合从事微创手术的外科医师及相关人员阅读参考。

图书在版编目（CIP）数据

内镜与微创手术学/（美）丹尼尔 B. 琼斯（Daniel B. Jones），（美）史蒂文·施韦茨伯格（Steven D. Schwaitzberg）主编；胡志前，徐楷，陈莹主译. —郑州：河南科学技术出版社，2023.5
ISBN 978-7-5725-1177-6

Ⅰ.①内… Ⅱ.①丹… ②史… ③胡… ④徐… ⑤陈… Ⅲ.①内窥镜—外科手术②显微外科手学 Ⅳ.①R61 ②R616.2

中国国家版本馆 CIP 数据核字（2023）第 066130 号

Operative Endoscopic and Minimally Invasive Surgery / Daniel B. Jones, Steven D. Schwaitzberg/ISBN 9781498708302
All Rights Reserved. Copyright © 2019 by Taylor & Francis Group, LLC.
Authorised translation from the English language edition published by CRC Press, a member of the Taylor & Francis Group.
本书原版由 Taylor & Francis 出版集团旗下 CRC 出版公司出版，并经其授权翻译出版，版权所有，翻录必究。

Henan Science and Technology Press is authorised to publish and distribute exclusively the Chinese (Simplified Characters) language edition. This edition is authorised for sale throughout Mainland of China. No part of publication may be reproduced or distributed by any means, or stored in a database or retrieval system, without the prior written permission of the publisher. Copies of this book sold without a Taylor & Francis sticker on the cover are unauthorized and illegal.
本书中文简体翻译版授权由河南科学技术出版社独家出版并限在中国大陆地区销售。未经出版者书面许可，不得以任何方式复制或发行本书的任何部分。本书封面贴有 Taylor & Francis 公司防伪标签，无标签者不得销售。

豫著许可备字-2021-A-0154

出版发行：河南科学技术出版社
北京名医世纪文化传媒有限公司
地址：北京市丰台区万丰路 316 号万开基地 B 座 115 室 邮编：100161
电话：010-63863186 010-63863168
策划编辑：焦万田 刘英杰
责任编辑：焦万田 郭春喜
责任审读：周晓洲
责任校对：龚利霞
封面设计：中通世奥
版式设计：崔刚工作室
责任印制：程晋荣
印　刷：河南瑞之光印刷股份有限公司
经　销：全国新华书店、医学书店、网店
开　本：889 mm×1194 mm 1/16 **印张**：48.5 **字数**：1300 千字
版　次：2023 年 5 月第 1 版 2023 年 5 月第 1 次印刷
定　价：598.00 元

如发现印、装质量问题，影响阅读，请与出版社联系并调换。

原著者名单

Adewale O. Adisa, FWACS, FCMS
Department of Surgery
Obafemi Awolowo University
Ile-Ife, Nigeria

Piyush Aggarwal, MD
Advanced Laparoscopy, Endoscopy and Ultrasound
St. Vincent Hospital
Indianapolis, Indiana

Matthew R. Albert, MD, FASCRS
Center for Colon and Rectal Surgery
Florida Hospital
Orlando, Florida

Hana Alhomoud, MD
Department of Surgery
Al Sabah Hospital
Kuwait City, Kuwait

Aman Ali, MD
Department of Medicine
Wilkes Barre General Hospital
The Commonwealth University Medical College
Edwardsville, Pennsylvania

Brandon D. Andrew, MD
Medical and Surgical Weight Loss Clinic
HSHS Sacred Heart and Evergreen Surgical
Eau Claire, Wisconsin

Alexandra Argiroff, MD
Mount Sinai Medical Center
New York City, New York

Maurice E. Arregui, MD
Advanced Laparoscopy, Endoscopy
and Ultrasound
St. Vincent Hospital
Indianapolis, Indiana

Horacio J. Asbun, MD
Hepatobiliary and Pancreas Surgery
Miami Cancer Institute
Miami, Florida

and

Mayo College of Medicine and Sciences
Uttar Pradesh, India

Dan Azagury, MD
Section of Bariatric and Minimally Invasive Surgery
Stanford University School of Medicine
Stanford, California

Michele L. Babicky, MD
Hepatobiliary and Surgical Oncology
Gastrointestinal and Minimally Invasive Surgery
The Oregon Clinic
Portland, Oregon

Sharon L. Bachman, MD
Department of Surgery
Inova Medical Group
Falls Church, Virginia

Eric Balent, MD
Department of Surgery
Tripler Army Medical Center
Honolulu, Hawaii

Sheila Ryan Barnett, MD
Department of Anesthesia, Critical Care and Pain Medicine
Beth Israel Deaconess Medical Center
Boston, Massachusetts

Tim Batchelor, BSc, MBChB, MSc, FRCS(CTh)
Department of Thoracic Surgery
Bristol Royal Infirmary
Bristol, United Kingdom

David E. Beck, MD, FASCRS
Department of Colon and Rectal Surgery
Ochsner Clinic Foundation
New Orleans, Louisiana

John-Paul Bellistri, MD
Columbia University Medical Center
New York Presbyterian Lawrence Hospital
Bronxville, New York

Abel Bello, MD, FASMBS
MIB Surgery
Plantation, Florida

Tyler Berzin, MD, MS, FASGE
GI Endoscopy
Advanced Therapeutic Endoscopy Fellowship
Beth Israel Deaconess Medical Center
Harvard Medical School
Boston, Massachusetts

Marc G.H. Besselink, MD, MSC, PhD
Department of Surgery
Academic Medical Center
Amsterdam, the Netherlands

Elif Bilgic, PhD
Steinberg Centre for Simulation and Interactive Learning
McGill University
and
Steinberg-Bernstein Centre for Minimally Invasive Surgery
and Innovation
McGill University Health Centre
Montreal, Canada

Sarah E. Billmeier, MD, MPH
Section of General Surgery
Division of Minimally Invasive Surgery
Dartmouth-Hitchcock Medical Center
Lebanon, New Hampshire

Cherif Boutros, MD, MSC
Department of Surgery
Division of General and Oncologic Surgery
University of Maryland School of Medicine
Baltimore, Maryland

Wolfram Breithaupt, MD
AGAPLESION Markus Krankenhaus
Department of Surgery
Frankfurt, Germany

Rita A. Brintzenhoff, MD
Department of General Surgery
Carolinas Medical Center
Charlotte, North Carolina

Fred Brody, MD, MBA
Department of Surgery
The George Washington University Medical Center
Washington, DC

Alessandro Brunelli, MD
Department of Thoracic Surgery
St. James's University Hospital
Leeds, United Kingdom

L. Michael Brunt, MD
Section of Minimally Invasive Surgery
Washington University School of Medicine

and
St. Louis Blues Hockey Club
St. Louis, Missouri

Brian T. Bucher, MD
Department of Surgery
Primary Children's Hospital
University of Utah School of Medicine
Salt Lake City, Utah

John P. Burke, PhD, FRCSI
Center for Colon and Rectal Surgery
Florida Hospital
Orlando, Florida

Ali Linsk Butash, MD
Beth Israel Deaconess Medical Center
Harvard Medical School
Boston, Massachusetts

Jeffrey A. Cadeddu, MD
Department of Urology
University of Texas Southwestern Medical Center
Dallas, Texas

Mark P. Callery, MD
Beth Israel Deaconess Medical Center
Harvard Medical School
Boston, Massachusetts

Avery C. Capone, MD
Harvard Plastic Surgery
Brigham and Women's Hospital
Boston, Massachusetts

Christy E. Cauley, MD, MPH
Cleveland Clinic
Cleveland, Ohio

I. Bulent Cetindag, MD
Department of Surgery
Mercy Medical Center
University of Iowa
Cedar Rapids, Iowa

Austin L. Chiang, MD, MPH
Division of Gastroenterology, Hepatology, and Endoscopy
Brigham and Women's Hospital
Boston, Massachusetts

Songita Choudhury, BS
College of Medicine
Center for Advanced Surgical Technology
University of Nebraska Medical Center
Omaha, Nebraska

Ian Choy
Division of General Surgery
Oakville Trafalgar Memorial Hospital Halton Healthcare
McMaster University
Oakville, Canada

Margaret E. Clark, MD
Department of Surgery
Tripler Army Medical Center
Honolulu, Hawaii

Paul Colavita, MD
Division GI and Minimally Invasive Surgery
Carolinas Medical Center
Charlotte, North Carolina

Jonathan F. Critchlow, MD
Division of General Surgery
Beth Israel Deaconess Medical Center
Harvard Medical School
Boston, Massachusetts

Lisa A. Cunningham, MD
The Ohio State University Wexner Medical Center
Columbus, Ohio

Suvranu De, ScD
Center for Modeling, Simulation and Imaging in Medicine
Rensselaer Polytechnic Institute
Troy, New York

Ronald P. DeMatteo, MD
Department of Surgery
Perelman School of Medicine
University of Pennsylvania
Philadelphia, Pennsylvania

Michele Diana, MD
IRCAD, Research Institute Against Cancer of the
Digestive System
and
IHU-Strasbourg, Institute for Image-Guided Surgery
Strasbourg, France

Ernesto Dominguez, MD
Baptist Health South Florida
Miami, Florida

Ostap Dovirak, MD
Department of Surgery
Division of Urology
Beth Israel Deaconess Medical Center
Boston, Massachusetts

Quan-Yang Duh, MD
Endocrine Surgery and Oncology
Department of Surgery
Mount Zion Hospital
University of California—San Francisco
San Francisco, California

Brian J. Dunkin, MD
Methodist Institute for Technology, Innovation, and
Education (MITIE)
Houston Methodist Hospital
Houston, Texas

Brandice Durkan, MD
General and Breast Surgery
Tuality Digestive Health and General Surgery Clinic
Hillsboro, Oregon

Konstantinos P. Economopoulos, MD, PhD
General Surgery Resident
Department of Surgery
Duke University Medical Center
Durham, North Carolina

and

Surgery Working Group
Society of Junior Doctors
Athens, Greece

James Ellsmere, MD, MS, FRCSC
Department of General Surgery
Dalhousie University
Halifax, Canada

Nassrene Y. Elmadhun, MD
Minimally Invasive Thoracic Surgery
Division of Thoracic Surgery and Interventional
Pulmonology
Beth Israel Deaconess Medical Center
Boston, Massachusetts

Ilaria Ernesti, MD
Department of Experimental Medicine-Medical
Physiopathology
Food Science and Endocrinology Section
"Sapienza" University of Rome
Rome, Italy

Tsuyoshi Etoh, MD, PhD
Department of Gastroenterological and Pediatric
Surgery
Oita University Faculty of Medicine
Oita, Japan

Robert D. Fanelli, MD, MHA, FASGE
Geisinger Commonwealth School of Medicine
Minimally Invasive Surgery
Surgical Endoscopy
Department of Surgery
The Guthrie Clinic
Sayre, Pennsylvania

Liane S. Feldman, MD, CM
Steinberg-Bernstein Chair in Minimally Invasive Surgery
and Innovation
McGill University Health Centre
Montreal, Canada

Edward L. Felix, MD
Marian Regional Medical Center
Santa Maria, California

Gustavo Fernandez-Ranvier, MD, PhD
Department of Surgery
Division of Metabolic, Endocrine and Minimally
Invasive Surgery
Mount Sinai Medical Center
New York City, New York

Lorenzo E. Ferri, MD, PhD
Division of Thoracic Surgery
McGill University
Montreal, Canada

James Fleshman, MD, FASCRS
Department of Surgery
Baylor University Medical Center
Dallas, Texas

Yuman Fong, MD
Sangiacomo Chair in Surgical Oncology
Department of Surgery
International Medicine
City of Hope Comprehensive Cancer Center
Duarte, California

Morris E. Franklin Jr., MD
Department of Minimally Invasive Surgery Texas
Endosurgery Institute
San Antonio, Texas

Gerald M. Fried, MSC, MD, FRCSC, FCAHS
Department of Surgery
McGill University
Montreal, Canada

Hans F. Fuchs, MD
Department of General, Visceral and Cancer Surgery
University of Cologne
Cologne, Germany

Karl-Hermann Fuchs, MD
University of California San Diego
Center for the Future of Surgery
La Jolla, California

Pascal R. Fuchshuber, MD, PhD
General and Oncologic Surgery
UCSF-East Bay
The Permanente Medical Group, Inc.
Walnut Creek, California

Hajime Fujishima, MD
Department of Gastroenterological and Pediatric Surgery
Oita University Faculty of Medicine
Oita, Japan

David Fuks, MD, PhD
Department of Digestive, Oncological and Metabolic
Surgery
Institut Mutualiste Montsouris
Paris, France

Eleanor C. Fung, MD
Department of Surgery
Jacobs School of Medicine and Biomedical Sciences
University at Buffalo
The State University of New York
Buffalo, New York

Scott Furer, MD
Department of Pediatrics
Johns Hopkins All Children's Hospital
St. Petersburg, Florida

Michel Gagner, MD
Clinique Michel Gagner
Montreal, Canada

Alberto S. Gallo, MD
Baptist Surgical Associates
Baptist Health Hospital
Louisville, Kentucky

Sidhu Gangadharan, MD
Department of Thoracic Surgery
Beth Israel Deaconess Medical Center
Boston, Massachusetts

Brice Gayet, MD, PhD
Department of Digestive, Oncological and Metabolic Surgery
Institut Mutualiste Montsouris
Paris, France

Andres Gelrud, MD, MMSc
Pancreatic Disease Center
Gastro Health and Miami Cancer Institute
Baptist Hospital South Florida
Miami, Florida

Alfredo Genco
Department of Surgical Sciences
Policlinico Umberto I
"Sapienza" University of Rome
Rome, Italy

Robert Gianotti, MD
Albany Gastroenterology Consultants
Albany, New York

Fahri Gokcal, MD
Department of General Surgery
University of Health Sciences Istanbul Bakirkoy Dr. Sadi Konuk
Training and Research Hospital
Istanbul, Turkey

and

Good Samaritan Medical Center
Brockton, Massachusetts

Anthony Gonzalez, MD, FASMBS
Baptist Hospital of Miami
FIU College of Medicine
Bariatric Surgery
Baptist Health South Florida
Miami, Florida

Carroll M. Harmon, MD, PhD
Department of Surgery
Jacobs School of Medicine and Biomedical Sciences
University at Buffalo
Buffalo, New York

Cristina R. Harnsberger, MD
Department of Surgery
University of California, San Diego
San Diego, California

Jeffrey N. Harr, MD, MPH
Department of Surgery
The George Washington University Medical Center
Washington, DC

Yasushi Hasegawa, MD, PhD
Department of Surgery
Iwate Medical University School of Medicine
Iwate, Japan

Jeffrey W. Hazey, MD
Memorial Hospital
Marysville, Ohio

Sara A. Hennessy, MD
Department of Surgery
UT Southwestern Medical Center
Dallas, Texas

Juan D. Hernandez, MD
Hospital Universitario Fundacion Santa Fe de Bogota
Universidad de los Andes Faculty of Medicine
Bogota, Colombia

Miguel A. Hernandez, MD
Department of Minimally Invasive Surgery
Texas Endosurgery Institute
San Antonio, Texas

Daniel M. Herron, MD
Department of Surgery
Icahn School of Medicine at Mount Sinai
New York City, New York

Steven N. Hochwald, MD
Department of Surgical Oncology
Roswell Park Cancer Institute
Buffalo, New York

Santiago Horgan, MD
Department of Surgery
Center for the Future of Surgery
University of California, San Diego

Douglas Horst, MD
Department of Medicine
Division of Gastroenterology
Beth Israel Deaconess Medical Center
Harvard Medical School
Boston, Massachusetts

Karen D. Horvath, MD
Department of Surgery
University of Washington
Seattle, Washington

Eric S. Hungness, MD
Department of Surgery
Northwestern University
Chicago, Illinois

Matthew M. Hutter, MD, MPH
Department of Surgery
Harvard Medical School
Massachusetts General Hospital
Boston, Massachusetts

David A. Iannitti, MD
Department of Surgery Carolinas Medical Center
Division of Hepato-Pancreatico-Biliary Surgery
Charlotte, North Carolina

William B. Inabnet III, MD
Department of Surgery
Icahn School of Medicine at Mount Sinai
New York City, New York

Gretchen P. Jackson, MD, PhD
Department of Pediatric Surgery
Vanderbilt University School of Medicine
Nashville, Tennessee

Brian Jacob, MD
Mount Sinai Medical Center
New York City, New York

Garth R. Jacobsen, MD
Department of Surgery
University of California, San Diego
San Diego, California

Daniel B. Jones, MD, MS
Harvard Medical School
and
Beth Israel Deaconess Medical Center
Boston, Massachusetts

Edward L. Jones, MD, MS
Department of Surgery
Rocky Mountain Regional VA Medical Center
The University of Colorado Anschutz Medical Campus
Aurora, Colorado

Stephanie B. Jones, MD
Department of Anesthesia, Critical Care and Pain Medicine
Beth Israel Deaconess Medical Center
Harvard Medical School
Boston, Massachusetts

Cara M. Jordan, PhD
Center for the Humanities
Graduate Center, City University of New York
New York City, New York

Namir Katkhouda, MD
Department of Surgery
University of Southern California
Los Angeles, California

Justin J. Kelly, MD, FRCSI
Center for Colon and Rectal Surgery
Florida Hospital
Orlando, Florida

Michael Kent, MD
Minimally Invasive Thoracic Surgery
Division of Thoracic Surgery and Interventional Pulmonology
Beth Israel Deaconess Medical Center
Boston, Massachusetts

Tara S. Kent, MD
Department of Surgery
Beth Israel Deaconess Medical Center
Harvard Medical School
Boston, Massachusetts

Leena Khaitan, MD, MPH
Esophageal and Swallowing Center
University Hospitals
Digestive Health Institute
Cleveland Medical Center
Cleveland, Ohio

Sebastian K. King, MBBS, PhD, FRACS
Department of Paediatric Surgery
The Royal Children's Hospital
Melbourne, Australia

Boris Kiriazov, MD
Division of General Surgery
University of South Florida
Tampa, Florida

Russell C. Kirks, Jr., MD
Department of Surgery
Division of Hepato-Pancreatico-Biliary Surgery
Carolinas Medical Center
Charlotte, North Carolina

Seigo Kitano, MD, PhD
Oita University
Oita, Japan

Crystal Krause, PhD
Department of Surgery
Center for Advanced Surgical Technology
University of Nebraska Medical Center
Omaha, Nebraska

Cindy M. Ku, MD
Department of Anesthesia, Critical Care and Pain Medicine
Beth Israel Deaconess Medical Center
Harvard Medical School
Boston, Massachusetts

Omar Yusef Kudsi, MD, MBA
Robotic Surgery Fellowship
Good Samaritan Medical Center
Tufts University School of Medicine
Boston, Massachusetts

Moshim Kukar, MD
Department of Surgical Oncology
Roswell Park Cancer Institute
Buffalo, New York

Jacob C. Langer, MD
Division of General and Thoracic Surgery
Hospital for Sick Children
and
Department of Surgery
University of Toronto
Toronto, Canada

Aaron Lay, MD
Department of Urology
Emory University
Atlanta, Georgia

Jihui Li, MD
Horizon Health Paris Clinic
Paris, Illinois

Robert B. Lim, MD
Department of Surgery
Tripler Army Medical Center
Uniformed Services University of Health
Sciences
Honolulu, Hawaii

Henry Lin, MD
Department of General Surgery
Naval Hospital Camp Lejeune
Uniformed Services University
Camp Lejeune, North Carolina

Emanuele Lo Menzo, MD, PhD, FASMBS
Cleveland Clinic Florida
Weston, Florida

Eric Luedke, MD
Section of Bariatric and Minimally Invasive
Surgery
Stanford University School of Medicine
Stanford, California

Bill Ran Luo, MD
Department of Surgery
Northwestern Medicine
Chicago, Illinois

Marcel Autran Cesar Machado, MD
Sírio Libanês Hospital
University of São Paulo
São Paulo, Brazil

Amin Madani, MD, PhD, FRCSC
Department of Surgery
McGill University
and
Steinberg-Bernstein Centre for Minimally Invasive
Surgery and Innovation
McGill University Health Centre
Montreal, Canada

Feroze Mahmood, MD
Department of Anesthesia
Critical Care and Pain Medicine
Beth Israel Deaconess Medical Center
Harvard Medical School
Boston, Massachusetts

Peter W. Marcello, MD, FASCRS
Division of Colon and Rectal Surgery
Lahey Hospital and Medical Center
Burlington, Massachusetts

Jacques Marescaux, MD, FRCS (Hon), FJSES (Hon), APSA (Hon)
IRCAD, Research Institute Against Cancer of the
Digestive System
and
IHU-Strasbourg, Institute for Image-Guided Surgery
Strasbourg, France

Jeffrey M. Marks, MD, FASGE
Department of Surgery
Case Western/University Hospitals
Cleveland Medical Center
Cleveland, Ohio

John H. Marks, MD, FASCRS
Division of Colorectal Surgery
Lankenau Hospital
Wynnewood, Pennsylvania

Janet Martin, PharmD, MSc (HTA&M)
Centre for Medical Evidence, Decision Integrity and
Clinical Impact
and
Department of Anesthesia and Perioperative
Medicine
and
Department of Epidemiology and Biostatistics
Schulich School of Medicine and Dentistry
Western University
London, Canada

John B. Martinie, MD
HPB Surgery
Carolinas Medical Center
Charlotte, North Carolina

Brent D. Matthews, MD
Department of Surgery
Carolinas HealthCare System
University of North Carolina
Charlotte, North Carolina

Zachary McCabe, MD STUDENT
St. George University School of Medicine
Grenada, West Indies

Ozanan Meireles, MD
Massachusetts General Hospital
Boston, Massachusetts

John D. Mellinger, MD
Department of Surgery
Southern Illinois University School of Medicine
Springfield, Illinois

W. Scott Melvin, MD
Montefiore Medical Center
The University Hospital for Albert Einstein College of
Medicine
New York City, New York

Dean J. Mikami, MD
Department of Surgery
John A. Burn School of Medicine
University of Hawaii
Honolulu, Hawaii

Mario Montealegre-Gallegos, MD
Department of Anesthesia
Critical Care and Pain Medicine
Beth Israel Deaconess Medical Center
Harvard Medical School
Boston, Massachusetts

Isacco Montroni, MD, PhD
Department of Colorectal Surgery
Cleveland Clinic Florida
Weston, Florida

John Morton, MD, MPH
Section of Bariatric and Minimally Invasive Surgery
Stanford University School of Medicine
Stanford, California

A. James Moser, MD
Pancreas and Liver Institute
Beth Israel Deaconess Medical Center
Harvard Medical School
Boston, Massachusetts

Carmen L. Mueller, MD, MEd
Division of General Surgery
McGill University
Montreal, Canada

Kenric M. Murayama, MD
Department of Surgery
John A. Burns School of Medicine
University of Hawaii
Honolulu, Hawaii

Konstantinos S. Mylonas, MD
School of Medicine
Faculty of Health Sciences
Aristotle University of Thessaloniki
Thessaloniki, Greece

and

Surgery Working Group
Society of Junior Doctors
Athens, Greece

Alex P. Nagle, MD
Department of Surgery
Feinberg School of Medicine
Northwestern University
Evanston, Illinois

Deborah M. Nagle, MD
Integrated Lead for Digital Surgery
Preclinical, Clinical and Medical
Medical Lead for the Colorectal Specialty
Ethicon, Inc.
Cincinnati, Ohio

Kai Neki, MD
University of California San Diego
Center for the Future of Surgery
La Jolla, California

Brian M. Nguyen, MD
Southern California Permanente Medical Group
Department of Surgery
Kaiser Permanente
San Diego, California

Stéphane Nicolau, PhD
IRCAD, Research Institute Against Cancer of the Digestive System
Strasbourg, France

Allan Okrainec, MD, MHPE
Temerty-Chang Telesimulation Centre
Division of General Surgery
University Health Network
University of Toronto
Toronto, Canada

Jaisa Olasky, MD
Mount Auburn Hospital
Cambridge, Massachusetts

and

Harvard Medical School
Boston, Massachusetts

Dmitry Oleynikov, MD
Department of Surgery
Center for Advanced Surgical Technology
University of Nebraska Medical Center
Omaha, Nebraska

John A. Olson, Jr., MD, PhD
Department of Surgery
Division of General and Oncologic Surgery
University of Maryland School of Medicine
Baltimore, Maryland

Lerna Ozcan, MD
Saint Elizabeth Medical Center
Boston, Massachusetts

Ping Pan, MD
Department of Surgery
University Hospitals Cleveland Medical Center
Cleveland, Ohio

Adrian E. Park, MD
Department of Surgery
Anne Arundel Medical Center
Annapolis, Maryland

Caroline Park, MD, MPH
Beth Israel Deaconess Medical Center
Boston, Massachusetts

Sungsoo Park, MD, PhD
Department of Surgery
Korea University College of Medicine
and
Center for Obesity and Metabolic Diseases
Korea University Anam Hospital
Seoul, South Korea

Jesse D. Pasternak, MD, MPH
Endocrine Surgery and Oncology
Division of General Surgery
Toronto General Hospital – University Health Network
University of Toronto
Toronto, Canada

Neesha Patel, MD
Department of Pediatrics
Michigan Medicine
Ann Arbor, Michigan

Nicolò Pecorelli, MD
Steinberg-Bernstein Centre for Minimally Invasive Surgery
and Innovation
McGill University Health Centre
Montreal, Canada

Claire E. Peeples, MD
Department of Colon and Rectal Surgery
Beaumont Health
Royal Oak, Michigan

Kyle A. Perry, MD
Division of General and Gastrointestinal Surgery
Center for Minimally Invasive Surgery
The Ohio State University Wexner Medical Center
Columbus, Ohio

H. Charles Peters, MD
VCU Health
Richmond, Virginia

Vivian Pham, MD
Department of Anesthesia
University of California, San Francisco
San Francisco, California

Edward H. Phillips, MD
Department of Surgery
Division of General Surgery
Cedars Sinai Medical Center
Los Angeles, California

Matthew R. Pittman, MD
Metabolic Health and Surgical Weight Loss Center
Northwestern Medicine
Delnor Hospital
Geneva, Illinois

Douglas Pleskow, MD
Division of Gastroenterology
Beth Israel Deaconess Medical Center
Harvard Medical School
Boston, Massachusetts

Jaime Ponce, MD, FASMBS
Bariatric Surgery Program
CHI Memorial Hospital
Chattanooga, Tennessee

Jeffrey L. Ponsky, MD
Department of Surgery
Cleveland Clinic Lerner College of Medicine
Lynda and Marlin Younker Chair in Developmental
Endoscopy
Case Western Reserve University
Cleveland, Ohio

Kinga A. Powers, MD, PhD, FRCSC
Department of Surgery
Salem Veteran Affairs Medical Center
University of Virginia School of Medicine
and
Virginia Tech Carilion School of Medicine
Salem, Virginia

Raymond R. Price, MD
Department of Surgery
Center for Global Surgery
University of Utah
and
Department of Surgery
Intermountain Medical Center
Intermountain Healthcare
Salt Lake City, Utah

Rebeca Dominguez Profeta, MD
University of California San Diego
Center for the Future of Surgery
La Jolla, California

Aurora D. Pryor, MD
Department of Surgery
Division of Bariatric, Foregut, and Advanced
Gastrointestinal Surgery
Health Sciences Center
Stony Brook Medicine
Stony Brook, New York

Ruchir Puri, MD, MS
Department of General Surgery
University of Florida
Jacksonville, Florida

Bruce J. Ramshaw, MD
Department of Surgery
University of Tennessee Medical Center
Knoxville, Tennessee

Patrick Reardon, MD
Department of Surgery
Houston Methodist Hospital
Underwood Center for Digestive Disorders
Houston, Texas

Adam Reid, MD
Department of Surgery
Southern Illinois University School of Medicine
Springfield, Illinois

William S. Richardson, MD
General Surgery
Ochsner Clinic
Chalmette, Louisiana

Kurt Eric Roberts, MD
Gastrointestinal Surgery
Yale School of Medicine
New Haven, Connecticut

Santiago Rodriguez, MD
University of Colorado School of Medicine
Aurora, Colorado

Armando Rosales, MD
Cleveland Clinic Florida
Weston, Florida

Alexander Rosemurgy, MD
Florida Hospital
Tampa, Florida

Raul J. Rosenthal, MD
Department of General Surgery and the Bariatric and
Metabolic Institute
Cleveland Clinic Florida
Weston, Florida

Sharona Ross, MD
Florida Hospital
Tampa, Florida

James C. Rosser, Jr., MD
University of Central Florida School of Medicine
Orlando, Florida

and

University at Buffalo School of Medicine
Buffalo, New York

Steven Rothenberg, MD
Columbia University College of Physicians and Surgeons
New York City, New York

and

The Rocky Mountain Hospital For Children
Denver, Colorado

David H. Rothstein, MD, MS
Department of Pediatric Surgery
John R. Oishei Children's Hospital
Buffalo, New York

Michael A. Russo, MD
Orange Coast Medical Center
Fountain Valley, California

Marvin Ryou, MD
Division of Gastroenterology, Hepatology, and Endoscopy
Brigham and Women's Hospital
Boston, Massachusetts

Benjamin Sadowitz, MD
Crouse Health
Syracuse, New York

Jean F. Salem, MD
Division of Colorectal Surgery
Lankenau Hospital
Wynnewood, Pennsylvania

Barry Salky, MD
Department of Surgery
Division of Metabolic, Endocrine and Minimally
Invasive Surgery
Mount Sinai Medical Center
New York City, New York

Kulmeet Sandhu, MD
Department of Surgery
University of Southern California
Los Angeles, California

Bruce D. Schirmer, MD
Department of Surgery
University of Virginia
Charlottesville, Virginia

Christopher M. Schlachta, BSc, MDCM, FRCSC
Canadian Surgical Technologies and Advanced
Robotics (CSTAR)
London Health Sciences Centre
London, Canada

Bradley F. Schwack, MD
NYU Langone Medical Center
NYU Langone Weight Management Program
New York City, New York

Daniel J. Scott, MD
Department of Surgery
UT Southwestern Medical Center
Dallas, Texas

Ketan Sheth, MD
Cambridge Health Alliance
Harvard Medical School
Boston, Massachusetts

Scott Shikora, MD
Center for Metabolic Health and Bariatric Surgery
and
Department of Surgery
Brigham and Women's Hospital
Harvard Medical School
Boston, Massachusetts

Daniel Shouhed, MD
Department of Surgery
Division of Bariatric and Minimally Invasive Surgery
Cedars Sinai Medical Center
Los Angeles, California

Jason K. Sicklick, MD
Department of Surgery
Division of Surgical Oncology
Moores Cancer Center
University of California, San Diego
La Jolla, California

Ajaypal Singh, MD
Division of Digestive Diseases and Nutrition
Rush Medical College
Chicago, Illinois

C. Daniel Smith, MD
Buckhead Surgical Associates
Atlanta, Georgia

Luc Soler, PhD
IRCAD, Research Institute Against Cancer of the
Digestive System
Strasbourg, France

Nathaniel J. Soper, MD
Department of Surgery
Northwestern University
Chicago, Illinois

David Spector, MD
Center for Metabolic Health and Bariatric Surgery
and
Department of Surgery
Brigham and Women's Hospital
Harvard Medical School
Boston, Massachusetts

John A. Stauffer, MD
Department of General Surgery
Mayo Clinic Florida
Jacksonville, Florida

Dimitrios Stefanidis, MD, PhD, FASMBS, FSSH
MIS/Bariatric Surgery
Department of Surgery
Indiana University School of Medicine
Indianapolis, Indiana

Joel M. Sternbach, MD, MBA
Department of Surgery
Northwestern University
Chicago, Illinois

Alessandra Storino, MD
General Surgery Resident
Beth Israel Deaconess Medical Center
Boston, Massachusetts

Hyunsuk Suh, MD
Department of Surgery
Icahn School of Medicine at Mount Sinai
New York City, New York

Lee L. Swanstrom, MD
Division of Minimally Invasive and GI Surgery
The Oregon Clinic
Portland, Oregon

and

Institute for Image Guided Surgery
IHU-Strasbourg
Strasbourg, France

Patricia Sylla, MD
Department of Surgery
Division of Colon and Rectal Surgery
Icahn School of Medicine at Mount Sinai Hospital
New York City, New York

Samuel Szomstein, MD, FASMBS
Cleveland Clinic Florida
Weston, Florida

Ezra N. Teitelbaum, MD
Department of Surgery
Northwestern University
Chicago, Illinois

Pieter Timmerman, MD
Department of Surgery
Academic Medical Center
Amsterdam, the Netherlands

Thadeus L. Trus, MD
Section of General Surgery
Division of Minimally Invasive Surgery
Dartmouth-Hitchcock Medical Center
Lebanon, New Hampshire

Shawn T. Tsuda, MD
Department of Surgery
University of Nevada School of Medicine
Las Vegas, Nevada

Thomas J. VanderMeer, MD
Geisinger Commonwealth School of Medicine
Department of Surgery
The Guthrie Clinic
Sayre, Pennsylvania

Gabor Varga, MD
AGAPLESION Markus Krankenhaus
Department of Surgery
Frankfurt, Germany

Melina C. Vassiliou, MD, MEd
Steinberg-Bernstein Centre for Minimally Invasive Surgery
and Innovation
McGill University Health Centre
Montreal, Canada

Vic Velanovich, MD
Division of General Surgery
University of South Florida
Tampa, Florida

Vaibhav Wadhwa, MD
Gastroenterology and Hepatology
Cleveland Clinic Florida
Weston, Florida

Andrew A. Wagner, MD
Department of Surgery
Division of Urology
Beth Israel Deaconess Medical Center
Boston, Massachusetts

Go Wakabayashi, MD, PhD
Department of Surgery
Ageo Central General Hospital
Ageo, Japan

Judy Wang, MD
General Surgery
Los Angeles County Harbor
UCLA Medical Center Surgery
Torrance, California

Susanne Warner, MD
City of Hope Department of Surgery
Duarte, California

Yusuke Watanabe, MD
Department of Gastroenterological Surgery II
Hokkaido University Graduate School of Medicine
Sapporo, Hokkaido, Japan

and

Steinberg-Bernstein Centre for Minimally Invasive Surgery
and Innovation
McGill University Health Centre
Montreal, Canada

Ammara A. Watkins, MD, MPH
Beth Israel Deaconess Medical Center
Harvard Medical School
Boston, Massachusetts

Jaclyn Weirzbicki, MD
Department of Surgery
Northwestern Medicine Delnor Hospital
Geneva, Illinois

Steven D. Wexner, MD, PhD (Hon), FRCS, FRCS (Ed), FRCSI (Hon)
Department of Colorectal Surgery
Cleveland Clinic Florida
Weston, Florida

and

College of Medicine
Florida Atlantic University
Boca Raton, Florida

and

College of Medicine
Florida International University
Miami, Florida

Kelley Whitmer, MD
Department of Radiology
Virginia Tech Carilion School of Medicine
and
Department of Imaging Services
Carilion Clinic
Roanoke, Virginia

Gary Wind, MD
Uniformed Services University
Walter Reed National Military Medical Center
Washington, DC

Elan R. Witkowski, MD, MS
Department of Surgery
Harvard Medical School
Massachusetts General Hospital
Boston, Massachusetts

Jared Wong, MD
Sharp Rees-Stealy
San Diego, California

Stephanie G. Wood, MB, BCh
GI and General Surgery
Oregon Health and Science University
Portland, Oregon

James Wooldridge, MD
General Surgery
Ochsner Clinic
New Orleans, Louisiana

D. Tami Yamashita, MD
Department of General Surgery
Dalhousie University
Halifax, Canada
and
Department of General Surgery
Abbotsford Regional Hospital and Cancer Centre
Abbotsford, Canada

Tonia M. Young-Fadok, MD, MS, FASCRS
Division of Colon and Rectal Surgery
Mayo Clinic College of Medicine
Mayo Clinic
Phoenix, Arizona

Yuliya Yurko, MD
Division of Colon and Rectal Surgery
Mayo Clinic
Phoenix, Arizona

H. Reza Zahiri, DO
Division of Gastrointestinal and Bariatric Surgery
Anne Arundel Medical Center
Annapolis, Maryland

Yulia Zak, MD
Massachusetts General Hospital
Boston, Massachusetts

Natan Zundel, MD, FASMBS
Florida International University College of Medicine
Miami, Florida

译者名单

主　审　许树长

主　译　胡志前　徐　楷　陈　莹

副主译　李新星　滕世峰　孙光远　王军凯

译　者　（以姓氏笔画为序）

王　松　同济大学附属同济医院

王　晖　同济大学附属同济医院

王化恺　上海市浦东新区人民医院

王安琪　海军军医大学附属长征医院

王军凯　海军军医大学附属长征医院

王振翔　同济大学附属同济医院

卞　策　海军军医大学附属长征医院

卢　浩　海军军医大学附属长征医院

朱俩辰　同济大学附属同济医院

刘中砚　同济大学附属同济医院

刘文方　同济大学附属同济医院

许树长　同济大学附属同济医院

孙　强　海军军医大学附属长征医院

孙光远　海军军医大学附属长征医院

孙会会　同济大学附属同济医院

孙建军　同济大学附属同济医院

李东昇　同济大学附属同济医院

李姗姗　同济大学附属同济医院

李轶辉　联勤保障部队第九二一医院

李新星　同济大学附属同济医院

余松林　同济大学附属同济医院

汪　军　上海中医药大学附属宝山医院

张言言　上海中医药大学附属曙光医院

张偲昂　海军军医大学附属长征医院

陈　莹　同济大学附属同济医院

陈　晔　同济大学附属同济医院

陈金水　联勤保障部队第九九一医院

陈泉宁　同济大学附属同济医院

林　锐　同济大学附属同济医院
易　伟　联勤保障部队第九〇八医院
季　堃　同济大学附属同济医院
季锡清　上海嘉会国际医院
金煜翔　海军军医大学附属长征医院
周金哲　同济大学附属同济医院
周海洋　海军军医大学附属长征医院
经　巍　同济大学附属同济医院
赵泽坤　同济大学附属同济医院
胡志前　同济大学附属同济医院
项洪刚　上海市浦东新区人民医院
俞晓军　中国科学院大学附属肿瘤医院
施赟杰　海军军医大学附属长征医院
姜元喜　同济大学附属同济医院
姚　骏　海军军医大学附属长征医院
姚莉雯　同济大学附属同济医院
柴云笙　海军军医大学附属长征医院
钱　玚　湖州市妇幼保健院
徐　楷　同济大学附属同济医院
徐义军　上海市浦东新区人民医院
展婷婷　同济大学附属同济医院
黄　琦　同济大学附属同济医院
黄　裕　联勤保障部队第九〇三医院
黄海林　武警江西总队医院
龚振斌　解放军第一医院
章　雁　同济大学附属同济医院
姬舒荣　同济大学附属同济医院
彭　欢　海军军医大学附属长征医院
葛步军　同济大学附属同济医院
董智璃　同济大学附属同济医院
曾　朋　武警江西总队医院
谢亚运　上海市同仁医院
鲍　一　海军军医大学附属长征医院
熊　杰　同济大学附属同济医院
熊正强　武警江西总队医院
滕世峰　同济大学附属同济医院
魏舒迅　海军军医大学附属长征医院

原著序

逻辑会带你从 A 点到达 B 点，想象力将把你带到任何地方。

Albert Einstein

当 Daniel 和 Steven 请我写这本书的序言时，我看了这本书的大纲，有了三个发现。

- 非常荣幸为这一里程碑式的工作增添一个序言，《内镜与微创手术学》涵盖了来自 241 位作者对微创和内镜手术的贡献。
- 本书作者的每个环节的微创手术就代表着天空中最明亮的星星。我几乎认识每一个人，如果需要的话，我相信他们会为我做手术决定。他们中的许多人都是亲密的私人朋友。争论许多外科巨星将是一个有趣的过程。
- 我希望关于疝修补的章节是最好的，因为带着这本书会改善生意。

根据我的经验，这是第一部严肃讨论成本（使用了哪些转换因素）的教科书，这个因素已经成为外科手术决策过程的一部分。我祝贺作者深入现实。对我来说，参与内镜手术的发展超过 60 年，做一些手术已经几十年了，我们的思维有了很大的发展，这让我很惊讶。人们只能想象十年后第 2 版的书名与章节名称。

经过 3 年的艰苦工作，我终于在 1976 年出版了《内窥镜》（*Endoscopy*，Appleton Century Croft，New York），共 60 章，被认为是一部"完整的指南"。它涵盖了物理学的基本原理，光学，电子，视频，通信，以及当时已知的所有程序。我们有 52 位作者，他们的作品被解读为"现代数据"，或者被许多人视为外科手术的乌托邦。

没有乌托邦。我们不断改变定义，让它变得更好。我们应该感谢 Daniel Jones 和 Steven Schwaitzberg 的无限想象力和正直，本书的 241 位作者将把标准定得更高，更好！

George Berci，MD，FRCS，Ed（Hon）

原著前言

内镜最初被称为体腔镜、腹膜镜或腹腔镜检查方法，已经出现至少 100 年了。美国胃肠和内镜外科医师学会（Society of American Gastrointestinal and Endoscopic Surgeons，SAGES）和美国外科医师学会（American College of Surgeons，ACS）首次提出了腹腔镜胆囊切除术后，微创手术时代爆发了。很明显，患者受益于更小的创口、更少的痛苦、更少的侵入、更快的恢复。几乎一夜之间，外科医师开始在越来越多的手术中应用微创手术。今天，腹腔镜是大多数结肠、疝、脾和胃疾病的标准治疗方法。对于更复杂的手术，机器人辅助下的手术，如胰腺头部切除后的重建手术，可能比开放手术更精确。

随着治疗性内镜技术的进步，改变了胃肠手术的面貌，一度属于外科医师范畴的柔性内镜正在回归。胃肠外科医师必须熟练使用这个工具。外科医师正在进行自然腔道内镜手术（natural orifice transluminal endoscopic surgery，NOTES），经肛门手术包括经肛门微创手术（TAMIS，TEMS），并正在进行内镜黏膜/黏膜下剥离和切除（ESD，EMR）。柔性内镜是现代普通外科医师的一种工具，远远超出了简单的筛查应用。

《内镜与微创手术学》是一部由业内专家执笔的重要教科书。书中描述了手术的更佳方法及新的操作方法。本书内容简洁、彩图清晰、强调技巧。这本书特别有价值的一个特点是专家评论、术前评估、手术方法和结果。读者可以快速了解手术要点和手术的潜在挑战。

我们认为，本书的另一个吸引力是经典与当代艺术的完美结合。随着外科医师学习解剖学，医学和外科学也在发展。历史上最早的绘画作品包括手术工具、乙醚麻醉和在手术室里的学徒教学模式。非常感谢 Cara Jordan，她策划了这个系列。在《内镜与微创手术学》中，我们试图将手术艺术随时间的推移带给读者。我们希望能激发所有读者的想象力和创造力。

Daniel B. Jones，MD，MS
Steven D. Schwaitzberg，MD，FACS

目　录

第三篇　经自然腔道手术

第四篇　微创手术的准备工作

第七篇　胃病的微创治疗

第八篇　腹腔镜治疗病态肥胖症

第九篇　肝胆疾病的微创治疗

第十篇　内分泌疾病的微创方法

第十一篇　胃肠道疾病的微创方法

第一篇

现代医疗环境下的微创手术

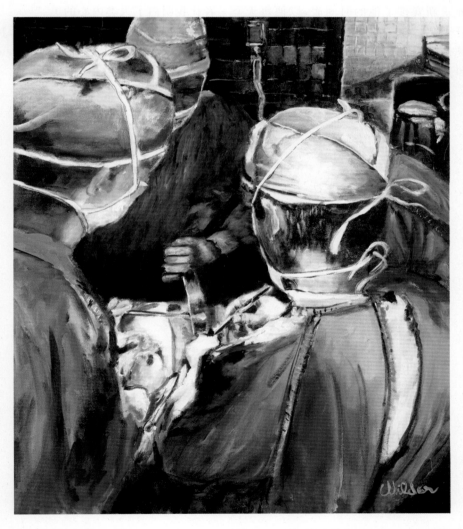

Joe Wilder,手术团队,1987 年,Giclée 打印,24 英寸×20 英寸(照片由 Joe Wilder 系列提供)

很少有图像能直观地显示手术室的内部工作及其技术进步,同时又能深刻地将人的身体亲密而清晰地展现出来。退休外科医师 Joe Wilder 通过他的画作为我们提供了一个独特的视角,通过他的画作,我们可以从一个参与者的角度来了解外科医师。在这张图片中,我们越过外科医师的肩膀,成为手术团队的一员。即使我们无法亲身体验,但我们也能在瞬间体会到责任的含义。

当他还是一名执业外科医师时——他是纽约关节疾病医院的外科主任和西奈山医学院的外科教授。Wilder 重新安排了他的时间表,以便每天都有时间置身于艺术中。除了外科手术,他还成为一名广受赞誉的画家,他的展览和书籍赢得了《纽约时报》和著名评论家的赞誉。他说:"在我的绘画中,我以一名敬业的医师角度概括了半个世纪以来,每天都会在大型医院内发生的重要事情。"

Wilder 博士的动力来自于他的信念,即外科医师对寻求他们帮助的人负有责任。他试图在他的每一幅画中反映他对患者的承诺。他说:"虽然医院有一种恐怖感,但它们仍然是受病痛折磨和受苦的人的希望。但我看到了另一面,这就是我的画所描绘的。我曾设想过这样的场景,在那里,善良和爱可以治愈一切。医院作为减轻痛苦的中心,作用是无与伦比的。无数来自各行各业的患者让我明白了人类内心的美。"

引用自"Joe Wilder 的声明",Joe Wilder 医学艺术,发表于 2011 https://joewilder.webs.com/statementby-joewilder.htm.

第1章

微创手术的成本影响

CHRISTOPHER M. SCHLACHTA AND JANET MARTIN

简介

人们普遍认为,腹腔镜手术所需的器械比开放手术所用的更加昂贵。然而,这些增加的手术室成本在我们通过使手术患者加速康复的情况下而逐渐变得合理化。即使在医院花费的总费用可能继续升高,但我们根据腹腔镜手术提供的结果改善使增加的成本变得可接受。我们可能愿意为患者更好的预后付出更多,但我们能够投入的额外资源是有限的,尤其是在相对较小收益的情况下。在本章中,我们探讨了成本效益,并就将昂贵的新设备引入微创手术中的价值方式和成本影响,提供了一些实用的见解。

用于微创手术经济分析的背景和原理

内科医师和外科医师有道德和伦理上的责任为他们的患者提供最好的治疗。如果与资源无关,那么可以在两种可能的治疗方案中选择一种作为另一种方法有效性的评估方式。例如,如果疗法 A 比疗法 B 更有效,然后我们选择治疗方法 A(图 1.1)。

我们现在生活在一个医疗资源有限的时代,为我们的患者考虑治疗方式的选择时,忽视成本影响是不负责任的。我们必须选择如何在有限的资源范围内,尽可能多地为患者提供最好的治疗。研究生医学教育认证委员会(ACGME)要求,获得认证的研究生课程必须将六项核心能力纳入其课程。其中一项能力是基于系统的实践,

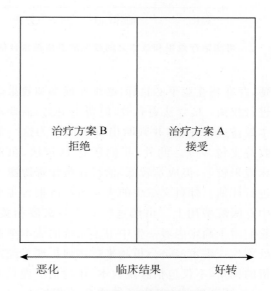

图 1.1　仅根据有效性选择治疗方法

其中包括"酌情考虑患者和(或)基于人群的护理中的成本意识和风险收益分析"。在加拿大皇家内科和外科医学院描述的七项 CanMEDS 能力中,管理者能力包括,能够"适当分配有限的医疗资源"和"应用证据和管理流程以进行成本的适当分配"。

一旦我们考虑将成本因素纳入到决策过程中,我们就会在成本和有效性两个维度上将我们的图表细分为四个条件(图 1.2)。疗法 A 被普遍接受,因为它对患者更好,成本更低。这被称为卫生经济学中的主导策略,因为没有必要在成本和收益之间进行权衡。B 疗法的效果较差,费用较高,这代表了一个主要决定:拒绝。然后,我们剩下了图表的两个象限,在这两个象限中,决策不太

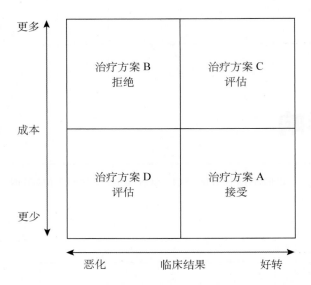

图 1.2　考虑治疗效果和成本之间权衡的卫生技术评估

清楚,存在相互竞争的目标,必须在成本和效果之间进行权衡。C 疗法更有效,但费用更高,需要对成本效益进行评估,并判断出资者愿意为这一额外收益支付多少。此外,我们还有 D 疗法,虽然临床效果较差,但成本较低,值得在医疗资源匮乏时进行评估。外科文献中的大多数经济报告主要集中在医院费用上。虽然这些分析与医院相关,但它们对于确定患者一生中卫生系统的成本平衡用处不大。手术经济分析越来越多地扩展了经济分析的视角,不仅包括医院成本,还包括护理总成本,包括社区随访(卫生系统视角或保险公司视角),以及在某些情况下,与工作时间损失或生产力损失相关的成本(社会视角)。根据社会背景,患者的成本也是相关的(患者视角)。

大多数人都熟悉医疗保健的通用价值公式,它可以简单地表达如下。

价值=质量/成本

通过考虑某种疗法的直接价值,这可以应用于新疗法或创新与它提供的护理质量成正比,与该治疗的成本成反比。为了对两种治疗方法进行有意义的比较,卫生经济学家及卫生政策制定者,结合政治考虑,通常依赖增量成本效益比(IC-ER),其定义通常为:

增量成本效益比=净成本/健康收益=(成本 A-成本 B)÷(质量 A-质量 B)

其中成本表示为总货币价值所需的投入和健

康益处表示为质量调整生命年(QALY)。QALY 是一种衡量标准,其计算方法是将获得的额外生命长度乘以在剩余生命中所经历的生活质量。

微创结肠直肠手术:案例分析

腹腔镜结肠手术领域有大量数据可供分析。自 1991 年引入腹腔镜结肠手术以来,围绕肿瘤切除安全性的早期争议使得腹腔镜手术在历史上成为最受探讨的外科手术之一。因此,大量的高水平证据可用于分析开放和腹腔镜手术。虽然我们使用腹腔镜结肠手术作为本章剩余部分的重点,但这里提出的许多问题同样适用于其他微创手术和技术。

腹腔镜与开腹结直肠癌手术的成本

de Verteuil 和 Murray 在两篇文章中报道了在英国腹腔镜手术与开腹手术治疗结直肠癌的详细经济评估。该分析使用同一时期最佳的有效性证据,模拟了 25 年间腹腔镜手术与开腹手术的成本效益。作者发现,对比于开放结肠手术,腹腔镜结肠手术具有相似的估计临床效果,但成本更高。作者发现,开放手术仍占主导地位,因为与腹腔镜手术相比,它具有相似的临床效果,而且花费成本更低。他们得出的结论是,与开腹手术相比,腹腔镜手术可能提供短期的生活质量的益处和与开腹手术类似的长期生存结果,但每位患者需要额外花费 300 英镑(约 390 美元)的费用。在一项阈值分析中,作者提出,在英国,每质量生命年 3 万英镑(约合 3.9 万美元),如果腹腔镜手术至少能提供 0.01 QALY 的收益(本质上相当于 3.5d 的完全健康的开放手术),那么腹腔镜手术就可以实现成本效益。

2012 年,Aly 和 Quayyum 发表了系统评价观察性研究和临床试验,报告了腹腔镜和开腹结肠手术的费用。他们对证据的系统审查表明,随着时间的推移,腹腔镜手术与开腹手术的成本差距逐渐缩小。这一现象部分归因于与引入该技术相关的学习曲线,导致近期成本上升。随着技能和技术效率的提高,腹腔镜手术的成本最终可以降低到接近开放结肠手术的成本。

在对截止至 2015 年的现有随机和观察性研究进行的系统回顾中,我们对腹腔镜与开腹结直肠手术的成本差异进行了回归分析,发现随着时间的推移呈显著下降趋势,这种趋势一直持续到现在。当我们将回归限制在随机临床试验中时,腹腔镜手术和开放手术之间成本差异的减少与观察性研究相似(表 1.1)。

表 1.1　腹腔镜与开腹结肠手术的 RCT 提供成本数据

试验	视角	成本		差异	占比(%)
		开放手术	腹腔镜手术		
Braga 等	医院	€ 4826[a]	€ 4951[a]	€ 125	2.6
Franks 等	社会	£ 6631	£ 6899	£ 268	4.0
Janson 等	医院	€ 7235	€ 9479	€ 2244	31.0
King 等	社会	£ 6787	£ 6433	(£ 353)	(5.2)
Leung 等	医院	$ 9850	$ 9729	($ 121)	(1.2)
Norwood 等	手术室	$ 9948 AUS	$ 10 111 AUS	$ 163 AUS	1.6
Zheng 等	医院	10 228 CNY 机器人	11 499 CNY 腹腔镜	1271 CNY	12.4
Park 等	社会	$ 12 235 USD	$ 10 320 USD	($ 1915)	(15.6)

a. 估算。

在另一项评估中,对我们机构的腹腔镜结肠手术与开腹手术进行了回顾性成本最小化分析。仅考虑住院费用,我们发现与开腹手术相比,腹腔镜手术可节省净成本。腹腔镜右半结肠切除术的总住院费用比开腹手术少约 350 美元(10 097.93 加元 vs. 10 444.69 加元),而腹腔镜乙状结肠切除术的总住院费用仅比开腹手术少 70 美元(11 076.72 加元 vs. 11 146.56 加元)。这种成本节约是以其他形式实现的,通过用术后住院成本节约来抵消手术室的额外成本。鉴于这种医院成本节约和相关的短期患者利益(假设肿瘤学结果的长期等效性),腹腔镜手术比开放手术更具有优势地位。然而,这项分析也揭示了两个重要的考虑因素:成本节约对设备成本的变化和向开放手术的转换高度敏感。因此,我们机构衡量的成本节约不一定会自动转化为所有设置。相反,我们机构的这些节省是通过良好的判断力和恰当的节俭来实现的。如果一个病例转为开腹手术,那么除了开腹手术外,还要承担腹腔镜手术的所有手术室费用,而没有实现任何收益。此外,使用单个一次性套管针(乙状结肠切除术)或额外的吻合器或能量设备(右结肠切除术)将使医院成本增加,这方面更加有利于开放手术。对病例的判断是必要的,需要齐心协力将手术技术成本降至最低。因此,在本分析中代表的是我们机构,我们只使用可重复使用的套管针和器械。在我们确定腹腔镜手术将继续进行之前,不会打开能量设备或使用吻合器。

那么对于更先进的技术,如单孔手术或者机器人辅助手术,我们还能说什么?

机器人辅助 vs. 腹腔镜 vs. 开放性结直肠手术成本

一项随机对照试验(RCT)($n=70$ 名患者)比较了机器人辅助与腹腔镜右半结肠切除术,未发现临床结果或肿瘤学充分性的差异;然而,手术时间平均增加了 65 min,医院、国家保险支付方和患者的总成本显著增加。额外成本主要归因于手术和消耗品的成本。

许多系统性回顾和荟萃分析比较了机器人结直肠手术与腹腔镜或开放手术的临床结果和成本,包括观察性研究和 RCT 研究。三项独立的系统性评价发现机器人结直肠手术与更长的手术时间和成本增加相关,而临床收益最小。总体而言,迄今为止的证据表明,与腹腔镜或开腹手术相比,机器人结直肠手术相关的成本并不能通过下游成本的抵消或患者临床结果的改善来证明。因此,许多人提出,机器人手术的应用应仅在正式临床试验的背景下进行,以指导未来的应用领域,并评估是否可以缩短学习曲线或专业知识能力的提升是否能够达到可接受的成本效益。

单切口腹腔镜手术、腹腔镜单孔手术、自然孔腔道内镜手术费用

单切口腹腔镜手术(SILS)、腹腔镜单孔手术(LESS)、自然腔道内镜手术(NOTES)可以被认为是极致的微创治疗。许多观察性研究评估了SILS或NOTES与传统腹腔镜手术相比是否在结直肠手术中具有明显的临床和经济效益。然而,这些现有观察性研究和这些观察性研究的荟萃分析中固有的偏见使解困变得不清晰。在确定增量成本效益比之前,需要具有足够效力和随访的RCT研究。与早期的大多数新技术一样,新推出的精密套管针和其他专用仪器增加了手术成本。随着经验、行业竞争和使用的增加,与传统仪器相比,SILS的技术成本有所降低。在对260名患者的回顾性成本分析中,Stewart等分别报告了单孔腹腔镜手术与传统腹腔镜手术相似的总患者花费(34 847美元 vs. 38 306美元;$P>0.05$)或住院费用(13 051美元 vs. 12 703美元;$P>0.05$)。与传统方法相比,只有在随机研究中证明临床结果改善和(或)成本降低才能最终使SILS具有成本效益。

腹腔镜手术和机器人手术中成本分析和成本效应的特别注意事项

腹腔镜手术、机器人手术和开放手术的费用估计存在很大的异质性。这不是结肠和直肠手术所独有的。这种异质性的原因与这些研究提供的估计中包含的成本类型的差异、评估时间范围的差异及分析的观点有关。总的来说,这些研究一致认为,与开腹手术相比,腹腔镜手术会产生额外

的技术费用。随着我们继续推动以微创方式完成前沿领域,需要考虑到当临床收益很小时,技术成本将继续成为最重要的驱动因素。除了de Verteuil和Murray等之外,本章中提到的所有计算研究都只是成本分析,并没有试图计算ICER。这些仅提供ICER的比较成本方面的估计,而没有提供增量收益的估计,如QALY。这可能是由于缺乏临床获益存在巨大差异的证据。因此,由于分母非常小,大多数ICER(如果计算)将非常高。未来的经济分析应侧重于提供完整的经济视角,并定义成本增量(全面定义)和收益增量。这将显著提高我们就资源分配做出更好决策的能力,在微创手术选择和成本权衡之间做一个更优的选择。

(李新星 译 胡志前 滕世峰 校)

参考文献

[1] Common Program Requirements. ACGME approved focused revision, June 9, 2013. Accreditation Council of Graduate Medical Education. Chicago, Illinois. http://www. acgme. org/ acgmeweb/Portals/0/ PFAssets/ProgramRequirements/ CPRs2013. pdf. Last accessed April 21, 2015.

[2] Frank JR et al. *Report of the CanMEDS Phase IV Working Groups*. Ottawa: The Royal College of Physicians and Surgeons of Canada; March 2005.

[3] Porter ME. *N Engl J Med* 2010,363:2477-81.

[4] Knibb WJ. *Surgery* 2009,27(9):389-92.

[5] Fowler DL et al. *Surg Laparosc Endosc* 1991,1(3):183-8.

[6] Jacobs M et al. *Surg Laparosc Endosc* 1991,1(3):144-50.

[7] de Verteuil RM et al. *Int J Technol Assess Healthcare* 2007,23(4):464-72.

[8] Murray A et al. *Health Technol Assess* 2006,10(45):1-141, iii-iv.

[9] Aly OE et al. *Int J Colorectal Dis* 2012,27:855-60.

[10] Martin J et al. Submitted 2015.

[11] Braga M et al. *Ann Surg* 2004,242:980-6.

[12] Franks PJ et al. *Br J Cancer* 2006,95:6-12.

[13] Janson M et al. *Br J Surg* 2004,91:409-17.

[14] King PM et al. *Br J Surg* 2006,93:300-8.

[15] Leung KL et al. *Lancet* 2004,363:1187-92.

［16］Norwood MG et al. *Colorectal Dis* 2011，13（11）：1303-7.

［17］Zheng MH et al. *World J Gastroenterol* 2005，11：23-6.

［18］Park JS et al. *Br J Surg* 2012，99：1219-26.

［19］Alkhamesi NA et al. *Surg Endosc* 2011，25：3597-604.

［20］Kim CW et al. *J Gastrointest Surg* 2014，18：816-30.

［21］Witkiewicz W et al. *Videosurg Mini Inv Tech* 2013，8（3）：253-7.

［22］Trinh BB et al. *JSLS* 2014，18（4）：e2014.00187.

［23］Daher R et al. *World J Gastroenterol* 2014，20（48）：18104-20.

［24］Fujii S et al. *Surg Endosc* 2012，26：1403-11.

［25］Stewart DB et al. *J Gastrointest Surg* 2014，18（4）：774-81.

第 2 章

在微创手术中实施的快速康复方案

NICOLÒ PECORELLI AND LIANE S. FELDMAN

简介

微创手术治疗的主要目标是减少手术带来的创伤,加速患者术后康复。众所周知,疼痛、器官功能障碍、分解代谢异常、水钠潴留和睡眠障碍等是手术的常见并发症,并发症的发生与组织损伤和手术产生的应激反应呈正相关。手术应激的发生机制非常复杂,其中包括由促炎细胞因子介导的全身炎症反应。此外,儿茶酚胺和类固醇的释放也可导致机体胰岛素抵抗和蛋白质分解代谢的增加。消化道手术有两个不同的创面:一是位于腹壁的腹腔镜切口,二是腹膜与脏器的创面,两者都会触发全身性的神经-体液反应。若应激反应的主要触发因素是腹壁切口,而不是腹膜或脏器上的创面,那腹腔镜手术的优势是明显的。在 20 世纪 90 年代初腹腔镜刚刚兴起,外科医师就发现接受腹腔镜进行胆囊切除的患者与开腹手术患者相比恢复得更快。现如今,接受胆囊切除术、胃底折叠术、结肠手术和减重术的患者可以在 24h 内出入院,如此快速的术后恢复相对于既往开放手术是难以想象的。

即便住院时间很短,但患者功能完全恢复还是需要数周或数月的时间。例如,结肠手术后 2 个月患者仍不能完全恢复。相比其他部位手术,腹部微创手术的并发症相对较高,并发症的发生进一步减缓了患者的恢复。围术期护理是一种由多项护理和干预措施复杂结合的护理方式,每项干预措施都有可能对患者的恢复和预后产生影响。除了微创手术(minimally invasive surgery,MIS),还有多种干预措施,通过不同的机制减少

代谢应激反应的发生。其中包括:药物干预(局麻药、糖皮质激素、静脉局麻药和非甾体抗炎药)、营养支持(术前糖预处理、术后快速康复饮食)、体能训练(维持体温正常、稳定血容量、体育锻炼)和激素(控制血糖)。针对结肠、直肠、胃和胰腺手术的最佳围术期护理指南共获得多达 25 个循证建议,其中涵盖围术期护理的每个阶段,涉及的利益相关者包括手术医师、麻醉医师、护理人员和患者。很明显,作为一名外科医师,如果我们只关注手术,而不关注患者在围术期过程中接受的其他干预措施,那我们的患者将不会成为微创治疗的最大潜在受益者。若患者术后出现失温、体液过负荷或疼痛,那即便是手术很完美也是无用的。该患者随后可能无法尽早开放饮食和下床行走,最终导致更大程度的功能退化,延迟身体功能康复。

1995 年,一个由 Henrik Kehlet 领导的丹麦团队发表了一项研究,共纳入 9 例腹腔镜下结肠切除的患者,这些患者都接受了多模式干预方案,包括硬膜外麻醉、早期口服营养制剂和尽早活动。这成为加速康复外科的第一次尝试,后来它逐步发展为目前的加速康复临床路径(enhanced recovery pathways,ERP)。ERP 是一种循证、多模式、标准化的干预方案,整合了围术期中的多项干预措施。ERP 可减少手术所引起的应激代谢反应,同时也为手术患者提供更好的专项护理,从而减少护理因素对预后的影响。一篇荟萃分析总结了 38 项跨学科临床试验,发现 ERP 降低了约 30% 的并发症,并减少约 1d 的住院时间。ERP 对不同类型手术的影响是一致的,包括结直肠手术、上消化道手术、泌尿生殖系统手术、胸外手术和关节手术。ERP 还降低了治疗成本,特别是整

个围术期护理费用及出院后的花销。将 MIS 作为 ERP 的基础，整个护理路径涵盖了从术前准备到术后功能恢复的全过程，最大化了腹腔镜治疗的价值与高成本设备的使用。

在本章中，我们首先描述 ERP 中包含的各项要素。然后，我们回顾了 MIS 的益处与其加速术后康复的理论证据。

ERP 的组成要素

ERP 代表了一种护理模式的转变，既往传统的护理模式以临床医师专业知识为依据，ERP 以患者为中心，整合了各项围术期护理。这需要来自外科学、麻醉学和护理学的可靠团队，通过跨学科合作的方式，在各自领域各司其职。建立一个新的 ERP，首先需要团队制定一套围术期护理计划，并查阅现有指南，明确手术期护理的每个要素，如参考术后加速康复（ERAS）协会的指南。有一些要素在护理过程是互通的，另一些则是特殊的，表 2.1 所提供的适用于不同的临床路径。每一护理阶段中包含多少要素似乎并不重要，较短的住院时间和较少的并发症往往才是衡量是否康复的方法。尽管各要素的具体实施方法因医院而异，但相较于此更重要的是需要一个多学科团队聚集在一起，讨论 ERP 所需要涵盖的每个要素和每个阶段，就如何为患者护理建立多学科的共识。

每日护理计划有助于提升患者的依从性，因为它给患者和医疗团队提供了一致的信息。从外科医师接诊，到术前教育，再到向患者及其家属解释每日治疗的方案。这涵盖了营养支持、身体锻炼、引流管理、疼痛控制等具体每日目标及出院指征（图 2.1）。当所有的康复目标都达到时，患者通常会满意地离开医院，相较传统护理患者可更早出院。我们鼓励患者在入医前就对每日护理有所了解，护理计划也被贴在病房中。同时鼓励患者在康复过程中提出需求，这将对其康复发挥积极的作用。

与任何质量改进计划一样，过程和结果的数据都很重要。理想情况下，在 ERP 团队组建时就应该开始对各类数据进行收集，并即时向团队汇报。住院时间（LOS）是较为容易获得的数据，它与康复、组织、并发症和医疗成本都相关。还应监测患者再次入院和急诊的就诊情况。然而，若患者需要额外的护理，也将作为重要信息被记录下来，后期可加入 ERP 中，以便于了解这些因素对结果是否产生影响，有助于后期改进。

表 2.1　胃肠手术 ERP 中应包含的关键要素

术前阶段	器官功能障碍的优化
	患者教育与参与
	康复/锻炼
	戒烟
	营养评估/支持
	选择性肠道准备
	限制术前禁食
	糖类饮品
	避免长效镇静药
术中阶段	术后恶心呕吐（PONV）预防
	液体补充，保持液体平衡
	神经阻滞（基于实际情况）
	微创手术
	短效阿片类药物
	保持体温正常
术后阶段	使用多模式阿片类药物保持镇痛（基于实际情况，按特定程序的）
	预防肠梗阻
	PONV 预防
	引流管、导管和监护设备的使用问题（基于实际情况）
	快速或尽早口服营养制剂
	尽早下床活动
	每日护理计划，明确的出院指征
	出院后康复计划（基于实际情况）

Source：Kehlet H. Langenbecks Arch Surg 2011；396(5)：585-90.

Note：This approach is applicable across procedures, but how each element is operationalized may differ depending on the available evidence for that procedure as well as available local expertise.

在建立肠道手术路径时，需要考虑的关键元素包括术前患者教育、营养支持、液体平衡、阿片类镇痛、锻炼/活动和引流管使用。然而，指南中的大部分证据都来源于对开放性手术的研究。MIS 在减轻疼痛、肠梗阻和炎症反应方面有着重要作用，这意味着开放性手术和腹腔镜手术的一些相同的 ERP 目标实现方式是不同的。例如，胸椎硬膜外镇痛被强烈推荐用于开放性手术，腹腔镜手术使用会延迟术后恢复，所以推荐腹腔镜手术使用腹横肌平面（TAP）阻滞麻醉，现已在临床中成功应用。同样，对于接受大手术的高危患者，建议通过心输出量监测指导补液，但在应用 ERP 下实施腹腔镜手术，只需限制性补液就可以轻松地达到类似的临床结果。

结合腹腔镜手术和 ERP

腹腔镜手术和 ERP 单独运用均能改善预后。

ERP 方法的一些要素已经在腹腔镜手术后被运用，如尽早开放饮食。除了理论知识之外，在腹腔镜手术中运用多学科的 ERP 还有什么优势吗？在下面的章节中，我们回顾了在不同的普外科亚专科中，MIS 的优势和加速术后康复的依据。以下内容来自一篇叙述性综述，对 2015 年初文献检索发现的研究进行了整合，检索方法使用"laparoscopic"或"minimally invasive"和"Enhanced recovery"或"Fast track"的组合。

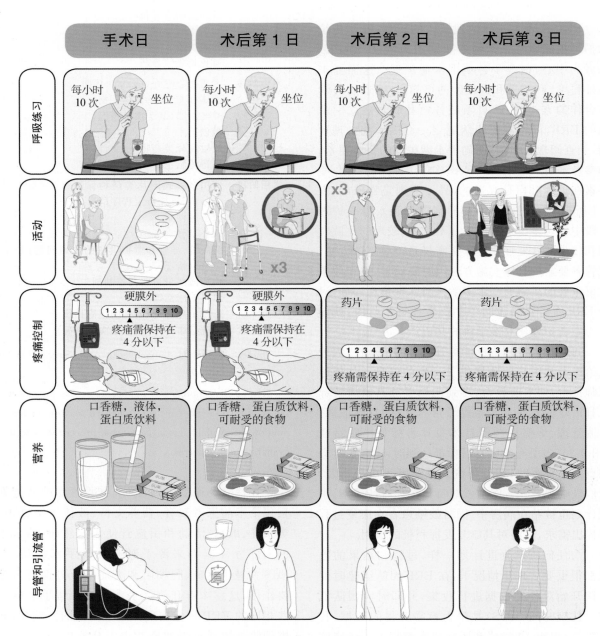

图 2.1　肠道手术 ERP 中提供给患者的日常护理计划示例（经 MUHC 患者信息办公室许可使用）

肠道手术后给患者的指南

	手术日	术后第1日	术后第2日	术后第3日
呼吸练习	• 呼吸训练	• 呼吸训练	• 呼吸训练	• 呼吸训练
锻炼	• 腿部锻炼 • 在他人帮助下，坐在椅子上	• 坐在椅子上进食 • 在他人帮助下，在走廊里行走 3 次 • 下床活动 6h	• 坐在椅子上进食 • 在走廊里行走 3 次 • 下床活动 6h	• 坐在椅子上进食 • 下床活动 6h • 今日出院
镇痛	• 可能需要硬膜外注射药物镇痛 • 如果疼痛等级达到4分(最高10分)告知护士	• 可能需要硬膜外注射药物镇痛 • 如果疼痛等级达到4分(最高10分)请告知护士	• 开始口服镇痛药 • 如果疼痛可耐受，拔除硬膜外镇痛导管 • 如果疼痛等级达到4分(最高10分)请告知护士	• 如果疼痛等级达到4分(最高10分)请告知护士
营养支持	• 在可耐受的情况下喝水和含蛋白质饮料 • 咀嚼口香糖30min	• 在可耐受的情况下喝水和含蛋白质饮料 • 可开放常规饮食 • 咀嚼口香糖30min, 3/d	• 在可耐受的情况下喝水和含蛋白质饮料 • 可开放常规饮食 • 咀嚼口香糖30min, 3/d	• 在可耐受的情况下喝水和含蛋白质饮料 • 可开放常规饮食 • 咀嚼口香糖30min, 3/d
导管和引流管	可能需要： • 氧气面罩或鼻氧管(今日可停用) • 静脉通路 • 硬膜外导管 • 导尿管	• 今日可拔除导尿管 • 若可以正常饮水或营养制剂，静脉通路可以拔除	• 如果昨天导尿管没有拔除，今天可以拔除了 • 若可以正常饮水或营养制剂，静脉通路可以拔除 • 硬膜外导管将被拔除，镇痛将用药片来维持	• 无

图 2.1(续)

结肠直肠外科

两种类型的研究设计已被用于评估 MIS 和 ERP 对结肠直肠手术恢复的影响：一是比较开放手术和腹腔镜手术的患者；二是对接受常规围术期护理与加速康复护理进行研究。5 项随机临床试验(RCT)比较了 ERP 在腹腔镜手术与开放手术中的应用(表 2.2)。两项早期研究都是单中心试验，患者样本相对较小，并产生了不同的结果。Kehlet 的研究小组发现，在开放或腹腔镜结肠切除术后，住院时间、术后并发症、胃肠功能及患者报告结局均没有差异，表明应用 ERP 时，开放手术与腹腔镜对结局并没有影响。相比之下，Kennedy 研究小组则发现腹腔镜手术缩短了患者住院时间，相较开放手术，术后 2 周接受腹腔镜的患者疼痛评分更低，身体表现更好。

随后发表了两项大型多中心随机对照试验：一项来自荷兰 LAFA，另一项来自英国 EnRol。

LAFA 研究将 400 例接受结肠节段切除术的癌症患者分为四组，分别接受腹腔镜或开放手术，围术期采用加速康复护理或标准护理模式。结果发现，腹腔镜和加速康复护理可以缩短住院时间，腹腔镜治疗是唯一可以缩短住院时间的独立预测因素。但并发症发生率和生活质量等次要结局并没有差异。在一部分患者中，通过闪烁扫描检测法发现接受腹腔镜手术的患者胃肠道恢复得更快。腹腔镜手术和快速康复都是加快结肠蠕动、更早开放固体食物、排便的独立预测因素。对 LAFA 试验的另一组患者进行术后免疫状态和应激反应评估。腹腔镜手术是保护免疫功能和减少炎症的独立因素，而不是围术期护理的类型。Wang 等的一项随机试验设计与 LAFA 试验结果相似，研究证实与开放性手术相比接受 MIS 治疗的患者出现的炎症反应较弱，而加速康复的护理模式对腹腔镜和开放性手术患者的免疫功能都有保护作用。

表 2.2 评估结肠直肠腹腔镜手术和开放手术随机对照试验的特征和结果

研究项目	样本量		手术类型	主要结局指标	术后并发症			住院时间			再入院比例		
	腹腔镜	开放手术			腹腔镜	开放手术	P 值	腹腔镜	开放手术	P 值	腹腔镜	开放手术	P 值
Basse 等	30	30	结肠	住院时间	8(27%)	6(20%)	>0.05	Mean 3.8	Mean 3.9	>0.05	6(20%)	8(27%)	>0.05
King 等	41	19	结直肠	住院时间	6(15%)	5(26%)	0.21	Mean(95%CI) 5.5(4~7)	Mean(95%CI) 8.3(6~11)	0.012	2(5%)	5(26%)	0.027
LAFA	100	93	结肠	住院时间	34(34%)	43(46%)	>0.05	Mean(IQR) 5(4~7)	Mean(IQR) 6(4.5~10)	0.005	6(6%)	7(8%)	>0.05
Wang 等	40	41	结肠	免疫功能	3(8%)	7(17%)	>0.05	Mean(SD) 5.2(3.9)	Mean(SD) 6.5(4.1)	<0.05	1(3%)	3(7%)	>0.05
EnRol	103	101	结直肠	术后疲劳	32(31%)	36(36%)	0.55	Mean(IQR) 5(4~6)	Mean(IQR) 6(4~9)	0.011	14(14%)	10(10%)	0.38

在 EnRol 试验中共纳入 204 例计划行结直肠切除术的患者,随机分配到英国 12 个已广泛开展 ERP 的医疗中心,随机分配接受开放性手术或腹腔镜手术。采用的 ERP 包含共 30 项要素,过程中采用患者和评估者双盲的方法。腹腔镜手术组住院时间较短,且 1 个月随访患者出现术后疲劳、生活质量与开放手术组无差异。研究者的结论是推荐腹腔镜手术,因为可以缩短住院时间。Zhuang 等最近发表了一篇荟萃分析涵盖了上述研究,综合数据提示接受腹腔镜手术的患者出院后再次入院时间明显减少。虽然开放手术和腹腔镜手术后出现并发症的人数没有差异,但腹腔镜术后并发症发生的总数是减少的。

经一系列随机试验和大量的病例对照研究,对结肠直肠微创治疗进行评估,与常规治疗相比,微创治疗可以加速患者康复。除一项研究外,所有研究均发现微创手术后实施 ERP 可缩短住院天数,加速胃肠功能的恢复。大量机构通过大样本的病例对照研究和一些可用的匹配病例证实了上述的发现。一份来自梅奥医学中心的报告显示,45% 接受 ERP 治疗的患者在结直肠癌微创手术后的 2d 内就可以出院。在大多数随机对照试验和非随机研究中,ERP 患者与常规治疗的患者术后并发症相似。经济方面,在一项前瞻性比较试验中发现,与传统的护理相比,若大多数患者在腹腔镜术后接受 ERP,可降低社会医疗支出。出院后,接受 ERP 的患者手术对工作及劳动力影响较少,护理人员负担更轻,术后门诊就诊次数较少。最近 Cochrane 系统评价对 3 项随机对照试验和 6 项病例对照试验进行回顾性分析,发现腹腔镜结肠切除术后患者接受 ERP 后可缩短住院时间,且不会出现术后并发症发生率上升。在大量多中心临床注册研究中发现,依照路径各要素进行围术期处理和接受腹腔镜手术,与较短的住院时间和较低的并发症发生率独立相关。

虽然证据的质量并非都很高,但数据表明在结直肠切除术中,微创手术与 ERP 同时运用对患者和医保系统的好处都是最大的。迄今为止,大多数研究只关注短期的住院恢复情况,如住院时间和并发症发生率。未来的研究还应包括出院后的功能恢复等情况,以便于多方面了解患者短期与长期的身体恢复情况。

减重手术与前肠手术

很少有研究报告一个正式的、多学科的 ERP 在减重手术中的有效性。然而,已有许多关于门诊减重手术的报道。McCarty 等在 2000 例腹腔镜 Roux-en-Y 胃分流术(RYGB)的病例中发现,有 84% 的患者 23h 内即可出院,很少出现并发症和再入院的情况。这都是通过经优化的手术期镇痛和早期恢复进食来实现的,患者能在 23h 内即可成功出院,最重要因素是外科医师的经验。在一篇系统综述中也发表了类似的结果,该研究包括 6 例 RYGB 患者和 8 例计划门诊行腹腔镜下胃束带术的患者。然而,最近的一项研究对此提出了担忧,数据来源于减重外科卓越中心数据库的 5 万多名腹腔镜 RYGB 患者,研究发现若患者住院时间<1d,则术后 30d 死亡和严重并发症发生的风险呈现上升的趋势。目前,只有少数研究报道了在减重手术中运用多学科 ERP。这提示,对于腹腔镜下的 RYGB 和袖状胃切除术,ERP 应用有助于尽早出院,但会增加并发症发生率和再入院率。

在胃部微创手术中,仅少数研究已应用加速康复的临床路径。Grantcharov 与 Kehlet 发现,在一系列接受腹腔镜下胃切除术的肿瘤患者中,ERP 是可行且安全的,且住院时间缩短(中位 LOS 为 4d)。目前已经发表的两项小型随机对照试验,对腹腔镜下远端胃切除术后接受 ERP 与常规护理进行了比较。尽管不足以证明两者对术后并发症发生的影响,但两项研究都提示,与常规护理相比,ERP 组的住院时间缩短。此外,其中一项研究还发现,术后 2 周患者生活质量的改善与 ERP 相关。

肝-胰腺-胆管(HPB)手术

很少有研究关注 ERP 在腹腔镜下肝手术中的作用。在一项病例对照研究中发现,与常规护理相比,接受 ERP 的患者功能恢复更快,且能更早达到出院标准。最近,一项荷兰随机对照试验评估了腹腔镜手术和开放手术对左外侧肝切除术后功能恢复的影响,但结果尚未见报道。

在胰腺手术中,MIS 经常被用于切除胰腺远端的良性和恶性病变,一些研究也纳入了 ERP。一项纳入 100 例腹腔镜下远端胰腺切除术患者的病例匹配研究发现,与开放手术相比,若术后不出现并发症,腹腔镜治疗可促进患者胃肠功能的恢复,住院时间也明显更短。一项小规模的病例对照研究共纳入 44 例腹腔镜下远端胰腺切除术的患者,与常规护理相比,实施 ERP 可更快恢复正常肠道功能、缩短住院时间、节省开支。

肠道腹腔镜手术的 ERP 范例

优秀的指南和综述有助于临床医师开展他们自己的研究,对腹腔镜和开放手术的推荐需要多次的调整。这些指南清楚地表明,ERP 中许多要素属于麻醉学和护理学的范畴内,这两个学科的参与对 ERP 的实施至关重要。表 2.3 中提供了一个可用于肠道手术的 ERP 的范例。

表 2.3　选择性结直肠手术的多模式 ERP 范例

术前评估与优化
- 用药依从性的评估和危险因素的控制:高血压、糖尿病、慢性阻塞性肺疾病(COPD)、吸烟、乙醇、哮喘、冠心病(CAD)、营养不良、贫血
- 手术和术后恢复的心理准备:提供书面信息和电子模块链接,包括围术期路径的日常计划(饮食和下床计划,引流管管理)和对住院时间的预期(结肠 3d,直肠 4d)
- 在家锻炼:每天有氧运动 30min,每周 3 次,中等强度,抗阻力运动,呼吸练习
- 直肠切除术前机械肠道准备和口服抗生素;不准备腹腔镜结肠切除术;根据需要进行造口教学
- 营养准备:对进食减少或轻度营养不良的患者使用的口服营养补充剂

手术日
- 排除潜在的危险因素(如胃轻瘫、阻塞、吞咽困难、既往插管困难、妊娠),在术前 2h 前喝含碳水化合物的清流质

术中管理

麻醉护理
- 开放性手术的硬膜外导管插入适当的椎间水平。使用局麻药品,检测硬膜外阻滞药的双侧扩散情况。手术期间输注局部麻醉药。整个手术过程中尽量减少静脉注射阿片类药物的使用。将鞘内注射吗啡作为腹腔镜手术的替代麻醉方式
- 腹腔镜手术中使用双侧腹横肌平面(TAP)酮咯酸 IV 阻滞麻醉
- 预防性使用止吐药:基于风险评估使用一种或多种止吐药
- 抗生素使用和深静脉血栓形成(DVT)的预防
- 避免过度补液:腹腔镜手术静脉滴注乳酸林格酯 3ml/(kg·h),开放性手术 5ml/(kg·h);胶体与万汶 1:1,补偿术中失血
- 麻醉方案:全静脉麻醉(tiva)/地氟烷/七氟烷。利多卡因 1.5 mg/kg 静脉推注,术中剂量维持 2mg/(kg·h)(硬膜外麻醉患者除外)
- 保持体温正常(核心温度>36℃)
- 神经肌肉阻滞可以在低压气腹(12mmHg)状态下暴露腹腔镜
- 将血糖维持在 10mmol/L 以下(180mg/dl)
- 根据双频谱指数进行滴定麻醉。

外科护理
- 切口最小化,尽可能采用微创入路
- 精准止血,清除碎片
- 检查吻合口是否完整
- 不常规使用鼻胃管和腹部引流管
- 右半结肠切除前拔除导尿管

术后管理

麻醉后护理
- 病房出院标准:患者警觉、合作、无痛、体温正常、血压正常、能抬腿、排尿量充足(术后第 0 天)。
- 病房转运时可下床

- 可以饮用水和营养补充剂。即便腹部膨胀或恶心呕吐，也能保持口服摄入
- 使用视觉模拟量表（VAS）评估患者在硬膜外镇痛后休息、咳嗽和活动时的痛感。检查皮肤（在随后几天重复检查）
- 口服对乙酰氨基酚 650mg，每 4 小时一次；口服塞来昔布 200mg，2/d，72h 后重新评估
- 自控镇痛（PCA）的患者用生理盐水保持静脉通路开放（30ml/h）
- 每天咀嚼口香糖 30min

术后第 1 天
- 术后第 1 天早晨纳入 HepLock IV 路径
- 当天早上拔出导尿管
- 活动 4～6h
- 全面的口服饮食，包括营养制剂
- 即便腹部胀满，也要保持口服摄入量。出现持续的恶心和呕吐使用鼻胃管保证营养支持（持续数日）。

术后第 2 天及以后（＞48h）
- 充足的下床活动
- 全面的口服饮食，包括营养制剂
- 停用硬膜外给药成功，过渡到口服药（奥施康定＋羟考酮＋对乙酰氨基酚＋非甾体类抗炎药）。若不成功，在随后几天反复尝试是否可以停药
- 出院标准：排气或排便，无发热，轻微疼痛（PCA＜4/10）、独立行走、开放饮食

出院后护理
- 在家中康复和（或）接受化疗/放射治疗时，每天吃正常饮食，避免使用阿片类药物来缓解疼痛，进行心理支持。
- 术后 14d 检查伤口和整体讨论病理学，以及进一步的随访计划。

Source：Feldman LS et al. Acs Sugery 2013.

总结

　　一些外科医师可能认为他们已为患者提供了腹腔镜术后加速康复的护理方案，其中包括：尽早进食、鼓励尽早下床活动、减少引流管的使用。然而，ERP 的实施需要麻醉医师、护士和患者来共同配合，引入新的模式，并停止一切会影响患者康复的步骤。虽然 ERP 中的一些干预措施传统上不在外科医师的管辖范围内，但通过组建一个团队为患者服务终究是有意义的。

　　引入一种促进康复的理念，在多层面都是有意义的。ERP 的应用可降低医疗成本和提高受益，最大限度地提升腹腔镜手术的价值，缩短住院时间，提高医院床位周转率。创建 ERP 需要一个多学科的团队，如何高质量地实施 ERP 需要反复论证。与 ERP 一起实施的禁食指南现已有标准规范流程参照，同样患者出现尿潴留也有膀胱容量测量的方式。与此同时，还需要重视患者自身在其康复中的作用，患者需要提出自己的诉求并参与到自己的康复计划中去。

　　现如今，许多外科专业协会都在推进 ERP 的应用，包括美国外科医师学会，该协会已将 ERP 纳入到国家结直肠手术质量改进计划中。美国胃肠道和内镜外科医师协会已建立了一个加速康复特别工作组来创建 SMART（手术多模式加速康复路径）项目。通过课程、学习班、网页和 ERAS 协会合作编写手册，SMART 将促进采用以患者为中心的加速康复护理新模式，以提高微创手术的内在优势，以进一步提高其安全性、效率和受益。

（李新星　译　胡志前　滕世峰　校）

参考文献

[1]　Carli F et al. Br J Anaesth 2001,87(4)：531-3.

[2]　Thorell A et al. Curr Opin Clin Nutr Metab Care 1999,2(1)：69-78.

[3]　Kahokehr A et al. Surgery 2011,149(3)：301-4.

[4]　Tran TT et al. Surgery 2014,156(1)：20-7.

[5]　Antonescu I et al. Surg Endosc 2014,28(11)：3168-78.

[6]　Ricciardi R et al. J Gastrointest Surg 2013,17(8)：

1485-93.

［7］ Mayo NE et al. Surgery 2011,150(3):505-14.

［8］ Schricker T et al. Can J Anaesth 2015, 62 (2): 182-93.

［9］ Kehlet H et al. Ann Surg 2008,248(2):189-98.

［10］ Mortensen K et al.; Enhanced Recovery After Surgery (ERAS) Group. Br J Surg 2014,101(10): 1209-29.

［11］ Gustafsson UO et al. Clin Nutr 2012, 31 (6): 783-800.

［12］ Lassen K et al.; ERAS Society; European Society for Clinical Nutrition and Metabolism; International Association for Surgical Metabolism and Nutrition. Clin Nutr 2012,31(6):817-30.

［13］ Nygren J et al.; Enhanced Recovery After Surgery Society. Clin Nutr 2012,31(6):801-16.

［14］ Bardram L et al. Lancet 1995,345(8952):763-4.

［15］ Nicholson A et al. Br J Surg 2014,101(3):172-88.

［16］ Lee L et al. Ann Surg 2014,262(6):1026-33.

［17］ Lee L et al. Ann Surg 2014，259(4):670-6.

［18］ Spanjersberg WR et al. Cochrane Database Syst Rev 2011,(2):CD007635.

［19］ Hübner M et al. Ann Surg 2015,261(4):648-53.

［20］ Keller DS et al. J Am Coll Surg 2014，219(6): 1143-8.

［21］ Miller TE et al. Can J Anaesth 2015,62(2):158-68.

［22］ Basse L et al. Ann Surg 2005,241(3):416-23.

［23］ King PM et al. Br J Surg 2006,93(3):300-8.

［24］ Vlug MS et al. Ann Surg 2011,254(6):868-75.

［25］ Wang G et al. J Gastrointest Surg 2012,16(7): 1379-88.

［26］ Kennedy RH et al. J Clin Oncol 2014,32(17): 1804-11.

［27］ van Bree SH et al. Gastroenterology 2011,141(3): 872-80. e4.

［28］ Veenhof AA et al. Ann Surg 2012,255(2):216-21.

［29］ Zhuang CL et al. J Clin Oncol 2014,32(35):4021-2.

［30］ Lee SM et al. Surg Endosc 2013，27(10):3902-9.

［31］ Lee TG et al. Dis Colon Rectum 2011,54(1):21-8.

［32］ Wang G et al. Hepato-Gastroenterology 2012, 59 (119):2158-63.

［33］ Wang Q et al. Colorectal Dis 2012,14(8):1009-13.

［34］ Feng F et al. J Dig Dis 2014,15(6):306-13.

［35］ Mari GM et al. Surg Laparosc Endosc Percutan Tech 2014,24(2):118-21.

［36］ Al Chalabi H et al. Int J Colorectal Dis 2010,25(6): 761-6.

［37］ Lovely JK et al. Br J Surg 2012,99(1):120-6.

［38］ Khreiss W et al. Dis Colon Rectum 2014, 57 (5): 557-63.

［39］ Kolozsvari NO et al. Surg Endosc 2013，27(1):133-8.

［40］ Raue W et al. Surg Endosc 2004,18(10):1463-8.

［41］ Spinelli A et al. J Gastrointest Surg 2013,17(1): 126-32, discussion p 32.

［42］ Tsikitis VL et al. Surg Endosc 2010,24(8):1911-6.

［43］ Huibers CJ et al. Int J Colorectal Dis 2012,27(6): 751-7.

［44］ Spanjersberg WR et al. Surg Endosc 2015,29(12): 3443-53.

［45］ Currie A et al. Ann Surg 2015,261(6):1153-9.

［46］ Neville A et al. Br J Surg 2014,101(3):159-70.

［47］ Feldman LS et al. Can J Anaesth 2015, 62 (2): 120-30.

［48］ McCarty TM et al. Ann Surg 2005,242(4):494-8.

［49］ Elliott JA et al. Updates Surg 2013,65(2):85-94.

［50］ Morton JM et al. Ann Surg 2014,259(2):286-92.

［51］ Barreca M et al. Surg Obes Relat Dis 2015,12(1): 119-26.

［52］ Lemanu DP et al. Br J Surg 2013,100(4):482-9.

［53］ Grantcharov TP et al. Br J Surg 2010,97(10):1547-51.

［54］ Kim JW et al. World J Surg 2012,36(12):2879-87.

［55］ Chen Hu J et al. J Gastrointest Surg 2012,16(10): 1830-9.

［56］ Stoot JH et al. HPB (Oxford) 2009,11(2):140-4.

［57］ Sanchez-Perez B et al. World J Gastrointest Surg 2012,4(11):246-50.

［58］ van Dam RM et al. Trials 2012,13:54.

［59］ Braga M et al. Surg Endosc 2014,29(7):1871-8.

［60］ Richardson J et al. Int J Pancreatol 2015,15(2):185-90.

［61］ Feldman LS et al. (eds). SAGES/ERAS Society Manual: Enhanced Recovery for Gastrointestinal Surgery. Springer,2015.

［62］ Kehlet H. Langenbecks Arch Surg 2011,396(5): 585-90.

［63］ Feldman LS et al. ACS Surgery 2013.

第二篇

软式内镜检查

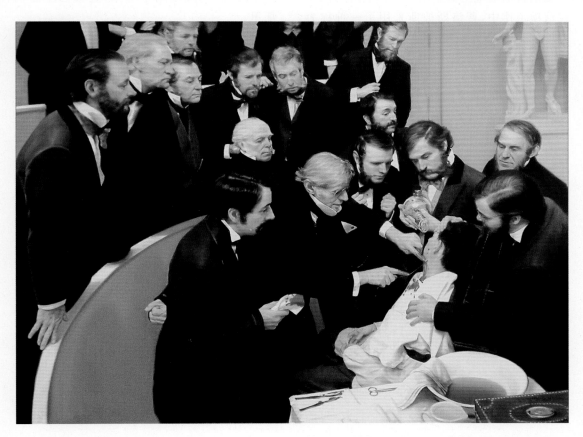

Warren and Lucia Prosperi, 乙醚日, 1846 年, 1999－2001 年。布面油画, 72 英寸×96 英寸。马萨诸塞州综合医院, 波士顿 (图片由马萨诸塞州总医院提供, 档案和特殊收藏)

　　1846 年 10 月 16 日，第一例使用乙醚麻醉的外科手术在波士顿的麻省总医院（MGH）进行，当时的手术室现在被称为"乙醚穹顶"（ether dome）。这幅画是 Warren and Lucia Prosperi 夫妇在 1999—2001 年创作的，以乙醚穹顶中这一历史事件的重现为基础。普洛斯彼斯花了一年多的时间研究了这些人的动作，包括牙医 William Thomas Green Morton 医师，他拿着一瓶乙醚；外科医师 John Collins Warren，他在切皮；还有患者 Edward Gilbert Abbott，他的脖子上长了一个血管肿瘤。这幅画展示了跨时代的时刻，Warren 医师在艾伯特的喉咙上做了第一个无痛的切口。

　　在这项工作中，普洛斯彼斯采用了一种称为光学自然主义的技术，以现实主义描绘事件。这幅画的透视图将观众置身其中，仿佛是围观者中的一员，在这里我们看到了患者、外科医师和围观者。因此，好像现在的我们获得了相当于在同一空间参与手术的经验。Prosperis 利用哈佛医学院和 MGH 的历史数据复现了这次活动。Warren M. Zapol 和 J. Philip Kistler 分别代表 Morton 和 Warren。在埃默森学院戏剧部门（负责服装和化妆）和医院博物馆的原始道具的帮助下，Prosperis 夫妇在乙醚穹顶拍摄了这一场景，用于最后的绘画创作。这幅作品后来在剧院（现在是一个演讲厅）现场画了出来，这幅画至今仍挂在那里。

第3章

外科医师和消化内科医师的内镜培训和操作资格授予

JUDY WANG AND BRIAN J. DUNKIN

简介

微创手术和更精确的手术治疗是目前外科手术的发展方向。在过去的三十年间,多种外科学科,都在从开放性手术到腔内微创手术的发展中取得了惊人的进展。而在胃肠道相关的外科手术中,外科医师使用内镜作为外科手术的辅助手段,或是直接代替外科手术的方法逐渐兴起。然而,外科医师在内镜检查和内镜治疗中的地位和比重,以及其对内镜治疗发展的贡献正被逐渐遗忘,而外科医师的内镜培训在传统上也并不受重视。因此,有部分人对从事内镜检查的外科医师的操作资质提出了质疑。本章节简要介绍了外科医师在消化道内镜发展中的地位,回顾了内镜领域外科和消化内科培训的路径,并对内镜操作资质的授予过程提供了指导意见。

外科医师在胃肠镜的历史地位

外科医师在19世纪内镜技术的发明过程中扮演了不可或缺的角色。早在1853年,法国泌尿外科医师A. J. Desormeaux发明了一种可以用来评估尿道和膀胱内部结果的设备,并创造了"内窥镜"一词。在1868年,德国外科医师Adolph Kussmal发明了一种用于检查食管和胃内部结构的金属管道设备,然而其缺乏光照能力,因此不具有实际应用功能。在1879年,德国泌尿外科医师Maximilian Nitze和奥地利电气工程师Joseph Leiter共同发明了一种具有光照能力的膀胱镜,并随着技术的发展,食管镜和胃镜也应运而生。

1881年波兰外科医师Jahann Mikulicz-Radecki在Leiter的帮助下发明了一种材质坚硬的胃镜,其末端可自由弯曲并附带有镜面,因此可以观察到30°内的视野。Mikulicz使用这款胃镜,首次展示了胃癌的内镜成像,并演示了将梗阻于食管的骨头推向胃腔的治疗过程。1911年,Henry Elsner发明了第一款半柔性胃镜。1923年,被誉为胃镜领域先驱者的陆军外科军医Rudolph Schindler首次出版了一本胃镜图谱。

1930年,妇科医师Heinrich Lamm证实了内镜影像可以通过光纤传输,从而开创了光纤内镜的时代。1968年,乔治·华盛顿大学医院的外科医师William McCune操作了第一例内镜下逆行胰胆管造影术(ERCP)。1年后,一位出生于日本并接受过美国培训的外科医师Wolff进行了第一次圈套器圈套结肠息肉切除术。1980年,普外科医师Jeff Ponsky和儿科医师Michael Guaderer发明了经皮内镜胃造口术。1988年,科罗拉多州丹佛市的外科医师Greg Stiegmann演示了静脉曲张结扎术。2007年,耳鼻喉外科医师David Utley和消化内科医师George Triadafilopoulos合作发明了射频治疗法,射频治疗法也是第一种被美国食品和药物管理局批准的用以治疗胃食管反流病的腔内疗法。Utley后续又开创了射频消融食管黏膜治疗Barrett食管的先河,这项技术基本取代了过去食管切除术在Barrett食管中的应用。

2010年,日本外科医师Haru Inoue发表了他对贲门失弛缓患者行经口内镜下肌肉切开术(POEM)的经验。时至今日,POEM已迅速取代Heller肌切开术,成为贲门失弛缓的首选治疗方法。外科医师在内镜治疗的每一个重大突破中都发挥了重要作用。他们不仅应该有资格进行这些内镜治疗操作,还需要他们来一同推进微创外科(MIS)领域的发展。

胃肠镜培训

外科医师和消化内科医师都善于使用柔性内镜来对胃肠道疾病患者提供最佳的治疗。而内镜的培训通常针对消化内科、普外科和结直肠外科的住院医师开展。已开展独立工作的医师也可接受内镜培训。无论培训的方式如何,内镜培训的原则都是一样的。

1. 了解内镜手术的适应证、局限性和禁忌证。

2. 安全、完整、迅速地完成内镜操作。

3. 可对患者适度的镇静。

4. 正确地解释内镜检查结果。

5. 识别危险因素并懂得如何处理并发症。

6. 了解内镜治疗的替代方案,如药物治疗、放射治疗和外科治疗。

7. 填写内镜报告并及时与团队成员进行沟通交流。

8. 了解内镜操作的质量控制标准,并持续对内镜操作质量进行改进。

柔性内镜的培训

在美国,消化内科医师在胃肠镜方面的培训由美国内科委员会(ABIM)管理和负责。胃肠病学是内科学的一个分支学科,要获得该分支学科的认证,医师必须:

1. 曾获得 ABIM 的内科认证。

2. 完成所需的毕业后医学教育培训。

3. 在临床实际操作中有足够的临床能力、操作能力和医学伦理、道德。

4. 持有行医许可证。

5. 通过胃肠病学的认证考核。

ABIM 要求进行为期 18～36 个月的内镜培训,以确保学员在培训结束后可进行消化道内镜检查及治疗。此外,内镜培训学员必须获得毕业后医学教育评鉴委员会(ACGME)、加拿大皇家内外科医师学会的认证。ACGME 指出,学员必

须具有预防、评估和管理 19 种不同疾病类型的能力,并具备 12 种临床操作的能力(表 3.1)。ACGME 规定,需同时评估学员在住院部和门诊中对患者的管理及临床操作执行的能力。ACGME 还规定,每一位学员能力的评估必须包括学员的每日记录或其他等价材料的佐证,但并没有明确定义等价材料的具体信息。

表 3.1　ACGME 要求在胃肠病学培训中需要掌握的知识和技能

疾病	操作
• 胃肠道酸相关消化障碍	• 食管、胃、小肠、结肠黏膜活检
• 急性和慢性胆囊和胆管疾病	• 胶囊内镜检查
• 急性和慢性肝病	• 结肠镜检查伴息肉切除术
• 急性和慢性胰腺疾病	• 适度镇静麻醉
• 食管疾病	• 食管扩张术
• 营养吸收异常	• 食管胃十二指肠镜检查
• 胃肠道和肝肿瘤性疾病	• 非静脉曲张性消化道出血止血
• 胃肠道出血	• 利用肠镜进行的诊断和治疗操作
• 免疫相关胃肠道疾病	
• 胃肠道急症	• 穿刺活检
• 胃肠道感染,包括病毒性、真菌性和寄生虫病	• 经皮内镜胃造口术(PEG)
• 遗传性疾病	• 食管异物取出
• 老年胃肠病学	• 静脉曲张性消化道出血止血
• 炎症性肠病	
• 肠易激综合征	
• 胃肠道动力障碍	
• 胃肠外科手术治疗后的患者	
• 胃肠道血管疾病	
• 消化系统疾病中的妇女健康问题	

为了更好地满足 ACGME 对胃肠病学知识和技能的要求,美国四大医学会,美国肝病研究协会(AASLD)、美国胃肠病学学院(AGG)、美国胃肠病学协会(AGA)和美国内镜学会(ASGE)共同创建并认证了胃肠病学核心课程。该课程于1996 年首次建立,现为 2007 年制定的第三版,第四版正在修订中。该课程符合 ACGME 对胃肠病学知识和技能的要求,并详细说明了每个疾病类别所需的知识范围,以及对操作技能的指导。

核心课程包括 18 个月的临床培训、3～6 个

月的基础研究及 12 个月的选修课程。这些选修课程可根据学员的兴趣制定,包括额外的临床培训或基础研究时间。该课程进一步定义了两个层次的培训:Level 1 被定义为核心的临床工作需求,应在 18 个月内完成;Level 2 被定义为老年胃肠病学、营养学、内镜的高级运用(ERCP、超声)、肝胆胰疾病和肝病领域的强化临床培训,通常是在常规的 36 个月的培训之外,额外的 12 个月培训中完成,但也可安排在 12 个月的选修课程时间段完成 Level 2 的培训。内镜培训的两个层次是针对两种不同类型的消化内科医师,其中 Level 1 的培训对象主要为执行常规胃肠镜检查和非内镜手术的医师,以及专门从事胃肠病非内镜方向的医师,而 Level 2 的培训对象主要为具备上述能力,且有执行部分或全部高级胃肠镜检查及治疗(包括 ERCP、超声内镜、EMR、胃食管反流内镜治疗和腹腔镜)需求的医师。

对于评估胃肠镜检查的质量和操作者能力方面,核心课程指出:内镜操作者的能力很难被定义和量化,评价标准仍然十分主观,然而客观的评价体系是更为可取的。核心课程建议学员在能力评估前需完成最低限度的内镜操作(表 3.2),并进一步指出大多数学员需完成更多的操作量才能达到合格的能力。然而,这些操作量的设定并没有相关的文献和资料支持。本文章的附件中提供有诊断性胃肠镜操作能力的评估表,但这一评估表并没有经过系统的科学验证,因此无法提供相关的评价标准。

ASGE 已出版了食管胃十二指肠镜和结肠镜的核心课程。其中,食管胃十二指肠镜并没有相关的操作能力评估标准,而结肠镜的核心课程建议在整个培训过程中使用梅奥结肠镜技能评估工具(MCSAT),目标是在所有评分项目中取得 3.5 分及以上的分数。本文件还讨论了质量指标如盲肠插管率、息肉检出率及对患者的随访提供合适的建议等在临床工作中的应用。同时,ASGE 也承认了 MCSAT 的局限性,包括其中某些问题过于宽泛,使得难以准确回答,而且这个评估表也并不能用于食管胃十二指肠镜的能力评估。因此,ASGE 又在 MCSAT 的基础上进行改良,制定了内镜能力评估表(ACE),并建议至少在 10% 的学员操作案例中使用。然而,该评估表仍没有经过

系统的科学验证。

表 3.2　ASGE 指南对常规内镜操作的培训:评估能力的阈值

操作	需完成数量[a]
食管胃十二指肠镜检查	130
包括非静脉曲张性出血的治疗(10 例活动性出血)	20
静脉曲张性出血(5 例活动性出血)	10
食管扩张术(导丝或经内镜)	20
结肠镜检查	140
包括圈套息肉切除术和止血术	30
经皮内镜胃造口术[b]	15
胶囊内镜检查(小肠)	25

注:本表中的信息代表 ASGE 的当前建议。由于 ASGE 指南经常更新,请访问 ASGE 网站(www. ASGE. org)以获取最新信息。

a.“需完成数量”表示评估能力之前必须执行操作的最低数量,该数字代表了一个最小值。大多数受训人员需完成比所述数字更多(绝不少于)的操作数量才能满足基于现有数据的能力标准。

b. 根据经皮内镜胃造瘘管放置的部位。

柔性内镜的外科训练

普通外科

在美国,普外科的培训项目由 ACGME 管理,其管理方式与内科学和消化内科学类似。外科医师的资格由 American Board of Surgery (ABS)认定。柔性胃肠镜检查是普外科住院医师在 5 年临床培训期间可能掌握的 16 个具体的操作类别之一(表 3.3)。

在 2014 年,以 35 例食管胃十二指肠镜和 50 例结肠镜检查作为技术能力评估的基础。其中,作为外科手术辅助手段的胃肠镜操作(如 Nissen 胃底折叠术术中胃镜检查和结肠镜在结肠切除术术中肿瘤定位等)不包括在这些数量中。ABS 意识到柔性内镜是普外科医师为患者提供诊疗服务中一项重要组成部分,也是微创外科(MIS)的自然延伸。2007 年,74% 的乡村外科医师每年进行 50 次以上的柔性内镜操作,42% 的乡村外科医师

表3.3 2017—2018年普外科住院医师的最低病例数

类别	最低数量
皮肤、软组织	25
胸部	40
乳房切除术	5
腋窝	5
头颈部	25
消化道	180
食管	5
胃	15
小肠	25
大肠	40
阑尾	40
肛门直肠	20
腹部	250
胆管	85
疝	85
肝	5
胰腺	5
血管	50
通路	10
吻合、修复或动脉内膜切除术	10
内分泌	15
甲状腺或甲状旁腺	10
手术创伤	10
非手术创伤	40
作为组长进行复苏	10
胸外科	20
开胸手术	5
儿外科	20
整形外科	10
外科重症监护	40
基础腹腔镜操作	100
内镜	85
上消化道内镜	35
结肠镜检查	50
复杂腹腔镜操作	75
重大个案总数	850
主要年份重大个案	200
教学助理个案	25

Source: Defined Category Minimum Numbers: General Surgery Effective for Program Graduates Beginning Academic Year 2017-2018.© 2017 Accreditation Council for Graduate Medical Education (ACGME).

注:从2019年ACGME年度项目审查开始,将使用这些新的最低数量对2018年的毕业学员进行评估。

每年进行200次以上的柔性内镜操作。在加拿大的小城市和农村地区,外科医师是内镜诊疗服务的主要提供者。因此,ABS与其他四个外科学会合作,即美国胃肠和内镜外科医师学会(SAGES)、消化道外科学会(SSAT)、美国结肠和直肠外科医师学会(ASCRS)和美国代谢和减肥外科学会(ASMBS),创建了一个关于柔性内镜的正式课程。ABS柔性内镜课程(FEC)是一个为期5年的课程,开始于普外科住院医师工作的第一年。该课程提供了一个阶段式的教学计划,帮助住院医师获得必要的知识和技能,并通过成熟的评估手段对学员的内镜操作能力进行评估。成功完成课程后,普通外科住院医师将具备成为外科内镜医师的相关知识和技能,能够在任何临床环境下为患者提供内镜诊疗服务。外科内镜医师具有操作柔性内镜的能力,为患有常见消化道疾病的患者提供医疗服务,这种能力包括。

1. 了解胃肠镜检查的适应证和禁忌证。

2. 正确识别和处理胃肠镜镜下正常和异常表现。

3. 胃肠镜并发症的识别和处理。

4. 能安全、完整地完成胃肠镜检查,包括对食管、胃、近端十二指肠和结肠的完整检查。

5. 能识别需要外科手术干预的黏膜病变。

6. 通过活检钳或息肉切除术获取组织活检。

7. 围术期出血的处理。

8. 经皮内镜胃造瘘管的放置。

ABS-FEC包含五个级别,每升一个等级都意味着认知和技术能力阶段式的上升,并提供了建议使用的学习资源。FEC的教材来自外科住院医师教育委员会(SCORE)的门户网站,该网站包含有高质量的教育材料及结构化的程序方便不同领域的普外科医师自学。技术培训主要来自于模拟假人、模拟程序及实际临床案例的操作。ABS-FEC还同时使用经过系统验证的临床评估工具来衡量胃肠镜检查的能力[胃肠镜技能全面评估(GAGES)],并对学员的知识和技能进行测试。GAGES是一种全面评估胃肠镜检查能力的评估表。每一种评估表(GAGES-UE和GAGES-C)以1~5分Likert量表对5个领域进行评估。每一种量表的最高分为25分。经多个机构测试,GAGES评估表对新手和专家的表现有良好的区分度。同时,该评估表易于使用,且信度和效度俱佳。成功完成 ABS-FEC 需要获得 ＞ 18 分的 GAGES 评分。FES 是一个针对柔性胃肠镜知识和操作技能的高利害测验。它由三个部分组成。第一部分是基于网络的教学材料,内容涵盖了在临床实践中安全有效地操作内镜所需的相关知识。第二部分是在指定的考试中心进行多项选择考试。第三部分是使用计算机模拟的方式进行操作能力的测试。在普外科住院医师参加 ABS 资格考试之前,需先通过该测试。因此,该测试是学会认证考试的第一步。

　　ABS-FEC 目前已开始启用,自 2018 年 7 月份开始,每一位毕业的美国普外科住院医师都将被要求成功完成柔性胃肠镜相关的 5 年分布式课程。该课程包含不同内镜操作的最少病例数要求、必要的知识回顾和技能演练、临床技能评估及高利害测验。该课程将作为参加 ABS 资格考试的基础。如果顺利完成该课程,将有资格参加 ABS 认证考试。

结直肠外科

　　结直肠外科(CRS)是一个关注于外科手术、内镜操作,结直肠肛门、腹部、盆腔、会阴手术围术期管理的专科,由 ACGME 负责 CRS 的培训工作。进入相关培训,需要提前完成 ACGME 或加拿大皇家内外科医师学会(RCPSC)认可的外科住院医师计划,至少接受过 5 年的进修教育,并通过美国外科委员会(ABS)认证或已完成参加 ABS 资格考试的所有前期教育要求。完成该培训的毕业生必须达到"在所有必要的结直肠外科手术中均有高水平的表现"这一要求。内镜技术,包括肛门镜检查、乙状结肠镜检查、结肠镜检查和治疗是不可或缺的。ACGME 建议,最少需要完成 140 例结肠镜检查及 30 例以上的病变干预,但美国结肠和直肠外科医师委员会的认证没有明确注明病例数的要求。

柔性内镜基金会

　　柔性内镜基金会(Fellowship Council,FC)是一个旨在促进发展 MIS、胃肠外科、柔性内镜、肥胖和代谢外科、结直肠外科等领域的高水平、非 ACGME 认证的组织。而其内镜分会则专注于需要先进内镜技术治疗的疾病。该协会提供先进的胃肠镜手术的经验,并专注于治疗性内镜的发展。

　　同时,该协会制定了一项柔性内镜的学习课程,虽并没有对每项指标的最低病例数进行具体要求,但学员只有每年至少进行 100 次治疗性内镜操作,才能获得该协会的认证。除 ERCP 外,该协会没有为课程提出明确的操作质量相关指标的要求。

　　表 3.4 总结了柔性胃肠镜的内科和外科培训要求。

在实践中训练

　　一旦医师结束了正式的住院医师培训,就很难在临床实践中学习如何进行内镜检查。其中,医师参与到临床实际病例的相关法律法规成为一个最重要的阻碍。为了克服这一阻碍,一些专业

表 3.4　柔性胃肠镜的内科和外科培训要求

	消化科医师	普外科住院医师	结直肠外科住院医师	柔性内镜基金会成员
最小操作数量	✓[a]	✓		✓
笔试[b]		✓		✓[c]
口试		✓		✓
临床表现评估		✓		✓
病历记录	✓	✓	✓	✓
培训时间(月)	18	60	12	12

　　a. 不需要病历记录。

　　b. 主要针对柔性内镜,与综合性测试有所区别。

　　c. 需要 FES 认证。

协会和世界一流的国际机构合作,为医师提供了临床实际病例的实践机会。欧洲胃肠内镜学会(ESGE)为执业医师提供了两个层次的培训。模块一为基础培训,提供了基本的操作步骤和具体技术培训,培训时长最多 4 周,但并不提供临床实践培训。模块二为高级培训,根据所涉程序的数量和所在培训中心的专业领域,培训时长为期 3~6 个月。在此期间,学员将接受特定技术的实际操作培训。目前共有 14 个国际临床中心参与了模块二的培训工作。SAGES 正为外科执业医师制定一项新的计划。它结合了在线的学习材料及为期 3d 的实验室技能学习和案例观摩。参与者前往亚洲的一所世界级研究所,参与大量临床案例。参与这项计划的外科医师需要经过 FES 认证,将在 2 周时间内完成近 300 台手术。而参与者的临床表现通过 GAGES 量表评估。

柔性胃肠镜资格认定

机构的认证代表着对授予者教育、培训和经历的肯定。而资格授予则允许授予者有从事特定临床活动的资格。美国目前的机构认证和资格授予模式需要每个医疗机构共同进行管理。这使得许多医疗机构希望寻求帮助,如何能授予那些想要从事内镜操作的医师操作资格。内科和外科专业协会都制定了相关的指导指南。然而,这些指南提供的建议往往有很大的不同。在这一领域内,SAGES 和 ASGE 是两个主要的专业机构。

2016 年,SAGES 发布了最新的胃肠镜资格授予和认证指南。该指南提出了许多资格授予的建议。首先是对所有申请内镜资格授予的医师采用统一的标准,目标是给予所有受过适当培训和有经验的医师授予操作资格,以确保他们能为患者提供更高质量的医疗服务。另一项建议是要求所有具有内镜检查资格的医师完成包括"formal training in endoscopy"在内的全部培训课程。该项目面向普外科住院医师、结直肠外科住院医师及那些已通过住院医师培训项目但又寻求内镜相关继续教育的医师。只要参与培训的学员满足最小的病例量要求、掌握胃肠疾病相关理论知识,且得到已认证的内镜医师出具的合格证明,即能完成该项目。SAGES 还指出,虽然内镜检查的效率会随着临床经验的增加而提高,但内镜操作的质量指标及并发症的发生率却与临床经验,以及病例的操作量无关。因此,应使用经过系统验证的评估工具对内镜操作能力进行客观评估,而不仅仅是使用病例的操作量来反映学员的操作能力。指南还指出,完成全面的内镜检查课程,并通过评估工具的考核,即可初步授予内镜检查的资格,但资格授予后还需对该学员进行长期、密集、持续性的评估。他们建议只用 Focused Professional Practice Evaluation(FPPE)来评估内镜操作能力,内镜操作质量及患者的预后。他们同时还建议使用 Ongoing Professional Practice Evaluation(OPPE)。FPPE 和 OPPE 长期以来被用于外科手术的评估,以确保操作者有足够的能力继续进行外科手术。

最后,SAGES 建议胃肠镜检查资格的更新和维护应包括质量评估指标和质量改进项目的参与度。图 3.1 概述了 SAGES 建议的胃肠镜资格授予的清单。

2017 年,ASGE 发布了关于胃肠镜检查资格授予、认证和监察的相关指南。指南指出,只要条件允许,应根据客观的评判标准进行实地考察,来评估操作者的内镜能力。由于个人学习曲线的差异,内镜的操作量并不能与其内镜操作能力挂钩。然而,ASGE 指出,可以设定最低的操作数量,若低于该操作数量则内镜操作能力不能被有效评估。因此,ASGE 对 14 种内镜操作进行了最低操作数量的设定。

多个协会已书面批评了 ASGE 的相关指南。他们认为用操作例数等价内镜操作质量是有本质上的问题的,并强调了内镜操作质量培训的重要性。另外,他们还提出了 ASGE 相关指南中的一些问题。首先,通过内镜操作例数来衡量内镜操作能力的证据并不充分,内镜操作的个人学习曲线因天赋、专业、练习时间和对内镜操作的相关知识水平而有所差异。只有为学员设定培训目标并根据个人需要制定培训计划,才能更好地帮助其掌握操作技能,并通过这种以目标为导向的培训模式确保学员均能获得可靠的操作能力。该领域的专家们也已经证实过这种目标导向的培训模式优于基于操作数量制定的培训模式。

1.充分培训的证明

—— 完成 ACGME 认证的普外科、结直肠外科、儿外科或消化内科住院医师项目

OR

—— 完成培训计划，并具有与上述人员同等的经验

OR

—— 完成高强度浸入式培训计划，课程内容丰富，内镜检查能力相当于上述人员同等能力

2.操作技巧的证明

—— 现任或前任科室主任或主管医师对技能水平的确认和认证

AND

—— 在经过验证的内镜技能评估工具中获得成功的表现分数

3.参与到正在进行的质量评估项目中

—— 跟踪结肠镜检查的以下指标
  ◦ 质量评估盲肠插管率
  ◦ 腺瘤检出率
  ◦ 并发症（穿孔，出血，麻醉并发症）
  ◦ 随访建议

AND

—— 根据指南对上消化道和下消化道内镜进行 FPPE 和 OPPE 的评估

AND

—— 参与到一个正在进行的质量评估项目中

AND

—— 周期性的 OPPE 评估

AND

—— 对意识到的缺陷进行 FPPE 评估

图 3.1　SAGES 建议的胃肠镜资格认定的检查表

ASGE 指南也存在方法学的问题。首先，指南中未提供系统性综述结果，使得相关结论并不十分可信。其次，现有证据的总体质量和已发表的研究数量都极其有限，因此无法得出有意义的结论，也更不能仅仅通过这些结论就制定了资格授予的门槛。最后，ASGE 指南定义最低操作数量时，采用了不一致的标准。他们为肠镜设定了较高的操作例数（275 例），ERCP 高于上限的操作例数（200 例），超声内镜中等量的操作例数（225 例）。对于其他更复杂的操作，如 EMR（20 例）和 ESD（30 例），要求的例数都远低于胃镜操作例数（130 例）和肠镜操作例数。

基于以上不足，多个协会建议 ASGE 文件中提出的各种操作的最低操作例数不得用于胃肠镜资格授予。

总结

外科医师和消化内科医师在为患者提供内镜诊疗服务中都扮演着重要的角色。无论是外科还是消化内科都建立了可靠的内镜培训途径，使得受训学员有能力进行柔性内镜的检查。内镜操作

资格授予应基于统一的标准,而这些标准不仅仅与学员的内镜操作量相关,更应该包括对内镜知识和技能的有效评估。当授予学员内镜操作资格后,内镜操作资格的维持和更新应以内镜操作质量和操作质量改善为基础进行。

（董智瑀 译 陈莹 滕世峰 校）

参考文献

［1］ Fenwick EH. *The Electric Illumination of the Bladder and Urethra as a Means of Diagnosis of Obscure Vesico-Urethral Diseases*，2nd ed. London，UK：J&A Churchill；1889.

［2］ Modlin IM. *A Brief History of Endoscopy*. Milan，Italy：Multimed；2000.

［3］ Reuter MA et al. *History of Endoscopy*. Vol V-VII. Stuttgart，Germany：Kohlhammer Book；2003.

［4］ Schindler R. *Lehrbuch und Atlas der Gasteroskopie*. Munich，Germany：Lehmann；1923.

［5］ McCune WS et al. *Ann Surg* 1968；167；753.

［6］ Sivak Jr MV. *Gastrointest Endosc* 2004；60；977-82.

［7］ Gauderer MWL et al. *J Pediatr Surg* 1980；15；872-5.

［8］ Stiegmann GV et al. *Gastrointest Endosc* 1989，35（5）：431-4.

［9］ Shaheen NJ et al. *N Engl J Med* 2009；360：2277-88.

［10］ Inoue H et al. *Endoscopy* 2010，42（4）：265-71.

［11］ http://www. abim. org/～/media/ABIM% 20Public/Files/pdf/ publications/certification-guides/policies-and-procedures. pdf

［12］ https://www. acgme. org/Portals/0/PFAssets/Program-Requirements/144_gastroenterology_2017-07-01. pdf? ver＝2017-04-27-145620-577

［13］ https://www. asge. org/docs/default-source/education/training/ gicorecurriculum. pdf? sfvrsn＝4

［14］ https://www. asge. org/docs/default-source/education/training/ 022e0ff663bd455bb5a0476272aa871c. pdf? sfvrsn＝4

［15］ Sedlack RE et al. *Gastrointest Endosc* 2012，76（3）：482-90.

［16］ Sedlack RE et al. *Gastrointest Endosc* 2014，79（1）：1-7.

［17］ https://www. acgme. org/Portals/0/UPDATED _ DEFINED _ CATEGORY _ MINIMUM _ NUMBERS_ EFFECTIVE_ ACADEMIC_ YEAR_2017-2018_GENERAL_SURGERY. pdf

［18］ Zuckerman R et al. *Am Surg* 2007，73（9）；903-5.

［19］ Harris JD et al. *Am J Surg* 2010，200（6）；820-5.

［20］ Hilsden RJ et al. *Can J Gastroenterol* 2007，21（12）：843-6.

［21］ http://www. absurgery. org/default. jsp? certgsqe_fec

［22］ http://www. surgicalcore. org/public/about

［23］ http://www. fesprogram. org/about/

［24］ Vassiliou MC et al. *Surg Endosc* 2010，24；1834.

［25］ Poulose BK et al. *Surg Endosc* 2014，28（2）；631-8.

［26］ Vassiliou MC et al. *Surg Endosc* 2014，28（3）：704-11.

［27］ https://www. acgme. org/Portals/0/PFAssets/Program-Resources/060_ CRS_ Minimum_ Case_ Numbers. pdf? ver＝2017-09-08-124842-213

［28］ http://www. acgme. org/Portals/0/PFAssets/Program Resources/060_ CRS_ Minimum_ Case_ Numbers. pdf

［29］ http://www. abcrs. org/wp-content/themes/cromasolutions/ pdf/min_op_standards. pdf

［30］ https://fellowshipcouncil. org/about/

［31］ https://fellowshipcouncil. org/wp-content/uploads/2012/02/ Flexible-Endoscopy. pdf

［32］ http://www. esge. com/fellowship-grants. html

［33］ https://www. sages. org/publications/guidelines/guidelinesprivileging-credentialing-physicians-gastrointestinal-endoscopy/

［34］ Faulx AL et al. *Gastrointest Endosc* 2017，85（2）：273-81.

［35］ Grantcharov TP et al. *Am J Surg* 2009；197；447-9.

［36］ Stefanidis D. *Surg Clin North Am* 2010，90（3）；475-89.

［37］ Fried GM. *Gastrointest Endosc Clin N Am* 2006，16（3）：425-34.

［38］ Gallagher AG et al. *Ann Surg* 2005，241（2）：364-72.

第4章

内镜中心的麻醉问题

SHEILA RYAN BARNETT

简介

在内镜中心完成操作的病例数量和类型呈爆炸式增长。随着治疗技术的进步,常见的胃肠道疾病,在过去可能需要一个开放的手术,现在往往可以通过非侵入性的操作来进行。与此同时,对使用内镜超声和其他方式的非侵入性诊断研究的需求导致了病例量的显著增加。这些复杂的手术通常需要深度的镇静或麻醉。为了适应日益增长的需求,现在许多套间除了传统的护士给予适度镇静外,还经常配备了深度镇静甚至全身麻醉。

当为这些病例选择镇静或麻醉类型时,对于不同的镇静和麻醉方式的选择是十分重要的。合适的选择可以对手术结果产生积极影响,可以提高患者的手术满意度。本章着重介绍在一些常见的操作中可能遇到的麻醉选择、常用药物管理和镇静的潜在危险。

什么类型的镇静和麻醉是可选择的

美国麻醉师协会对麻醉程度分为以下四种等级:最低程度麻醉、中等程度麻醉、深度麻醉及全身麻醉(表4.1)。大多数单纯的内镜病例的麻醉是由护士执行的中度麻醉或者是麻醉师通过丙泊酚来介导的深度麻醉,统称为监护型麻醉措施(monitored anesthesia care,MAC)。但是也有少数病例需要用到气管插管和全身麻醉,这类病例的操作通常是过程较痛苦、时程较长,或者是有极大的误吸、低通气或血流动力学不稳定等风险。内镜病例所需的镇静和麻醉类型取决于对患者的预期和共病情况,以及手术的侵入性。一些特定情况下的患者可能会增加实施镇静的困难程度,如有阿片类药物及乙醇的耐受史,并且经常使用非法药物会增加患者对苯二氮䓬类和阿片类镇静剂的耐受性(表4.2)。这些患者在没有大剂量药

表 4.1　美国麻醉师协会关于麻醉分级

	最低程度麻醉	中度程度麻醉	深度麻醉	全身麻醉
刺激反应	对言语刺激的正常反应	对言语和触觉刺激有目的的反应	重复或疼痛刺激后的有目的反应	即使疼痛刺激也无法唤醒
呼吸道管理	无影响	受影响但不需要干预	可能需要干预	经常需要干预
自发呼吸	无影响	受影响充分	可能不充分	时常不充分
心血管功能	无影响	通常可维持	通常可维持	可能受影响

Source:American Society of Anesthesiologists Task Force on Sedation and Analgesia by Non-Anesthesiologists. Anesthesiology 2002;96(4):1004-17.

表4.2 镇静困难因素

酗酒或滥用药物
慢性疼痛药物服用史和耐受史
既往有镇静困难史
阻塞性睡眠呼吸暂停
肥胖
病情不稳定或病情严重
严重痴呆或发育性认知障碍
有症状的精神疾病

物的情况下很难镇静下来,即使是简单的手术也可能需要深度镇静。镇静的一个主要挑战是让患者保持在正确的"尺度",所以了解所给药物的药理特性是很重要的。

监护

所有接受中度、深度或全身麻醉的患者必须接受监护。标准的基础监测包括连续的心电图、带有可听音调的脉搏血氧仪及每5分钟更新的无创血压监测。对于在深度镇静或麻醉下接受全身麻醉的MAC患者,需要进行持续二氧化碳监测(呼气末CO_2监测)。2011年,美国麻醉师协会标准也建议对中度镇静的患者进行二氧化碳测定,但并没有得到普遍适用。二氧化碳的无创实时测量通过检测呼气末的二氧化碳最大分压来测量通气,或者以呼气末二氧化碳($EtCO_2$),来描述呼吸周期不同阶段的图形波形。通过二氧化碳图,在低氧血症发展之前检测肺泡通气不足成为可能,为即将发生的低氧血症提供早期预警,并为适当的干预争取时间。

药物的使用

在美国,越来越多的结肠镜检查是在麻醉师的指导下使用异丙酚深度镇静进行的,在2015年,这一比率在上消化道内镜及结肠镜检查中预计由20%增加到50%。对于中度镇静的病例,超过75%的麻醉实施者使用咪达唑仑和芬太尼的联合用药,下一节将简要介绍常用的药物(表4.3)。

表4.3 中度镇静用药剂量建议

	初始静脉使用剂量(滴定剂量)	最大累积剂量	注意事项
苯二氮䓬类			
<70岁的健康成年人	0.5～2mg,静脉注射	6mg	肝功能不全,如果同时给予阿片类药物,需减量
>70岁的老年人或虚弱的慢性病患者	0.5～1.5mg	4mg	减少其他阿片类药物50%剂量;易出现呼吸抑制和呼吸暂停
阿片类药物			
芬太尼	初始剂量25～50μg,静脉注射 滴定剂量25μg,间断使用	2μg/kg,至最大剂量200μg	肝功能不全应减少剂量;减少伴随使用苯二氮䓬类药物的剂量;老年患者减少50%剂量

苯二氮䓬类药物

咪达唑仑是一种短效苯二氮䓬类药物,起效迅速。咪达唑仑具有极强的亲脂性,由肝代谢,老年患者和肾功能不全患者应减少剂量,对于肥胖患者大剂量可能导致作用的延长。咪达唑仑是一种镇静药,具有抗焦虑和健忘的特性,是一种很好的程序镇静药物,它没有镇痛特性,通常与短作用阿片类药物,如芬太尼联合使用。但咪达唑仑对心血管系统有抑制作用,与阿片类药物联合使用时可能会出现低血压的情况,特别是当患者有血容量不足时。成人常规剂量为2～6mg,分次静脉注射。

阿片类药物

芬太尼是一种短效合成阿片类药物,常与咪达唑仑联合使用,用于中度镇静,它是脂溶性的,能迅速穿过血脑屏障,起效迅速。其给药剂量应逐步加量和滴定以达到效果,并且对于已确诊或疑似睡眠呼吸暂停的患者和老年人需要减少使用剂量。芬太尼可引起呼吸抑制效应,主要作用机制为通过脑干神经元引起的中央呼吸抑制及通过肌肉松弛效应导致气道阻塞,这种情况特别容易发生于虚弱、肥胖或老年患者中。阿片类药物的其他常见不良反应包括恶心、呕吐、瘙痒和肌肉强直,小剂量的使用不太可能导致肌肉强直。通常的手术剂量范围是 $25\sim150\mu g$ 静脉注射。

促眠剂

丙泊酚

丙泊酚是一种催眠麻醉药,其中枢神经系统的作用是剂量依赖性的,从低剂量的轻度镇静到大剂量的深度镇静和最终的催眠或无意识(全身麻醉)。注射后,丙泊酚会经过快速分布及从中枢到外周的随后再分布,最终被消除;这种特性让持续性注射成为它的一种流行使用方式。除了对意识的影响,异丙酚还有显著的呼吸和心血管影响,单次剂量使用时,呼吸暂停会持续 $30\sim40s$,并且在输注过程中,潮气量的减少和呼吸频率的增加也是常见反应。丙泊酚有严重的呼吸暂停或通气不足风险,因为它也会减弱机体对高碳酸血症和缺氧的正常反应。丙泊酚还可引起心肌抑制及外周和动脉血管舒张,导致低血压,在大剂量使用后尤为常见并且低血容量可增加低血压风险。而对于老年患者,应减少剂量,由于年龄相关的初始分布体积和室间清除率的变化,药物的作用可能会延长。丙泊酚注射时疼痛是常见的,但这可以通过添加 $20\sim40mg$ 利多卡因联合注射及选用更大的注射静脉来减轻疼痛。通常的单次剂量为 $10\sim30mg$,输注速率依据手术类型、患者年龄和基础疾病从 $40\mu g/(kg\cdot h)$ 到 $150\mu g/(kg\cdot h)$ 调整。

与阿片类药物和苯二氮䓬类药物不同,异丙酚没有拮抗作用,并且由于药物的快速分布,在由轻度镇静到全麻的转换过程中可能出现呼吸暂停,麻醉实施人员应备好气囊面罩或内镜气管插管等设备以提供必要时的呼吸支持。

氯胺酮

氯胺酮是一种 n-甲基-d-天冬氨酸(NMDA)受体拮抗药,通过抑制丘脑皮质系统和刺激边缘通路发挥作用,产生解离性麻醉,其特点是显著的镇痛和健忘作用,对呼吸或保护性反射的影响很小或没有影响。在程序性镇静中,氯胺酮因其镇痛及呼吸保留特性而常与丙泊酚一起使用。氯胺酮也常与小剂量的咪达唑仑联用,在这些情况下,幻觉的不良反应较少见。氯胺酮具有强烈的心血管刺激作用,可引起明显的高血压和心动过速。它也可以导致口腔分泌物的增加,可以通过给小剂量的抗唾液的药物,如甘罗溴酸作为术前用药。通常程序性镇静用氯胺酮剂量为 $10\sim40mg$,分剂量静脉注射,为其他药物的辅助用药。

拮抗药

氟马西尼是一种针对苯二氮䓬类的竞争性拮抗药;在程序镇静期间,它最常用来部分拮抗或减少咪达唑仑的呼吸抑制作用。通常静脉注射剂量为 $0.5\sim3mg$。氟马西尼为短效作用剂,可预期起到拮抗作用 $45\sim90min$。氟马西尼逆转与心血管或应激效应无关。

纳洛酮是一种用于逆转芬太尼相关呼吸抑制的 μ-阿片受体竞争拮抗药,它是一种持续时间只有 $15\sim45min$ 的短期药物,当使用较长效阿片类药物时,可能需要持续输注或重新给药。一般情况下,纳洛酮应从 $40\sim80\mu g$ 静脉滴注开始缓慢滴定,它可拮抗阿片类药物的呼吸作用和镇痛作用,并能减轻急性停药症状。

拮抗药为麻醉及镇静提供了便利,但是这不能取代使用麻醉前对患者一般状况的评估。

麻醉相关并发症

总的来说,显著的镇静相关不良事件是罕见的,在大多数研究中估计<1%,并且大多数也是可以通过仔细选择患者而避免的。目前大多数先进的内镜中心会配备相应的麻醉服务来保障全方

位的麻醉,包括镇静及全身麻醉的监护。

呼吸抑制、低氧血症和低血压是内镜手术中最常见的麻醉相关不良事件。虽然气道阻塞和低氧血症是镇静和麻醉期间最应关注的不良事件,但所幸严重的事件相对不常见。当患者处于放松及肌肉松弛状态下,就可能会出现气道梗阻,从而引起上呼吸道的通气障碍。气道梗阻可以通过减轻麻醉,并提供下颌推力,倾斜下巴或移动头部来缓解。二氧化碳检测仪对于检测气道阻塞或呼吸暂停优于血氧监测,尤其是对肥胖及复杂患者。

在常规结肠镜检查中,常以咳嗽表现来判定是否有误吸,但仅发生于 0.1％～0.16％ 结肠镜检查中,接受丙泊酚麻醉的患者中这一比例高于传统的中度镇静,这可能反映了麻醉药物的特性:丙泊酚的治疗窗口狭窄,患者很容易进入比预期更深的麻醉程度,导致肌肉放松及咳嗽反射减少,在检查期间发生误吸的风险更大,特别是在有肠梗阻或发生呕吐的患者。对于这类患者,建议进行全身麻醉和气管插管。低血压常与给药有关,在丙泊酚麻醉时最为明显,而轻度镇静反而可能导致高血压和心动过速。麻醉期间的低血压可通过静脉补液得到有效的纠正,尽管有时可能需要短效血管升压药。结肠镜检查时肠管内牵拉引起迷走神经反射可导致偶发心动过缓,这种情况通常可以通过释放肠腔内气体来缓解,也可以适当给予阿托品等抗胆碱能药物。

如上所述,目前在深度麻醉状态下实施内镜手术变得越来越普遍,超声内镜检查食管、胃和胰腺的过程可能较长,此时患者的配合非常重要,尤其是在预期要在超声介导下完善活检时。逆行性胆管造影由于通常要求患者保持半俯卧或游泳姿势,因此对于呼吸道管理更具有挑战,在这种情况下通常可以垫高胸部来保持呼吸道通畅,必要时也可加用推拉下颌。通常情况下 MAC 镇静可以达到满意的效果,但是对于肥胖、SA 物理分类 4级和有肺部疾病的患者可能会需要气管内全身麻醉。对于一些特殊治疗,如先进内镜中心开展的射频消融治疗及食管冷冻治疗等则可能需要深度镇静。

结肠镜检查是所有胃肠操作中最常见的,通常可以在适度镇静的情况下进行,尽管使用丙泊酚的深度镇静变得越来越流行,与适度镇静相比,丙泊酚的优点包括更大程度的放松,以及恢复时更快的觉醒及复苏,但是使用丙泊酚进行麻醉会增加麻醉成本,并且对于选择它进行麻醉是否合适一直存在争议。

总之,内镜手术应依据患者的和手术的特点来选择合适的麻醉方式。一般来说,大多数内镜手术都应该由专业的麻醉提供者实施,以确保达到适当的麻醉水平而不增加患者的风险。

（王振翔　**译**　陈莹　滕世峰　**校**）

参考文献

[1] Childers RE et al. *Gastrointest Endosc* 2015;82:503-11.

[2] Pino RM et al. *Curr Opin Anaesthesiol* 2007,20(4):347-51.

[3] Guimaraes ES et al. *Anesth Anal* 2014,119(2):349-56.

[4] Inadomi JM et al. *Gastrointest Endosc* 2010,72(3):580-6.

[5] Metzner J et al. *Curr Opin Anaesthesiol* 2009,22(4):502-8.

[6] American Society of Anesthesiologists Task Force on Sedation and Analgesia by Non-Anesthesiologists. *Anesthesiology* 2002;96(4):1004-17.

[7] Lee TH et al. *Clin Endosc* 2014,47(2):141.

[8] Waugh JB et al. *J Clin Anesth* 2011,23(3):189-96.

[9] Kodali BS et al. *Anesthesiology* 2012,118:192-201.

[10] Cohen LB et al. *Am J Gastroenterol.* 2006,101(5):967-74.

[11] Berzin TM et al. *Gastrointest Endosc* 2011,73(4):710-7.

[12] Barnett SR et al. *Dig Dis Sci* 2013,58(11):3287-92.

[13] Cooper GS et al. *JAMA Intern Med* 2013,173(7):551-6.

第 5 章

诊断性上消化道内镜检查

JACLYN WEIRZBICKI，ADAM REID，I. BULENT CETINDAG，AMAN ALI，AND JOHN D. MELLINGER

简介

上消化道内镜检查在过去的 50 年里有了显著的发展。软式内镜在 20 世纪 60 年代首次应用，内镜医师通过仪器的一端观察经光导纤维传送到另一端的胃肠道图像。这是首次出现的诊断评估前肠的微创方法。自那以后，高分辨率视频内镜的发展使得所有参与者在检查过程中都能看到优质的图像。内镜的持续改进将这种仪器的使用从一个简单的胃肠道窗口扩展到一个常规使用的诊断、筛查和监测工具，为治疗干预提供了一个不断扩大的平台。随着技术成熟和自然孔道手术等新手术方式的发展，以微创方式诊断和治疗前肠疾病成为可能，因此熟悉内镜成为当代外科医师的一项基本技能。

适应证/禁忌证

上消化道内镜检查可用于对有症状和已知疾病的患者进行评估。消化不良、吞咽困难、吞咽痛、胃食管反流病及持续恶心和呕吐都可以考虑使用内镜进行诊断评估。当有与恶性病程相关的"警报"症状时，应尽早进行内镜检查。此类别包括有吞咽困难、体重减轻或持续呕吐症状，但前肠以外无明显病理改变的患者。

其他与恶性肿瘤相关的情况也需要仔细监测，包括 Barrett 食管、家族性腺瘤性息肉病，以及有胃溃疡或息肉病史。胃肠道出血和摄入腐蚀剂等情况也需要内镜检查来进行风险分层，指导管理决策，或行微创治疗干预。内镜检查同样对评

估和治疗门静脉高血压患者的静脉曲张很有用，并可对吸收不良患者进行小肠组织活检。术中前肠的内镜评估也是一种有用的辅助手段，可以指导外科医师在手术中对疑难病例进行决策，以及对失弛缓或胃食管反流病等功能性重建手术进行指导（表 5.1）。

表 5.1　诊断性上消化道内镜检查的适应证和禁忌证

适应证——诊断
消化不良
吞咽困难
吞咽痛
胃食管反流病
恶心和呕吐
适应证——监测
Barrett 食管
家族性腺瘤息肉病
胃溃疡或息肉史
适应证——其他
出血
腐蚀性摄入
静脉曲张
吸收不良
术中评估
禁忌证——绝对
手术不耐受
麻醉不耐受
禁忌证——相对
疑似穿孔
咽下部憩室
未经治疗的凝血病
轻症并发症

上消化道内镜检查有绝对禁忌证和相对禁忌证。由于严重的疾病而无法忍受内镜检查或相关镇静是绝对禁忌证。可疑穿孔可能会因注气而加重,除非对治疗决策至关重要,否则也应禁止进行内镜检查。其他情况如 Zenker 憩室、未经纠正的凝血障碍、呼吸功能不全或近期发生的心肌梗死等不那么严重的并发症可能是相对禁忌证,取决于适应证和临床情况。

技术

术前准备

在第一次评估患者进行上消化道内镜检查时,必须解决几个问题。应回顾每个患者内镜检查的适应证和潜在益处,因为共病决定了相关并发症的风险,可能需要额外的计划和准备。虽然小口径的鼻内镜可以在某些诊断环境下单独使用局部麻醉,但大多数诊断性和基本上所有的治疗性食管、胃、十二指肠镜检查(esophagogastroduo-denoscopy,EGD)都是通过有意识的镇静或更高等级的麻醉来完成的。手术过程中需要镇静时,需要对患者的气道、美国麻醉师协会(American Society of Anesthesiologists,ASA)分级和共病进行评估,以便在需要高等级的镇静或气道管理时提供适当的监测和麻醉协助,确保患者的安全。常规进行持续的心电监护、脉搏血氧测量及间歇性血压监测,因为最常见的并发症是镇静相关的心肺功能异常。二氧化碳是检测镇静相关呼吸抑制的有效指标,比脉搏血氧更敏感。根据马兰帕蒂分类(参考文献或图片)或其他评估所判断的显著气道损伤或伴随心肺疾病的患者,可能需要更密切的麻醉参与和围术期监测及管理。对于凝血障碍的患者需制定相应计划。围术期抗凝问题的管理包括根据抗凝原因进行风险-效益分析、预估手术风险和干预措施。如果患者正在服用抗凝药物,则应在手术前几天进行评估,以确保风险效益分析的有效性。

应嘱患者手术当天禁食 6～8h。根据 ASA 指南,如有必要,前肠动力正常的患者可以在接近手术时间前摄入透明液体。有动力障碍或幽门梗阻的患者可能需要更长时间的禁食或灌洗来实现胃排空,如窥视不清需尽可能减少重复评估。术前的促动力药如红霉素在这种情况下可能会有帮助,可以改善上消化道出血时的观察视野。此外,戴义齿的患者应在手术时摘除义齿。目前建议 Mellinger-Sages 抗生素只用于有经皮胃造口导管的患者或肝硬化患者出血的干预(从入院时开始),因为诊断性上消化道内镜检查的感染风险(包括心内膜炎)相当低。

与任何其他侵入性手术一样,知情同意是内镜评估术前准备的一个重要步骤。潜在的风险从出血、感染到少见但严重的并发症如穿孔,必须在术前被告知。由于与镇静相关的心肺并发症相对频发,也应反复强调。应事先讨论可能在检查中的任何治疗或干预措施,患者有权提问。本章后面将对与手术相关的并发症进行更详细的讨论。

设备

上消化道内镜的标准配件包括控制头、弯曲尖端和长约 1m 的中间轴。控制头通常握在内镜医师的左手中。前面的按钮使用示指和中指操作,可以作为阀门控制吸力和空气/水。侧面的两个旋钮用拇指转动,可以使镜尖朝四个方向转动。大旋钮的轴按惯例称为"上下"小旋钮为"左右"。弯曲部分是内镜的末端 10cm,使尖端偏转 180° 或更多。内镜的中间轴有通道,允许空气或二氧化碳注入、注水、抽吸及活检或其他治疗装置的通过。

内镜塔包括光源、成像处理器和灌溉瓶,通常还有视频屏幕。其他设备也可安装在塔上,包括热能干预装置和二氧化碳注入器。

患者体位

标准 EGD 中患者为左侧卧位,面向内镜医师。仰卧位可用于拟行胃造口术或术中内镜检查等情况。患者头部应该靠在一个小枕头上。静脉通路优选右上肢末端以便推药。在牙齿之间放置咬块以便内镜通过并防止术中损坏仪器。通过鼻套管补充氧气,并为患者安装监测装置。稍微抬高床头,倾斜颈部使嘴向下倾斜,以将手术过程中的吸入风险降到最低。患者摆好体位后即可使用镇静药物。

进镜

插入内镜前应对注气、注水、吸力和图像投影进行测试,以便在术前排除设备故障。在等待适当的镇静水平时,内镜医师应在患者面前放置内镜并调整尖端角度。应注意内镜的自然曲率和患者的位置,以便于通过和操作内镜。尖端应使用水溶性润滑剂进行充分润滑。

右手把持在距离内镜尖端约 30cm 的位置。这个位置可以在经过环咽肌之前不需要重新抓取就能通过内镜,但要避免把持太长,会导致内镜屈曲、阻碍内镜通过食管上端。弯曲部分的轴线应定位为在患者中线的上下方向移动。内镜尖端直接插入舌头上的咬块,到达后咽立刻将大旋钮慢慢向下旋转。在开始手术前确认这一过程是有用的,可确保内镜对准食管方向。

一旦开始插入内镜,内镜医师应集中注意力观察投影内镜视图的视频屏幕。内镜轻柔移动可防止呕吐,避免组织创伤。大旋钮操纵尖端在前后中线平面移动,通过用右手扭转镜身进行左右移动。内镜进入时可通过以中线为中心来辨认方向。先看到舌头苍白的表面,随后是深红色的上腭。通过会厌后即可看到前面的喉部软骨和声带,后面可以看到杓状软骨后的一个小狭缝,是食管入口的标志,入口两侧是梨状隐窝。

随后向食管入口轻柔地推进内镜。让患者吞咽可以帮助放松环咽括约肌。当括约肌关闭时,内镜视野可能会模糊。患者吞咽时给予适当压力,括约肌放松时即可引导内镜进入食管。过程中需要平稳、温和的移动,只有在遇到最小阻力且视野清晰时才能向前推进内镜。

还有几种其他的方法可以用来插入内镜。前面描述的直视下插入是最常用、充分和最优的技术。盲插也是入镜方法之一,但更常用于侧视镜,如内镜逆行胰胆管造影(endoscopic retrograde cholangiopancreatograph,ERCP)。这项技术需要解剖定位并根据已插入内镜的长度来调整内镜运动。根据患者情况,环咽肌通常在距门齿 15～

18cm,让患者吞咽可以方便内镜通过。内镜医师通过触觉引导尖端进入,如遇阻力必须停止,以避免损伤。一些医师用手指帮助盲插。将中指和示指放在舌头上引导内镜通过它们进入后咽。先将咬块置于镜身,内镜通过后即滑动到两齿间。盲插技术的缺点包括更高的医源性损伤风险,以及难以鼓励服用镇静药的患者遵循有助于内镜通过的指令。此外,如果插入时咬块没有到位,患者可能咬到内镜或医师的手指。

诊断评估的步骤

内镜插入食管后,应系统评估上消化道。不论患者进行内镜检查的指征在哪,均应仔细观察食管、胃和十二指肠。与插入食管时一样,内镜操作应轻柔,避免内镜损伤黏膜,因为这可能影响诊断或使患者受伤。评估中可能看到的常见病理学的具体发现见"常见病理学"一节。

食管

食管在内镜向下推进时进行一次评估,在检查结束退镜时再次评估。应注意食管黏膜的外观。检查时食管可能蠕动,注气可以保持管腔开放、视野清晰。内镜尖端的位置可以通过其与门齿的距离判断。胃食管(gastroesophageal,GE)交界处通常在距门齿 38～40cm 处。食管白色黏膜与胃深红色黏膜交界的部位是鳞柱上皮交界处,也称"Z 线"。吸气时横膈膜压迫食管可以观察到食管收缩,通常在 Z 线 2cm 以内。患者深吸气时这种收缩看起来更加明显。

胃

内镜经过 GE 交界处后就开始对胃进行评估。应放松大小旋钮,右手松开内镜,后退使镜身伸直。当患者处于左侧卧位时,应调整镜身使胃小弯位于视野 12 点钟方向,胃大弯位于 6 点钟方向,胃前壁在左侧,胃后壁在右侧。注气保持视野清晰,依次检查贲门、胃底、胃体和胃窦。应吸净胃内容物观察以免漏诊,并降低反流或呛咳的风险。应评估胃黏膜、血管和皱襞,以及扩张性和蠕动性。按照前述方向,胃皱襞应平行于幽门。到达幽门后继续推进镜身即可观察十二指肠。由于内镜远离幽门和胃窦,评估胃的最后一步是翻转观察食管间隙。要获得此视图,内镜应位于胃窦,然后用拇指上打大螺旋,左手逆时针旋转90°。在这个位置可以看到贲门,回拉镜身可以近距离观察食管间隙。右手扭转镜身可以从各个角度观察近端胃的所有区域,微调左右旋钮可能有助于实现最佳视野。在胃镜回到完全拉直的状态之前,最好从这个位置观察切迹。

十二指肠

内镜插入幽门后开始观察十二指肠。开口应在视野中央。最好用右手扭转镜身进行左右移动,而上下移动靠大旋钮控制。大多数患者的幽门可以很容易地通过,幽门痉挛时应等待括约肌松弛后推进内镜。阻力过大时可能是因为有狭窄。胃过度扩张时幽门易痉挛,因此准备通过幽门时应减少注气。有时内镜通过幽门口时轻微的抽吸有助于进入。有时十二指肠球部的最佳视野在幽门口就能观察到,而不是通过幽门之后。

内镜进入十二指肠球部时,冲力通常将其推进到球部远端,应缓慢退镜、轻微偏转内镜尖端以观察球部所有黏膜。由于内镜容易滑回胃,球部的病变很容易漏诊,应该特别小心地仔细观察。下一步是进入十二指肠降段,由于患者十二指肠上角的解剖结构不同,这一步可能会有所变化。十二指肠上角连接了十二指肠球部和降部,必须找到正确的方向通过才能观察十二指肠的其余部分。向后扫视十二指肠时,管腔的视野通常会消失。要想越过这个转弯,右手应该松开镜身,左手操作大旋钮使内镜尖端稍微向上偏转。左手顺时针旋转90°有助于越过十二指肠上角进入十二指肠降段。随后回拉镜身使胃中的内镜从一个环形的、曲度较大的位置回到一个曲度较小、伸直的位置,就可以将内镜推进到十二指肠降段更远的位置。如果希望持续评估十二指肠远端,可以继续在腔内推进内镜。如果镜身在胃中打圈限制了内镜进入十二指肠远端,轻压上腹部可能有助于解决这一问题。

退镜

检查结束后镜身应拉直退出,并吸净胃内空气。排气可减少术后因胃扩张引起的不适。退镜时应再次观察黏膜以免漏诊。当内镜尖端从贲门退入食管时,可少量注气维持管腔开放以便观察食管黏膜。右手慢慢拉回镜身,退镜时用大旋钮和右手扭转镜身调整方向,维持管腔在视野中央。

标本收集

内镜检查时,发现病灶后可能有必要进行组织活检或显微镜检查。用活检钳通过内镜钳道获得标本,此时应调整方向使病变位于视野中央。最好使活检钳相对靠近内镜尖端,通过移动镜身而非活检钳本身来靠近病灶,因为活检钳远离内镜尖端时难以精细控制内镜。抽吸、活检通道在内镜视野的6点钟方向,因此将病灶调整到6点钟方向有助于取活检。取活检时打开活检钳,压住病灶,关闭活检钳并迅速拉回以获得标本。有的活检钳有尖刺,可以在退出活检钳之前取多个标本固定在尖刺上。

以下组织取样原则有助于确保获得合适的组织以最大限度地提高诊断效率。溃疡应该在边缘四个象限取活检,中央的活检通常只用于鉴定病毒。肿瘤病变可能有坏死的部分,应尽量避免从这些区域取活检,因为它们缺乏结构来做出准确的组织学诊断。食管病变取活检时应使活检钳靠近内镜尖端,紧压食管壁获得标本。黏膜下病变很难用标准活检钳取样,可以使用活检-活检技术或更先进的治疗工具,如内镜超声引导下取样、大颗粒活检、内镜下黏膜切除术和内镜下黏膜剥离术,这些干预措施需要高水平技术和先进的设备。

正常所见

了解前肠解剖的正常外观是掌握上消化道内镜技术进行诊断评估的必要条件。食管、胃和十二指肠正常所见的图片如下(图5.1—图5.6)。

上消化道内镜检查正常表现

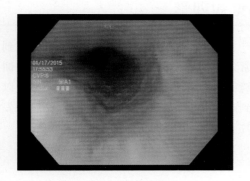

图 5.1 食管-食管中部

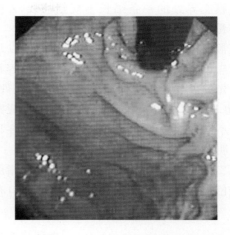

图 5.4 胃-倒镜下正常胃食管交界无食管裂孔

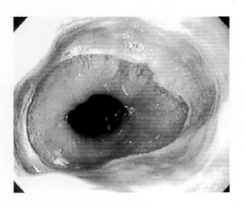

图 5.2 食管-正常 Z 线

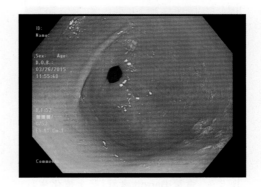

图 5.5 胃-胃窦及幽门

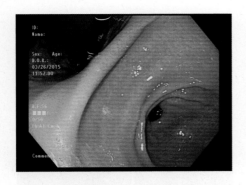

图 5.3 胃-倒镜视野下胃角黏膜正常表现

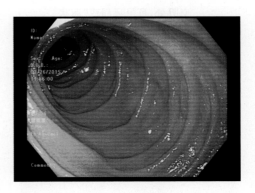

图 5.6 十二指肠-十二指肠降部的正常黏膜

食管的正常黏膜光滑呈粉红色，食管壁内可见纵行小血管。Z 线是白色的食管黏膜与深红色的胃黏膜交界处的一条细长不规则的线，Z 线附近可以看到没有食管疝的正常食管间隙。

正常的胃黏膜外观差异很大，颜色可以从粉红色到红色到橙色不等。胆汁或其他胃内容物可以改变光的吸收导致这种差异，其他生理条件（如贫血）也是如此。内镜医师应该更加注意观察外观显著不同的部位而非颜色本身。胃褶襞在胃大弯处更明显，充分注气后变得不那么突出。

十二指肠黏膜呈苍白的颗粒状。十二指肠球部的白色小结节通常是异位胃黏膜和（或）布氏腺，是一种正常表现。球部没有褶襞，有褶襞时表示已经进入十二指肠降部。在没有潜在疾病的情况下，褶襞应稍微突出并且光滑。

常见病理学

在进行诊断性内镜检查时，医师会遇到各种异常发现，认识常见的病理学是必要的。训练时内镜医师应了解常见和不常见病理表现，以便在遇到时识别它们。应该被识别的常见病理发现的图片和描述如 图 5.7—图 5.17。

上消化道内镜检查的常见病理学

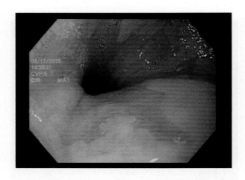

图 5.7　食管-Barrett 食管（肠上皮化生）：病变延伸至 Z 线，为橘红色"舌状"黏膜的。病变在鳞柱状上皮交界处，可呈环周或"岛状"

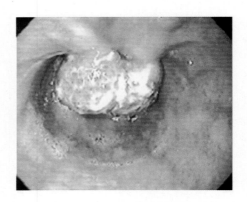

图 5.9　食管-食管肿瘤：外生肿块突出到食管腔，可出现结节或溃疡

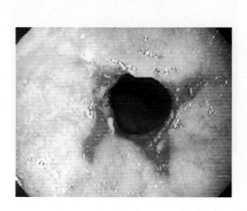

图 5.8　食管-食管炎：周围黏膜溃疡伴消化性狭窄

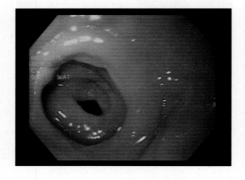

图 5.10　食管-环：薄而匀称的环周隆起，部分阻塞食管腔

上消化道内镜检查的常见病理学(接上页)

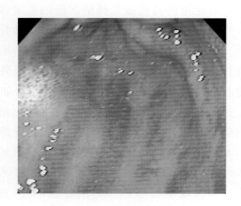

图 5.11　胃-胃窦血管扩张

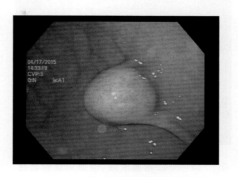

图 5.14　胃-胃肠道间质瘤:黏膜下肿物

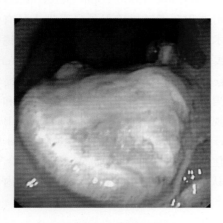

图 5.12　胃-肿瘤:癌或淋巴瘤的范围从息肉样肿
　　　　块到外生性、溃疡性病变

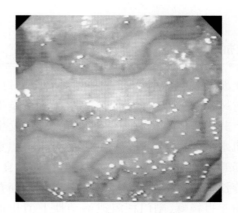

图 5.15　胃-门静脉高压相关性胃静脉曲张

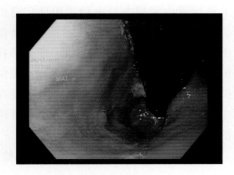

图 5.13　胃-裂孔疝:倒镜显示胃食管交界处,在膈
　　　　裂孔水平的嵴上方有一个胃袋

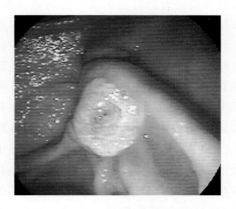

图 5.16　十二指肠-壶腹肿物:腺瘤或癌

上消化道内镜检查的常见病理学(接上页)

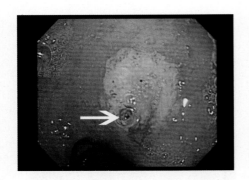

图 5.17 十二指肠溃疡,箭处见血管显露

并发症

上消化道内镜检查是一种相对安全的过程,但也有风险,其风险可大可小,从轻微到危及生命不等。其中最严重的并发症是穿孔,通常发生在环咽肌水平,与异常的解剖结构如 Zenker 憩室和食管插管困难有关。穿孔一般发生在近端食管,但治疗性干预会增加近端食管以外部位的穿孔风险。由于胃轻瘫、幽门梗阻或活动性上消化道出血导致胃内容物潴留的患者可能会发生吸入性肺炎。虽然胃镜检查后可能出现短暂的菌血症,但感染很罕见,除非事先计划放置经皮胃造口管或已知肝硬化出血的患者,否则术前不常规使用抗生素。诊断性上消化道内镜检查发生心内膜炎的概率极低。幽门螺杆菌、肝炎病毒等有可能从受污染的内镜或配件中传播,因此需要对所有仪器进行细致的消毒。虽然与典型的诊断性 EGD 检查无关,但在 ERCP 中常用的侧视十二指肠镜的活检通道中的耐药性生物一直是近来公共卫生关注的一个重要领域。与任何其他手术一样,出血是内镜操作的一个潜在风险,尤其是在需要活检或干预治疗时,以及凝血功能障碍的患者。其他可能出现的问题包括缺氧和心律失常,因此在整个手术过程中必须仔细监测呼吸和脉搏、血压。

教育

上消化道内镜检查是评估前肠的重要诊断工具。当代医师越来越多地使用微创手术治疗外科疾病。内镜技术是诊断前肠的必要方法,不仅能够进行组织活检,而且已经成为替代标准外科手术的腔内治疗手段,可应用于许多疾病,如 Barrett 上皮细胞发育异常、功能失弛缓、消化道出血及门静脉高压性病变、食管穿孔和一些反流性疾病。术中内镜检查也已成为重要甚至标准的前肠手术操作,包括胃底折叠术和食管肌切开术。认识到这一领域中技术熟练的重要性,美国胃肠道和内镜外科医师协会(Society of American Gastrointestinal and Endoscopic Surgeons,SAGES)制定出课程和考试以确保外科受训人员有使用这项技术的基本能力。新的外科医师在内镜操作之前需要学习"内镜手术的基础"(fundamentals of endoscopic surgery,FES),以确保具备提供安全和适当的胃肠患者护理所需的基本知识和技术技能。现在美国外科委员会(American Board of Surgery,ABS)要求现有的学员(从 2018 年普通外科住院医师毕业生开始)获得委员会合格的 FES 认证,以证明其具备胃肠外科领域内镜培训的基本技能。

总结

上消化道内镜检查是一种适应证广泛的常见手术。有系统的术前准备和技术方法,具备正常和常见的病理知识是准确诊断和管理前肠疾病所必需的。EGD 是一种相对安全的手术,提供了有价值的信息,还可以进行组织活检。内镜在治疗干预中的使用不断扩大,掌握这一技术对现在和未来的胃肠道外科医师来说是必要的。

(展婷婷 **译** 陈莹 滕世峰 **校**)

参考文献

[1] Khashab MA et al. *Gastrointest Endosc* 2015;81:81-9.

[2] Carey WD. Chapter 12, Indications, contraindica-

tions, and complications of upper gastrointestinal endoscopy. In: *Gastroenterologic Endoscopy*. Philadelphia, PA: W. B. Saunders; 1987:296-306.

[3] Cooper GS. *Gastrointest Endosc Clin N Am: Upper Gastrointes Endosc* 1994,4(3):439-54.

[4] Haycock A et al. Chapter 2, Endoscopic equipment. In: *Cotton and Williams' Practical Gastrointestinal Endoscopy: The Fundamentals*, 7th ed. Oxford, UK: Blackwell; 2014:6-18.

[5] Haycock A et al. Chapter 3, Patient care, risks, and safety. In: *Cotton and Williams' Practical Gastrointestinal Endoscopy: The Fundamentals*, 7th ed. Oxford, UK: Blackwell; 2014:19-32.

[6] Haycock A et al. Chapter 4, Upper endoscopy: Diagnostic techniques. In: *Cotton and Williams' Practical Gastrointestinal Endoscopy: The Fundamentals*, 7th ed. Oxford, UK: Blackwell; 2014:33-53.

[7] Jaffe PE. *Gastrointest Endosc Clin N Am: Upper Gastrointest Endosc* 1994,4(3):501-22.

[8] Larsen MC. Chapter 3, New technology in flexible endoscopy. In: Swanstrom LL, Soper NJ. (eds.) *Thompson, Mastery of Endoscopic and Laparoscopic Surgery*, 4th ed. Philadelphia, PA: Lippincott, Williams, and Wilkins; 2014.

[9] Mellinger JD. Chapter 50, Diagnostic upper gastrointestinal endoscopy. In: *The SAGES Manual Fundamentals of Laparoscopy, Thoracoscopy and GI Endoscopy*, 2nd ed. New York, NY: Springer; 2006:547-61.

[10] Morales TG. *Gastrointest Endosc Clin N Am: The Stomach* 1996,6(3):477-88.

[11] Newcomer MK et al. *Gastrointest Endosc Clin N Am: Upper Gastrointest Endosc* 1994, 4 (3): 551-70.

[12] Sivak MV. Chapter 11, Technique of upper gastrointestinal endoscopy. In: *Gastroenterologic Endoscopy*. Philadelphia, PA: W. B. Saunders; 1987: 272-95.

[13] Sivak MV. Chapter 12, Indications, contraindications, and complications of upper gastrointestinal endoscopy. In: *Gastroenterologic Endoscopy*. Philadelphia, PA: W. B. Saunders; 1987:296-306.

[14] Vassiliou MC et al. *Surg Clin N Am* 2010:90: 535-58.

[15] Acosta RD et al. *Gastrointest Endosc* 2016:83:3-16.

[16] Practice Guidelines for Preoperative Fasting and the Use of Pharmacologic Agents to Reduce the Risk of Pulmonary Aspiration: Application to Healthy Patients Undergoing Elective Procedures. *Anesthesiology* 2017,126(3):376-393.

[17] Carbonell N et al. *Am J Gastroenterol* 2006:101 (6): 1211-15.

[18] Epstein L et al. *JAMA* 2014,312(14):1447-55.

第6章

上消化道内镜检查Ⅱ：超声内镜

VAIBHAV WADHWA AND DOUGLAS PLESKOW

简介

20世纪80年代后期，食管超声（esophageal ultrasound，EUS）被引入临床医学。当时它主要是作为一种诊断工具。而在过去的几十年里，超声内镜已经演变成胃肠病学家、外科医师和肿瘤学家的重要工具。

最初的超声内镜是机械环扫传感器，主要用于检查上消化道（upper gastrointestinal，UGI）的病变，对胰腺的评估作用有限。随着时间的推移，超声内镜已经演变成更复杂的设备，现在的超声内镜为电子传感器，分为三种：环扫超声内镜、扇扫超声内镜和微型探头超声（ultrasound，US）。

随着时间的推移，超声内镜的适应证已经从常规的对胃肠道上皮下病变的分期和评估发展至超声内镜下的治疗干预。EUS的配件也得到了迅速的发展。

超声内镜的作用

上消化道上皮下病变的评价

上消化道上皮下病变是常规胃镜（esophagogastroduodenoscopy，EGD）检查时常见的病变。最常见发生于胃内，也可发生于结肠、食管和十二指肠。大多数上皮下病变是良性的；然而，部分病变具有潜在的恶性。

通常，上皮下病变都是接受内镜检查时偶然发现的，而与患者的症状无关。

由于病变体积小，影像学检查，如计算机断层扫描（CT）和磁共振成像（MRI），均无法发现这些病变。

EUS是评估上皮下病变的金标准，具有以下优点：能够区分腔外压迫和腔内生长，确定病变起源层次，确定病变大小，评估区域淋巴结情况，获得组织诊断，并帮助确定适当的后续处理和随访。

胃肠道（gastrointestinal，GI）的EUS成像特征是五层结构，与组织学分层近似，但不直接相关：第1层黏膜面；第2层黏膜肌层；第3层黏膜下层，包括黏膜下层和固有肌层之间的交界面；第4层固有肌层，不包括黏膜下层和固有肌层之间的交界面；第5层浆膜和浆膜下脂肪。

根据病灶初次胃镜下的大小来处理这种病变。如果病变<1cm，应进行活检，一年内重复胃镜检查，重新评估。如果病变>1cm，则应首先进行EUS检查，以进一步观察病变特征，判断是否存在任何恶性肿瘤的迹象，并取组织进行病理诊断。

进展期癌

EUS已成为评估癌症分期中一种越来越重要的诊断工具。癌症分期的准确性是指导治疗选择的关键。

食管癌

食管癌是美国第五大最常见的消化道癌。

EUS可观察食管管壁的详细病变情况，有助于确定肿瘤的浸润深度。EUS还有助于鉴别良恶性淋巴结。EUS是评估食管癌区域分期最准确的方式。

EUS在食管癌初步诊断中的作用仅限于初次内镜检查无法诊断的情况。例如，贲门失弛缓患者，病变可能位于上皮下。

如果在初次内镜检查时的活检或细胞刷检中无法确诊而临床怀疑恶性肿瘤时，通常可以选择EUS或EUS＋FNA（fine needle aspiration，FNA）。

EUS在转移性疾病的检测和新辅助治疗后的恢复过程中所起的作用有限。

胃癌

胃癌诊断的金标准是标准的上消化道内镜检查及活检。胃癌分期评估应首先选择无创影像学检查，如CT和MRI，EUS不作为首选推荐，除非在初次内镜检查时可以使用。对于任何无法切除的疾病或转移性病灶，无须进行EUS评估。

胃癌的EUS评估可以采用超声内镜或微型超声探头。高频超声探头（20MHz），能有效提高肿瘤T分期的准确度。环扫或者扇扫超声内镜对评估淋巴结和血管受累情况更为有利。据报道，当内镜下表现和EUS发现同时用于肿瘤分类时，准确率高达92％。

最近发表的一项Cochrane回顾研究，共纳入了66项相关研究认为，EUS对胃癌的诊断具有很高的准确性，但该系统研究中也提示所纳入的这些研究存在较大的偏移性。

胰腺癌

胰腺癌是美国第二大最常见的消化系统肿瘤，也是导致美国居民恶性肿瘤死亡的第四大主要原因。

在过去的几十年里，EUS已经逐渐成为胰腺癌诊断和局部治疗的首选方法。影像学和线阵性超声内镜在诊断和评估胰腺癌分期方面的作用相似。

与CT或经腹部超声引导下的手术相比，介入性EUS提供了更全面的实时图像和更短的穿刺路径。

目前研究文献表明，EUS引导下的细针注射（EUS-guided fine needle injection，EUS-FNI）是治疗胰腺癌的一种可行和安全的方法。

介入性EUS包括抗肿瘤药物的注射、射频消融（radiofrequency ablation，RFA）、光动力、放射性粒子种植、腹腔神经节阻滞，以及超声图像引导下放射治疗的标记物的放置（Cyber刀）。

肺癌

超声内镜下的肺癌诊断和分期比传统方法具有一定优势——它比手术分期的侵入性小，与影像学相比，它可以提供病理诊断。超声气管镜引导下经支气管针吸活检术（endobronchial US-guided transbronchial needle aspiration，EBUS-TBNA）和食管超声引导下的细针穿刺吸引术（esophageal US-guided fine needle aspiration，EUS-FNA）是两个互补的技术。这些技术正越来越多地被用作手术分期的替代选择。

最新的指南建议，由于超声内镜检测淋巴结转移的高准确性，超声内镜检查可以作为诊断和确诊肺癌分期的一线方法。

因此，很多需要分期评估的患者可以避免手术探查。然而，对于EUS-FNA或EBUS-TBNA阴性的患者仍然建议通过手术探查来证实。

胰腺囊肿的评估

随着横断面影像学检查的广泛应用，胰腺囊性病变（pancreatic cystic lesions，PCL）被越来越多的发现。据估计，5％～15％的影像学检查可以显示胰腺囊肿。根据影像形态特征，PCL可分为以下几种：①单房性：假性囊肿、导管内乳头状黏液肿瘤（intraductal papillary mucinous neoplasm，IPMN）、单囊浆液性细胞腺瘤和淋巴上皮囊肿；②微囊性肿瘤：浆液性囊性肿瘤（mucinous cystic neoplasm，MCN）；③大囊性病变：黏液性囊性肿瘤；④囊实性病变：MCN、IPMN、囊性神经内分泌肿瘤、实性假乳头肿瘤、囊性导管性腺癌、转移病灶。

由于CT具有广泛的实用性和检测囊性病变的能力，成为PCL最常用的诊断工具。而磁共振胰胆管造影（MRCP）是明确囊性病变与胰管关系的重要工具。

EUS的优势在于，可以清晰地识别囊肿的细节特征。此外，还可以获得液体样本，用于生化和细胞学分析,有助于 PCL 的诊断。

典型的浆液性囊性肿瘤的 EUS 表现包括多发的、小的、无回声区和薄的间隔。MCN 表现为液性囊腔、薄壁、分隔。IPMN 的 EUS 表现为主胰腺管或分支胰管的扩张,伴或不伴附壁结节和腔内内容物。

设备

超声内镜是由内镜和一个嵌入到内镜前端的超声传感器组成。超声传感器通常安装在光学镜的前面。超声内镜类似于标准的内镜,但有一个更大尺寸的前端和插入端,以适应超声的组件。它们有两种不同的设计,环扫和线阵式,这取决于传感器的方向。

基于传感器在靠近目标后识别组织的能力,超声成像能够将胃肠道壁分为五个声学层,对应于黏膜、黏膜深层、黏膜下层、固有肌层和浆膜或外膜层的组织结构。也可见膜外结构,如淋巴结、血管、神经节和腹部实性器官。此外,内镜可以在特有的成像平面上操控移动并去除腔内空气,而气体通常会造成经腹部超声过程中模糊成像。

胃肠道壁和超声探头之间的声学接触通常是通过探头的一个充满水的球囊获得的。有时候,可以通过胃肠道管腔注水来实现。无论受累及的器官如何,我们都可以从病变中有效地获得样本。通过使用带有 FNA 或组织活检针的高分辨率超声内镜,可以对直径＜5mm 的肿瘤进行检测和取样。

环扫超声内镜

环扫超声内镜可以产生垂直于超声内镜轴的 $360°$ 实时视图。

线阵式超声内镜

线阵式超声内镜产生平行于插入内镜轴的实时超声图像,其所在区域通常在 $100°\sim180°$。

这种超声内镜图像与线性仪器的方向使得在 EUS-FNA 期间整个穿刺针长度的可视化。这比环扫超声内镜更有利,它只显示针穿过成像平面的点上的横截面。因此,所有的 EUS-FNA 都是使用线阵式超声内镜来完成的。

超声微探头

超声微探头是胃肠道的非常有用的附件,属于机械传感器,并通过内镜的操作钳道进行操作。超声微探头可用来评估食管、胃、十二指肠、结肠和胰胆管树的病变。探头具有固定频率,分为 $12\sim20MHz$。

微探头可用于评估良性和恶性病变。最常用来评估胃肠道黏膜下病变。当无法插入超声内镜时,可以用超声微探头来评估梗阻性肿瘤。

治疗性超声内镜

细针穿刺吸引

线阵 EUS-FNA 是一种通过穿刺胃肠道的不同部位获得细胞的技术。在 1992 年,由 Vilmann 等首次通过 EUS-FNA 来诊断胰腺肿块。此后,随着 EUS 的发展使得 EUS-FNA 的应用从各种疾病的诊断扩大到治疗性引流和注射。EUS-FNA 大大提高了接受 EUS 患者的诊断率,并且有报道称多达 25% 的恶性肿瘤患者的治疗方案发生了改变。据报道,EUS-FNA 的敏感性为 $80\%\sim90\%$,特异性为 $85\%\sim100\%$。

EUS-FNA 应用最重要的原则是获取尽可能多的能够影响患者治疗的信息,如区分良性和恶性疾病、癌症分期和恶性肿瘤的组织学证据。

根据最近的指南,目前建议 EUS-FNA 可用于对胰腺、食管、肺、纵隔和腹部的淋巴结、黏膜下肿瘤、肝肿物和一些左侧肾上腺肿物进行取样。

组织学活检

EUS 引导下的组织活检克服了 EUS-FNA 在诊断胃肠道上皮病变的敏感性方面的局限性。目前有两种类型的组织活检针:19g 的 ProCore 活检针(Wilson-Cook Inc. Winston-Salem, North Carolina)和 25g、22g 的 SharkCore 活检针(Beacon Endoscopic，Newton，Massachusetts）。

这些针的优点在于可以提供组织标本，从中可以很容易地看到单个细胞的形态，可以从组织学上发现结构的变化。最近的一项回顾性研究表明，Tru-Cut 活检针的应用，使 27％的患者治疗计划发生了改变。

这些针独特的反向斜面设计有助于获得细胞学和组织学标本，达到通过较少的穿刺次数即可诊断的目的。最新的一项研究表明，使用 Pro-Core 针的诊断准确率＞90％。

胰腺假性囊肿

胰腺假性囊肿是胰酶、血液和坏死组织的限制性积聚。它与真正的囊肿的区别在于囊肿缺乏上皮层——它的内壁由肉芽组织组成。假性囊肿是急性或慢性胰腺炎的典型并发症。

EUS 技术可用于诊断和治疗胰腺假性囊肿。胰腺假性囊肿引流有几个优势：①与经皮引流相比，侵入性较低；②并发症发生率较低。EUS 提供了假性囊肿的实时图像。通过多普勒超声来识别血管，从而降低了出血率。

EUS 引导的假性囊肿引流已被证明，其治疗成功率为 82％～100％。

最近的一项随机对照试验显示，胰腺假性囊肿的手术和内镜治疗的疗效无显著差异。然而，内镜治疗患者住院时间短、患者的身心健康状况更好且花费更低。

胰腺坏死

胰腺坏死是一个需要多学科共同治疗的复杂问题。胰腺坏死引流的适应证包括顽固性疼痛、幽门梗阻或胆管梗阻和感染性穿透性坏死。直到近期开始开放性胰腺坏死切除术的治疗，但这种治疗具有显著的复发率和死亡率，住院时间长。

EUS 引导下的内镜治疗具有一定的优势，它可以观察坏死的图像，显示坏死腔紧贴胃壁上，并确定在穿刺前腔内没有血管。

据报道，这种微创手术高达 95％的成功率，证明了其作为替代手术的安全性和有效性。

超声引导下标记术

放射治疗是几种类型胰腺癌的重要治疗方法。在放射治疗过程中，对靶器官的精准定位至关重要。由于大多数器官是由软组织组成的，骨骼标记通常被用作器官的替代标记。但相对于骨骼，器官具有移动性；因此，静态标记点更有利于改善癌症患者放疗的效果。

标记物是在体外放射治疗中作为参考点的对象。长度 3～5mm，直径 0.8～1.2mm。

一些研究报道，EUS 引导下标记术，成功率高达 88％～100％。标记物的放置包括先将一粒装到一根 19G 的穿刺针中，通过 EUS 确定位置病变，穿刺针穿刺肿瘤。重复上述步骤，将 3～4 个标记以非线性放置在邻近肿瘤中。

腹腔神经丛阻断术

晚期胰腺癌患者可能会出现剧烈的腹痛。主要是由于腹腔神经丛受到了侵犯，而神经丛主要接受来自胰腺病灶的刺激。

腹腔神经丛阻断术（celiac plexus neurolysis，CPN）是一种化学性的腹腔神经丛毁损术，可以用来治疗这种疼痛。它是使用苯酚和乙醇类溶液永久破坏神经末梢，从而抑制疼痛的上传。

Wiersema 等 1996 年首次报道了 EUS-CPN，他们使用丁哌卡因和 98％的乙醇毁损腹腔神经丛，术后 12 周患者疼痛评分显著改善。最近的一项随机双盲对照试验显示，EUS-CPN 后 3 个月疼痛缓解有显著改善。

从那时起，EUS-CNP 已经成为治疗癌症相关疼痛的推荐治疗方法。美国 NCCN 指南推荐 EUS-CPN 用于治疗严重的癌症相关疼痛。

胰腺囊肿消融术

胰腺囊肿消融术是 EUS 的另一种治疗应用。在 EUS 引导下，穿刺胰腺囊肿、吸引，并注入破坏剂。该药剂对囊肿上皮细胞具有细胞毒性，可导致细胞坏死。

乙醇是第一个用于消融的细胞毒性剂。一项

初步的前瞻性试点研究,使用了 EUS 引导囊肿消融术,将乙醇浓度增加到 80%,但只有 35% 的病例病变完全消失。

最近有报道 EUS 引导下的乙醇-紫杉醇灌洗(EUS-guided ethanol lavage with paclitaxel injection,EUS-ELPI)治疗胰腺囊肿。首先在 EUS 的引导下吸引囊肿内囊液,然后用 99% 的乙醇进行灌洗,最后将紫杉醇注入囊肿。

2011 年一项有关 EUS-ELPI 更大样本的前瞻性研究,该研究共纳入 52 例患者,其中 29 例(62%)胰腺囊肿完全消失。

化疗药物局部注射

胰腺癌的特征是大量的纤维组织增生和血管生成减少,从而导致化疗药物渗透困难。可以通过 EUS-FNI 注射化疗药物。

目前,已经有数个临床试验,通过 EUS-FNI 注射新的治疗药物和技术来治疗晚期胰腺癌。

对于不可切除的胰腺癌患者,吉西他滨比氟尿嘧啶更有效。2011 年,Levy 等报道了吉西他滨 EUS-FNI 治疗不可切除的胰腺癌患者,治疗后 6 个月和 1 年的生存率分别为 76% 和 46%。

癌凝胶(雷凝胶/紫杉醇)是一种新的病变内注射用药。该药物混合了一种热敏感、可生物降解的聚合物,可以使药物缓慢、持续释放长达 6 周。已证实,在 EUS 的引导下可将癌凝胶注入猪胰腺模型中。

超声内镜的未来

胆管引流

EUS 引导下胆管引流术(EUS-guided biliary drainage,EUS-BD)是经皮经肝胆管引流术或 ERCP 失败后胆管梗阻性疾病需外科治疗的一种替代治疗。

EUS-BD 适应证包括:①常规 ERCP 失败;②解剖结构改变;③肿瘤浸润,无法进入胆管;④经皮进入的禁忌证,如大量腹水。

肥胖的治疗

已证实,EUS 可用于治疗肥胖。2008 年一项

研究表明,在 EUS 引导下注射肉毒杆菌毒素安全、有效,而且不良反应最小。然而,该研究样本量较小,只有 10 名受试者。

最近一项荟萃分析,纳入 8 项随机和非随机研究,分析结果显示胃内肉毒毒素注射对治疗肥胖有效;然而,这些研究的方法存在显著的偏移性。

增强超声内镜

造影剂是超声领域最新的辅助工具。它们是由被磷脂或脂膜包裹的气体组成的微气泡。静脉注射造影剂,能够显示腹部器官的血管系统,获得更高的图像分辨率。因此,使用对比-增强弥散 EUS 可以明确区分富血管区和乏血管区。

随着对比增强谐波 EUS 的发展,有可能更好地区分组织,以获得更准确的分类。

总结

20 世纪 90 年代初,EUS 被首次引入,作为评估上皮下病变、肿瘤分期和胰腺囊肿的诊断方法。在接下来的 20 年里,EUS 已经成为胃肠病医师的常用技术。内镜下的诊断和治疗经常通过 EUS 来进行。EUS 是目前最有发展前景的新技术。

(董智瑀 译 陈莹 滕世峰 校)

参考文献

[1] Hedenbro JL et al. *Surg Endosc* 1991;5:20-3.

[2] Polkowski W et al. *Surg Oncol* 1995;4:163-71.

[3] Humphris JL et al. *J Gastroenterol Hepatol* 2008;23:556-66.

[4] Menon L et al. *Therap Adv Gastroenterol* 2014;7:123-30.

[5] Janssen J et al. *Eur Respir J* 2006;27:238-9; author reply 239-40.

[6] Kimmey MB et al. *Gastroenterology* 1989;96:433-41.

[7] Pavic T et al. *Coll Antropol* 2010;34:757-62.

[8] Jacobson BC et al. *Gastrointest Endosc* 2003;57:817-22.

[9] Attila T et al. *Dis Esophagus* 2009;22:104-12.

[10] Kurtz RC et al. *Semin Oncol* 1985;12:11-8.

[11] Singh N et al. High-frequency ultrasound probes. In: Frank GG, Thomas JS (eds.) *Endoscopic Ultrasonography*. Hoboken, NJ: Wiley-Blackwell; 2009:63-9.

[12] Yanai H et al. *Gastrointest Endosc* 1997;46:212-6.

[13] Mocellin S et al. *Cochrane Database Syst Rev* 2015; 2:CD009944.

[14] Jemal A et al. *CA Cancer J Clin* 2008;58:71-96.

[15] Gress F et al. *Gastrointest Endosc* 1997;45:138-42.

[16] Vilmann P et al. *Best Pract Res Clin Gastroenterol* 2009;23:711-28.

[17] Annema JT et al. *JAMA* 2010;304:2245-52.

[18] De Leyn P et al. *Eur J Cardiothorac Surg* 2014;45: 787-98.

[19] Detterbeck FC et al. *Chest* 2013;143:e191S-210S.

[20] Sahani DV et al. *Radiographics* 2005;25:1471-84.

[21] Yoon WJ et al. *Endosc Ultrasound* 2012;1:75-9.

[22] Curry CA et al. *AJR Am J Roentgenol* 2000;175: 99-103.

[23] Sakorafas GH et al. *Surg Oncol* 2011;20:e84-92.

[24] Sakorafas GH et al. *Surg Oncol* 2011;20:e93-101.

[25] Sakorafas GH et al. *Surg Oncol* 2011;20:e109-18.

[26] Asge Technology C et al. *Gastrointest Endosc* 2007; 66:435-42.

[27] Mallery S. Endosonographic instrumentation. In: Shami VM, Kahaleh M. (eds.) *Endoscopic Ultrasound*. New York, NY:Humana Press; 2010:3-31.

[28] Conway J et al. Linear endoscopic ultrasound. In: Shami VM, Kahaleh M. (eds.) *Endoscopic Ultrasound*. New York, NY: Humana Press; 2010: 91-110.

[29] Liu J et al. *Gastrointest Endosc* 2006;63:751-4.

[30] Costache MI et al. *Endosc Ultrasound* 2013; 2: 77-85.

[31] Vilmann P et al. *Gastrointest Endosc* 1992; 38: 172-3.

[32] Chang KJ et al. *Gastrointest Endosc* 1994; 40: 694-9.

[33] Wani S et al. *Gastrointest Endosc* 2015;81:67-80.

[34] Dumonceau JM et al. *Endoscopy* 2011;43:897-912.

[35] Sepe PS et al. *Gastrointest Endosc* 2009;70:254-61.

[36] Polkowski M et al. *Endoscopy* 2012;44:190-206.

[37] Lee JH et al. *Gastrointest Endosc* 2011;74:1010-8.

[38] Varadarajulu S et al. *Clin Gastroenterol Hepatol* 2012;10: 697-703.

[39] Bradley EL, 3rd. *Arch Surg* 1993;128:586-90.

[40] Seewald S et al. *Dig Endosc* 2009,21(Suppl 1):S61-5.

[41] Kahaleh M et al. *Endoscopy* 2006;38:355-9.

[42] Giovannini M et al. *Endoscopy* 2001;33:473-7.

[43] Varadarajulu S et al. *Gastroenterology* 2013; 145: 583-90 e1.

[44] Freeman ML et al. *Pancreas* 2012;41:1176-94.

[45] Wamsteker EJ. *Curr Opin Gastroenterol* 2014;30: 524-30.

[46] von Renteln D et al. *Gastrointest Endosc* 2008;67: 738-44.

[47] Fuccio L et al. *Expert Rev Gastroenterol Hepatol* 2014;8: 793-802.

[48] Welsh JS et al. *Technol Cancer Res Treat* 2004;3: 359-64.

[49] Park WG et al. *Gastrointest Endosc* 2010;71:513-8.

[50] Sanders MK et al. *Gastrointest Endosc* 2010; 71: 1178-84.

[51] Majumder S et al. *Pancreas* 2013;42:692-5.

[52] Khashab MA et al. *Gastrointest Endosc* 2012; 76: 962-71.

[53] DiMaio CJ et al. *Gastrointest Endosc* 2010; 71: 1204-10.

[54] Grahm AL et al. *Digestion* 1997;58:542-9.

[55] Michaels AJ et al. *World J Gastroenterol* 2007;13: 3575-80.

[56] Wiersema MJ et al. *Gastrointest Endosc* 1996;44: 656-62.

[57] Wyse JM et al. *J Clin Oncol* 2011;29:3541-6.

[58] Pancreatic Adenocarcinoma. NCCN Clinical Practice Guidelines in Oncology[cited 4/20/2015]; Version 2. 2015. Available from: http://www. nccn. org/ professionals/physician_gls/pdf/ pancreatic. pdf

[59] Trevino JM et al. *J Hepatobiliary Pancreat Sci* 2011;18:304-10.

[60] Gan SI et al. *Gastrointest Endosc* 2005;61:746-52.

[61] Oh H-C et al. *Gastrointest Endosc* 67:636-42.

[62] Oh HC et al. *Gastroenterology* 2011;140:172-9.

[63] Levy MJ et al. *Gastrointest Endosc* 2012;75:200-6.

[64] Matthes K et al. *Gastrointest Endosc* 2007; 65: 448-53.

[65] Kahaleh M et al. *World J Gastroenterol* 2013;19: 1372-9.

[66] Kedia P et al. *Clin Endosc* 2013;46:543-51.

[67] Topazian M et al. *Obes Surg* 2008;18:401-7.

［68］ Bang CS et al. *Gastrointest Endosc* 2015;81:1141-9 e7.

［69］ Saftoiu A et al. *Endoscopy* 2012;44:612-7.

［70］ Klibanov AL. *J Nucl Cardiol* 2007;14:876-84.

［71］ Reddy NK et al. *World J Gastroenterol* 2011;17:42-8.

［72］ Quaia E. *Eur Radiol* 2007;17:1995-2008.

［73］ Ishikawa T et al. *Gastrointest Endosc* 2010;71:951-9.

第7章

扩张和支架置入术

MATTHEW R. PITTMAN AND DEAN J. MIKAMI

简介

食管狭窄可由多种情况引起,从恶性肿瘤到良性疾病,如胃食管反流病、腐蚀性物的摄入和吻合并发症。内镜是治疗这些狭窄的标准方法,扩张和支架是最常用的手段。本章介绍扩张术和支架置入术的发展,以及目前的使用建议和适应证。

扩张

食管扩张的概念并不新鲜,它起源于中世纪。最初的扩张器被用作一种通过向远侧推动而使已经卡在食管中的食物团脱离的技术。由于相对较低的并发症和较高的成功率,扩张器的使用范围被明显扩大。

扩张术是许多良性疾病的一线治疗方法,包括反流病引起的消化性狭窄,放射或腐蚀性狭窄,吻合口狭窄,以及贲门失弛缓症和食管痉挛等运动障碍。这些良性疾病最常见的症状是吞咽困难,与恶性狭窄不同,体重减轻并不典型。扩张术的成功率很高,80%~90%的患者经扩张后症状缓解。不幸的是,多达 1/3 的患者会在一年内出现症状复发。

扩张器类型

本质上有两种不同原理的扩张方法,由这两个原理又演变、发展出多个扩张器样式。第一种是推胀,它利用轴向切应力和径向应力来获得足够的管腔扩张。这类扩张器通常被称为探条扩张

器。最初的加权扩张器是充汞的,但考虑到汞泄漏的安全性和废物管理的考虑,大多数扩张器已经过渡到充钨。扩张器的尖端可以是锥形(马洛尼)或钝型(赫斯特)(图 7.1)。加权扩张器通常是盲式推送入管腔。第二种推进式扩张器是一种导丝扩张器。在美国,聚乙烯萨瓦里-吉拉德扩张器是最常见的这种类型的扩张器(图 7.2)。它们通常与胃镜结合使用,导丝通过胃镜的工作端口置入,一旦确定导丝远端超出狭窄边缘的位置就取出胃镜,扩张器盲目地穿过导丝。

由于这两种类型的推力扩张都不是在直接可视化的情况下进行的,所以预先确定尺寸和感受阻力是必要的。扩张器尺寸可以通过术前成像或

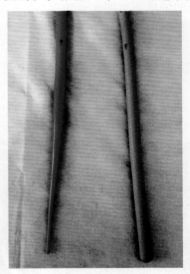

图 7.1 马洛尼(红色)、赫斯特(蓝色)尖端推进式扩张器

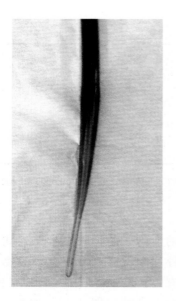

图 7.2　萨瓦里扩张器

内镜检查来确定。这样做的目的是在扩张器通过狭窄段时感觉到轻微的阻力,扩张后内镜检查应该能看到少量的血液。

第二种方法是球囊扩张,它利用气压或静液压力产生径向力来对抗狭窄。球囊扩张时不存在纵向剪切力。气囊扩张器可以通过导丝或内镜的方式使用。球囊也可以填充混合的造影剂,并在透视检查的协助下监测扩张情况(图 7.3)。

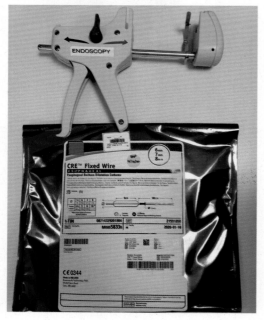

图 7.3　带充气装置的球囊扩张器

技巧

为了安全地进行扩张术,须进行适当的术前评估。首先,食管扩张需要一名具有高级内镜技能的技术人员。一项英文研究表明,病例少于500 例的内镜医师穿孔率是经验丰富的技术人员的 4 倍。必须通过彻底了解病史、内镜检查和可能的吞咽检查来获知狭窄的性质,特别是内镜无法通过的狭窄。任何黏膜异常都应该进行活检,以排除潜在恶性肿瘤的可能。任何考虑有潜在功能性综合征的患者应适当地通过运动性研究进行适当的评估。

建议患者在扩张前停止所有抗凝和抗血小板治疗,将难以控制出血的风险降至最低。我们建议在开始手术前检查凝血酶原时间/国际标准化比率。考虑到黏膜微撕裂后暴露于内源性细菌的理论风险,文献中已经讨论了抗生素在内镜扩张过程中的作用。没有数据表明预防性使用抗生素对上消化道内镜检查患者有任何益处,目前美国胃肠内镜协会(ASGE)不建议术前预防,即使是对使用人工心脏瓣膜的患者也是如此。

扩张技术取决于使用的扩张器的类型和狭窄的性质,但所有的扩张都需要考虑几个基本原则。首先是确定最终管腔的所需直径。一般认为在良性狭窄中,至少要达到 13mm 的直径才能确保吞咽困难的解决。该数据不适用于减肥患者吻合口狭窄,因为需要较小直径的管腔来适当减轻体重。在恶性狭窄的情况下,考虑到穿孔的风险较大,通常采用侵袭性较小的扩张技术。

这并不是说目标直径必须在第一次扩张后达到。通常,需要连续数次扩张来获得最终所需的直径。一般建议初始扩张大小与狭窄直径大致相同。传统观念认为内镜医师应该遵循"三法则",即一次最多只能使用三个逐渐变大的扩张器。这种观点是基于萨瓦里扩张器的数据,对球囊扩张器来说可能不太重要,但还需要进一步的研究。

第二个决定涉及所需使用的扩张器的类型。关于首选的扩张器:推力还是气囊,一直存在大量争论。虽然各自阵营都有自己的支持者和不同证据的小型研究,但在比较扩张器的类型时,并没有大型研究显示成功率或并发症发生率的差异。我们建议,内镜医师对正在治疗的狭窄类型进行临床判断后,选择最合适的类型。

加权扩张器与盲法技术一起使用。术前影像学和内镜检查用于确定狭窄的大小(直径和长度)及其位置。然后,扩张器以触觉对阻力的反应为导向通过狭窄的水平。扩张后应立即进行内镜检查,确认有少量血液存在,扩张充分且无穿孔。

如上所述,球囊扩张器仅使用径向力就可以缓解狭窄。确定一个直径大小适中的球囊,并通过导管,将球囊放置在狭窄中心。然后,随着球囊内直径相关的大气压的增加,球囊被缓慢充气。一个球囊可以充气到三个连续的直径,以满足"三法则",而不必换更大的球囊(图7.4)。

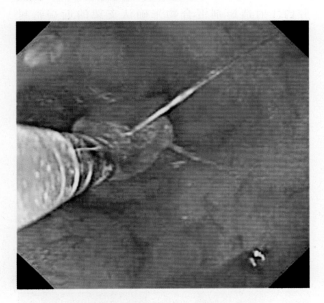

图7.4　通过内镜放置的球囊扩张器

第三个原则涉及是否使用导丝。导丝有助于安全引导扩张器通过狭窄处,目的是最大限度地减少并发症,尤其是穿孔。在内镜不能通过的狭窄段的情况下,它在狭窄段的扩张中起着重要作用。导丝在狭窄处向前推进至少20cm,加权扩张器或球囊扩张器穿过导丝。在最低程度的扩张后,内镜可以穿过狭窄处并评估剩余的食管和胃。

扩张前要确定的最后一个原则是使用透视检查。放射线成像可以与推进式及球囊扩张器结合使用。在通过扩张器之前可以确定导丝的位置,并实时观察扩张情况。使用Savary扩张器,可以通过透视观察扩张器的锥形部分延伸到狭窄之

外,以便充分利用扩张器对狭窄处的全直径进行扩张。

使用球囊扩张器,可以使用50∶50的不透射线对比剂和生理盐水的混合物来填充球囊。狭窄位于球囊的中点。当球囊扩张时,作者建议观察球囊上锯齿状狭窄的"腰部"。消除这种凹陷被用来确认已经实现了足够的扩张。

并发症

食管穿孔的并发症很少见,但它的影响可能是毁灭性的。文献中报道,良性狭窄扩张穿孔的发生率为0.5%~1%,恶性狭窄扩张穿孔的发生率高达6%~7%。据报道,当手术由缺乏经验的内镜操作和盲目通过扩张器时,穿孔的风险增加。其他主要并发症包括出血和肺误吸。

支架

当食管狭窄扩张失败时,食管支架置入术可作为二线治疗方案。食管支架最初是为治疗恶性狭窄引起的吞咽困难而研制。这些支架与今天使用的支架有很大的不同。它们是由硬质塑料组成的,并发症发生率很高。

自膨式金属支架(SEMS)的使用始于20世纪90年代,最初由裸金属支架组成。目前仍然用于恶性病变,裸金属支架的目的是永久缓解症状。不幸的是,裸金属支架具有高的组织/肿瘤向内生长和再闭塞率。这种组织向内生长也使得支架取出变得极其困难。

鉴于这些缺点,覆膜支架应运而生。覆膜的自膨式金属支架主要有两种:完全覆膜和部分覆膜(图7.5)。它们由编织的金属合金框架(通常为镍钛合金)和某种涂层材料(通常为聚四氟乙烯)组成。全覆膜的自膨式金属支架没有裸露的金属,而部分覆膜的自膨式金属支架有裸露金属的近端和远端边缘,目的是最大限度地减少移位。最近,我们看到了不使用金属的自膨式塑料支架(SEPS)的发展。

虽然最初的自膨胀支架用于治疗恶性疾病,但其较低的并发症发生率和更好的患者耐受性使它们更适合在良性条件下使用。今天的SEMS

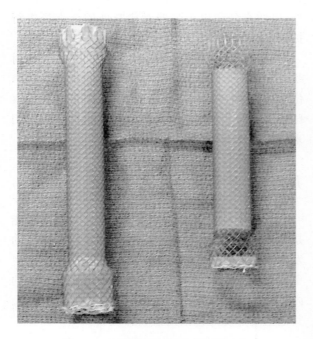

图 7.5　全覆膜支架与部分覆膜支架

和 SEPS 被用于治疗胃食管反流疾病和腐蚀物摄入引起的良性食管狭窄、食管瘘、穿孔，甚至如袖状胃切除术中的吻合口漏等外科手术并发症。

技巧

　　根据支架类型的不同，SEMS 和 SEPS 可以通过内镜（TTS）和不通过内镜两种方式进行展开。在任何一种输送系统中，都使用导丝将支架引导到合适的位置。术前评估与扩张术大致相同，即通过吞咽检查和上消化道内镜检查来评估和描述狭窄，包括狭窄长度的测量及近端和远端边缘的测定。

　　手术可以在镇静的情况下进行，尽管大多数内镜医师更喜欢全身麻醉，以提高患者的耐受性和降低围术期的误吸率。两种技术都使用荧光透视法。导丝穿过狭窄处 20cm，并标出狭窄处的近端和远端范围。这可以在腔内用夹子完成，也可以在外部用射线标记完成。我们机构发现外部放置的回形针是廉价和有效的标记。一旦确定狭窄长度，就可以选择合适的支架长度。我们的目标是在狭窄或渗漏的中间放置支架，并且在狭窄或渗漏边缘的近端和远端至少有 5cm 的延伸。

　　TTS 支架是在内镜和透视检查下进行的，内镜医师可以同时看到支架放置时腔内和放射学图像。在这种情况下，需要一个内镜来容纳导丝和支架。不通过内镜展开的支架则仅使用透视观察。在这项技术中，从患者体内退出内镜，在透视观察下将装有支架的展开装置通过导丝。每个支架制造商的展开技术都不同，使用者应该在使用前熟悉说明。

　　在支架没有完全展开前，大多数 SEMS 和 SEPS 的位置都可以调整（图 7.6）。许多完全覆膜支架一旦完全展开，通常可以通过抓住支架近端环处的回收环将其拉回。一旦完全展开后再想移动通常不可行。一些作者建议，在展开后使用腔内注射造影剂混合物来确认支架的近端密封性，但这在我们单位并不是常规操作（图 7.7）。

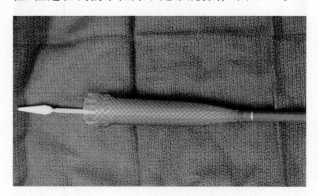

图 7.6　展开装置上的支架

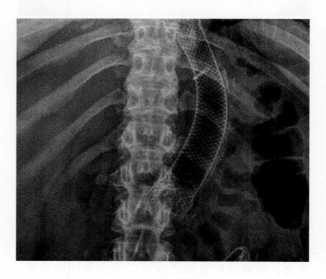

图 7.7　展开的支架

效果

SEMS 和 SEPS 的治疗效果取决于治疗的病情。食管和吻合口瘘及穿孔将在第 13 章进行更详细的讨论。在狭窄方面，长期效果的数据各不相同。初步报告显示成功率高达 80%。最近的前瞻性研究显示，这些数字有点夸大，SEMS 的成功率在 20%～40%。

覆膜的 SEMS 和 SEPS 有助于改善未覆盖支架的支架侵蚀和组织长入等主要并发症。不幸的是，这些支架的涂层导致了支架移位发生率的增加。移位是 SEMS 和 SEPS 常见的并发症，据报道其发生率约为 30%，在一些研究中甚至高达 80%。部分覆膜支架可降低支架移位发生率，因为未覆膜部分的组织粘连更好。

未覆盖和部分覆盖的 SEMS 的移位率较低，代价是组织嵌入和闭塞、糜烂、瘘管和严重出血的概率明显较高。此外，回收未覆盖的支架可能极具挑战性，通常需要在第一个支架内部嵌入额外的覆膜支架，导致原支架内生长物坏死。支气管食管和主动脉食管瘘及消化道大出血，虽然罕见，但都是潜在的危及生命的并发症。

食管支架的未来可能在于生物可降解支架的发展。这类支架比标准的自膨式支架具有更长的扩张时间和不需要收回的优势。目前，关于可降解支架的初步数据各不相同，报道的成功率高达 50%，并发症发生率与 SEMS 和 SEPS 相似。需要更大规模的随机对照研究来明确这些新一代支架的优势。

（熊杰　译　陈莹　滕世峰　校）

参考文献

[1] Riley S et al. *Gut* 2004,53(Suppl 1):i1-6.

[2] Van Boeckel PGA et al. *Curr Treat Options Gastroenterol* 2015;13(1):47-58.

[3] Quine MA et al. *Gut* 1995,36(3):462-7.

[4] ASGE Standards of Practice Committee，Khashab M et al. *Gastrointest Endosc* 2015,81(1):81-9.

[5] Langdon DF. *Gastrointest Endosc* 1997,45(1):111.

[6] Shemesh E et al. *World J Surg* 1994;518-21.

[7] Pereiraa-Lima JC et al. *Am J Gastroenterol* 1999,94(6):1497-501.

[8] Hindy P et al. *Gastroenterol Hepatol* 2012,8(8):526-34.

[9] Van Halsema EE et al. *World J Gastrointes Endosc* 2015,7(2):135-53.

[10] Dua KS et al. Removable self-expanding plastic esophageal stent as a continuous, non-permanent dilator in treating refractory benign esophageal strictures: A prospective twocenter study. *Am J Gastroenterol* 2008,103(12):2988-94.

[11] Holm AN et al. *Am J Gastroenterol* 2008,67(1):20-5.

[12] Repici A et al. *Gastrointest Endosc* 2010,72(5):927-34.

第 8 章

胃镜治疗 Ⅱ：Barrett食管

BORIS KIRIAZOV AND VIC VELANOVICH

简介

Barrett 食管是指食管鳞状上皮被化生的柱状上皮所取代，可以有（或无）反流症状。Barrett食管患者食管腺癌的风险明显增加，并且其癌变风险与不典型增生的级别直接相关，肠化生患者每年癌变率约 4‰，轻度异型增生每年癌变率 7‰～8‰，重度异型增生每年癌变率约 146‰。Barrett 食管筛查、监测及外科手术治疗等方面仍然存在争议，本章主要聚焦于 Barrett 食管的内镜下治疗。

诊断

Barrett 食管主要通过内镜诊断。白光内镜下 Barrett 食管的特征为食管下端可见橘红色黏膜，近期越来越推荐高分辨率内镜的应用，将更加容易识别从食管鳞状上皮到肠化生的黏膜颜色变化（图 8.1）。有些时候很难区分正常的食管鳞状上皮和 Barrett 上皮，此时，窄带成像（narrow-band imaging，NBI）技术将有助于增强二者之间的差异，做出区分（图 8.2）。

单纯依靠肉眼观察是无法确诊 Barrett 食管的，必须从组织学活检中进行病理评估。尽管Barrett 食管的定义还存在差异，但几个关键问题对病理诊断至关重要。在欧洲，Barrett 食管的病理诊断需要确定存在腺体黏膜和杯状细胞；而在美国，最常用的诊断标准是通过过碘酸希夫反应染色证实存在肠化生（图 8.3）。

内镜医师在诊断 Barrett 食管时需要详细报

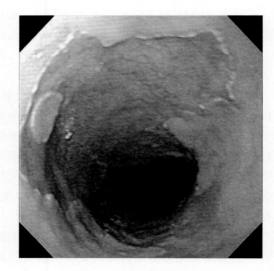

图 8.1　高分辨率白光内镜下 Barrett 食管表现

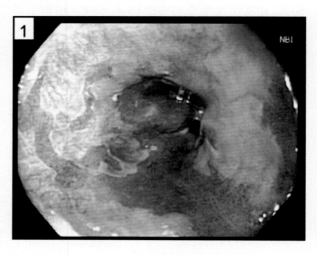

图 8.2　NBI 下 Barrett 食管表现

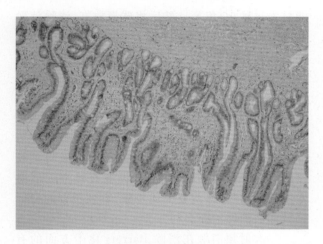

图 8.3　Barrett 食管肠化生显微照片，可见柱状上皮和杯状细胞

告病变的范围，目前最常采用的是 Prague CM 分型。"C"代表全周型化生黏膜的长度，"M"代表非全周的化生黏膜的最大长度。一旦长度确定后，需要对 Barrett 食管进行充分活检，否则可能出现误差。目前，西雅图方案推荐每隔 2cm 进行四象限活检，尤其对于一些"可疑"区域，如对 Barrett 食管节段内的结节或溃疡，进行重点活检，因为这些部位癌变的风险最高。

内镜治疗管理

内镜治疗的基本原理

尽管外科医师习惯于切除易患癌症的组织，有许多癌前病变在恶变之前被"预防性"切除，但在 Barrett 食管进展为食管腺癌之前，它都是一种黏膜病变，因此治疗只需针对病变的黏膜，而不是整个器官。

对于 Barrett 食管，射频消融的价值取决于进展为食管腺癌的风险。射频消融的主要目的是预防食管腺癌，除此之外，其他一些原因也反映了射频治疗的价值。首先，射频消融可能比随访观察更具成本效益。Inadomi 等的研究证实，对于所有级别的异型增生，和随访观察相比，射频消融都具有更高的成本效益，尤其考虑到部分患者可能需要行食管切除术，会大大增加随访观察的支出。从某种意义上讲，射频消融可以被认为是一种预

防性食管切除的方法。尽管对于 Barrett 食管随访观察中癌变的患者，食管切除术有较高的治愈率，但却是以降低患者的生活质量为代价。此外，Barrett 食管的存在确实影响了患者的生活质量，而射频消融可能可以改善患者的生活质量。虽然目前已经公认射频消融对 Barrett 食管伴重度不典型增生的价值，研究数据也支持射频消融可以降低轻度不典型增生患者进展为食管癌的风险，但对于没有异型增生的 Barrett 食管患者，射频消融仍然具有讨论价值。这个论点主要基于这一事实：①异型增生的形态学评估常常存在误差；②有些研究提示，轻度异型增生进展为食管癌的风险也很高；③射频消融后的新生鳞状上皮没有显示出分子结构异常，并且生物学上是稳定的；④目前没有其他更好的可以降低癌症风险，并且避免长期随访复查的方法。

内镜下消融治疗

内镜下消融技术主要包括下列几种方法。

光动力疗法

光动力疗法是向食管内注射光敏性药物（如卟啉钠），并将注射部位暴露在特定波长的光下，导致细胞死亡。然而，近期的研究提示其疗效并不像最初预想的那样好，治疗后的并发症可能会超过受益。尽管光动力疗法可以消融 Barrett 食管段，但深层的腺体可能不受影响，异型增生可能掩藏在一层看似正常的鳞状上皮下持续存在。一项随机研究对比了单独应用奥美拉唑和光动力疗法联合奥美拉唑，结果显示奥美拉唑组有 28% 患者进展为食管腺癌，光动力疗法组这一比例为 13%，尽管有所降低，但比例仍较高。此外，在长段 Barrett 食管中，光动力疗法消融后食管狭窄的比例高达 40%，也是限制该项技术临床应用的原因之一。

多极电凝术

多极电凝术是利用内镜下多极探针来治疗食管化生区域，治疗后 3 个月 Barrett 食管的完全消

融可以高达88%。然而,治疗效果与操作者水平有很大关系,同时需要保证所有区域都进行了完全的治疗。吞咽困难是其常见的不良反应。

氩离子束凝固术

氩离子束凝固术是通过将氩气流电离产生导电的氩离子束,电离后的氩离子束使电极的高频电流能流向目标组织而产生高频电凝固效应。与光动力疗法相比,氩离子束凝固术3个月的消融率高达80%,且食管狭窄和出血的发生率较低。超过10%的患者术后会出现吞咽痛。

射频消融术

射频消融术是指通过射频消融仪器释放的无线电频率作用于黏膜表面,达到治疗目的。目前使用最广泛、研究最深入的是BARRx系统(图8.4)。

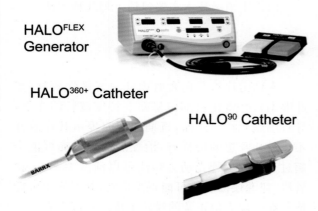

HALO^{FLEX} Generator

HALO³⁶⁰⁺ Catheter

HALO⁹⁰ Catheter

图8.4 BARRx系统,Halo-360消融导管和Halo-90内镜下消融附件

射频消融前,首先确定需要治疗的Barrett上皮的面积大小。如果面积较大,需要使用Halo-360设备,反之,则可以使用Halo-90设备。使用Halo-360设备时,首先确定需要进行消融的Barrett上皮的长度,并置入测量球囊导管,球囊充气后,测量该部位的食管直径。根据测得的食管内径选择合适的气囊辅助消融导管,将消融导管置入目标位置后,置入内镜,以便实时观察。气囊充气后与食管黏膜充分接触,并具有一定压力,射频

能量为每秒10焦耳。然后将球囊放气,清除消融部位的凝固物,并重复上述过程。射频消融的目标是达到黏膜下层,几周至几个月后,该部位会出现新生鳞状上皮(图8.5)。如果只治疗面积相对较小的Barrett食管,可以选择Halo-90设备。该设备连接到标准内镜的头端,它定位在内镜的12点钟位置,并在监视器的顶部可视。在确定要治疗的节段后,通过内镜先端部偏移使电极与黏膜接触,启动消融治疗。使用该设备直接清除消融术后的凝固物,并重复上述步骤,直到所有的目标区域都被消融治疗。

一次射频消融在消除Barrett化生方面的有效率约70%,因此通常在术后3个月和12个月需要复查随访。射频消融可以有效预防无异型增生、轻度异型增生和重度异型增生患者进展为食管癌,并且可以消除伴有重度异型增生的Barrett食管,从而降低食管腺癌的风险。在一项随访3年的临床研究中,91%的患者肠化生完全消除,96%的患者重度异型增生完全消除。研究显示,Barrett食管长度<3cm的患者是射频消融的最佳人选。然而,即使在完全根除后,仍有高达30%的患者会在术后的某个时间出现Barrett食管复发。

冰冻疗法

冰冻疗法是使用-196°的液氮直接喷洒在目标位置。首先确定要治疗的Barrett食管上皮节段,通过内镜活检钳道置入冰冻导管,直视下将液氮喷洒到食管上皮。冰冻治疗后97%的重度异型增生患者完全消除(译者注:原文有误,应为重度异型增生),57%的肠化生患者完全消除,80%的黏膜内腺癌完全消除。

内镜下黏膜切除术

内镜下黏膜切除术对结节性Barrett食管最有效,因为这些区域重度不典型增生或癌变的风险最大。此外,当存在一小段不典型增生时,也适合行内镜下黏膜切除术。对于Tis和T1a期食管腺癌,未累及黏膜下层,可以考虑行内镜下黏膜切除术,因为这部分患者淋巴结转移的风险较低。内

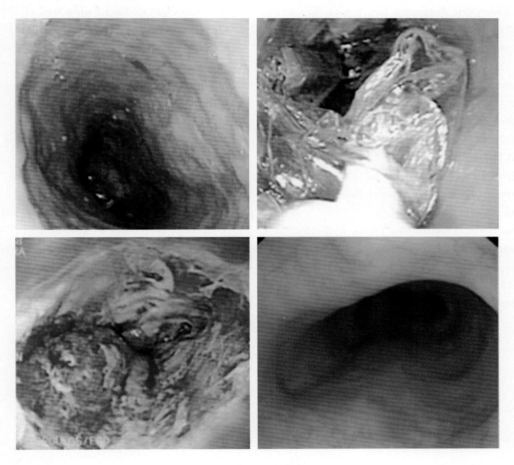

图 8.5　射频消融步骤

从左上角的图片顺时针依次为：确定 Barrett 食管位置和大小，用 Halo-360 设备射频消融，消融后即刻出现的凝固物和溃疡，最后新生鳞状上皮替代了化生的柱状上皮。

镜下黏膜切除术联合射频消融可以同时切除结节性重度异型增生和"扁平型"肠化生。

内镜下黏膜切除术在第 10 章有更详细的介绍。

总结

内镜在 Barrett 食管的诊治中必不可少。射频消融术已经成为 Barrett 食管伴重度异型增生患者的标准治疗方法，对于存在轻度异型增生或其他高危因素的患者，也可以考虑射频消融治疗。内镜下黏膜切除术适用于结节性 Barrett 食管患者，如果同时存在"扁平型"肠化生，可以额外施行射频消融治疗。

（姜元喜　译　陈莹　滕世峰　校）

参考文献

[1] AGA Institute Medical Position Panel. *Gastroenterology* 2011；140：1084-91.

[2] Estores D et al. *Curr Prob Surg* 2013；50：192-226.

[3] Spechlar SJ et al. *Gastroenterology* 2011；140：e18-52.

[4] Kiesslich R. *Eur Gastroenterol Hepatol Rev* 2009；5：22-5.

[5] Inadomi JM et al. *Gastroenterology* 2009；136：2101-14.

[6] Velanovich V. How many esophageal cancers need to be prevented to make ablation of Barrett's esophagus cost-effective? In：2007 *Annual Scientific Session of the Society of American Gastrointestinal*

and Endoscopic Surgeons，Las Vegas，NV. April 18-22，2007.

[7] Ferguson MK et al. *J Gastrointest Surg* 2002；6：29-35.

[8] Courrech Staal EFW et al. *J Thorac Cardiovasc Surg* 2010；140：777-83.

[9] Shaheen NJ et al. *Endoscopy* 2010；42：790-9.

[10] Rees JR et al. *Cochrane Database Syst Rev* 2010；(1)：CD 004060.

[11] Fleischer DE et al. *Dig Dis Sci* 2010；55：1918-31.

[12] Overholt BF et al. *Gastrointest Endosc* 2007；66：460-8.

[13] Prasad GA et al. *Gastrointest Endosc* 2007；65：60-6.

[14] Menon D et al. *BMC Gastroenterol* 2010；10：111.

[15] Kovacs BJ et al. *Gastrointest Endosc* 1999；49：547-53.

[16] Dunkin BJ et al. *Surg Endosc* 2006；20：125-30.

[17] Smith CD et al. *Surg Endosc* 2007；21：560-9.

[18] Velanovich V. *Surg Endosc* 2009；23：2175-80.

[19] Shaheen NJ et al. *N Engl J Med* 2009；360：2277-88.

[20] Vaccaro BJ et al. *Dig Dis Sci* 2011；56：1996-2000.

[21] Shaheen NJ et al. *Gastroenterology* 2011；141：460-8.

[22] Johnston MH et al. *Gastrointest Endosc* 2005；62：842-8.

[23] Dumot JA et al. *Gastrointest Endosc* 2009；70：635-44.

[24] Shaheen NJ et al. *Gastrointest Endosc* 2010；71：680-5.

[25] McGill S et al. *Can J Gastroenterol* 2009；23：741-6.

[26] Bisschops R. *Expert Rev Gastroenterol Hepatol* 2011；4：319-33.

第 9 章

胃镜治疗 Ⅲ：胃食管反流病

EDWARD L. JONES，KYLE A. PERRY，AND JEFFREY W. HAZEY

简介

胃食管反流病（gastroesophageal reflux dis-ease，GERD）由多种因素所引起，如下食管括约肌功能障碍、产酸增加，可以有（或无）膈食管裂孔及 His 角的异常。胃食管反流病最常见的症状包括烧灼感、吞咽困难、反流，非典型症状包括慢性咳嗽、声音嘶哑、喉炎和非心源性胸痛等。据报道，30%～40%的成年人会出现胃食管反流病相关症状，对睡眠、工作和整体生活质量都产生了负面影响。如果未进行规范治疗，胃食管反流病可能进展为糜烂性食管炎、食管狭窄、Barrett 食管、食管腺癌，也可能诱发其他肺部和咽喉部疾病。

根据症状及对生活方式改变，以及质子泵抑制药的治疗效果可以对胃食管反流病做出初步诊断。通过胃镜和 PH 监测证实，在不能耐受质子泵抑制药或对质子泵抑制药无效的患者中，有相当比例的患者存在胃食管反流，这部分患者可以考虑内镜或手术治疗。目前，腹腔镜 Nissen 胃底折叠术仍然是胃食管反流病手术治疗的金标准，术后 80%～90%患者可以停用质子泵抑制药至少 10 年以上。然而，许多患者由于担心围术期并发症和长期的不良反应而不愿选择手术治疗。内镜治疗填补了药物和手术治疗之间的空白，并且可能以较小的不良反应充分控制症状。

胃食管反流病内镜治疗主要是通过射频改善下食管括约肌功能，或通过内镜下缝合系统（Eso-phyX 或 MUSE）恢复下食管括约肌的结构和功能。本章主要讨论目前临床可用的内镜治疗手段。

1. 射频治疗（Stretta）。
2. 经口无创胃底折叠术（EsophyX）。
3. MUSE 内镜下胃底折叠术。

治疗方法

射频治疗（Stretta）

操作流程和适应证

Stretta 最初于 2000 年获得美国食品和药物管理局（Food and Drug Administration，FDA）批准，并于 2011 年获得新的射频发生器更新许可。该设备针对下食管括约肌进行低功率（5W）的射频治疗，同时通过温控冲洗系统保护食管黏膜。射频治疗可以在清醒镇静状态下门诊开展，首先应进行标准的胃镜检查和胃食管交界处的评估，然后通过胃镜活检孔道引入导丝，沿导丝置入射频导管。导管位于胃食管交界处近端 2cm，其前端有 4 个镍钛金属电极，射频能量通过这些电极传递至食管肌层，并根据阻抗和黏膜温度进行功率调整（图 9.1）。将射频导管旋转 45° 并再次进行射频，如此完成 1 个层面 8 个点的射频治疗。然后将射频导管向远端移动，每隔 0.5cm 重复进行 1 个层面的射频治疗，总共 8 个层面。最后，贲门再进行 2 个层面的治疗，完成操作。

射频治疗的机制尚不完全清楚，有可能是多方面的。一方面，通过射频重塑了胃食管交界处和贲门部位的肌层，另一方面，射频造成局部迷走神经末梢损毁。同时，射频治疗还可能降低食管敏感性，减少下食管括约肌一过性松弛。目前，射

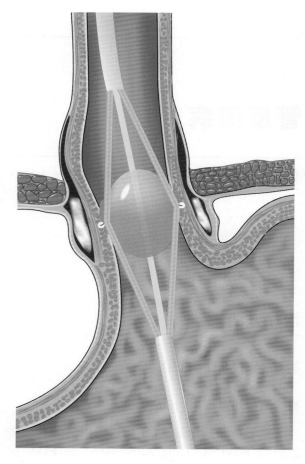

图 9.1　射频治疗

射频导管到达位置后,球囊充气,4 个镍钛金属电极刺入食管肌层,进行射频。总共 8 个层面,每个层面进行 2 次治疗。

频治疗主要用于存在典型胃食管反流症状,持续超过 6 个月,并且对质子泵抑制药至少部分有效的患者。治疗前需进行食管测压、食管 PH(或 PH-阻抗)检查,以证实存在病理性酸反流,并排除食管运动障碍。射频治疗禁忌证包括严重的反流性食管炎、长段 Barrett 食管、胶原血管性疾病及食管裂孔疝>2cm。

循证证据

2003 年,发表了第一篇有关射频治疗的随机假手术对照研究,证实射频治疗可以明显减轻患者症状,改善生活质量,而质子泵抑制药用量和食管酸暴露无明显差异。Coron 等进行了一项随机双盲多中心假手术对照研究,共纳入 65 名患者,

得出了类似的结论,随访 6 个月时射频治疗组症状评分和生活质量都得到了明显改善。Arts 等的研究认为,射频治疗可以使胃食管交界处的顺应性明显降低,减少食管酸暴露,从而改善胃食管反流症状。

2012 年发表了第一篇针对射频治疗的 meta 分析,纳入了 18 个研究,包括随机对照研究和队列研究,共 1441 名患者,最长达 10 年的随访,患者烧灼感症状明显减轻,通过胃食管反流病相关生活质量评分(GERD-health related quality of life,GERD-HRQL)及反流和消化不良生活质量(quality of life in reflux and dyspepsia,QOL-RAD)等量表评估,患者生活质量明显改善,De-Meester 评分从 44.4 降至 28.5,并发症发生率低于 0.24%,胃轻瘫和糜烂性食管炎罕见。

Noar 等对 217 名难治性胃食管反流病患者射频治疗后进行了长达 10 年的随访,72%患者 GERD-HRQL 评分正常,64%患者质子泵抑制药减量一半以上,其中 41%患者完全停药。对于伴有肠化生的 Barrett 食管,85%患者肠化生消退,没有食管癌病例发生。

经口无创胃底折叠术(EsophyX)

操作流程和适应证

经口无创胃底折叠术(transoral incisionless fundoplication,TIF)是应用 EsophyX 设备进行经口无创的胃底折叠,以重构胃食管交界处 His 角的瓣膜功能,2007 年获得 FDA 批准。操作过程如下:患者全身麻醉,取左侧卧位,EsophyX 设备经胃镜到达胃,插入过程中可以使用润滑剂以保证设备安全通过环咽狭窄,同时可以使用 56 French 的扩张器进行扩张。置入设备后,弯曲前端弯管,将胃底拉入设备尖端,然后用 12~20 个"H"形聚丙烯加固器进行固定,以形成一个 200°~310°的抗反流瓣(图 9.2)。

经口无创胃底折叠术的发展主要经历了两个阶段。TIF 1.0 在鳞状上皮和柱状上皮交界处形成胃-胃折叠,TIF 2.0 在食管胃交界处近端 1~3cm 形成胃-食管折叠,该种折叠方式可以产生更坚固的瓣膜,从而使 LES 静息压力持续增加。目

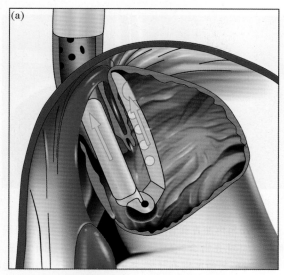

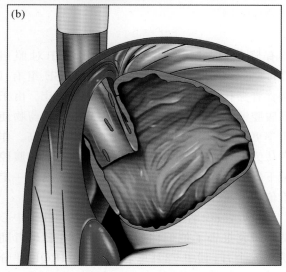

图 9.2　EsophyX 经口无创胃底折叠术

(a)在胃食管交界处近端 1～3cm 处放置 TIF 2.0 装置和加固器；(b)胃底折叠完成。

前，经口无创胃底折叠术主要用于存在胃食管反流症状，持续超过 6 个月，并且对质子泵抑制药至少部分有效的患者。禁忌证包括严重的反流性食管炎、长段 Barrett 食管、食管运动障碍、既往曾行食管肌切开术、食管静脉曲张、食管狭窄、食管裂孔疝＞2cm 以及结缔组织病。

循证症状

2008 年 Cadière 等发表了第一篇前瞻性临床研究，共纳入了 19 名患者，随访 1 年后，63％患者食管酸暴露恢复正常，82％患者不需要每天服用

质子泵抑制药，53％患者 GERD-HRQL 评分至少减半。随访 2 年的数据同样令人振奋，64％患者 GERD-HRQL 评分至少减半，71％患者不需要质子泵抑制药治疗。第一个多中心研究纳入了 84 名患者，随访 1 年后，81％患者停用质子泵抑制药，37％患者食管酸暴露恢复正常。术前 Hill 分级Ⅰ级的患者效果最好，86％患者完全停止使用质子泵抑制药，48％患者食管酸暴露恢复正常。共发生 3 例严重并发症，2 例为设备插入过程中引起的食管穿孔，1 例为需要输血的严重消化道出血。腹腔镜下胃底折叠术常见的不良反应未见报告，如腹胀、吞咽困难、胀气等。

2010 年美国学者发表了第一个病例系列研究，纳入 26 名患者，随访 10 个月，53％患者质子泵抑制药完全停用或至少减量一半，GERD-HRQL 也从术前平均 22 分降至术后平均 10 分（$P=0.0007$）。不良反应报道了 2 例需要进行干预的消化道出血。一项纳入了 15 个队列研究，包含 550 多例手术在内的 meta 分析显示，术后 8 个月，患者 GERD-HRQL 评分明显降低，72％患者对治疗满意，67％患者完全停用质子泵抑制药。并发症发生率约 3.2％，最常见的是术后消化道出血。8.1％患者反流症状复发，并进行了腹腔镜下胃底折叠术。

最近，有 2 项随机对照研究发表。第一个研究对比了经口无创胃底折叠术（$N=39$）和使用足量质子泵抑制药（$N=21$），随访 6 个月，手术组患者食管外症状（62％ vs. 5％，$P=0.009$）和反流症状（97％ vs. 50％，$P=0.006$）均明显改善，两组食管酸暴露无明显差异（54％ vs. 52％，$P=0.91$），但 90％手术患者完全停用质子泵抑制药。手术组 90％患者食管炎症得到缓解，而对照组仅 38％（$P=0.18$）。另一项研究中，治疗组为经口无创胃底折叠术＋安慰剂（$N=87$），对照组为假手术＋奥美拉唑（$N=42$），随访 6 个月，两组 GERD-HRQL 评分均有改善，但治疗组反流症状消失的患者比例高于对照组（67％ vs. 45％，$P=0.23$）。治疗组食管酸暴露有所改善（6.3％ vs. 9.3％，$P<0.001$），但假手术组无明显变化（8.6％ vs. 8.9％）。随访 12 个月后，71％对照组患者选择接受经口无创胃底折叠术治疗。

有 2 项研究报道了长期随访结果。Muls 等

进行了一项多中心研究,共纳入 79 名患者,其中 66 名随访至 3 年,12(18%)名患者因症状持续存在而需要外科手术治疗,其余 54 名患者 GERD-HRQL 评分持续保持在较低水平,并且 61% 患者不需要每日接受质子泵抑制药治疗。Testoni 等进行了长达 6 年的随访,共纳入 50 名患者,结果显示尽管许多患者 DeMeester 评分仍然未恢复正常,但 84% 患者质子泵抑制药可以停用或减量,其中 52% 患者完全停药。只有 14% 患者因治疗失败需要进一步行外科手术治疗。Hill 分级 Ⅰ-Ⅱ级、无食管裂孔疝或裂孔疝≤2cm、食管动力正常及使用更多的加固器是手术成功的预测因素。

MUSE 内镜下胃底折叠术

操作流程和适应证

超声外科内镜吻合器(the medigus ultrasonic surgical endostapler,MUSE)将软性内镜、吻合器和超声结合在一起,操作过程需在全身麻醉下进行(图 9.3)。用超声测量胃食管交界处上方 1~3cm 处食管组织和胃底之间的相对组织厚度,将两者之间对准后,通过 5 个吻合钉来折叠组织并吻合,以形成胃食管折叠。将装置旋转 90°,并重复上述步骤 2 次,最终完成 180° 的折叠。在进行了临床前试验和多中心临床试验后,该操作于 2012 年获得了 FDA 的批准。

由于缺乏足够的临床数据,明确的手术适应证尚未确定,但临床研究中纳入的胃食管反流病患者多为症状持续超过 1 年,且对质子泵抑制药至少部分有效。一般认为下列患者不适宜进行手术:体重指数>35 kg/m²、严重的食管炎、存在胃食管反流病并发症、长段 Barrett 食管或食管裂孔疝>3cm。

循证证据

最初的临床研究对比了 MUSE 内镜下胃底折叠术($N=11$)和腹腔镜下胃底折叠术($N=16$),结果发现 MUSE 手术时间需要 89min,而腹腔镜下胃底折叠术仅需 47min($P<0.05$),MUSE 组的住院时间也明显长于对照组(3d vs. 1.2d,$P<0.05$)。术后 6 个月,两组 GERD-HRQL 评分均有明显改善,质子泵抑制药使用率

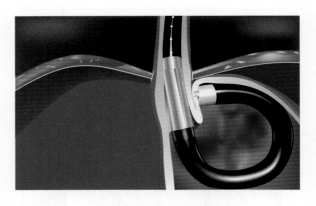

图 9.3　MUSE

利用超声使胃食管交界处上方 1~3cm 处食管组织和胃组织对齐吻合。MUSE 在一个内镜下即可完成。(与 EsophyX 的区别在于后者还需要第二个内镜才能实现可视化)。

均有降低,但 MUSE 组药物使用高于对照组(27.3% vs. 6.3%,$P=0.131$)。MUSE 组有 1 例食管穿孔,术后通过置入食管支架治疗。由于和腹腔镜下胃底折叠术相比,MUSE 术后药物使用率更高,手术时间更长,并发症发生率更高。作者认为,目前 MUSE 内镜下胃底折叠术不如腹腔镜下胃底折叠术,但在某些患者中可能具有一定价值。

最近,一项纳入了 69 名患者的前瞻性多中心队列研究报告了他们的研究结果。66 名患者随访至 6 个月,其中 73% 患者 GERD-HRQL 评分下降超过 50%,65% 患者不再需要每天服用质子泵抑制药。术后食管酸暴露明显降低,但仍未降至正常。最常见的不良反应是胸痛和咽喉痛。1 名患者出现脓胸需要行胸腔造口术,另有 1 名患者因消化道出血需要行内镜治疗。2 名患者因症状持续存在而进一步行腹腔镜下胃底折叠术,手术难度并未增加。与腹腔镜下胃底折叠术相比,MUSE 手术没有出现明显吞咽困难、腹胀或不能打嗝等不良反应。

总结

胃食管反流病是一种常见疾病,可能会影响到患者的生活。所有具有典型症状的患者都应该进行药物诊断性治疗。质子泵抑制药治疗有一定

疗效，但持续治疗超过 6 个月症状仍无法完全缓解的患者可以考虑进一步抗反流治疗。目前，内镜治疗似乎更适用于至少部分对质子泵抑制药治疗有效、胃食管交界处解剖变化最小（即食管裂孔疝＜2cm）和食管动力正常的患者。对于担心药物以及外科手术治疗不良反应的患者，内镜治疗也是不错的选择。

射频治疗是目前研究最多的内镜下治疗方式，选择合适的患者，术后 10 年仍然可以达到症状持续改善，药物使用量明显减少。应用 EsophyX 设备进行的经口无创胃底折叠术最长随访了 3～6 年，患者药物使用量和症状评分均有改善，但长期效果尚不清楚。MUSE 的研究数据更加少，目前来看短期治疗可能有效。将来需要进一步研究以确定最佳的治疗人群及长期疗效。

（姜元喜 **译** 陈莹 滕世峰 **校**）

参考文献

［1］ Bonatti H et al. *J Gastrointest Surg* 2008，12（2）：373-81，Review.

［2］ Heidelbaugh JJ et al. *Am Fam Physician* 2008，78（4）：483-8.

［3］ Auyang ED et al. *Surg Endosc* 2013，27（8）：2658-72.

［4］ Vakil N. *Best Pract Res Clin Gastroenterol* 2010，24（6）：759-64.

［5］ Dallemagne B et al. *Surg Endosc* 2006，20（1）：159-65.

［6］ Ross SB et al. *Am J Surg* 2013，206（1）：47-51.

［7］ Locke GR 3rd et al. *Ann N Y Acad Sci* 2013；1300：166-86.

［8］ Triadafilopoulos G. *World J Gastroenterol* 2014，20（24）：7730-8.

［9］ Triadafilopoulos G et al. *Gastrointest Endosc* 2002，55（2）：149-56.

［10］ Corley DA et al. *Gastroenterology* 2003，125（3）：668-76.

［11］ Coron E et al. *Aliment Pharmacol Ther* 2008，28（9）：1147-58.

［12］ Arts J et al. *Am J Gastroenterol* 2012，107（2）：222-30.

［13］ Perry KA et al. *Surg Laparosc Endosc Percutan Tech* 2012，22（4）：283-8.

［14］ Noar M et al. *Surg Endosc* 2014，28（8）：2323-33.

［15］ Reavis KM et al. *Expert Rev Med Devices* 2014，11（4）：341-50，

［16］ Jobe BA et al. *Ann Surg* 2008，248（1）：69-76.

［17］ Cadière GB et al. *Surg Endosc* 2008，22（2）：333-42.

［18］ Cadière GB et al. *Surg Endosc* 2009，23（5）：957-64.

［19］ Cadière GB et al. *World J Surg* 2008，32（8）：1676-88.

［20］ Demyttenaere SV et al. *Surg Endosc* 2010，24（4）：854-8.

［21］ Wendling MR et al. *Surg Endosc* 2013，27（10）：3754-61.

［22］ Trad KS et al. *Surg Innov* 2015，22（1）：26-40.

［23］ Hunter JG et al. *Gastroenterology* 2015，148（2）：324-333. e5.

［24］ Testoni PA et al. *Surg Endosc* 2015，29（9）：2770-80.

［25］ Kauer WK et al. *Surg Endosc* 2009，23（12）：2728-31.

［26］ Danalioglu A et al. *Dig Endosc* 2014，26（1）：37-42.

［27］ Zacherl J et al. *Surg Endosc* 2015，29（1）：220-9.

第10章

上消化道内镜下黏膜切除术、内镜黏膜下剥离术及内镜下全层切除术

D. TAMI YAMASHITA AND JAMES ELLSMERE

内镜下切除术在上消化道中作用

针对上消化道局限于黏膜内的病变所行的内镜下切除技术早在 20 世纪 80 年代便已开展起来。内镜下黏膜切除术（endoscopic mucosal resection，EMR）及内镜黏膜下剥离术（endoscopic submucosal dissection，ESD）可通过内镜将局限在黏膜及黏膜下层的病变予以切除。两种技术的切除深度均是在黏膜下层与固有肌层之间。内镜全层切除术（endoscopic full-thickness resection，EFTR）则是可将胃肠道病变予以全层切除。对于恶性病灶而言，内镜下切除技术的合理应用，主要取决于病灶是否具有极低的淋巴管浸润风险，以及不高于手术切除伴淋巴结清扫相关的死亡风险。内镜下切除技术并没有绝对的适应证，在北美相关指南中，由于淋巴管浸润的潜在风险无法彻底根除，因此外科手术伴淋巴结清扫作为一种治疗方案适用于所有恶性病变。当遇到患该类疾病的患者时，我们必须权衡利弊，评估手术切除相关的死亡风险与内镜下切除不净致恶性组织残留的风险孰高孰低。

对于食管腺癌及鳞状细胞癌而言，美国国家综合癌症网络（National Comprehensive Cancer Network，NCCN）对适合于内镜下切除的病灶进行了简要概述。比较合适的病灶主要应为不伴有淋巴管侵袭及差分化成分的黏膜内病变，包括 Tis 及 T1a 期食管癌。在行内镜下切除术时，对该类病灶的切除范围的大小必须充分掌控，切除直径需＜2cm。这个尺寸范围是由国家癌症数据库分析食管表浅癌相关数据后得出的结论。

该数据分析显示，在低级别病变中，与所有 T1a 病灶 5％的淋巴管侵袭风险相比，该切除范围可将淋巴管侵袭的风险降至 0.5％。NCCN 指南同时还建议病灶周围残留的肠上皮化生应当通过射频消融技术或光动力学治疗等消融技术根除干净。

适合于内镜下切除的胃腺癌与食管癌有着类似的切除范围。此类能在内镜下切除的病灶通常是分化较好、无淋巴管浸润且病灶直径＜2cm 的黏膜层 Tis 及 T1a 病变。内镜下切除胃部病变的证据大部分来自拥有上消化道内镜检查高普及率及胃癌高检出率的亚洲地区。针对早期胃癌采用内镜下切除术的建议主要来自于日本的里程碑式的研究。对淋巴管转移风险的评估主要根据病理学标准。虽然黏膜内癌的淋巴管转移的发生率是3％，但在一回顾性病理学研究中精选出的一亚组数据证实，黏膜内癌的淋巴结转移的风险几乎为零。这一亚组主要是分化程度不同、直径＜3cm 且无淋巴管侵袭或溃疡形成的胃黏膜内癌。

对于黏膜下肿瘤而言，如胃肠道间质瘤，内镜下全层切除术可作为腹腔镜下切除的替选方案。由于这样的病灶来源于肌层，因此内镜下全层切除治疗是需要的。对于几乎没有淋巴管侵袭的胃肠道间质瘤，淋巴结切除术通常并不必要。

内镜下黏膜切除术

内镜下黏膜切除术（endoscopic mucosal resection，EMR）是在针对带蒂病灶的圈套息肉切除术上的改进技术。EMR 术可切除那些无蒂扁平的黏膜病变。EMR 的宗旨是，从固有肌层分离

黏膜以利于将病灶行整体切除。没有这些辅助技术,单纯的圈套切除会切入黏膜病灶的边缘,破坏病灶的完整性,以致无法完整切除病灶。

在行 EMR 术时,首先要通过将生理盐水或胶体溶液注入黏膜层以下来将黏膜与固有肌层分开。这一技术已广泛用于息肉切除治疗。

接着,操作者需将黏膜病灶抬举起,以实现病灶的完整切除。随着内镜设备的改进,这些辅助技术不断演化。该辅助技术首次记载于 1985 年,最初被描述成"剥离活检术"。该技术需要一根双钳道胃镜,这样操作者可在内镜下借助持物钳抬举病灶,再进行后续的圈套器切除治疗(图 10.1)。

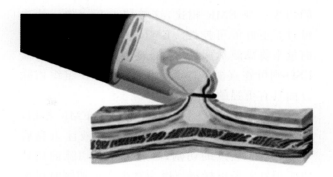

图 10.2　EMR 结合透明帽辅助内镜(From Gotoda T et al. J Gastroenterol 2006;41:929-42)

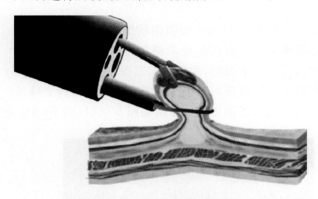

图 10.1　剥离活检技术(From Gotoda T et al. J Gastroenterol 2006;41:929-42)

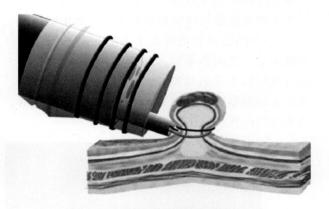

图 10.3　EMR 结合静脉曲张套扎术(From Gotoda T et al. J Gastroenterol 2006;41:929-42)

透明帽辅助内镜的研发是通过吸引技术来代替持物钳实现黏膜病变的抬举。EMR 结合透明帽辅助内镜最初被记载于 1992 年。该技术中,圈套器切除得到了广泛应用。操作者借助吸引技术将需要切除的黏膜病变吸入透明帽中实现抬举,然后利用圈套器将黏膜和黏膜下层切除(图 10.2)。

静脉曲张套扎术因能将病灶以"息肉"的方式抓取而逐渐用于 EMR 术。这类技术最初记载于 2006 年,因其能直视圈套切除靶病灶基底部而优于前文讨论过的技术。该技术需要预先安装透明帽,将透明帽和套扎器装配于胃镜前端。将套扎器经活检孔道伸入病灶处,然后将病灶吸入透明帽,用套扎环套入病灶基底将其勒成"息肉样",随后借助圈套器将其切除(图 10.3)。

当应用透明帽辅助内镜行 EMR 术时,如果病灶并未侵入肌层,那么黏膜组织可被有效地吸入透明帽。但如果病变已侵犯至固有肌层或黏膜

下,或之前曾行内镜下切除而留有瘢痕,那么,此类病灶的黏膜组织便无法有效地吸入透明帽。如果借助套扎行 EMR 术,黏膜亦将因抬举困难而无法将套扎环套入病灶基底。

限制 EMR 使用的主要因素是病灶的大小。由于该类技术只能向一个方向来抬举黏膜,即只能借助抓钳或将病灶吸引入透明帽来实现抬举目的,所以只有小病灶能够借助此类技术而被完整切除。EMR 能切除的最大病灶是 2cm。由于人们不断致力于研发能够切除更大病灶(尤其是胃内病变)的内镜下切除术,因此内镜黏膜下剥离术应运而生。

内镜黏膜下剥离术

内镜黏膜下剥离术(endoscopic submucosal dissection,ESD)可以在直接显示黏膜下切缘及

侧切缘。与 EMR 相比,这类技术在切除病灶边缘时有更好的可控性。EMR 仅能提供一种张力向量来将黏膜从肌层上方分离然后予以切除,而 ESD 则可在直视条件下行切除操作,在组织切除方面具有更强的操控力。

ESD 共包括三个核心步骤。与 EMR 相似,ESD 也需要先将生理盐水或胶体溶液注入黏膜下层以利于后续的切割,然后将需要切除的病灶边缘用针刀予以标记。因为黏膜在被切割时可出现挛缩,忽视黏膜的这一特点可能会影响后续对病灶边缘的有效切除。因此,这些烧灼出的表浅痕迹可被用作指导后续切除的路线图。操作时,刀头绝缘端需插入黏膜与肌层之间以防止切割时导致肌层穿孔,而在绝缘端上方的切割刀则用来分离标记点之间的黏膜。最后,用针刀将黏膜从固有肌层给予分离切割。而在这步切割过程中,可能会遇到黏膜下的血管,此时需谨慎小心地剖离及烧灼以获得最佳视野(图 10.4)。

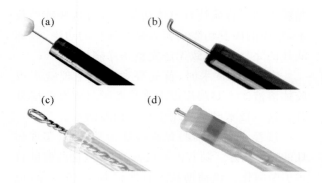

图 10.4　用于 ESD 的针刀

(a)IT 刀(尖端绝缘刀);(b)钩刀;(c)Flex 刀;(d)Dual 刀。(Image Courtesy of Olympus America Inc.)

ESD 需要用到透明帽辅助内镜,内镜先端的透明帽可以将组织推离摄像镜头及针刀,有助于改善内镜下视野,为后续切割操作提供最佳视野。借助透明帽还可将黏膜瓣向上牵拉,以利于确认结缔组织层而更好地分离黏膜及肌层(图 10.5)。

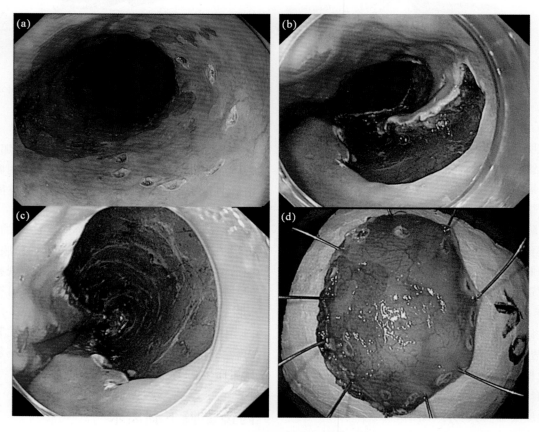

图 10.5　早期食管腺癌 ESD

(a)标记;(b)环周切开;(c) ESD 后创面;(d)切除后标本。[From Bhatt A et al. Am J Gastroenterol 2015;110(6):784-91]

内镜下黏膜切除术与内镜黏膜下剥离术间的比较

限制 EMR 使用的因素主要取决于靶病灶的尺寸。由于借助透明帽吸引技术仅能抓取直径 2cm 的黏膜。因此，当病灶＞2cm 时，EMR 可能会导致病灶切除不完整而增加局部复发风险。ESD 技术能够根据病灶的具体情况决定切除方式，且不受限于病灶的大小。与 EMR 相比，ESD 在实现整块切除病灶方面明显优于 EMR。此结论在关于食管及胃病灶切除方面的 meta 分析结果中得以证实。即胃部病灶 ESD 与 EMR 完整切除率分别是 91.7% 和 52.1%，而食管病灶 ESD 与 EMR 完整切除率分别是 97.1% 和 49.3%。还有一些研究表明，当病灶＜1.5cm 和 0.7cm 时，ESD 和 EMR 的完整切除率无明显差别，但前面提及的 meta 分析中，该结论仍存在争议。

但是与 EMR 相比，ESD 的操作时间更长，相关并发症的发生率更高。美国胃肠病学会的一篇综述指出，ESD 的时长大约是 84.0±54.6min，而 EMR 则是在 25.8±25.9min。ESD 的穿孔率是 4%～10%，而 EMR 的穿孔率是 0.3%～0.5%。这反映了 ESD 更加艰难的学习过程。行 ESD 术时，由于内镜柔软灵活，操作时镜身无法保持恒定，因此操作者在切割组织时需保持谨慎，并拥有充足的耐心和熟练的技术。评估显示，要想基本掌握 ESD 技术，操作者需完成 30 例 ESD，要想能够处理比较棘手的病灶，操作者需完成 80 例 ESD。鉴于学习过程困难度比较大，早癌检出率较低的中心很难快速开展该项技术，因为有效根治早癌往往是开展此项技术的出发点。

内镜下全层切除术

内镜下全层切除术（endoscopic full thickness resection，EFTR）能够将胃肠道病灶行全层切除。该操作可单独借助内镜技术或结合腹腔镜检查来实现。目前，该项技术组要用于切除较小的黏膜下肿瘤，如胃肠间质瘤，即具有较低的淋巴管浸润风险并适合局部切除的肿瘤。大部分全层切除技术不能用于黏膜病变，因其可能会增加腹腔恶性种植的风险。但目前，越来越多的人开始将此类技术用于不适合 EMR 或 ESD 的黏膜病灶。为了防止腹腔种植，人们开始结合多种技术来尝试将黏膜从腹腔内完整的分离出来。该内容将在下一章讲解。

内镜下全层切除术（全内镜操作）

EFTR 专门是指仅用内镜行内镜下全层切除的技术。该技术难点主要是切除端的闭合技术。目前，已有部分案例对该类技术进行了相关描述，即使用一种叫作 Over-the-Scope 闭合设备（OTSC，Ovesco Endoscopy）。这类技术的研发主要用于经自然腔道内镜手术（natural orifice transluminal endoscopic surgery，NOTES）中肠切开后的闭合。

全层切除主要是内镜与针刀的结合技术，但这一技术可导致肠管被全层切开而致穿孔。而使用 OTSC 设备可以夹闭创面切口。用双臂抓取器可以将肠管创面开口对端聚拢夹闭，即将两侧断端吸入 OTSC 设备后，用 OTSC 金属夹夹闭断端。如果夹闭未成，可给予内镜下金属钛夹行辅助治疗。鉴于夹闭肠管切口困难度较大，单纯 EFTR 已被限制使用于较小病灶。使用 OTSC 设备的病例系列报道将病灶直径限制在 3cm 以内（图 10.6）。

混合内镜-腹腔镜全层切除术

为了克服封闭肠管切口的困难，全层切除操作也可结合腹腔镜技术，双镜联合即腹腔镜联合内镜手术治疗（laparoscopic and endoscopic cooperative surgery，LECS）是将内镜黏膜下切除术与腹腔镜下浆膜切除术相结合，借助腹腔镜下闭合钉行肠管切口闭合。LECS 最初用于黏膜下肿物的局部切除。在这项应用中，ESD 以黏膜下病灶为中心画圆切割，以保证病灶完整不被破坏。随后，沿着 ESD 切口的 3/4～2/3 从固有肌层至浆膜层行全层切除术。肠管的创面可以通过腹腔镜下缝合或钉合给予封闭。这类技术的发展主要是防止在切除黏膜下病灶时，正常胃组织的过度

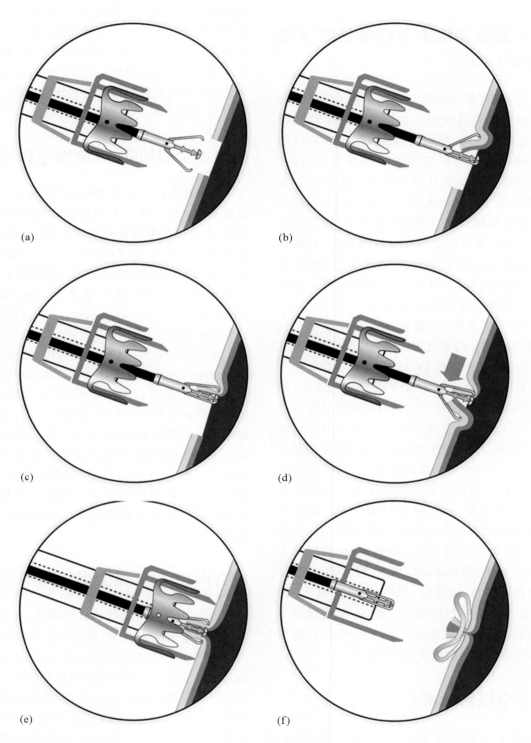

图 10.6 OTSC 金属夹的应用

(a-d)用双臂抓取夹抓取肠管切口的边缘;(e)放置金属夹;(f)释放金属夹。(From Weiland T et al. Surg Endosc 2013;27:2258-74)

切除,尤其是围绕食管胃结合部或幽门周围具有重要功能的组织。来自日本的 4 个相关病例系列报道共收集了 68 名患者的数据,显示其操作时间在 156～172min。

一些作者担心上述操作可能导致恶性细胞或肠内容物在腹腔内的扩散,以及是否适用于黏膜内癌(图 10.7)。

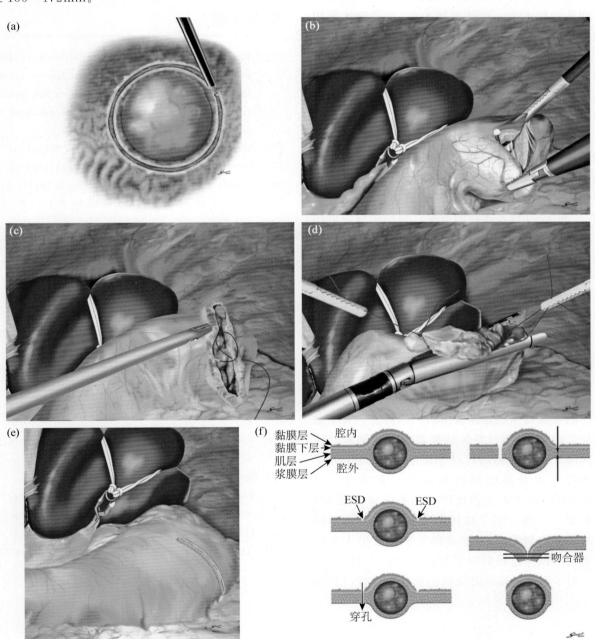

图 10.7　LESC 的操作过程

　(a)用 IT 刀行内镜黏膜下切除术;(b)借助 IT 刀行全层切除术;(c)利用缝合技术在肠切口处行暂时性缝合;(d)用腹腔镜缝合钉进一步封闭肠切口;(e)成品;(f)LECS 操作术的概念图。(From Hiki N et al. Dig Endosc 2015;27:197-204)

有一种方法可降低腹腔被污染的风险,即适用于上皮肿瘤的非暴露技术腹腔镜-内镜联合入路肿瘤切除术(CLEAN-NET)。该类技术主要是借助腹腔镜将病灶切除,并联合内镜确认肿瘤在被切除的标本中。在这项技术中,黏膜病灶先用内镜予以标记,然后操作者围绕病灶等距四定点行全层缝合,并围绕此等距四定点行腹腔镜浆膜肌膜切割术。一旦切割完成,整个样本包括周围黏膜将被缝合的四个定点托举起来。随后,借助闭合钉在腹腔镜将样本切除。

与 EMR 或 ESD 相比,该类技术对黏膜病灶切除理论上的优势是可将有癌细胞残存(即导致局部复发)可能的淋巴及引流静脉连带病灶行完整切除。但是,这类技术仍需要改进,且仍缺乏与 EMR 和 ESD 直接比较的数据。全层切除也适用于那些既往行 EMR 或 ESD 未成功完整切除黏膜病灶的患者。一些病灶因既往曾尝试过内镜切除,其黏膜下及固有肌层之间可能存在的瘢痕会增加再次行 EMR 或 ESD 的难度。而全层切除术则可克服上述困难。

总结

现今,内镜下切除低淋巴管浸润风险的恶性肿瘤的相关技术已逐渐吸引人们的目光。对于黏膜病灶而言,可通过特异的病理特点预测淋巴转移风险。针对这类病灶,EMR 或 ESD 可作为代替外科手术及淋巴结清扫的第三种方法。与 ESD 相比,由于大量内镜中心的积极开展,EMR 已被更广泛地应用于临床。虽然 ESD 有着更高的病灶整块切除率,其更高的并发症发生率及耗时更长的操作过程限制了 ESD 的广泛开展。

对于淋巴转移风险极低的黏膜下病灶,EFTR

或内镜联合腹腔镜技术比较适合。可防止腹腔恶性种植的全层切除技术仍在不断研发中。

(李姗姗 **译** 陈莹 滕世峰 **校**)

参考文献

[1] National Comprehensive Cancer Network. Esophageal and Esophagogastric Junction Cancer Guidelines. Available at: http://www. nccn. org/professionals/physician_gls/pdf/esophageal. pdf. Last accessed April 2015.

[2] Merkow RP et al. *J Natl Cancer Inst* 2014;106(7).

[3] Gotoda T et al. *J Gastroenterol* 2006;41:929-42.

[4] Gotoda T et al. *Gastric Cancer* 2000,3(4):219-25.

[5] Bhatt A et al. *Am J Gastroenterol* 2015,110(6): 784-91.

[6] Park Y-M et al. *Surg Endosc* 2011;25:2666-77.

[7] Guo H-M. *World J Gastroenterol* 2014,20(18): 5540-7.

[8] Ishihara R et al. *Gastrointest Endosc* 2008;68: 1066-72.

[9] Wantanabe T et al. *Hepatogastroenterology* 2010; 57 (99-100):668-73.

[10] Kantsevoy SV et al. *Gastrointest Endosc* 2008;68: 11-8.

[11] Tejada AHd. *World J Gastrointest Endosc* 2014,6 (4):112-20.

[12] Fukami N. *Gastrointest Endosc Clin N Am* 2014,24 (2): 161-326.

[13] Schlag C et al. *Endoscopy* 2013,45(1):4-11.

[14] Weiland T et al. *Surg Endosc* 2013;27:2258-74.

[15] Abe N et al. *Surg Endosc* 2009,23(8):1908-13.

[16] Hiki N et al. *Dig Endosc* 2015;27:197-204.

[17] Abe N et al. *Dig Endosc* 2013;25(Suppl 1):64-70.

第11章

肥胖患者的内镜治疗

AUSTIN L. CHIANG AND MARVIN RYOU

简介

据世界卫生组织（WHO）称，肥胖被公认为世界上可预防死亡的主要原因之一，目前肥胖在世界范围内造成的死亡人数已超过了体重过轻所致死的人数。2014年，世界卫生组织报告称，全世界有超过6亿人患有肥胖症。在美国，有近35%的人被认为肥胖（BMI≥30kg/m²），而近17%的美国人被认为是病态肥胖（BMI≥40kg/m²）。近年来，自我报告提示病态肥胖者增加了70%。肥胖是糖尿病、血脂异常、阻塞性睡眠呼吸暂停和骨关节炎等疾病的重要危险因素。此外，与正常体重的人相比，肥胖提高了人均保健费用，截至2008年，美国经济的负担估计为1470亿美元。

对经历传统锻炼和饮食调整方法失败的肥胖患者，如果有病态肥胖或BMI≥35kg/m²并伴有高血压或糖尿病等肥胖相关疾病的患者应实施减肥治疗，最常见的手术方法有腹腔镜胃袖切除术、Roux-en-Y胃分流术和腹腔镜可调胃束带术，然而，此类手术并发症的发生率并非少见；最近对2003—2012年的文献进行了系统回顾，发现并发症发生率为11%～23%，因此，内窥镜手术越来越有吸引力，不仅因为它们减少了侵入性，还因为它们潜在的可逆性和成本效益。

根据美国胃肠内镜学会（ASGE）和美国代谢与减肥外科学会（ASMBS）对内镜减重治疗工作组的研究，内镜治疗原发性肥胖的有效阈值应为12个月减重25%（%EWL），本章主要讲述内镜减重的治疗方法，包括减少胃容积、抑制食物吸收及其他创新性策略。

胃内球囊扩张疗法

目前，胃内球囊是美国食品和药物管理局（FDA）批准的唯一一种专门用于内镜治疗肥胖的器械（在撰写本文时，Orbera气球和重塑双球囊均已获FDA批准，本文将对两者进行讨论）。

Garren-Edwards球囊是1985年获得FDA批准的第一款球囊设备；然而，与对照组相比，该装置未能证明其有效性，并且在缩小后出现了严重的梗阻性并发症，导致其在1992年自行退出市场。

20世纪90年代，由Allergan，Inc.（Irvine，California）生产的生物胃内球囊（BIB）在全球已有超过22万名患者使用。2015年，FDA批准其在美国BMI 30～40kg/m²的肥胖患者中使用（现在以阿波罗内镜手术器械：Orbera胃内球囊名称在得克萨斯州奥斯丁市上市）（图11.1），经内镜放置的球囊内充满了含有生理盐水和亚甲蓝的450～700ml溶液，如果球囊破裂，亚甲蓝会改变液体的颜色。一般球囊会在胃中保持6个月左右时间，需与饮食调节一同进行。在一项对500名患者进行的5年随访研究中，83%的患者在6个月时%EWL达到了＞20%的水平，虽然摘除后5年的平均%EWL仅为12.97%，但195例患者中有46例（23%）在摘除后5年仍能保持%EWL＞20%。虽然Orbera通常植入时间为6个月，但重复球囊植入也是可行的，并且被证实有助于维持或恢复减重，促进糖尿病、高血压和阻塞性睡眠呼吸暂停的改善。

根据术前减肥可能减少不良事件和改善手术

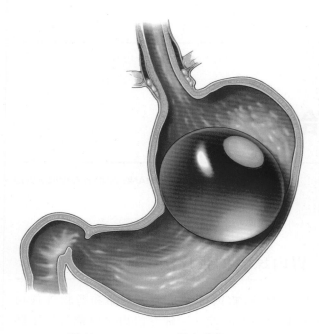

图 11.1　Bioenterics 胃内球囊(BIB)

结果的观点,Orbera 球囊也被研究作为原发性减肥手术前的桥接治疗。但是数据结果褒贬不一,虽然一些研究显示,术前使用 Orbera 减轻了体重,使患者术后住院时间更短,术中不良事件更少,但其他研究发现术前使用球囊减轻体重并没有任何好处。

另一款获得 FDA 批准的球囊设备为重塑双气囊系统(重塑医疗,圣克莱门特,加利福尼亚州),每个球囊内充满了 450ml 生理盐水和乙烯蓝,也在胃中留置 6 个月。在一项随机前瞻性试验中,6 个月的％EWL 为 25.1％,而仅进行饮食调整的受试者为 11.3％。其他正在研究的气球装置包括 Spatz 气球系统(Spatz Medical,Great Neck,New York),这是唯一可以调节的球囊;Obalon 球囊,一种充满氮气的可吞咽球囊,但最终需要内镜下取出;以及 Ellipse(Allurion Technologies,Wellesley,Massachusetts),这是一种吞服的胶囊,随后在胃内膨胀成胃石,并随着时间的推移最终降解,从而避免了内镜检查的放置和移除。然而,这些均为新技术,临床数据有限。

虽然胃内球囊通常被认为是非常安全的,只有少部分患者会出现溃疡和穿孔等严重并发症,但有报道称恶心和呕吐的发生率很高(高达 33.7％),有时需要通过移除球囊来解决。随着球囊设计的改进将进一步减少溃疡和球囊迁移等并发症的发生率,提高患者耐受性。

缝合疗法

通过折叠胃壁来达到减少胃容量的方法取得了初步进展,一些设备尝试通过形成胃内褶皱以减少胃容量。Bard EndoCinch 缝合系统(C. R. Bard,Inc. Murray Hill,New Jersey)是 FDA 批准的用于食管和胃组织的缝合设备,也是首个用于减重的内镜缝合系统,其迭代系统,又称为 RESTORe 系统设备(C. R. Bard,Inc. Murray Hill,New Jersey),可以进行更深、全厚度的缝合手术,操作时无须回收内镜且不需补线操作。RESTORe 装置用于经口胃减容(TGVR)手术,该手术通过胃底和胃体间断缝合达到胃减容的目的。

BMI 组 12 个月后的％EWL 为 27.7％±21.9％。但部分和完全松解率较高(1 个月后 83.3％)。

最新的缝合设备是 Apollo 内镜缝合设备(Apollo Endosurgery,Austin,Texas),这是一个 FDA 批准的安装在双通道的内镜上的设备。该设备用于内镜套筒式胃成形术(ESG),模仿腹腔镜套筒式胃切除术的预期效果,通过使用弯曲的针行全层缝合,通过隔离部分胃和创建一个套筒来限制胃的体积(图 11.2)。该设备允许内镜医师在不移除内镜的情况下及在保持可见性的情况下重新缝线。最近有研究描述了一种三角形的、运行缝线来折叠胃前壁、大弯和后壁,6 个月后的％EWL 高达 53.9％±26.3％,并且能够显著降低 BMI 和腰围。原发性肥胖多中心无切口缝合(PROMISE)试验目前正在进行中,用以研究内镜下使用缝线装置进行缝合作为主要减肥方法的效果。

另一种策略是原发性肥胖手术腔内(POSE)手术,使用无切口手术平台(IOP,USGI Medical,San Clemente,California),其中包括一个特殊的四通道导管,内镜与其他三个设备可以通过这个导管一起进入胃内,进行全厚度微型皱襞部署缝合点。147 例平均 BMI 为 38.0±4.8 kg/m² 的患者,1 年后平均总体重减轻16.6±9.7kg,％EWL

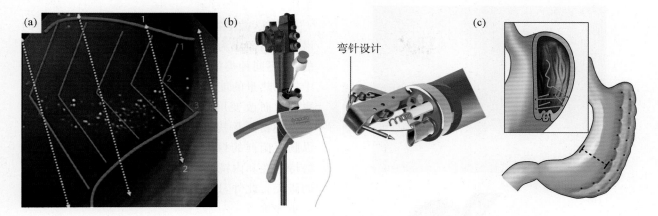

图 11.2　Apollo 内镜缝合线装置

（a）用来制造 ESG 的缝合模式；（b）用于创建 ESG 的全层内镜缝合装置；（c）从纵切面角度描述了胃大弯内陷形成一个狭窄的袖，使胃的功能容量减少了 80％。

为 44.9％±24.4％，无任何严重的长期不良事件。这种策略 1 年的持续性和改善由于肥胖导致的并发症的潜力尚未完全确定。在经验丰富的内镜医师手中，这些限制性的内镜手术不仅有效而且安全，因为迄今为止还没有严重的不良事件或手术相关死亡报道。

吸收不良策略

内镜屏障（EndoBarrier）（GI Dynamics, Lexington, Massachusetts）最初是为治疗不受控制的 2 型糖尿病而设计的，它是一种不透水的特氟隆套管，在内镜下通过胶囊运送，到达十二指肠球部后，能继续前进 65cm 进入空肠近端，并在该位置保留 12 个月（图 11.3）。该装置允许食物绕过十二指肠和近端空肠，延迟食物和胰胆分泌物混合及吸收，3 个月后，患者的平均%EWL 为 19.0％（对照组为 6.9％），BMI 降低 5.5 kg/m²。同样，糖尿病指标在 1 年后也能显著改善，表现为糖化血红蛋白血浓度平均下降 2.4％。尽管有这些好处，但由于肝脓肿发生率高（据制造商报道，在 325 名受试者中发生率为 3.5％），此试验于 2015 年年中终止。进一步研究计划尚未确定。ValenTx 套管（ValenTx, Inc. Hopkins, Minnesota）采用了与内镜屏障（EndoBarrier）类似的策略，虽然它的放置需要腹腔镜辅助，但是能够绕过胃直接从胃食管交界处延伸到空肠中部。

吸引疗法

Aspire 辅助装置（Aspire Bariatrics, King of Prussia, pennsylvania）是一种经过改进的内镜置入的硅胶胃造瘘管，需要连接到一个外部设备，能够吸收人们在进食 20min 后食物的 1/3。在一项 18 例患者的试点研究中，随机接受该设备的个体在 1 年后平均总体重（TBW）减轻 18.3％（49％±24.4％ EWL），2 年后平均总体重减轻 20.1％±9.3％（54.6％±31.7％ EWL）。目前，该设备正待 FDA 批准。

幽门十二指肠闭合设备

Transyloric Shuttle（BAROnova Inc. Goleta, Califor nia）由两个大小不等的球形硅球连接后形成的一个设备，小的硅球能够间歇性地进入十二指肠并阻塞幽门。澳大利亚研究人员研究发现，6 个月后的%EWL 可达 41％，尽管 2 名患者由于胃溃疡需要早期移除。在撰写本文时，一项多中心随机对照试验的招募正在进行中。

发展趋势

虽然一些内镜减肥疗法已经表现出了显著的减肥效果，但和其他为寻求与肥胖相关的代谢疾

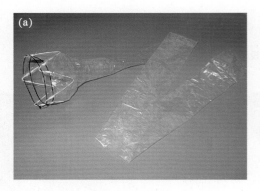

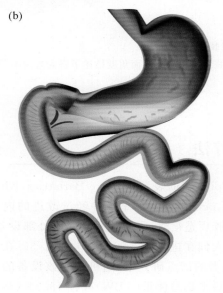

图 11.3　内镜屏障

（a）内镜屏障 DJBS 由一个 60cm 的不渗透氟聚合物套管和一个带倒刺的镍钛合金锚组成。需要使用聚丙烯拉绳用于移除该装置。（b）肠壁内肠管的图示。该装置在十二指肠内镜下放置，在食糜和肠壁之间形成屏障，形成十二指肠-空肠旁路效应。

病改善的设备相比，如 2 型糖尿病，即使患者可能在这个过程中经历相当大的体重减轻，其相关代谢疾病也不能得到很好的改善。其中一个这样的设备是 Revita 十二指肠黏膜表面置换手术（Fractyl 实验室，剑桥，马萨诸塞州），其中十二指肠黏膜细胞被烧蚀，可能导致肠内分泌细胞信号的改变和糖尿病的改善。无切口吻合系统（IAS），顾名思义，使用内镜和自组装磁铁建立完全内镜操作下的肠内双通道旁路。由 GI Windows（波士顿，马萨诸塞州）开发的 IAS 设备也寻求针对 2型糖尿病的解决方案，但临床研究的结果悬而

未决。

此外，微生物群也因其在肥胖发病机制中的潜在作用而成为研究的目标，虽然可能是多因素的，但不同种类的细菌可能在从某些类型的食物中提取热量的能力上有所不同，对肠道黏膜产生影响从而改变屏障功能，或直接修改宿主基因。对微生物群及其机制的进一步了解，从而达到操纵肠道菌群的目的，用于肥胖患者的治疗。减重的持久性和内镜减肥手术的长期结果需要进一步的研究。此外，这些新战略的成本效益也值得进一步评价。

总结

内镜减肥治疗旨在为病态肥胖患者提供一种安全、有效的微创减肥选择，特别是对于那些可能不适合手术或拒绝手术的患者。大多数内镜减肥方法也被证明可以改善糖尿病和高血压等共病。这些手术的长期结果和成本效益尚未完全了解。FDA 发现，近期在该领域获批的设备（两个胃内气囊）数量有所增加，未来 12～24 个月，可能还会有几个获得批准。

（王振翔 **译**　陈莹　滕世峰 **校**）

参考文献

[1] World Health Organization. Obesity and Overweight: Fact Sheet no. 311, accessed November 14, 2015, http://www. who. int/mediacentre/factsheets/fs311/en/.

[2] Ogden CL et al. *JAMA* 2014,311(8):806-14.

[3] Sturm R et al. *Int J Obes* （2005）2013,37(6):889-91.

[4] Finkelstein EA et al. *Health Affairs*（*Project Hope*）2009,28(5):822-31.

[5] Chang SH et al. *JAMA Surg* 2014,149(3):275-87.

[6] ASGE/ASMBS Task Force on Endoscopic Bariatric Therapy, Ginsberg GG et al. *Gastrointest Endosc* 2011,74(5):943-53.

[7] Kotzampassi K et al. *Obes Surg* 2012,22(6):896-903.

[8] Alfredo G et al. *Surg Obes Relat Dis* 2014,10(2):

307-11.

［9］ Busetto L et al. *Obes Surg* 2004,14(5):671-6.

［10］ Leeman MF et al. *Obes Surg* 2013,23(8):1262-5.

［11］ Ponce J et al. *Surg Obes Relat Dis* 2015,11(4):874-81.

［12］ ASGE Bariatric Endoscopy Task Force, ASGE Technology Committee, Abu Dayyeh BK et al. *Gastrointest Endosc* 2015,81(5):1073-86.

［13］ Brethauer SA et al. *Surg Obes Relat Dis* 2012;8(3):296-303.

［14］ Sharaiha RZ et al. *Endoscopy* 2015,47(2): 164-6.

［15］ Lopez-Nava G et al. *Endoscopy* 2015, 47(5): 449-52.

［16］ Lopez-Nava G et al. *Surg Obes Relat Dis* 2015,11(4):861-5.

［17］ Schouten R et al. *Ann Surg* 2010,251(2): 236-43.

［18］ Cohen RV et al. *J Clin Endocrinol Metab* 2013,98(2):E279-82.

［19］ GI Dynamics Concludes ENDO Trial（News Release）. Boston, MA. GI Dynamics. July 30, 2015. Available from: http://investor. gidynamics. com/investors/news-and-events/press-releases/press-release-details/2015/GI-Dynamics-Concludes-ENDO-Trial/default. aspx.

［20］ Sullivan S et al. *Gastroenterology* 2013,145(6): 1245-52. e1-5.

［21］ Marinos G et al. *Surg Obes Relat Dis* 2014,10(5): 929-34.

［22］ Ryou M et al. *Gastrointest Endosc* 2011,73(2):353-9.

第12章

上消化道内镜治疗性应用Ⅵ：改良减重技术——缝合，硬化剂治疗

HANS F. FUCHS, CRISTINA R. HARNSBERGER, AND GARTH R. JACOBSEN

简介

在过去的 20 年里，美国成人的肥胖症和病态性肥胖症发病率已增长到了流行病的程度，即目前已有 1/3 的美国人口患有肥胖症。而针对肥胖症的治疗主要包括一级预防、饮食调整措施、行为矫正、药物治疗及减重手术。自微创技术问世以来，肥胖症的外科手术治疗开始飞速发展并取得了显著的成功。目前，减重代谢外科术式最常见的有腹腔镜可调节胃束带术、腹腔镜胃旁路术和腹腔镜胃袖状切除术。而 Roux-en-Y 胃旁路术（Roux-en-Y gastric bypass，RYGB）是目前治疗的金标准，且是世界上应用最广泛的减重手术之一。尽管上述治疗可以获得令人满意的减重成果，但仍有近 20%～30% 的患者减重失败或体重再次反弹。对于这类患者可采取的措施是严格的营养或医疗减重项目，或是改良外科手术。不太幸运的是，从长远观点来看，严格的非手术治疗已被证实无显著意义。通过开腹或腹腔镜行修正术与初期手术治疗相比，其并发症发生率及死亡率更高，且长远减重效果并不一致。

以经自然腔道内镜手术（natural orifice transluminal endoscopic surgery，NOTES）为基础，近年针对减重手术的内镜技术为那些适合改良手术但却不愿承担与这些复杂手术相关的并发症风险的患者打开了新的大门。在这一章，我们将讲述两种应用于改良减重手术的腔内技术：缝合与硬化剂治疗，并借此分享下我们的经验。

材料与方法

3 名独立的研究员利用 pubmed 的高级检索结合 MeSH 关键词"改良""减重"及"腔内"。搜索英文摘要并评估其与本文主旨的相关性。结合相关的出版物，我们将介绍硬化治疗及内镜下缝合术的主要操作过程和其优缺点。在内镜缝合部分，我们同时会分享使用腔内改良减重术（restorative obesity surgery endolumenal，ROSE）的经验。针对改良减重手术内镜治疗将在后续讨论。

硬化剂治疗

硬化剂治疗是通过在吻合口周围或胃囊组织内注射组织硬化剂尝试加强限制进食。即利用一个内镜注射针，将硬化剂注射于扩张的吻合口来达到目的。Spaulding 用平均 6ml 的鱼肝油酸钠注射治疗 20 个患者后，于 2003 年将这项技术予以首次描述。4 年后，Spaulding 等发表了针对减重失败人群行硬化治疗后随访一年的记录。在 32 个接受硬化治疗的患者中，90% 的患者出现体重减轻或体重平稳。剩余 10% 的患者体重仍继续增加。在这一年中，未发现与操作相关的并发症。继这些研究后，在 2007－2010 年期间，其他作者也陆续报道了注射硬化剂的相关经验。而在这些研究中，只有 30%～64% 的患者体重减轻。最大型的一次研究共序贯招募了 231 名患者完成 575 例硬化治疗术。在这项研究中，自最后一次硬化治疗后算起，分别有 92% 和 78% 的患者体重的回升趋势在第 6 个月和第 12 个月趋于稳定。这表明，

硬化治疗的效果可能是一过性的。

硬化治疗是一类并发症少、可多中心开展而无须特殊设备的一项操作。如果病情需要，该技术还较易重复。但是，它的治疗效果却差强人意，短期随访发现，此技术治疗后的患者体重减轻程度并不太大。目前，相关文献主要是短期回顾性的综述。

缝合术

以 NOTES 为技术背景，用于内镜下缝合的各种设备现已被开展研发并被用于内镜下改良减重手术中。其理念要么是限制扩张的胃空肠吻合口，要么是为了限制胃囊的尺寸。不同的设备和方法将会在下文予以介绍。目前，大部分相关设备在美国并未上市。

Bard EndoCinch 内镜缝合系统

内镜缝合系统（C. R. Bard, Inc. Murray Hill, New Jersey）主要包括一个固定于内镜末端可将组织吸入其中的空心胶囊。现已有多种缝合技术用于扩张的胃空肠吻合口。Schweizer 首次报道了用于减重手术的内镜缝合系统的操作。随后，大量研究人员陆续借助此技术完成了胃瘘的内镜修补术。在 2010 年，一项多中心随机对照研究问世。在这项研究中，有 96％行该缝合术的患者获得了减重效果或体重的稳定，对照组与之相比，仅有 78％获得上述效果。但由于术中对组织的抓取并非全层，因此该技术主要令人担心的方面是其疗效的持久性。

StomaphyX

StomaphyX 缝合系统（Endogastric Solutions, Inc. Redmond, Washington）是一种类似于前者但却能实现全层腔内操作的技术。这项设备主要是作用于胃而非胃空肠吻合口。一项关于此技术的初步研究于 2010 年予以发表。该设备主要用于胃旁路术或垂直捆绑胃成形术失败后。但目前，已发表的随访研究时间均较短，而操作者对此技术难以操控方面颇有微词。

无切口手术操作平台

无切口手术操作平台（USGI Medical, Inc. San Clement e, California）是一个用于 ROSE 术中 Roux-en-Y 胃旁路术后限制瘘口的拥有四个管道的多腔系统，其中一个工作管道用于内镜，另外三个是操作管道。其中的组织抓取设备能够大口将组织全层咬合住，可在胃囊里达到胃空肠吻合口封闭的效果。其初步研究发表于 2009 年初，其后还跟进了一个随访研究。我们机构参与了一项发表于 2010 年的多中心试验。该研究共有 116 位患者，他们在术后均获得轻至中度的体重减轻，且有为期 12 个月的内镜图片确认了腔内吻合口处固件令人满意的耐久性。

在我们机构，有 27 名患者行 ROSE 术。我们在 2015 年美国胃肠内镜外科协会上公布的随访结果如下：17（65％）名患者在术后出现体重减轻，其中有 6 人多余体质量下降百分比（％Excess weight loss，％EWL）超过 10％，仅 2 人在最后随访时多余体质量下降百分比超过 20％。虽然，内镜的应用在 3 个月可获得对胃囊及瘘口限制的预期值，但在 12 个月时，胃囊和瘘口的直径可能会恢复到术前的尺寸。这种结构上改动的失败可能正好解释了为什么大多数患者无法获得持续的减重效果。同时也解释了为什么 ROSE 技术的减重效果不显著。虽然，瘘口的尺寸大小在报告中受到影响，但事实上，与吻合口相比，组织锚钉更易在胃囊固定，这也可能解释了其效果差强人意的原因。

讨论

对胃旁路术后内镜下修正术的长期随访结果的分析仍较有限。其中一个原因是对初步手术后失败的定义仍存在争议。在文献报道中，划定多余体质量下降成功百分比的节点，以及初步手术后测量结果的时间框架多种多样，这可能是导致了术后诸多报道结果不一致的原因。

用于解决体重恢复的腔内治疗为低发病率提供了较有意义的潜在影响。但期待其能带来与传统外科手术后相似的效果是不现实的。体重反弹的确切机制目前还不明确。一些研究认为，体重恢复与解剖学变化（尤其是在胃囊和近端吻合术）有关。在既往开展的 ROSE 病例系列 12 个月的随访发现：胃囊的长度及瘘的直径恢复到了手术之前，正是因为如此，我们才得以确认上述观点所提出的解剖变化所带来的影响。

　　由于腔内治疗总体上有限的结果，此类技术被大部分束之高阁弃而不用。唯一一市面上保留下来的腔内缝合设备是 OverStitch Endoscopic 缝合系统（Apollo Endosurgery, Inc. Austin, Texas）主要用于减重及上消化道术后的并发症。虽然目前只有会议报告，尚无经过同行评审的关于治疗体重增加改良策略的出版刊物。考虑到肥胖是一种终身性疾病，修正干预的时机掌握及复发率较小的重复腔内治疗可能在今后扮演更加重要的角色。

总结

　　未来研究应重点关注寻找合适的方法来标准化腔内改良减重手术的成功与失败的定义，以及腔内干预结果的测量及报道方法。因为腔内改良减重手术中是一个全新的领域，建立衡量其结果和成功与否的标准仍充满机遇，具有广阔的开发空间。

（李姗姗　陈晔　**译**　陈莹　滕世峰　**校**）

参考文献

［1］Flegal KM et al. *JAMA* 2010,303(3):235-41.

［2］Moyer VA. *Ann Intern Med* 2012,157(5):373-8.

［3］Look AHEAD Research Group, Wing RR et al. *N Engl J Med* 2013,369(2):145-54.

［4］Picot J et al. *Health Technol Assess* 2009,13(41):1-190, 215-357, iii-iv.

［5］Buchwald H et al. *JAMA* 2004,292(14):1724-37.

［6］American Society for Metabolic and Bariatric Surgery. Bariatric Procedures estimates. http://asmbs.org/2014/03/estimate-of-bariatric-surgery-num-bers. Accessed July 5, 2014.

［7］Sugerman HJ et al. *Am J Clin Nutr* 1992,55(2 Suppl):560S-6S.

［8］Yale CE. *Arch Surg* 1989,124(8):941-6.

［9］Gloy VL et al. *BMJ* 2013;347:f5934.

［10］Gagner M et al. *Obes Surg* 2002,12(2):254-60.

［11］Brethauer SA et al. *Surg Obes Relat Dis* 2014,10(5):952-72.

［12］Dakin GF et al. *Surg Obes Relat Dis* 2013,9(3):335-42.

［13］Spaulding L. *Obes Surg* 2003;13:254-7.

［14］Spaulding L et al. *Surg Obes Relat Dis* 2007;3:623-6.

［15］Loewen M et al. *Surg Obes Relat Dis* 2008;539-42, discussion 542-3.

［16］Catalano MF et al. *Gastrointest Endosc* 2007;66:240-5.

［17］Madan AK et al. *J Laparoendosc Adv Surg Tech A* 2010;20:235-7.

［18］Abu Dayyeh BK et al. *Gastrointest Endosc* 2012;76:275-82.

［19］Schweitzer M. *J Laparoendosc Adv Surg Tech A* 2004;14:223-6.

［20］Thompson CC et al. *Surg Endosc* 2006;20:1744-8.

［21］Fernandez-Esparrach G et al. *Surg Obes Relat Dis* 2010;6:36-40.

［22］Fernandez-Esparrach G et al. *Surg Obes Relat Dis* 2010;6:282-8.

［23］Thompson C et al. *Gastroenterology* 2010;138:S-388.

［24］Mikami D et al. *Surg Endosc* 2010;24:223-8.

［25］Leitman I. M et al. *JSLS* 2010;14:217-20.

［26］Manouchehri N et al. *Obes Surg* 2011;21:1787-91.

［27］Ryou M et al. *Surg Obes Relat Dis* 2009;5:450-4.

［28］Mullady DK et al. *Gastrointest Endosc* 2009;70:440-4.

［29］Horgan S et al. *Surg Obes Relat Dis* 2010;6:290-5.

［30］Gallo S et al. Podium Presentation S085: Endoscopic Revision of Gastric Bypass: Holy Grail or Epic Fail? In: *Sages Meeting*, Nashville, Tennessee. 2015.

［31］Kantsevoy SV et al. *Gastrointest Endosc* 2012;75:688-90.

第13章

胃镜治疗Ⅶ：穿孔与瘘管的处理

ELEANOR C. FUNG AND DEAN J. MIKAMI

简介

消化道穿孔、瘘和瘘管可由多种原因引起，如术后并发症（如吻合口裂开）或内镜检查（如诊断性内镜检查、胃造瘘管放置）或自发性发生（如溃疡、肿瘤）。不管是什么原因，它们的发生可能会导致严重并发症，甚至引起死亡，尤其是伴发纵隔炎或周围炎。全层胃肠道穿孔的治疗取决于患者的严重程度和临床状况，既往一般需要入住重症监护室、禁食和全肠外营养、抗生素治疗、引流和再手术。然而，随着内镜技术的出现和发展，使得非手术治疗成为可能。因为在某些情况下，它已成为手术干预的有效替代方案，可改善预后并缩短住院时间。有多种内镜工具可有效闭合全层胃肠道缺损，内镜干预的有效性取决于缺损的范围、位置、外观及缺损的时机和识别。

本章回顾了全层上消化道破裂的处理原则、各种内镜治疗方式及其功效，以及穿孔、瘘和瘘管处理的技术进展。

初始管理

胃肠道穿孔、瘘和瘘管的治疗成功取决于早期识别和诊断、密切监测患者的病情变化、适当的内镜或手术干预，以及对后遗症的充分治疗。通过内镜或影像学诊断后，可以进行初始管理，包括肠道休息、肠外抗生素及质子泵抑制药、心肺监测和引流。

当在内镜检查过程中发现穿孔时，在闭合前对缺损进行内镜评估至关重要，其中包括缺损的大小、病变的位置和可及性、周围组织和缺损边缘的健康状况、潜在出血的可能性、污染的存在、诊断时间和专业知识的可用性。应使用二氧化碳而不是室内空气进行充气，因为二氧化碳更容易被吸收，有助于预防危及生命的后遗症，如腹腔间室综合征、张力性气胸、张力性气腹和皮下气肿。

如果适合内镜闭合，则应在检查时立即进行缺损闭合。然而，如果内镜闭合失败，或出现严重败血症或血流动力学不稳定的患者，则需要手术干预。如果在手术后超过 24h 发现穿孔，无症状且血流动力学稳定的患者可以非手术治疗。这部分患者包括颈段食管穿孔、胃或十二指肠穿孔、无症状且无腹膜炎体征或无持续影像学瘘的迹象。

工具和技术

当前针对穿孔、瘘和瘘管的内镜治疗选择包括夹子、支架放置、组织密封剂的应用、内镜缝合装置和内镜真空治疗。夹子和组织密封剂被认为是较小缺陷的更好选择，而内镜自扩张支架放置和真空治疗则应用于管腔周长为 30%～70% 的较大裂口（表 13.1）。

夹子

TTS 夹(Through-the-scope clips)

TTS 夹（TTSC）可通过活检通道送入，最初用于治疗胃肠道出血，现在还可以用于闭合破裂的胃肠道壁。它们有各种设计、尺寸和开口跨度

表 13.1　不同部位内镜治疗的首选方式

穿孔位置	首选内镜闭合技术
食管	小穿孔（＜2cm）可以用夹子（TTSC 或 OTSC）或组织密封剂封闭
	大穿孔（＞2cm）或与狭窄相关的缺损可以通过管腔支架、内镜缝合或内镜真空疗法进行处理
胃	内镜夹闭（TTSC 或 OTSC）或缝合
	内镜支架可用于治疗幽门或胃肠吻合处的缺损
十二指肠和胆管	可以使用胆管支架置入术或内镜夹（TTSC 或 OTSC）
	全覆盖十二指肠支架也可用于非壶腹穿孔

宽度可供选择，可以旋转和重新打开，以允许适当关闭各种缺损（图 13.1）。一般来说，TTSC 可以封闭＜2cm 的管腔缺损。为了加强夹子的作用，可以在夹子闭合前轻轻抽吸，以便夹子臂充分接近和翻转边缘。TTSC 对急性医源性穿孔、瘘管或瘘最有效，报道的成功率在 59%～83%，当缺损边缘发炎、硬化，或因其跨距较小和压缩力较低而出现慢性瘘管或瘘时，TTSC 的应用可能很困难。

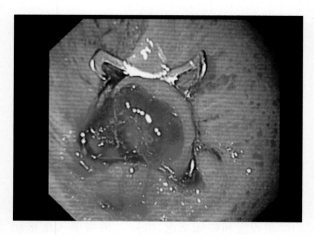

图 13.2　超范围夹子(OTSC)闭合上消化道瘘示例

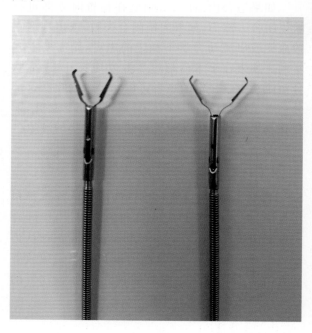

图 13.1　TTS 夹示例

超范围夹子(Over-the-Scope Clips, OTSC)

德国欧华内镜有限公司的 OTSC 是一种基于镍钛合金的生物相容性夹子，具有"熊爪"形状，安装在内镜尖端的透明帽上（图 13.2）。它们可

根据缺损特征提供各种形状和尺寸（11～14mm），其具有不同夹齿形状，可适用于不同适应证和组织，如外伤性(t)、非外伤性(a) 和胃造口闭合(GC)。创伤夹更常用于闭合胃肠道缺损，而无创伤夹通常用于控制出血。OTSC 允许全层闭合，可与体外猪模型中的手工平行缝合法相媲美。通过抽吸或可以通过特殊的"锚"辅助或欧华提供的"双抓手"将缺损拉入透明帽。夹子的定位是通过用手轮拧紧连接到夹子的螺纹来执行的，然后关闭夹子以牢固地固定在组织上，这类似于橡皮筋结扎。OTSC 的优点是它们可以封闭最大30mm 的较大缺损，且由于 OTSC 设备的较大压缩力和组织捕获，对周围组织发炎或硬化的慢性瘘和瘘管更有效。据报道，OTSC 的长期总体成功率为 42%～100%，合并总体成功率为 73%。一般来说，一个 OTSC 可以与用五个 TTSC 获得的结果相当。OTSC 的缺点是，由于安装了OTSC 的内镜直径增加，可能存在医源性穿孔的风险及夹子可能阻塞肠道风险。总体而言，发现

所有报道的患者均<1.3%。

腔内支架

支架已被发现是一种有效且有利的替代手术或非手术治疗胃肠道损伤的方法，包括术后瘘、瘘管和上消化道穿孔。应用支架可阻断液体从缺损处渗漏、快速阻塞瘘口，在黏膜愈合期间保护胃肠壁，支持早期开放肠道营养及防止狭窄形成。

支架置入患者并发症发生率多达 21%，包括吞咽困难、增生、支架涂层破裂、出血、穿孔和气管压迫。支架植入后主要问题是支架移位导致治疗失败，发生率为 15%～30%。因此，在支架植入后，需要频繁的影像学观察。未覆盖或部分覆盖的支架可降低迁移风险，然而由于组织向内生长和过度生长会影响这类支架内镜下安全移除。因此，尽管更容易移位，但全覆盖或塑料支架通常更适合用于控制瘘。此外，在一项有关食管瘘患者的病例研究中，塑料支架与完全或部分覆盖的金属支架之间没有统计学上的显著差异，成功率为 85%。与缺损闭合失败相关的因素包括颈段食管缺损、支架穿过胃食管交界处、破损>6cm 及其他远端导管渗漏。降低支架移位风险的策略包括使用大尺寸支架和在支架边缘使用夹子或内镜缝合线固定支架（图 13.3）。

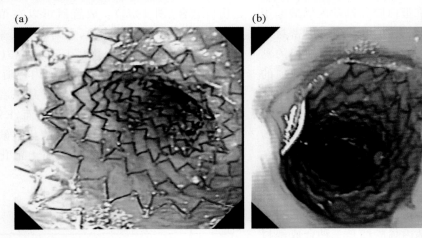

图 13.3　用夹子固定的食管支架放置示例

当通过水溶性对比检查、内镜检查和临床症状改善确认破裂愈合时，应移除支架。为防止组织过度内生长或过度生长，通常建议在治疗后6～10 周取出支架。

内镜缝合

内镜缝合技术可用于缝合大的、不伴有周围器官损伤的胃肠道破损。Apollo OverStitch 系统目前已获准用于临床，允许以间断或连续的方式使用多个全层缝线实现完全的组织闭合，而无须在每针缝合时移除装置（图 13.4）。可吸收和不可吸收缝合线均可用。该设备需要双通道治疗性内镜、端盖、针头驱动器手柄和锚定交换导管。

使用组织回缩螺旋装置或抓钳可以促进缝合

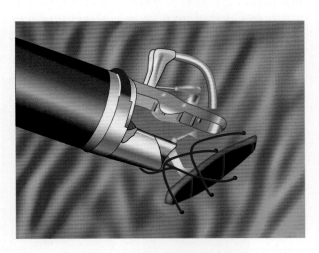

图 13.4　Apollo OverStitch 内镜缝合系统用于胃肠道缺损全层腔内缝合图示

线的缩紧,以实现更好的组织贴合。内镜缝合已被用于闭合急性穿孔和小的慢性瘘管。病例研究发现,它已成功用于闭合食管胸膜和胃皮肤瘘及减肥手术后的瘘。尽管有一定的应用研究,但内镜缝合在技术上仍具有一定的挑战性,并且结果尚未确定,尤其是长期应用结果。

市场上还有其他缝合器械,包括 EndoCinch 缝合器械、SafeStitch、Medical Power System、ESD 柔性内镜缝合器械、鹰爪,然而应用经验有限,结果不确定。

组织密封剂

组织密封剂如纤维蛋白胶和氰基丙烯酸酯用于填充胃肠道缺损已超过 20 年。在使用密封剂之前,用细胞学刷或氩离子凝固术清除缺损的黏膜边缘并去上皮,以促进炎性反应并促进缺损的愈合。

纤维蛋白胶是一种由纤维蛋白原和凝血酶组成的生物密封剂,它与双腔导管一起使用,在胃肠壁缺损处形成模拟血液凝固的无细胞凝块。它在应用于干燥区域时最有效,因此在使用前必须通过内镜去除组织残余物和脓液。在一项研究中,87% 的病例在使用纤维蛋白胶 2.5 个疗程后能够完全封闭胃肠瘘。氰基丙烯酸酯是一种合成密封剂,广泛用于治疗胃肠道渗漏,具有很强的黏附性和抗菌性。它在接触水分后通过聚合作用引起组织坏死和炎症反应;因此,在潮湿和感染环境中使用具有优势。据报道,在非手术治疗失败后,它已

被成功用于闭合食管空肠吻合口瘘。组织密封剂的另一个好处是它们既可以作为单一疗法使用,也可以与其他内镜技术,如 Vicryl 塞、夹子和支架结合使用。

内镜真空疗法

内镜真空疗法(EVT)是一种新兴技术,已用于与感染相关的消化道瘘患者,特别是在食管手术后。EVT 是通过将固定在胃管上的定制聚氨酯海绵在内镜下直接放入缺损处,并通过胃管施加 $100\sim125$ mmHg 的连续负压来进行腔内有效引流,改善血流,减少水肿、促进肉芽形成和诱导伤口愈合(图 13.5)。放置后可以在镇静状态下每 3～5 天定期更换海绵,直到腔看起来干净并且剩余的伤口半径×深度<1cm×2cm(图 13.6)。闭合后,应每周对患者进行一次内镜随访,直至破损完全愈合。EVT 的主要缺点是患者不适感及治疗后由于瘢痕形成的狭窄。然而,EVT 通常是有效的,并且在上消化道和下消化道缺损中均具有良好的临床效果。EVT 关闭上消化道瘘的总成功率为 90%～93%。

新兴技术

心间隔封堵器是一种用于封堵房间隔缺损的设备,其包括两个自膨胀圆盘,该圆盘由涤纶覆盖镍钛网构成,两盘间由短腰连接。最近,该装置已用于胃肠瘘的封闭。在封堵器置入之前,将封堵

(a)　　　　　　　　　　　　　　(b)

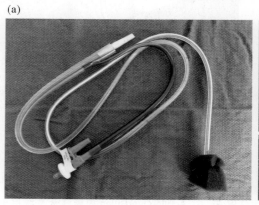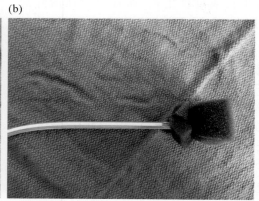

图 13.5　连接到鼻胃管的内镜真空治疗海绵示例

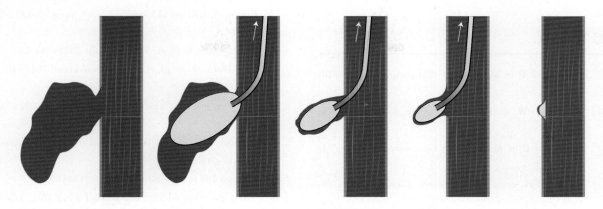

图 13.6　内镜下将真空疗法海绵放置到胃肠道缺损处以诱导伤口愈合

器沿着内镜放置的导丝，在内镜下可视化测量缺损的大小。心间隔封堵器已被证实可成功封闭胃瘘和食管瘘，并可和其他技术如氰基丙烯酸酯和夹子联合应用。

据报道，Vicryl 网等塞子和 Surgisis 等移植物生物材料（一种来源于绵羊小肠黏膜的无细胞生物活性假体生物基质）也能在内镜下成功封堵胃肠道穿孔、瘘和瘘管。既往，这两种材料主要用于治疗肛瘘，但在污染环境中的上消化道也是安全有效的，成功率为 80%～87%。

对于出现食管瘘的患者，可生物降解支架的应用研究也很有限。生物可降解支架的优点包括更有利的食管壁重塑，可以减少狭窄形成的风险，以及不需要拆除支架。所有这些新的模式提出，需要更多实践的临床数据去验证。

内镜封闭的术后护理

成功闭合穿孔、瘘或瘘管后的术后护理包括静脉注射抗生素、禁食、静脉输液、镇痛及密切监测腹膜炎和纵隔炎的症状。

内镜治疗后封闭的有效性和成功性应通过影像学检查进行确认，如使用水溶性药物（如泛影葡胺）进行对比观察，以排除持续性渗漏，以及通过计算机断层扫描检查来检测管腔外空气、液体聚集和其他并发症。有些患者需要手术或介入引流积液，以减少败血症和呼吸系统并发症。为了维持营养状态和促进伤口愈合，部分患者应考虑肠外或远端肠内营养。然而，如果患者术后病程不复杂，在穿孔成功闭合后 4～5d 可恢复饮食。

内镜闭合术的局限性和并发症

虽然初步结果令人鼓舞，但内镜治疗的最大限制包括难以确保完全闭合，尤其是在大缺损、缺损边缘纤维化和内镜定位困难的情况下。在这些情况下，可能发生闭合不全或开裂，并持续渗漏，这可能导致败血症及其他严重后果出现。因此，在病情恶化时，需要密切监测，并及时外科干预。此外，用于内镜封闭治疗的器械，如夹子，有时会干扰外科穿孔处的闭合。

特别是对于内镜治疗，张力性气腹或气胸和腹膜炎可能由于内镜下闭合治疗耗时长、持续漏气和液体溢出所致。在这些高危手术中使用二氧化碳可以降低这种风险，但如果出现张力性气胸或气腹，则需要紧急针头减压。

总结

内镜下处理上消化道穿孔、瘘和瘘管技术的出现，对于曾经需要手术和长期住院的患者来说是一个新的希望和令人振奋的选择。除了适当的培训，还需要进一步的研究，包括随机对照试验，以确定不同治疗方法的可行性、临床疗效，并对内镜与外科治疗效果进行比较。随着新技术的出现，内镜下处理胃肠道穿孔、瘘和瘘管的结果应该会得到改善，并成为未来治疗上消化道破裂的主要选择。

（孙会会　译　陈莹　滕世峰　校）

参考文献

［1］ Mennigen R et al. *World J Gastroenterol* 2014；20：7767-76.

［2］ Carrott PW et al. *Thorac Surg Clin* 2011；21：541-55.

［3］ Rogalski P et al. *World J Gastroenterol* 2015；21：10542-52.

［4］ Baron TH et al. *Gastrointest Endosc* 2012；76：838-59.

［5］ Magdeburg R et al. *Surg Endosc* 2008；22：1500-4.

［6］ Cho SB et al. *Surg Endosc* 2012；26：473-9.

［7］ Takeshita N et al. *Clin Endosc* 2016；49：438-43.

［8］ Voermans RP et al. *Endoscopy* 2011；43：217-22.

［9］ Van Boeckel PG et al. *BMC Gastroenterol* 2012；12：19.

［10］ Swinnen J et al. *Gastrointest Endosc* 2011；73：890-9.

［11］ Dai Y et al. *Semin Thorac Cardiovasc Surg* 2011；23：159-62.

［12］ Van Boeckel PG et al. *Ailment Pharmacol Ther* 2011；33：1292-301.

［13］ Freeman RK et al. *Ann Thorac Surg* 2012；94：959-64.

［14］ Vanbiervliet G et al. *Surg Endosc* 2012；26：53-9.

［15］ Van Heel NC et al. *Am J Gastroenterol* 2010；105：1515-20.

［16］ Kantsevoy SV et al. *Gastrointest Endosc* 2012；75：688-90.

［17］ Goenka MK et al. *World J Gastrointest Endosc* 2015；7：702-13.

［18］ Rabago LR et al. *Endoscopy* 2002；34：632-8.

［19］ Pramateftakis MG et al. *J Med Case Rep* 2011；5：96.

［20］ Kumbhari V et al. *Gastrointest Endosc* 2014；80：332.

［21］ Kumbhari V et al. *Endoscopy* 2014，46（Suppl 1）：E147-8.

［22］ Bohm G et al. *Endoscopy* 2010；42：599-602.

［23］ Tringali A et al. *Gastrointest Endosc* 2010；72：647-50.

［24］ Cerna M et al. *Cardiovasc Intervent Radiol* 2011；34：1267-71.

［25］ Raju GS. *Dig Endosc* 2014，26（Suppl 1）：95-104.

第14章

胃镜治疗Ⅷ：上消化道出血的处理

ROBERT GIANOTTI AND TYLER BERZIN

简介

上消化道出血（UGIB）是全球常见的疾病。在美国，每年大约有40万患者因非静脉曲张性UGIB住院，其中大部分为消化性溃疡出血。随着质子泵抑制药（PPI）的使用和幽门螺杆菌的根除，十二指肠溃疡的发病率已有所下降，然而UGIB仍很常见，尤其是非甾体抗炎药（NSAID）相关性胃溃疡。本章旨在回顾内镜医师可用于控制UGIB的技术。我们讨论着重于消化性溃疡出血的控制，UGIB鉴别诊断的多样性也是需要重点了解的（表14.1）。

表 14.1　上消化道出血的主要原因

消化性溃疡（胃和十二指肠）
食管胃静脉曲张
胃炎和食管炎
血管发育不良
贲门黏膜撕裂
黏膜下小口径动脉破裂
恶性肿瘤

初期管理

任何怀疑UGIB患者的初始治疗应集中于充分复苏和稳定。所有患者的血流动力学状态的全面评估应在出现时立即开始。所有出现吐血、黑粪和便血的低血压和（或）心动过速患者在内镜治疗前都需要稳定下来。开通静脉通路是最重要

的，有严重显著出血的患者应至少留置两个大口径（18g或更大）导管。小口径中心静脉导管通常不足以输送适当速率的晶体或血液制品，并且不应代替大口径外周导管。

UGIB内镜检查的时机取决于出血的严重程度和出血的病因。急性静脉曲张出血是一种医疗急症，所有已知肝病和明显UGIB的患者稳定后应尽快进行内镜检查。在消化性溃疡出血的病例中，内镜检查的理想时机是一个有争议的话题。时间应根据个人临床情况确定，但一般而言，所有UGIB患者若能耐受应在24h内进行内镜检查。一些系列研究表明，早期内镜检查（<12h）可以更多地显示出需要内镜治疗的高危病变（活动性出血、可见血管或黏附凝块）。对于病情稳定的患者，急诊内镜检查（<6h）可能不能带来显著的临床益处，但延迟内镜检查超过24h可能会增加住院时间和相关费用。

许多经过验证的评分方法可用于协助内镜医师评估患者的内镜治疗的指针，其中包括Blatchford、Rockall和AIMS65评分（表14.2）。虽然这些评分在日常临床实践中的用途各不相同，但某些方面可能会有所帮助。对于Blatchford评分，评分<3分的患者可能不需要内镜治疗；就诊时Blatchford评分为零的患者可考虑进行门诊随访。Blatchford和AIMS65得分可在内镜检查前计算，因为得分中不包括内镜检查结果。

内镜检查的时机将取决于个人的临床情况，但一般来说，所有上消化道出血患者应在24h内进行内镜检查。一些系列研究表明，早期内镜检查（<12h）可以揭示需要内镜治疗的更多高危病变（活动性出血、可见血管或黏附凝块）。对于病

表 14.2 上消化道出血风险评分的因素

Blatchford	Rockall	AIMS65
血尿素氮	年龄	白蛋白<3g/dl
血红蛋白	休克	INR>1.5
收缩压	主要共病	精神状态
心率>100bpm	内镜诊断	收缩压<90mmHg
黑粪	内镜检查下出	年龄>65
晕厥	血情况	
肝病		
心衰		

情稳定的患者,急诊内镜检查(<6h)可能不能带来显著的临床益处,但延迟内镜检查超过 24h 可能会增加住院时间和相关费用。

对于所有疑似消化性溃疡出血的患者,应在内镜检查前考虑使用 PPI,因为它们可能在内镜检查时"降低"高风险病灶的分级(图 14.1),并可能减少内镜治疗的需要。PPI 是治疗 UGIB 的重要辅助手段,但尚未有明确证据证明在内镜检查之前使用 PPI 可降低死亡率、手术需求或再出血风险。PPI 在消化性溃疡出血内镜治疗后具有重要作用。治疗活动性出血、裸露血管或附着血凝块后的经典给药策略为 PPI 药物 80mg 静脉注射,然后以 8mg/h 的速度持续输注 72h。这一策略已被证明可降低再出血率、手术需求和死亡率。最近的数据表明,内镜治疗后每日 2 次静脉给药和口服 PPI 的作用可能不劣效于持续给药。对于低风险的患者,包括扁平色素斑和洁净的溃疡,内镜检查后开始口服 PPI 治疗就足够了。

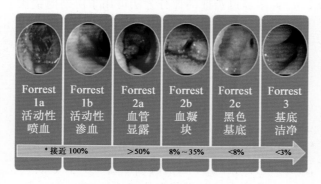

图 14.1 消化性溃疡 Forrest 分类和未经治疗的再出血评估[From Hwang JH et al. Gastrointest Endosc 2012;75(6):1132-8]

内镜技术

UGIB 的治疗是消化科医师最常处理疾病之一,所有人都应该熟悉掌握治疗 UGIB 的基本内镜操作方法。在尝试控制出血源时,首先要考虑待治疗区域的视野。在快速出血的情况下,胃底和胃体中的血液淤积通常会影响视野。有几种技术手段可用于提供更清晰的视野。

在内镜检查之前,可以考虑使用促动剂来增加胃内淤血的排空。静脉注射对胃动素受体有亲和力的红霉素可帮助胃排空。在内镜检查前 20min 至 2h,可考虑一次性静脉注射红霉素 250mg。随机对照试验的数据表明,红霉素可改善视野,减少内镜检查的时间,并可能减少住院期间第二次内镜检查的需要,尽管小样本研究之间存在一些不一致。在内镜检查之前,可以考虑使用大口径胃管(40F,Ewald)洗胃。也可以选择使用大通道"治疗性"内镜来抽吸较大的凝块。现有证据表明,胃底黏膜的暴露可能会得到改善,但可能不会增加发现和控制出血源的概率。

许多内镜医师还发现,将患者从标准左侧卧位转换至仰卧位可能会提高可视化效果,但会增加手术的技术难度。当确定有活动性出血区域时,内镜检查者有许多手段可以来完成止血。在这里,我们回顾了最常用的方法,包括肾上腺素注射、双极电凝法、钛夹和氩离子凝固术(APC)。

肾上腺素

注射肾上腺素是急性上消化道出血止血的若干选择之一。注射通常是上消化道出血双重治疗方法的一部分;它作为单一疗法使用的频率较低,我们建议在大多数情况下避免这种情况,因为与双重疗法相比,它可能会增加再出血的风险。肾上腺素(1:10 000 稀释度)采用与大多数市售的注射装置兼容的预充式注射器。有许多市售的注射器针头可以穿过胃镜的仪器通道。

肾上腺素通过两种机制发挥作用。阻止动脉出血的第一个也是最重要的机制是局部填塞,而血管收缩可能起次要作用。在溃疡出血的情况下,我们通常确定溃疡边缘并在出血部位 5～

10mm 的四个象限中的每个象限中注射 1～2ml
（图 14.2）。在有可见血管或活动性出血的情况
下，我们通常会直接在溃疡中心注射 1～2ml 以
增强填塞效果。这个步骤可以改善视野，并且在
许多情况下会暂时停止活动性出血。注射后在溃
疡周围区域，常见周围组织苍白。我们通常不会
注射超过 20ml 的肾上腺素，以避免出现心动过
速和局部组织坏死等全身并发症的可能性，尽管
一些研究表明，可以耐受更高剂量的肾上腺素。
注射肾上腺素后，我们使用第二种止血方法，最常
见的是双极电凝法或钛夹。

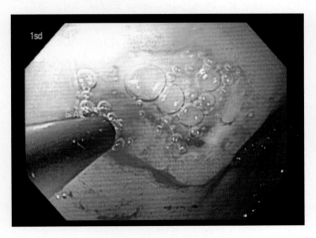

图 14.2　活动性出血性溃疡基底部的肾上腺素注射

双极电凝法

　　双极电凝法通常在注射肾上腺素后使用，这
可能有助于治疗潜在的血管出血。双极探头通过
包含完整电路的导管端来传递低能量脉冲；因此，
探头不需要患者用额外的电极贴接地。这些探针
通过电流使组织产生热量，施加的压力使血管壁
闭合和密封。许多市售探头还带有集成的注射针
和水口，以便内镜医师可以将肾上腺素注射到某
个部位，清洗该部位，然后进行热凝，而无须通过
仪器通道更换设备。双极电凝法比单极电凝法更
安全，因为组织损伤的深度较浅且最高温较低。
　　我们通常设置 18～20W 的功率开始治疗溃
疡出血。为了实现血管的闭合，压力和能量应准
确地施加于溃疡基底上，持续 8～10s。这个过程
可以重复直到达到充分的止血，通常我们使用

3～5 个循环（图 14.3）。凝固和干燥的组织可能
会干扰加热该区域所需的电流。如果导管末端有
组织积聚，应将其取出，用纱布清洁，然后重新插
入。通常，我们使用直径为 2.3mm（7FR）的探
头，可以很好地通过 2.8mm 标准诊断内镜的仪
器通道。3.3mm（10FR）探针需要仪器通道更大
的治疗内镜，通道为 3.7mm。

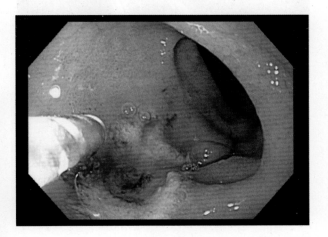

图 14.3　肾上腺素注射后应用双极电凝法于溃疡基底
止血

钛夹

　　钛夹是一种小的金属夹，连接在塑料涂层护
套内的金属丝上。这些夹子可放置在胃镜的仪器
通道中。导管外部的手柄用于打开、关闭金属夹
并将其从护套中送出。有许多商用夹子的钳口尺
寸在 9～12mm，并有几种型号可以旋转 360°以实
现夹子的精确对齐。通常通过完全压缩手柄直到
听到咔嗒声表明夹子已成功关闭。在控制消化性
溃疡出血方面，钛夹与双极电凝法联合注射肾上
腺素有同样效果。需要注意的是，内镜需要精确
控制夹子的尖端，成功与否取决于内镜医师在血
管上直接放置夹子的技能。在许多情况下，需要
使用多个夹子来实现充分止血（图 14.4）。

氩离子凝固术（APC）

　　APC 已被证明能有效治疗上消化道的许多
出血性病变。APC 不常用于消化性溃疡出血的

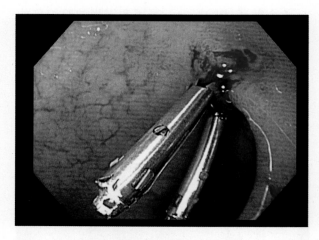

图 14.4　十二指肠球部溃疡出血钛夹夹闭止血
Image courtesy of Dr. Katherine Germansky.

治疗,但有证据表明它可能与热凝固一样有效。我们在血管发育不良和胃窦血管扩张(GAVE)相关的上消化道出血中最常使用 APC 治疗。APC 的工作原理是通过电离氩气柱传递单极电流,导致组织凝固。这是一种非接触方式,在踩下踏板以提供电流之前,探头通常放置在距离待处理表面 2~8mm 的位置。必须小心避免与组织直接接触,因为这可能导致更深的伤害,并可能增加穿孔的风险。

套扎术

在肝门静脉高压症情况下,套扎术是食管静脉曲张活动性出血的首选治疗方法。静脉曲张出血通常非常汹涌,在内镜检查前必须确保适当的血流动力学稳定和气道维护。市售的套扎装置将透明帽安装在内镜前端,通常能够放置 6~10 个结扎环。当发现静脉曲张时,透明帽的前端放置于曲张静脉上方,并施加最大吸力,直到曲张静脉吸入透明帽内。然后,使用安装在胃镜通道上的发射装置释放结扎环。

在过去的几十年中,UGIB 的内镜治疗有了很大的发展。我们可以使用的工具数量增加了,现在训练有素的内镜医师在治疗活动性出血时有

多种选择。我们建议每位内镜医师应熟悉其所在机构可用设备的规格,并在适当的情况下寻求止血技术方面的高级培训。

（孙会会　译　陈莹　滕世峰　校）

参考文献

[1]　Kanwal F et al. *Am J Gastroenterol* 2010,105(8): 1710-8.

[2]　Laine L et al. *Am J Gastroenterol* 2012,107(3): 345-60, quiz 361.

[3]　Bryant RV et al. *Gastrointest Endosc* 2013,78(4): 576-83.

[4]　Stanley AJ et al. *Lancet* 2009,373(9657):42-7.

[5]　Sreedharan A et al. *Cochrane Database Syst Rev* 2010,(7):CD005415.

[6]　Laine L et al. *Clin Gastroenterol Hepatol* 2009,7 (1):33-47, quiz 1-2.

[7]　Sung JJ et al. *Am J Gastroenterol* 2014,109(7): 1005-10.

[8]　Tsoi KK et al. *Aliment Pharmacol Ther* 2013,38 (7):721-8.

[9]　Frossard JL et al. *Gastroenterology* 2002,123(1): 17-23.

[10]　Carbonell N et al. *Am J Gastroenterol* 2006,101 (6):1211-5.

[11]　Lee SD et al. *J Clin Gastroenterol* 2004,38(10): 861-5.

[12]　Vergara M et al. *Cochrane Database Syst Rev* 2014, 10:CD005584.

[13]　Lai KH et al. *Endoscopy* 1994,26(4):338-41.

[14]　Pinkas H et al. *Gastrointest Endosc* 1995,42(1):51-5.

[15]　Liou TC et al. *J Gastroenterol Hepatol* 2007,22 (7):996-1002.

[16]　Conway JD et al. *Gastrointest Endosc* 2009,69(6): 987-96.

[17]　Saltzman JR et al. *Am J Gastroenterol* 2005,100 (7):1503-8.

[18]　Hwang JH et al. *Gastrointest Endosc* 2012,75(6): 1132-8.

第 15 章

下消化道诊断性内镜检查 I

DOUGLAS HORST

简介

结肠镜检查是评估大肠和回肠末端的一种非常有价值的工具,它可以直接对黏膜和肠腔进行可视化检查,并且可以通过活检来达到组织的显微镜下研究。在本章中,我们重点介绍使诊断性结肠镜检查尽可能安全、有效和舒适的各种因素。治疗干预在随后的章节中进行回顾。

适应证

促使结肠镜检查最常见的症状是不明原因的腹泻和出血,包括便血、粪隐血阳性、铁缺乏、没有确切上消化道原因的黑粪。肠功能改变、便秘和腹痛的症状通常会促使患者接受结肠镜检查,但由于这些症状的诊断准确率较低,我们应该考虑这些症状的严重程度,接受结肠镜检查是否有意义,以及检查结果是否能改变治疗方法。例如,具有典型肠易激综合征症状的患者通常可以通过罗马标准诊断,除非有更严重疾病的报警症状,否则不需要进行结肠镜检查。结肠镜检查是评估炎症性肠病的一个不可或缺的手段,无论是做出初步诊断还是随访疾病的演变。结肠镜检查的其他指征包括:影像学上的异常(息肉或肿块、黏膜改变、肠壁增厚、狭窄),不明原因的发热,链球菌菌血症(通常与结肠病变有关),不明原因的癌胚抗原(CEA)升高,原发灶不明的转移性腺癌患者或症状疑似恶性肿瘤的患者。新诊断为腺瘤或恶性肿瘤的患者应进行全结肠镜检查,以寻找结肠其他部位的同步病变。这一过程可以通过术前标记或

术中定位来明确手术部位。美国胃肠内镜学会提供了一份全面的结肠镜检查指征清单。

结肠癌症筛查和预防已成为进行结肠镜检查的主要指征。这是通过检测结肠腺瘤并在它们转化为腺癌之前切除它们来实现的。终身罹患腺瘤的风险为 40%,而发展为腺癌的风险为 4.5%。结肠镜检查切除所有息肉已被证明可以降低癌症的风险。目前的指南建议标准风险的患者开始筛查时间为 50 岁,而高风险患者则要求更早年龄开始筛查。美国胃肠病学会建议非裔美国人开始筛查的年龄为 45 岁。有癌症家族史的患者应在比其亲属发病年龄小 10 岁时开始筛查。家族性腺瘤性息肉病和遗传性非息肉病性癌症综合征(HNPCC,简称 Lynch 综合征)的风险最高。因此,基因检测阳性的患者,或者未进行基因检测但有家族史及明显的遗传风险的患者,应该从生命的第二个十年开始筛查家族性腺瘤性息肉病,第三个十年筛查 HNPCC,或者在最年轻的受累家族成员的年龄之前 5 年筛查这两种疾病。近年来,我们已经意识到 50 岁以下的结肠癌患者发病率不断上升,这提醒临床医师应该仔细关注患者病史中可能与之相关的任何线索。

筛查间隔时间反映的是息肉形成和癌症进展的自然史,通常需要 10 年或更长时间。对于具有正常结肠镜检查的标准风险患者,推荐的筛查间隔时间是 10 年。

对于检测到腺瘤的患者或风险较高的患者,如有家族史,则 5 年是合适的筛查间隔时间。多发性息肉(>3 个)或高级别腺瘤(>10mm,绒毛状,高度不典型增生)的患者应该在 2～3 年复查,如果有更高风险出现则应尽快复查。较大的腺瘤

或组织学边缘发现不典型增生则可能需要在 6～12 个月进行随访。已切除腺癌的患者发生异时性肿瘤的风险较高,因此应经常进行监测,最初在术后 1 年,然后逐步延长至每 5 年复查一次。

克罗恩病和溃疡性结肠炎会增加患者结肠癌的风险,这种风险与疾病的持续时间和结肠受累的程度成正比。建议伴有结肠受累的炎症性肠病(IBD)患者在患病 8 年后开始筛查,并在此后每 1～3 年继续筛查。内镜检查除了发现肿瘤和异常黏膜外,可以辅以色素内镜染色技术,在整个结肠内进行多次随机活检以搜索不典型增生,这可能是癌变进展的首个可检测指标。结肠癌的患病风险随着年龄的增长而增加,但结肠镜检查的风险在晚年也有所增加。一般来说,预期寿命<10 年的患者不太可能从检查中受益,因此在面对 75 岁以上的患者时,应考虑预期寿命和并发症。

患者选择

大多数患者都适合接受结肠镜检查,但增加该检查风险的并发症应仔细评估风险-获益比。应考虑所有的风险,包括肠道准备和镇静相关的风险,以及检查过程中的风险。心脏疾病、血管损害(尤其是颈动脉)、肺部疾病、糖尿病、肾或肝衰竭、睡眠呼吸暂停、肥胖、服用抗凝药物和老年患者可能有更高的风险。咨询专家或麻醉师可以帮助评估检查的安全性。检查的相对禁忌证包括疑似内脏穿孔、活动性憩室炎和暴发性结肠炎。

其他可供选择检查的风险和好处也应该考虑在内,如钡灌肠、计算机断层成像(CT)、磁共振成像或胶囊内镜(PillCam 2),因为在某些情况下,它们可能是更合适的选择。当结肠镜检查未能到达盲肠时,CT 最常被用作为辅助的检查方式,对于不适合结肠镜检查或偏好 CT 检查的患者,它也可作为一种替代筛查方法。

准备工作

检查前的准备工作包括与患者进行预先沟通,对某些情况进行预先计划,通过限制饮食和泻药进行有力的肠道清洁,在检查前立即进行术前评估,以及获得知情同意。

沟通

与患者的沟通应以书面形式进行,内容应包括检查日期和到达时间、饮食、泻药清洁方案、手术前和手术当天的药物及交通和费用的详细说明。如果患者有肾衰竭、糖尿病或正在服用抗凝血药,应要求他们咨询专科医师。事先告知患者有关检查过程中可能发生的情况和检查前无渣饮食也能帮助患者做好准备。尽管使用书面告知,也有 20％的患者在检查前没有做好充足的准备,导致检查质量较差或检查取消。这可能是因为没有收到告知、没有阅读告知书、语言障碍,或者没有贯彻执行。减少准备不足的成功方法包括视频指导、在线指导,以及患者"导航员"给患者打电话或探访,并提前仔细地指导他们完成准备。

预先计划

对于患有某些并发症的患者,包括肾衰竭、糖尿病和抗凝治疗,需要特别注意和沟通。中度至重度肾衰竭患者应避免服用镁类泻药,优选聚乙二醇。糖尿病患者可能需要调整胰岛素或口服药物。在手术前一天,无渣流质饮食提供了足够的热能,可以允许正常剂量的胰岛素或口服药,但在手术当天,通常取消口服药物或给半剂量的胰岛素,然后在患者开始再次进食时恢复给药。如果可能的话,最好将糖尿病患者检查安排在早上。使用抗凝药和抗血小板药物的患者可以接受诊断性结肠镜检查,而不会增加任何风险。对于那些可能需要介入治疗的患者,对潜在出血的患者需要分析出血的相对风险(简单活检或切除小息肉的诊断性手术风险最低,涉及广泛黏膜切除的更高级手术风险最高)和停用抗凝药相关并发症的风险(心血管或中枢神经系统或血管事件)。理想状态下,在某些情况下应在检查之前与结肠镜医师,主治医师和推荐抗凝药的专家及患者进行良好沟通。这种讨论的体系将有助于避免不必要的风险。当认为最好停止抗凝药时,通常在检查前停药 3～5d,并在检查后 2～3d 重新开始服用。美国内镜协会在内镜操作标准的出版物中对这一决定的复杂性进行了详细的回顾性研究。

其他药物也应该进行审查。在手术前一周应停止补铁,因为黑色素的残留可能会影响观察。预防性抗生素不推荐用于诊断性结肠镜检查,即使对于高危患者也是如此,因为菌血症可以忽略不计。一些指南推荐进行腹膜透析或患有严重中性粒细胞减少症或血液系统恶性肿瘤的患者使用预防性抗生素,但缺乏支持该理论的研究。

肠道准备

充分清洁肠道是至关重要的,以提供清晰的黏膜视野。第一步是限制高纤维食物的饮食,尤其是坚果和瓜子,应该在检查前 3～5d 进行,然后在检查前一天进行无渣流质饮食。为了安全起见,患者应该在检查前 2h 内不吃任何东西。对于麻醉师管理的监测麻醉可能需要更严格的限制,应该提前传达给患者。下一步是用泻药彻底清洗肠道。目前有许多泻药方案在使用,最常见的渗透剂,如盐或聚乙二醇,所有这些药物都是有效和安全的,但没有一个能达到普遍耐受。通过将泻药分成 2 剂,并尽可能在接近手术时间(通常在手术前 6h)给予第二剂,这样可以获得更好的效果。肠道准备欠佳的患者通常是便秘、老年人、长期卧床、患有帕金森综合征或糖尿病,或服用减缓肠道运动的药物,如麻醉药或精神药物。如果患者有上述的问题,一个有效的做法是进行 2d 的无渣流质饮食,并在手术前两天晚上加入额外的泻药。还有一种新的清洁方法是结肠灌肠,它可以彻底冲洗结肠,而不需要任何提前的饮食准备或泻药。

术前评估

在检查当天,结肠镜检查医师应详细记录病史,与患者确认手术过程中进行的操作,评估任何特殊的注意事项,如抗凝药的使用,并回答患者可能存在的任何问题和担忧。这种交流可以建立与陌生患者间的融洽关系,向熟悉的患者提供安慰,增加了患者对检查医师的信任,使患者更放松,更

容易保持舒适,这样可能达到一个更满意的结肠镜检查体验。对于有心理问题的患者,特别是儿童期虐待引起的创伤后应激障碍患者,对他们的恐惧表示同情是有帮助的,通常有用的做法是询问他们是否担心在麻醉过程中失去控制或担心插入内镜的过程。

知情同意

获得知情同意需要双方讨论检查的好处和风险。至少,应该提到出血、器官损伤和镇静可能带来的不良反应。一些内科医师或患者可能有更广泛的讨论,包括恶心、术后疼痛、过敏反应、心律失常、呼吸系统损害、输血、穿孔、住院、急诊手术和漏诊病变。

检查前核对

在手术开始之前做最后一次检查已经成为标准程序,在这个过程中,团队使用两种形式对患者的身份进行确认,确认接下来进行的检查,并确认任何特殊的注意事项,如抗凝血药、过敏和身份代码。

镇静

大多数诊断性结肠镜检查使用中度镇静,使用苯二氮䓬(Versed)和麻醉药(芬太尼)的组合,以减少焦虑和最大限度地减少不适。药物的选择应避免与其他药物,特别是 HIV 药物和单胺氧化酶抑制药的相互作用。在监测血压、血氧饱和度、呼吸模式和患者舒适度的同时滴定剂量。尽管许多患者可以安全地使用镇静药,这样他们就不会意识到并且对这个检查过程产生记忆,但是部分人可能会保持清醒,要么是因为他们对这些药物有耐药性,要么是因为他们更适合较轻的镇静。如果患者在中度镇静下不能忍受手术,并要求停止,手术应该中止,并计划重新安排麻醉。

第二种选择是麻醉监护(MAC),通常使用异丙酚。这种方法越来越受欢迎,因为它对失忆和疼痛缓解普遍有效,起效更快,恢复时间更快,更短的内镜检查周期及较低的检查后恶心率。MAC 镇静

药的缺点在于与丙泊酚相关的误吸风险略高,需要额外的医师监测患者是否存在呼吸不畅的情况,从而增加费用。

有些耐受能力较好的患者要求采用不使用镇静药的方法。结肠镜检查的成功部分依赖于解剖学上的结肠较少出现锐角,部分依赖于患者自身对不适的耐受性和接受偶尔痉挛的程度,部分依赖于结肠镜检查人员通过检查技术将充气和拉伸最小化。

检查技巧

结肠镜检查的第一阶段是将内镜推进至盲肠和回肠末端,或尽可能到达,重点是以尽可能舒适安全的方式完成进镜。第二阶段是仔细的退镜,在此期间完成对所有黏膜的全面评估。关于技术的证据可循的文献很少,因此下面的讨论主要是基于临床医师的经验共识。

患者体位

最常见的患者体位是左侧卧位。在大多数情况下,检查可以在不改变患者体位的情况下完成,但有时需转换到俯卧位或仰卧位或右侧卧位来改变肠的形状,助于顺利通过困难的节段或弯曲。一项研究表明,最初采用右侧卧位可更快地进行盲肠进镜。另一项研究表明,身体质量指数高的患者,如果一开始时的体位接近俯卧位,则需要调整体位的次数较少,进镜时间也较短。结肠造口患者是在仰卧位进行的。

进镜阶段

在检查前,首先检查肛门边缘是否有痔、尖锐湿疣或肿瘤,接下来对肛门口进行润滑(如果患者有肛门敏感或炎症,利多卡因凝胶是有用的),并对前列腺进行数字化检查。然后小心地将镜头插入直肠。通过向肠腔内注入空气或二氧化碳或水来实现黏膜的可视化。注入空气是目前最常见的。二氧化碳的优点是吸收更快,因此不良反应更少,但大多数中心认为这种优点不值得花费额外的成本和精力。水也可以用来扩张肠道,注水

已被证明可以减少轻微镇静患者的疼痛,并可能使肠镜更容易通过弯曲部位,特别是乙状结肠,在那里注气可能会导致乙状结肠更加弯曲。尽管有一些内镜医师完全选择注水,但大多数情况下是间歇使用,以便于通过困难的转弯或曲折的部位。过度注气或注水导致肠腔的扩张会引起疼痛和迷走神经刺激,因此为了增加舒适性和安全性,应在进镜时经常进行吸引。

镜子的推进通常是相当容易的,只需要在镜身上轻轻地向前施压和操控旋钮来引导视野通过可见的腔体。镜头可以通过旋钮向四个方向引导,也可以通过顺时针或逆时针扭转镜身。正如在屏幕上看到的那样,镜头向上偏转的角度是最大的,所以一个有用的技术是旋转镜身,使其移动方向向上。有助于前进的简单操作包括通过吸气和扭转镜身(通常是顺时针方向)来缩短结肠。另一种有用的技术是通过外部压力或将患者改变体位为半俯卧或仰卧位,利用重力来使肠道位置发生改变。内镜从升结肠进入盲肠通常是通过吸气来完成,对剑突下的横结肠施加外部压力和(或)使患者向前或仰卧。当使用可调节硬度的结肠镜时,增加镜子的硬度可以帮助进镜。

寻找管腔

当管腔弯曲或被残留的液体遮盖时,保持管腔在视野内是具有挑战性的。抽吸液体,虽然是一项烦琐的工作,但对于视野来说往往是至关重要的,每当视野丢失时都应该积极地进行。视野丢失需要时间来重新复位,所以保持腔在视野内是一个目标。最好的方法是当通过弯曲的部位时应更加缓慢,至少保持腔部分可见。如果肠腔视野丢失,最有效的重新定位方法是将内镜撤回几毫米或几厘米,直到再次识别黏膜标志或管腔。学会识别黏膜作为标识是有帮助的。例如,结肠袋褶皱的凹面通常垂直于腔体。同样,当退镜时黏膜的移动方向通常是肠腔所在的位置。通过一个有许多憩室和肠腔扩张不佳的曲折部分是一个常见的挑战。憩室开口通常是光滑的,而黏膜的细微褶皱表明了管腔的方向。理解由肠腔两侧结肠袋交替产生的曲折图形可以使导航变得容易,如在向左转后肠腔很可能向右侧移动。

当肠腔弯曲角度大致不可见时,稍微后退和左旋右旋可能会使下一肠段进入视野。有时可能需要使用"滑动"技术盲目进镜。如果检查者感觉到压力增加,患者感到疼痛,黏膜血管发白,或镜头停止沿黏膜移动,则应缓慢而轻柔地进行,或者停止进镜。

不规则的结肠：冗余、角度和成襻

由于冗余、角度和成襻的存在,使得前向压力无法转化为镜头的向前推进力,使得进镜不是那么容易。冗余和角度是由于结肠肠系膜的弹性造成的,它允许肠壁随着镜身的推进而变形。弯曲角度大也是个棘手的问题,尤其是在乙状结肠或横结肠在腹部下方下垂。继续向前进镜可能使弯曲角度更大,持续地进行性尝试可能导致黏膜或肠系膜损伤。因此,应缓慢地收回内镜,使弯曲的结肠变直,并且使镜头小心地通过黏膜皱襞。吸气有助于进镜,注水可以提供更好的视野并有助于减小角度。有时候改变患者体位为仰卧位或右侧位,或通过外压左下腹的乙状结肠,将其拉向脐部,可以更容易地解决降结肠和乙状结肠之间的角度。同样的,由于远端横结肠冗余导致的脾曲180°弯曲可能需要改变体位为仰卧位或右侧位,或外压推动结肠向上致使肠镜通过。

在乙状结肠和横结肠形成襻是另一个常见的问题。成襻的表现包括镜头不能前进、镜头的逆行(矛盾的)运动、进镜时感受到阻力、患者不能耐受表现为疼痛或迷走神经性心动过缓。当这种情况发生时,应该顺时针或逆时针地旋转退回内镜,以减少成襻和缩短肠道。通常检查者可以感觉到镜身的松弛,进镜再次变得容易。有时,襻环不容易解除,或在进镜后再次形成。在这种情况下,压腹可以使肠段保持更直。在较大的腹股沟疝或腹疝处较常会发生成襻,在这个部位压腹是很有必要的。

为了减少进镜时成襻的可能,最好的做法是反复的退镜来缩短距离,即使进镜时没有遇到阻力。因为这有助于将肠壁套在镜身上,从而缩短其长度并减小成襻的可能。在大多数情况下,这能使结肠从其自然的 150cm 缩短到 60cm 或 70cm,这通过镜子到达回盲部的长度来衡量。

回肠末端进镜

所有有出血、腹泻、右下腹疼痛或需要评估的影像学异常的患者都应尝试进入回肠末端。然而在常规结肠镜筛查中,其病变的发现率较低,因此在癌症筛查过程中通常被忽略。回盲瓣是第一个结肠袋上增厚或扁平的区域,当看到开口时,镜子可以很容易地进入。然而,更常见的是开口被隐藏在皱襞里,在这种情况下,它的位置通常是与阑尾开口一致,通过将镜子从回盲瓣向后拉使镜头向上,用镜头抓住开口。进入瓣膜口后,稍微顺时针转动镜头,通常就能找到腔的方向。第三种技术是在回盲部倒镜,确定开口,然后小心地向后拉,引导镜头进入回肠末端,一旦进入回肠,再将镜头拉直。

退镜阶段-彻底地检查

现在的重点转向为对所有黏膜表面进行系统和彻底的检查。最常见的发现是肿瘤、憩室和痔。其他病变包括炎症性改变(血管形态消失、红斑、口疮样糜烂、溃疡、狭窄、瘢痕和假息肉)、动静脉畸形(AVM)、黏膜下病变(如脂肪瘤或平滑肌瘤或胃肠道间质瘤)、缺血性改变(包括坏死、湿疣和瘘管开口)。一个熟练的内镜医师应该识别黏膜颜色和质地的细微变化及更明显如息肉样的表面隆起。例如,发现一个无蒂锯齿状腺瘤的重要线索是黏液帽,任何吸附在肠壁上的黏液应冲洗干净,然后仔细观察黏膜。

彻底检查最重要的因素是所有黏膜的清楚可视。黏膜应该是干净的,有时需要大量注水冲洗和吸引清除残留的液体和粪渣。如果气泡使视野模糊,应注入西甲硅油来溶解气泡。如果某些部位由于残留的粪渣而不能冲洗干净,最常发生于回盲部和右半结肠,有时更换患者体位可以将粪水转移至对侧肠壁,从而暴露之前被遮盖的肠壁。任何塌陷部位都应使其充分扩张,以消除可能掩盖在皱襞里的病变。

系统检查需要检查所有黏膜褶皱的近端和远端表面,通常通过围绕每个结肠袋做环周检查来完成。要看清楚所有表面,经常需要反复进出观察某段肠道几次。二次观察已被证明可以提高升结肠的腺瘤检出率,无论是正镜还是倒镜观察。在一些弯曲角度大的部位,特别是褶皱处,一些表面可能存在视野盲区,这种情况下,继续进镜可以改变镜身在肠腔内的位置,从而更好地改变镜头的方向。

对回盲部的检查应包括仔细地识别回盲瓣的三个部分(鱼尾纹折叠之间的三角形区域,包含阑尾,以及两侧的两个区域)。回盲瓣后方是最难以完全观察的区域,可能需要经过几次才能完全观察。

直肠的检查应包括直肠远端和肛肠交界处的倒镜观察,这是正镜的盲点。但当肠腔狭窄或有活动性炎症时,这样做可能不安全。

对于正在进行肠道出血评估的患者,如果没有发现活动性出血或血凝块,应将重点转移到确定可能会引起出血的病变,包括肿瘤、溃疡、炎症、缺血性坏死、痔、动静脉畸形和憩室病。同时应检查回肠末端是否有IBD。附着的血凝块或裸露血管增加了出血原因的证据。如果腔内存在陈旧性血液或新鲜血,这可能有助于识别出血最接近的肠段。虽然血液回流运动可能使这个数据不准确,但它仍然可以为一些出血发生区域提供线索。

对于被评估为腹泻的患者,最重要的是发现红斑,血管形态消失和溃疡等黏膜炎症性改变。也应该进入末端回肠进行检查来判断是否有IBD或类癌。任何异常区域都应该做活检,如果黏膜正常则应随机活检并且在显微镜下观察是否有结肠炎症。对于免疫缺陷的患者,额外的病毒培养活检可能是适用的。

提高病变的检出率

结肠镜检查已经成功地降低了结肠癌的总体发病率。但定期结肠镜检查之间的间隔期癌症的发生和结肠镜检查未能减少右半结肠癌的发生,反映了结肠镜检查不完善的地方。据报道,腺瘤的漏诊率高达22%,尽管大多数是较小的病变,>1cm的病变中只有2%漏诊率,较高的腺瘤检出率显然与成功的癌症预防有关,因此应尽一切努力最大限度地发现病变。

除了上述技巧,多个观察者可以增加息肉的

检出率,所以如果可能的话,病房里的护士或技术员也应该看屏幕。

设备的先进性对息肉的检出也有帮助。高清晰度摄像机和显示器现在也已成为标准,提高了对平坦和较小病变的识别。目前可用的两种较新的技术是窄带成像(NBI)和色素内镜。NBI的照明光源局限于两个特定的波长,415nm和540nm,这可以更好地显示血管,提高了鉴别非肿瘤性和肿瘤性黏膜病变的敏感性和特异性。在NBI下,腺瘤性息肉与正常黏膜相比可以呈明显的深色。一些医师使用NBI作为退镜的主要光源,但如果结肠有任何残留的粪水或固体粪渣,这将会特别分散注意力,实际上可能会削弱对息肉的识别。色素内镜检查包括在黏膜上临时局部染色,如亚甲蓝或靛胭脂,以强调黏膜质地的细微变化。这经常用于IBD患者的检查。新近出现的技术是共聚焦激光内镜和细胞内镜,它们提供细胞和亚细胞水平的实时评估,这一技术可能有助于识别溃疡性结肠炎中的异型增生。

扩大结肠镜视野的技术也可以提高病变的检出率。一个简单的透明帽放置在镜头的末端,使结肠皱襞变平,可以提高对病变的检出。内镜上装备第三个摄像头能够提供了一个从镜头到镜身的倒镜视野,使褶皱近端病变更容易被发现。Fuse全光谱系统的顶部有三个摄像头(一个标准的前视和两个侧面镜头),将图像投射到三个相邻的屏幕上,将视野从170°增加到330°。研究表明,这项技术将腺瘤检出率提高到了惊人的67%。

确定在结肠中的位置

在检查过程中记录肠道的最近端部分是很重要的。在大多数检查中,是回盲部,它应该被至少两个标志物确认,包括阑尾口(一种半圆形的凹痕,常被玫瑰花状的圆形皱褶包围),回盲瓣(增厚第一个盲肠的褶皱或可见的开放与回肠黏膜绒毛),还有典型的鸦爪式皱褶。内镜医师应该意识到憩室可能会被误认为阑尾孔,特别是当结肠弯曲角度大,甚至类似于盲区。观察光线投射至右下腹壁和(或)观察压腹造成的压痕也会有所帮助。

由于除直肠穹和肛管直肠交界外,几乎没有

其他可识别的特征,在结肠其他地方确定镜头的位置是比较困难的。有时可以靠腔内特征来识别——横结肠或降结肠典型特征的是三角形腔,角度锐利可能提示弯曲。插入的镜身长度是一种有用的度量结肠长度方法,但由于成襻和冗余,它常常是不准确的;在退镜时可能更可靠。

确定位置对于确定肿瘤或其他疾病的位置是很重要的。由于结肠识别有一些不确定性,记录距离肛门的距离和其所在的肠段是有助于定位的。用手指外戳腹壁来观察结肠壁的压痕也有帮助。如果确定病变的确切位置非常重要,如大腺瘤需要内镜治疗或恶性病变需要手术,可以对病灶附近的黏膜进行染色,分 2～3 次黏膜下注射 1ml 的墨汁,能有效地使黏膜和浆膜表面着色,钛夹也可以应用于黏膜的影像学定位,尽管它们只是暂时附着。

诊断性结肠镜检查中的治疗干预

当诊断性结肠镜检查发现病变时,通常用活检钳或细胞刷进行取样。直径达 10mm 的息肉应该常规切除,可以用活检钳或圈套,用或不用烧灼,在大多数情况下,直径达 20mm 的息肉可以轻易安全地切除。出血的病灶可以用肾上腺素注射、烧灼或钛夹夹闭治疗。狭窄可能需要球囊扩张以允许进一步进镜。对这些操作的进一步讨论见后面的章节。

虽然对管腔的仔细评估不是进镜时的首要目标,但如果在进镜过程中发现了一个小息肉,通常最好在进镜时将其切除,因为退出时很难重新发现。较大的病变通常在退镜阶段切除。

操作记录

检查的完成应该包括详细的操作记录,其中应包括正确的身份资料,检查标识,镇静的情况,检查的范围,准备质量,任何并发症,讨论的过程和异常发现的细节(位置、大小、任何不正常的特征),病理结果的后续计划,药物改变的说明,医师的后续处理,以及下次检查的推荐间隔时间。异常发现的照片通常包括在报告中,并应适当地做上标记。拍摄阑尾孔作为到达盲肠的标志有助于

改善癌症预防。

术后护理

应对患者进行监测,直到他或她的精神状态和生命体征恢复正常,患者可以安全行走。应告知患者检查后的注意事项,包括饮食、活动限制和恢复用药(特别注意抗凝药物)。理想的情况是告知他们检查的结果,如何获取病理结果,后续治疗的建议,以及到下一次筛查的间隔时间。在适当的时候称赞患者为检查做了很好的准备是很有用的。由于患者仍然经常受到镇静的影响,可能不记得告知的细节,因此也应该给他们一套包括上述内容的书面告知。

并发症

诊断性结肠镜检查的严重并发症发生率(0.28%)包括与肠道准备、镇静和检查有关的并发症。肠道准备的并发症包括恶心、呕吐、腹胀、疼痛、脱水、肾衰竭、低钾血症、房颤、晕厥和低血糖。镇静的并发症包括低血压、通气不足、心律失常、过敏反应、恶心和静脉部位炎症或血栓形成。检查并发症包括出血、穿孔、黏膜损伤、气压伤和迷走神经刺激引起的心动过缓,以及术后疼痛、恶心和肠胀气。死亡是诊断性结肠镜检查的一种罕见并发症,但据报道多达 1/35 000 例。如果在诊断性检查过程中加入干预措施,就会增加额外的风险。医疗机构或内镜中心的并发症发生率应与患者共享,并在获得知情同意后使用。操作者的个人经验也与之相关,尽管这可能更多地取决于患者和个人进行高风险操作的频率。

质量评价

结肠镜检查质量的评价应注重有效性、安全性和舒适性。医师的技能和整个内镜配备都应该被例行考察。常见的有效参数是腺瘤检出率(ADR),其计算方法为在健康、正常风险的患者中检测到一个或多个腺瘤百分比;ADR＞25% 被认为是高质量的。质量的第二个评价指标是盲肠到达率,即在那些结肠正常的患者到达盲肠的次

数百分比;一个好的内镜医师盲肠到达率应该在95%以上。腺瘤成功检出的替代指标是退镜时间,即从回盲部向肛门退镜的时间;时间>6min被认为是合适的,尽管关于更长的退镜时间是否与更高的 ADR 相关的研究结果不一。

安全性通常通过随访并发症发生率来衡量。这可能受到患者选择和所做操作类型的影响(如EMR 具有更高的风险),因此并发症发生率应与国家标准进行比较,并应随着时间推移而变化,这有助于发现与正常相比的显著差异。患者的舒适度和满意度通常不作为一种质量评价来跟踪,但如果需要关注这个问题,可以使用问卷调查的方式。其他常用的质量评价指标与操作标准的遵守有关,如合理的记录、合适的指征、知情同意或在IBD 筛查期间进行活检的数量。

替代筛查的选择

对于结直肠癌筛查,为患者提供替代方案,而不仅仅是结肠镜检查,还可能会增加患者对结肠癌预防项目的参与。有几种检查可以提供肿瘤存在的间接证据,如果结果呈阳性,将行结肠镜检查以进行最终评估。粪便隐血试验与乙状结肠镜检查相结合已被证明可以降低结肠癌的风险。粪便免疫化学检测(FIT)和 DNA 检测结合在一起,这只需要粪便样本,在发现癌症和大息肉方面几乎和结肠镜检查一样有效,而在发现较小的病变方面较差,而且有明显的假阳性。CT 结肠镜(虚拟结肠镜)在发现大息肉和恶性病变方面与结肠镜一样有效,尽管它可能会错过扁平病变和<1cm的息肉。CT 结肠镜检查或 cologuard 在降低结肠癌的发生方面是否有用还有待确定。

(章雁 **译** 滕世峰 **校**)

参考文献

[1] Appropriate use of gastrointestinal endoscopy. *Gastrointest Endosc* 2000;52:831.

[2] Strum WB. *N Engl J Med* 2016;374: 1065-75.

[3] Lifetime Risk(Percent)of Being Diagnosed with Cancer by Site and Race/Ethnicity:Males,18 SEER Areas,2011-2013(Table 1. 16) http://seer. cancer. gov/csr/1975_2013/browse_ csr. php? sectionSEL=1&pageSEL=sect_01_table. 16. html Females, 18 SEER Areas, 2011-2013 (Table 1. 17) http://seer. cancer. gov/csr/1975 _ 2013/browse _ csr. php? sectionSEL = 1&pa geSEL = sect_01_ta-ble. 17. html.

[4] Winawer SJ et al. *N Engl J Med* 1993;329:1977.

[5] Yang DX et al. *Cancer* 2014;120:2893.

[6] US Preventive Services Task Force, Bibbins-Domin-go K et al. *JAMA* 2016;315:2564.

[7] Rex DK et al. *Am J Gastroenterol* 2009;104;739.

[8] Syngal S et al. *Am J Gastroenterol* 2015;110:223.

[9] Giardiello FM et al. *Dis Colon Rectum* 2014; 57:1025.

[10] Rojas-Puentes L et al. *J Cancerol* 2014;1:16-22.

[11] Winawer SJ et al. *Gastroenterology* 2006;130:1872.

[12] Meyerhardt JA et al. *J Clin Oncol* 2013; 31: 4465-72.

[13] Farraye FA et al. *Gastroenterology* 2010;138:746.

[14] Ness RM et al. *Am J Gastroenterol* 2001; 96: 1797-802.

[15] Prakash SR et al. *Can J Gastroenterol* 2013, 27 (12):696-700.

[16] Jandorf L et al. *Health Educ Res* 2013,28(5): 803-15.

[17] ASGE Standards of Practice Committee, Acosta RD et al. *Gastrointest Endosc* 2016;83:3.

[18] ASGE Standards of Practice Committee, Khashab MA et al. *Gastrointest Endosc* 2015;81;81.

[19] Wilson W et al. *Circulation* 2007;116:1736.

[20] Nishimura RA et al. *Circulation* 2008;118:887.

[21] Kilgore TW et al. *Gastrointest Endosc* 2011; 73:1240.

[22] Saltzman J et al. *Gastrointest Endosc* 2015;81;781.

[23] Cooper GS et al. *JAMA Intern Med* 2013;173: 551-6.

[24] Rockey DC et al. *JAMA Intern Med* 2013;173: 1836-8.

[25] Aljebreen A. *World J Gastroenterol*. 2014,20(17): 5113-8.

[26] Chavez A et al. *Am J Gastroenterol* 2000;95:2530.

[27] Vergis N et al. *Am J Gastroenterol* 2015,110(11): 1576-81.

[28] Uddin FS et al. *Dig Dis Sci* 2013,58(3):782-7.

[29] ASGE Technology Committee, Lo SK et al. *Gastrointest Endosc* 2016;83:857.

［30］ Radaelli F et al. *Gastrointest Endosc* 2010;72;701.

［31］ Xie Q Chen B et al. *BMC Gastroenterol* 2012; 12;151.

［32］ Kushnir VM et al. *Am J Gastroenterol* 2015;110, 415-22.

［33］ Hewett DG et al. *Gastrointest Endosc* 2010,72(4): 775-81.

［34］ van Rijn JC et al. *Am J Gastroenterol* 2006; 101;343.

［35］ Brenner H Stock C et al. *BMJ* 2014;348;g2467.

［36］ Corley DA et al. *N Engl J Med* 2014;370;1298.

［37］ Aslanian HR et al. *Am J Gastroenterol* 2013,108 (2);166-72.

［38］ Machida H et al. *Endoscopy* 2004,36(12);1094-8.

［39］ Rex DK. *Rev Gastroenterol Disord* 2009,9(1);1-6.

［40］ Gralnek IM et al. *Lancet* 2014,15(3);353-60.

［41］ Whitlock EP et al. *Ann Intern Med* 2008;149;638.

［42］ Reumkens A et al. *Am J Gastroenterol* 2016; 111;1092.

［43］ Rex DK et al. *Gastrointest Endosc* 2015;81;31.

［44］ Johnson CD et al. *N Engl J Med* 2008; 359; 1207-17.

［45］ Spada C et al. *Therap Adv Gastroenterol* 2012,5 (3);173-8.

［46］ Imperiale TF et al. *N Engl J Med* 2014;370;1287.

［47］ American Cancer Society. Colorectal Cancer Early Detection: American Cancer Society recommendations for colorectal cancer early detection. Available at; http:// www. cancer. org/cancer/colonandrectumcancer/moreinformation/ colonandrectumcancerearlydetection/colorectalcancer-early-detection-acs-recommendations （ accessed November 6, 2012）.

［48］ Schoen RE et al. *N Engl J Med* 2012;366;2345-57.

［49］ Inadomi J et al. *Arch Intern Med* 2012,172(7);575-

82.

［50］ Barclay RL et al. *N Engl J Med* 2006; 355; 2533-41.

［51］ Sawhney MS. *Gastroenterology* 2008;135;1892-8.

［52］ Rosen L. *Oncology* 1998.

［53］ Nayor J et al. *Dig Dis Sci* 2017;62;2120-5.

［54］ CiroccoWC et al. *Surg Endosc* 1993;7;33.

［55］ Tadepalli US et al. *Gastrointest Endosc* 2011; 74; 1360-8.

［56］ Fennerty MB. *Gastrointest Endosc Clin N Am* 1994;4;297.

［57］ East JE. *Gut* 2008,57(Suppl 1);A4.

［58］ Bourke MJ et al. *Am J Gastroenterol* 2012, 107 (10);1467-72.

［59］ Zwas FR et al. *Am J Gastroenterol* 1995; 90; 1441-3.

［60］ Sakata S. *Am J Gastroenterol* 2017;112;11-2.

［61］ Sharkansky. Sexual trauma: Information for women's medical providers. US Department of Veteran Affairs. http://www. ptsd. va. gov/ professional/treatment/women/ptsd-womensproviders. asp

［62］ Drossman DA. *Gastroenterology* 2016, 150 （6）; 1257-61.

［63］ Chey WD. *Am J Gastroenterol* 2010, 105 （4）; 859-65.

［64］ American College of Gastroenterology Task Force on Irritable Bowel Syndrome. *Am J Gastroenterol* 2009;104(Suppl 1);S1-35.

［65］ Hu AJ. *Gastrointest Endosc* 2004;59(1);44-8.

［66］ Kaminski MF et al. *N Engl J Med* 2010;362;1795.

［67］ Ulmer BJ. *Clin Gastroenterol Hepatol* 2003,1(6); 425-32.

［68］ Cotton PB et al. Practical gastrointestinal endoscopy. *The Fundamentals*. 5th ed.

第16章

低位内镜治疗性扩张和支架置入术

DAVID E. BECK

简介

结肠狭窄由炎症性肠病（克罗恩病和溃疡性结肠炎）、吻合口问题、缺血、恶性肿瘤、辐射损伤、非甾体抗炎药和憩室炎等原因引起。狭窄的位置和程度往往决定症状的严重性。高度狭窄可能导致完全梗阻并需急诊外科手术。结肠梗阻在美国是一种常见的临床问题，大多数是由恶性疾病引起的。8%～29%的结直肠癌患者最初表现的症状是部分或完全肠梗阻，且多数位于左侧结肠，Ⅲ－Ⅳ期。大肠梗阻的处理有几种选择。传统上，患者需要复苏，然后进行检查，如水溶性灌肠（图16.1）、计算机断层扫描或结肠镜检查，然后进行手术。根据肠道和患者的状况及外科医师的经验，右侧病变的手术选择通常包括部分切除和回肠结肠吻合术或回肠造口术。左侧病变的处理传统上各不相同：节段性切除和结肠造口术，结肠次全切除术，回肠直肠吻合术或回肠造口术。这些急诊手术的相关死亡率为10%～30%，发病率为10%～36%。由于年龄和并发症，许多接受造口的患者没有行后续的造口关闭术，并且治疗后恢复时间或手术并发症相关的时间较长，往往延迟或妨碍了化疗和放疗等后续治疗。生活质量和造口用品的成本也是一个问题。这些手术后的限制因素促使了术前其他选择的发展，如内镜球囊扩张术和自膨式腔内支架置入术。本章回顾了内镜下结肠球囊扩张和腔内支架治疗结肠梗阻的适应证、技术要点和已发表的结果。

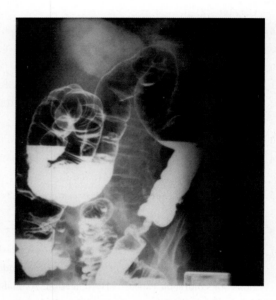

图 16.1　**对比灌肠显示梗阻性结肠病变**（Courtesy of Ochsner Clinic Foundation）

患者的选择和适应证

恰当的患者选择是获得成功结果的重要因素。病史、检查和诊断性研究具有预测性，通常会提示病因，提供狭窄特征等信息。成功结果的预测因素包括狭窄程度（<10mm）和可进入的狭窄长度（<4cm）。吻合口狭窄以扩张效果较好，恶性肿瘤则以腔内放置支架效果较好。其他较差的预测因素包括多段狭窄、完全阻塞、狭窄内相关的瘘管及狭窄处或周围的活动性炎症。最后，患者的病灶必须能够通过内镜检查，而且不能确定开腹手术的绝对指征（如穿孔）。

球囊扩张可以解决吻合口或炎性狭窄,但通常需要重复多次扩张。腔内支架可用于姑息治疗或作为桥接手术(将紧急手术转变为择期手术)。支架在非恶性梗阻中的应用有限。自 1991 年引入以来,结肠支架已成为治疗结直肠癌患者,尤其是缓解无法切除的转移性肿瘤患者梗阻的重要治疗手段。这些自膨式金属支架可能会将管腔扩张到接近正常的直径,迅速缓解症状,在某些需要的情况下,还可以对近端结肠进行内镜或放射学评估。支架的放置可以使用最小剂量的镇静药,无须事先进行内镜下扩张,而且穿孔或肿瘤破裂等并发症的风险很低。此外,这些支架可以通过"支架套支架"的方式重叠放置在相对较长的病变上。大多数良性狭窄的患者采用扩张术或传统的手术能够获得更好的治疗结果,因为在这一组患者中,支架相关的并发症令人望而却步。然而,在一些特定的良性狭窄患者中,使用支架作为桥接手术的经验正在不断增加。

技巧

内镜下球囊扩张术

内镜通过肛门到达狭窄处远端肠管(图 16.2)。在直视下将导丝或气囊导管通过内镜通道穿过狭窄处(图 16.3)。导丝或者球囊的放置基本无须透视辅助。将球囊导管推进到导丝上方或狭窄的中点,并使用压力或容量控制手柄用生理盐水充气。充气时保持球囊中心在狭窄处,防止滑出狭窄处。缓慢地给球囊充气,使用较长的球囊有助于将移位的风险降至最低。球囊取出后,扩张后的狭窄肠段通常要行内镜检查。有几款内镜下的球囊可供选择。用于结肠狭窄扩张球囊的大小从 6mm 到 20mm 不等。

腔内支架

目前有许多腔内支架可供选择(表 16.1)。它们是由不锈钢或合金制成的。镍钛诺金是一种镍钛合金,它具有更高的柔韧性,有助于支架置入尖锐的角度区域,但与其他金属制成的支架相比,其径向作用力较小。埃尔吉洛伊是钴、镍和铬的

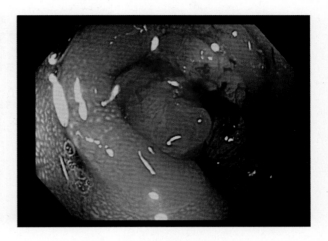

图 16.2　肠梗阻病变的结肠镜图(Courtesy of Ochsner Clinic Foundation)

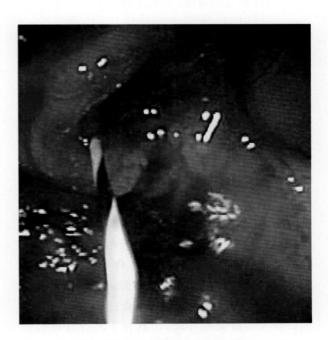

图 16.3　经内镜插入导丝通过梗阻处(Courtesy of Ochsner Clinic Foundation)

合金,耐腐蚀,具有高径向力。支架有涂层和非涂层两种版本。涂层支架可能有较低的组织内生率,保持更长的支架通畅期,但会具有较高的支架移位率。有一些证据表明,它们可能有助于瘘管闭合。目前,只有非涂层支架被批准用于结肠。结肠支架展开前直径为 10～30F,展开后直径为 20～35mm,长度为 40～120mm。大多数有近端和(或)远端喇叭口,可防止移位。支架通常以压

表 16.1 可用的支架

支架	制造商	构成	展开类型	尺寸（直径/长度）
Wallflex	波士顿科技	埃尔吉洛伊非磁性合金	TTS	27～30 mm 60～120 mm
Wallstent	波士顿科技	不锈钢	TTS	20 和 22 mm 60 和 90 mm
Evolution Colonic Controlled-Release	库克医疗		TTS	25 mm 60,80,100 mm
Evolution Duodenal Uncovered Controlled Release	库克医疗		TTS	22 mm 60,90,120 mm
Z-stent	库克医疗	不锈钢	OTW	25 mm 40～120 mm
Ultraflex Precision	波士顿科技	镍钛诺	OTW	30/25 mm 57～117 mm

注:OTW. 通过导线；TTS,通过内镜。

缩形式包装,并被限制在输送装置上。

支架可以在有或没有导丝的情况下通过内镜（TTS）展开,也可以在透视控制下通过内镜或透视放置的导丝。肠内支架可以是裸露的或有覆盖的（指的是支架网是裸线的,还是有覆盖物以减少组织向内生长到支架中）。笔者首选长度为 120 mm 的 Enteral Wallflex 支架（波士顿科技）。TTS 支架更容易通过近端或成角度的病变。

以下是笔者的使用技巧:患者被带入内镜检查室,躺在透视检查床上。在连接监护仪和吸氧后,患者左侧卧位,注射镇静药麻醉。插入结肠镜并推进至梗阻部位。透视观察病变位置,改变患者体位以获得最佳透视图像。腔内造影剂有助于定位。如果管腔看起来很小,通过结肠镜的工作端口插入一根柔性导丝,在直视下将导丝轻轻地穿过梗阻部位（图 16.3）。如果管腔不是很小,支架可以直接通过病变。通过透视可证实导线或导管已经穿过病灶。如果使用导丝,TTS 支架则通过导丝上方的内镜,穿过病变部位（图 16.4）。支架上不透射线标记有助于其在梗阻部位的定位。在透视下,支架缓慢展开。在支架完全展开之前,可以进行位置调整。支架展开后,最理想的状态是在狭窄的近端和远端有一个喇叭口,在狭窄处有一个缩颈。支架放置成功后,往往会有大量的气体或者肠腔内容物经支架涌出。通过症状前后对比或者腹部平片往往能进一步确认支架是否成

功置入（图 16.5）。

如果狭窄较长或支架没有充分延伸穿过狭窄,则可在与第一根支架部分重叠的位置,放置第二支架（图 16.6）。

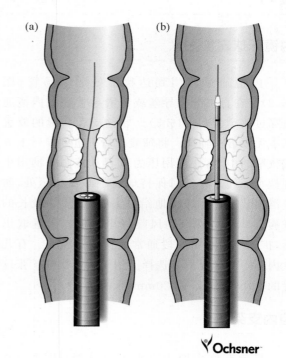

图 16.4 (a)导丝穿过狭窄处;(b)未展开的支架穿过狭窄处。黑色标记表示不透射线标记（Courtesy of Ochsner Clinic Foundation）

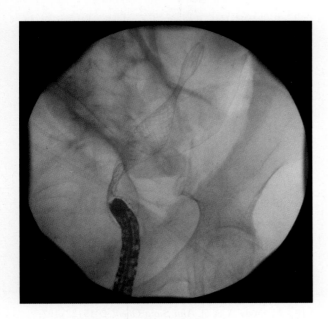

图 16.5　支架就位的 X 线图（Courtesy of Ochsner Clinic Foundation）

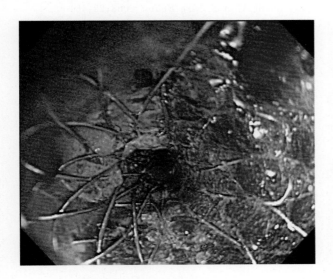

图 16.6　展开支架的内镜视图（Courtesy of Ochsner Clinic Foundation）

结果

支架置入术在较短的、远端病变和结肠原发性病变中更易成功。支架置入失败的原因通常是由于肿瘤的成角，导致导丝或支架导管无法穿过梗阻部位。

临床失败的定义为未能解除梗阻或发生重大并发症。目前已发表的结肠狭窄和梗阻治疗经验

来源于病例报道、小型对照研究和回顾性研究。为了克服这些不足，已经进行了一些系统评价研究。

恶性狭窄

Watt 及其同事在 2007 年回顾了 88 篇文章（其中 15 篇是比较性研究），报道支架置入技术成功率为 96％（范围为 66％～100％），临床成功率为 92％（范围为 46％～100％）。在大多数研究中，支架治疗的住院时间较短。再干预率中位数为 20％（0～100％），支架移位率中位数为 11％（0～50％），中位穿孔率为 4.5％（0～83％）。

2011 年的一篇 meta 分析荟萃了 5 项随机对照研究，总病例数 207，将支架与手术进行了比较。支架置入成功率为 86％，穿孔率为 6％，移位率为 2％，梗阻率为 2％。支架置入术与急诊手术相比，梗阻的平均临床缓解时间明显缩短，30d 死亡率或并发症发生率没有差异。

最近的一篇纳入 11 项研究 1136 例患者的荟萃分析，比较了支架作为桥接手术（38％）与紧急手术（62％）的长期结果。两组的总生存率和无病生存率相似，表明支架置入术是治疗恶性大肠梗阻的潜在选择方案。

非癌性狭窄

肠道狭窄由多种情况引起。炎症（炎症性肠病）或术后吻合口狭窄等良性疾病通常扩张后缓解。1989 年，Aston 等报道了他们对 9 名结肠及直肠吻合口狭窄患者进行球囊扩张的经验。9 个狭窄中的 6 个在一次扩张后得到缓解。Park 及其同事回顾性研究了 43 例良性狭窄的患者。29 名患者接受了球囊扩张，7 名患者接受了支架治疗，7 名患者同时接受了两种手术。临床成功率相似（球囊 89.1％，支架 87.5％）。再梗阻率相似（球囊 54.4％，支架 57.1％），但球囊通畅时间较长，为 65.5 个月）。作者认为，内镜球囊扩张术作为初始治疗是安全有效的。

Small 及其同事描述了 23 名接受肠腔内支架治疗的良性结肠狭窄患者。95％的患者获得了技术上的成功，但 38％的患者出现了并发症。

87％的并发症发生在支架置入 7d 后。作者认为，腔内支架置入可作为桥接手术，如果可能的话，手术应该在 7d 内完成。

总结

已有数据表明，在经验丰富的中心，由经验丰富的多学科团队对恶性梗阻进行支架置入是治疗的首选方式。内镜手术可以作为潜在可治愈、健康的患者进行手术的桥梁，并为特定的恶性梗阻患者提供有效和持久的姑息治疗。扩张术可选择性应用于良性狭窄，而支架置入术可以为外科的桥接手术。

（熊杰　译　陈莹　滕世峰　校）

参考文献

[1] Lemberg B et al. *Am J Gastroenterol* 2007；102：2123-5.

[2] Beck DE. Use of stents for colonic obstruction. In：Cameron JL et al. (eds.)*Current Surgical Therapy*, 10th ed. Elsevier；2011：157-60.

[3] Deans GT et al. *Br J Surg* 1994,81(9)：1270-6.

[4] Gandrup P et al. *Eur J Surg* 1992,158(8)：427-30.

[5] Bonin EA et al. *Curr Gastroenterol Rep* 2010；12：374-82.

[6] Baron TH. Enteral stents for the management of malignant colorectal obstruction. http://www. uptodate. com/contents/ enteral-stents-for-the-palliation-of-malignant-gastroduodenal-obstruction. Accessed March 9，2018.

[7] Boyle DJ et al. *Dis Colon Rectum* 2015；58：358-62.

[8] Watt AM et al. *Ann Surg* 2007；246：24-30.

[9] Sagar J. *Cochrane Database Syst Rev* 2011；CD007378.

[10] Matsuda A et al. *Ann Surg Oncol* 2015；22：497.

[11] Aston NO et al. *Br J Surg* 1989；76：780-2.

[12] Park CH et al. *Gut Liver* 2015；9：73-9.

[13] Small AJ et al. *Surg Endosc* 2008；22：454-62.

第17章

经肛内镜显微手术

JOHN H. MARKS AND JEAN F. SALEM

简介

经肛内镜显微手术（transanal endoscopic microsurgery，TEM）最早由 Buess 在 1983 年提出的一种微创外科技术，其最初的开发目的是治疗体积较大的直肠绒毛状腺瘤，但其适应证后来扩大到新辅助治疗后的直肠癌切除。该技术利用特殊设计的显微外科器械进行操作，既是单孔手术，也属于经自然腔道的内镜手术（natural orifice transluminal endoscopic surgery，NOTES）。TEM 一直受到广泛关注原因在于该术式能很好地保留肛门括约肌结构及其功能，降低直肠癌短期复发率和死亡率。TEM 已发展为一种安全、有效的手术方式，是治疗不同类型直肠病变的主要术式之一。

适应证

TEM 最初用于治疗内镜下无法切除的直肠良性腺瘤，以及有多种并发症、行根治性手术风险较大的浸润性癌患者。然而，随着术者们对 TEM 操作经验的长期累及，其适应证得到了进一步扩展。目前对于"低风险"T1 直肠癌，TEM 是局部切除的首选术式，长期存活率与全肠系膜切除术（total mesorectal excision，TME）类似。TEM 还可用于新辅助放化疗后病变退入肠壁内的 T2 或 T3 直肠癌。另外，TEM 切除的病变范围应≤3cm，且可活动（图 17.1）。

设备

· 手术直肠镜：直径 4cm，长度 12cm 或

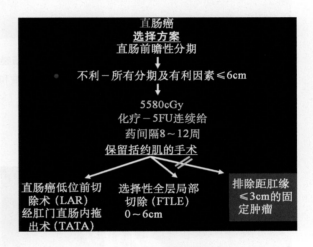

图 17.1 直肠癌管理法则

20cm，一端为斜面或直面。直肠镜用一个马丁臂固定在手术台上，四根管子连接到各自对应的端口上，作用分别是连续充气、抽吸、冲洗和光源。面板由四个带帽橡胶套管密封的端口组成，光学立体镜、吸引器和两个长柄器械由此插入（图 17.2a-b）。

· 立体镜：通过连接在屏幕上的单目镜或双目镜来观察术区，手术视野可放大到 6 倍（图 17.3a-b）。

· 长柄器械：所有操作器械直径 5mm，包括抓钳、剪刀、单极电钩、持针器、结扎钳。抓钳通常为笔直的，但头端弯曲成角的型号更为常用（图 17.4a-c）。

· 腔内手术设备：光源设备、二氧化碳（carbon dioxide，CO_2）充气设备、抽吸设备、冲

洗设备、持续监测直肠腔内压设备。由一个集成的滚柱泵提供恒定的低容量吸力，与气体充气的速率相同，还可实时调整吸力避免直肠腔塌陷。

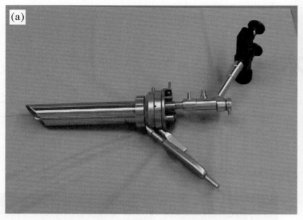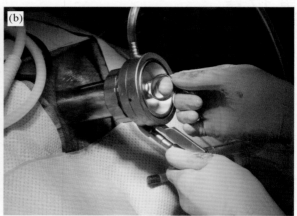

图 17.2　(a)直肠镜；(b)插入 TEM 直肠镜

为达到非创伤性进入，在肛门温和扩张后，直肠镜插入时要带阻塞器。

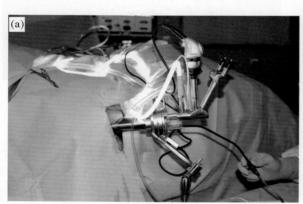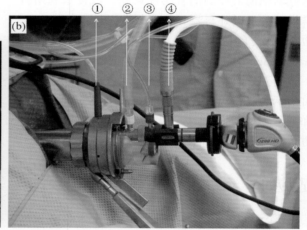

图 17.3　(a)TEM 立体镜完成组装；(b)四个端口分别用于抽吸①，连续充气②，冲洗③，光源④

手术技巧

所有患者在术前一天接受标准的肠道机械准备和预防性抗生素使用。在 TEM 手术中患者体位摆放至关重要，这也取决于肿瘤生长的位置。一般情况下，患者调整体位使肿瘤在手术过程中始终处于下方位置（6 点钟方向）。因为光学器件位于手术直肠镜的上部，限制了仪器到达管腔底部 180°～210°的范围。直肠后侧病变患者通常采用改良截石位，前侧病变患者采用俯卧位（图17.5），左侧或右侧病变的患者应分别取左或右侧卧位。

手术开始时先进行肛门扩张并插入直肠镜，然后取出阻塞器，并固定工作面板。此时，TEM 直肠镜的功能相当于一个大型刚性直肠镜，病灶位于术野中心 6 点钟位置。然后用马丁臂将直肠镜固定在手术台上，置入立体镜，将所有管路连接到直肠镜，开始充气（图 17.6a-b）。

首先使用电烧灼法对病灶周围进行点状切开

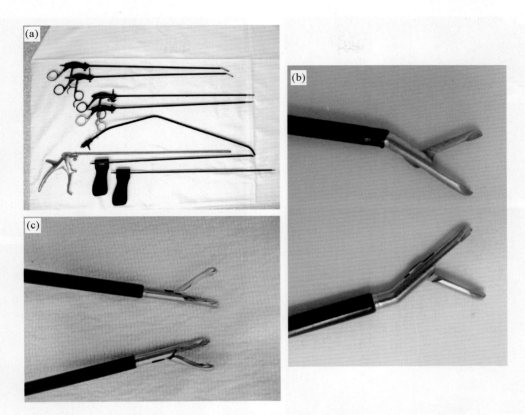

图 17.4   (a)TEM 主要的手持器械从上到下分别为弯曲型单极抓钳(左、右),直型单极抓钳(左、右),吸引器,结扎钳,铰接型单极刀,直型单极刀;(b)弯曲型单极抓钳(头端特写);(c)直型单极抓钳(头端特写)

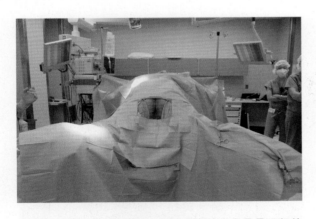

图 17.5   俯卧位:对于直肠前侧病变的患者是最理想的 TEM 体位

(图 17.7),这对勾画病灶范围和获得已知切缘很重要。良性病变的切缘为 0.5cm,恶性病变的切缘为 1cm。左手用抓钳将黏膜提起,用电灼法将病灶周围的圆周区域进行连接,然后切除病灶底部,达到全层切除(图 17.8a 和 b)。通常在进入固有肌层之前,在黏膜下层可发现一层脂肪组织,要确保切缘到达该脂肪层,这不能与直肠外周脂肪组织相混淆。取出标本之前,在标本的下缘预留缝合标记,以确保标本的正确方向(图 17.9)。然后关闭充气装置,将标本抓住并拉进直肠镜中,取下面板,标本送检。为了降低肿瘤种植转移和局部复发的风险,用稀释的聚维酮碘冲洗直肠创面、面板和器械。用 2-0 聚二氧杂环酮(Polydioxanone,PDS)缝线连续全层缝合创面,由于直肠腔内没有多余空间来进行左右或上下移动操作,持针器需要始终保持与肠腔平行,并且只能移进移出,并以活塞式运动拔出缝针,因此缝合这一步特别具有挑战性。使用 TEM 器械打结也非常困难,通常使用银夹夹闭和固定缝线残端来实现。缝合完成后,缝线上的任何松弛部分都可以通过轻轻拉起缝线的一端拉紧,并用另一个夹子将缝线紧固(图 17.10)。

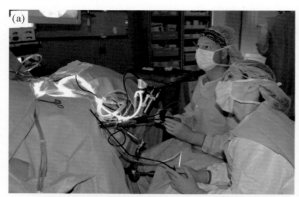

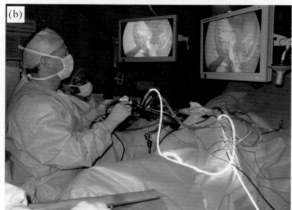

图 17.6　(a)外科团队设置,主刀医师坐于患者两腿之间,助手位于主刀医师的左侧。(b)监视器屏幕放在主刀医师的前方。手术直肠镜用马丁臂固定在手术台上以保持稳定

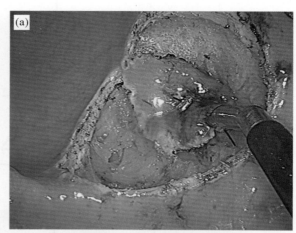

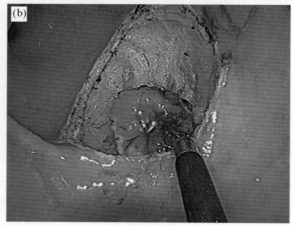

图 17.8　沿病灶环周切开,然后切除病灶基底部

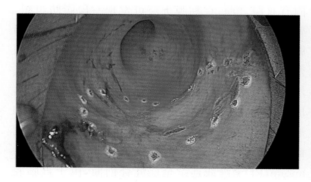

图 17.7　病灶环周切痕

技术变化

1. 黏膜下切除术只适用于腺瘤。
2. 肌肉内的。
3. 穿过固有层。

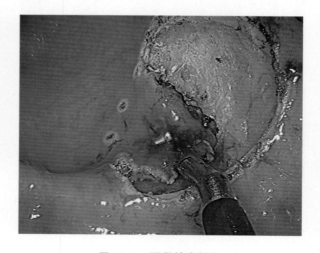

图 17.9　预留缝合标记
在完全切除前,在目标病灶远端边缘预留缝合标记定位。

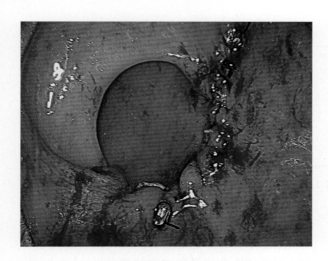

图 17.10　使用 2-0 聚二氧杂环酮 (Polydioxanone, PDS) 缝线进行连续全层缝合

4. 部分厚度的直肠系膜。

5. TME 水平的直肠系膜切除。

高位前侧病变切除术中进入腹膜腔的风险增加,因此这些病变最好通过低位前切除术来解决。然而对经验丰富医者而言,进入腹膜腔也是安全的,并不会增加癌症扩散或脓毒症的风险。

治疗结局

与 TME 相比,TEM 的主要优势在于术后复发率和死亡率相对较低。从肿瘤学的角度来看,TEM 和根治性手术治疗 T1 肿瘤的复发率和生存率相似。一项前瞻性随机研究显示,新辅助治疗后的 T2 直肠癌患者分组行 TEM 或 TME 治疗,TEM 组局部复发率为 5.7%,TME 组局部复发率为 2.8%。从功能的角度来看,TEM 患者对排便控制的满意度较高。对于超低位早期直肠癌,TEM 可以避免患者行永久性结肠造口手术,同时能保留适当的括约肌功能。

总结

TEM 治疗直肠良性病变及部分浸润性癌是安全、有效的,它使外科医师能灵活处理传统经肛难以切除的病灶,改善了直接终点(切缘阳性和标本破碎),降低了长期复发率。与根治性直肠切除术相比,TEM 治疗后复发率低,恢复快,能更好地保留肛门括约肌功能,肿瘤治疗效果相似。

（孙强　译　滕世峰　校）

参考文献

[1] Allaix ME et al. *J Gastrointest Surg* 2012;16: 2280-87.

[2] De Graaf EJ et al. *Eur J Surg Oncol* 2009;35;1280-5.

[3] Allaix ME et al. *Surg Endosc* 2016,30 (11): 4841-52.

[4] Winde G et al. *Dis Colon Rectum* 1996,39 (9): 969-76.

[5] Lezoche G et al. *Surg Endosc* 2008,22(2);352-8.

[6] Marks JH et al. *Dis Colon Rectum* 2014;57: 1176-82.

[7] Valsdottir EB et al. *Surg Endosc* 2014,28 (1): 193-202.

第18章

经肛微创手术

JUSTIN J. KELLY，JOHN P. BURKE，AND MATTHEW R. ALBERT

简介

随着结直肠癌筛查工作的广泛普及，直肠大息肉和早癌的发病率不断上升。由于传统直肠肿瘤切除术后肛门功能预后不理想、人口老龄化、造口排斥、新辅助治疗后不良反应率高等诸多因素，越来越多的患者诉求临床推广局部切除直肠早癌。目前，外科医师局部切除直肠大息肉和早癌的方式，主要包括传统的经肛切除（transanal excision，TAE）、先进的结肠镜技术和经肛内镜显微手术（transanal endoscopic micro-surgery，TEM）。

TEM[最近更新为经肛内镜手术（transanal endoscopic operation，TEO）]，由 Gerhard Bues 于 1984 年首次提出，使用刚性电切镜对直肠病灶进行腔内切除。这种手术方式提供稳定的直肠充气状态，实现对目标部位的高清晰度或双目光学可视化，运用调整组织张力的精密器械，进行剥离、切除和黏膜再闭合。一项荟萃分析结果显示，与其他替代技术相比，TEM 治疗直肠良恶性肿瘤具有显著优势。与传统的 TAE 手术相比，TEM 可完成更高质量的肿瘤切除，切缘阴性率更高，标本破碎发生率和病灶复发率更低，而术后并发症并无差异。与内镜下黏膜切除（endoscop-ic mucosal resection，EMR）和内镜下黏膜下剥离（endoscopic submucosal dissection，ESD）等先进的结肠镜技术相比，TEM 在病灶复发方面依然具有优势。

对于不适合传统腹部入路的患者，或有严重基础疾病且并发直肠癌仅行姑息治疗的患者，肛周入路手术具有深远的益处。传统的直肠癌手术方法包括切除肿瘤及所有相关的淋巴、血管组织，通过疾病的完全分期预判根治性切除术的预后。主张早期直肠癌局部切除的学者证实，部分肿瘤浸润淋巴结的可能性很低，这种小风险可以通过规避传统直肠切除术后复发率及死亡率来抵消。

遗憾的是，虽然 TEM 手术已经临床应用 30 余年，但其学习曲线较长，手术操作系统的初始成本较高，因此融入常规结直肠病临床实践的过程缓慢。上述提到患者对直肠病灶局部切除安全可靠、标本完整且经济有效的疾病需求，影响了经肛微创手术（transanal mini-mally invasive surgery，TAMIS）的发展。单切口、多孔的腹腔镜装置促进了腹部手术的广泛发展，为结直肠外科医师提供了必要的设备和技术，实现了在狭窄的空间内放大术野，并可以沿着单轴进行复杂手术。由于仪器设计上的交叉性和技术要求的不断提高，人们逐渐认识到单切口手术技术可以应用于经肛直肠手术。2010 年，一项研究中对 6 名患者使用经肛放置多通道入路装置进行手术，发现 TAMIS 在没有专业仪器、低成本的情况下有明显优势，是 TEM 可行的替代方案。

适应证和禁忌证

TAMIS 的适应证与 TEM/TEO 及标准的 TAE 相似，包括良性腺瘤，直径＜2cm 的神经内分泌肿瘤和直径＜3cm 高分化 T1 浸润癌。对于可切除的直肠腺瘤大小没有统一限制，主要考虑的是组织切除过多会导致直肠管腔狭窄。然而 TEM 相关文献中指出，即使＞5cm 的病灶未达到"环形"切除，直肠狭窄的发生率也极低。

2013 年，美国结直肠外科医师协会直肠癌管理实践指南表明，对无高危特征的 T1 直肠癌患者而言，局部切除是一种合适的治疗方式。该重要指南在近期关于《监测、流行病学和最终结果计划数据》的一份研究中得到了支持，该研究表明与根治性手术相比，T1 直肠癌局部切除不会影响肿瘤预后的特异性生存。显然，这里对淋巴结阳性的 T1 病灶局部切除表示担心。瑞典直肠癌登记处一份研究发现，205 例 T1 直肠癌淋巴结转移的总比率为 12％，如果没有淋巴血管侵犯或分化差等不良特征，发生率为 6％。最近一项对 4510 例患者的荟萃分析明确了 T1 直肠癌中发生淋巴结转移的危险因素，包括黏膜下浸润＞1mm（OR：3.87）、淋巴血管浸润（OR：4.81）、分化差（OR：5.60）和肿瘤出芽（OR：7.74）。如果最终病理诊断中存在上述危险因素，这些淋巴结转移高风险的患者建议行根治性直肠切除术。同样，对于＞20 mm 直肠类癌或有不良特征的患者，也建议行根治性手术并清扫肠系膜。

T2 病灶的患者由于局部复发率不理想，应推荐接受传统的全肠系膜切除术。新辅助治疗后病理完全缓解的直肠癌患者，可在临床试验范围内考虑局部切除。对于那些存在限制性并发症或拒绝根治性手术或拒绝永久性结肠造口的患者，TAMIS 局部切除可以考虑作为一种侵袭性较小但肿瘤学较差的选择。最后在转移性疾病患者中，TAMIS 可用于缓解并控制症状。

TAMIS 没有绝对的禁忌证。对于齿状线 2cm 以内的直肠远端病灶，使用 TEM 平台很难形成足够的密封环境。相反，TAMIS 入路装置长度约为 4cm，能"钩"在肛肠直肠环上，从而阻断齿状线和远端直肠黏膜的进入。外科医师开发了一种混合技术并克服了这一问题，他们使用传统的肛门直肠牵开器，在齿状线以上 1～2cm 处开始进行解剖，然后插入入路装置并完成切除（图 18.1）。尽管有些人认为传统 TAE 可应用于这些病例，但经肛内镜手术在以下情况中具有主要优势：病灶起始位置较低且向近端延伸、病灶占腔内 1/3 以上且需要频繁调整牵开器位置、大腺瘤有不可避免的标本破碎风险。在直肠上部 1/3 处前壁病灶也必须小心，因为在切除过程中可能会

突破腹膜进入腹腔，必要时在腹腔镜下来确认肠壁闭合或辅助修复。TEM 相对 TAMIS 的优势主要体现在它能够更接近乙状结肠远端，尽管先进的 TAMIS 医师仍然可以成功切除更多的近端病灶。TEM 直肠镜的硬度使得直肠可以被支架撑开，有报道，切除可达距肛 25cm。为了消除这种不平衡，设计了更长的 TAMIS 入路装置，但明显也抵消了 TAMIS 的许多主要优势。

TAMIS 平台还可用于修复直肠尿道瘘和复

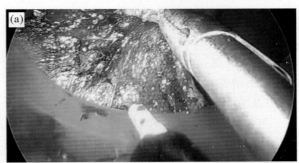
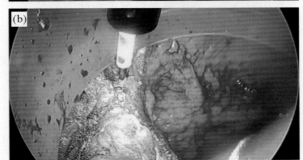
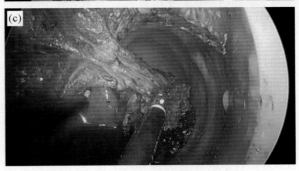

图 18.1　(a) 延伸至齿状线的肿瘤可以通过一种混合技术切除，在传统肛门直肠牵开器的帮助下制造初始的黏膜切口，然后插入入路装置并开始腔内剥离。利用这种技术可以切除肛缘处较大的绒毛状腺瘤；(b) 远端黏膜边缘可以在后方、侧方和前方抓住并解剖头侧；(c) 最后分离近侧缘的直肠壁，取出标本

杂性克罗恩瘘,修复直肠前突,修复直肠低位吻合术后狭窄,修复吻合口瘘,结扎出血血管,甚至可用于直肠内异物取出。此外,随着经肛直肠手术的发展,经肛管 TME(transanal TME,taTME)作为一种保留肛门括约肌的微创直肠切除术已成为当下最前沿术式,事实上第一个完全经肛门 TME 手术就是使用 TAMIS 平台进行的。

术前检查

外科医师应对患者进行全面的术前体格检查,包括刚性直肠镜检查,并结合直肠指诊检查,明确病灶情况,包括病灶边缘到齿状线的距离(cm)、活动度、大小、圆周受累率、直肠壁前位或后位,以及它与括约肌复合体及 Houston 瓣膜的关系。与任何直肠病灶一样,如条件允许,所有患者都应在治疗前进行完整的结肠镜检查,以排除任何同期结肠疾病。大多数拟行局部切除的病灶在术前必须有组织学诊断,但在术前诊断为腺瘤的患者中,18.8% 的患者在最终病理诊断中有浸润性腺癌成分。

根据美国癌症联合委员会的定义,术前放射学评估的目的是通过确定肿瘤的放射学 TNM 分期,来判断病灶是否适合局部切除。直肠癌是根据肿瘤局部浸润深度(T 分期)、区域淋巴结累及程度(N 分期)和是否存在远处转移(M 分期)而定的。两种主要的局部分期方式是磁共振成像(magnetic resonance imaging,MRI)和直肠腔内超声(endorectal ultrasound,ERUS)。各项证据显示,对环切边缘的评估更偏向于应用 MRI 检查。然而,当试图区分早期病灶(T1 期和 T2 期)时,ERUS 的分辨率更好,仅有 11% 的病例 T1 期肿瘤过度分期,而 MRI 过度分期的病例为100%。对于所有的成像方式来说,精确检测肿瘤累及的淋巴结仍然是一个挑战,MRI 可能在这方面更具优势。因此,在早期直肠癌评估中,应考虑 ERUS 和 MRI 的互补作用。必须注意的是,在放射学评估之前,对目标病灶进行活检或局部切除可能形成反应性淋巴结病灶,可能会混淆评估并导致分期过高。

如果术前诊断为侵袭性疾病,所有患者都应将全身放射学分期作为常规检查的一部分,通过胸部、腹部和骨盆的计算机断层扫描来评估转移性疾病。

手术技术

术前应进行机械肠道准备,并预防性使用抗生素。在知情同意的情况下,应对患者施行全身气管内麻醉。值得注意的是,最近报道有 25 例患者在脊髓麻醉下行 TAMIS 手术,这种方式在高风险患者中值得被考虑。在进行 TAMIS 时,患者应采用背侧高位截石位,可触及病灶的任何部位。在重力的作用下,截石位对前壁病灶操作极为有利。这与 TEM 不同,30°相机在腔内位于斜面切除内镜前方,需要患者定位后使目标病灶独立区分出来。在皮肤消毒和敷料准备后,经肛插入入路装置并缝合固定位置。

然后使用初始压力为 15mmHg、流量为40mmHg/min 的标准二氧化碳注入技术建立充气直肠。最近,新的注入器已经开发出来(Airseal,Surgiquest,Connecticut),它提高了在较低压力下直肠充气稳定性,并大大减少了腔内烟雾。插入高清腹腔镜摄像机,通过工作入路装置将目标病灶可视化。30°或 45°的相机镜头是评估侧边缘和近端边缘的最佳选择。此外,相比于 10mm的摄像机,5mm 摄像机为直肠狭小区域提供了更多的工作空间。旋转腹腔镜,甚至三维腹腔镜可以进一步增强可视化并减少碰撞。稳定的图像和充分可视化的工作空间也依赖于有经验的助理外科医师的操作。

应重视手术技术和手术质量;已充分证明标本完整且切缘阴性的复发风险最低。首先用电灼法在黏膜上划出病变边缘外 5~10mm,以便控制后续切除方向和适当的边缘(图 18.2a)。然后可以使用标准的单极电灼术进行病灶切除。使用电铲、电针或 L 形尖端电凝钩可以对肿瘤进行精确的解剖,而且成本低廉,可重复使用。大多数医师使用标准的直腹腔镜器械进行切除,而不是旋转式器械。能量器械装置尽管会增加成本,但主要优点在于快速止血。为避免标本碎裂,应避免用抓钳处理肿瘤或息肉,尽量减少抓钳处理周围黏膜。对于术前已知的所有恶性病灶,必须进行全层切除,以获得至少 1cm 的阴性切缘。与传统单纯全层切除至直肠周围脂肪相反,我们支持包含足够的直肠周围脂肪标本的锥体形切除术(图 18.2b-d)。这确保了切除时有足够的阴性切缘,还可以取出周围的淋巴结进行病理取样。

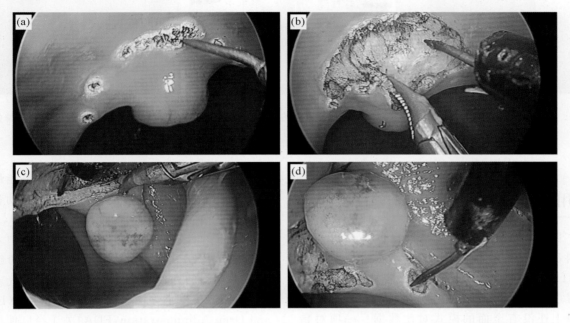

图 18.2　患者取截石位时,TAMIS 可以对直肠任意象限病灶进行手术,所以前壁病变患者无须取俯卧折刀位。(a)首先对 1cm 大小、前壁、直肠中段类癌用针尖单极烧灼术进行环周标记,然后在病变远端切开全层直肠系膜;(b-d)为了完成环周剥离,将病灶先向外侧牵拉,进一步向前拉开,可以很容易地看到病灶近缘

术前诊断为良性病变,外科医师可以酌情进行部分厚度或黏膜下切除。在多次行内镜下息肉切除术的患者中,由于炎症和纤维化导致的病灶表层缺陷,因此不能仅限于黏膜下切除。该技术的支持者指出,更深的病灶表层缺陷可能有复发率上升的风险,以及在临床中良性病变显著恶变的低风险。然而,黏膜下切除的病变在标本提取过程中有破碎的风险,且大直肠腺瘤有恶变高风险,一些学者主张在所有病例中都采用全层切除。为了便于在适当的黏膜下平面进行剥离,可以使用腹腔镜抽吸针抽取生理盐水和肾上腺素,进行黏膜下注射将病变提起。

标本取出应在切除完成后、创面闭合前进行,以便保持标本的完整性和避免向近端意外移动。大多数 TAMIS 平台可以通过移除面板来完成标本取出;然而,部分入路装置阻挡时需要移除整个设备,取出标本后重新插入封闭。常见消毒切除创面的方法是用稀释的聚维酮碘冲洗(图 18.3a)。大概是为了其杀瘤和杀菌效果,是一种常见的做法;然而,没有证据基础的文献支持这种技术。

用可吸收的缝线材料全层缝合直肠壁或黏膜创面。可以从切口外侧开始进行连续缝合,但在技术上更具挑战性。使用 V-LOC 缝合线(Covidien,Mansfield,Massachusetts)可以通过保持张力和避免打结来完成连续闭合(图 18.3b)。另外,可以使用一次性设备,如绳结系统(Cor-Knot System,LSI Solutions,Victor,New York)(图 18.3c)或腹腔镜下的打结器,以间断的方式进行打结。现代缝合设备的使用虽然增加了手术成本,但可以显著缩短外科医师的学习曲线。其他几种更简单的腹腔镜打结装置和方法也已经出现。提倡关闭创面的医师认为不这么做会增加直肠狭窄和盆腔脓毒症的风险,而反对关闭创面的医师认为会增加手术时间,并从直肠腔内无法看到复发病灶。最近一组 75 例 TAMIS 切除术后随访 1 年的患者资料显示,以关闭创面作为变量的两组患者预后无明显差异。

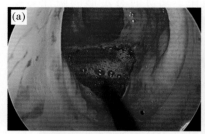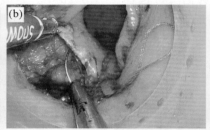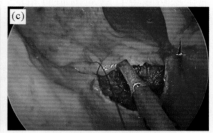

图18.3 病灶切除和取出后,冲洗切除创面(a);用可吸收的缝合线材料全厚缝合直肠壁,可以用倒刺缝合线辅助(b);不再需要打结或者打结的装置(c)

可用平台

目前,TAMIS使用的经肛操作平台选择由外科医师个人偏好决定,有五种模式长期使用(表18.1)。TAMIS设备通常很容易设置,插入-设置TAMIS的时间通常为1~3min。目前在人类身上还没有全面的模式对比数据。一项对猪模型的小型研究表明,单部位腹腔镜SSL入路装置(tm)强生Ethicon内镜外科系统可能最适合经肛门手术,其优势可能是对小型哺乳动物肛门的通道顺应性较好。然而在人类手术中,SSL入路装置的直肠内牵开器在13%的病例中未能扩张。GelPOINT路径是迄今为止唯一为经肛门手术特制的入路系统,与Covidien SILS入路装置一起,获得了美国食品和药物管理局(Food and Drug Administration,FDA)关于经肛使用的批准。

表18.1 当前可用的TAMIS接入平台

设备	公司
内置套管针	Aspide,France
GelPOINT路径经肛入路系统	Applied Medical,Inc. Rancho Santa Margarita,California
手套安装固定圈	圆形肝门扩张器(Frankenman International,Sheung Wan,Hong Kong,China)和Alexis切口保护器(Applied Medical,Rancho Santa Margarita,California)
单切口腹腔镜手术(SILS)	Covidien,Mansfield,Massachusetts
单孔腹腔镜(SSL)	Ethicon Endo-Surgery,Cincinnati,Ohio
三通道单孔腹腔镜手术入路装置	Olympus KeyMed,Southend,United Kingdom

目前的经验和成果

并发症

到目前为止,文献中TAMIS的并发症报道较少,最常见的是术后出血,可能发生在术后早期,也可能延迟出现。所有手术后出血未自动止血的病例均已成功处理,可以通过内镜检查,也可以在麻醉和缝合过程中进行检查。有报道称,20例患者出现阴囊气肿,但均可自行消退。在TA-MIS术后有过短暂发热的报道,但口服抗生素治疗后均消失,如导尿后尿潴留消失一样。

必须认真考虑意外或有计划进入腹腔内风险,认识到这一点是必要的。这可能发生在切除较大的病变时,尤其病变位于前壁,远端边缘距离肛门边缘超过10cm时。迄今为止最大TAMIS病例系列报告中,进入腹腔的发生率仅为2%。相比之下,报道TEMS的发生率为6%~8.6%。这种并发症的处理必须根据缺损的大小和患者的情况进行个体化处理。这些缺损可以经肛门或联合腹腔镜修复。如考虑采用分流造口术也必须根据患者的个体情况及患者对吻合口瘘的耐受能力而定,据报道 TEM 下行分流造口术的发生率为0~14%。

肿瘤学

作为一种相对较新颖的手术方式,TAMIS切除的短期肿瘤随访是有限的。在最近的一项包括 259 名患者的系统回顾中,TAMIS 手术后直肠良恶性肿瘤的复发率为 2.7%,平均随访时间为7.1 个月。60.6% 的文献一致行全层切除,而9.1% 的文献使用 TAMIS 仅行黏膜下切除,其余文献采用全层和部分混合切除。

肛门直肠生理功能

最近的一组 25 例接受 TAMIS 手术和 SILS入路装置的患者,在手术后 3 个月进行肛内超声和大便失禁严重指数(fecal incontinence severity index,FISI)评分,均未显示肛门括约肌损伤或大便失禁相关症状。另一组 37 名接受 TAMIS 治疗的患者显示术前失禁患者的 FISI 评分有所改善。相反,TEM 术后肛门直肠功能分析显示,在术后 3 个月,平均 Wexner 失禁评分下降,伴有相关的排便急症症状,但在 5 年内恢复到基线水平。术后 3 个月的肛门测压值显著低于基线,但在 1年恢复到术前值。迄今为止还没有证据表明,TAMIS 会对患者的肛门控便功能产生不利影响。

与现有技术的对比

截至目前,TAMIS 还未与 TAE 或结肠镜切除进行完善对比,只有一项由 10 名新外科医师在经肛门手术的训练器中进行的试点研究直接比较了 TAMIS 和 TEM 相关结果。在 TAMIS 中使用 SILS 入路装置,两种技术在解剖精度上无明显差异。TEM 组的解剖速度和缝合速度较快,主观评估者偏向于选择 TEM。这一对比仅代表了一个局限的方面,并没有考虑到外科医师的技能、训练或经验,特别是在单部位腹腔镜手术中。

此外,该研究没有考虑到临床常用的各种

TAMIS 接入平台或 TAMIS 外科医师常用的附属设备,如自动缝合器、打结器等,这些设备对技术要求更高的伤口闭合有显著帮助。此外,作者忽略了 TEM 设置的复杂性和必要的患者体位;因此,需要在这一领域进行进一步的研究。

总结

根据现有的临床资料,经验丰富外科医师能够高效的操作 TAMIS,高质量的局部切除直肠病变,组织学切缘阳性率低,较好的复发率,且对肛门控便无不良影响。TAMIS 使许多结直肠外科医师能够进行高质量的直肠病变局部切除,将经肛门内镜手术融入主流实践。目前,外科医师的偏好和设备的可用性决定了平台选择。与肿瘤疾病管理中使用的所有新技术一样,必须确保合适的培训,并持续进行肿瘤预后的评估。

（孙强 **译** 胡志前 徐楷 **校**）

参考文献

[1]　Logan RF et al. *Gut* 2012;61:1439-46.

[2]　You YN et al. *Ann Surg* 2007;245:726-33.

[3]　Buess G et al. *Chirurg* 1984;55:677-80.

[4]　Clancy C et al. *Dis Colon Rectum* 2015;58:254-61.

[5]　Barendse RM et al. *Endoscopy* 2011;43:941-9.

[6]　Arezzo A et al. *Surg Endosc* 2014;28:427-38.

[7]　Barendse RM et al. *Surg Endosc* 2013;27:3591-602.

[8]　Maslekar S et al. *Colorectal Dis* 2007;9:229-34.

[9]　Markar SR et al. *Br J Surg* 2013;100:1709-18.

[10]　Trastulli S et al. *Br J Surg* 2013;100:191-208.

[11]　Atallah S et al. *Surg Endosc* 2010;24:2200-5.

[12]　Monson JR et al. *Dis Colon Rectum* 2013;56:535-50.

[13]　Barker JA et al. *Tech Coloproctol* 2011;15:281-4.

[14]　Bhangu A et al. *Ann Surg* 2013;258:563-9, discussion 9-71.

[15]　Saraste D et al. *Eur J Cancer* 2013;49:1104-8.

[16]　Beaton C et al. *Colorectal Dis* 2013;15:788-97.

[17]　McDermott FD et al. *Surg Endosc* 2014;28:2020-6.

[18]　Lezoche E et al. *Br J Surg* 2012;99:1211-8.

[19]　Eyvazzadeh DJ et al. *Dis Colon Rectum* 2014;57:438-41.

［20］ Albert MR et al. *Dis Colon Rectum* 2013;56:301-7.

［21］ Hussein Q et al. *Ann Surg Oncol* 2014;21:1631.

［22］ Brunner W et al. *Surg Endosc* 2015;29:3803-5.

［23］ Atallah S et al. *Tech Coloproctol* 2013;17:239-43.

［24］ Bak Y et al. *JSLS* 2013;17:342-5.

［25］ de Lacy AM et al. *Surg Endosc* 2013;27:3165-72.

［26］ Atallah S et al. *Tech Coloproctol* 2014;18:473-80.

［27］ Zhang H et al. *Tech Coloproctol* 2013;17:117-23.

［28］ Serra-Aracil X et al. *Dis Colon Rectum* 2014;57:823-9.

［29］ Fernandez-Esparrach G et al. *Gastrointest Endosc* 2011;74:347-54.

［30］ Lee TG et al. *Surg Endosc* 2014;28:271-80.

［31］ Bislenghi G et al. *Tech Coloproctol* 2015;19:43-5.

［32］ Hahnloser D et al. *Colorectal Dis* 2015;17:397-402.

［33］ Atallah S et al. *Surg Endosc* 2010;24:2200-5.

［34］ Albert MR et al. *Dis Colon Rectum* 2013;56:301-7.

［35］ Barendse RM et al. *Surg Innov* 2012;19:323-6.

［36］ Barendse RM et al. *Ann Surg* 2012;256:1030-3.

［37］ Gorgun IE et al. *Surg Endosc* 2014;28:1034-8.

［38］ Hompes R et al. *Br J Surg* 2012;99:1429-35.

［39］ Marks JH et al. *Dis Colon Rectum* 2014;57:1176-82.

［40］ Martin-Perez B et al. *Tech Coloproctol* 2014;18:775-88.

［41］ Schiphorst AH et al. *Dis Colon Rectum* 2014;57:927-32.

［42］ Allaix ME et al. *Br J Surg* 2011;98:1635-43.

［43］ Kreis ME et al. *Dis Colon Rectum* 1996;39:1116-21.

［44］ Rimonda R et al. *Surg Endosc* 2013;27:3762-8.

第19章

诊断性下消化道内镜

ELEANOR C. FUNG

简介

在过去的 50 年里,伴随着纤维结肠镜检查的出现,安全、可视化地检查下消化道黏膜面的梦想成为现实。继而,纤维结肠镜成为诊断和治疗直肠、结肠和回肠末端疾病的最佳方法。

美国胃肠镜学会和美国胃肠镜质量联合工作组将结肠镜检查纳入结直肠癌筛查的指南中,并强调了结肠镜检查的质量和标准化的重要性。可以预见,随着老龄化社会的发展,对结肠镜检查的需求也将越来越多。

适应证

乙状结肠镜

乙状结肠镜主要用于不需要或者不能耐受全结肠检查时,对远端结肠和直肠的检查。乙状结肠镜具备无须镇痛麻醉,并发症发生率低,肠道准备少等优势。刚性乙状结肠镜检查已被证明在 50 岁以上无症状、中危的成人的筛查或直肠出血初步检查中很有价值。然而,由于柔性乙状结肠镜在患者接受率、腺瘤检出率等方面更有优势,刚性乙状结肠镜并没有得到广泛应用。此外,柔性乙状结肠镜还能治疗刚性乙状结肠镜无法治疗的腺瘤。

目前,柔性乙状结肠镜已被广泛有效地运用在筛查中危结肠癌、监测直肠和乙状结肠恶性肿瘤吻合口的复发、评估及治疗下消化道出血。柔性结肠镜检查也可以联合放射学检查,如钡剂灌肠和计算机断层扫描(CT),作为结肠镜检查不可行时的替代方法。

直肠镜

直肠镜在评估肛管疾病中仍然发挥着至关重要的作用。即使患者处于后屈位,直肠镜也能很好地观察到肠壁。直肠镜还能进行肛管部位的治疗,如电灼治疗肛门疣、治疗痔(如套扎和冷冻治疗)。

结肠镜

随着结肠镜检查的适应证的扩大,结肠镜检查现已成为诊断和治疗下消化道疾病的主要方法。表 19.1 总结了当前结肠镜检查的适应证。

禁忌证

结肠镜的绝对禁忌证非常少,包括腹膜炎、暴发性结肠炎、中毒性巨结肠,或疑似肠穿孔、各种可能造成肠穿孔的疾病。此外,还有因患者原因造成无法进行肠镜检查的情况,如肠道准备不足、不合作或拒绝检查。

结肠镜也存在相对的禁忌证,需要临床医师仔细权衡预期的益处与风险和潜在的并发症。这些相对禁忌证包括:近期患有心肌梗死、肺栓塞、急性活动性结肠炎或憩室炎、缺血、中性粒细胞减少和疑似肠梗阻。在这些患者中,由于穿孔和并发症的风险增加,操作时更需要加强监护。此外,对有凝血障碍、使用抗凝药物或对植入心脏装置患者进行电灼术治疗时,也需要加强监护管理。

表 19.1　结肠镜检查的适应证

诊断性	结肠缺血
• 结肠癌筛查和监测	• 腹部肿块
• 50 岁以上中危人群	• 标记肿瘤位置
• 结肠息肉或结肠癌病史	• 外科手术期间不明显的病变（如息肉、出血部位、不可触及病变、狭窄）
• 结肠息肉或结肠癌的家族史	治疗性
• 遗传性非息肉病、结直肠癌综合征、家族性腺瘤性息肉综合征	• 息肉切除术治疗
• 子宫内膜或卵巢癌病史	• 止血（如电凝、加热器探针、注射、激光、氩气烧灼）
• 异常放射学的结果（如 CT、钡剂灌肠）	• 异物取出
• 不明原因的消化道出血、粪隐血阳性	• 结肠减压（如不完全性肠梗阻）
• 不能解释的缺铁性贫血	• 狭窄部位扩张
• 对炎症性肠病或结肠炎的严重程度和程度的评估	• 结肠癌支架置入
• 排便习惯的新发改变（如腹泻或便秘）	

患者的肠道准备

为了在结肠镜检查过程中实现充分的可视化，准备工作至关重要。患者应在手术前至少 1～2d 进食低渣饮食或透明液体。此外，尽量避免食用红色的食物或液体，因为它们可能会被误认为是结肠中的血液，并掩盖黏膜细节。根据美国麻醉师学会的指南，患者还需要保证轻餐后至少 6h 和（或）清液体后 2h 的空腹时间，以降低麻醉镇静的并发症风险。

在结肠镜检查当天，患者可以继续服用大多数药物并喝一口水；然而，也有明显例外的情况。口服铁剂应在手术前至少停止 5d，因为补充铁会使残留的粪便变黑、黏稠，而且更难以清除。此外，由于手术前饮食摄入量减少，糖尿病药物可能需要调整。还必须考虑抗凝药物的使用，权衡出血风险、手术紧急性与抗凝中断的血栓栓塞事件的风险。国际标准化比率在 1.5～2.5 的抗凝患者可以安全地进行活检，阿司匹林和非甾体炎症药可以在围术期安全服用；然而，口服抗凝药如华法林、氯吡格雷和 Ⅹa 因子抑制药（如利伐沙班）最好在结肠镜检查前停止服用，尤其是进行息肉切除术、激光消融、烧灼和扩张等高风险手术，以降低出血的风险。即使是高危患者进行结肠镜检查，也不建议预防性使用抗生素，因为常规诊断和治疗很少引起感染。

良好的肠道准备通常在手术前 1d 开始，可以充分提高内镜的观察质量、操作速度和完整性；腺瘤检测率也会随着肠道准备质量提高而提高。乙状结肠镜和肛门镜通常只需要磷酸盐灌肠，就可以彻底检查直肠和肛门管。然而，结肠镜检查不仅需要更严格的肠道准备，而且还需要在肠道准备时考虑患者的一般状况、既往病史。此外，由于肠蠕动减慢、慢性便秘或最近有钡剂灌肠的患者可能需要更长的准备期。磷酸钠和聚乙二醇溶液均有效。磷酸钠制剂（即 45ml）的体积通常较低，但是，由于液体和电解液转移加快，脱水风险增加，老年患者及心脏病和肾病患者应慎用。磷酸盐制剂也可能会造成类似结肠炎的内镜下和组织学改变，与病理性的结肠炎混淆。聚乙二醇电解质溶液由于体积较大（即 4L），患者的耐受性一般较差，但已被证明不会改变循环血量，对有循环系统性疾病的患者是安全的。肠道准备的充分性通常被描述为差、稍差、一般和优秀，并且还制定了标准化肠道准备质量控制系统，如波士顿肠道准备量表。

在操作之前，应与患者充分讨论结肠镜检查中镇静药的使用、可能存在风险因素，包括长期使用麻醉药或苯二氮䓬类药物和焦虑症。还应特别注意气道异常患者的风险管理（如甲状腺距离过近，悬雍垂不可见）。此外，内镜医师必须获得知情同意，内容包括结肠镜检查的目的、适应证、检查程序、可供选择的替代方法和可能的并发症，这些将在本章后面讨论。检查前必须签署书面知情同意书。

设备与房间

结肠镜检查通常用需要灵活的高清视频结肠镜,其中包括吸引通道、空气/水通道、治疗仪器的辅助通道和不同长度、至少可达 160cm 的插入管。兼备成人和小儿科结肠镜以供使用;其中小儿科结肠镜主要用于女性患者和有腹部手术史的患者。结肠镜还可以调节硬度,便于内镜医师操作中通过转弯的结肠,避免起襻和增加回盲部插管率。除了结肠镜外,内镜设备还包括电动手术车、接地板、吸引器、活检钳、圈套器、篮网、注射针、止血夹和氩气凝血探针。

标准的房间设置是将主屏幕放置在患者左侧,内镜医师站在患者右侧,内镜助手站在患者左侧。在插入内镜之前,患者取左侧蜷曲位,有结肠造口术者取仰卧位。与空气注入相比,二氧化碳注入由于易于吸收,能减少患者在手术后的不适,在临床上使用更广泛。

内镜操作技术

1. 进镜技巧　入镜前,肛门直肠的视诊和直肠指检对于确定一些病理状况,如前列腺疾病、肛瘘、肛裂、痔或肿瘤至关重要。视诊和指检也有助于术前评估患者的意识水平,并通过润滑肛门管和放松肛门括约肌来帮助安全地插镜。

内镜手柄通常握在内镜医师的左手,充分润滑肛门管后,将内镜轻轻插入,然后注入空气,到达直肠穹后则确认插入。如果患者感到疼痛,应退镜,重复指检以排除病理状况。

内镜医师可以用一只或两只手来控制镜的旋钮。理想情况下,左手控制结肠镜的上下及左右旋钮,右手操控方向、推进内镜。如果内镜医师使用双手法操作,则需要助手持镜甚至推进、操控进镜方向。助手也可以通过对腹壁加压,帮助内镜医师穿越结肠生理弯曲并减少襻的形成。

内镜的进镜力求通过最少的空气注入,保持尽可能的直镜、在最短的时间内达到回盲部、造成患者最小的不适,来完成黏膜面检查和治疗。

2. 内镜操作程序　一旦内镜插入肛门管,就需要保证肠腔总是在视野内,避免锐角形成,直至到达回盲部。如果内镜进镜时压迫黏膜面,应退镜至找到管腔,以便安全地推进。其他安全的进镜技巧有:右手顺时针或逆时针调整进轴,用左右旋钮减少锐角,快速进镜撤镜,给予额外的镇静药使患者放松,通过乙状或横结肠时对腹壁加压,或改变患者体位,以减少起襻。适量的充气以帮助可视化地进镜,但过度充气可能延长、扩大结肠,形成肠道锐角,加大进镜难度。吸气也可以有助于收缩和缩短结肠,减少患者腹部不适,并使下一个肠管皱襞更接近于内镜头端,便于进镜。另外,荟萃分析显示,与注气相比,注水更助于辨别肠腔,提高患者的舒适度和腺瘤检测率。

直肠有特征性环形肌肉,当内镜到达直肠瓣附近,应略弯曲并轻微旋转。到达直肠乙状结肠交界处时,应向上旋钮,并逆时针转镜。既往有盆腔手术史和确诊的憩室病患者,直肠乙状结肠可能特别难以穿越。一般而言,在内镜推进时应保持可见管腔,但偶尔,当内镜顶至结肠壁时,"向前推"技术有助于减少锐角;然而,这可能引起患者不适,并且造成肠穿孔。因此,这项技术应局限于短距离或经验丰富的内镜医师应用,并要实时评估进镜阻力。如果存在憩室,很难确定真正的肠腔开口,真正的肠腔开口通常隐藏在肠管褶皱中。

一旦穿越乙状结肠,应尽量在不旋钮的情况下直镜入镜,以减少襻或者盘曲。降结肠通常是直的,比乙状结肠更容易进镜。当肠壁出现红色血管网和蓝色的脾影,说明到了结肠脾曲,需要在此附近急转弯(图 19.1)。可以向下、左旋,寻找螺旋形的结肠褶皱,从而辨别肠腔的方向。当此时进镜困难,可以转轴调整方向、加压乙状结肠处腹壁,或让患者调整体位至仰卧或右侧蜷曲位。结肠脾区通常位于距肛缘 50cm 左右。

然后进入横结肠,此处肠腔通常呈三角形。由于横结肠通常是直的,所以很容易通过,而不需要过多地旋钮旋镜。边进镜边吸气,以减少回路,便于入镜。结肠肝区常有一个典型的蓝色肝影,并且是在一个直线上升的方向上(图 19.2)。升结肠通常有泛绿的黏膜,比乙状结肠直径更大。此处可以通过顺时针转轴、吸气、左右调整方向推

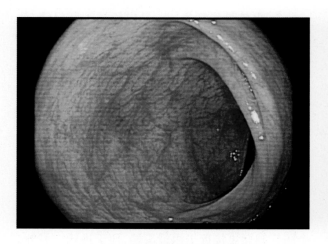

图 19.1　结肠脾曲的内镜图像

进到回盲部。或者增加肠镜的硬度，对横结肠处腹壁加压，调整患者体位为仰卧或右侧蜷曲位。此处距肛缘 60～80cm。回盲部有阑尾开口和回肠瓣膜等解剖标志（图 19.3）。右下腹壁触诊和（或）右下方肠镜光的透照也是到达盲肠的辅助标志，但可靠性低，有时不可视。出于质量控制和检查的需要，需要摄影或录像记录抵达回盲部。通过回盲瓣进入回肠末端也可以证明肠镜顶端到达了回盲部（图 19.4）。虽然没有强制要求，但可以通过旋镜进入到回肠末端 10cm，具体方法为：将回盲瓣调至视野的底部或顶部，并旋镜慢慢进入回盲瓣，轻轻注气打开回盲瓣。回肠末端无法插管可能是由于回盲瓣畸形、肠道准备不充分，或结肠镜顶端难以控制。

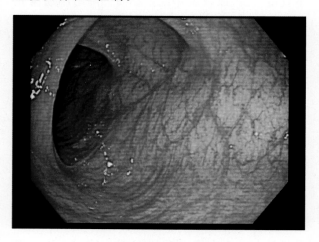

图 19.2　结肠肝曲的内镜图像

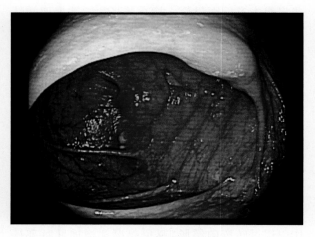

图 19.3　回盲部的内镜图像

特征是盲肠肌在盲肠、回肠瓣膜和阑尾孔内融合。

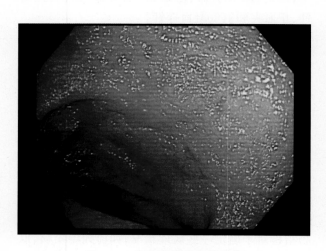

图 19.4　回肠末端的内镜图像

襻的形成是由于乙状结肠和横结肠随着可移动的肠系膜上运动造成的。当襻形成后，进镜阻力可能增加，或者有矛盾运动，推镜但肠镜却朝反方向前进。减少襻的形成不仅对盲肠插管的成功至关重要，而且可以降低结肠穿孔的风险。为减少襻，结肠镜的顶端应该钩在黏膜褶皱后面，慢慢退出，同时顺时针扭转结肠镜的轴，并保持肠腔可见。偶尔，可以在有襻的时候继续入镜，但必须确保没有明显的阻力。在乙状结肠或横结肠上施加腹部压力，调整患者体位也是减少襻的辅助技术。

即使在进镜过程中有麻醉镇静，仍然要重视患者不明原因的疼痛或不适，适当退镜。如果在退镜后患者疼痛仍然存在，应完全退镜，中止进一步检查。

3. 退镜技巧　结肠镜的退镜是检查中最关键的部分,退镜时仔细检查肠黏膜是否存在任何异常。除去活检或各种切除术的时间,退镜至少应在 6～10min,以保证充分检测是否有腺瘤。结肠镜应以缓慢的旋转运动撤回,右手旋转镜身,左手调整视野方向,仔细检查结肠黏膜和结肠褶皱。

吸引粪水保持清晰视野。一般将肠镜放置在 6 点钟位置,将粪水或液体置位于吸入通道所在的屏幕底部。如果管腔被固体物堵塞,可以用生理盐水冲洗吸引通道,或者可以暂时去除吸力盖以增加吸引强度。如果吸引到了结肠黏膜,立即停止吸引,并轻微退镜。

为保持视野也应当适量注气。用生理盐水或抗泡沫硅油溶液冲洗结肠黏膜面,以提高检查质量和腺瘤检测率。可以反复退镜进镜,来观察肠腔的各个方向。或者让患者更换体位,让经验丰富的内镜助手在退镜时辅助检查结肠黏膜。色素内镜、光谱内镜和放大技术可以用来增强黏膜可视化病理学特征,以指导组织活检。卢戈溶液(1%～2%)和亚甲蓝(0.5%～1%)被用于识别结肠化生和局灶性癌的区域。窄带成像的光谱学可以帮助发现组织血管性的差异,协助腺瘤和恶性肿瘤的诊断。高倍放大内镜可放大 100 倍,也被用于鉴别体内组织学及凹陷性病变的良恶性。

在退镜时可以通过镜身刻度来测量病变部位至肛缘的距离确切位置,但是这个测量方法不够精准。右半结肠和横结肠可以通过特征性的解剖结构来定位,然而,这个方法也不一定精准。当病变部位接近阑尾开口和回肠瓣膜,才可以精准定位。

在完全出镜前,应在直肠远端倒镜,以检查直肠远端和肛门。操作方法为:从距肛缘约 10cm 处,最大向上扭转,同时通过旋转镜身和注气将肠镜移入直肠(图 19.5)。倒镜会引起患者的不适,故不适用于直肠狭窄或直肠炎的患者。如果发现直肠病变,可以在完成结肠镜检查后,再通过刚性内镜最准确定位。

4. 组织活检技术　结肠镜检查过程中,发现病理性改变时应活检或切除,并送病理检查,描述病变部位及操作过程。组织活检包括使用活检钳活检、刷毛或多种方法切除,标本可以送至组织学、细胞学或微生物学检查室中。对组织活检的

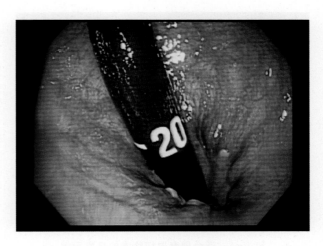

图 19.5　直肠远端和肛门的倒镜图像

关键点是病变部位的充分可视化。如果使用电凝电切术,应排出结肠气体,换以注入的空气或二氧化碳,以减少肠腔内的易燃气体,防止极罕见的肠道气体爆炸。

活检钳冷活检通常用于取样异常的结肠黏膜,以诊断炎症性、缺血或癌性病变,或用于切除直径<5mm 的息肉。尖刺状活检钳可一次性通过器械孔道进行多次活检,避免标本丢失。溃疡性结肠炎患者应沿结肠的长径进行四个象限的活检,记录炎症的程度,排除异型增生。慢性腹泻患者应进行随机结肠活检,以排除显微镜下或特发性结肠炎。对于可疑的息肉或癌性病变,可能出现不规则的息肉样增生、环形狭窄或溃疡性改变,应至少取 6 个活检标本,以确保足够的组织样本量。

圈套器切除术通常用于切除>5mm 的带蒂息肉,可冷切或电凝热切。理想状况下,应将息肉置于内镜视野 6 点钟方向,以便于操作(图 19.6)。圈套器打开至大于病变范围,将息肉套入圈套内,确保邻近或更深的组织不纳入圈套内;如果使用电凝热切术,施加短脉冲的单极交流电,直至息肉基底部的组织变为白色,收紧圈套器至切除。无蒂息肉需要在使用圈套器前在黏膜下注射盐水、高渗盐水或透明质酸,从黏膜下层抬举病变部位。注射应从病变的远端开始,并逐步向内镜医生的视野方向抬举,以便保证操作视野充分可视。如果息肉的大小>2cm,不易被圈套收缩,或者在容易穿孔的区域,如回盲部,可以分片切除。

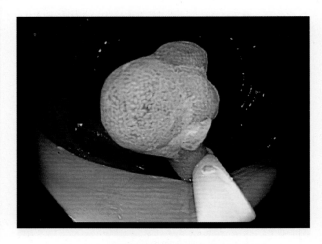

图 19.6　适合圈套器切除术的息肉示例

建议切除所有的病变组织,以便彻底治疗,更好地进行组织学分析。

切除后的小息肉可以通过吸引孔道取出;大息肉可以通过套网取出;或者可以将息肉吸引在内镜顶端,随退镜取出。如果息肉不慎丢失或无法通过内镜取回,可以回收并过滤患者的粪便以获取排出后息肉。

黏膜下、>2cm、跨度超过 1 个结肠皱襞或>1/3 肠腔周径的息肉可能需要内镜下黏膜下切除(如第 20 章所述),或者进行外科手术切除。可以围绕病变部位在黏膜下注射 1ml 靛胭脂标记,便于复查内镜或手术切除(图 19.7)。

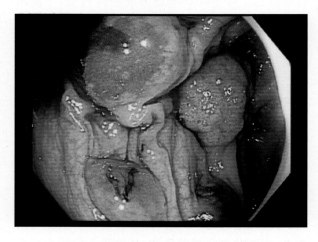

图 19.7　严重的恶性病变可以在病变周围黏膜下注射靛胭脂,以便在手术切除过程中识别

并发症

结肠镜检查是一种侵入性操作,因此可能会发生并发症。目前报告的诊断性结肠镜检查的并发症约为 1∶1500,息肉切除术的并发症约为 1∶100。与结肠镜检查相关的死亡率约为 0.007%。

结肠镜检查的常见并发症是过度麻醉镇静,这可能会导致心肺功能异常,如呼吸系统抑制和心律失常。还可能发生血管扩张、严重的低血压和心动过缓,可以通过中止操作和静脉输液来治疗。

出血可能是因为内镜操作损伤,也可能是因为息肉摘除后未有效止血。结肠镜检查出血的风险为 1%～2%,在治疗后可延迟长达 2 周,最常见的是在热活检或圈套器息肉切除术后。内镜下止血的方法包括肾上腺素注射、内镜夹或两者结合。肾上腺素注射通常使用 10ml 的稀释的 1∶10 000 肾上腺素溶液,在出血灶周围多点注射至黏膜下,形成黏膜下填塞并引起黏膜下血管痉挛止血。肾上腺素注射也可以与热凝法结合使用。热凝法为通过活检通道置入热凝电极,对出血点加压,同时应用热能进行凝固。内镜夹和圈套器也可以用于控制可见血管和其他局部出血点,尤其当热凝治疗高风险或已经尝试后失败时。然而,即使临床医师做出了最大的努力,出血仍可能在术后发生。在大多数情况下,出血是可以自限的,但如果出血持续存在或导致低血压,可能需要重复进行内镜检查。在严重血流动力学不稳定或无法通过内镜止血的情况下,可能需要放射学干预,如血管造影栓塞,或手术治疗。

结肠镜检查的常见并发症还有肠穿孔,发生率约 0.17%。在息肉切除术过程中,结肠镜顶端或镜身插入不当、不适当的空气压力、憩室或病变、结肠气体爆裂或热损伤均可导致穿孔。穿孔的危险因素包括老年、基础疾病多、憩室病、结肠梗阻、有 1cm 以上息肉切除史、右半结肠息肉切除史和内镜医师缺乏经验。穿孔的风险与检查难度、结肠的活动度降低有关,如有肠粘连和固定环、既往有放疗病史、恶性肿瘤、严重的憩室或炎症性疾病。如果发现穿孔部位,可以使用内镜夹闭合。结肠镜检查后出现异常疼痛和腹部压痛的患者应当立即进行放射学检查,站立位胸部和腹部X线检查,见膈下或者腹膜后游离气体可以证实穿孔。还可以行水溶性对比度的腹部/骨盆CT检查,对腔外气体具有较高的敏感性。然而,也可能没有游离气体存在的情况,如在息肉切除术后综合征中,已被证实可能有微穿孔或全层结肠壁损伤而没有明显穿孔。此时,需要给予患者禁食、胃肠减压,静脉补液及广谱抗生素运用。息肉切除术后综合征的治疗不同于明显穿孔,可能仅需要内科非手术治疗。当有弥漫性腹膜炎、血流动力学不稳定或继发感染性结肠炎需要立即外科手术干预。

尽管结肠镜被认为是结肠检查的金标准,但结肠镜并不是100%准确的,腺瘤的固定漏诊率大约是5%,甚至有极小一部分是癌性病变。肠道准备不足、检查过程困难、检查时间短、小而扁平或凹陷的病变是漏诊的高危因素。如果发现固体粪便或大量液体粪便不能冲洗结肠壁时,通常应中止检查,重新行较长时间的肠准备后再检查。

下消化道内镜检查的替代方法

在某些情况下,无法进行结肠镜检查或无法到达回盲部。如患者不耐受,肠道准备不足,或患者拒绝配合,可以再次改善肠道准备或辅助麻醉镇静。然而,即使是最有经验的医师,也有3%~5%的概率不能完成结肠镜检查。

此时,放射学成像可以用来评估结肠情况,如钡灌肠和CT检查。钡灌肠剂或使用水溶性造影剂的改良灌肠诊断价值有限,无法评估结肠黏膜的细节,如小息肉或早癌。而CT结肠造影安全、无创,通常被认为是结肠镜检查的替代方法。CT结肠造影仍然需要机械性肠道准备和通过直肠的造影剂注入,以充分评估结肠黏膜。目前已证实CT造影可有效检测出对直径>8mm的病变。然而,当发现异常或可疑异常,仍然需要结肠镜来确诊或内镜下治疗。

总结

结肠镜检查已成为预防、诊断、治疗结直肠疾病的主要方法。随着结肠镜及相关仪器的发展,

结肠镜的适应证也变得越来越广。因此,为提高内镜检查治疗,质量控制和内镜培训也变得越来越重要。

(姚莉雯 译 陈莹 滕世峰 校)

参考文献

[1] Acosta RD et al. *Gastrointest Endosc* 2016;83:3-16.

[2] Akerkar GA et al. *Gastrointest Endosc* 2001;54:310-5.

[3] American Society of Anesthesiologists Task Force on Sedation and Analgesia by Non-Anesthesiologists. *Anesthesiology* 2002;96:1004.

[4] Brooker JC et al. *Gut* 2000;46:801-5.

[5] Chukmaitov A et al. *Gastrointest Endosc* 2013;77:436-46.

[6] Dajani AS et al. *Clin Infect Dis* 1997;25:1448-58.

[7] East JE et al. *Gastrointest Endosc* 2011;73:456-63.

[8] Faigel DO et al. *Gastrointest Endosc* 2003;57:811-6.

[9] Fennerty MB et al. *Gastrointest Endosc* 1990;36:22-5.

[10] Fisher DA et al. *Gastrointest Endosc* 2011;74:745-52.

[11] Frühmorgen P et al. *Endosc* 1979;11:146-50.

[12] Galia A et al. *Am J Gastroenterol* 2002;97:216.

[13] Givel JC et al. *Anorectal and Colonic Disease: A Practical Guide to Their Management*. Berlin, Germany: Springer Science and Business Media; 2009.

[14] Hafner S et al. *Cochrane Database Syst Rev* 2015;5:CD009863.

[15] Hsu CF et al. *Gastrointest Endosc* 1998;48:276-82.

[16] Jovanovic I et al. *Gastrointest Endosc* 2011;73:550-5.

[17] Kethu SR et al. *Gastrointest Endosc* 2010;72:681-5.

[18] Lai EJ et al. *Gastrointest Endosc* 2009;69:620-5.

[19] Lo SK et al. *Gastrointest Endosc* 2016;83:857-65.

[20] Lohsiriwat V. *World J Gastroenterol* 2010;16:425-30.

[21] Reiertsen O et al. *Endosc* 1987;19:1-6.

[22] Rex DK et al. *Gastrointest Endosc* 2015;81:31-53.

[23] Shah SG et al. *Gastrointest Endosc* 2000;52:1-8.

[24] Tung SY et al. *Am J Gastroenterol* 2001;96:2628-32.

[25] Watts DA et al. *Gastrointest Endosc* 2002;55:

584-7.

[26] Waye J. *Cancer J Clin* 1992;42:350-65.

[27] Wexner SD et al. *Diseases of the Colon*. New York, NY: CRC Press; 2016.

[28] Wexner SD et al. *Dis Colon Rectum* 2006;49:

792-809.

[29] Winnan G et al. *N Engl J Med* 1980;302:1011-2.

[30] Winawer SJ et al. *N England J Med* 2000;342: 1766-72.

第 20 章

胰腺炎并发症的内镜治疗

AJAYPAL SINGH AND ANDRES GELRUD

简介

急性胰腺炎是导致消化系统疾病住院治疗的主要原因,在 2009 年,美国约有 27.5 万人入院,每年的医疗费用超过 20 亿美元。急性胰腺炎患者的总死亡率约为 5%,但重症急性胰腺炎患者的死亡率高达 15%,在出现多脏器功能衰竭时甚至更高。虽然大多数急性胰腺炎患者表现为间质性水肿性胰腺炎,但不到 10% 的患者会出现坏死性胰腺炎,特征性表现为胰腺或胰腺周围组织坏死或两者兼而有之。这种坏死可以在疼痛开始后的几天内发生,因此在疾病早期或最初出现时的影像学表现中可能会被忽略。2012 年发布的有关胰腺和胰腺周围液体积聚的亚特兰大分级标准(修订版),根据液体积聚是否伴有胰腺实质坏死及液体积聚周边是否有边界清晰的囊性结构进行分类,共分为四型:急性胰周积液(acute fluid collection,AFC)、胰腺假性囊肿(pancreatic pseudocyst,PP)、急性坏死性液体积聚(acute necrotic collection,ANC)和包裹性坏死(walled-off necrosis,WON)。急性胰周液体积聚是急性间质水肿性胰腺炎发展的早期,不含任何胰腺实质坏死,增强成像后胰腺改变均一,无囊性改变,通常不需任何干预即可自行吸收。如果以上情况持续超过四周,则会形成边界清晰的囊性包裹,通常不含任何坏死物,即假性囊肿。ANC 通常在急性坏死性胰腺炎的前四周出现,含有液体和坏死物,囊壁结构欠清。四周后,囊壁包裹,形成包裹性坏死(WON)。40%~70% 的坏死性胰腺炎患者可发生感染,坏死性感染将无菌性坏死的死亡率从 15% 显著增加到 40%。在急性胰腺炎发生的第一周,由于在增强成像上均可表现为均匀的液体密度,所以通常很难区分 AFC 和 ANC 这两种胰腺炎类型。因此,如果临床可行,增强成像应推迟到入院的 2 周后。

大多数急性液体积聚可在几周内自行吸收,其中不到 10% 的患者会持续 4 周以上,形成边界清晰的囊性包裹,即假性囊肿或 WON。最近的一项研究发现,41% 的 ANC 患者可自行吸收,另有 49% 的患者可进展为 WON。因此,辨别哪些胰周液体积聚的患者需要干预是至关重要的。只有有症状的胰周积液患者需要干预,而无症状的胰周积液患者,无论积液多少,均可采取非手术治疗。胰周引流或清创的方法可以通过内镜、手术、经皮或联合治疗。常见的需要干预适应证包括邻近脏器梗阻(如胃出口梗阻、胰胆管梗阻)(图 20.1)、腹痛、感染(图 20.2),少见情况如穿孔、出血。对于急性胰周积液的引流内镜无明显作用,如有可能,应尽量避免在发病前 4 周手术干预,因为内镜干预的成功与否与囊壁包裹程度之间直接相关,早期干预与预后不良相关。

症状性假性囊肿的治疗

急性水肿性胰腺炎患者的 AFC 的发生率约为 40%,只有 10% 的患者出现假性囊肿。内镜下经胃胰腺囊肿引流术最初出现于 1985 年,并成为症状性假性囊肿的首选干预治疗措施。一项胰腺假性囊肿的前瞻性随机研究,比较了内镜引流与外科手术疗效,研究表明,虽然两种方法都同样有效,但内镜下引流显著缩短住院时间和降低住院

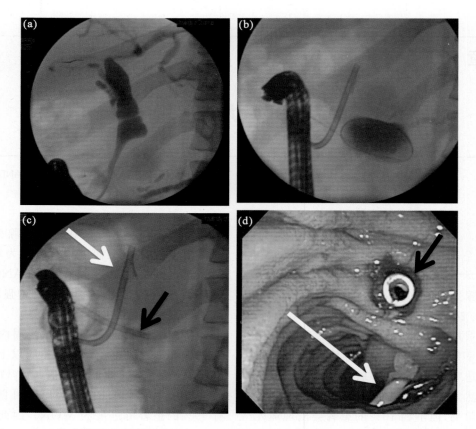

图 20.1　32 岁女性,胆源性胰腺炎和无痛性黄疸 5 周后发现一较小的胰腺假性囊压迫胆总管远端。(a)ERCP 显示胆总管远端梗阻,近端扩张;(b)ERCT 显示胰腺假性囊肿压迫胆总管(已放置支架);(c)经十二指肠短支架(黑色箭)和胆管支架(白色箭);(d)内镜下所示胆管支架(白色箭)和经十二指肠支架(黑色箭)

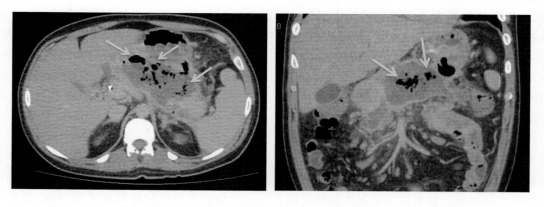

图 20.2　CT 显示(横断面和冠状面)感染的 WON,积聚的液体中可见气体影(黄色箭)

费用。由于内镜下的治疗方式完全不同,因此辨别胰腺假性囊肿和 WON 是非常重要的。有时 CT(computed tomography,CT)无法识别包裹性积液中的实性成分;因此,需要超声内镜或磁共振成像来排除是否存在实质坏死。鉴别胰腺假性囊肿和胰腺囊性肿瘤也很重要——既往胰腺炎病史是鉴别的关键。胰腺假性囊肿的常规引流方法取决于囊肿的位置、大小、解剖结构及是否存在胰管离断。许多内镜医师尝试利用 ERCP 来评估主胰管,确定是否存在胰管离断或与积聚液体相通,尝试经十二指肠乳头引流,其他部分医师利用一个或多个支架,直接经胃壁引流。

症状性包裹性坏死的治疗

治疗的适应证及时机

成功的 WON 治疗需要多学科合作,涉及消化科医师、放射科医师、胰胆外科医师、营养学医师和关键的护理人员。如果明确 WON,营养支持、治疗败血症和器官衰竭具有重要的意义。需要明确的是,无症状的积液无须引流,无论积液的大小和位置如何。高度怀疑或者有感染的证据时(图 20.2)、邻近脏器梗阻、症状持续(疼痛、食欲缺乏、恶心/呕吐和早饱感)和胰管离断综合征(因为这些症状不太可能在不干预的情况下自行好转,尤其是存在胰源性腹水),通常需要干预。在过去的数年里,几乎无研究表明,即使是临床稳定的感染性 WON 患者,也无法在不进行清创治疗,仅通过支持性护理、抗生素和经皮引流治疗而痊愈。在内镜下引流技术出现之前,症状性 WON 传统上是通过手术清创来治疗的,这通常需要多次治疗,并有较高的并发症,包括器官衰竭、外瘘和切口疝。尽管早在 1985 年就有报道内镜下胰腺假性囊肿引流,但直到 1996 年才出现了胰腺坏死的内镜下经胃引流和灌洗。在 2000 年,德国 Siefert 等首次报道了内镜下经胃腹膜后坏死组织切除术。

只有当形成完整的囊壁时,才可进行内镜介入/坏死切除术,并且引流/清创术的成功与囊壁包裹程度直接相关。Besselink 等研究显示,坏死性胰腺炎患者外科胰腺坏死组织切除术后死亡率(80%以上为感染性坏死)显著降低,且入院间隔时间的延长(8% 和 45% 和 75%;30d、15~29d 和 1~14d,$P < 0.001$)。

方法的选择:升阶梯疗法

在内镜下坏死组织切除术之前,早期手术清创经常用于疑似胰腺坏死感染的患者。开放式胰

腺坏死组织切除术,放置腹部引流管进行冲洗是最常见的方法。这通常需要多次剖腹手术,其复发率和死亡率在 11%~50%。而欧洲和美国的再干预率更高(30%~70%)。在波士顿的一项大样本研究中,对疑似胰腺坏死患者进行单次清创,结果发现 41% 患者出现术后胰腺瘘,15% 患者出现肠瘘,16% 患者出现胰腺内分泌功能不全,20% 的患者出现外分泌功能不全;57% 的患者术后重症监护时间延长。

在过去的几十年里,随着内镜下坏死组织切除术的发展,也出现了其他胰腺坏死清创的方法,包括经皮、腹膜后和微创的方法。经皮方法包括在超声或 CT 引导下放置经皮引流管,重复进行冲洗(图 20.3)。经皮引流术的三个主要优点:引流道可以用于后续的坏死物清除(视频辅助或内镜),相关的并发症和死亡率低,经皮引流可以在危重患者病程早期还没有形成明确的囊壁时即穿刺。但最初由于没有进行清创,成功率不高,后续通常需要侵入性的干预治疗,特别是在较大空腔或存在感染时。尽管数据主要来源于回顾性和小样本研究,但约 44% 的胰腺坏死患者在经皮引流后避免了进一步的侵入性治疗。一篇系统回顾分析,Baal 等系统分析评估经皮导管引流作为治疗胰腺坏死的主要治疗措施,发现 55.7% 的患者不需要额外的手术干预,经皮导管引流组的死亡率为 15.4%。

尽管 WON 的治疗方法已经从外科手术清创转向内镜下的坏死组织切除,但目前仍缺乏相关随机数据。在过去的十年中,多项非随机研究显示了内镜下经胃壁胰腺坏死切除术在治疗胰腺及胰周坏死方面的疗效。最初主要通过外科手术清

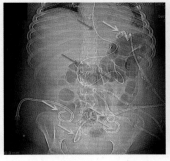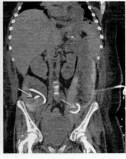

图 20.3　腹部 X 线和 CT 扫描图像显示广泛的胰腺周围坏死(未包裹),渗出至盆腔,可见 5 个经皮引流管(黄色箭)和鼻空肠营养管(红色箭)

创治疗,但与手术相关的复发率(34%～95%)和死亡率(6%～25%)高。随后,随着其他微创技术的发展,包括经皮引流管放置、腹腔镜下的经腹膜穿刺和视频辅助下的腹膜后清创术(VARD),已证明这些手术相关的并发症和多器官受累较低。Baron 等于 1996 年首次发表了 11 例 WOS 患者胰囊肿胃吻合术和囊腔冲洗术的病例,2000 年首次报道了直接内镜下的经胃腔内胰腺坏死组织切除术。从此,多项研究表明,经胃腔进入腹膜后,进行坏死组织清创,然后放置支架引流是有效的(图 20.4－图 20.7)。如内镜检查未发现明确的胃壁隆起或存在胃静脉曲张,则需在超声内镜引导下穿刺胃壁。EUS 还有助于评估腔内坏死的程度。由于大多数培训项目提供 EUS 和 ERCP 培训,以及新的全覆盖的腔内固定支架(图 20.8)的出现,促使许多新的治疗性内镜医师专职从事

EUS 引导下的引流治疗。美国的一项多中心研究,共纳入 104 名有症状的 WON 患者,他们接受了内镜下胰腺坏死组织切除术,91% 的患者治疗成功,平均治疗时间 4.1 个月,平均手术次数 3 次。14/103 例患者发生围术期并发症,包括需要输血的出血和 2 例死亡。有关内镜下和外科手术切除胰腺坏死组织的数据有限,但在一项有关感染性坏死性胰腺炎患者的随机对照研究中,共纳入患者 20 例,对内镜下经胃胰腺坏死切除与外科手术切除(VARD,如果 VARD 无法进行,则外科开放手术)进行了比较。研究发现,内镜下经胃胰腺坏死组织切除术患者术后 IL-6 水平较低($P=0.004$),新发多器官衰竭发生率较低(0 $vs.$ 50%,$P=0.03$),胰瘘发生率较低(10% $vs.$ 70%,$P=0.02$),但无显著的死亡率降低的趋势(10% $VS.$ 40%,$P=0.3$)。

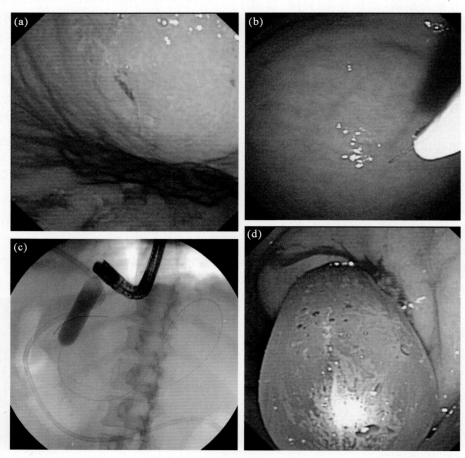

图 20.4　内镜引导下进入假性囊肿和坏死腔

(a)胃体后壁隆起;(b)穿刺针释放;(c)囊腔内的导丝和充气球囊;(d)经内镜的扩张窦道的球囊(直径 18mm)。

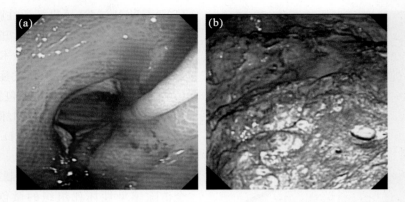

图 20.5　(a)球囊扩张后的胰胃吻合口;(b)进入腔内的表现,大量的坏死物

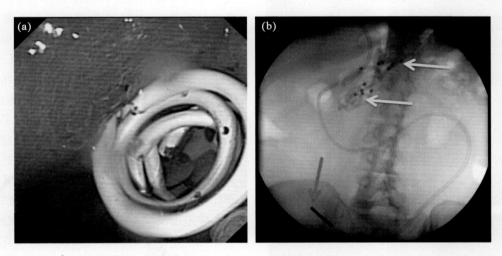

图 20.6　(a) 放置多个软双猪尾支架,以保持胰胃吻合口的通畅,便于进一步引流;(b)囊肿胃吻合口(黄色箭)的腹部 X 线下多个软双猪尾支架影和鼻空肠营养管头端,以确保营养充足(红色箭)

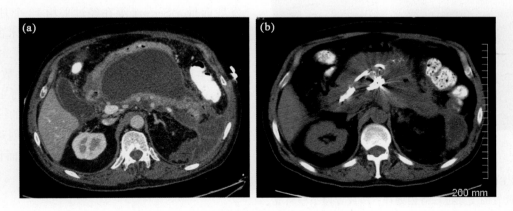

图 20.7　内镜下坏死切除术前后 CT 表现
(a)界限清晰的 WON,压迫胃腔;(b)经胃内镜下坏死切除术后 4 周。

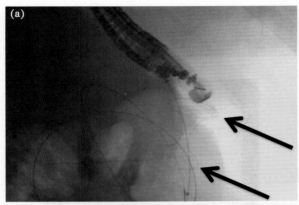

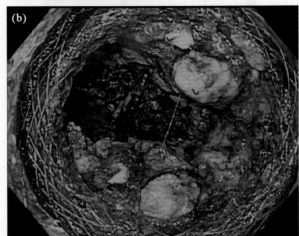

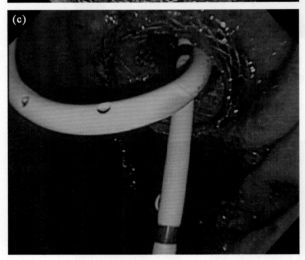

图 20.8 全覆膜支架治疗 WON

（a）在 EUS 引导下放置经胃金属支架（箭所指）；（b）通过预先放置的支架进行清创处理；（c）放置两个塑料支架，以确保金属支架的通畅。

这是第一个有关内镜下经胃胰腺坏死组织切除术和外科手术坏死组织切除术的随机试验

（PENGUIN 试验：感染坏死性胰腺炎患者内镜下经胃坏死切除术与外科坏死切除术比较），Bakker等结果显示，内镜下坏死切除术降低促炎反应，并显著降低了相关的主要并发症或死亡的发生率（20% vs.80%）。内镜方法包括经胃穿刺、球囊扩张，然后进行腹膜后引流和坏死切除术，而手术入路包括 VARD，如果 VARD 不可行，则采用腹腔镜手术。

最近提出了一种旨在控制感染源，而不是完全清除感染性坏死组织的微创逐步介入法。在 PANTER 试验中（急性坏死性胰腺炎患者的微创逐步介入与开放性坏死切除术），van Sanvoort 等研究结果显示，40% 的微创逐步介入患者出现死亡或主要并发症，而接受开放性坏死切除术的患者为 69%（相对风险 = 0.57，95% CI 0.38% ～ 0.87%，$P=0.006$）。本研究的局限性在于外科手术患者中未使用腹腔镜下的坏死切除术。同样，微创逐步介入组中只有 5% 的患者接受了内镜下坏死组织切除术，而其他患者则根据需要接受了经皮引流术和 VARD 引流术。因此，需要更多的研究来比较经皮引流、VARD、内镜下坏死组织切除术和技术联合（联合引流）的效果。最重要的是，这类患者应采用涉及重症监护专家、胃肠病科医师、外科医师和介入放射科医师的多学科合作。在制定标准化指南之前，当地的专业知识水平、可利用资源和转诊选择也应在指导管理方面发挥重要作用。

关于内镜下经胃胰腺坏死组织切除术的长期效果的研究数据仍然有限，但该技术仍有良好的发展前景。Seifert 等在经过平均 43 个月随访后，发现 93 例接受内镜下坏死组织切除术的患者的临床成功率为 84%，并发症发生率为 26%，死亡率为 7.5%。平均需要的内镜手术次数为 6 次，只有 4% 的患者需要外科手术干预，而 16% 的患者出现复发性胰腺炎。在最近发表的一项研究中，Bang 等研究结果表明，系统的微创逐步介入法的治疗 WON，临床成功率为 91%，而传统方法的临床成功率为 60%。

总结

尽管目前前瞻性、随机数据有限，但现有证据强烈表明，微创或逐步介入法可有效治疗 WON

患者。慎重选择需要干预的患者和当地的专业技术水平非常的重要。对于经过积极支持治疗仍需要干预的患者，应首先选择内镜下经胃壁胰腺坏死组织切除术或内镜和经皮联合引流。内镜治疗可以通过 EUS 镜或十二指肠镜进行，可选择全身麻醉和术中使用二氧化碳。根据积液量，可以重复多次内镜治疗。如果无法进行内镜下治疗或者积液量过多并伴有坏死，应考虑包括 VARD 在内的联合治疗。如果上述措施失败，应进行微创坏死切除术，仅在逐步介入法治疗后仍出现临床症状恶化的少数患者应考虑外科开腹坏死组织切除术。

（陈莹　译　滕世峰　校）

参考文献

[1] Peery AF et al. *Gastroenterology* 2012；143：1179-87. e1-3.

[2] Fagenholz PJ et al. *Pancreas* 2007；35：302-7.

[3] van Santvoort HC et al. *Gastroenterology* 2011；141：1254-63.

[4] Bollen TL et al. *Am J Gastroenterol* 2011；107：612-9.

[5] Spanier BWM et al. *Pancreatology* 2010；10：222-8.

[6] Banks PA et al. *Gut* 2013；62(1)：102.

[7] Trikudanathan G et al. *Am J Gastroenterol* 2014；109：969-81，quiz 982.

[8] Sarathi Patra P et al. *Br J Surg* 2014，101（13）：1721-8.

[9] Gardner TB et al. *Gastrointest Endosc* 2011；73（4）：718-26.

[10] Takahashi N et al. *Eur Radiol* 2008，18（11）：2522-9.

[11] Kozarek RA et al. *Gastrointest Endosc* 1985；31：322-8.

[12] Varadarajulu S et al. *Gastroenterology* 2013；145：583-90. e1.

[13] Baron TH et al. *YGAST* 1996；111；755-64.

[14] Seifert H et al. *Lancet* 2000；356；653-5.

[15] Garg PK et al. *Clin Gastroenterol Hepatol* 2010；8：1089-94. e2.

[16] Mouli VP et al. *Gastroenterology* 2013；144：333-40. e2.

[17] Mier J et al. *Am J Surg* 1997；173；71-5.

[18] Wittau M et al. *Hepatogastroenterology* 2010；57：1300-4.

[19] Besselink MGH et al. *Arch Surg* 2007；142：1194-201.

[20] Besselink MG et al. *Br J Surg* 2006；93；593-9.

[21] Rodriguez JR et al. *Ann Surg* 2008；247：294-9.

[22] Babu BI et al. *Ann Surg* 2010；251；783-6.

[23] Bello B et al. *World J Gastroenterol* 2012；18：6829-35.

[24] Van Baal MC et al. *Br J Surg* 2011；98(1)；18-27.

[25] Tsiotos GG et al. *Br J Surg* 1998；85；1650-3.

[26] Howard TJ et al. *J Gastrointest Surg* 2007；11：43-9.

[27] Parikh PY et al. *J Am Coll Surg* 2009；209；712-9.

[28] Bakker OJ et al. *JAMA* 2012；307；1053-61.

[29] Seifert H et al. *Gut* 2009；58；1260-6.

[30] Papachristou GI et al. *Ann Surg* 2007；245；943-51.

[31] Freeman ML et al. *Pancreas* 2012；41(8)；1176-94.

第 21 章

胆管的内镜治疗

JEFFREY M. MARKS AND PING PAN

简介

尽管近年在影像和手术技术方面有了很大的进展,内镜逆行胆胰管成像(endoscopic retrograde cholangiopancreatography,ERCP)仍然是胆管疾病治疗的重要组成部分,在技术上也具有一定难度。只有经过了足够多的训练,并具备了超越基本内镜操作技术以外的高级内镜技术,才能确保成功和安全地实施 ERCP。

准备

在开始 ERCP 术前,和一般的胃十二指肠镜检查的术前准备不同,患者被置于俯卧位以便进行胆管置管,术前预防性抗生素的使用可降低术后胆管感染的风险,根据患者具体情况,如胆管内放置支架,胆管内多处梗阻,合并假性囊肿及术中操作困难的患者,抗生素使用可延长至术后 48h。

指征

一般意义上实施 ERCP 术的指征包括了诊断和治疗两个方面。然而,近年随着磁共振胆胰成像(magnetic resonance cholangiopancreatography,MRCP)方面的进展,因其在无创诊断胆管狭窄、肿瘤、解剖异常方面的优势,ERCP 在诊断方面的地位逐步被 MRCP 所取代。仅当需要活检取得病理及需要治疗性干预时,ERCP 才会被使用。

良性疾病的治疗

ERCP 最常用于胆管结石病的治疗(如图 21.1),联合括约肌切开的球囊取石,不仅可在术中取石,也方便术后一些残余结石的排出;ERCP 也可用于一些术后并发症的处理,如术后胆管狭窄或胆漏的患者可行括约肌切开或放入支架引流,以达到降低胆管压力的作用;对于慢性胰腺炎、原发性胆汁性肝硬化、血管炎或局部缺血损伤导致的肝外胆管狭窄的患者,可通过 ERCP 进行胆管扩张或支架置入来进行治疗。

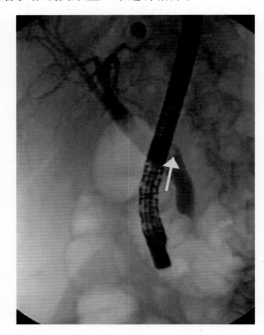

图 21.1 ERCP 胆管成像(黄色箭为胆总管内结石)

恶性疾病的治疗

当怀疑胆管恶性肿瘤时,我们既可以用ER-CP来诊断,也可以将其用来治疗,如细胞刷和活检钳可以用来获取组织以进行诊断,治疗性的应用主要包括了梗阻性黄疸患者支架置入以减轻黄疸,多种多样直径的支架或者球囊可以为这类患者提供帮助。

诊断技术

组织活检

组织活检方法包括了细胞刷和活检钳,用这种方法取得的细胞在现有的分析技术条件下具有高特异性,低敏感性的特点,近来可以通过免疫组化染色技术来改进活检的敏感性,但仍需要大量的研究来使这个方法变得更加可靠。

胆总管镜

在十二指肠镜的工作孔中插入更细的胆总管镜,可以进入更加末梢的胆管以看到并取得活检,这是常规ERCP所不能做到的,而这种双镜同时操作的子母系统需要两位经验丰富的内镜医师同时进行操作,而新的SpyGlass单通道经口胰腺成像系统(SpyGlass single-operator peroral pancreatoscopy system)则只需要一名内镜医师就能操作,该系统使用一种含四向光导纤维胆管镜的十二指肠镜,使得一名内镜医师就能独立完成操作,这肯定对实际操作的内镜医师有更高的技巧要求,因此需要更多的训练,在很多医院和诊所无法做到。

治疗技术

十二指肠乳头括约肌切开

十二指肠乳头括约肌切开可降低胆管压力,并促使胆管内的小结石及组织碎片流出,切开装置是一种特殊的头端带有弯曲电钩的导管,通过连接电流达到切割的目的。理论上,应当先将导管置入胆管,再行括约肌切开,但为了防止置管失败,重复操作导致胰腺炎发作,可以预先切开十二指肠乳头,扩张乳头的入口,以方便重复胆管插管(图21.2)。

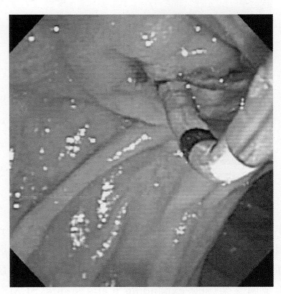

图 21.2　十二指肠乳头切开

取石

最常用的球囊取石方法可以通过插管取出直径8.5～20mm的结石。对于更大的结石,球囊可能无法取出,可使用取石网篮联合机械碎石,体外震波碎石,液电碎石(electrohydraulic lithotripsy,EHL)及激光碎石等方法来取石。这些技术取石成功率的报道差异很大,往往需要多次操作,才能将结石取尽,昂贵的设备也限制了这些技术的推广。此外,液电碎石和激光碎石还需要结合胆总管镜一起使用,每一个技术都可能造成患者胆管损伤、胆瘘或者胆管炎等并发症(图21.3)。

支架置入

对良性胆管疾病,如胆管狭窄,可通过放置塑料支架来扩张狭窄的胆管,塑料支架每3～4个月需要更换一次,以保持其通畅。由于十二指肠镜工

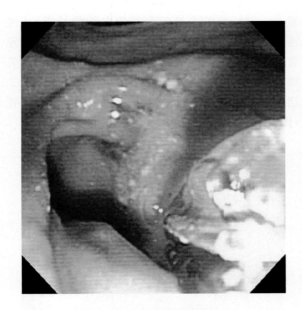

图 21.3 ERCP 下球囊取石

作孔直径的限制,塑料支架最大直径只有 11.5Fr,因为方便取出,这类支架较金属支架更受外科医师的欢迎。文献报道,一种新型的自扩张带涂层的金属支架(self-expanding metal stents,SEMS)可能可以取代塑料支架,其通畅率显著高于塑料支架,且取出也很方便,但是缺点是容易移位滑脱(图 21.4)。

SEMS 主要仍是应用于恶性疾病导致的胆管

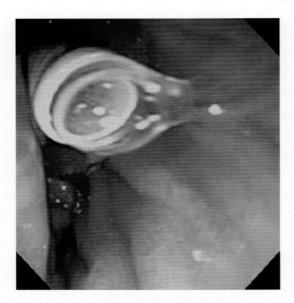

图 21.4 良性胆总管狭窄塑料支架置入

狭窄,特别是预期寿命在 4~6 个月的患者。相比于塑料支架,SEMS 不需要切开括约肌,其最大直径可达 30Fr,且不需要频繁更换。不带涂层的 SEMS 较带涂层的更不容易发生移位,但肿瘤容易长入支架中导致梗阻复发(图 21.5)。

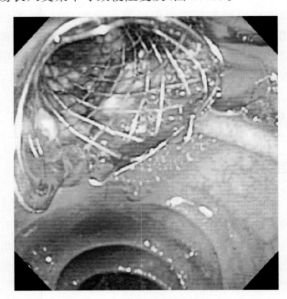

图 21.5 胆管恶性肿瘤放置带涂层的 SEMS

扩张

胆管扩张可以通过导丝送入球囊或者硬质扩张系统来实现,在放置塑料支架前,常常需要先扩张胆管,以便较粗的支架可以通过狭窄段。然而 SEMS 的放置常常不需要提前扩张胆管,在原发性硬化性胆管炎的患者中,胆管扩张可作为独立的治疗方法来处理狭窄的胆管,然而在其他大多数导致胆管狭窄的疾病中,单纯胆管扩张而不放置支架,有着较高的再狭窄率。对于 2 周内的手术吻合口狭窄,不适于使用胆管扩张的方法来进行治疗,因为可能会导致吻合口撕裂。

禁忌证

ERCP 的禁忌证包括口咽或食管狭窄,造影剂过敏及胃十二指肠改道术后。药物所致的凝血功能障碍,应在术前纠正凝血功能,以防出血。门脉高压胃底食管静脉曲张是 ERCP 的相对禁忌证，一般 ERCP 只在患者较多的诊治中心由受过良好培训的医师开展。其他 ERCP 的相对禁忌证类似于手术，如心肺功能较差等。

并发症和预防

ERCP 术后并发症包括 ERCP 术后胰腺炎，出血，支架堵塞及感染，胆管炎及比较少见的后腹膜穿孔。通常大的诊疗中心由于患者数量丰富，并发症发生的概率要低于小的诊疗中心。

ERCP 术后胰腺炎是最常见的并发症，许多研究聚焦于找到发生术后胰腺炎的危险因素，并探讨可行的预防措施，这类危险因素包括术中胆管置管困难，胰腺导管内造影剂注射，十二指肠乳头切开，未扩张的胆管系统，Oddi 括约肌功能障碍，胰腺分裂（pancreas divisum）及胰腺炎病史。

可以通过一些技术手段来降低术后胰腺炎发生的风险，如建议在导丝引导下置管，这可减少造影剂引导下置管导致的胰腺炎风险，可是导丝引导的置管，在一些管道走行不是笔直的患者中，可能会导致胰腺导管分支穿孔。在高风险患者中预防性放置小口径的塑料支架可显著减少 ERCP 术后导致的胰腺炎发生的概率。

也可以通过预防性使用药物来降低 ERCP 术后胰腺炎的发生概率，如围术期用吲哚美辛栓纳肛，舌下含服硝酸甘油也可能对降低术后胰腺炎有帮助，但仍有待进一步证实。近期一项随机对照研究显示，吲哚美辛栓剂和硝酸甘油有协同效应，联合用药可较单纯使用吲哚美辛栓剂显著降低术后胰腺炎的发生率。

术后解剖改变

在术后上消化道解剖改变的患者中进行 ERCP 是一项充满挑战的工作，失败率较高，可以通过一些方法来克服其中的困难，如在 Roux-en-Y 吻合术后的患者用单球囊或双球囊肠镜（Single- or double-balloon enteroscopy）有更高的胆管置管成功率，其中肝管空肠吻合的患者胆管置管成功率较胃旁路手术的患者要高。因为球囊肠镜只能使用前向观察镜，在肝管空肠吻合术的患者中，可直接通过肝管空肠吻合口进入次级胆管。其他

在胃旁路术后患者中提高 ERCP 成功率的方法包括经残胃联合应用腹腔镜和内镜技术的方法，由于超出了本书的话题范围，在此不做深入讨论。

局限性和未来发展方向

ERCP 的局限性在于其无法进入末梢胆管，而胆总管镜的使用使得一些原来只能通过手术处理的疾病转变为可以通过内镜的方法来进行解决。随着 ERCP 技术的革新，内镜下胆管干预的适应证在扩大，很多原来需要进腹手术才能解决的疾病现在都可以通过 ERCP 来解决。随着内镜设计的进一步改进，辅助设备的发明及胆总管镜的应用，内镜手术将会成为胆管干预措施的首选方法。

（林锐 **译** 胡志前 滕世峰 **校**）

参考文献

[1] Freeman ML et al. *Gastrointest Endosc* 2005，61 (1)：112-25.

[2] Silviera ML et al. *J Gastrointestin Liver Dis* 2009，18(1)：73-82.

[3] Moffatt DC et al. *Gastrointest Endosc* 2014，79(4)：615-22.

[4] Hossary SH et al. *Curr Probl Diagn Radiol* 2014，43(1)：1-13.

[5] Dumonceau J-M et al. *Endoscopy* 2012，44(03)：277-98.

[6] Rustagi T et al. *Curr Gastroenterol Rep* 2015，17 (11)：1003-13.

[7] Levy MJ et al. *Clin Gastroenterol Hepatol* 2004，2 (4)：273-85.

[8] Burnett AS et al. *J Surg Res* 2013；184(1)：304-11.

[9] Navaneethan U et al. *Gastrointest Endosc* 2015，81 (1)：168-76.

[10] Burnett AS et al. *J Surg Res* 2014，190(2)：535-47.

[11] Seelhoff A et al. *J Hepato-Biliary-Pancreat Sci* 2011，18(3)：346-9.

[12] Manta R et al. *Surg Endosc* 2013，27(5)：1569-72.

[13] Adler DG et al. *Gastrointest Endosc* 2009，70(4)：603-9.

[14] Bourke M et al. *Endoscopy* 2009，41(07)：612-7.

[15] DaVee T et al. *Ann Gastroenterol* 2012，25(4)：291.

［16］Katanuma A et al. *Dig Endosc* 2010;22:S90-7.

［17］Ray AA et al. *Can J Surg* 2009,52(5):407.

［18］Haapamäki C et al. *Endoscopy* 2015，47（7）:605-10.

［19］Itoi T et al. *Dig Endosc* 2013;25:63-70.

［20］García-Cano J. *World J Gastrointest Endosc* 2012,4(4):142.

［21］Saleem A et al. *Gastrointest Endosc* 2011,74(2):321-7. e3.

［22］Tse F et al. *Cochrane Database Syst Rev* 2012;12:CD009662.

［23］Arain MA et al. *Am J Gastroenterol* 2014,109(6):910-2.

［24］Choudhary A et al. *Gastrointest Endosc* 2011,73(2):275-82.

［25］Elmunzer BJ et al. *N Engl J Med* 2012,366(15):1414-22.

［26］Sotoudehmanesh R et al. *Am J Gastroenterol* 2014,109(6):903-9.

［27］Samarasena JB et al. *J Interv Gastroenterol* 2012,2(2):78-83.

［28］Bertin PM et al. *Surg Endosc* 2011,25(8):2592-6.

第22章

内镜辅助下的腔镜技术

MORRIS E. FRANKLIN JR. AND MIGUEL A. HERNANDEZ

简介

腹腔镜手术技术的进步使得该技术成为外科医师处理腹部疾病的首选方式。过去的 25 年中,微创外科的革命彻底改变了腹部疾病的治疗方式,每一天全世界都有许许多多的文献产生,报道了不同的手术小组微创手术的经验和革新。例如,有的用 3mm、2mm 的 Trocar 来代替传统的 5mm、10mm 和 12mm Trocar,同时配合使用传统大小的腔镜器械(acuscopic surgery),有的小组使用单孔腹腔镜(single-port surgery)。内镜技术也在快速革新,通过内镜的胃息肉摘除,联合腹腔镜和内镜的肠息肉切除等,这些技术革新的目的都是为了让患者以更小的创伤来治疗疾病,从而达到快速康复,缩短住院时间,降低住院费用,使患者快速回到正常工作和生活的目的。

第一个微创外科的器械是直肠镜,最早由希波克拉底医师所发明,用于治疗肛瘘,从深部体腔内反光是内镜的核心问题,也是进行腔内检查并切取组织的前提保障。Philipp Bozzini 就是内镜发展历程中一位非常重要的医师,1773 年生于德国美因茨。最初,他在小容器中放置家用蜡烛,在另一侧,他连接各种形态、各种粗细的空心管道,将这些管道从嘴和直肠塞入体内。Bozzini 也是第一个将反射镜面放置在光缆和蜡烛间的医师,这样医师可直接通过镜面看到人的深部体腔。1807 年,他在一家军事医院开展了第一个前瞻性临床研究,收到了很好的反馈,妇产科医师,耳鼻喉科医师表达了强烈的兴趣。

在 1853 年,Antonin Jean Desormeaux 使用空心管进行了泌尿生殖道检查,他使用乙醇和松节油的混合物作为光源,光被反射入空心管,Desormeaux 是第一个使用聚光镜来增加光强度的医师。在 1868 年的埃及,一个医师在吞剑杂技师身上第一次成功使用了硬质胃镜。

在 1932 年以前,内镜检查一直局限在小部分很有热情的医师圈子中。然而此后,随着 Schiendler 和 Wolf 在德国制造了可弯折的胃镜,局面出现了转变。随后,Schiendler 移居美国,极大改进了胃镜的安全性和有效性,并被认为是胃镜之父。其他的可弯曲内镜随即应运而生。可是即便如此,直到 1965 年,也只有一小部分人在使用内镜做检查。

Willian Wolff 医师和 Hiromi Shinya 医师率先发明了结肠镜,这立刻取代了钡剂灌肠和可弯折乙状结肠镜,因为该方法允许医师检查并切除整个结肠的息肉。

1939 年报道的通过硬质内镜的食管静脉曲张硬化剂注射是第一个内镜下的治疗性干预措施,直到 20 世纪 70 年代,光学纤维导丝技术的出现及 Sugawa 等发明的单极电凝的应用,内镜下干预治疗才得以推广。其他电凝技术,如双极电凝、激光光凝、热探头、内镜下曲张静脉结扎技术也随之发展起来。诊断性内镜逆行胆胰管造影及十二指肠乳头括约肌切开,胆管支架置入,胃息肉摘除以及小的浅表恶性肿瘤烧烙是目前最有效的内镜下治疗技术。

Sedillot 教授在 1849 年进行了第一台开腹胃造口手术,但是直到 1981 年,Ponsky 和 Gauderer 才描述了经皮内镜下胃造口术(percutaneous endoscopic gastrostomy，PEG）。

现在，内镜已广泛应用在上消化道病变的患者中，为其提供诊断和治疗措施，作为诊断工具，消化道内镜是很安全的，并发症风险仅 0.1%，仅在少量心肺功能很差的患者中出现过死亡的病案报道。随着医学的进步，内镜的适用指征也越来越多。

在 1991 年，Friemberger 教授和 Classen 教授首先介绍了一种使用 Trocar 的经皮胃腔内病灶切除术，他们使用了一种直径 11.5mm，长度 15cm 的金属 Trocar，像 PEG 手术一样经皮，经腹腔插入胃腔，通过 Trocar 置入手术器械从而完成胃内手术。

尽管在操作上有难度，但是腹腔镜辅助的胃腔内手术曾是一种标准胃息肉摘除术式，特别适用于胃底、胃体后壁、胃窦小弯侧病灶。在 1994 年，Ohashi 等第一次报道了腹腔镜腔内胃手术用于治疗一例胃黏膜下肿瘤及早期胃癌。该手术仅需一个 10mm、两个 5mm 的尖端带球囊的 Trocar，在内镜引导定位下经皮，经腹腔穿透胃壁，一根带球囊的胃管置入十二指肠，球囊充气以阻断十二指肠进而使二氧化碳充盈胃腔，病灶切除后黏膜缺损无须缝合。该术式迄今没有相关的术中和术后并发症的报道。

内镜技术

盲插法

所谓盲插法，就是无法直视的情况下将内镜通过舌底插入咽下（hypopharynx）区域。注意别让内镜反折至鼻咽处，也别让其偏离至左侧和右侧梨状隐窝。通常操作得当，内镜均可顺利到达食管入口，此时开始让患者吞咽，除非患者自己吞咽，否则强行插入食管会十分困难并会造成患者食管的损伤及个体的不适，在患者咳嗽及深吸气时，内镜不能继续插入。因为这样很可能会直接穿入气管，在患者停止咳嗽开始吞咽口水时，才是插入内镜的绝佳时机，此时只需稍微用力，内镜就能继续前进，一旦器械进入食管腔，内镜就可在直视下继续前进了。

直视插入法

内镜也可通过直视法插入食管，用盲插法将内镜插入咽喉，找到声门孔，在咽后壁和楔形骨小角结节间，大部分人都可见到一裂隙，通过该裂隙可找到食管上段括约肌入口，由于喉后壁向下咽部膨出，在此处进入食管可能存在一定困难，内镜此时应适当偏离中线，但要避免偏离过多进入梨状隐窝，当患者吞咽时，轻轻用力将内镜放入食管中即可。

技术问题（Technique problems）

不论是盲插法还是直视插入法，都会遇到有一段食管无法直视下插入，如果正好在这个区域，有一个 Zenker 憩室，就会出现很大的穿孔风险，如果内镜误入气管，就会看到软骨交替的气管壁，这种情况下要立刻撤回内镜。

结肠镜技术

结肠镜可以用两种方式插入，一种不需要太多技巧，直接插入，方便快速检查，对于操作医师来说，也容易学习掌握。另一种则需要很多技巧，需要拉直结肠，避免肠襻影响操作，从而可以减轻系膜张力，也最大化患者的舒适程度，用这种方法进行治疗性操作时也会更加安全。

我们也将结肠镜应用于吻合口瘘的检查，在结肠癌手术结束前，将吻合口近端肠管钳夹，腹腔内加水，结肠内通过结肠镜打气，如果吻合口有瘘，就可以在腹腔内看到气泡，通过及时加固吻合口，可避免术后并发症的发生。

结肠镜技术上的挑战

结肠镜的基本操作主要包括插入和回拉，在插入阶段，软镜在直视下经过肛门进入直肠再通过结肠最终到达末端回肠。在回拉时，则需要轻柔缓慢回拉。插入的目的是为了到达回盲部甚至末端回肠，回拉时则开始仔细检查肠道黏膜，对可疑区域进行活检，并摘除息肉等。

术后管理

　　就像前面提到的,采用微创技术可以最大限度让患者快速康复,减轻患者疼痛,缩短住院时间,减少术中失血,减少镇痛药剂量,降低切口疝发生率,并最大程度保留器官。最显著的例子就是 1991 年报道的通过联合使用腹腔镜和结肠镜,切除结肠复杂息肉。该方法通过结肠镜精准定位,联合腹腔镜微创切除,精准切除了病灶,减少了患者结肠切除的长度,使患者获益。

总结

　　内镜和结肠镜的发展,使得它们被越来越广泛应用于疾病筛查,诊断及治疗,二者的联合应用也使得更多的患者可以得到微创治疗,在这个微创手术的新时代,外科医师必须要学会使用内镜和腔镜技术,这也是大势所趋。

（林锐　**译**　胡志前　滕世峰　**校**）

参考文献

［1］ Edmonson JM. *Gastrointest Endosc* 1991;37:S27-56.
［2］ Wolff IW. *Am J Gastroenterol* 1989;84(9):1017-25.
［3］ Crafoord C et al. *Acta Otolaryngol* 1939;27:422.
［4］ Sugawa C et al. *Arch Surg* 1975;110:975.
［5］ Jensen DM et al. *Gastrointest Endosc* 1984;30:134.
［6］ Stiegmann GV et al. *Surg Endosc* 1989;3:73.
［7］ McCune WS et al. *Ann Surg* 1968;167:752.
［8］ Kawai K et al. *Gastrointest Endosc* 1974;20:148.
［9］ Huibregtse K et al. *Gastrointest Endosc* 1986;32:334.
［10］ Lanza FL et al. *Am J Gastroenterol* 1981;75:345.
［11］ Randall GM. *Gastrointest Endosc Clin North Am* 1992;2:469.
［12］ Sedillot C. *Gaz Med Strassbourg* 1849;9:566.
［13］ Ponsky JL et al. *Gastrointest Endosc* 1981;27:9.
［14］ Friemberger E et al. *Endoscopy* 1991;23:338.
［15］ Ohashi S. *Surg Endosc* 1994;8:497.
［16］ Ohashi S et al. *Surg Endosc* 1994;9:497.
［17］ Vermeer NC et al. *Cancer Treat Rev.* 2017;54:87-98. doi:10.1016/j.ctrv.2017.02.002. Epub 2017 Feb 16.

第三篇

经自然腔道手术

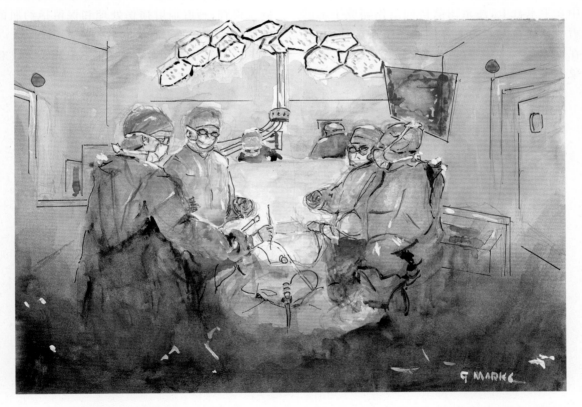

Gerald Marks,作为外科新潮流的 MIS,2017 年。水彩,15 英寸×22 英寸(图片由 Gerald Marks 博士提供)

几乎没有外科医师能把外科手术和艺术连接起来。国际公认的结直肠外科医师和内镜医师，Gerald Marks，医学博士，也自诩是一个有成就的自学水彩画家。几十年来，他根据自己的职业积累，利用业余时间创作艺术作品，从城市景观到他参加的世界外科会议及手术室工作场景。Marks从他的工作室或露天拍摄的照片利用色彩阴影和线条呈现形式作画。

他的风格涵盖了19世纪印象派绘画中转瞬即逝的精华。

这幅画的场景展示了一组身穿蓝色长袍的外科医师正在进行微创手术。Marks医师将注意力集中在手术台上，注重团队协同工作完成手术的能力。悬挂在上方的无影灯照亮了整个画面，画面在手术医师的视野范围之外逐渐模糊，变得抽象。

Marks医师的笔触如同素描一般，记录了他对外科医师活动的印象，同时仍注重这项创新技术的细节。每年，Marks都会通过Marks结直肠外科基金会从他的精选画作中挑选出一幅制作挂历，该基金会致力于促进结直肠疾病相关的研究和教育项目。该基金会还支持腹腔镜结直肠手术和经肛门直肠内镜显微手术的奖学金，微创手术视频图书馆和手术室课程指导计划。

Marks博士是兰肯瑙医学研究所（Lankenau Institute for Medical Research）的外科教授，他和儿子John Marks在宾夕法尼亚州温纽伍德（Wynnewood）的兰肯瑙医院（Lankenau Hospital）担任执业结直肠外科医师。他以其在软式结肠镜检查、肠道辐射损伤处理和保留括约肌的直肠癌处理方面的贡献而闻名。

这张照片被用作2017年SAGES会议和世界内镜外科大会的海报。

第 23 章

经阴道入路自然腔道内镜手术

KURT ERIC ROBERTS AND STEPHANIE G. WOOD

简介

历史

由于经自然腔道内镜手术（natural orifice transluminal endoscopic surgery, NOTES）在现代手术中已经确立了其可行性和安全性，现在大多数实施NOTES手术的外科医师通过阴道进入腹腔。

历史上，经阴道（transvaginal, TV）进行NOTES最早的前身是经阴道后穹镜检查术。该手术自19世纪末开始实施，目的是检查盆腔和腹腔内器官，俄罗斯外科医师Dimitrij Ott在1902年首次描述了该手术。

1937年，奥地利外科医师Emanuel Klaften提出了一种经阴道后穹镜技术用于诊断和手术治疗。

1940年，美国外科医师TeLinde报道了第一例经阴道后穹镜术。

1942年，Albert Decker发明了德克尔后穹镜：一种硬质镜，其镜头远端带有照明灯泡。

在20世纪60年代末和70年代初，经阴道后穹纤维镜检查技术得到蓬勃发展。作为一种诊断和治疗的方法，一般在局部镇痛下进行，主要用于不孕症评估。

2001年，Tsin报道了一项可行性研究，13名患者接受了腹腔镜辅助经阴道后穹镜手术，他将其命名为阴道镜。他进行的妇科手术包括卵巢切除术、子宫肌瘤切除术、输卵管卵巢切除术和单纯输卵管切除术。

2005年，Gordts等将经阴道腹腔镜描述为后穹镜和经阴道扩张的结合。

在2007年，Tsin等发表了一篇综述，包含了100例经阴道后穹镜自然腔道手术（MANOS）的病例。报道了多种手术，包括子宫切除术中同时行输卵管卵巢切除术、子宫肌瘤切除术、卵巢膀胱切除术、阑尾切除术、胆囊切除术。

适应证/禁忌证

NOTES手术中经阴道进入腹腔的适应证和禁忌证类似于腹腔镜或开放通路，主要由患者的具体特点和外科医师的经验决定。

目前，NOTES中经阴道进入腹腔的绝对和相对禁忌证如表23.1。

表 23.1 经阴道 NOTES 禁忌证

子宫大小/后倾子宫
既往子宫切除术
盆腔炎/子宫内膜异位症
阴道狭窄
既往腹部手术
阴道感染
处女
产后
肥胖
炎性肠病
性交困难

1. 子宫大小/子宫后倾 子宫大小、子宫肌瘤或子宫后倾是相对的禁忌。

2. 既往子宫切除术 既往有子宫切除或盆

腔手术的患者可能被认为是经阴道入路自然腔道手术的禁忌证，因为经阴道通路可能因盆腔粘连而失败。

3.　**盆腔炎或子宫内膜异位症**　有盆腔炎或子宫内膜异位症病史的患者发生盆腔粘连的可能性较高，因此应作为经阴道入路自然腔道手术的排除标准。

4.　**狭窄的阴道**　缺乏阴道通道的可达性（狭窄的阴道少于两指宽，特别是在子宫顶端）是经阴道入路自然腔道手术的禁忌。

5.　**既往腹部手术**　既往腹部手术本身不应被认为是经阴道入路自然腔道手术的禁忌证，这取决于外科医师的专业知识和认可程度。

6.　**阴道感染**

a.　术前就诊时发现的阴道感染应在手术前进行适当的抗生素治疗。

b.　如果在手术台上发现阴道感染，则取决于术中发现是否宜进行经阴道入路自然腔道手术。真正的黏液脓性宫颈炎、宫颈炎/子宫内膜炎、化脓性外阴病变，如巴氏腺脓肿、活动性化脓性汗腺炎，应予以治疗，不应进行经阴道入路自然腔道手术。然而，酵母菌阴道炎和无宫颈渗出物的阴道黄色分泌物并不构成盆腔病原体存在的充分证据，不应是取消经阴道入路自然腔道手术的禁忌证。

7.　**处女**　从技术上讲，处女膜完整的患者接受经阴道入路自然腔道手术是可行的，曾有给处女进行经阴道子宫切除术的报道。我们认为，只有在明确告知女性处女膜在手术后可能不完整，并且她仍然希望进行经阴道入路自然腔道手术的情况下才能进行。

8.　**产后期**　子宫和其他生殖器官在产后6周时间内恢复到正常的孕前状态，因此我们建议在分娩后至少6周内避免经阴道入路自然腔道手术。

9.　**肥胖**　某些外科医师认为，肥胖是经阴道入路自然腔道手术的禁忌。阴唇脂肪组织可能使初次插入套管针或锁骨瓣关闭时更难缩回和进入阴道后穹。

10.　**炎症性肠病**　有证据表明，克罗恩病/溃疡性结肠炎患者可发展为肠内阴道瘘，因此我们建议克罗恩病或溃疡性结肠炎患者避免经阴道入路自然腔道手术。

11.　**性交困难**　性交困难的患者应接受传统腹腔镜手术，因为经阴道入路自然腔道手术会加重疼痛。

围术期注意事项

抗生素预防

NOTES手术分类为清洁、污染类。头孢菌素因其广泛的抗菌谱和低不良反应，已成为大多数手术的围术期首选药物。

患者体位

头低足高位（Trendelenburg体位）通常是经阴道入路自然腔道手术的首选体位。为了防止患者滑动，我们建议使用凝胶床垫、蛋型架或豆袋直接接触患者的背部，而不使用任何覆盖的床单，以产生高摩擦系数。垫肩和其他安全措施的使用也应避免患者滑动。

阴道准备

聚维酮碘的手术准备是阴道手术最常用的准备方法。另外，4%的葡萄酸氯己定水溶液也可能是合适的，因为阴道内壁是上皮表面而不是阴道黏膜。

术后注意事项

一般情况下，患者应避免将任何东西放入阴道内，直到阴道切口愈合良好。大多数外科医师建议术后2～4周避免性交。在解除这些限制前可进行内镜和双合诊检查。许多专家建议绝经后妇女术前和术后在阴道内使用雌激素乳膏或雌激素片至少7d，以促进局部愈合。

经阴道入路自然腔道手术通常用于有宫内节育器的妇女。如果宫内节育器在术中不小心取出或移位，应在手术结束后更换。

穿刺技术

进入潜在通道可采用让患者胸膝位或背卧位

的过 Trendelenburg 体位。将一个窥镜或牵开器插入阴道以显露后穹和子宫颈,拉钩置于子宫颈的后唇,以确定宫颈阴道交界处和子宫骶韧带的轮廓,随后将举宫器进入宫颈口。

2012 年 Roberts 等将后穹内进入腹部最安全的区域描述为"安全三角"(图 23.1)。

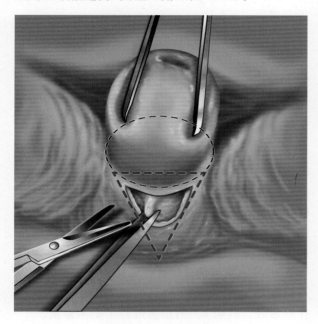

图 23.1 安全三角

阴道切开术是在上图中倒置的等边三角形中进行的,在椭圆形的子宫颈底部于 4 点钟和 8 点钟之间做弧形切口。

在显露宫颈和后穹后,可以看到位于宫颈基底部的一个倒三角形(图 23.2a)。三角形最上面的两个角标记着 4 点钟和 8 点钟的位置。抓住子宫颈并将其向前抬高,更容易看到由直肠阴道褶皱所勾画的三角的下尖。同样,在安全三角的内部(脐)视图上,子宫骶韧带标出了两个上角,直肠阴道褶皱的中心标出了安全三角的下角。在这个三角形中,穿刺口朝向脐(图 23.2b)。

充气

腹膜腔的充气通常是用放置在脐或腹壁的气腹针进行的。经阴道后穹充气可以通过于后穹或经阴道置入的气腹针完成。经子宫充气只建议在外科医师对这种特殊技术很有经验时使用。

如果使用柔性内镜,可以通过其中一个工作

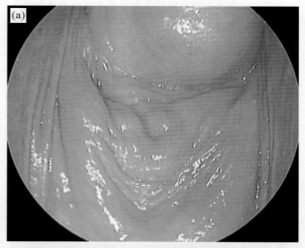

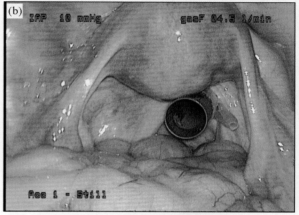

图 23.2 (a)安全三角的阴道视图;(b)骨盆脐视图,将 12mm 孔置于安全三角内

通道充气。

阴道穿刺孔

经阴道后穹自然腔道手术目前使用各种不同的穿刺孔(表 23.2)。我们推荐腹腔镜下从脐部至骨盆视图(图 23.2b),因为这是一种非常可靠的方法,可用来判断可能的粘连和禁忌证,避免在经阴道进入和放置阴道穿刺孔时直肠和肠道损伤。

关闭技术

大多数 NOTES 外科医师建议用可吸收缝线在直视下间断或连续方式缝合阴道(图 23.3)。

表 23.2　经阴道入路自然腔道内镜手术中使用的穿刺孔

定制阴道端口 Davila 等

Gel 端口（加州圣玛格丽塔牧场应用医疗中心）

无创手术平台（加州圣克莱门特 USGI 医疗中心）

GEN1 工具箱（爱惜康内镜外科有限责任公司,俄亥俄州辛辛那提）

常规 12mm 端口-Roberts 等

单通道端口（柯惠医疗,康涅狄格州诺沃克）

外科手套-Sohn 等

多通道端口（Advanced Surgical Concepts,爱尔兰）

阴道通路系统（Karl Storz,德国塔特林根）

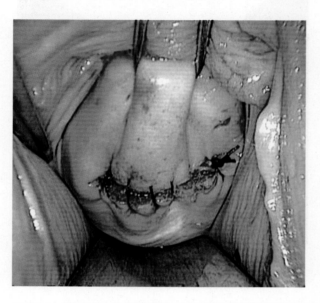

图 23.3　经阴道入路阑尾切除术后通道闭合的阴道视图

如果使用柔性内镜,可以通过其中一个工作通道充气。

并发症

据报道,有超过 3000 例患者接受经阴道入路内镜手术,总体并发症发生率约为 5%（表 23.3）。

经阴道入路自然腔道手术的并发症包括:

1. 感染　尽管从经阴道入路自然腔道手术开展伊始,感染因素便备受关注,但在妇科文献中的感染的发生率一直很低。

我们回顾了最初报道的上千病例的文献,发现只有 2 例感染发生。其中一例为经阴道入路胆囊切除术后的道格拉斯窝脓肿,第二例为坏疽性阑尾炎的经阴道入路阑尾切除术后右侧下腹部脓肿。2 例并发症均经治疗后痊愈。

表 23.3　NOTES 中与阴道入路相关的潜在并发症

感染

直肠损伤

膀胱损伤

阴道伤口裂开

阴道肉芽组织

阴道出血

尿路感染

性交困难

2. 直肠损伤　经阴道入路手术期间的直肠损伤很少发生,通常可以非手术治疗。

2001 年,Gordts 等发表了一篇对多国妇科文献 3667 例病例的回顾性研究。该研究回顾了使用 Veress 针-套管针系统的内镜检查导致肠损伤的风险。共有 24 例肠道全层损伤发生,总发生率为 0.65%。报道的 24 例直肠损伤中,所有的病变长度均为 2~6mm,92% 的患者经过非手术治疗后愈合。其余 8% 的患者进行了手术修复。

在经阴道入路自然腔道手术文献中描述了 2 例直肠损伤。一例非手术治疗成功,另一例损伤经直肠闭合成功。

3. 膀胱损伤　膀胱损伤发生率低。Agostini 等报道了阴道子宫切除术中存在 0.89% 的膀胱损伤。

德国的 D-NOTES 记录描述了四种与经阴道入路自然腔道手术有关的膀胱损伤。1 例膀胱损伤需要术中腹腔镜缝合,另 2 例需留置导管。

从脐置入观察孔和留置导尿管可能有助于进一步减少膀胱损伤的风险。

4. 阴道创面裂开　在经阴道入路自然腔道手术文献中没有关于阴道创面裂开或内脏脱出的报道。

阴道伤口的闭合通常在直视下使用可吸收缝合线和常规器械进行。

一项包括 13 030 例内镜子宫切除术的妇科病例回顾分析,其中有 0.66% 的患者术后发生阴道创面裂开。经阴道袖带闭合术阴道破裂率（0.18%）低于腹腔镜闭合术（0.64%）和机器人闭合术(1.64%)。

因为阴道切口比子宫要小得多,阴道裂开是一个非常罕见的并发症。而在经阴道入路自然腔道手术中子宫可以提供额外的保护。

5. 阴道肉芽组织 在所有报道的经阴道入路自然腔道内镜手术文献中,只有 2 例阴道切开术后发生了阴道肉芽组织疾病。相比之下,经阴道入路自然腔道内镜手术阴道切口在妇科文献中报道的频率在 1.27%～34%。这些患者通常采取非手术治疗,偶尔需要在肉芽组织上应用 1～2 次硝酸银进行化学烧灼。

6. 阴道出血 是一种罕见的并发症,通常发生在术后的前两周。阴道出血有自限性,可自行康复,很少需要再入院或干预。

最常见的出血来源是阴道切口关闭不足、阴道黏膜意外撕裂,以及使用拉钩触及宫颈出血。由于阴道内固定使患者认为他们经历了手术出血,所以月经可能较早发生。术后 1～3d 出现点滴出血并不少见。

7. 尿路感染 回顾经阴道子宫切除术,尿路感染的发生率为 0.68%,这与经阴道入路自然腔道内镜手术患者中尿路感染的发生率相当。所以留置导尿管应采用标准的无菌操作。

8. 性交困难 在文献中只有一例经阴道入路自然腔道内镜手术手术后性交困难的报告。还有报道说,经阴道入路术后女性性功能没有受损。然而,妇科文献中的数据仍然存在争议。在一些研究中,经阴道入路对子宫切除术的治疗已被证明不会影响性生活,但也有其他研究报道了经阴道子宫切除术后的性交困难。有研究报道,子宫切除后女性性功能和性交困难症状有所改善。

培训和资格审查

目前尚没有关于经阴道入路自然腔道内镜手术培训和认证的相关研究或建议。在缺乏明确定义的学习曲线的情况下,关于解剖学、适应证和并发症的教学是经阴道入路手术必要的培训要求。此外,在手术室里对患者进行经阴道入路自然腔道内镜手术之前,外科医师应该接受专门的技术培训,并在训练模拟器上进行练习(图 23.4)。大多数熟经阴道入路自然腔道内镜手术的普通外科

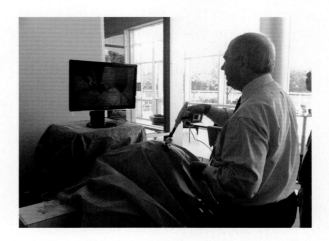

图 23.4 在 NOSCAR(自然腔道外科评估和研究协会)会议上的 V-NOTES 模拟器

医师建议,不熟悉该技术的外科医师应在有经验的妇科医师或外科医师的指导下进行前 5～10 次阴道切开术,以减少不良后果。

总结

100 多年来,经阴道入路方式已在妇科手术中得到了广泛的接受和应用,并建立了护理的标准。在此期间的妇科文献中说明这种方法的安全性和可行性。

目前,经阴道入路方式已经在世界各地实施的大量自然腔道内镜手术中确立了其可行性和安全性。其并发症发生率低,与传统腹腔镜相似。迄今为止,没有与经阴道入路自然腔道内镜手术有关的死亡报告。需要特别注意的是,患者的选择和禁忌证,以及具体的技术要求。

(李轶辉 译 胡志前 滕世峰 校)

参考文献

[1] Von Ott D. *Abl Gynakol* 1902;231: 817-23.

[2] Klaften E. *Am J Obstet Gynecol* 1948;55(6);1071.

[3] Tsin DA et al. *J Am Assoc Gynecol Laparosc* 2001; 8(3);438-41.

[4] Burnett AF. *Surg Endosc* 2000,14(7): 685-8.

[5] Frenkel DA et al. *Am J Obstet Gynecol* 1952,64(6): 1303-9.

[6] Decker A. *Am J Obstet Gynecol* 1952, 63(3):

854-9.

［7］ Paldi E et al. *Br J Obstet Gynaecol* 1975,82（4）：318-20.

［8］ Cheng MC et al. *Am J Obstet Gynecol* 1975,122（1）:109-12.

［9］ Clyman MJ. *Am J Obstet Gynecol* 1969,105（2）:281.

［10］ Diamond E. *J Reprod Med* 1978,21(1)：23-30.

［11］ Tsin DA. *JSLS* 2001,5(1):69-71.

［12］ Tsin DA et al. *JSLS* 2007,11(1):24-9.

［13］ Zorron R et al. *Surg Innov* 2010,17(2):142-58.

［14］ Sheth SS et al. *Best Pract Res Clin Obstet Gynaecol* 2011,25(2):115-32.

［15］ Rattner DW et al. *Surg Endosc* 2011,25（8）:2441-8.

［16］ Zornig C et al. *Endosc* 2009,41(5):391-4.

［17］ Paulson JD et al. *J Am Assoc Gynecol Laparosc* 1999,6(4):487-90.

［18］ Gordts S et al. *Best Pract Res Clin Obstet Gynaecol* 2005,19(5)：757-67.

［19］ Scott P et al. *Fertil Steril* 2002,78(3):625-7.

［20］ Roberts KE et al. *Surg Endosc* 2013;27:2963-5.

［21］ Gordts S et al. *Fertil Steril* 2001,76(6):1238-41.

［22］ Wood SG et al. *Ann Surg* 2014;259:744-9.

［23］ Agostini A et al. *J Reprod Med* 2005,50(12)：940-2.

［24］ Lehmann KS et al. *Ann Surg* 2010,252(2):263-70.

［25］ Hwang JH et al. *Gynecol Obstet Invest* 2011,71(3)：163-9.

［26］ Saropala N et al. *Int J Gynaecol Obstet* 1998,62(1)：55-8.

［27］ Brummer TH et al. *Hum Reprod* 2011,26（7）：1741-51.

［28］ Abdelmonem AM. *Eur J Obstet Gynecol Reprod Biol* 2010,151(2):190-2.

［29］ Solomon D et al. *J Gastrointest Surg* 2012,16(1):183-6; discussion 6-7.

［30］ Wood SG et al. *JAMA Surg* 2013;148：435-8.

［31］ El-Toukhy TA et al. *J Obstet Gynaecol* 2004,24（4）：420-5.

［32］ Roussis NP et al. *Am J Obstet Gynecol* 2004,190（5）:1427-8.

［33］ Rhodes JC et al. *JAMA* 1999,282(20)：1934-41.

［34］ Ahn W et al. *Stud Health Technol Inform* 2014;196:1-5.

［35］ Davila FJ et al. *Surg Laparosc Endosc Percutan Tech* 2011,21(3)：203-6.

［36］ Kaouk JH et al. *Eur Urol* 2010,57(4):723-6.

［37］ Horgan S et al. *Surg Endosc* 2011,25(2):586-92.

［38］ Santos BF et al. *Surg Endosc* 2012.

［39］ Roberts KE et al. *Surg Innov* 2011;19:230-5.

［40］ Sohn BS et al. *J Laparoendosc Adv Surg Tech A* 2010,20(3):245-7.

［41］ Kaouk JH et al. *Urology* 2009,74(1)：5-8.

第24章

经皮内镜胃造口术

JEFFREY L. PONSKY AND AVERY C. CAPONE

经皮内镜胃造口术(percutaneous endoscopic gastrostomy,PEG)的概念首次提出至今已近四十年。这种简单的技术结合了内镜和外科,实现了一种微创进入肠内方法。多年来,虽然这种方法在不断变化和改进,但这一程序的基本概念和方法依然保持不变。回顾过去,这种方法的引入是微创手术时代的首次尝试之一。

适应证

经皮内镜下胃造口术(PEG)最初是为那些有严重神经功能障碍、口咽肿瘤和食管梗阻的患者提供一种微创的方法来建立进食通道。虽然这仍然是该手术的主要指征,但 PEG 也被用于癌症患者和那些由于粘连、胃弛缓或炎症性肠病引起的复杂性肠阻塞的患者。结合空肠延长管或直接空肠造口术,可在空肠营养的同时实现胃减压。

PEG 还可被用于为营养不良的患者提供营养支持和难以服用的药物,亦被应用于胃内手术及胃扭转复位后固定胃于横膈膜下的一种手段。在结肠疾病中,该技术已被应用于乙状结肠扭转的复位和对结肠假性梗阻症进行减压。

技术

PEG 的最初描述中使用"拖出"的技术(图24.1)。在今天,这种方法仍是最广泛使用的技术。在手术前,预防性静脉注射抗生素(通常用头孢菌素),以减少腹壁感染的发生率。

先进行胃镜检查,并选择胃穿刺部位。最初的定位方法依赖于内镜的光对腹壁的透射(图24.2),

其他用于定位最佳胃切开部位的方法包括手指压痕(图24.3)和安全通路技术(图24.4)。在这种方法中,用注射器在手指按压的最佳位置处缓慢地穿过腹壁。在胃镜下看到针头在胃腔内的同时,注射器针筒内应该出现气泡。如果在针尖出现在胃部之前,在注射器中便已发现气泡,就有可能针头已经刺穿了结肠或小肠等其他器官。在这种情况下,拔出针头并选择另一个地方进行穿刺。

一旦选定位置,将一个套扎器通过内镜送入胃内并在选定位置打开。在腹壁定位处做一个小切口,然后用一根带鞘管的穿刺针穿刺入胃腔进入套扎器。然后在穿刺针周围闭合套扎器将穿刺针固定。导丝通过穿刺针进入胃部,内镜下的套扎器从针周围松开,并在导丝周围重新固定。将内镜和导丝从患者口中取出。然后将导丝固定在胃造口管的末端,术者在腹壁处拉动导丝。胃造瘘管的尾部即向下拉入食管。造瘘管的蘑菇头可以用内镜套扎器夹住,以便内镜可以很容易地跟随管子进入胃部。一旦胃镜进入食管,套扎器便可以从导管的蘑菇头部松开。

将导管拉入胃内,直到导管的蘑菇头与胃黏膜接触。于腹壁上将外横杆或保险杠固定在胃造瘘管上,并置于离皮肤几毫米的位置,以避免皮肤受压并导致缺血。

放置管的替代方法包括"推入"的技术(图24.5)和"插入"技术(图24.6)。在这两种情况下,胃穿刺的位置是由同一人选择的。在"推入"法中,将一根导丝送入等待的套扎器,并通过口从胃中拉出。然后,用经皮穿刺技术将胃造口管置于导丝之上,然后向下推入食管,进入胃,并从腹壁中出来。

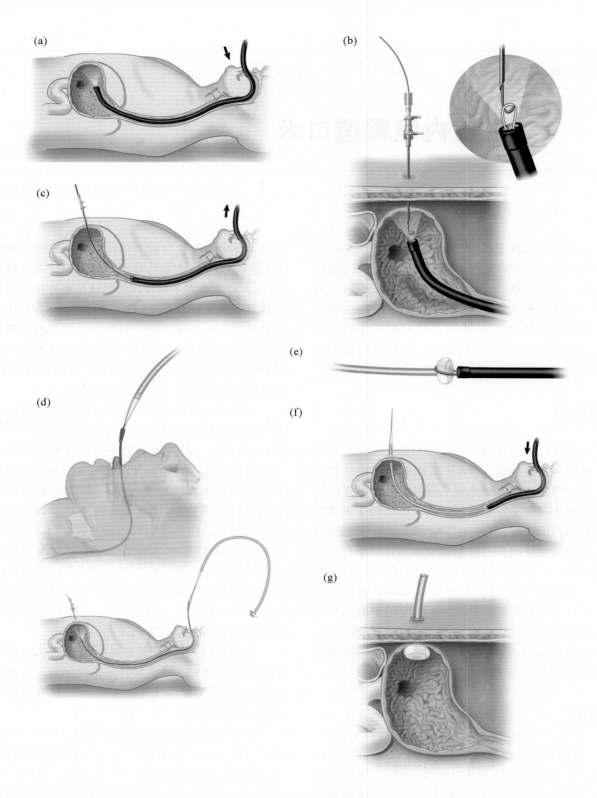

图 24.1　PEG 的"拖出"技术（Reprinted with permission，Cleveland Clinic Center for Medical Art & Photography© 2015. All Rights Reserved）

(a)

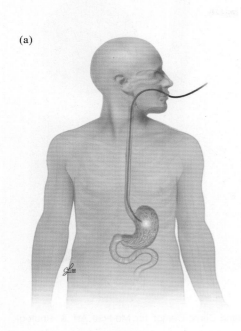

(a)

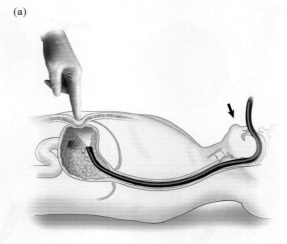

(b)

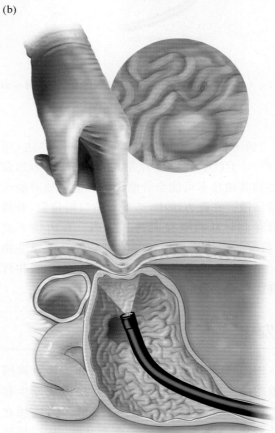

(b)

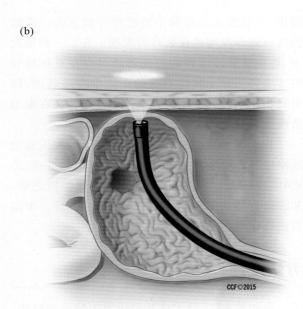

图 24.2　胃切开术定位的透视技术（Reprinted with permission,Cleveland Clinic Center for Medical Art & Photography© 2015. All Rights Reserved）

图 24.3　手指压痕技术用于胃切开术定位（Reprinted with permission, Cleveland Clinic Center for Medical Art & Photography© 2015. All Rights Reserved）

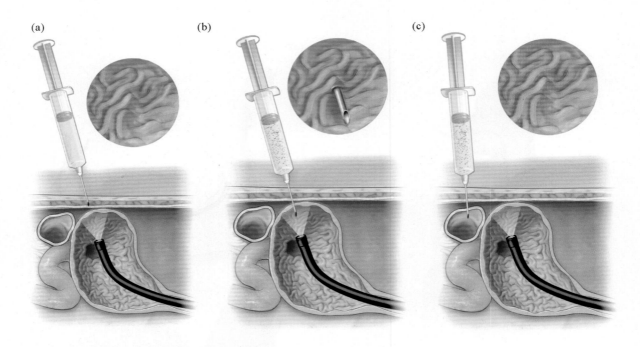

图 24.4　**胃切开术定位的安全通路技术**（Reprinted with permission，Cleveland Clinic Center for Medical Art ＆ Photography© 2015．All Rights Reserved）

"插入"技术和程序的改进如"SLiC"法（图24.7）对于口咽肿瘤患者尤其有价值，因为如前所述的其他技术可能会肿瘤细胞扩散或使肿瘤在腹壁播散。在此方法中，选择胃造口的位置，并将鞘管穿刺针从腹壁穿刺进入胃内。在内镜下直视，将穿刺部位逐步扩张并通过鞘管插入胃造瘘管。一些研究者介绍了在造口处放置 T 型扣件以确保胃和腹壁固定的方法（图24.8）。

并发症

PEG 手术的常见并发症包括和造瘘管周围腹壁的感染和早期造瘘管被腹壁挤压而发生移位。这些并发症大多是由于过度的张力施加在皮肤外横杆上，造成腹壁缺血和坏死，从而导致感染和造瘘管蘑菇头受压。为避免这样的问题发生，建议外横杆保持距离皮肤几毫米。此外，已经证明术前预防性抗生素对预防造瘘管周围感染是有益的。使用抗生素，如头孢菌素已成为治疗的标准。

安全通路技术的引入能减少但并不能完全避免穿刺胃附近器官的可能性。在 PEG 的有关报道中，穿刺进入结肠和小肠已经得到证实。胃结肠瘘可立即发现或在数月后发现。在后一种情况下，造瘘管穿过结肠的情况可能只有在更换导管时才变得明显。替换导管的头处于在结肠内，随着食物注入而产生腹泻。这种瘘管通常会在取出造瘘管后自行闭合。

为了尽量减少对邻近脏器的损伤，采用安全通路法时需要缓慢进行，同时穿刺时缓慢进针，边进针边回抽。在内镜下观察针进入胃腔内之前，如注射器回抽发现有气泡，应立即选择另一个位置进行穿刺。

方法改进

最初的 PEG 技术被开发应用于特定的目的：对于胃排空异常的患者，可采用空肠营养的方式进行短期或长期治疗。当需要长期进行空肠营养治疗时，可对 PEG 管进行修改以携带较长的空肠延长管（PEG-jet）（图24.9）。在这种情况下，可于 PEG 管管腔内或平行于 PEG 管放置一根较小的饲管，然后放入十二指肠或空肠。胃管用于减压，而营养喂饲通过较小的远端空肠管进行。这

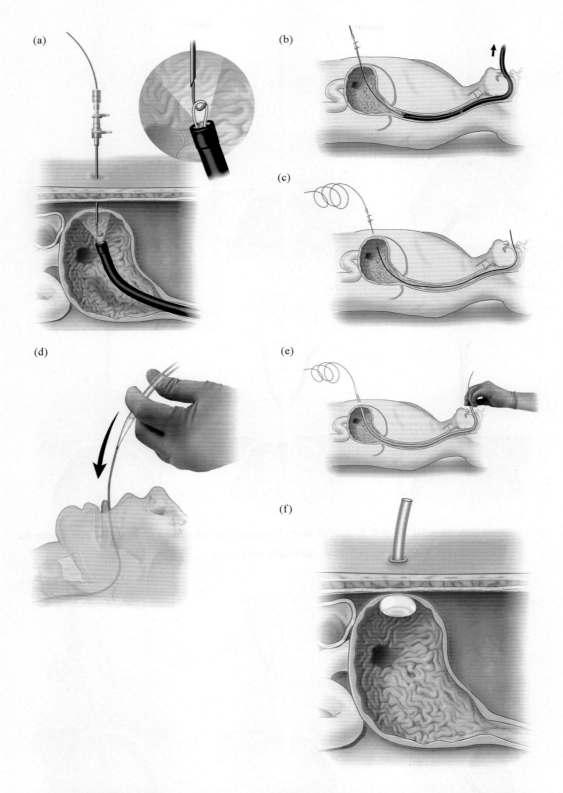

图 24.5　PEG 的"推入"技术,也称为 Sachs-Vine 技术(Reprinted with permission,Cleveland Clinic Center for Medical Art & Photography© 2015. All Rights Reserved)

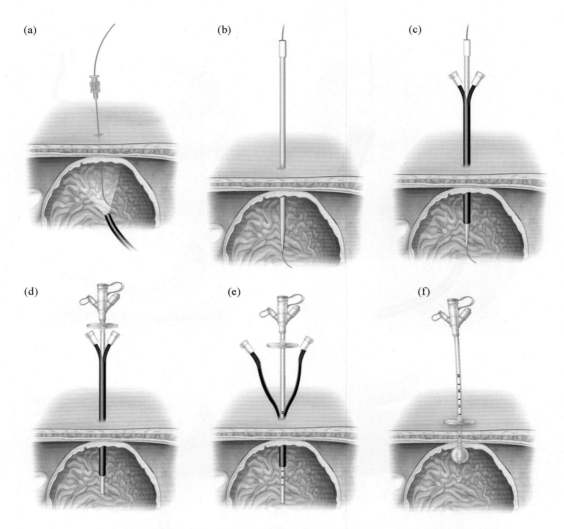

图 24.6 PEG 的"插入"技术,也称为 Russell 技术(Reprinted with permission,Cleveland Clinic Center for Medical Art & Photography© 2015.All Rights Reserved)

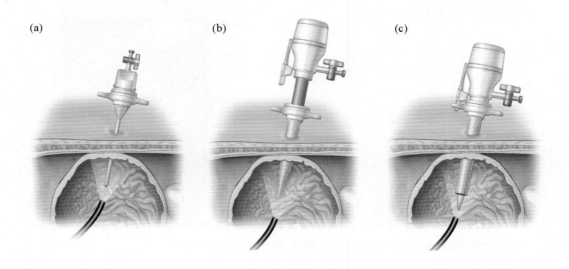

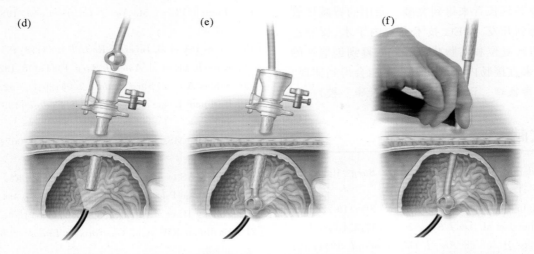

图 24.7　PEG 的 SLiC 法,"插入"技术的改进(Reprinted with permission,Cleveland Clinic Center for Medical Art & Photography© 2015. All Rights Reserved)

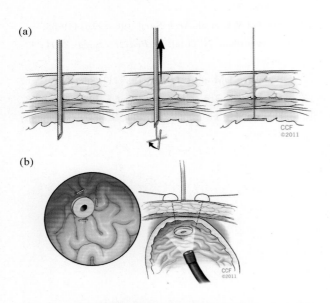

图 24.8　**胃和腹壁固定的 T 型扣件法**(Reprinted with permission,Cleveland Clinic Center for Medical Art & Photography© 2015. All Rights Reserved)

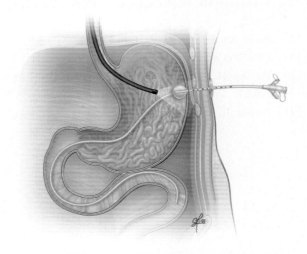

图 24.9　**胃造口与空肠延伸管**(PEG-JET tube)(Reprinted with permission,Cleveland Clinic Center for Medical Art & Photography© 2015. All Rights Reserved)

种方法最初是于 20 世纪 80 年代所报道,在短期内有效,但经常会遇到空肠管堵塞或空肠管回缩到胃内的问题。在许多情况下,必须经常进行调整。

　　当预期需要长期空肠喂养时,可进行直接经皮内镜空肠切开术(PEJ)。在这种情况下,采用与胃 PEG 相同的方法将 PEG 型管放置在 Treitz 韧带的远端。使用小儿结肠镜或肠镜用于进入空肠、安全通路方法的使用对于防止无意中穿刺邻近的肠管是很有意义的。在这种情况下,可以将

传统的 PEG 管放入胃内进行减压,而 PEJ 管用于喂养。

未来方向

　　自最初描述以来,微创肠内通路进食或减压的技术几乎没有改变。为了适应一些特定的情况,PEG 技术有些创造性的改进。然而,空肠延长管的放置仍然存在很多难题,需要开发新的、更

合适的空肠延长管来得到突破。专用的胃减压管也需要得到开发。PEG 技术在胃内手术、胃和乙状结肠扭转复位和结肠减压等方面得到创造性的应用,未来直接肠内穿刺的概念可能会得到体现。

(李轶辉 译 胡志前 滕世峰 校)

参考文献

[1] Gauderer MW et al. *J Pediatr Surg* 1980;15: 872-5.

[2] Stellato TA et al. *Ann Surg* 1987;205;119-22.

[3] Felsher J et al. *Am J Surg* 2004;187;254-6.

[4] Ponsky JL et al. *Am J Gastroenterol* 1984;79: 113-6.

[5] Shike M et al. *Gastrointest Endosc* 1987;33;372-4.

[6] Filipi CJ et al. *Surg Endosc* 1995;9;831-3.

[7] Eckhauser ML et al. *Gastrointest Endosc* 1985;31: 340-2.

[8] Salim AS. *J R Coll Surg Edinb* 1990;35;356-9.

[9] Choi D et al. *J R Coll Surg Edinb* 1998;43;64.

[10] Ponsky JL et al. *Gastrointest Endosc* 1986;32: 108-11.

[11] Ponsky JL et al. *Gastrointest Endosc* 1981;27;9-11.

[12] Foutch PG et al. *Am J Gastroenterol* 1988;83: 147-50.

[13] Sacks BA et al. *Investig Radiol* 1983;18;485-7.

[14] Russell TR et al. *Amer J Surg* 1984;148;132-7.

[15] Sabnis A et al. *Surg Endosc* 2006;20;256-62.

[16] Bushnell L et al. *Gastrointest Endosc* 1991;37: 480-2.

[17] Cappell MS. *Am J Gastroenterol* 2007;102: 1307-11.

[18] Brown AS et al. *Radiology* 1986;158;543-5.

[19] Timratana P et al. *Surg Endosc* 2012;26;3541-7.

[20] Ponsky JL et al. *Arch Surg* 1983;118;913-4.

[21] Shallman RW et al. *Gastrointest Endosc* 1988;34: 367-8.

[22] Ma MM et al. *Gastrointest Endosc* 1995;41;505-8.

[23] Lipp A et al. *Cochrane Database Syst Rev* 2013;11: CD005571.

[24] Strodel WE et al. *Arch Surg* 1983;118;449-53.

[25] Patwardhan N et al. *J Pediatr Surg* 2004;39: 561-4.

[26] Saltzberg DM et al. *JPEN* 1987;11;86-7.

[27] Hacker JF, 3rd et al. *South Med J* 1987;80;797-8.

[28] DiSario JA et al. *Gastrointest Endosc* 1990;36: 257-60.

第25章

经口内镜下括约肌切开术治疗贲门失弛缓症

PAUL COLAVITA AND LEE L. SWANSTROM

贲门失弛缓症

贲门失弛缓症是一类原发性食管动力障碍性疾病,其主要特征性表现为吞咽时食管体部蠕动缺失,以及食管下段括约肌(lower esophageal sphincter,LES)对吞咽动作诱发的弛缓反应减弱。这是一类相对少见的疾病,估计每年的发病率为十万分之一,患病率为十万分之十。在 17 世纪的时候,该病最早被称为"贲门痉挛",目前有报道的最早的措施是通过口腔放置一根海绵包裹的鲸鱼的肋骨来治疗。1937 年,Lendrum 提出了该病的发病机制为 LES 的松弛缺失,自此该病更名为贲门失弛缓症。患者往往表现为进行性吞咽困难,开始为吞咽液体食物出现,进而是固体食物,部分患者同时会伴有反流的症状。对于该病传统的诊断方法是食管造影,此检查会显示出食管远端逐渐变细,呈"鸟喙"状征象(图 25.1)。

分型

利用高分辨率测压法(high-resolution manometry,HRM)可将贲门失弛缓症分为三种类型(芝加哥分类):1 型表现为食管的收缩或增压无力,2 型表现为食管间歇性的收缩,3 型表现为远端食管的痉挛性收缩(图 25.2)。

不同的类型对治疗的反应也不尽相同。2 型患者对球囊扩张的治疗成功率(96%)要明显优于 1 型(56%)和 3 型(29%);同样,腹腔镜下括约肌切开术的成功率也因不同亚型而异:2 型的成功率为 92%,1 型的成功率为 85%,而 3 型的成功

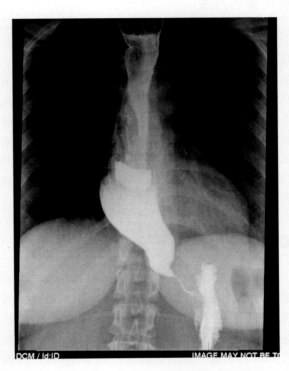

图 25.1 食管钡餐造影检查显示失弛缓症的典型特征,特征性表现为食管远端呈"鸟喙状"

率为 70%。然而,欧洲贲门失弛缓症的治疗研究显示,球囊扩张和外科的括约肌切开术对 1 型贲门失弛缓症的疗效相同,但对 2 型患者而言,球囊扩张的疗效较差;在这项研究中,3 型患者对外科的括约肌切开术疗效较好,尽管该数据被认为是第二类错误导致其缺乏统计学意义。虽然经口内镜下括约肌切开术(peroral endoscopic myotomy,POEM)在贲门失弛缓症的各个类型中的疗效尚未全面分析,但有报道称在所有的分型中临床成功率高达 100%。

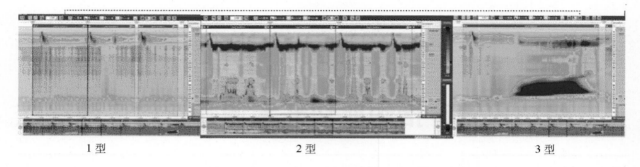

1型　　　　　　　2型　　　　　　　3型

图 25.2　芝加哥分类法根据测压标准将贲门失弛缓症分为三种类型

现代评估方法

食管 X 线造影仍然是目前非常有效的初步检查手段,而定期行食管吞钡检查则是后续随访的重要措施。该病的最终确诊还是需要通过食道测压来明确,最好是高分辨率测压法(HRM)。此外,食管胃十二指肠镜活检对于排除癌变是很重要的,定期的食管吞钡检查则是术前必要的检查项目。临床上尽管贲门失弛缓症的患者常常合并"烧灼感"的症状,但 24h pH 的监测通常对于该病的评估意义不大。

治疗方案

外科括约肌切开术长期以来一直是贲门失弛缓症治疗的主要治疗手段,它最初是由 Heller 教授在 1913 年提出的。当时该手术为经胸入路,将食管两侧间隔 180°处相对的食管环形肌分别切开约 8cm 的长度。此后该技术经过多年的改进,现在一般仅行食管前括约肌切开,同时加做胃底部分折叠来减少术后医源性反流的风险。在 1991年和 1992 年,随着腔镜技术的发展,相继分别出现了腹腔镜及胸腔镜的手术入路。时至今日,出现了很多可替代手术治疗的方法,包括内镜下球囊扩张、内镜下肉毒杆菌注射及近期兴起的经口内镜下括约肌切开术(POEM)。

经口内镜下括约肌切开术(POEM)

历史

Ortega 在 1980 年首次描述了内镜下括约肌切开术,该术式于食管下段括约肌(LES)做两个短的全层切口来分离黏膜和肌肉层,尽管其疗效令人满意,但由于担心食管穿孔,该技术在当时并未被广泛采用。24 年之后,Gostout 介绍了一种通过黏膜瓣技术行内镜下黏膜切除术,该技术也被认为是经自然腔道手术(NOTES)的安全路径。2007 年,Pasricha 利用该技术在猪的模型中成功实施了"经内镜黏膜下食管括约肌切开术"。2008年,Inoue 首次报道了该技术在 4 名患者中成功实施的经验,并将其命名为"POEM",在随后的 2年中,他共报道了 17 例成功的治疗病例。

术前注意事项

对于 POEM 而言,目前没有绝对的禁忌证,在现有的适应证描述中,无论是儿童或者老年患者,无论贲门失弛缓症的各种亚型,抑或患者是否既往接受过干预治疗(如肉毒杆菌毒素注射、球囊扩张、POEM 或是 Heller 手术),甚至是下端"S"形食管均可以接受 POEM 手术。目前 POEM 手术唯一的绝对禁忌证是不能耐受全身麻醉的患者。笔者认为,较大的食管裂孔疝可以作为 POEM 手术的相对禁忌证,因为这类患者往往术后出现胃食管反流的风险较高。对这类患者,笔者更倾向于行腹腔镜下括约肌切开术加部分胃底折叠术及联合食管裂孔疝修补术。

对于术前准备,笔者的做法是让患者在手术前 24h 内进食清流质,并于术前 5d 开始口服制霉菌素行预防性抗感染治疗。术中可在黏膜切开后30min 内给予单剂量一代头孢菌素以预防感染。此外,手术前给予单剂量类固醇激素(地塞米松10mg)可以减少黏膜切开部位的黏膜水肿,这更有利于术后创面的愈合。该手术过程需要气管插管和全身麻醉，因而最好是在手术室进行，这样也方便在术中进行密切的监测并在一旦发生并发症时予以及时的干预和处理。

手术技巧

POEM 术中操作有以下五个步骤：首先是在内镜下观察并测量拟切除食管下段括约肌的长度，之后于预切开处黏膜下注射生理盐水使黏膜隆起、切开黏膜，然后建立黏膜下隧道，继而于黏膜下隧道内切断食管下段及胃上端贲门处的环形肌束，最后则是将切开的黏膜隧道予以封闭。有报道的该手术的平均手术时间为 90～120min，学习曲线大约需要 20 例手术左右，但对于因 Heller 肌切开术失败后再拟行 POEM 术的患者，建议学习曲线在 30 例以上。表 25.1 列出了该手术过程中所需的一些基本的设备。

表 25.1　POEM 术中所需的基本设备

常规设备	黏膜切开术
显示器	电刀主机及接地板（黏膜切开：电切）
内镜	（隧道建立：喷烧，肌切开：喷凝）
二氧化碳调节机	有源电源线
低流量管路	注射针头
冲洗泵	针刀
大容量储水罐，用于溶液配制 10ml 注射器	球囊
	隧道建立
毛巾，用于紧握内镜手柄	解剖钳，包括软、硬及带有弧度的
乙醇拭子，用于摄像机清洁	止血夹
牙刷，用于清洁针刀	三角形尖刀
线桶，用于临时线路储存	
	肌切开术
测量	三角形尖刀
	L 形钩
	关闭
数据记录单 提升溶液	大夹子和小夹子
1ml 靛蓝胭脂红溶解于 500ml 生理盐水中±肾上腺素 1:1000,1mg/ml	缝合，需要双通道示波器

步骤 1：内镜下肌切开长度的测量

除了曾经有过较长的胸廓肌切开手术史的患者外，我们建议在手术开始前可先放置一个短的外套管，这种外套管可以为内镜提供更好的稳定性，从而使黏膜切开的长度更小，以便在手术结束时更容易闭合。解剖学标志需参照外套管测量的数据，术中利用亚甲蓝或印度墨水在黏膜下的显影纹路有助于从隧道内辨认需切开肌肉的终端定位。

步骤 2：黏膜下生理盐水注射及黏膜切开

黏膜切开的部位应在术前所确定的环形肌切开部位头端 3～4cm 处，我们应根据 HRM 对贲门失弛缓症的分类、术中 EndoFlip 技术测量（Crosspon，Gallway，爱尔兰）及对食管高压区上端的辨别来确定术中环形肌切开的起始位置。一般来说，芝加哥 1 型和 2 型贲门失弛缓症采用较短的括约肌切开术即可，而芝加哥 3 型贲门失弛缓症则需采用较长的括约肌切开术。对于括约肌切开的方位，我们更推荐食管前小弯位（2 点钟位），当然食管后位（6 点钟位）也是可行的。通过使用 23 号内镜注射针将含或不含肾上腺素的亚甲蓝稀释液（"提升液"）注入黏膜下间隙，完成黏膜下间隙提升，然后使用钩状或三角形尖端（TT）烧灼装置，用电刀切开近端黏膜约 1.5cm。将装有通气式、锥形或有角度剥离帽的内镜自切开的黏膜下插入到黏膜下平面，术中也可以使用 15mm 的胆管球囊辅助插入黏膜下以提升黏膜下两侧的边缘。

步骤 3：黏膜下隧道的建立

用喷雾烧灼法将食管黏膜、黏膜下层与环状肌纤维分开（图 25.3）。有时操作过程中会遇到稍大一些的黏膜下桥接血管，可以用血管夹夹闭和凝灼来进行控制术中的出血。对于难控性的出血，可以通过解剖钳的头端压迫出血点来控制出血。术中对隧道远端解剖位置的确定可以通过前期显影墨水的标记或通过内镜直视下观察食管下段到胃上端平面黏膜下血管形态的变化来识别：由食管下段特征性的"有序"形态过渡到胃上端"栅栏样"的形态。当然，术中也可以将内镜从隧道中取出,直接进入到胃中用倒视镜视角观察并确认隧道延伸处穿过胃食管交界处(GEJ)所引起的黏膜下发白的征象。在建立黏膜下隧道的过程中,必须注意避免因电刀烧灼造成的黏膜损伤或因内镜弯曲造成的剪切伤。为了防止建立的隧道呈螺旋状,操作过程中应保持位置的稳定,并始终确保环形肌纤维平行于黏膜层的末端。

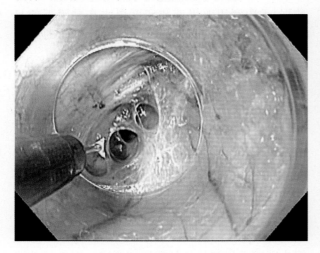

图 25.3　典型的内镜所见的黏膜下平面

步骤 4:环形肌切开术

在进行肌切开术之前,应再次确认术前解剖上的测量部位,肌切开术的起始点一般位于黏膜切开足端约 2cm 处,然后顺行向下进行,利用剥离帽来对肌纤维施加张力。其手术操作过程是通过三角形尖端或钩状烧灼器使用电切来分割环状肌纤维,一旦环状肌纤维被分开后,下方的纵行肌纤维就很容易被看到(图 25.4)。食管的纵行肌纤维非常细薄,术中常常在剥离帽的压力下会裂开,从而会完整地显露出食管外膜下的纵隔结构。这种"纵隔外露"很常见,并不意味着全层穿孔已经发生,因为纵隔结构的外侧还有一层薄薄的外膜。在进入到环状肌纤维和纵向肌纤维之间的平面之后,可以继续进行肌切开术。这个操作的空间在接近胃食管结合部(GEJ)时会变得狭小和紧密,出现预想中的横膈膜压痕。此时应避免用蛮力强行将剥离帽穿过该区域,因为这可能会导致内镜的弯曲甚至黏膜的撕裂,应通过渐进式扩张、提拉及推剥的手法柔和操作,这样最终都可以使

内镜进入到胃平面,之后肌切开术应继续沿胃壁向下进行,直至先前做好的标记处或通过术前内镜倒镜检查所确认的位置。术中我们会反复进行 EndoFlip 测量,以确保肌切开横截面面积的足够,更重要的是确保术后食管下段括约肌(LES)的顺应性得到充分改善(图 25.5)。

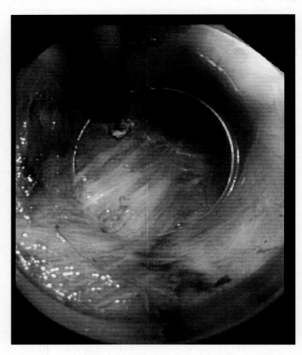

图 25.4　环状肌层分裂后,可见纵行肌纤维

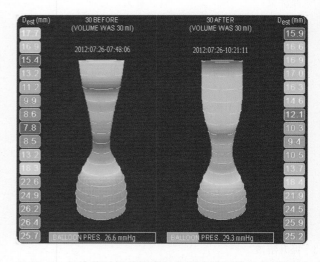

图 25.5　阻抗前后括约肌直径和顺应性正常化的平面测量结果

步骤 5：关闭黏膜

将内镜退回食管腔内，观察并评估已剥离切开环形肌部分的长度，如果经评估剥离的长度已足够，则使用内镜夹子或内镜缝合线关闭切开的食管黏膜。如看到任何灼伤或穿孔的黏膜都应予以先修剪整齐，然后从近端到远端关闭切开的黏膜。

术后护理

在开始口服进食之前，作者的标准做法是在术后第一天用水溶性对比剂行食管造影（以便检查有无食管的穿孔或渗漏），如没有发现异常情况可予以一周的流质饮食，之后就可予以规律的正常饮食。一般住院时间大约是 1d，患者平均在术后 4d 恢复正常活动。

结果

Eckardt 临床评分用于评价 POEM 术后主观疗效，这套评分系统可以对患者术后吞咽困难、胸痛、反流和体重减轻的严重程度和频率进行症状分级。最终得分≤3 分被用来定义为症状的成功缓解。一般 POEM 术前的 Eckardt 评分在 5.5～8.8，而 POEM 术后会降至 0～1.4。在短期和长期随访中证实，POEM 术后超过 90% 的患者吞咽困难的症状得到缓解，而且，与非贲门失弛缓症患者相比，贲门失弛缓症的患者更容易出现吞咽困难症状的完全缓解。

我们对客观的结果也进行了评估。定时行食管吞钡造影检查可以用来监测食管排空的改善情况，这已经被证明与 POEM 患者吞咽方面的主观症状改善相关。高分辨率测压法（HRM）的检测结果证实在 POEM 患者术后 LES 静息和残余压力较术前会出现适当地降低。

POEM 与 Heller 肌切开术的比较

POEM 术比腹腔镜下的 Heller 肌切开加胃底折叠术更有优势。两项研究已经证明 POEM 术在实践中有明显的疗效改善。这些研究表明，POEM 术有更短的手术时间，更少的出血量，更

短的住院时间，更好的短期 Eckardt 评分，相似的中间 Eckardt 评分，相似的术后反流，以及更低的术后吞咽困难的发生率等优势。目前进行的一项随机对照研究正在对这两种方法做进一步的比较。

POEM 术新的适应证

既往有内镜治疗史的患者再次行 POEM 术

POEM 术已被证明在前期有过内镜治疗史的患者中的安全性和有效性。由于担心内镜下扩张或注射引起的黏膜下纤维化，这类患者最初被认为是 POEM 的禁忌证。随着临床经验的增加，POEM 术已成功地在既往有内镜治疗史的患者中完成，并且没有增加术中手术切开的长度或围手术期并发症发生率。POEM 术在曾行腹腔镜肌切开术的患者中也有成功实施的报道，虽然在该类患者中实施的技术难度较大，但总体结果还是安全有效的，公开发表的有效率为 91.7%～100%。在曾行 Heller 肌切开术失败的患者中开展 POEM 术时，有学者建议可通过食管后壁或侧壁建立黏膜下隧道。

非贲门失弛缓症与终末期贲门失弛缓症

除了贲门失弛缓症，POEM 术还被用于其他原发性食管肌运动障碍的患者。与贲门失弛缓症相比，弥漫性食管痉挛的患者往往在 POEM 术后症状缓解较慢且个体间疗效差异明显。此外，POEM 术在"胡桃钳"食管及"高收缩"食管患者中的应用也已有成功的案例报道。对于非心源性胸痛和 3 型贲门失弛缓症，应该考虑扩大近端肌切开术，即从环咽肌下几厘米一直延伸至贲门。

终末期贲门失弛缓症或"S 型"食管通常在技术上更难治疗，临床效果也较差。无论是采取食管扩张术或 Heller 肌切开术，许多终末期贲门失弛缓症患者的食管功能将持续恶化，其中高达 5% 的患者将需要行食道切除术。在过去，终末期贲门失弛缓症通常被认为是 POEM 术的禁忌证。但在一些大型研究的亚组分析中报道了 POEM 术对该类患者的成功治疗案例，在最近的一项研究中对 32 名患者进行了长期的随访，结果发现其

治疗成功率高达 96%。

并发症

在 POEM 术中约 25% 的患者可能会出现意外的黏膜损伤、烧伤或小穿孔，但其中大多数情况下都可以通过使用内镜下夹子、缝线、支架、内收缩环或纤维蛋白封闭剂来治疗，因而术后几乎没有异常的临床症状出现。全层穿孔的情况很少见，但如果在手术时不能识别和修复，可能会对患者造成严重伤害。黏膜切开处裂开及术后出血也很少见，一旦发生也基本可以在内镜下控制和处理。

气腹、纵隔气肿和气胸是手术过程中常见的情况，一般并不列入并发症。因在手术中大多是使用二氧化碳，术后可自行吸收，因而很少需要另行干预。如果临床症状明显的患者，在手术过程中或术后，可以在腹膜腔或前胸进行无菌针穿刺减压，而无须放置管引流。

胃食管反流

胃食管反流病（GERD）是 Heller 肌切开术后公认的不良反应，临床常在肌切开术后行部分胃底折叠术来降低 GERD 的发生率。虽然 POEM 术中在肌切开时无法同时行胃底折叠术，但因该术式完整地保留了膈食管韧带和食管纵行肌纤维，因此可降低 POEM 术后胃食管反流的发生率。有 10%～40% 的患者在 POEM 术后会出现异常反流，与之相比，Heller 肌切开加胃底折叠术后反流的发生率在 20%～40%，显然前者的优势更为明显。在 POEM 术后出现反流的患者中，大约 50% 的患者并没有明显的临床症状，另外在有反流症状的患者中，约有 44% 的患者酸暴露的检测值是正常的。作者在此建议，所有患者术后均应行 pH 检测，来确定 POEM 术后酸暴露增加的患者，并考虑对这一亚组中的患者采取抗酸药物治疗或进一步行选择性胃底折叠术。

总结

POEM 术是治疗贲门失弛缓症和其他食管动力障碍的一种安全和有效的治疗方法。在非随机对照的研究中，与腹腔镜 Heller 肌切开术相比，POEM 术的术后疗效更好，而术后反流的发生率基本相似。该术式在自 2008 年推出以来的短短几年时间内，已经在世界范围内得到了广泛的应用，并得到了世界范围内的认可。如果目前的相关研究继续取得一致的良好结果，该术式可能会成为食管动力障碍的首选治疗方法。

（俞晓军 **译** 胡志前 滕世峰 **校**）

参考文献

[1] Kashiwagi H et al. *Gen Thorac Cardiovasc Surg* 2011,59(6):389-98.

[2] Spiess AE et al. *JAMA* 1998,280(7):638-42.

[3] Lendrum FC. *Arch Intern Med* 1937,59（3）:474-511.

[4] Bredenoord AJ et al. *Neurogastroenterol Motil* 2012;24(Suppl 1):57-65.

[5] Pandolfino JE et al. *Gastroenterology* 2008,135(5):1526-33.

[6] Salvador R et al. *J Gastrointest Surg* 2010,14(11):1635-45.

[7] Rohof WO et al. *Gastroenterology* 2013,144（4）:718-25; quiz e13-4.

[8] Swanstrom LL et al. *Ann Surg* 2012,256（4）:659-67.

[9] Chiu PW et al. *Gastrointest Endosc* 2013,77（1）:29-38.

[10] Heller E. *Mitt Grenzgeb Med Chir* 1913;27;141-9.

[11] Shimi S et al. *J R Coll Surg Edinb* 1991,36(3):152-4.

[12] Pellegrini C et al. *Ann Surg* 1992,216(3):291-6; discussion 96-9.

[13] Ortega JA et al. *Gastrointest Endosc* 1980,26(1):8-10.

[14] Rajan E et al. *Gastrointest Endosc* 2004,60（4）:623-7.

[15] Pasricha PJ et al. *Endoscopy* 2007,39(9):761-4.

[16] Inoue H et al. *Endoscopy* 2010,42(4):265-71.

[17] Hungness ES et al. *J Gastrointest Surg* 2013,17（2）:228-35.

[18] Bhayani NH et al. *Ann Surg* 2014,259（6）:1098-103.

[19] Kurian AA et al. *Gastrointest Endosc* 2013,77(5):719-25.

［20］ Sharata AM et al. *J Gastrointest Surg* 2015,19(1)：161-70；discussion 70.

［21］ Dunst CM et al. *Adv Surg* 2014;48;27-41.

［22］ Familiari P et al. *United European Gastroenterol J* 2014,2(2)：77-83.

［23］ Gockel I et al. *Am Surg* 2007,73(4)：327-31.

［24］ von Renteln D et al. *Am J Gastroenterol* 2012,107(3)：411-7.

［25］ Ren Z et al. *Surg Endosc* 2012,26(11)；3267-72.

［26］ Zhou P-H et al. *Gastrointest Endosc* 75（4）：AB132-3.

［27］ Stavropoulos SN et al. *Gastrointest Endosc* 754：AB149.

［28］ Sharata A et al. *J Gastrointest Surg* 2013,17(7)：1188-92.

［29］ Onimaru M et al. *J Am Coll Surg* 2013,217(4)：598-605.

［30］ Zhou PH et al. *Endoscopy* 2013,45(3)；161-6.

［31］ Louis H et al. *Am J Gastroenterol* 2012,107(12)：1926-7.

［32］ Kristensen HO et al. *Scand J Gastroenterol* 2014,49(11)：1285-9.

［33］ Kandulski A et al. *Dis Esophagus* 2016;29;695-6.

［34］ Duranceau A et al. *Dis Esophagus* 2012,25(4)：319-30.

［35］ Hu JW et al. *Surg Endosc* 2015;29;2841-50.

［36］ Bechara R et al. *Nat Rev Gastroenterol Hepatol* 2015;12；410-26.

［37］ Richards WO et al. *Ann Surg* 2004;240(3)；405-12；discussion 12-5.

［38］ Talukdar R et al. *Surg Endosc* 2015；29；3030-46.

［39］ Khajanchee YS et al. *Arch Surg* 2005,140(9)；827-33；discussion 33-4.

［40］ Rawlings A et al. *Surg Endosc* 2012,26(1)；18-26.

第26章

经阴道胆囊切除术

BILL RAN LUO AND ERIC S. HUNGNESS

简介

腹腔镜胆囊切除术是当今世界上最常见的手术之一。在20世纪80年代之前,胆囊切除术的标准方式是开放手术,但自20世纪90年代以来,腹腔镜胆囊切除术逐步得到了大家的认可,胆囊疾患的微创化外科技术也在世界范围内获得了蓬勃发展。随着外科医师的不断创新和对微创外科技术的不懈追求,经自然腔道的腔镜手术(NOTES)现在也已经普遍开展。在本章节中,我们将回顾分析本机构在经阴道腔镜胆囊切除术的手术技术和经验。

患者的选择、术前检查和手术禁忌证

经阴道胆囊切除术(TVC)临床主要用于胆囊的良性疾病,包括胆囊小息肉或症状性胆石症。急性胆囊炎和胆总管结石是相对禁忌证,因为术中有可能会碰到较为困难的解剖;此外,任何术前考虑高度怀疑与胆囊相关的恶性肿瘤均为手术禁忌。患者术前应进行右上腹超声检查,如检查发现胆囊结石在2~3cm可认为是手术的相对禁忌证,因为这类患者术中可能会出现非计划的延长切口、增加患者的创伤。其他手术的禁忌证包括有腹盆腔手术史、阴道外伤史、严重子宫内膜异位症、子宫增大或合并子宫较大的肌瘤、性交困难、巴氏涂片的结果异常,以及任何累及宫颈或阴道的恶性肿瘤。

所有准备接受TVC手术的患者都应该进行常规的术前评估,其术前检查的内容和标准多孔腹腔镜胆囊切除术(MPLC)的患者是一致的。除此之外,准备接受TVC手术的患者还需要由妇科医师进行常规的盆腔检查,并需在术前12个月内做巴氏涂片检查,结果阴性方可接受手术,以排除恶性肿瘤的可能。

患者体位和手术准备

患者体位为低位截石位,臀部位于中间水平,这样可以最大限度地减少患者左大腿和腹腔镜器械之间的干扰。右臂应该收拢,左臂可以外展。术前应放置导尿管,并用聚维酮碘溶液消毒阴道。手术团队应注意患者截石位的摆放,以防止术中体位压迫导致神经损伤。术中主刀医师一般坐在患者的双腿之间,内镜助手则站在主刀医师的左侧,而腹腔镜助手应站在患者的左侧,洗手护士则应该位于腹腔镜助手的左边。内镜架子和监视器应放置于患者的右侧,即头侧右边至右下肢之间,而腹腔镜的监视器应放置于患者的左侧,大概在左上肢的上方。

初始腹部通路的建立

目前,建议对所有TVC手术采用内外联合的方法建立腹部通路。可以用气腹针(Veress针)在脐处穿刺进入腹腔,建立气腹,并于脐部放置5mm的穿刺器,将气腹压力限制设置为12 mmHg。

阴道切开术

在手术的早期学习阶段,应配备一位有经验

的妇科医师在场，以协助完成阴道通路的建立。在经历几次手术的实践操作并熟练掌握后，腹部外科团队即应能够自行完成阴道的切开手术。将内镜置入阴道，并放置子宫操纵器以使子宫保持前倾位。内镜直视下，在宫颈后方阴道黏膜隆起，仔细做好标记，然后在腹腔镜的直视下，于直肠前方、宫颈后方的子宫直肠窝处切开阴道壁，切开的长度应容纳一个 15mm 的穿刺套管，然后在切口的两侧各预置一根 0 号薇乔线，在手术结束时可用留置的这两根针来进行缝合以闭合阴道切口。此外，术中也可以使用腹腔镜下带穿刺针的套管直接穿刺置入子宫骶骨韧带之间的 Douglas 窝中（图 26.1）。穿刺置管成功后，经此阴道路径可以采取两种不同的技术来进行后续的解剖操作：第一种是经此穿刺孔仅使用胃镜来作为手术镜头，而不需要在阴道内置入其他的操作器械；而第二种则可以经此穿刺孔置入 Endoeye（Olympus 公司）头端可旋转的内镜，同时在其旁边并行放置一个 5mm 穿刺套管以便可通过其置入柔性牵引器（图 26.2）。在我们团队目前基本采用第二种方法，因为这样操作更接近于多孔腹腔镜胆囊切除术（MPLC）的解剖习惯，并可以极大地缩短手术的时间。

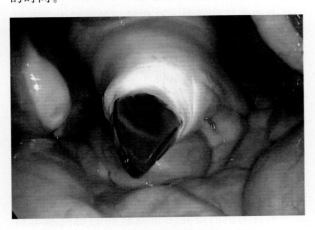

图 26.1　带刃套管针插入技术

外科解剖

通过脐部 5mm 的穿刺孔可以置入并调整腹腔内牵引夹来对胆囊进行初步的牵拉，术中可以将该牵引夹的一端钳住胆囊壁，另一端通过镍钛

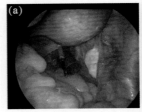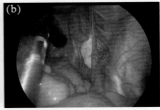

图 26.2　沿着初始的穿刺孔并行插入穿刺套管(a)，随后经套管置入柔性牵引器(b)

合金丝连接固定于壁腹膜上，从而将胆囊牵起（图 26.3），这种方法相当于取代了传统的胆囊底部牵拉，从而便于术中经阴道置入柔性牵引器将胆囊壶腹向侧方牵引。

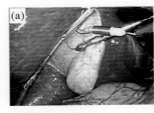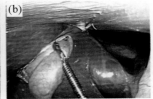

图 26.3　采用腹腔内牵引夹对胆囊进行初步的牵拉，一端置于胆囊底部(a)，另一端固定于壁腹膜(b)

TVC 手术标准的解剖过程与传统的多孔腹腔镜胆囊切除术（MPLC）是类似的。术中可以通过 5mm 的腹腔镜穿刺孔置入操作器械进行组织的分离，对于粘连的网膜组织，可以直接钝性分离，也可以用电刀烧灼离断，之后可以用牵拉和灼烧的方法分离胆囊侧面及中间的系膜组织，术中操作应注意严密止血，因为通常只有一个腹腔镜穿刺孔可用于止血（一旦出现出血，止血操作较为困难）；如果解剖结构分离清楚，即可用 5mm 的夹子夹闭并离断胆囊管和胆囊动脉，然后使用烧灼装置小心地将胆囊从胆囊床上游离下来。

标本取出

将腹腔镜通过脐部 5mm 穿刺孔重新置入，标本则可以通过较大的穿刺套管经阴道取出。对于已知＞3cm 的胆结石应格外小心，因为延长阴道切口会增加手术的风险。

关闭切口

通过牵拉开始时预置的 0 号薇乔线，可以看到并检查阴道切口的边缘是否有任何侧向的伸展，然后使用长针用 0 号薇乔线连续缝合关闭阴道切口，腹腔残留气体通过脐部 5 mm 的穿刺孔释放后，皮肤用 4-0 可吸收缝线缝合。

术中并发症的处理

随着 TVC 手术经验的积累，通过采取一些常规的方法来解决术中并发症的信心及成功率会逐步得到提高。然而，术中患者的安全绝对不应受到影响，一旦术中并发症不能迅速得到解决，则应果断放置额外的腹腔镜穿刺口来辅助操作，或考虑及时改用常规腹腔镜手术或开腹手术。

在切开或解剖过程中可能会发生出血。内镜下利用脐部的穿刺孔使用 5 mm 夹子或电灼钳来控制出血是最容易的。由于目前缺乏合适的仪器，内镜下对出血的控制难度要大得多。

TVC 术中小肠和膀胱损伤在之前已有描述，推荐在初次行阴道切开术和所有经阴道进行器械交换时都应在腹腔镜的直视下进行操作，子宫操纵器的使用可以降低此类风险，术中如发现此类损伤应改用标准腹腔镜或开腹手术后以常规的方式来处理。此外，术后出现延迟损伤是可能的，因此如果术后患者的恢复过程有任何异常症状，都应保持高度的警惕。

如术中怀疑胆管损伤应行术中胆管造影检查，当需要全面检查和评估潜在的胆管损伤时，应另置腹腔穿刺孔或改用传统的腹腔镜或开腹胆囊切除方式来仔细探查。

术后护理

TVC 术后脐穿刺孔部位疼痛通常很轻微，应使用对乙酰氨基酚或轻度麻醉药进行充分控制。大多数患者不会主诉 TVC 术后有任何会阴或阴道的不适症状，部分患者可能会出现轻微的点状疼痛。应建议患者在手术后至少 4 周内不应将任何东西插入阴道，以促进阴道切口的愈合。应该指导患者在出现阴道大出血（1h 超过 1 个护垫）或阴道分泌物有异味时及时电话沟通，因为这些症状可能意味着阴道切开部位的感染。饮食的逐步恢复和肠道功能的恢复治疗方案是与传统的腹腔镜胆囊切除术一致的。

总结

TVC 术是经自然腔道（NOTES）行胆囊切除的主要手术路径，其原因在于一直以来该路径在妇科手术中的术后监测数据是安全可靠的。然而，所有新技术的安全性都需要监控，因此有必要建立一个国际欧洲 NOTES 术的注册系统。德国数据库的创建还提供了一名独立的评估人员，对 NOTES 手术的结果进行安全核查和监测。这两个注册中心目前公布的数据显示，NOTES 手术术后并发症的发生率、疼痛评分和术后恢复时间与 MPLC 是相当的。

国际多中心 NOTES 研究结果（IMTN）和德国注册 D-NOTES 研究结果报道了 NOTES 术后并发症的发生率分别为 6.9% 和 3.1%。需要手术治疗的最常见的并发症是术中出血、术中肠道损伤和胆囊管残端漏。这些登记的研究中没有报告皮肤或软组织感染的病例，这可能与标本经阴道取出的技术有关。从这两个登记的研究中，1000 多名患者中只报道了 2 例术后腹腔感染（0.77%），这个结果消除了最初人们对 TVC 术经阴道途径无菌情况是否达标的担忧。继发于 TVC 术后的直肠损伤的发生率似乎也很低，在登记的研究中只有两例相关报告。通过初始经腹部穿刺孔实现可视化后续的操作，这样杂交的手术通路的建立明显提高了手术的安全性。

来自美国的研究结果与欧洲的研究基本相仿。然而，由于美国没有建立登记注册系统，病例报告的规模都很小，从 7 例到 61 例患者不等。通过手术时间的判断来研究 TVC 手术的学习曲线，我们发现在受过训练的外科医师团队中，估计大约需 15 例病例才能达到手术流程的熟练。所有上述结果表明，谨慎使用 TVC 术来代替 MPLC 术是安全的，并可提供相似的临床疗效。

致谢

文中所有数据均来源于西北外科学院。

（俞晓军　译　胡志前　滕世峰　校）

参考文献

［1］　Soper NJ et al. *World J Surgery* 2011,35:1422-7.

［2］　Auyang ED et al. *Surg Endosc* 2011,25:3135-48.

［3］　Hungness ES et al. Natural orifice transluminal endoscopic cholecystectomy. In: Constantine FT et al. (eds.)*Video Atlas of Advanced Minimally Invasive Surgery*. Elsevier Saunders; 2013:123.

［4］　Santos BF et al. *Surg Endosc* 2011;26:3058-66.

［5］　Santos BF et al. *Surg Endosc* 2011;25: 1168-75.

［6］　Zorron R et al. *Surg Innov* 2010;17:142-58.

［7］　Arezzo A et al. *Surg Endosc* 2013;27:3073-84.

［8］　Lehmann KS et al. *Chirurg* 2015;86;577-86.

［9］　Santos BF et al. *Surg Endosc* 2012;26:3058-66.

［10］　Nijhawan S et al. *Surg Endosc* 2013;27:514-7.

［11］　Wood SG et al. *Surg Endosc* 2015;29:1837-41.

第27章

经阴道阑尾切除术

KURT ERIC ROBERTS AND STEPHANIE G. WOOD

简介

随着现代外科领域的不断发展，新的手术技术及手术器械已不断涌现。腔镜手术和内镜手术的出现已经使传统开放手术的应用率不断降低，自 1983 年 Semm 首次对腹腔镜阑尾切除术进行报道以来，人们一直致力于将阑尾切除术中的腹壁损伤降至最低，而经自然腔道内镜手术（NOTES）的出现正可以实现这一目标。

NOTES 可有效减少患者术后疼痛，缩短康复时间，避免伤口感染和腹壁疝，并且患者腹部亦不会出现可见瘢痕。相关临床实践已经证实，经阴道 NOTES 在胆囊切除术和附带阑尾切除术（在子宫切除术中）中均属于一种安全有效的外科手术方法。但是，人们对经阴道 NOTES 在阑尾炎等急性普外科疾病中的效用应依旧存在争议。

本章内容旨在对经阴道阑尾切除术的发展历程、手术方法（如单纯手术和混合手术：内镜手术或腹腔镜手术）及现有文献分别进行探讨。

经阴道阑尾切除术的发展历程

最早的经阴道阑尾切除术出现在妇科手术中（如 1949 年，在经阴道子宫切除术中进行的顺带阑尾切除术）。尽管人们认为 Palanivelu 等（2008）是通过经阴道阑尾切除术来治疗阑尾炎患者的先导者。但相关研究显示，在 NOTES 出现之前，Tsin 等已于 2001 年在妇科文献中对 3 例经阴道阑尾切除术进行了描述。

随后不久，Bernhardt 等也通过使用内镜设备成功实施了一例单纯经阴道阑尾切除术。2009 年，Horgan 等在一系列经胃和经阴道 NOTES 病例中描述了 1 例经阴道混合 NOTES 阑尾切除术。Tabusadze 和 Kipshidze 报告了 2 例使用单通道胃镜实施的经阴道阑尾切除术。Nezhat 等描述了 42 例在全腹腔镜或腹腔镜辅助下子宫切除术时顺带切除阑尾的患者病例，这些患者的阑尾使用闭合器切断，然后经阴道取出。

随着经阴道阑尾切除术的不断发展，确定的方法主要有两种：包括使用内镜和（或）腹腔镜设备实施的经阴道（单纯或混合）阑尾切除术。

适应证和禁忌证

经阴道入路手术术前评估涉及多个方面。大多数研究将患者的纳入年龄限制在 18—65 岁，且符合美国麻醉医师协会（ASA）分级 I-II 级。一般情况下，复杂性阑尾炎患者和病态性肥胖症（BMI$>$35 kg/m^2）患者会被排除在外。而存在既往盆腔手术史并不是手术的禁忌证，单纯经阴道手术是可推荐的。除此之外，其他禁忌证包括妊娠期至产后 8～12 周、生殖器感染、宫内膜异位症、外阴肿瘤、阴道肿瘤，以及处女膜未破。患者在接受手术前应首先常规进行妇科检查。

体位

患者全麻后，使用 Allen 马镫形气动助力腿架将患者摆于截石体位（Lloyd-Davies）。患者手部被固定到身体两侧。然后使用聚维酮碘对患者阴道进行局部消毒，并放置导尿管。腹部进行常规消毒和铺巾、预防性使用抗生素。手术医师站于患者的双腿之间,在实施混合腹腔镜手术时,第一助手站在患者的左侧(图 27.1)。

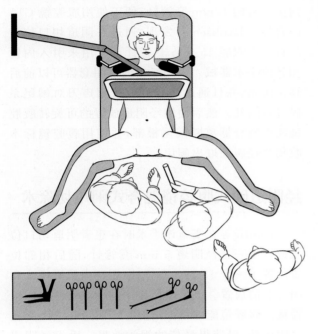

图 27.1　经阴道单纯阑尾切除术体位

手术方法

目前经阴道单纯阑尾切除术包括经阴道柔性内镜单纯阑尾切除术和经阴道硬性腹腔镜单纯阑尾切除术。

经阴道单纯阑尾切除术

在实施经阴道单纯阑尾切除术时,无论是否有妇科医师协助,外科医师都可通过切开阴道后穹黏膜至 Douglas 窝的腹膜进入腹膜腔。然后通过重型阴道扩张器进入阴道,使用子宫牵引器将子宫向前抬起,显露阴道后穹,使用单齿牵引器抓住子宫颈,向前牵拉,然后使用电切或手术剪在后穹横向切开。手术利用宫颈底部和直肠阴道皱褶来识别后穹内的"安全三角区"。

经阴道柔性内镜单纯阑尾切除术

待完成阴道切开后,置入单通道内镜(胃镜或结肠镜)。通过内镜向腹腔注入二氧化碳气体,这一过程也可以通过插入 Veress 气针来实现。随后通过内镜工作通道导入内镜器械,对阑尾进行解剖,使用内镜针型电刀对阑尾系膜进行分离,再通过内镜工作通道导入内镜圈套器(endoloop)套扎阑尾底部。第二个内镜圈套器的位置位于第一个内镜圈套器的稍远端,然后利用内镜手术剪将两个套扎部位之间的阑尾进行横断,最后利用内镜抓取器将圈套器的游离部分抓住,从腹腔取出阑尾。

经阴道硬性内镜单纯阑尾切除术

经阴道硬性腹腔镜单纯阑尾切除术使用 SILS™ Port 多器械导入套管装置,该装置能够提供 2 个 5mm 套管针和 1 个 12mm 套管针。装置可以同时使用 5 mm 30°腹腔镜和 2 种腹腔镜器械(包括用于阑尾牵拉的柔性网状抓取器和用于阑尾系膜解剖的 Maryland 解剖器)。使用闭合器或双极电凝对标本阑尾系膜进行分离,再用腹腔镜切割闭合器对阑尾进行离断,然后用一个标准腹腔镜取物袋通过 12mm 的套管取出阑尾(图 27.2)。

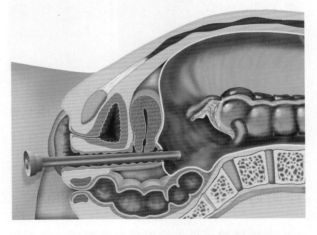

图 27.2　经阴道单纯阑尾切除术;硬性腹腔镜经阴道入路的矢状位面

经阴道混合阑尾切除术

在经阴道混合阑尾切除术中,人们可以通过气腹针经脐建立气腹,维持气压为 15mmHg,然后通过脐入路放置 5mm 套管针。患者置于头低足高位,这样可对骨盆是否存在粘连(会导致Douglas 陷凹消失)进行检查。在确保不存在上述情况时,在腹腔镜直视模式下行阴道切开术,术中分别用套管针或手术剪(或电灼术)穿透或切开阴道后穹窿(图 27.3)。

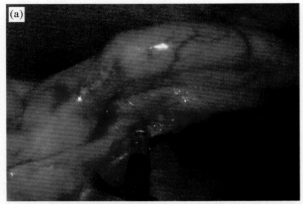

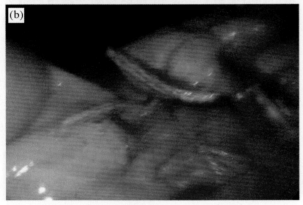

图 27.3　应用硬性腹腔镜器械行经阴道单纯阑尾切除术
　(a)用腹腔镜双极结扎钳剥离阑尾系膜;(b)腹腔镜吻合器行阑尾横断术。

经阴道柔性内镜混合式阑尾切除术

与前述经阴道柔性内镜单纯阑尾切除术相似,人们在实施经阴道柔性内镜混合式阑尾切除术时,同样可以利用经阴道内镜工作孔进行阑尾解剖。然后将脐部入口用作放置阑尾抓取器的工作孔,便于在内镜下使用电凝钳分离阑尾系膜,对阑尾动脉进行电凝处理。或者,使用内镜夹持器抓持阑尾尖端向后和向上移位,并通过脐入路置入超声刀对阑尾系膜进行分离,然后使用内镜夹持器取出阑尾。可通过脐入路置入腹腔镜"snaring"装

置,以结扎阑尾底部,再使用腹腔镜手术剪或超声刀进行阑尾横断,最后通过阴道取出阑尾。

当阑尾根部结扎困难时,经阴道增加一个与内镜平行的 12mm 套管针,便于使用腹腔镜 GIA 闭合器。Jacobsen 等发现,通过在阴道切口位置放置一个双腔 15 mm 套管针可以用来引入内镜和其他手术器械。采用经皮内镜圈套器可以前后移位阑尾,并且通过脐孔处放置超声刀对阑尾系膜进行结扎。然后使用经阴道放置的可旋转腹腔镜线性吻合器离断阑尾根部,并使用腹腔镜标本收集袋经腹取出阑尾。

经阴道硬式腹腔镜混合式阑尾切除术

Knuth 等在实施该手术时在患者阴道切口位置放置了一个经阴道 5 mm 套管针,随后相邻位置放置了一个 13 mm 套管针,用于内镜摄像头和闭合器的放置。该手术所使用的标准硬性腹腔镜器械。腹腔镜能够根据需要在经阴道孔或经脐孔之间交替,以获得最佳的视觉效果。手术经阴道导入一个硬性弯曲抓钳来抓取阑尾,并使用闭合器、电凝器、抓钳或其组合来分离阑尾系膜。然后通过 13 mm 穿刺器将阑尾取出。

阴道切口关闭

待完成经阴道混合式或单纯阑尾切除术,进行气腹泄压,在直视观察下使用可吸收编织缝合线进行阴道切口连续缝合。手术后,大多数外科医师建议患者需要在恢复性交前使用为期 2~4 周的骨盆支持器。另一些外科医师会在 2—4 周后对患者进行常规妇科盆腔检查(图 27.4)。

结果

我们的研究对经阴道硬性单纯阑尾切除术与传统腹腔镜阑尾切除术的临床指标进行了比较,其中经阴道阑尾切除术平均手术室时间为 44min,传统腹腔镜和经阴道阑尾切除术患者的住院时间和手术时间相似。经阴道阑尾切除术组 2 例患者发生了并发症(腹腔脓肿和尿潴留),腹腔镜组 2 例患者出现了并发症(肠梗阻和尿潴留)。与腹腔镜

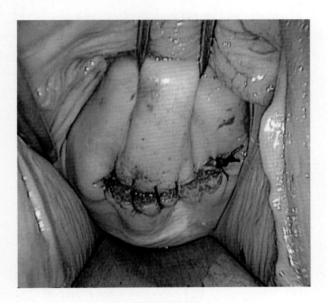

图 27.4　使用可吸收缝合线闭合阴道切口

手术相比,经阴道阑尾切除术患者的恢复所需时间明显更短。值得注意的是,经阴道阑尾切除术患者术后对镇痛的需求更少,恢复工作或正常活动的速度更快。

　　Bernhardt 等对 10 例腹腔镜阑尾切除术患者和 10 例经阴道内镜混合型阑尾切除术进行了比较。结果显示:经阴道组患者的中位手术时间为 75min,而腹腔镜组为 40min。在腹腔镜组中,1 例穿孔阑尾炎患者术后出现了脓肿;经阴道组,1 例患者主诉术后腹痛,而腹腔镜检查阴性。与腹腔镜手术患者相比,经阴道手术患者的住院时间更短。并且与腹腔镜组相比,阴道组术后恢复正常活动、恢复健康的速度更快。

　　Knuth 等对 13 例接受经阴道硬性腹腔镜混合式阑尾切除术(未中转标准腹腔镜阑尾切除术)的患者进行了观察,平均手术时间为 52min,有 3 例患者出现了术后并发症(分别为感染性血肿、脓肿和阴道真菌感染)。

经阴道阑尾切除术与传统腹腔镜阑尾切除术的比较

　　通过比较经阴道阑尾切除术和腹腔镜阑尾切除术的研究进行分析可知,经阴道阑尾切除术的手术时间显著长于腹腔镜阑尾切除术。不过,接

受经阴道阑尾切除术治疗的患者术后住院时间更短,阿片类药物用量更少,恢复正常活动的进度更快。Albrecht 等发现,与腹腔镜组相比,经阴道组患者的美容满意度更高。两项旨在评估女性性功能的研究发现,女性性功能并不受经阴道入路的影响。

经阴道腹腔镜阑尾切除术与经阴道内镜阑尾切除术的比较

　　截至目前,无直接对经阴道腹腔镜阑尾切除术和经阴道内镜阑尾切除术进行比较的研究。不过,与内镜器械相比,使用标准腹腔镜器械进行经阴道阑尾切除术可能会缩短整个手术时间,而由于缺乏标准内镜平台,由此其推广使用存在一定的难度。不过,这两种技术下患者的并发症发生率似乎相似。有研究表明,内镜止血装置不如腹腔镜止血装置有效。但到目前为止,涉及经阴道阑尾切除术的文献中并没有证实这一点。尽管人们已经对内镜灭菌的困难进行了描述,但在当前NOTES 文献中依旧缺乏足够的数据。

经阴道混合型阑尾切除术和经阴道单纯阑尾切除术的比较

　　经阴道混合型阑尾切除术是一种较为常见的手术方式。这是因为,这种方式可以对阴道口进行直接观察,确保手术器械安全进入,并能够通过增加一个穿刺口,优化阑尾三角区的观察。因此,这种方法在技术上可能更容易实现,并有效缩短学习曲线。然而,到目前为止,尚无研究针对经阴道混合型阑尾切除术和经阴道单纯阑尾切除术的临床结果进行比较。

总结

　　对于单纯性阑尾炎病例而言,相关研究已经证实经阴道阑尾切除术是一种安全有效的治疗方式,在经阴道阑尾切除术术式选择上,无论是单纯或混合手术、采用内镜或腹腔镜器械与否都是可行的。然而,对于大多数外科医师来说,与经阴道

单纯阑尾切除术相比,经阴道混合型阑尾切除术在技术上更容易实现,因此也更加安全。

几项涉及经阴道阑尾切除术的研究表明:与传统腹腔镜阑尾切除术相比,经阴道阑尾切除术患者术后恢复正常活动的时间更短,美容满意度更高。因此,在急性阑尾炎的整体治疗中,经阴道阑尾切除术对患者而言是一个可行的治疗方案。

(钱琤 译 胡志前 滕世峰 校)

参考文献

[1] Semm K. *Endoscopy* 1983,15(2):59-64.

[2] Bueno B. *Tokoginecol Pract* 1949,8(72):152-8.

[3] Palanivelu C et al. *Surg Endosc* 2008,22(5):1343-7.

[4] Tsin DA et al. *J Am Assoc Gynecol Laparosc* 2001,8(3):438-41.

[5] Bernhardt J et al. *Int J Colorectal Dis* 2008,23(5):547-50.

[6] Horgan S et al. *Surg Endosc* 2009,23(7):1512-8.

[7] Tabutsadze T et al. *Georgian Med News* 2009;168:7-10.

[8] Nezhat C et al. *JSLS* 2009,13(1):14-8.

[9] Zorron R et al. *Surg Innov* 2010,17(2):142-58.

[10] Perez RC et al. *Cir Esp* 2011,89(8):517-23.

[11] Roberts KE et al. *Ann Surg* 2012,255(2):266-9.

[12] Noguera JF et al. *Endoscopy* 2011,43(5):442-4.

[13] Jacobsen GR et al. *Surg Endosc* 2014,28(2):484-91.

[14] Knuth J et al. *Surg Endosc* 2014,28(9):2661-5.

[15] Roberts K et al. *Surg Endosc* 2013,27(8):2963-5.

[16] Bernhardt J et al. *Int J Colorectal Dis* 2015,30(2):259-67.

[17] Shin EJ et al. *J Korean Soc Coloproctol* 2010,26(6):429-32.

[18] Albrecht R et al. *Zentralbl Chir* 2013,138(4):449-55.

[19] Solomon D et al. *J Gastrointest Surg* 2012,16(1):183-6;discussion 6-7.

[20] Park PO et al. *Gastrointest Endosc* 2010,71(4):835-41.

[21] Humphries RM et al. *J Clin Microbiol* 2015,53(10):3118-25.

[22] Yagci MA et al. *Minim Invasive Surg* 2014;2014:384706.

第28章

自然腔道手术：结肠切除术

CHRISTY E. CAULEY AND PATRICIA SYLLA

简介

经自然腔道内镜手术（NOTES）在结直肠手术领域的应用对于微创手术领域而言是一个重要里程碑。与腹腔镜手术相比，NOTES 手术承载了外科医师意图减少患者手术创伤、降低术后并发症发生率、减少术后疼痛、加快康复进程、避免伤口感染、疝和粘连性小肠梗阻及更快地恢复工作等多方面的希望。

在过去的几年里，经阴道和经肛门 NOTES 技术已经在复杂的结直肠手术中得到了较为广泛地应用。众所周知，经阴道 NOTES 技术是源于早先经阴道胆囊切除术和阑尾切除术中的应用演变的。而经肛门 NOTES 则是建立在先前经肛门结肠套叠式切除术（用于治疗先天性巨结肠）和经肛门直肠乙状结肠切除术（用于治疗直肠脱垂）的成功经验之上。

由于直肠病变可通过肛门进行探查、活检。由此，人们发现，经肛门手术入路似乎是一个可行手段，并且与经腹部取出标本相比而言，无须在患者腹部行额外的切口，通过置入特殊的经肛门内镜显微手术设备，人们可以利用肛门这一自然腔道进行腹腔内手术，这也使得经肛门 NOTES 成为可能。

总体而言，在较短时间内，NOTES 结肠切除术已经从原来只在实验动物和人体模型上进行的外科手术技术过渡到临床实际应用当中。随着相关手术器械的改进、手术技术的提高及培训的日益标准化，这些手术正被越来越多地实施。NOTES 领域的先驱们也将继续分享他们的经验，以加深大家对不同手术入路、标本取出方式对患者术中、术后及长期肿瘤学结果影响的认识。

经阴道结肠切除术

1996 年，首次在结肠切除术实施过程中成功完成了经阴道取出标本。在此之后，多项公开发表的临床报道和系列研究详细阐述了该方案。大家逐渐对于标本取出，无论是经胃、经阴道、还是经肛门，都称为"经自然腔道标本取出（NOSE）"。临床实践表明，将 NOSE 与腹腔镜右半结肠和左半结肠切除术联合使用，就不需要通过腹部切口取出标本，因此可以最大限度地减少手术创伤和其他与伤口相关的并发症的发生（表 28.1）。

对于经阴道 NOSE 而言，由于阴道解剖上靠近且平行于直肠，因此该入路可作为左半结肠切除术最佳辅助通道。当充分游离结肠，且牵拉标本至无张力时，即可在不损伤肠道及肠系膜的情况下将切除的结肠标本取出，然后进行结直肠吻合。一般来说，经阴道取标本时，首先需要在阴道后穹切开一个小切口，然后在腹腔镜的辅助下插入一个 12mm 的套管针，从而获得一个通过阴道进入腹腔的通道。随后在腹部置入多枚套管针，以用来实施标准的腹腔镜左半结肠切除术［包括乙状结肠的游离和（或）肠系膜下血管结扎］。术中可以通过直肠插入肛门扩张器，以达到在直肠乙状结肠交界处提供牵引力的作用。

在腹腔镜下完成肠段的充分游离后，可经阴道放入切割闭合器来实施直肠横断，随后通过切口保护器将结肠拉出并切除，之后将抵钉座放置

表 28.1 经阴道 NOTES 结肠切除术临床研究

系列	年份	n	手术类型	病理学	端口数	手术时间(min)	发病率(n)	住院天数
Abrao	2005	8	乙状结肠切除术	子宫内膜异位	4	177.5(119~251)	无	4.13(2~5)
Breitenstein	2006	2	乙状结肠切除术（＋子宫切除术）	憩室炎	4	NS	艰难梭菌性结肠炎(1)、尿路感染(1)	15 和 9
Boni	2007	11	乙状结肠切除术	子宫内膜异位	4	240(63)	无	5(2)
Wilson	2007	1	右半结肠切除术	癌	4	NS	无	NS
Ghezzi	2008	33	乙状结肠切除术	子宫内膜异位	4	290(200~390)	皮下积液(1)、滞留(3)	6.7(1.8)
Palanivelu	2008	7	复原性直肠切除术	家族性腺瘤性息肉病	5	222.5(165~280)	肠漏(1)	25.5(11~40)
Burghardt	2008	1	右半结肠切除术	腺瘤	3	192	下消化道出血	NS
Pickron	2009	1	回盲部切除术	子宫内膜异位	4	NS	无	NS
McKenzie	2010	4	右半结肠切除术	良性和恶性	4	212.3	内疝(1)	3，4，5，34
Awad	2011	14	右半结肠切除术	良性和恶性	5	229(172~360)	出血(1)、肠梗阻(3)	9.6(2~30)
Park	2011	34	右半结肠切除术	恶性	5	170.8(46.4)	肠梗阻(1)，滞留(1)，出血(2)	7.9(0.8)
Tarantino	2011	34	乙状结肠切除术	憩室炎	4	172.5(107~312)	肠漏(1)	6(3~23)
Stipa	2011	1	右半结肠切除术	癌	NS	265	无	7
Karahasanoglu	2011	1	右半结肠切除术	克罗恩病	2	140	无	4
Torres	2012	21	乙状结肠高位前切除术	良性和恶性	4	无	无	3~6
Franklin	2013	26	右半结肠切除术	良性和恶性	4	159(27.1)	无	5.5(2.5)
Nishimura	2013	5	直肠前切除术	恶性	NS	235.4	乳糜腹(1)	6.6
Bulian	2014	122	乙状结肠切除术，左半结肠切除，回盲部切除，右半结肠切除，结直肠切除术	良性和恶性	3(1~5)	131(55~752)	12.20%	8(2~28)
Lamm	2015	37	乙状结肠切除术	憩室性疾病	NS	149(108~187)	10%并发症发生率[脓毒症(2)]	6(5~8)

注:NS. 未注明。

在近端结肠的管腔内,进行结肠端端吻合。当经阴道手术结束后,使用可吸收缝线对后穹切口进行闭合。图 28.1 展示了经阴道结肠切除术的手术图像。

尽管在早期实施经阴道结直肠癌手术时,人们担心手术过程会导致肿瘤细胞种植,不过现在患者大可不必为此担心!医师在术中将良性或恶性结直肠病灶完全切除,为防止在摘除过程中肿瘤发生破碎造成癌细胞种植,还会使用经阴道保护套和相关器械。在首例经阴道入路根治性腹腔镜乙状结肠癌(T3N1)切除术中,肿瘤组织得到了彻底切除,患者于术后第 4 天出院,且术中和术后均未发生并发症。另 1 例家族性腺瘤性息肉病(FAP)合并 T3N1M1 乙状结肠癌患者也接受了

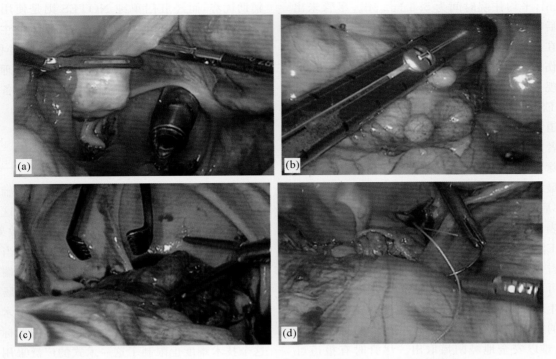

图 28.1 经阴道 NOTES 乙状结肠切除-直肠固定术治疗全层直肠脱垂

在腹腔镜下将乙状结肠和直肠环周松动至盆底后，在腹腔镜直视下使用 12 mm 套管针创建阴道穿刺孔（a）；在直乙状交界处通过阴道套管插入腹腔镜闭合器完成肠管横断（b）；经阴道将乙状结肠拖出体外（c）；通过阴道通道完成直肠缝合固定（d）。

经阴道全结肠切除术，该患者的围术期和肿瘤学结果均令人满意。

　　研究表明，与左半结肠切除术相比，在接受右半结肠切除术的患者中实施经阴道 NOSE 辅助手术在技术上更具挑战性，这是因为后者需要在结肠横断和标本离体后，在腹腔镜下进行腹腔内吻合。虽然可以将这种手术方法作为女性罹患良、恶性病变而需要接受右半结肠切除术的一个选择术式，但必须将该手术方法的获益、更长的手术时间和更高的并发症风险一并权衡。尤其是当手术医师体内吻合技术不熟练时，这一点就显得尤为重要！一项临床研究对 34 例标准经腹标本取出的腹腔镜右半结肠切除术与 34 例经阴道标本取出加体内吻合术的腹腔镜右半结肠切除术进行回顾性分析，人们发现，两组在手术时间（171min vs. 147min，$P = 0.09$）、出血量（43ml vs. 32ml，$P = 0.37$）和围术期病死率（11.8% vs. 38.2%，$P > 0.05$）方面均无显著性差异。需要注意的是，2 例（6%）原计划接受 NOSE 的患者

由于肿瘤标本尺寸较大，而转为经腹取出标本。NOSE 组患者术后第 1 天（POD1）、第 3 天（POD3）疼痛评分显著低于经腹取标本的患者，且前者的术后住院时间更短（住院时间分别为 7.9d 和 8.8d，$P = 0.003$）；NOSE 组患者的美容满意度优于后者，并且在恢复性生活后，NOSE 组患者无一例出现性交困难的问题。另需说明，尽管该研究并未发现 NOSE 组患者的手术时间延长或术中、术后并发症增加的情况，但其并未说明外科医师在实施体内吻合术方面的经验对患者预后的影响。之所以上述两组结果差异不大，很可能是因为实施该手术的外科医师具有丰富的相关经验。特别指出的是，目前针对这些技术的培训系统尚未得到普及。

　　Franklin 等报道的另一项涉及经阴道和经肛门 NOSE 结肠切除术的临床研究收集了 26 例因良、恶性病变行腹腔镜右、左、乙状结肠切除术和低位直肠前切除术（LARS）的患者。平均手术时间为 159 ± 27.1min，出血量为 83.5 ±

14.4ml,平均住院时间为 5.5±2.5d。尽管未出现术后手术并发症,但在经阴道 NOSE 组,2 例患者在经阴道取出标本时发生了直肠和乙状结肠损伤(7.7%)。

现一项可查最大规模的经直肠和经阴道 NOTES 结直肠切除术临床研究,报道了 122 例经阴道 NOTES 结肠切除术(122 例患者中 11% 的患者为结肠癌)。其中 86.9% 的患者行乙状结肠切除术,4.1% 的患者行右半结肠或回结肠切除术。最终 4.1% 的患者转为常规腹腔镜手术。术中、术后并发症发生率分别为 2.3% 和 12.3%。

表 28.1 对目前所有已发表的经阴道 NOTES 结肠切除术的研究进行了总结,从表中可以看出,这些研究的样本量从 1 例到 122 例不等。可以看到,在纳入病例数较少的研究中,并发症发生率从 0 到 100% 不等,并且中转经腹取出标本的案例也很常见,多因这些患者的标本尺寸较大,难以安全地经阴道取出。尽管时有报道可使用保护性伤口牵开器或标本取物袋经后穹切口取出标本,但事实上这一做法并未得到普及。虽然经阴道 NOTES 结肠切除术中的一小部分患者出现了性交困难,但通过分析包括经阴道胆囊切除术和阑尾切除术在内的其他 NOTES 研究表明,经阴道手术与性交困难或性功能障碍之间存在无直接关联。

尽管在过去的 10 年里,有近 400 例病例接受了经阴道结直肠切除术,均获得了良好的围术期和肿瘤学结果,但经阴道结直肠切除手术并没有像经肛门手术那样得到临床广泛采用。与经阴道胆囊切除术的发展趋势相似,这在很大程度上源于患者对面临性交困难风险、性功能障碍及生育能力障碍的担忧。最重要的是,虽然已发表的数据支持经阴道切除术的可行性和安全性,但与标准微创手术相比,这种手术的优势并不明显,而这正是导致其难以被广泛应用的另一个主要原因。

经肛门 NOTES 手术

在过去的 20 年里,结直肠 NOTES 已经从经肛门内镜手术(TES)和 NOSE 发展到经肛门单纯(或混合型)NOTES。其中经肛门混合 NOTES 手术结合了经腹微创手术和经肛门内镜

辅助优势,而经肛门单纯 NOTES 则是使用肛门这一自然腔道作为实施复杂结直肠手术的主要途径。在行经肛门 NOTES 结肠切除术的过程中,通过这种入路方式可以直接获得结直肠病理学标本,并且借助专门的多通道经肛门内镜设备也可以显著简化这一过程。

经肛门 NOSE

在过去的 20 年里,在腹腔镜和机器人辅助结直肠手术中,经肛门取出标本应用渐广。这一方法的益处包括避免经腹取标本、改善美容效果,减少切口疼痛、伤口感染和切口疝的风险。当然其也存在一些缺点,如对位于中低位直肠近端的病变进行手术,特别是那些需要体内横断结肠和体内吻合术的病变,其手术所需步骤增多、手术时间延长,且技术更为复杂性。因此,经肛门取标本的这个技术难度也限制了这一术式的广泛采用。

毗邻肛门直肠交界处,中低位直肠标本取出后,可行低位结肠吻合术或手工缝合结肠吻合术,其技术要求低于经结肠取出标本。虽然腹腔镜下结肠可以很容易地横断,但其技术挑战在于结肠-结肠吻合术的准备工作。增加步骤包括:①直肠切开;②经肛门拖出;③沿纵轴切开结肠置入底钉座;④缝合、荷包缝合或钉合用于吻合的结肠和直肠切开口;⑤结直肠的钉合。每一个增加的步骤都会导致技术更加复杂、手术时间延长,以及潜在的并发症风险增加。尤其当外科医师体内吻合技术不熟练时,这一点就显得尤为突出。除此之外,另有人担心在盆腔内切断肠道可能会导致粪便和肿瘤外溢。

在腹腔镜切除术联合经肛门取标本方面,人们已经开发出了多种器械,其中包括腹腔镜辅助(多个套管针、单切口和机器人辅助引导)及不同类型的经肛门标本取出器械(包括硬性或一次性经肛门内镜套管、阴道套管和标本取物袋系统),这是因为在提取大体积标本时,该类器械尤为重要。表 28.2 描述了不同的结直肠切除技术。为防止粪便外溢,一些医师会先使用肠钳或荷包缝合方式来关闭直肠,然后横断肠道。也有一些人会在吻合结肠或直肠之后,再切断吻合线。还有一些外科医师在横断肠道之前进行直肠残端冲洗,

表 28.2　经肛门标本取出术临床研究

系列	年份	n	手术类型	病理学	端口数	经肛门保护	手术时间（min）	发病率（n）	住院天数
Akamatsu	2009	16	乙状结肠切除术	恶性	4	无	180(137~257)	伤口感染(1)	11(8~14)
Cheung	2009	10	乙状结肠切除术	恶性	5	经肛门内镜手术	127.5(105~170)	无	7(4~18)
Saad	2010	8	乙状结肠切除术	良性和恶性	4	McCarteny 导管	95~180	无	4~8
Lamade	2010	3	复原性直肠切除术	炎症性肠病（溃疡性结肠炎）	1+经阴道辅助	无	NS	无	11,12 和 14
Leroy	2011	16	乙状结肠切除术	憩室炎	3	无	120.9(41.9)	上腹痛(1)和发热(3)	6.1(2.4)
Nishimura	2011	16	乙状结肠切除术	恶性	5	保护性伤口牵引器	241(188~309)	肠漏(1)	6(4~16)
Wolthuis	2011	21	乙状结肠切除术	子宫内膜异位	4	标本取物袋	90(85~105)	尿路感染(1)	6(5~7)
Wolthuis	2011	21	乙状结肠切除术	良性和恶性	4	标本取物袋	5(90~110)	肠漏(1)	6(5~7)
Hara	2011	9	乙状结肠切除术	恶性	4	无	293(220~342)	无	NS
Costantino	2012	17	乙状结肠切除术	良性	3	无	122(36.5)	出血(1)、发热(2)、脓肿(1)、肠漏(1)	7.2(4.9)
Christoforidis	2013	11	乙状结肠切除术	良性	4	镜头套	200(120~360)	脓肿(1)、肠漏(1)和套管针漏气(1)	6(4~33)
Franklin	2013	277	乙状结肠低位前切除术	良性和恶性	4	标本取物袋	164.7(47.5)	肠漏(3)	6.9(2.8)
Fuchs	2013	15	乙状结肠切除术	良性	3	经肛门内镜涂抹器	131(55~184)	出血(1)、肠梗阻(1)	NS
Han	2013	34	乙状结肠低位前切除术	恶性	5	经肛门内镜显微外科和标本取物袋	151.6(125~185)	肠漏(6)	9(7~66)
Bulian	2014	117	乙状结肠切除术、左半结肠切除、回盲部切除、右半结肠切除、结直肠切除术	良性和恶性	3(1~4)	NS	205(87~600)	11.8%(2)	11.0(5~99)
Lamm	2015	40	乙状结肠切除术	憩室性疾病	NR	保护性伤口牵引器	170(136~202)	10%并发症发生率[脓毒血症(2)]	6(5~8)

注：NS. 未描述；NR. 未报道。

以防止肿瘤组织外溢。除此之外,人们还对经腹部切口或经肛门插入抵钉座的不同方法进行了描述。图28.2描绘了经肛门NOSE的手术影像。

经验表明,此类手术的手术时间很短,且患者围术期并发症发生率极低。Franklin于2013年在一项规模最大的经肛门NOSE结肠切除术报道了277例经肛门取标本的临床结果,这些患者和接受LAR(腹腔镜直肠前切除术)患者一样行左半结肠或乙状结肠切除术,平均手术时间165min,术中出血量88ml,在经肛门取出标本的患者中,无一例出现术中并发症,术后出现严重并发症10例(3.6%):其中肠梗阻1例、吻合口漏3例、术后大便失禁6例。除此之外术后轻微并发症发生率为5.4%:其中2例伤口感染、7例术后肠梗阻、6例尿路感染。患者的平均住院天数(LOS)为6.9d。

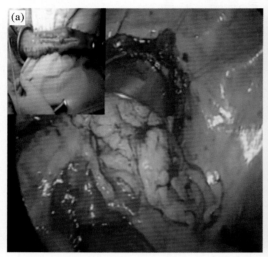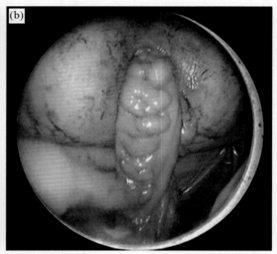

图28.2 经肛门乙状结肠肿瘤切除术NOSE

腹腔镜乙状结肠和近端直肠游离后,用闭合器切断直肠上部,用聚维酮碘冲洗直肠残端,切除钉合线。开放的直肠残端插入TEO手术器械(a);乙状结肠经肛门拖出(b)。

上述结果得到了另外一项小型随机临床试验的证实(2013年),该研究对35例接受混合型NOTES结肠切除术的患者和35名接受标准腹腔镜左半结肠切除术的患者进行了对比研究,这些患者均采用耻骨上横形切口(4~6 cm),切除直径在4 cm或更小的左侧结肠肿瘤。待腹腔镜下完成左结肠游离后,将肿瘤下方的结肠进行阻断,冲洗直肠,横断近端结肠,然后通过硬性TES设备将抵钉座置入腹腔,通过切开的结肠将抵钉座插入近端结肠,随后行腔内吻合。结果表明:两组在手术时间(105 min vs. 100min)、术中失血量(30ml vs. 30ml)和平均住院天数LOS(5d vs. 5d)方面无显著性差异,且两组患者均无严重并发症。但传统腹腔镜组与NOSE组分别有4例和0例出现切口感染($P = 0.005$)。并且,NOSE组术后首周疼痛评分显著低于对照组($P = 0.017$)。该研究证实了外科医师的期望,即NOSE联合标准腹腔镜左半结肠切除术可以进一步减少切口相关并发症和切口疼痛。然而,这是唯一一项比较腹腔镜左半结肠切除术、经肛门取标本术与标准经腹取标本术的随机对照试验,且样本量小。除此之外,该研究还受到肿瘤和患者选择偏差的影响。

总体而言,NOSE联合标准腹腔镜左半结肠切除术和腹腔镜直肠低位前切除术的治疗方案具有令人满意的安全性,且患者获益性高,尤其是经肛门取标本的术式中。需要注意的是,受经验和成本两个方面的限制,目前经肛门取标本并未被常规纳入到一般的腹腔镜或机器人辅助外科手术之中。术中需要注意,为通过肛门实现近端结肠外置,常需要进行结肠广泛的游离(完全游离结肠脾曲、切断肠系膜下静脉),严防损伤肠系膜。最后,NOSE不适用于标本过大(经肛门取标本既不安全也不可行)和(或)体重指数(BMI)较高和

（或）内脏肥胖和（或）肠系膜短的患者。

经肛门 NOTES 结肠切除术

自从 Franklin 于 1993 年首次描述在腹腔镜左结肠切除术中使用经肛门取标本以来，经肛门 NOTES 的发展得益于 Buess 在 20 世纪 80 年代初推广的经肛门内镜显微手术（TEM）的大量临床经验。TEM 多通道内镜金属手术平台能够实现直肠肿瘤的黏膜下或全层内镜切除及直肠缺损的缝合。目前被称为经肛门内镜手术（TES）器械包括硬性、可重复使用的 TEM（Richard Wolf，Knittingen，Germany）和经肛门内镜手术（TEO）（Karl Storz，Tuttlinggen，Germany）平台，以及柔性和一次性的经肛门微创手术（TAMIS）平台（包括 SILS 和 Gelpoint Path）。通过将高清（HD）腹腔镜摄像机、标准或高流量二氧化碳气腹机及手术烟雾净化系统相结合，可实现理想肠腔扩张，并获得令人满意的手术视野。TES 提高了使用微创技术切除直肠病变的能力，并且与标准的经肛门切除术相比，TES 术后（包括术中）患者出现边缘阳性、标本碎裂和局部复发的概率明显更低。

经过 30 年的经验积累，TEM 和其他产品化的 TES 设备已经从动物和人类尸体成功实施过渡到临床实践中。借助该系统，未来人们可以利用经肛门 NOTES 入路进行单纯和混合型结直肠切除术。除此之外，随着单纯和混合型直肠、乙状结肠切除术的不断发展，经肛门内镜直肠切除术和经肛门全直肠系膜切除术（taTME）也得以顺利实施。

除仅通过肛门这一自然腔道进行标本取出外，Fuchs 等还成功使用经肛门内镜平台实施了结肠切除术，涉及的关键步骤包括置入抵钉座、使用直线切割闭合器进行肠离断、取出标本，并进行缝合吻合术。结果显示，在 15 例因良性疾病（盆底疾病、全层直肠脱垂、憩室炎和慢传输型便秘）接受经肛门混合型 NOTES 乙状结肠切除术或结肠次全切除术的患者中，仅有 1 例需要中转全腹腔镜切除术，患者平均手术时间 131min（55～184min），仅有一例术后并发症（出血），无患者接受二次手术或死亡。这项研究表明，在结直肠切除术中使用经肛门辅助手术方案可以有效减少腹

部穿刺器和大穿刺器的使用数量。

同时，Whiteford 等在 2007 年首次报道了使用 TEM 平台对 3 具尸体进行单纯经肛门直肠乙状结肠切除术，随后的大型尸体研究及猪的活体相关研究证实了这种方法的可行性和安全性，以及潜在的益处。一项大规模的经肛门直肠乙状结肠切除术研究（$n=32$）显示，虽然可以实施单纯经肛门直肠乙状结肠切除术，但由于 TEM 平台难以通过角度陡峭的骶骨岬，以及经肛门使用的腹腔镜器械长度较短，因此这种手术实施起来在技术上更具挑战性。相较腔镜辅助混合型 NOTES 而言，单纯经直肠 NOTES 会导致切除的直乙状结肠标本更短，也更易导致肠穿孔，手术 5 例后，该手术时间更短（5.9h vs. 4.9h；$P=0.13$），标本长度更长（28.2cm vs. 57.9cm；$P=0.001$），这也意味着该术式确实存在学习曲线。

最终，这项新颖的技术发展到了通过混合 taTME 实施直乙结肠切除术。现在我们公认的是，Sylla 和 Lacy 首次使用混合 taTME 在治疗直肠良恶性病例中成功实施了直肠乙状结肠切除术。总体而言，微创结直肠切除术中经腹部和经肛门的混合技术继续蓬勃发展，得益于新型、简便的经肛门内镜平台和器械的引入，这些平台和器械能够有效实现经肛门腔内通路创建、暴露和可视化，安全地实施结-直肠和结肠-肛门吻合术。

经肛门直肠系膜全切术

对于骨盆狭窄、考虑保留括约肌的肥胖男性患者的低位直肠癌，taTME 是一种特别有吸引力的治疗策略。这是因为，对于这类患者而言，无论是腹腔镜 TME 还是机器人辅助 TME，骨盆深部和盆底的显露都会受到严重影响。在这一高危人群中，需要中转开腹手术的比率仍然很高，实施不完全 TME 的比率也很高，这反映了在狭窄的男性骨盆中使用手术器械和手术吻合器所存在的艰巨挑战。除此之外，肿瘤距肛缘≤6cm 的患者会更倾向于采取腹会阴切除术。由于 taTME 在针对直肠和直肠系膜、耻骨直肠肌、直肠周围组织、前列腺和阴道进行的手术中具有明显优势，因此其迅速成为需要接受 TME 治疗的患者群体的首

选。通过 TES 平台能够获得更好的术野显露,并可以很好地显示出关键解剖结构,同时还可以避免狭窄骨盆带来的限制。图 28.3 提供了使用 TEO 平台的 taTME 操作的操作影像。几份早期病例报告和小型病例研究已经证明了这种方法的可行性和安全性,因此 taTME 被人们广泛接受,这一点正得到更多研究报道的支持。taTME 的解剖步骤如图 28.4 所示,获得最终标本如图 28.5 所示。

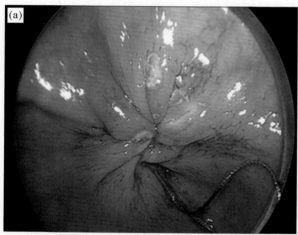

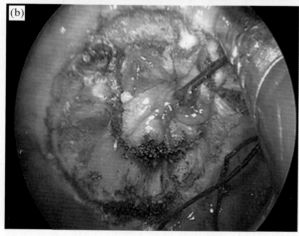

图 28.3　经肛门 TME 治疗女性大肠中段肿瘤

在 TEO 经肛门平台插入后,直肠在肿瘤下方用荷包缝线闭塞(a);首先用单极电凝在荷包缝合的远端进行直肠黏膜环切,然后进行直肠壁的全层剥离(b)。

经肛门混合 TME

自 2009 年首次报道混合 taTME 以来,迄今已公布了 700 多例接受 taTME 的病例,最近

LOREC taTME 临床试验报告了 2014 年 7 月至 2015 年 12 月期间在该国际登记中心登记的首批 720 例病例的结果。结果显示,所有 taTME 病例中,88.1% 的病例是针对 T1-T3 期直肠癌(94.5%)和 N1/N2 疾病(48.2%)进行手术治疗,其余的病例则是针对良性疾病实施。患者 BMI 平均 26.5±4.3(16.5~42.7)kg/m^2,90% 的患者行保留括约肌的 LAR 术,34.4% 的患者为获得阴性切缘而行黏膜切除或部分或全部括约肌切除术(ISR)。肿瘤距肛缘的中位距离为 6 cm(0~13 cm)。会阴入路转开腹手术中转率为 2.8%,腹腔镜腹部手术中转开腹手术的比例为 6.3%。肿瘤学结果:中位淋巴结清扫 15 枚(范围 0~70 枚),R0 切除率 97.3%,环周切缘阳性率 2.4%,TME 不完全率 4.1%,直肠穿孔发生率 2%。术中包括尿道或膀胱损伤在内的脏器损伤发生率为 1.5%(7 例,1%)。总死亡率为 2.4%。总并发症发病率为 32.6%,包括吻合口漏(6.7%)、盆腔脓肿(2.4%)、再次手术(6.1%)和再次住院(6.9%)。患者的中位 LOS 为 8d(范围 2~97d)。

除了 LOREC taTME 临床试验报道外,迄今已公布了 13 个 taTME 临床研究,这些研究中的样本量均超过 15 名(范围为 16~140 名),共计 577 名患者。平均随访 5~32.6 个月,其中 10 个研究报告了局部复发共 14 例,远端复发 39 例。复发时间从 3 个月到 24 个月不等(如表 28.4 所示)。

在 taTME 术后的患者功能性结果方面,上述 13 个样本中较大的 5 个研究报告了术后患者的功能状态。随访 5~32 个月,这五个研究都报告了不同程度的排便功能障碍,平均 Wexner 评分为 6.9 分。

总体而言,在国际上,关于 taTME 的研究工作仍处于初步阶段,相关经验多基于或大或小的单一机构病例研究,并且没有随机试验将 taTME 与开腹或腹腔镜 TME 进行比较。截至目前,仅有五项回顾性研究对接受 taTME 和腹腔镜 TME 的配对队列患者的结果进行了比较。Fernandez-Hevia 等对 37 例腹腔镜辅助 taTME 患者和 37 例腹腔镜直肠癌 TME 患者进行了比较,结果显示:在直肠系膜标本质量、淋巴结清扫、切除边缘或术中并发症方面,上述两种治疗方案均不存在

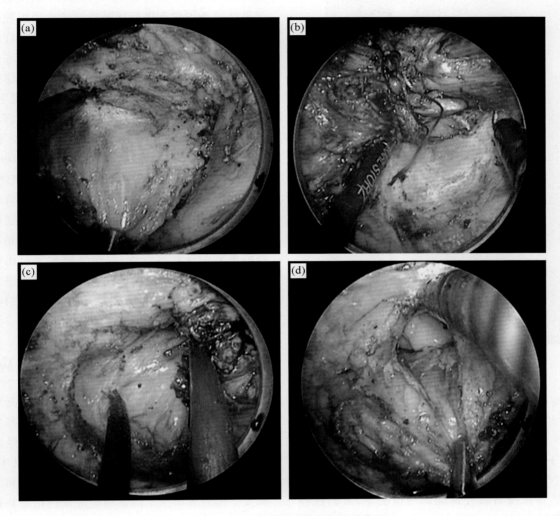

图 28.4 经肛门直肠系膜全切术的步骤

沿直肠阴道前平面环状解剖直肠和直肠系膜(a);直肠系膜与骶骨之间的后方(b);盆侧壁,直肠系膜和
直肠系膜的侧方(c);在前方进行解剖,直至腹膜反折,将其分开,贯通经肛门和腹部的解剖平面(d)。

显著性差异。除此之外,患者术后 30d 并发症在两组间也较为相似,但 taTME 组的再住院率在统计学上明显更低(2% vs. 6%)。Velthuis 等对 25 例行腹腔镜辅助 taTME 患者和 25 例腹腔镜辅助 TME 患者进行了回顾性比较,结果显示:taTME 的直肠系膜的完整切除率明显高于腹腔镜辅助 TME(92% vs. 72%)。de Angelis、Perdawood 和 Chen 的研究分别对腹腔镜辅助 taTME 患者和腹腔镜 TME 患者进行了回顾性比较,结果显示,前者的手术时间和住院时间较短,而术中/术后并发症和肿瘤学结果没有差异。目前,旨在比较标准腹腔镜 TME 和经肛门 TME 的 COLOR Ⅲ 试验正处于准备阶段。

一项研究对在尸体行 taTME 培训课程的效能进行了分析,该研究共包含英国和美国 52 名外科医师,他们在 2013—2015 年期间接受了相关课程的学习。根据完成的课后调查,81% 的受训外科医师在临床实践中采用了 taTME,81% 的受训医师在培训身体课程期间能够以完整或接近完整的质量进行样本切除术。该研究与 taTME 培训师和专家之间的共识相一致,即考虑采用 taTME 的外科医师不仅应该具备微创 TME 和 TES 的必备专业知识,而且还应该熟悉括约肌间切除术,并在结构化培训课程的背景下接受尸体操作培训。

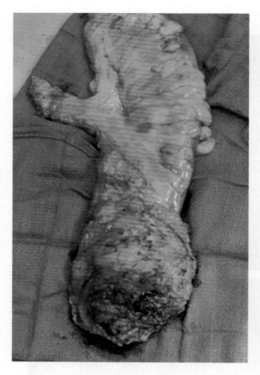

图 28.5　TME 样本

直肠乙状结肠经肛门外置术后，分离结肠，使用吻合器完成肠吻合。

单纯 taTME

尽管在没有腹腔镜辅助的情况下，人们在经肛门单纯 TME 方面总体经验很少，但人们并未停止前进的脚步。Leroy 和 Zhang 在 2013 年首先实施了 2 例单纯 TME。结果显示，该治疗策略对中低位直肠癌而言是一种可行且安全的方法。23 例单纯 taTME 患者获得了良好的短期肿瘤学结果（平均淋巴结清扫个数 6～17 个，CRM 阴性，远端切缘阴性）。在 Chouillard 等的研究中，16 例

taTME 中有 10 例为单纯 taTME（8 名女性和 2 名男性），且均没有进行回肠造口或改用腹腔镜切除术。在包含 20 例 taTME（联合或不联合腹腔镜辅助手术）患者中，其中 15 例（9 例男性，6 例女性）进行了单纯 taTME，但有 4 例男性因前列腺和尿道损伤及出血而需要转而接受腹腔镜手术，这表明在技术上，taTME 在女性患者中更容易实施。最近，Marks 等还报道了 4 例经肛门 NOTES TME 切除术，其中 2 例以单纯 NOTES 方式完成，另外 2 例需要经腹辅助结肠游离术、脾曲切除术和肠系膜下动脉（IMA）/IMV 血管结扎术。总体而言，正如最初的尸体研究所描述的那样，尽管临床经肛门 NOTES TME 在少数精心选择的患者中具有可行性，但在器械和平台出现显著改善之前，taTME 应该在安全的情况下进行经腹辅助，特别是为了最大限度地暴露关键结构，将器官损伤风险降至最低。

经肛门 NOTES 结肠切除术的适应证

对于结肠癌及包括直肠脱垂、憩室炎和便秘/盆底疾病在内的良性疾病，都可以进行经肛门 NOTES 节段性和全结肠切除术。其中，经肛门 NOTES 直肠切除术保留或不保留括约肌术，加或不加全直肠系膜切除术，均适用于良性和恶性病变。全直肠切除术的常见适应证包括炎症性肠病（IBD）相关并发症（保留直肠末端），而经肛门 NOTES APR 的适应证包括炎症性肠病、大便失禁、直肠狭窄、放射性直肠炎、直肠切除术后吻合口并发症、复杂的难治性瘘管和不适合保肛的直肠癌。保留括约肌的经肛门 NOTES 直肠切除术的良、恶性适应证包括溃疡性结肠炎和 FAP、进展期腺瘤和直肠癌（表 28.3 和表 28.4）。

表 28.3　经肛门内镜直肠切除术治疗良性疾病

研究	年份	n	病理学	平台/手术	手术成功	并发症
Liyanage	2013	12	炎症性肠病、放射性直肠炎、广泛性地毯状腺瘤	经肛门内镜显微手术平台	8 例单纯经肛门	延迟愈合（4）、瘘管（1）
Bremers	2013	9	炎症性肠病（6）、Lynch 综合征（1）、胶原性结肠炎（1）、吻合口漏（1）	经肛门内镜显微手术平台	1 例小切口手术	术后脓肿（1）

表 28.4　经肛门全直肠系膜切除术治疗直肠癌

研究，年份	n	术中并发症	术后并发症，总体(n)	周缘和远缘	全直肠系膜切除质量	收集淋巴结数量	长期肿瘤学结果
Rouanet	30	中转率 7%(2)、尿道损伤(2)、空气栓塞(1)	30%[肠梗阻(2)、腹膜炎(1)、脓毒症(1)、一过性尿路紊乱(2)、再手术(2)]	13.3%阳性 CRM、0.9cm 远端切缘	100%完整	13	NS
Chouillard	16	中转率 6.25%	18.8%[小肠梗阻需再手术(2)、盆腔脓肿需再手术(1)]	0 阳性 CRM、3.6cm 远端切缘	100%完整	21	随访 9 个月无复发
Buchs	20	中转率 15%(3)	30%[严重并发症：10%(盆腔血肿和重度肠漏)]	5.9%阳性 CRM、2.14cm 远端切缘	94.1%完整或接近完整	23	1 例远端复发(中位随访 10 个月)
Lacy	140	无	24.2%(严重发病率 10%)	阳性 CRM 6.4%	97.1%完整、接近完整	147±7	平均随访 15 个月，局部复发率为 2.3%，全身复发率为 7.6%
Tuech	56	中转率 73%[由于肥胖(2)、粘连(1)]	26%[吻合口漏(3)、盆腔脓毒症无漏(3)、尿潴留(5)、输血(2)、脑梗死(1)]	5.4%阳性 CRM、1cm 远端切缘	84%完整、16%接近完整	12	NS
Muratore	26	无	26.90%	0 阳性 CRM、1.9cm 远端切缘	88.5%完整	12	NS
Veltcamp	80	中转为开放性手术(4)	39%(严重发病率 12%)	阳性 CRM(2)	88%完整和 9%接近完整	NS	2 例随访 2.5 年的患者局部复发
Chen	50	中转率(1)、并发症(3)	20%(4%再手术率)	NS	NR	16.7±8	NS
De'Angelis	32	无并发症、中转(1)	25%(6.2%严重并发症)	3.1%阳性 CRM、2.1cm 远端切缘	84%完整度、接近完整	17.1	1 年平均随访，复发率为 6.2%
Kang	20	无并发症、中转(4)	20%发病率[尿道损伤(1)、尿潴留(2)、吻合口漏(1)、吻合口出血(1)]	无阳性 CRM、远端切缘均为阴性	100%完整度	12(1~20)	NS
Perdawood	25	出血(2)、中转(0)	吻合口漏(2)、排尿功能障碍(4)	CRM 阳性(1)、远端切缘 3.9cm	80%完整、20%接近完整	21(9~42)	NS

（续　表）

研究，年份	n	术中并发症	术后并发症，总体(n)	周缘和远缘	全直肠系膜切除质量	收集淋巴结数量	长期肿瘤学结果
Burke	50	中转(2.2%)，6%术中并发症	36%发病率	CRM阳性(4%)	98%完整或接近完整	18(12~24)	中位随访15个月(2例局部复发和8例远端复发)
Serra-Aracil	32	无中转	并发症发生率31.3%，手术部位感染9.4%，吻合口漏9.4%	CRM阳性(0)，远端切缘2cm	93.75%完整，6.25%接近完整	15(7~41)	NS
Buchs	40	无术中并发症，中转(3)	并发症16例(68.6%)	95% R0切缘	97.5%完整或接近完整	20	随访11个月，无局部复发和15%远处转移
Fernandez-Hevia	37	无	32%[吻合口漏(2)，采集(1)、出血(1)、尿潴留(1)、肠梗阻(4)、腹水(1)、发热(1)、回肠高位造口(1)、再手术(3)]	0阳性CRM，2.8cm远端切缘	91.9%完整	14	NS
Denost	50	中转率4%	32%(无死亡，严重并发症12%，肠漏2%，再手术4%)	4%阳性CRM，1cm远端切缘	70%完整，18%接近完整	17(2~30)	NS
Rasulov	22	中转(1)	27%[无严重并发症，尿潴留(3)]	23%阳性远端切缘，5%阳性CRM	68%完整，14%接近完整	17	NS

CRM. 环周切缘；NS. 未描述；TME. 全直肠切除术。

在直肠癌方面，taTME 的适应证与腹腔镜和机器人辅助 TME 的适应证（肿瘤分期）相似，即有高危组织学特征的 T1 结节阳性或阴性直肠癌，术前 MRI 检查无明显 CRM 征象的 T2 和 T3 肿瘤。在全程新辅助治疗后，如果 T4 肿瘤和存 CRM 先兆的肿瘤有明显降期或完全临床反应，则有条件接受 taTME 治疗。因此，在考虑 taTME 之前，仔细的肿瘤分期非常必要，包括胸部、腹部和骨盆的计算机断层扫描、盆腔磁共振成像、癌胚抗原 CEA 水平、直肠镜检查，以及直肠指诊。从 LOREC taTME 临床试验中可以看出，绝大多数 taTME 病例为低位和中段直肠肿瘤患者，62% 的病例的肿瘤距肛缘距离≤6 cm，37% 的病例的肿瘤距肛缘距离为 7~10 cm，仅有 1% 的病例的肿瘤距肛缘＞10 cm。这反映了从这种经肛门入路中获益最多的患者群体是骨盆狭窄、前列腺肥大和低位直肠肿瘤的肥胖男性患者。对于距齿状线＜2cm 的肿瘤，如其他 TME 入路，taTME 联合部分或全部 ISR 可以达到保留括约肌的目的，同时也确保环周切缘和远端边缘阴性。

随着经验和信心的增加，目前外科医师正在对经肛门直肠切除术和结直肠吻合术的安全性和可行性进行分析和研究。在 Borstlap 等最近进行的一项研究中，一种联合 TAMIS 平台的经肛门入路被用于治疗会阴骶前顽固性窦道和其他与 LAR 或回肠肛门 J 形贮袋吻合术相关并发症，如狭窄、持会阴骶前顽固性窦道或复发癌症。17 例患者接受了吻合口重建术或完全直肠切除术。2 名患者接受了经肛门单纯切除手术，其他患者接受混合型切除手术。所有手术无一例失败，但因技术复杂，平均手术时间为 265min，吻合口漏发生率为 14%，因盆腔脓毒症接受再次治疗的发生率为 24%。

经肛门 NOTES 结肠切除术的平台和设备

最近市场上出现了一些一次性经肛设备平台，使得经肛单纯（或混合型）NOTES 结肠切除术都变得更加方便。患者的腹部可使用多孔或单孔标准腹腔镜或机器人器械。腹腔镜组应配备位于患者左右两侧的高清视频监视器；而经肛组应配备带可移动屏幕的视频监视器，该监视器位于

双腿之间的旋转臂上，与经肛组人员相对、视线水平，但不妨碍腹腔组人员的手术视野。

经肛手术使用带塑料或金属肛门镜的标准肛门、单极烧灼和腹腔镜双极装置、腹腔镜吸引和冲洗，以及像 AirSeal 系统（SurgQuest，Milford，Connecticut）一样的高流量 CO_2 气腹机和手术烟雾净化系统，但市场上也有其他大流量气腹机。为完成结直肠或结肠肛门吻合术，通常使用 EEA 吻合器和 Lonestar 盘状拉钩（Lonestar Medical Products，Inc，Huston，Texas）。用于经肛门 NOTES 结肠切除术的所有经肛门器械的共同设计特点是直径从 3.5~4 cm、配备可拆卸和密封的多腔道面板或盖子，允许腔内插入摄像头和 2~3 个尺寸从 5~10mm 的腹腔镜器械、吻合器或缝合装置。由于视物镜固定在平台上，平台又使用锁定装置固定在手术台上，因此硬性平台（包括 TEM 和 TEO 平台）允许实施经肛门手术的医师独立坐在患者的双腿之间。TEM 设备配有三维操作系统，和 TEO 平台一样配备高清摄像的镜头。TAMIS 手术系统除能精准扶持镜头，还能容纳宽达 10mm 的镜身，最常用的 TAMIS 设备包括胶套和 SILS 平台。其他经肛门 NOTES 手术器械有经肛门硬性内镜系统（TEA）等。最近，外科医师通过引入 TAMIS 手术器械置入机器人手术设备，配备希望通过三维光学系统改善腹腔内的可视化程度，并使用机械臂提高解剖的精确度。虽然经肛门腹腔内机器人手术的经验仍处于初步阶段，但几个小样本研究已经证明了这种方法用于经肛门直肠切除术的可行性和初步安全性。

经肛门 NOTES 手术步骤

NOTES 结肠切除术和 taTME 手术技术复杂，实施这些手术的团队需要有微创外科技术和 TES 两方面丰富的经验，这一点至关重要。特别是采用 taTME 技术的团队在直肠癌微创 TME 治疗方面也应该有经验，并熟悉结肠肛门吻合术和括约肌间切除术。事先接受人体实体模型的培训是先决条件，也强烈建议对第一批病例的手术实施情况和手术结果进行密切跟踪。对于腹腔镜经肛门 NOSE 结肠切除术和经肛门 NOTES 的

结肠切除术,则完全取决于结肠或直肠离断平面的位置。

在混合型 taTME 实施过程中,已经提到由单一团队和双团队方式来完成该手术。但是需要注意的是,无论采用哪种入路方式,手术都是在截石位进行。在单一团队手术策略中,手术经肛门和经腹部入路是由一个团队连续进行。在双团队的方法中,经腹和经肛门入路手术可以同时进行,这可以通过腹部团队协助牵拉组织和解剖来缩短手术时间,并通过提供从上到下的腹部结构的双重视角来降低潜在损伤的风险。

手术方法取决于所进行的手术方式(复杂直肠切除术或 APR 与 LAR)、手术适应证(IBD 与直肠癌),以及病灶距离肛门括约肌复合体的位置。

经肛门 NOTES 直肠全切术与 APR

如果采用混合入路方式,进入腹腔后可通过腹腔镜或机器人器械结扎肠系膜下血管,必要时松解脾曲,从上方游离左半结肠和直肠乙状结肠术,完成 TME。会阴直肠切除术通过做一个开放性切口开始,对于良性疾病,该手术可以沿着括约肌间平面进行;对于累及肛门括约肌的晚期癌症,会阴直肠切除术还可以起到保留括约肌之外组织的效果。

一旦耻骨直肠肌、前列腺或直肠阴道平面可见后,应缝合直肠残端以防止粪便和肿瘤细胞外溢。随后搭建经肛门内镜平台,腔内注入二氧化碳,使压力维持在 $10\sim15$ mmHg,向上延伸进行直肠和直肠系膜剥离,直到直肠和直肠系膜完全游离,并在腹部手术团队的帮助下完成直肠乙状结肠标本横断,经肛门取出标本,缝合会阴伤口。

经肛门 NOTES LAR

无论是单一团队还是双团队手术,经肛门清扫的步骤取决于直肠癌相对于齿状线和肛门直肠环的确切位置,因为这将影响是否需要 ISR。在混合手术病例中,腹部切开和解剖操作如前所述。在通过直肠指诊、肛门检查和(或)直肠镜检查确认肿瘤的确切位置后,根据确保远端切缘阴性所

需的直肠远端横切的确切水平做出决定。

在对位于齿状线上 2 cm 以上的肿瘤进行手术切除时,医师首先需要在直肠镜下利用荷包缝合方式在肿瘤下方 $0.5\sim1$ cm 处进行缝合,这样可以很好地避免近端结肠因二氧化碳注入而发生膨胀,并最大限度地减少粪便和肿瘤组织的外溢。如果肿瘤位置较低,即距肛缘≤6cm,如果可以使用 Lonestar 拉钩或肛门镜对肿瘤进行充分显露,则可采用开放式经肛门方式进行荷包缝合。在肿瘤下方用荷包缝合关闭直肠后,经肛门内镜装置放入后注入二氧化碳。通过烧灼术对全层直肠和直肠系膜,再环周进行剥离。直肠系膜后解剖沿直肠系膜筋膜和骶骨之间的无血管平面进行,而前方的剥离则在直肠阴道或直肠前列腺筋膜之间进行。侧面必须注意避免损伤盆丛。在直肠和直肠系膜前外侧剥离时,必须注意避免损伤神经血管束。如前面所述,在达到腹膜反射之前,要先进行前向解剖。会阴入路通常在经肛门及上方腹腔镜的监视下实施。在后方,经肛门解剖通常可以向 S1-S2 水平延伸。其余的后方和侧方解剖则是使用腹部和经肛门联合入路的方式来完成。

对于距齿状线<2cm 的肿瘤,可以首先实施部分或完全的 ISR,以获得阴性远端切缘。简言之,通过 Lonestar 盘状拉钩和单极电灼术(向头侧延伸,直到耻骨直肠肌和直肠系膜底部显露于术野,并且直肠阴道或前列腺后平面在前方可见)实施 ISR。然后用荷包缝合肛门直肠残端,再通过经肛门内镜器械完成 taTME。待标本取出后,完成手工缝合的端端、端侧结肠 J 形贮袋成形术,或加保护性回肠造口的倒置结肠吻合术。

待 TME 标本实现完全游离后,结肠要么经肛门拖出,要么通过腹部切口拖出。大多数患者通常可以避免进行腹部切口,除非标本被认为太大而不能安全地经肛门取出,或者边缘血管弓过紧而威胁到结肠-肛门吻合口的血供。待完成标本横断后,行肠吻合术。这一过程通常使用双荷包缝合吻合技术。根据外科医师习惯,也可采用端端、侧端、结肠 J 形贮袋或结肠横形贮袋。首先在开放的直肠远端用 Lonestar 盘状直接经肛门进行全层荷包缝合,如果直肠残端较高,则先经内镜通过直肠平台进行全层荷包缝合。在后一种情况下,医师会将一根小的引流管放在位于近端结

肠的抵钉座上，并通过绑在它周围的直肠远端钱包线拉出。引流管的另一侧连接到 EEA 吻合器上的吻合钉上，并用于通过远端荷包缝合将 EEA 吻合器引导到正确的位置。在腹腔镜下，近端结肠由腹部手术团队拉回，并引导吻合器上的针芯穿过直肠残端，进而为吻合术的实施做好准备。

经肛门 NOTES 重建性结直肠切除术

对于溃疡性结肠炎或 FAP 患者，计划行经肛门重建性结直肠切除、回肠袋肛门吻合术（IPAA）的，通常从齿状线水平开始经肛门环状直肠黏膜切除术，使用 Lonestar 盘状拉钩显露。在完成荷包缝合后，插入经肛门内镜器械，使用二氧化碳充气扩张直肠，在肛门直肠环的正上方进行全层横断，沿直肠系膜平面进行环状直肠分离。或者，在齿状线上方 3 cm 进行荷包缝合后，在内镜下沿直肠系膜平面进行直肠壁的全层切开，再沿直肠系膜平面进行环形直肠游离。在标本取出之后，使用单钉技术或使用手工缝合方法进行 IPAA。

局限性 LAR

在已发表的 13 个病例数最大的 taTME 临床报道中，手术中转率为 3%。术中并发症发生率为 3.1%：包括术中大出血 8 例，穿孔 3 例，尿道损伤 4 例，前列腺损伤 1 例，输尿管损伤 1 例，阴道壁损伤 1 例，空气栓塞 1 例，髂动脉损伤 1 例。并且术中并发症往往发生在手术早期实施阶段。而使用混合手术（腹腔镜辅助）可能会降低术中并发症的风险。患者的总体死亡率不到 1%，术后并发症为 30%（表 28.4）。一些研究报告了延迟的术后并发症（术后 30d 以上），包括吻合口狭窄、延迟的盆腔脓毒症、高回肠造口量和性功能障碍（表 28.4）。虽然已公布的与 taTME 相关的围术期并发症发生率与开腹和腹腔镜下 TME 术后的发病率相当，但长期的肿瘤学和功能性结果，如排便、泌尿和性功能障碍，在很大程度上是未知的，需要在更多的长期临床试验中进行观察。

在腹腔镜和开腹 TME 手术中，尿道损伤是一种罕见的并发症。估计发病率为 1.5%～2%。到目前为止，已经有三个杂志报道了 4 例 taTME

中的尿道损伤。报告的尿道损伤中有 50% 发生在 Rouanet 研究中，考虑到高危患者的选择，这结果并不完全令人惊讶。另外该研究中案例包括男性非常低的、巨大的、主要位于前壁的肿瘤。研究指出，这两个尿道损伤发生在手术早期阶段，且需要切除的肿瘤是巨大的前壁肿瘤（其中一个肿瘤合并前列腺癌）。因此，和写这份报告的有这种并发症的外科医师进行个人交流，发现尿道损伤的风险似乎在外科医师学习曲线的早期、相对困难的直肠前切除术及患有巨大的直肠前肿瘤或前列腺增大的患者中最高。Penna 等报道，在自愿进入 LOREC taTME 国际注册临床试验的前 720 例 taTME 患者中，尿道损伤率为 0.7%，但人们怀疑这种损伤的发生率可能被严重低估。这些损伤的危险因素包括需要部分或完全 ISR 的男性低位的直肠肿瘤、前壁肿瘤、前列腺增大、既往经历过放疗和前列腺切除术的患者。因此这种损伤似乎更有可能发生在学习曲线早期，这是因为该时期的外科手术医师对自下而上的深部会阴区解剖结构缺乏足够的培训和熟悉。这些报告再次强调了在 taTME 方面进行充分的程序性培训、对处于早期学习曲线阶段的手术医师进行监督及参与 taTME 注册的重要性。

总结

经阴道和经肛门单纯和混合型 NOTES 技术为腹腔镜或机器人结直肠切除术提供了巨大优势，通过取消经腹取出标本的环节，进一步降低了与微创手术相关的并发症发病率和切口疼痛。尽管在结肠切除术中经阴道和经肛门辅助标本取出被证明是可行的、安全的，但与标准的多孔腹腔镜结肠切除术相比，潜在的临床益处有限，使得其临床应用一直停滞不前。这可能是因为担心学习曲线和手术时间更长，以及普遍缺乏对经阴道 NOTES 的兴趣而致。经肛门内镜 NOTES 直肠切除术（TaTME）的引入将继续提升低位和中位直肠癌的外科治疗方案。除了经肛门样本取出的好处外，这种方法还能在最不利的情况下安全地完成直肠癌的全直肠系膜切除术，如在肿瘤距离肛缘≤6 cm 的肥胖男性。除此之外，根据到目前为止登记和发表的临床初步数据来看，taTME 可能会使外科医师降低中转开放手术的发生率,提高 TME 标本的质量,并提高括约肌保留概率。然而,这些手术在技术上要求很高,需要必备的专业知识和培训,在人体尸体研究中就表现出了明显的学习曲线。将来,包括 NOTES 机器人技术在内的改良外科设备很快就会使这一领域得到更广泛地采用,并使这一领域向经肛门单纯 NOTES 结肠手术进一步推进。

（钱琤 译 胡志前 滕世峰 校）

参考文献

［1］ Franklin ME Jr. et al. *Tech Coloproctol* 2013,17 (Suppl 1):S63-7.

［2］ Lacy AM et al. *Surg Endosc* 2008,22(7):1717-23.

［3］ Awad Z. *Ann Surg Oncol* 2014,21(9):3029.

［4］ Bulian DR et al. *Int J Colorectal Dis* 2014,29(7):853-61.

［5］ Park JS et al. *Br J Surg* 2011,98(5):710-5.

［6］ van den Boezem PB et al. *J Gastrointest Surg* 2013,17(5):907-12.

［7］ Mofid H et al. *Surg Endosc* 2013,27(8):2807-12.

［8］ Fisichella PM et al. *J Gastrointest Surg* 2015,19(7):1355-62.

［9］ Whiteford MH et al. *J Surg Oncol* 2007,96(8):678-83.

［10］ Leung AL et al. *Asian J Endosc Surg* 2014,7(1):11-6.

［11］ Tasende MM et al. *Surg Endosc* 2015,29(11):3313-8.

［12］ Franklin ME Jr. et al. *World J Surg* 1993,17(1):51-6.

［13］ Leung AL et al. *World J Surg* 2013,37(11):2678-82.

［14］ Saclarides TJ et al. *Dis Colon Rectum* 1992,35(12):1183-91.

［15］ Clancy C et al. *Dis Colon Rectum* 2015,58(2):254-61.

［16］ Fuchs KH et al. *Surg Endosc* 2013,27(3):746-52.

［17］ Whiteford MH et al. *Surg Endosc* 2007,21(10):1870-4.

［18］ Rieder E et al. *Surg Endosc* 2011,25(10):3357-63.

［19］ Telem DA et al. *Surg Endosc* 2013,27(1):74-80.

［20］ Sylla P et al. *Surg Endosc* 2010,24(5):1205-10.

［21］ van der Pas MH et al. *Lancet Oncol* 2013,14(3):210-8.

［22］ Prytz M et al. *Ann Surg* 2016,263(3):516-21.

［23］ Lee GC et al. *Clin Colon Rectal Surg* 2015,28(3):181-93.

［24］ Ma B et al. *BMC Cancer* 2016;16:380.

［25］ Penna M et al. *Ann Surg* 2017;266:111-7.

［26］ Fernandez-Hevia M et al. *Ann Surg* 2015,261(2):221-7.

［27］ Velthuis S et al. *Surg Endosc* 2014,28(12):3494-9.

［28］ de' Angelis N et al. *Langenbecks Arch Surg* 2015,400(8):945-59.

［29］ Perdawood SK et al. *Colorectal Dis* 2016,18(1):51-8.

［30］ Chen CC et al. *Ann Surg Oncol* 2016,23(4):1169-76.

［31］ Diejen C et al. *Surg Endosc* 2016;30:3210-5.

［32］ Penna M et al. *Colorectal Dis* 2017;19:476-84.

［33］ Leroy J et al. *JAMA Surg* 2013,148(3):226-30;discussion 31.

［34］ Zhang H et al. *Tech Coloproctol* 2013,17(1):117-23.

［35］ Chouillard E et al. *Surg Endosc* 2014,28(11):3150-7.

［36］ Kang L et al. *Surg Endosc* 2015,30(6):2552-62.

［37］ Marks JH et al. *Surg Endosc* 2016,30(10):4626-31.

［38］ Borstlap WA et al. *Surg Endosc* 2016;30:5364-71.

［39］ Colombo PE et al. *Ann Surg Oncol* 2016,23(5):1594-600.

［40］ Kuo LJ et al. *Int J Colorectal Dis* 2017;32:249-54.

［41］ Penna M et al. *Tech Coloproctol* 2016,20(3):185-91.

［42］ McLemore EC et al. *Glob J Gastroenterol Hepatol* 2013;1:51-7.

［43］ Rasulov AO et al. *Tech Coloproctol* 2016,20(4):227-34.

［44］ Denost Q et al. *Ann Surg* 2014,260(6):993-9.

［45］ Ng KH et al. *Ann Surg* 2009,249(1):82-6.

［46］ Andersson A et al. *Arch Surg* 1976;111(9):969-71.

［47］ Rouanet P et al. *Dis Colon Rectum* 2013,56(4):408-15.

［48］ Buchs NC et al. *Colorectal Dis* 2016;18:1154-61.

［49］ Burke JP et al. *Colorectal Dis* 2016,18(6):570-7.

［50］ Bertrand MM etal. *Dis Colon Rectum* 2014,57(9):1145-8.

［51］ Abrao MS et al. *Int J Gynaecol Obst* 2005,91(1)：27-31.

［52］ Breitenstein S et al. *J Laparoendosc Adv Surg Techn Part A* 2006,16(3)：286-9.

［53］ Boni L et al. *Surg Oncol* 2007, 16（Suppl 1）：S157-60.

［54］ Wilson JI et al. *Colorectal Dis* 2007,9(7)：662.

［55］ Ghezzi F et al. *Fertil Steril* 2008,90(5)： 1964-8.

［56］ Palanivelu C et al. *Dis Colon Rectum* 2008,51(7)：1120-4.

［57］ Burghardt J et al. *Zentralbl Chir* 2008,133(6)：574-6.

［58］ Pickron TB et al. *JSLS* 2009,13(2)：224-5.

［59］ McKenzie S et al. *Surg Endosc* 2010, 24（8）：2048-52.

［60］ Tarantino I et al. *Surg Endosc* 2011, 25（9）：3034-42.

［61］ Stipa F et al. *Int J Colorectal Dis* 2011,26（6）：815-6.

［62］ Karahasanoglu T et al. *J Laparoendosc Adv Surg Tech Part A* 2011,21(3)：255-7.

［63］ Torres RA et al. *World J Surg* 2012, 36（7）：1699-702.

［64］ Nishimura A et al. *Surg Endosc* 2013,27(12)：4734-40.

［65］ Lamm SH et al. *J Am Coll Surg* 2015,221(4)：789-97.

［66］ Akamatsu H et al. *Surg Endosc* 2009,23(11)：2605-9.

［67］ Cheung HY et al. *World J Surg* 2009, 33（6）：1287-91.

［68］ Saad S et al. *Endoscopy* 2010,42(Suppl 2)：E346-7.

［69］ Lamade W et al. *Surg Innov* 2010,17(1)： 28-35.

［70］ Serra-Aracil X et al. *World J Gastroenterol* 2014,20（33）：11538-45.

［71］ Nishimura A et al. *Surg Endosc* 2011,25(10)：3459-63.

［72］ Wolthuis AM et al. *Hum Reprod* 2011,26(6)：1348-55.

［73］ Wolthuis AM et al. *Surg Endosc* 2011,25(6)：2034-8.

［74］ Hara M et al. *Sur Laparosc Endosc Percutan Tech* 2011,21(5)：e235-8.

［75］ Costantino FA et al. *Surg Endosc.* 2012, 26（6）：1495-500.

［76］ Christoforidis D et al. *Colorectal Dis* 2013,15(3)：347-53.

［77］ Han FH et al. *World J Gastroenterol* 2013,19(43)：7751-7.

［78］ Liyanage C et al. *Colorectal Dis* 2013, 15（9）：e542-7.

［79］ Bremers AJ et al. *Br J Surg* 2013,100(4)：568-71.

［80］ Buchs NC et al. *World J Gastroenterol* 2015, 21（41）： 11700-8.

［81］ Lacy AM et al. *J Am Coll Surg* 2015, 221（2）：415-23.

［82］ Tuech JJ et al. *Ann Surg* 2015,261(2)：228-33.

［83］ Muratore A et al. *Eur J Surg Oncol* 2015,41（4）：478-83.

［84］ Veltcamp Helbach M et al. *Surg Endosc* 2016,30（2）： 464-70.

第四篇

微创手术的准备工作

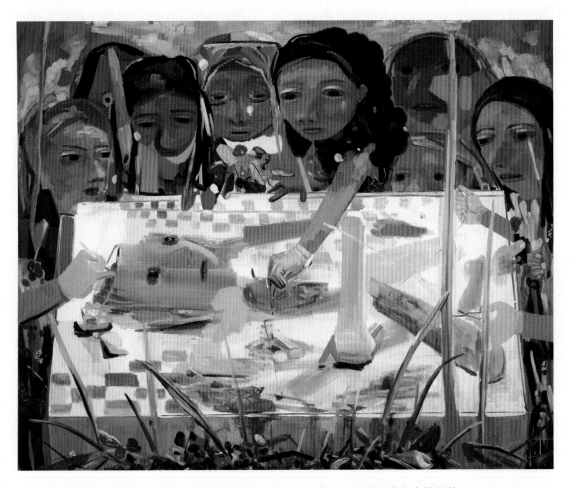

Dana Schutz,《外科》,2004 年。布面油画,75 英寸 × 91 英寸。纳曼当代艺术博物馆,Overland Park,KS
(由纽约艺术家和 Petzel 提供)

一个人如何画那些看不见的东西？这幅由画家 Dana Schutz 绘制的画作不是从观察者或手术团队成员的角度描绘手术的实际样子，而是表达了患者经历手术时的感觉。这名骨折妇女的身体正在同时接受几位医师的手术：一位医师将一种仪器插入她开放的头颅内，另一位医师在她的腹部工作，第三位医师缝合她扭曲的腿。她的四肢似乎与检查台融为一体，一种心烦意乱的表情揭示了她的情感经历。

患者同时是被研究的对象，也是面对医疗干预恐惧的个体。当医师们聚精会神地观察她的身体时，她空洞的眼神凸显了他们之间缺乏联系。手术台周围的植被进一步强调了她与自然和社会世界的分离，并为场景提供了一种神秘的感觉。

她既是主体又是客体，既是人类又是非人类。

Schutz 用一种扭曲的幽默感描绘日常活动和事件，赢得了很多赞誉，一位评论家称她自己的品牌是"快乐的恐怖"。对于艺术家来说，这些场景是她想象出的各种情境的"人工制品"。

在这里，她设想了一个全女性手术室，医师在没有技术援助的情况下，在自然光线和环境的包围下进行手术。层层叠叠的构图、非自然的色彩，以及像面具一样的面孔，夸张的情感内容，让观众可以从上面看到患者，从侧面同时看到医师的团队。

摘自 Mei Chin 的《达纳·舒茨》，Bomb，编号 95(2006 年 9 月)，https://bombmagazine.org/articles/dana-schutz/。

第29章

远程指导在侵入性外科微创手术中的应用

IAN CHOY AND ALLAN OKRAINEC

简介

20世纪60年代的时候,得克萨斯州的外科医师将一段动脉瓣膜置换的直播传到日内瓦,这是远程指导在外科手术中应用的首次报道。但是由于当时技术落后,早期远程指导的发展非常受限。直到20世纪90年代,得益于远程通信和手术领域的发展,使术中的远程指导变得切实可行。如今,外科医师已经适应远程操作的各种应用,包括远程监护,远程模拟和远程手术。

远程指导自从20世纪90年代重新兴起后,对远程指导进行评价和评估的研究越来越多。远程指导在术中的可行性和有效性是早期研究的重点,如研究手术系统的硬件问题。最近,人们已经开始深入研究远程指导的应用,如研究远程指导的临床应用和教学效应。

随着世界范围内的卫生组织逐渐缩紧预算并重新思考如何传递爱伤意识,远程指导在教育、提高质量、患者获得渠道方面的潜在作用已经引起人们对这一领域的广泛兴趣,并急切地推动了其本身应用。因此,目前的研究不仅要关注远程指导的可行性,还要探索其在手术和外科教学中新的应用。

本章节主要讨论远程指导在手术中的应用,我们通过主题归纳的方式,通过回顾文献将远程指导的应用归纳为三个方面:①远程指导在外科教学中的应用;②远程指导在偏远地区和资源匮乏地区中的应用;③远程指导在促进顶级医疗中心合作中的应用。同时,我们也讨论了阻碍远程指导推广应用的困难及其在未来使用的场合。

什么是远程指导

外科手术中的远程指导是指在模拟或真实的临床治疗中,由一个专业的外科医师远程帮助、指导或者评估另外一位外科医师对患者进行诊治的过程。最近,美国胃肠和内镜外科医师协会将远程指导定义为一种基于远程通信技术而产生的医师之间的关系,它可以让一名专家远距离指导一名缺乏经验的医师进行诊治、操作等。远程指导项目可应用于实际临床治疗的许多阶段,如初始会诊、手术治疗、围术期护理和随访等。另外,随着腹腔镜和机器人手术的出现,远程指导将被更加广泛地应用于临床中。外科医师可以借助于这些设备的视频通信界面远程指导和评估患者的手术情况。

随着人们对远程指导兴趣、资源和开发的不断增强,其应用范围也逐渐被拓展,大量与远程指导相关的概念也逐渐形成。例如,远程监控就是通过视频会议的形式进行考试、评估或者进行资格认证的技术,远程手术就是外科医师通过机器人的辅助在远处对患者进行手术治疗的技术,而远程模拟就是指住院医师或者实习医师在专家的远程帮助下完成模拟任务的技术(表29.1)。

远程指导在外科学教育中的应用

在医学专业中,外科手术的训练是非常特殊的,它非常依赖练习和实践手术后获得的经验。一百多年来,传统的导师-学徒模式是外科培训的

表 29.1 关键术语摘要表

远程医疗	指借助远程电子设备的交互式音频视频通信系统进行疾病治疗或者医学教学,在这个过程中医师、患者或者医师、学生之间并没有直接接触
远程指导	指专家借助远程通信技术远距离指导缺乏经验的医师进行医疗活动
远程监控	指通过视频会议系统进行实时监考、评估或者资格认证
远程手术	指外科医师通过机器人辅助在远处对患者进行手术的技术
远程模拟	指住院医师在专家的远程帮助下完成模拟任务

主要方式。在这种模式下,经验丰富的外科医师通过与学生建立起长期亲密的教学关系,然后以观察和反复实践的方式来教授缺乏经验的新医师。由于这种医疗教育模式中存在患者安全、工作时间有限和技术需求不断扩大等诸多限制,教育工作者们开始逐渐选择寻找新的方式来替代这种传统的学徒模式。

由于远程指导可以为外科实习生提供更好的接触专家和导师的途径,同时也能便于实习生接触他们以前没接触过的外科技术,因此许多人认为远程指导是一种非常重要的教育方式。随着外科技术的飞速进展,这一点显得尤为重要,甚至可以引起住院医师在外科训练项目中的腹腔镜操作技术上的巨大差异。

远程指导在手术技能的评估中也发挥着重要的作用。导师可以利用远程指导来连续和纵向的观察学员的手术技能。此外,在有高水平学员学习操作时,远程指导可以在学员和导师之间建造了一个适宜的空间距离。事实证明,这种距离感可以提高受训人员的能力和反馈信息,也促进了他们独立作业的能力。

然而,在细化远程指导的具体教育成果和应用中仍然有许多需要完善的地方。许多早期的关于远程指导的研究是以调查为基础的,主要为了阐明外科医师将远程指导视为一种获得新技能和知识的教育活动。近期的研究主要阐明了远程模拟的可靠性可以用特定的衡量标准来判定,同时明确了远程模拟基本的设施需求。未来的研究需要在这些发现的基础上将远程指导应用于具有更高保真度的场景中。

在外科教育中的一个进展就是将模拟技术和远程指导程序相结合。模拟技术已经成为一种重要的培训教育工具,究其原因和远程指导相同。模拟技术作为一种传统学徒培训模式的替代品,可以为学员提供在低压力环境中掌握更多技能的机会,同时也可以获取在实践和检测中的反馈信息。因此,模拟技术是初学者学习他们从未接触过的新技术的理想工具。

远程模拟在远程指导程序上有着独特的应用。学员和导师可以在箱式模拟器或更复杂的软件模拟器上进行远程协作。这样学员就可以先学习和练习新技术,然后再把它们应用到患者身上。这个方法在开展具有高度具体性和技术性的任务时非常好用。最近,有许多研究也在试图寻找将模拟技术以最佳的形式纳入到整个外科课程中的方法。这项技术的使用在远程监控高风险检查方面也具有很大的潜力,如在腹腔镜手术基础(fundamentals of laparoscopic surgery,FLS)中,已有人证明远程评估腹腔镜技能和现场评估一样可靠。这种方法可以节省成本来提高全球 FLS 的认证率。

丰富的移动通信技术为外科教育中进一步拓展和合并远程指导提供了另一个契机。拥有移动网络功能的手机可以在不同教学场景中应用,这可以让更多的学员以更低的成本接受远程指导。另外,谷歌眼镜和增强现实等技术可以将远程指导扩展到开放的程序中。由于腹腔镜手术设备中包含了电子接口,所以目前关于远程指导的研究大多集中在腹腔镜手术中。增强现实具有将远程指导应用于更多的开放性程序和项目中的技术。虽然,目前主要的技术受限于直播的视频质量,但是视频质量肯定会逐渐提高的。

同时,在远程指导的应用中也存在一些潜在的问题,就是这项技术本身可能被视为一种新的教育模式。随着医学教育课程的发展,我们要认识到远程指导只是帮助外科训练的一种工具,并且它还必须要在特定的教育理论背景下才能使用。

在远距离资源受限的情况下,远程指导和远程手术的应用

众所周知,远程指导的第二大应用就是在远程环境中的应用。远程指导可以在两个以上的不同地区医院之间建立连接以达到教育、合作和远程手术的目的。远程指导通常受到国际社会上的青睐,特别是对那些区域资源受限及需要隔离的地方。远程手术是在远程指导下发展起来的,但是远程手术和远程指导不同点在于外科专家可以在必要时自己掌控手术过程。

远程指导除了可以用于远距离开展外科医师的继续教育外,还被用于提高护理标准、增加获得亚专科服务的机会、降低患者转诊率、提供更好的急救护理等方面。在许多地方,亚专科外科医师严重短缺,而远程指导就是解决这一问题的一种方式。它可以在人力资源短缺的地方提供专业的知识和教育。转诊患者不仅需要付出巨大的经济代价,而且还会切断对患者和社会关系网络的联系。另外,改善急救护理可以预防与事故有关的发病率和死亡率。

世界上关于远程指导最大的研究之一是在 McMaster 大学开展的,该学校与 Ontario 和 Quebec 北部的一家社区医院建立了远程指导和远程监控项目。9 年来,位于 McMaster 大学和 St Joseph 医院的微创外科手术中心为这些偏远社区的几位外科医师提供了 100 多次的远程指导交流。自 2003 年以来,他们还帮助这些偏远社区完成了 22 例远程机器人辅助手术。这个项目小组从该项目的不同阶段出发,以一个独特的角度记录了在构建远程指导项目时学到的经验教训。他们发现患者对远程指导和远程机器人手术的接受程度关乎着该项目是否能够成功。另外,人们理解远程通信期间存在时间延迟对远程指导的成功也很重要。

除此之外,当这些项目跨越国家和文化的界限开展时,他们可能面临国际发展界经常讨论的一系列挑战和障碍。一项关于在资源受限环境下发展新外科方案的定性分析阐明了全面理解当地外科文化和环境的重要性。为了更好地将新技术和现有硬件及社会基础设施结合起来,我们需要对当地社区进行需求评估。

当然这项工作中最主要的限制还是当地、地区和国际的许可和法规的差异。这些可能是开发和实现远程指导项目的巨大障碍。此外,通过建立道德准则和协议、应对法律方面的困难,来保护患者和参与的医师,是开发项目非常重要的第一步。获取远程指导所需的通信技术是在远程环境中建立远程指导项目的另外一个障碍。由于在发展中国家中远程指导在改善教育机会和临床实践方面具有巨大的潜力,所以通信技术障碍显得尤为突出。最后,对远程通信网络的私密性、安全性和可靠性的担忧也会限制远程指导项目的开展。特别是涉及患者的相关信息后则显得尤其重要,如最近有一项研究表明,在手术中某些手术机器人很容易受到网络攻击。

远程指导和专业协作

远程指导在促进学术机构之间的合作方面有着巨大的潜力。外科实践与导师和培训地点密切相关。因此,手术技术和患者的管理在不同的地方会有不同的表现。以前,外科领域有许多分享和交流的新颖方式,如会议、科学期刊、访问专家、外科学员的轮转等。近期,随着对循证医学的重视,使专家比较、制定实践标准的需求也越来越多。然而,使用这些传统的交流模式来传播新技术、新标准会比较缓慢而烦琐。

远程指导可以作为一种知识共享模式的新方法,各种机构之间可以通过远程指导实施分享案例和管理策略。机构协作是机构双方对项目的规划、实施和评价的共同权利及责任。到目前为止,远程指导的应用主要集中在学术和社区外科医师之间,专家与新手之间。远程指导还可以用于大型医疗机构的外科医师及其外科团队之间的联系和合作。该技术还可以将不同地方的专家联系在一起,为分享不同情况下病情处理提供便利。而手术病例的远程指导也为多学科团队提供了讨论术前和术后护理方面的机会,同样也为疑难病例在手术室进行合作提供了机会。

总结

随着移动通信设备的不断发展和普及,这些项目和工具将会不断融入我们的教育和临床实践中。远程指导就是这方面融合的结果,它为外科医师的学习和技术的锻炼提供了巨大的帮助。对于外科界来说,继续采用和开发远程指导技术可以解决目前存在的局限性,并确保远程指导是一种新的探索方式而不是探索的终点。

（魏舒迅　**译**　胡志前　滕世峰　**校**）

参考文献

[1] Augestad KM et al. *Surg Innov* 2013;20:273-81.

[2] Augestad KM et al. *World J Surg* 2009;33:1356-65.

[3] Lee B et al. *World J Urol* 2000;18:296-8.

[4] Challacombe B et al. *Nat Clin Pract Urol* 2006;3:611-7.

[5] Gambadauro P et al. *Surg Today* 2013;43:115-22.

[6] Rosser JC et al. *Surg Innov* 2003;10:209-17.

[7] Miskovic D et al. *Ann Surg* 2010;252:943-51.

[8] Schlachta CM et al. *Surg Endosc* 2016;30:3665-72.

[9] Bogen EM et al. *World J Gastrointest Endos* 2014;6:148.

[10] Eadie L et al. *Br J Sur* 2003;90:647-58.

[11] Marescaux J et al. *Curr Urol Rep* 2003;4:109-13.

[12] Choy I et al. *Surg Clin North Am* 2010;90:457-73.

[13] Morris B. *Med Gen Med* 2005;7:72.

[14] Byrne J et al. *Surg Endosc* 2000;14:1159-61.

[15] Choy I et al. *Surg Endosc* 2013;27:378-83.

[16] Rosser JC Jr. et al. *Surg Endosc* 2007;21:1458-63.

[17] Okrainec A et al. *Surg Endosc* 2009;24:417-22.

[18] Burckett-St Laurent D et al. *Acta Anaesthesiol Scand* 2016;60:995-1002.

[19] Okrainec A et al. *Surg Endosc* 2016;30:2697-702.

[20] Davis CR et al. *Plast Reconstr Surg* 2015;135:918-28.

[21] Budrionis A et al. Are mobile devices ready for telementoring? A protocol design for randomized controlled trials. In:*eTELEMED* 2014, *The Sixth International Conference on eHealth*, *Telemedicine*, *and Social Medicine*, 2014; 197-200.

[22] Anvari M. *World J Surg* 2007;31:1545-50.

[23] Anvari M. *Eur Surg* 2005;37:284-92.

[24] Choy I et al. *Surg Endosc* 2013;27:4009-15.

[25] Czajkowski JM. Leading successful interinstitutional collaborations using the collaboration success measurement model. In:*Chair Academy's 16th Annual International Conference*, Jacksonville, Florida. 2007.

[26] Anvari M. *Surg Endosc* 2007;21:537-41.

[27] Bonaci T et al. To make a robot secure: An experimental analysis of cyber security threats against teleoperated surgical robots. arXiv preprint arXiv:1504.04339 2015.

[28] Gregson BA et al. *Stroke* 2003;34:2593-7.

[29] Urbach DR et al. *BMJ* 2005;330:1401.

第 30 章

评价侵入性微创手术模拟平台的客观指标

YUSUKE WATANABE，ELIF BILGIC，AMIN MADANI，AND MELINA C. VASSILIOU

简介

微创手术已经成为外科模拟平台发展的主要驱动力。模拟训练为获得和评估手术能力提供了一个可控的标准化环境。然而，住院医师培训的时间紧张、资源有限，需要更多有力的证据证明将模拟课程纳入住院医师培训项目中的价值。不管在培训还是评估中，伴随着模拟平台的使用必然会出现相应的评估标准。我们目前正处于以能力为导向的教育改革中，这些模拟平台的指标在界定学者是否完成学业或者在某方面是否有突出能力上可以为我们提供依据。如果要用模拟平台来作为评判执业医师资格或者获取相关权利的手段，那么其指标必须符合高风险评估标准并且在各项测试中必须有多中心的数据进行有效验证。本章节讨论了已经应用于微创手术模拟平台中的一些指标及其优缺点，如时间和精确度、运动分析、外科医师生理指标、评估标准等。

模拟平台指标的作用

如前所述，模拟平台指标是模拟训练的构成要素并且可以用来总结训练情况。像熟练度和是否达标等量化指标所提供的信息可以评估学员和教员的进展水平，同时可以预测学员在真实临床环境中的表现。指标及其量化值必须和模拟训练的学习目标和内容紧密联系在一起，并且这些量化值还要能区分不同临床水平的训练人员。为了提供有效和可以信赖的信息，度量指标应该可以那些量化本来就需要量化的内容。

有效证据的重要性

有效性是所有指标的基本组成成分，它代表了实际指标达到预期值的程度。特定指标的有效性证据的系统收集主要包括以下五个来源：内容、反应过程、内部结构、与其他变量的关系和结果。模拟环境中的量化指标可以理解为预期结构。我们应该用从多种途径获得的不同证据来评估其有效性并给出合理的解释。可信度是指评分的一致性和复现性。在决定某种评估方式的有效性时，我们还需要考虑测量误差。评价者、偶然误差和系统误差等多种因素都可能导致误差的出现。因此，为达到预期目标，识别和最小化这些误差是非常重要的。所以要根据量化值含义和预期使用情况来选择指标。本章中，我们阐述了在模拟环境中评估性能的不同方法，并且重点讨论了这些方法的优缺点（表 30.1）。

探讨模拟侵入性微创手术中的指标

时间和精确度

许多模拟器使用模型的分解任务和相关领域的动作来教授和评估侵入性微创手术。我们已经在许多微创模拟训练中使用完成任务的时间和精确度（精度或误差）来评估学员的情况。解释这两个指标的意义很简单，不需要复杂的技术，并且很容易实现。腹腔镜手术基础（fundamentals of laparoscopic surgery，FLS）技术技能部分的

表 30.1　模拟指标优缺点

	优点	缺点
时间和精确度	应用于实践案例；有效性验证有数据支持	存在人为错误，没有反馈作用，可能会养成与临床无关的习惯
动态指标	计算机技术（训练者之间的统一指标）	昂贵；仪器和软件的维护问题；数据解释复杂——不总是清楚什么是有意义的；分辨率和精准度必须非常高
生理指标	增量值；计算机技术	昂贵；对一些测量结果的解释比较困难；没有明确相关性，有效数据是混合的
性能指标	对性能提供有意义的反馈；整合了评价者的专业知识	存在评价者偏见和其他潜在误差来源的影响；评价者较少导致的资源密集

的评估就是使用的这两个指标，它们可以同时评估在一个视屏盒训练机中执行的五个任务。许多研究已经证实这两个指标用于评估腹腔镜技术是有效并且可靠的。它们在模拟器中的量化值也和操作者在手术室中的临床表现相关，并且可以用来评估临床表现。

时间是非常实用、可靠和易于测量的指标。与确定操作的精确度（误差）和临床重要性相关，并且在优化测量精度以区分不同水平的表现中也很重要。例如，当一名学员做腹腔镜下体内打结时，如果结不安全，那么不管多快打完在手术室里都是不被认可的。因此，操作的精确度需要考虑到这些临床上的基本后果，在评估精确度中应该包含这些错误和处以相应的惩罚。这些错误必须是客观可见的才能进行量化。尽管时间和精确度这两个评估指标被广泛接受，但是它们在评估操作的质量和最终的安全性方面仍然有限。此外，尽管这些指标具有客观性，但是它们提供的有用信息很少，不足以提高学员的表现或形成反馈。使用时间指标会让学员以养成潜在的不安全的习惯为代价来加快完成操作的速度。那些以熟练操作为目的的训练模拟项目在使用时间和误差作为评价指标时，还应该加上专家教练的具体反馈，这样可以促使学员从错误中学习，同时还可以学到临床相关的操作。

动态指标

动态分析是一种以计算机为基础的技术，目前已被用在多种不同的模拟环境中来评价外科医师手术或操作时的各种动作。这种技术需要一个可以跟踪和记录仪器运动方向和位置的系统，还需要一个专门的数据分析程序。除了在大多数虚拟现实模拟器中有预先安装的系统，大多数的跟踪记录系统和模拟系统或者模拟盒是相互独立的。而现有的许多跟踪记录系统都是在体内使用的。

大多数跟踪系统由信号源、传感器和接收处理系统组成。目前大多采用机械、光学、电磁或声学信号来进行运动跟踪。我们可以通过测量仪器来提示、跟踪手持设备或者检测身体运动来完成运动跟踪。分辨率和精确度对于任何运动分析系统来说都非常重要，因为他们决定了仪器进行运动跟踪的精度。

目前除了时间是可以测量的，大多数的运动跟踪系统都是基于一些算法来测算的，这些算法会将路径长度、曲线长度、运动次数、运行距离、旋转和方向、平滑度和加速度等指标纳入其中进行测算。目前的困难是找到具有临床相关性或与临床表现相关的指标。这些指标包括仪器尖端运动和随时间变化的绕轴旋转三维坐标。大多数的系统可以使用多种测算方法，正确的组合使用方式则根据执行的任务来确定。尽管动态指标是一种可以用来区分不同经验人员之间训练水平的客观的指标，但是我们仍然需要懂得如何去解释这些数据并且利用这些数据向学员提供反馈，从而提高他们的技能水平。但是将这些参数转化为有意义的数据是非常困难的。目前，有的研究正在将外科医师的姿势数据纳入到动态指标中以便更好地反映专家的表现。

外科医师的生理指标

我们可以使用生命指征监测器来评价外科医师在各种模拟情况下的反应。这些监测器包括眼球跟踪测量仪和可以收集各种压力下的外科医师的生理反应数据的监测器。据研究,眼球追踪系统可以评估人类认知的各个方面(大脑功能的表现及完成任务时的技能水平)。由于过强的外部压力会损害外科医师的技术技能、记忆力、警觉性和其他认知能力,因此用来评估这些压力的监测器越来越受欢迎。众所周知,压力会影响外科医师的沟通和决策能力,目前有许多像心率、皮肤电导水平和唾液皮质醇含量等标记物可以用来评估和量化压力水平。因此,我们可以用这些标记物来衡量压力对交感神经系统的影响。并用来研究环境中压力所导致的影响。

眼球追踪是一种可以较好地评价模拟环境中腹腔镜操作水平的生理参数。它通过固定摄像机或者集成在眼镜中的摄像机来记录眼球运动。这种方法可以借助跟踪瞳孔位置来体现出受试者注意力的聚焦点。除此之外,还有注视频率、停留时间(感知刺激)和瞳孔扩张(与认知过程中的努力相关)等衡量方法。不同实验对象测量结果的差异可以用来区分不同的技能水平。注视和注意力是最常用的眼球追踪评估方法,也可以用来区分专业水平。相对于新手而言,专家对相关解剖部位具有更强的注意力。有人在手术训练中使用眼球追踪来提高受试者的表现,通过训练受试者专注于关键点或者专家眼球追踪的基准点可以提高他们在操作中的表现。总而言之,我们可以通过两个方面来解释注意力的集中程度可以反映专业表现:一是专家的专注力更高,因为他们知道自己要找什么,并且可以比新手更快地识别出所要找的内容;二是专家在常规操作程序中的辨识要求较低,而新手由于不熟悉流程和步骤,辨识工作量较大。最后,眼球跟踪系统可以让学员根据专家的表现建立评估标准,所以它可以作为一种评估和模拟教育工作进行使用。学员还可以通过任务来熟练地掌握集中注意力的方法,让他们能更加有效地培养专业知识和技能。为了更充分地了解该系统的潜力,我们还需要进一步研究测试其在反馈工作中的价值。

心率、皮肤导电率和皮质醇水平是另外一些指标,它们的活动变化和释放水平取决于承受压力程度。以皮肤的阻力为例,它取决于电极放置的位置,在一定条件下压力的增加可以导致皮肤阻力的改变,而皮肤阻力的改变又可以使汗腺激活。尽管这些指标是量化外科医师压力的好方法,但是由于不同外科医师的抗压水平差异很大而且抗压水平和经验水平并不一定相关,所以我们仍然很难将其用于评估。

其他用于衡量表现的方法

总的来说,就模拟器性能的品质和变化来说,上述指标所能提供的信息相对有限。全局评级工具、检查单和错误评级工具等性能评价指标可以补充这些指标的不足,并可以提供更多有意义的反馈信息。在模拟环境中,我们经常用来评估微创手术表现的指标有三类:广泛型、特定任务型或者组合型(广泛型和特定任务型的组合)。一般来讲,广泛型评估标准比较灵活,适用于评估学员在相似又不相同的模拟任务中的表现;而特定任务型的评估标准可以获得更加具体的信息但是灵活性较差;混合型评估标准由于可以提供比较全面、互补性强的信息而受到越来越多的关注。研究探索能反映特定操作表现水平的评估范围,并将其量化是构建混合型评估标准的关键。对于如何进行评估,人们的一个关注点是评分者之间的得分发现性。这些度量标准依赖人来完成,这是有利又有弊的。优点是评分者(通常是专家)可以利用其专业知识在评估时快速整合大量的可能影响表现的信息,如设备问题、病例难度、临床中患者因素等。缺点就是可能存在偏倚、测量误差,可能还需要安排其他专家来评估表现等制约因素。

总结

目前可用于评估模拟环境中腹腔镜手术水平的指标包括时间和精确度、动态指标、生理指标、性能指标等。我们应该结合模拟类型、预期用途、任何情况下的量化值解析三个方面因素来选择和使用这些指标。如何解读量化评分和预期用途决定了评估指标有效性证据的数量和来源,特别是我们使用模拟测试来做关于能力评估和权限确定的临床决定时更应该考虑这些有效性数据。模拟工具在以能力为基础的外科教育时代有着非常重要的作用,它特别适用于微创外科领域。然而,任何一种模拟工具的价值都取决于教学方式和教学内容的严谨性。

（魏舒迅　**译**　胡志前　滕世峰　**校**）

参考文献

［1］　Ritter EM et al. *Surg Innov* 2007,14(2):107-12.

［2］　Vassiliou MC et al. *Surg Endosc* 2006；20. 5：744-47.

［3］　Joint American Educational Research Association. *Standards for Educational and Psychological Testing*. Washington，DC：American Educational Research Association；1999.

［4］　Downing SM. *Med Educ* 2003,37(9):830-7.

［5］　Watanabe Y et al. *Surg Endosc* 2015,30(2):581-7.

［6］　Vassiliou MC et al. *Surg Clin North Am* 2010,90(3):535-58.

［7］　Fried GM et al. *Ann Surg* 2004;240(3): 518-25; discussion 525-8.

［8］　Fried GM. *J Gastrointest Surg* 2008,12(2):210-2.

［9］　McCluney AL et al. *Surg Endosc* 2007,21(11):1991-5.

［10］　Mason JD et al. *Surg Endosc* 2013,27(5):1468-77.

［11］　Overby DW et al. *Am J Surg* 2014,207(2):226-30.

［12］　Chmarra MK et al. *Minim Invasive Ther Allied Technol* 2007,16(6):328-40.

［13］　Chmarra MK et al. *Minim Invasive Ther Allied Technol* 2010,19(1):2-11.

［14］　Richstone L et al. *Ann Surg* 2010,252(1):177-82.

［15］　Berguer R et al. *Surg Endosc* 2001,15(10):1204-7.

［16］　Pugh CM et al. *Am J Surg* 2015,210(4):603-9.

第31章

虚拟模拟现实技术在微创手术中的应用

SUVRANU DE

简介

微创手术（minimally invasive surgery，MIS）因术后疼痛少、术后粘连少、出血少、手术并发症少、住院时间短、可早期恢复正常活动等优点而革新了常规手术的方式。但是，由于微创手术具有独立的视觉系统和操作方式，而且医师在开放手术中学习到的技能也不太容易应用到腹腔镜手术中，所以微创手术的操作相对复杂。腹腔镜外科医师需要学会在将三维影像投射到二维视角的情况下进行操作。另外，在微创手术中不能使用对外科医师来说非常重要的触觉，这严重影响了他们对深度的感知。腹腔镜手术需要操作者在操作细长器械时具有精准的手眼协调能力。他们在术中也不能像平常一样进行牵拉操作。即使是最简单的打结也需要重新学习，因为在腹腔镜手术中体内打结的方法和传统的双手打结不同。就像有些报告表明，早期腹腔镜胆囊切除术中胆管损伤发生率相对较高一样，以上所述的各种情况都可能增加并发症的发生。因此，微创手术技术的训练非常重要。

虽然我们已经意识到了训练的重要性，但是开发一个有效的训练项目并不简单。这个训练项目必须充分考虑到学习技能的类型、衡量标准、学习要求及反馈和反映的形式等多方面内容。开发训练项目是以逐步获得专业知识为目标，在训练中我们先要掌握最终要应用于临床的基础技能。要达到这一目标需要通过多种训练方式来练习，这些训练方式将囊括简单的分解任务到高度模拟训练在内的诸多内容。然而，学习技能和技术只是外科专业知识中的一个部分。外科医师在掌握了技术技能后必须把他们结合到复杂的临床工作和专业操作中。另外，他们必须学会在高压团队环境中进行协作，同时还有精力协同处理多项工作。

以前，学生一般通常以师徒的学习模式习得手术技能，他们观察高年资外科医师的实操并在高年资外科医师的指导下进行手术。然而，最近临床中的许多现实因素颠覆了 Halstedian 模式，其中最重要的一些因素包括更加注重患者安全、工作时间减少、与患者的接触减少、患者住院期间程序化的经验减少。因此，现在的训练模式已经逐渐演变为使用各种模拟器和模型的训练方式，这些模拟器和模型包括了活体动物、尸体、无生命视频训练器（video trainers，VT）、人类患者模拟器（human patient simulators，HPS）、基于计算机的虚拟现实（virtual reality，VR）模拟器和混合模拟器等。尽管人类尸体是最贴近临床的，但是由于其价格、供应量及尸体组织可塑性差等方面因素限制了其广泛使用。另外，使用活体动物也存在伦理、成本高、需要专门设备等问题。虚拟现实的模拟器因为具有视觉和触觉（触摸）界面，可以依靠提供最佳的模拟环境和特定的关键场合等方式来解决以上两种方法的缺点。虚拟现实模拟器不同于训练箱或者视频训练器，它可以不依赖监督员来提供非常多的培训场景，不会给患者带来不良后果和风险，还可以让学员接触罕见的案例并根据个人需求进行量身定制，同时还提供详细和客观的反馈。

价格和在力量反馈等方面缺少真实感是导致虚拟现实模拟器不能广泛使用的原因。但是，我们相信在未来虚拟现实模拟器将会取代其他所有手术训练模式,究其原因主要有三个方面:第一,虚拟现实将依托指数级提升的计算能力而变得越来越真实。而计算机辅助的这种强大作用已经在工程学中体现出来了,特别是数字化设计在航空和汽车等复杂行业已经成为一种规范。第二,因为虚拟现实具有实时检测性能并及时提供客观反馈的能力而成为可以在固定模式下创造和呈现复杂性的唯一手段。第三,我们将在下一段讨论在拉斯马森(Rasmussen)技术、规则和知识(skill-,rule-,and knowledge-,SRK)的人类行为框架下,虚拟现实是唯一一种包含技术和非技术的综合训练模式。我们可以通过箱型训练器、体内或体外动物模型来教授基于技能或一些基于规则的行为。沉浸式虚拟现实技术可以和高保真视觉及其他感官反馈无缝衔接,使得这种技术成为唯一一种可以依托三个层次的人类行为模式来学习的技术,并且让人们获得真正的外科专业知识。

虽然有很多公司在开发基于虚拟现实的模拟器,但是本章的目的不是讨论具体的产品或者系统。相反,在"拉斯马森(Rasmussen)的 SRK 框架和虚拟现实模拟"一节中,我们通过一些例子提出了一个理论来进行论证,即完全沉浸式的虚拟环境是唯一一种可以提供基于 SRK 行为的训练环境。在"虚拟现实模拟技术"一节中,我们将讨论当前虚拟现实模拟技术面临的一些挑战。

拉斯马森的 SRK 框架和 VR 仿真技术

Rasmussen 提出了一个基于技术、规则和知识的可以描述人类行为的框架,我们可以利用这一框架作为设计外科训练系统的参考。基于技能的行为指的是在熟练掌握相关技能后,在注意力低时也可完成自发动作。对于经常练习和常规的动作来说,基于技能的行为是由储存在记忆中的活动模式控制的。基于规则的行为需要集中注意力来判别情况并从记忆中获得相关的模式来应对。最后,在没有预设技能或规则的陌生情况下,必须仔细分析情况并即兴发挥,而这就是基于知识的行为。基于技能的行为由于非常熟悉环境所

以需要花费的注意力最少,而基于知识的行为由于对所执行的任务不熟所以需要花费的注意力最多。

依据 Rasmussen 的模型,只有基于虚拟现实的模拟器才能实现所有的行为模式。现有的虚拟现实模拟器通过基本的手眼协调和简单的技术技能可以实现基于技术的行为。目前广泛使用的腹腔镜手术培训系统是 MIST VR,它是在 20 世纪 90 年代作为一种低成本的 VR 培训器引入的。有多项研究表明,使用 MIST VR 来培训可以解决腹腔镜手术中存在的视觉空间和精神运动方面的难题。最近出现的虚拟现实初级外科技能培训器是一款虚拟腹腔镜基础技能培训器(virtual basic laparoscopic skill trainer,VBLaST)。它是由美国胃肠和内镜外科医师协会(Society of American Gastrointestinal and Endoscopic Surgeons,SAGES)开发的一种类似于腹腔镜手术基础(fundamentals of laparoscopic surgery,FLS)工具箱的虚拟技术,现在已经作为手术学会认证考试的工具。FLS 工具箱是由一个盖着不透明膜的盒子构成,膜上的两个套管放在连接到视频监视器的 0°腹腔镜两侧。在这个盒子里有移动钉子、图案切割、结扎和缝合等 5 个预先安置的任务。这种系统也有一些潜在的缺陷,它需要专业的监考人员、培训人员和指南。另外,它也不能实时进行评估,并且需要不断提供练习材料。

开发 VBLaST 系统就是为了解决这些问题,借助这个系统我们可以在计算机上完成许多类似FLS 系统中的任务。这个系统由计算机软件和用户界面两部分组成(图 31.1),其中计算机软件可以模拟 FLS 任务,用户界面则用于连接两个腹腔镜工具(与 FLS 训练器功能相同)和两个杰魔公司(Geomagic)的触摸设备(3D 系统,Rock Hill,South Carolina)。这个设备具有 6 个自由度的位置传感装置,3 个自由度的力学反馈装置,还有一个用户可以定制的可移动手写笔。用户们可以用手握住设备的手柄在"真实空间"内移动,同时可以在电脑屏幕上观察自己在虚拟空间中的操作。触觉设备可以模拟用户和虚拟环境交互时的力学反馈。Chellali 和 Zhang 等的研究从外观、内容、结构和收敛性方面证实了 VBLaST 系统是FLS 可靠的替代品。

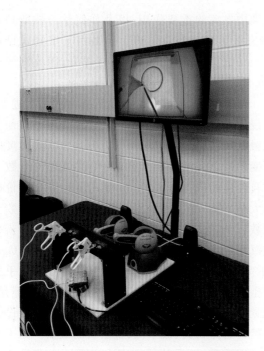

图 31.1　VBLaST 是 FLS 任务的虚拟版本

　　图片显示的是虚拟图案切割任务。通过安装在杰魔公司触觉反馈设备上的腹腔镜设备，虚拟环境可以和现实环境进行交互。

　　除了基础技能外，虚拟环境还可以用于完整的任务训练，它可以帮助我们学习正确的操作步骤和步骤间的转换。市场上有用于胆囊切除术、阑尾切除术、减肥和其他各种腹腔镜手术的训练器。

　　使用罕见或非常规的情境或者意料之外并发症的训练场景对培养基于知识的行为技能非常有用。例如，手术室火灾是一个不常见但后果非常严重的情况，每年大约会发生 600 起。能够了解这类灾难发生的条件并且规避或延缓其发生是内镜外科医师学会开展外科手术能量基本使用计划（fundamental use of surgical energy，FUSE）的目标之一。由于手术室对明火或烟雾来源具有严格规定，而这些规定都是由绝大多数有实际经验的外科技能实验室强制实行的，所以在手术室进行消防训练非常复杂。对于使用像干冰、雾机等模拟烟雾源来模拟也有类似的限制。另外，考虑到一些大型手术室存在像可燃气体爆炸等事件，在现实生活中进行全面的外科火灾预防培训基本不可能。

　　虚拟电外科技能训练器（virtual electro-surgical skill trainer，VEST）是一种基于虚拟现实的模拟器，可以用于 FUSE 的课程。VEST 中有一个模块包含了手术室火灾的训练场景。虚拟模拟器的硬件由两个主要的组件构成：沉浸式三维显示器和交互设备。沉浸式三维显示器由 Oculus Rift 立体头戴式显示器（head-mounted display，HMD）提供（https://www.oculus.com），它可以提供精确、低延迟的位置跟踪。和上一代 VR 头戴设备相比，这种显示器可以通过降低持久性的 OLED 显示屏大幅减少导致模拟器故障的运动模糊和抖动。控制者可以在模拟器运行期间通过一个定制的控制器来和虚拟环境进行交互。这个控制器安装了阿森松科技公司（http://www.ascension-tech.com）6 个自由度的位置跟踪器和 1 个按钮开关，可以让使用者"触摸"虚拟对象并进行交互（图 31.2）。

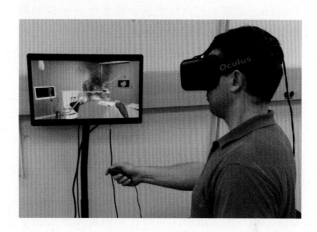

图 31.2　VEST 开发并检验了沉浸式手术室火灾模拟环境

　　图示用户佩戴了有一个 Oculus Rift 的 HMD 系统，正在使用手持指向设备与手术室内的对象进行交互。

　　另外一个使用频率低、敏感性高的手术示例是环甲膜切开术。这个手术是一种通过皮肤和环甲膜切口为创伤患者建立气道的手术。这种手术只在一小部分的外伤患者中开展，住院医师在工作中可能不会遇到这种情况。然而，外科医师大概需要 30 个病例才能熟练掌握意外导致的困难气道的处理，这个数目是很多住院医师项目不能提供的。目前有公司正在开发一个虚拟的气道技能训练器可以在虚拟环境中练习这一操作。

虚拟现实仿真技术

　　虚拟现实的最终目的就是模拟现实，这是非

常困难的。以缝合来讲,虚拟现实完成这个简单的任务就非常困难。特别是缝合的物理反馈、缝线穿过组织时的摩擦条件、打结的机制及保持结在位都是需要特别关注的细节。

美国国家工程学院列出的"重大挑战"之一就是增强VR。特别是视觉精度的不足、真实触觉及其反馈不足等缺点是需要重点关注的领域。随着计算机硬件、虚拟现实界面、数值算法的完善,我们创建高保真、多拟态虚拟环境的能力越来越强。虚拟现实模拟环境本质上将人纳入这个循环系统中。因此,虚拟环境中的视觉渲染效果、触觉反馈等项目都应该实时更新。这样才可以转化为不低于30Hz的视觉反馈信息。而触觉反馈的要求要严格得多——软接触约要700Hz,硬接触约要1000Hz。能够通过执行快速计算来生成所需的帧率是构建虚拟现实的主要困难之一。这一点可以通过开发更快的算法和更高效的硬件来实现。

大多数的虚拟现实应用程序多依赖于桌面和工作站等普通硬件。自20世纪80年代中期起来,中央处理器(central processing units,CPU)的计算能力呈指数级增长。多年来,研究人员通过共享并行内存来并行算法,从而充分利用了并行硬件的能力。

以图形处理单元(graphical processing units,GPU)作为通用计算硬件架构极大地提高了应用程序的性能。GPU本质上是数千个核心并行的,可以实现指令的高度并行处理。现在的GPU可以达到1600 Gflops的峰值性能,超过了并行CPU架构。而CUDA和OpenCL等软件架构的出现进一步普及了GPU作为通用计算硬件平台的作用。许多为GPU开发的应用程序已经如雨后春笋般出现。

总结

在本章中,我们讨论了VR技术在未来外科培训中发挥的重要作用,以及如何学习拉斯马森SRK框架下的专业知识。但是由于沉浸式显示系统和计算机硬件领域还有待提升,因此沉浸式VR的发展充满挑战。

尽管如此,随着算法和硬件方面的重大进展,沉浸式VR的未来发展一定是一片光明。目前实时触觉反馈已经可以模拟数万到数十万自由度的可变形器官。预计十年内,我们就可以进行数千万自由度的模拟。另外,沉浸式显示系统的价格已大幅下降。过去,头戴式显示器的价格在数千至数万美元之间,而现在像Oculus这样高分辨率的沉浸式HMD只需要几百美元。三星的Gear VR和谷歌的Cardboard可以直接使用智能手机产生沉浸式环境,这种方式更加方便经济。但是,触觉设备的发展则相对有限。市面上的触觉设备仍然具有体积大、效率低、价格贵的缺点。为了实现虚拟手术,以后的研究方向必须要向开发新的技术靠拢,这些技术包括运动和触觉反馈设备及将它们完全集成到使用HMD沉浸式环境中的技术。

（魏舒迅　**译**　胡志前　滕世峰　**校**）

参考文献

[1] Rehrig ST et al. *J Gastrointest Surg* 2008;12;222-33.

[2] Davidoff AM et al. *Ann Surg* 1992;215;196-202.

[3] Satava RM. *Clin Teach* 2006;3;107-11.

[4] Rasmussen J. *IEEE Trans Syst Man Cybern* 1983;13(3);257-66.

[5] Wilson MS et al. *Ann R Coll Surg England* 1997;79;403-4.

[6] Crochet P et al. *Ann Surg* 2011;253;1216-22.

[7] Arikatla VS et al. *Int J Med Robot Comp Assist Surg* 2013,10(3);344-55.

[8] Chellali A et al. *Surg Endosc* 2014;28;2856-62.

[9] Zhang L et al. *Surg Endosc* 2013,27(10);3603-15.

第 32 章

腹腔镜操作的培训与认证，包括手术能量平台的基本使用

MICHAEL A. RUSSO, SHAWN T. TSUDA, AND DANIEL J. SCOTT

腹腔镜操作的训练简介

医学院校期间

腹腔镜外科的教育最早可以从医学院开始。医学生在第一年或者第二年的临床轮转中会接触到各种各样的外科场景。并且，许多医学院校现在为高年级学生提供大量选修课或者"训练营"，为他们未来的实习期做准备。训练营通常是根据美国外科学院（ACS）和外科学主管项目协会（APDS）国家课程中定义的基本腔镜技能培训来开发的。课程通常包括教授课程、基本技能课程（打结、缝合）、基本腹腔镜或内镜下放置 Foley 导管、鼻胃管、胸管的操作技能，以及模拟医患场景。

训练课程增强了学生对获取临床技能和知识的信心。Naylor 等的一项研究表明，在医学院校就进行腹腔镜训练的学生在未来能够更加精通腹腔镜技术。在这项研究中，所有完成课程的学生都超过了腹腔镜外科手术基础（FLS）认证所要求的及格分数线。这对于对外科特别感兴趣的学生是有益的。考虑到在当住院医师期间，他们的工作时间限制，更多地接触腹腔镜和早期实践能为住院医师提供一个良好的开端。Kolozsvari 等比较了 2003－2008 年住院医师的 FLS 得分，发现年资越高的住院医师，得分越高。Kolozsvari 认为，新任住院医师获得更高 FLS 得分的原因归因于他们在医学院学习期间长期的临床实践和腹腔镜模拟操作。

住院医师期间

医学生医学院校毕业后，需要接受正规的普通外科技能培训。截至 2008 年，美国外科委员会（ABS）规定，所有普通外科项目都可以纳入技能培训基地。在 2004 年，Korndorffer 及其同事的一项调查研究表明，162 个普通外科项目中仅有 55％的普通外科项目纳入到技能培训基地。此外，仅有 55％的培训基地项目有强制性培训要求。这表明，在美国 253 个项目中，只有大约 1/4 的项目采用结构化课程进行技能培训基地的培训。此后，许多机构采用 ACS 和 APD 开发的外科技能培训项目，旨在规范培训，并确保外科医师的外科能力。课程分为三个阶段，包括基本技能模块、普通外科腹腔镜手术技术及模拟场景。第一阶段教授基本技能和任务，包括腹腔镜技术、组织活检、缝合、切开、中心线定位和结肠镜检查。第二阶段包括高级程序，如腹腔镜阑尾切除术、疝修补术、结肠切除术。在第三阶段，住院医师学习一些以团队为基础的技能，包括腹腔镜故障或者危机的排除、患者交接、创伤团队培训。

1997 年制定的 FLS 计划是 2008 年 ABS 资格考试的先决条件。这保证了即将毕业的主治医师至少具备基本操作所需的腹腔镜技能。

奖学金支持

外科医师可以在奖学金的支持下继续进行微创手术的训练。奖学金是通过奖学金委员会颁发的。以前外科医师学习腹腔镜技术是通过短期培

训课程和小额基金资助实现的。随着人们对腹腔镜手术兴趣的增长,腹腔镜外科的先驱们成立了微创外科研究基金委员会,并建立了一套正式的认证和匹配程序。如今全国有超过 150 多个项目。

这些奖学金的资助使得外科医师获得了一些他们在住院医师期间不能完全覆盖的更加高级或者专业手术的宝贵经验。由于工作时间的限制,住院医师期间外科医师很难达到研究生医学教育认证委员会(ACGME)要求的足够数量的病例。据估计,高达 80% 的外科住院医师寻求研究生奖学金的资助。

不同的学科均可获得奖学金,包括胃肠外科、内镜中心、微创外科、减肥/代谢外科、肝胆外科、结直肠外科和胸外科。随着技术的进步和新技术的发展,奖学金项目也在不断发展,包括精细的机器人手术。目前课程的长度 1~3 年不等,通常由 1~2 年的研究组成。

执业外科医师

执业外科医师可通过一些实践课程或者奖学金的资助参加更加高级的训练。这些课程可以持续半天到几周,是全球范围内的。腹腔镜手术的第一门课程是在 20 世纪 80 年代末 90 年代初的腹腔镜胆囊切除术之后才出现的。一些专业组织和协会也提供课程,如美国胃肠和内镜外科医师协会(SAGES)、美国代谢与减肥外科学会(ASMBS)、美国结直肠外科医师协会(ASCRS)、ACS 和其他。这些课程通常结合了教学形式,尸体或者活体上的操作和真实手术观察(表 32.1)。

表 32.1 按教育程度进行的腹腔镜/内镜培训模式

训练级别	腹腔镜/内镜培训模式
医学院学生	训练营
住院医师	FLS、FES、FUSE、临床病例、动物实验室
会员	FLS、FES、FUSE、临床病例、短期课程
执业外科医师	FLS、FES、FUSE、临床病例、短期课程、小额奖学金
训练级别	腹腔镜/内镜培训模式

培训形式

腹腔镜技术的培训是通过多种方式进行的。实践性和互动性的技能培训会带来有效的相关性积极学习体验。研究表明,外科医师主要有 2 种学习方式:肢体和空间感觉。因此,外科医师可以在手术室中通过观察和参与手术进行外科培训,最终,通过长时间的强化和病例的积累获得能力的提升。

然而,由于医疗安全问题和工作时间的限制,培训变为带有目的性措施的外科手术模拟。手术模拟可以使技能在安全和可控的真实情境中得到提升。当技能可以转移到真实的临床环境中时,手术模拟的教育价值是最有益的。腹腔镜标准化模拟训练最有组织的项目是 FLS、内镜外科基础(FES)和新兴的外科能量基础应用(FUSE)项目。

腹腔镜手术基础

FLS 培训项目是由 SAGES 在 20 世纪 90 年代开发的。FLS 被设计成一套标准的教育体系,用于教授基础腹腔镜手术的基本知识和技能。FLS 目前被作为教学和评估工具。2005 年,FLS 由 ACS 和 SAGES 共同赞助,并作为 ABS 资格考试的先决条件。FLS 越来越多地被医疗机构和医疗事故保险提供者用作认证基准。

FLS 项目包括教学和评估部分。教学包括两部分:教育学习模块和手工技能培训(图 32.1)。课程以网络为基础,包含学习指南和教学模块。该课程不侧重于具体的操作,而是教授可应用于普通外科、妇科、泌尿外科和其他外科子专业的一般概念和决策技巧。这些模块包括术前注意事项,术中注意事项,基本的腹腔镜手术程序,术后护理和并发症,以及手术技能训练。结课后,在指定的测试中心进行网络监考考试。

手术培训技能部分由五项在盒式训练器中执行的任务组成:销钉转移、切割/解剖、结扎环和体内或体外打结缝合(图 32.2)。这些任务改编自 MISTELS 计划,代表了腹腔镜手术的基本原理。任务以时间、精度和提交的错误数来衡量。训练通常需要 45~60min 来完成练习。一项研究表明,新手可以通过 9.7h 的训练和 119 次的重复而

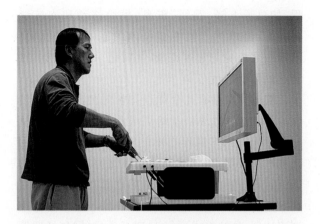

图 32.1　带显示屏的 FLS 训练箱

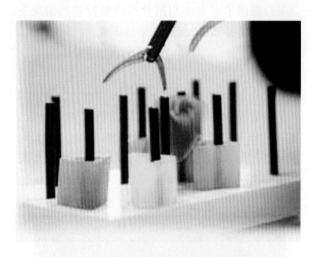

图 32.2　FLS 训练任务之销钉转移操作

获得这些技能。及格分数的临界值为 270,灵敏度和特异性为 82%。通过期末考试和技能考试后颁发 FLS 证书。

用于高风险评估的系统必须是有效和可靠的。基本技能的考试科目必须仔细选择,以便可以对其进行评估和其有效性进行验证。MIS-TELS 和 FLS 的信度和效度都得到了广泛研究。评判间信度为 0.998,重测信度为 0.892。验证研究的证据表明,得分高低与经验的积累有关,并且随着时间的推移得分越高。此外,FLS 培训能够运用到实际手术操作中,来自 FLS 的培训技能在后期执业生涯中是非常重要的。一项研究表明,间隔培训可以使得在获得 FLS 认证后的 2 年期间保持技能的熟练度。此外,两年一次的外科住院医师熟练程度培训课程使技能熟练程度保持时间长达 1 年之久。

内镜外科基础

FES 是由 SAGES 开发的另一个项目。FES 是目前唯一的软性内镜知识和技能的标准化考试。FES 项目的目标是教授胃肠内镜手术的基本技术和临床判断技能。尽管住院医师在其住院医师期间长期于临床工作,但对于其达到胜任内镜工作能力所需要的最小病例数仍然未达成共识。外科医师缺乏足够的内镜检查培训,这强调了标准化培训的重要性,从而使得 FES 得到了发展。

FES 的发展是在 FLS 之后,并且合并了 FLS 验证过程中所吸取的经验教训。FES 项目包括一项基于网络的教学课程、一项笔试考试和一项带有虚拟现实模拟器的手术技能评估。教学部分包括以下内容:内镜技术和设备使用、患者术前准备、镇静、一般胃肠道内镜检查和内镜治疗。FES 项目目前并未涵盖一些高级程序,如内镜逆行胰胆管造影和内镜超声检查。完成教学课程后,必须完成笔试,以评估所学知识的掌握和临床疾病的判断。

内镜技能评估部分包括软性内镜所必备的基本技能,这些技能通过使用虚拟现实模拟器执行一系列任务。评估的基本技能包括:①内镜导航;②解开结肠襻;③拉镜;④穿过括约肌;⑤送气管理;⑥黏膜评估;⑦靶向定位。通过执行以下任务来练习这些技能:双手操作结肠镜推进进镜;结肠襻的识别和解襻;倒镜及胃内目标的确定;结肠黏膜的评估;在模拟结肠中使用活检钳对目标区域进行检查。

FES 项目还包括笔试和技能考试的检测。完成教学课程后,笔试用来评估知识的掌握和临床疾病的判断。与 FLS 有所不同,所完成的任务是由模拟器以电子的方式进行评分的。并且技能测试过程是被监督的,仅能在指定的测试中心完成。

为了获得 FES 证书,除了有效的医师执照以外,还必须成功完成知识和技能评估。自 2014 年 3 月起,在获得 ABS 委员会认证之前,必须获得 FES 的资格认证。

许多研究证实了 FES 的有效性。Vassillou 等对 160 名初级参与者进行了技能的评估。FES

检验显示内部一致性信度为 0.82。并且,得分与个人经验的相关系数为 0.73。重置信度显示组内相关系数为 0.85。Meuller 等也证实了 FES 的预测有效性。在这项研究中,FES 测试后进行了活体结肠镜操作。现场病例的操作评估是通过胃肠内镜技术整体评估系统(GAGES-C),并与 FES 模拟器的评分系统进行了比较。GAGES-C 评分与 FES 评分之间有很强的相关性,相关系数为 0.78。此外,GAGES-C 评分超过 15 分的参与者更有可能通过 FES 技能测试。

外科手术能量平台的基本使用

FUSE 是由 SAGES 推出的另一个培训项目。FUSE 是由外科医师、麻醉师和工程师组成的多学科团队开发的,其目的是为了加强手术安全教育、培训和电外科手术器械的最佳使用方法。如今,电外科器械通常用于从止血、凝血和解剖分离的多重任务。这些能量装置的使用可能会导致医源性并发症,如组织的意外损伤和手术室火灾。这些意外并发症的发生部分原因在于缺乏对能量平台装置性能和安全性的理解。一项外科医师的调查研究发现,约 31% 的外科医师不知道如何处理患者身上发生的火灾,31% 的人无法识别最不可能干扰起搏器的设备,13% 的人并不清楚双极仪器之外可能导致热损伤的器械。FUSE 是为了解决与能量平台相关的知识缺口所研发的项目。

FUSE 由标准化课程和认证资格考试组成。课程涵盖电外科器械的 10 个领域。这些领域包括①电外科的基础;②不良事件的机制和预防;③单极器械;④双极器械;⑤高频软组织消融;⑥内镜装置;⑦超声能量系统;⑧微波能量系统;⑨能量平台在小儿外科中的应用;⑩集成其他医疗设备。FUSE 项目现在还包括一本综合教材手册及一个基于网络的多媒体课程。

其他腹腔镜培训项目

可以使用基本的盒式培训器进行额外的培训。在犹他州西南部的模拟和训练实验室(达拉斯,得克萨斯州),"西南站(SW)"是建立使用卡尔斯托兹视频进行教学。通过使用有效的模块课程,如豆子下降、跑线、棋盘、模块移动和泡沫缝合,学员可以练习腹腔镜技术的基本技术能力。培训按照自身的进度完成,同时记录成绩指标,直至达到熟练程度。

视频模拟站有几个优点:SW 站使用较少的消耗品,因此与 FLS 相比培训成本较低。此外,SW 站可作为是 FLS 课程的补充。Rosenthal 等进行的一项研究表明,当 SW 站的预训练完成后,FLS 的训练时间缩短。受训学员能够比那些没有预先培训 SW 站的人更快地掌握培训技能。其他腹腔镜训练计划,是补充或平行于 FLS 项目的,包括罗斯顶级枪械训练计划。并且,使用简单现成技术的独立平台提供了在不使用昂贵的视频设备的情况下练习腹腔镜技能,从而降低了培训成本(图 32.3)。

临床

随着受训学员通过模拟器获得的培训技能,外科医师有望得到手术实战的实际经验。在实际手术操作中,有效的评价指标被用于衡量技术水平。有两种常用的评价工具:技术技能的客观结构化评估(OSATS)和腹腔镜技术的整体手术评

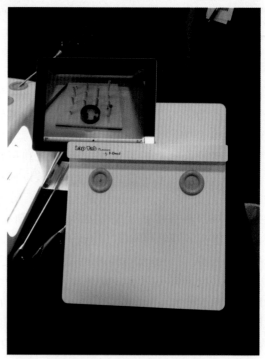

图 32.3 **经济有效的腹腔镜技能培训箱,使用低成本的平台和个人手机摄像头**

估（GOALS）。OSATS 是一项全球腹腔镜相关技术技能的评定量表。1997 年，在多伦多大学，Reznick 等介绍了 OSAT。这是一个含有七点项目的五分量表式技术评估表格。这些项目包括器官组织、时间和操作的尊重、器械的使用、器械知识、助手的辅助、操作流程/手术流程计划，以及特殊步骤的认识。OSAT 是根据简单的通过/失败判断和程序特定标准来衡量的。OSAT 的受试者间信度为从中到高，在活体模型和台架模型中均表现出结构有效性。

GOALS 是一个客观地评估工具，以衡量术中腹腔镜技术。GOALS 包括 5 项评分量表、10 项检查量表和两个视觉模拟量表。Vassiliou 和 Fried 等基于 Reznick 的 OSAT 专门为微创手术开发了这个评价工具。这是一个总分五个等级评价工具，分析深度触觉感知，双手灵巧性，手术效率，组织处理和自主性。每项技能的五点 Likert 量表的"标点"描述分别为 1 分、3 分和 5 分，以帮助评估者进行评估，以减少对评估者的培训。在一项研究中，21 名参与者进行了腹腔镜胆囊切除术，并均被进行了评分。2 名训练有素的观察者之间的组内相关系数（ICC）为 0.89，观察者与主治医师之间的相关系数为 0.82，参与者与主治医师之间的相关系数为 0.70。这些数据表明这一评价工具既可靠又有效。

ACGME 要求住院医师在住院医师期间至少完成 750 例手术，其中住院总期间完成 150 例。其中基础腹腔镜手术 60 例，复杂腹腔镜手术 25 例。85 例必须同时行内镜检查，其中上消化道内镜检查 35 例，结肠镜检查 50 例。住院医师必须参与患者管理，如诊断、术前护理、手术方式的选择，参与手术过程以及术后护理。目前，全球评估工具接受如 OSATS 和 GOALS 等作为某些索引案例的训练评估工具。

除最低类别编号外，个别项目还可提供特定程序教育。程序教育可以通过研讨会获得，研讨会通常包括教学讲座、动物实验室和现场手术观察。

证书

证书是指特定培训或者经历后的书面认证材料，尽管书面认证不一定能证明能力。

腹腔镜手术技能的认证证书要求在不同机构是不一样的。各个医院或者机构负责其所在地的证书授权。当申请人申请书面证书认证时，会成立一个认证委员会，审查申请人的背景。通常情况下，委员会认证、住院医师期间的完成量和经验都将被考虑进证书授权过程中。一些机构可能需要 FLS 认证后才能对申请者进行认证，因为这也是 ABS 认证的先决条件。FLS 认证也是由国家级别协会推荐，如 ACS 和 SAGES。

许多医院和机构采用国家级协会的认证建议。例如，SAGES 利用被授予腹腔镜或者胸腔镜技术特权的机构制定指导方针。这些指导方案是根据既定的数据或者专家建议共识而创建的，有统一的标准。根据 SAGES，在外科主任的建议下，腹腔镜或胸腔镜技术资格授予的特权应该是由各个机构进行负责。正规的住院医师培训是必需的，并也要接受腹腔镜或者胸腔镜的实际操作培训经历。一旦技能和证书授权都建立后，就需要进行下一步的继续医学教育使知识得到更新。

新发展

随着科学技术的进步，以虚拟现实形式进行的仿真模式已经成为可能。虚拟现实结合了真实世界的设置，在一个三维的计算机界面中进行模拟，允许用户进行交互和导航，并沉浸在模拟场景中（图 32.4）。FES 课程中已经实施了一个版本。人们对更具成本效益的培训方法越来越感兴趣。

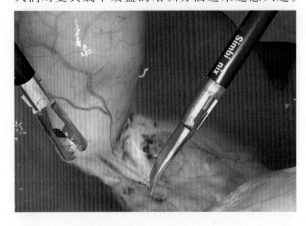

图 32.4　腹腔镜胆囊切除术的虚拟现实模拟（Simbionix，Littleton，Colorado）

更便宜、保真度更低的腹腔镜模拟方法可能和昂贵的计算机模拟技术一样有效。这些培训工具和系统的可靠性、可行性和有效性仍然是外科医师培训和优质护理相关者讨论的话题。

（施赟杰 译 胡志前 滕世峰 校）

参考文献

[1] Dent TL. *Am J Surg* 1991,161(3):399-403.

[2] Derevianko AY et al. *Surg Endosc* 2010,24(3):616-23.

[3] Esterl RM et al. *Curr Surg* 2006,63(4):264-8.

[4] Feldman LS et al. *Surg Endosc* 2012,26(10):2735-9.

[5] Feldman LS et al. *J Am Coll Surg* 2004,198(1):105-10.

[6] Fowler DL et al. *Surg Endosc* 2013,27(10):3548-54.

[7] Fraser SA et al. *Surg Endosc* 2003,17(6):964-7.

[8] Fried GM. *Gastrointest Endosc Clin N Am* 2006,16(3):425-34.

[9] Fried GM et al. *Ann Surg* 2004,240(3):518-28.

[10] Hazey JW et al. *Surg Endosc* 2014,28(3):701-3.

[11] Kim S et al. *Surgery* 2014,156(3):707-17.

[12] Michael K et al. The ACS-APDS national surgical skills curriculum. In: Tsuda S et al. (eds.) *The Textbook of Simulation: Surgical Skills and Team Training*. Cine-Med; 2011;439-44.

[13] Kolozsvari NO et al. *Surg Endosc* 2012,26(1):68-71.

[14] Korndorffer JR, Jr. et al. *Am J Surg* 2006;191:17-22.

[15] Madani A et al. *Surg Endosc* 2014,28(9):2509-12.

[16] Mashaud LB et al. *Surgery* 2010,148(2):194-201.

[17] Mueller CL et al. *Surg Endosc* 2014,28(11):3081-5.

[18] Naylor RA et al. *Am J Surg* 2010,199(1):105-9.

[19] Poulose BK et al. *Surg Endosc* 2014,28(2):631-8.

[20] Martin JA et al. *Br J Surg* 1997,84(2):273-8.

[21] Rosenthal ME et al. *J Am Coll Surg* 2009,209(5):626-31.

[22] Rosser JC, Jr. et al. *Arch Surg* 1998,133(6):657-61.

[23] Scott DJ et al. *Surg Endosc* 2008,22(8):1887-93.

[24] Scott DJ et al. *Am J Surg* 2001,182(2):137-42.

[25] Sorensen MJ. *J Grad Med Edu* 2014,6(2):215-7.

[26] Talamini MA. *Surg Endosc* 2013,27(9):3055.

[27] Tsuda S et al. *Curr Probl Gen Surg* 2009,46(4):354.

[28] Vassiliou MC et al. *Surg Endosc* 2014,28(3):704-11.

[29] Vassiliou MC et al. *Am J Surg* 2005,190(1):107-13.

[30] Wenger L et al. *Surg Endosc* 2014,29(4):810-4.

[31] Windsor JA et al. *Am J Surg* 2008,195(6):837-42.

第33章

微创手术质量控制

ELAN R. WITKOWSKI AND MATTHEW M. HUTTER

为什么手术需要质量控制

美国人一生中平均要经历九次外科手术,包括三次住院手术。虽然这些干预措施的目的是延长和改善生命质量,但手术的质量尚待完善,许多患者仍有并发症。并发症的影响可能从轻微到毁灭性的不等,其中有高达1%的手术可能会导致患者死亡。

通过认识手术并发症的潜在危害范围,下一步合乎逻辑的是努力改善患者预后结果。微创手术的兴起证明了那些寻求改进开放手术先驱们的努力。近年来,微创手术的广泛应用已成为提高手术质量和患者预后的关键因素之一。

在手术质量改进方面,有一句经常被反复引用的话,解释如下:"如果你不能质控它,你就不能改进它。"尽管管理和质量改进肯定比引文所暗示的更为微妙,但仔细收集大量数据可以成为改善预后结果的有力工具,这一想法是很有道理的。

可靠的数据收集可以使手术质量得到持续改进。通过认识术后并发症并且记录与预后相关的结果,可以通过多种方式将这些数据资源用于改善患者预后。

- 认识高风险的手术操作步骤。
- 确定容易导致不良预后的人群或患者因素。
- 确定并发症发生率的多样性。
- 确定具有卓越或次优结果的供应商或设施。

除了手术质量的改进之外,数据收集和手术质量的质控对于治疗策略决定是至关重要的。对于外科医师而言,以上这些可以提示治疗步骤的选择、患者的选择、管理的策略和外科手术方式的选择。同样,患者可以使用这些数据来帮助他们决定手术是否适合他们,他们更喜欢哪种手术方式及他们应该选择哪些外科医师。

质量改进中的利益相关者

患者是医疗保健的最终利益相关者,也是受教育程度不断提高的消费者和决策者。在复杂的市场环境中,个别患者和代表他们的团体要求数据透明,因为他们追求质量和价值。公开报道继续受到关注,在许多情况下,公开报道已成为必要。

同样,投资者已经制定了无数计划,将患者和资金转移到更高质量、更低成本的医疗上。他们这些努力的目的是显而易见的,而且很可能会随着时间的推移而加强。分层、责任护理组织、捆绑支付、有意义的措施及许多其他计划使用质量指标和风险调整来确定支付方式。

许多此类计划因使用不恰当或不准确的指标而受到批评。然而,使用数据和质量指标对外科医师进行公开描述、评估和批评似乎是不可避免的。因此,我们必须确保这些措施是恰当的、有意义的和准确的。

手术质量控制的定义

根据医学研究院的规定,患者救治应该是:

- 安全治疗。
- 治疗有效。

- 以患者自身为中心。
- 及时得到救治。
- 治疗有效率高。
- 得到公平对待。

外科医师所定义的患者整体素质并未将目前的一些指标考虑进去。例如,使用皮肤剪代替刀片,在特定的时间间隔内给予抗生素,以及给予药物的调整,这些都是非常重要的。但是许多外科医师并不认为这些是患者预后和手术质量的关键性决定因素。

事实上,有许多因素决定了整体的治疗"质量"。质量的控制涉及多个不同领域,并且每个方面都需要得到充分检测,以全面评估外科手术护理。这些包括:

- 适合性。
- 患者满意度/体验。
- 以患者为中心的预后结果。
- 患者报告结果。
- 功能恢复结果。
- 长期随访结果。
- 临床疗效。
- 治愈率。
- 治疗价值。

为了制定有意义的医疗质量指标,外科医师必须继续与统计学家、方法学家、信息学专家和决策者合作。

历史背景

质量控制并不是一个新的概念。Ernest Amory Codman 是一名外科医师,同时也是美国外科医师学会[(American College of Surgeronics)也是医疗机构认证联合委员会(JCAHO)的前身]的联合创始人,他在 100 多年前提出了他所称的最终结果系统。这是一个先于时代的想法。

引用 Codman 的话说:我之所以被称为怪人,是因为我在公共场合说:医院如果希望得到改善,必须探究他们想要的结果是什么。一定要分析他们的成绩,找出长处与短处。必须把他们的成果与其他医院进行比较……我们必须欢迎公众不仅对他们的成功进行宣传,同时也包括失败……这样的观点在几年后也就不会觉得古怪了。

如今,100 多年过去了,我们仍在努力地衡量医疗的质量。

1965 年,医疗保险和医疗补助制度颁布后不久,美国公共卫生局新成立的卫生服务研究科组建了一个专家组,讨论影响公共卫生和卫生保健质量的因素。这次会议使 Avedis Donabedian 在 1966 年发表了一篇具有里程碑意义的论文,描述了一个评估医疗质量的框架。Donabedian 的框架仍然是当今许多工作的基本框架,并将质量研究划分为结构、过程和结果的度量。

质量衡量措施

使用结构、过程和结果的范例是研究质量要素的第一步。虽然医疗保健的许多要素不能很好地分类,但这是组织质量改进计划的有效工具。

构架

构架包括组织结构、员工或者医院的质量、物理环境等。这些都是相对容易衡量的,管理数据提供了一个相对容易获得的资源。许多研究将医院规模和医务人员数量作为构架指标进行了评估。医院分类是另一个结构变量,如由代谢减肥手术认证和质量改进计划(MBSAQIP)或国家癌症研究所(NCI)指定的癌症中心认证的减肥计划。

结构变量存在一些重要的限制。例如,混杂因素是常见的,在一个具有高手术量的亚专业外科医师的例子中,他也在 NCI 指定的癌症中心进行手术。此外,结构变量往往难以修改,其与结果的关联往往不是因果关系。

过程

医疗过程的评估反映了患者所接受护理的质量,如药物调整或者在手术切开前 1h 内给予抗生素。与结构变量相同,它们也可以相对较容易地被量化,尽管在患者层面的衡量可能会比较麻烦。基于以上原因,它们是质量改进项目中具有吸引力的目标。虽然它们看起来相对容易且成本低廉,但它们往往是劳动密集型的,修改成本高昂。

外科护理改进项目(SCIP)措施是一系列的

过程措施,包括及时应用围术期抗生素和拔除导尿管,在美国已经被广泛采用。由医疗保险补助服务中心(CMS)和疾病控制预防中心(CDC)于21世纪初发起,这项多组织工作的目标是到2010年将手术部位感染率减少25%。尽管报告对SCIP措施的依从率随着时间的推移已大大提高,但预期结果的改善尚未完全实现。联合委员会随后逐步取消了一些原始的SCIP措施,这些措施将作为ORYX绩效评估计划的一部分。

术后加速康复(ERAS)方法在微创手术中得到普遍推广。结直肠外科中许多开创性的工作近期已应用于其他学科中,如胸外科、减重外科和疝外科。这些方法的一项重要的组成部分就是过程的实现,并且有助于对其进行衡量评估。然而,很难区分每个组成部分对患者预后的影响。

结局

结局是在患者个人水平进行质量控制的最终目标。结局指标包括住院时间、费用、发病率、死亡率、再手术、减重手术后体重减轻水平和R0切除。患者结局报告,如疼痛、满意度和功能水平恢复是逐渐得到关注的方面。

所有相关的人都应清楚改善患者结局的重要性。这很容易被理解,在讨论这些措施时,通常更

容易得到外科医师的"认同"。然而,衡量评估的结局可能会产生误导,需要对结局做出解释的因素有许多个。

结局可以细分为患者因素、治疗效果、护理质量和随机化概率。风险调整可以控制患者因素,标杆管理可以控制治疗效果,统计分析可以有效帮助最小化随机化的概率。因此,通过适当的风险调整和合理的统计分析,我们可以确定护理质量。美国外科学会国家外科质量改善计划(ACS NSQIP)可能是美国最著名的外科手术预后结局收集系统(表33.1)。

数据管理改进

测量、分析和报告数据的有效性从根本上取决于所收集数据的质量和实践的应用。高质量数据的几个特征包括:

- 前瞻性收集。
- 标准化定义。
- 由经过培训和审核的数据采集者收集(不参与直接患者护理)。
- 基线。
- 风险调整。
- 采用合理的统计方法进行分析,得出可靠的结论。

表 33.1　使用结构、过程和结局来衡量手术质量,并举例说明每种方法的优点和缺点

	结构	过程	结局
例子	外科手术量 医院容量 奖学金培训 电子化医嘱录入 护士-病床比例 "封闭式"ICU	围术期β受体阻滞药 术后1h内接受抗生素治疗 接受适当的筛选测试 给患者的出院医嘱	发病率和死亡率 患者满意度 花费 住院时间
优势	快速方便地收集 收集较为廉价 与结局密切相关	随机化试验的循证支持 反映患者实际接受的护理 可操作性-与质量改进活动相关	反映改进的最终目标 外科医师容易接受 霍桑效应-单独观察和测量可以改善结局
劣势	许多变量不可控制 通常从观察角度研究(混杂风险) 结局的不完全性代表(平均化的结局)	必须确定合适的患者 劳动密集型 主要知识差距(研究的程序很少,通常针对特定人群)	样本量:很少有医院或外科医师有足够的病例统计有意义的结果 整合的结局提供的信息量较少 收集需要花费大量时间 测量成本高

Source:Adapted from Birkmeyer JD et al. J Am Coll Surg 2004;198(4):626-32.

许多数据的来源,在得出结论和做出患者管理决定之前应该仔细研究每种数据的优缺点。官方数据可以提供有关护理模式和花费提供重要线索,并且收集负担相对较低。明显的潜在局限性包括缺乏纵向随访和临床相关变量。

ACS NSQIP 起源于 20 世纪 90 年代的退伍军人卫生管理局。如今,它被数百家医院用于收集患者层面的结局数据。数据直接从使用标准化定义的术后 30d 患者列表中获得。

参与医院可以获得报告,包括风险调整和病例组合调整。这个过程允许进行更有用的基准测试,并让参与者看到成功的证据和潜在的改进方向。

外科医师主导的数据收集计划的一个重要好处是包含了对临床管理提高和风险调整有用的特定变量和结果指标。为了创建具有专业特定信息的临床结局数据库,已经创建并部署了几个额外的质控项目。

微创手术的一个很好的例子是 MBSAQIP,它收集和报告了美国 95% 以上的减肥病例的数据,并提供了中心标准和认证。这些特殊或特定的数据集允许对患者群体中的相关结构、过程和结局测定进行更加全面的分析。从理论上讲,这允许以更有意义的方式分析临床管理,并随着时间的推移提高管理质量。

在微创外科领域也有许多类似的努力:心胸外科、儿科、疝外科和肿瘤外科等。随着对高质量数据的需求与收集、维护、验证和分析结果所需的大量资源的平衡,这些工作将继续开展。如果参与的负担太重,参与可能会受到影响,收集可归纳数据和提出有用建议的能力可能会受到负面影响。

提高医疗管理质量

虽然衡量质量的组成部分很有用,但最终目标还是为了改善患者住院体验和结局。这对外科医师和医院来说是一项艰巨的任务。此外,重要的是要避免把资源花费在不会产生结果的项目上。

Birkmeyer、Dimick 和 Birkmeyer 描述了一个他们所推荐的框架,以根据每种情况的风险与执行频率进行管理质量改进(图33.1)。这提供

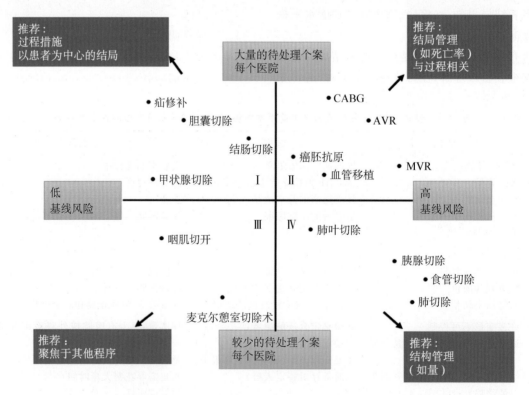

图 33.1 关于何时关注结构、过程或结局的建议[Adapted from Birkmeyer JD et al. J Am Coll Surg 2004;198(4):626-32]

了一个相对值的图像度量。许多微创手术都落在图的左上象限：风险相对较低，但量大。使用这种模式，过程措施和以患者为中心的结局成为质量改进干预的重点。

通过认识到许多微创手术病例的严重并发症或死亡率较低（其中一些可能是不可预测或不可避免的），重点便转向改善长期结果、患者报告的结局等。同样重要的是，确保所有患者都得到高水平的护理（即过程措施）。

遗憾的是，虽然一些常用工具做得很好，但仍然有欠缺。短期随访的管理数据库和临床数据库不能捕获不同疝修补术、减肥手术等长期比较效果。目前正在进行大量的工作，为未来创建更有意义的指标。其中可能包括以下内容。

- 患者报告的结果。
- 功能状态。
- 症状评分。
- 长期结局。
- 汇总结果指标。
- 综合措施。

收集这些类型的数据通常是在临床试验或临床调查的情况下。重要的是，作为一种质量改进工具，这些指标必须经过深思熟虑的设计和验证。例如，患者报告的结果可能需要根据社会经济和人口因素、卫生知识普及和不同报告率进行调整。它们还需要使用一个平台来实现，这个平台可以通过合理的资源配置进行真实数据的收集。如果能够做到这一点，可以进行准确的风险调整和案例组合调整，同时进行有意义的基准测试。这种具体的反馈可能进一步推动持续质量改进的循环。

总结

衡量手术质量是复杂的，但重要的是提高一致性和结果的管理。数据将越来越多地用于公开描述外科医师、指导患者转诊和影响报销。对于低风险的微创手术，传统的质控方法往往不理想。为了提高所收集数据的质量及风险调整和案例组合调整模型的稳定性，已经做出了许多努力。在未来，新的以患者为中心的指标和长期的数据收集计划将是继续改善管理的重要因素。外科医师必须与统计学家、数据管理学家、政策制定者和其他专家合作，共同参与质量评估项目的开发，并以此来评判我们所制定的标准。

但最重要的是，外科医师必须领导这些行动。外科医师需要决定衡量什么及如何衡量。他们必须坚持获取优良的数据，而不是索要数据，并创建还未开发的数据收集程序。他们需要确定什么是离群值。外科医师需要积极主动，而不是被动反应。"如果你不在餐桌上，你就在菜单上"。

（施赟杰　译　胡志前　滕世峰　校）

参考文献

[1] Lee P et al. *J Am Coll Surg* 207(Suppl 1)：S75.

[2] Institute of Medicine (US) Committee on Quality of Health Care in America. *Crossing the Quality Chasm：A New Health System for the 21st Century* [Internet]. Washington, DC：National Academies Press；2001 [cited April 22, 2017]. Available at：http://www.ncbi.nlm.nih.gov/books/NBK222274/

[3] Codman EA. *Clin Orthop Relat Res* 2013,471(6)：1778-83.

[4] Ayanian JZ et al. *N Engl J Med* 2016,375(3)：205-7.

[5] Donabedian A. *Milbank Mem Fund Q* 1966,44(3)：Suppl：166-206.

[6] Birkmeyer JD et al. *J Am Coll Surg* 2004,198(4)：626-32.

[7] Schonberger RB et al. *Anesth Analg* 2015,121(2)：397-403.

[8] Daley J et al. *J Am Coll Surg* 1997,185(4)：328-40.

[9] Khuri SF et al. *Ann Surg* 1998,228(4)：491-507.

[10] ACS National Surgical Quality Improvement Program [Internet]. American College of Surgeons. [cited February 10, 2017]. Available at：https://www.facs.org/quality-programs/acs-nsqip

[11] Metabolic and Bariatric Surgery Accreditation and Quality Improvement Program [Internet]. American College of Surgeons. [cited February 10, 2017]. Available at：https://www.facs.org/quality-programs/mbsaqip

第34章

对患者治疗安全的承诺如何影响微创手术的操作实践

ERIC LUEDKE，DAN AZAGURY，AND JOHN MORTON

简介

作为外科医师，我们对确保患者的安全负有最大的责任。全世界每年的手术量估计为 2.34 亿次，手术的安全性和质量已成为一个重要的全球性健康问题。2000 年，医学研究所发表了一份题为"人类是会犯错的"的报告，该报告呼吁各国通过基于系统的举措，努力提高医疗保健的安全性。自该报告发表以来，人们对减少医疗差错，特别是减少外科管理差错方案的兴趣急剧增加。尽管做出了这些努力，最近的报告显示，手术条件下的不良事件发生率仍然很高。Wang 等研究表明，2005—2011 年，在美国需要手术治疗的住院患者中，不良事件的发生率稳定在 3.2% ~ 3.3%，出现一个或多个不良事件的患者比例从 21.6% 上升到 22.7%，每 1000 例患者发生的不良事件数，住院人数从 352.3 人增加到 368.1 人。医疗保健和外科手术的日益复杂可能导致医疗差错的数量相应增加。事实上，与手术治疗相关的并发症占总疾病的 11%，其中近一半估计是可以预防的。尽管为提高患者安全做出了许多努力，但全国范围内的差错率和并发症仍在上升。

手术质量与患者安全的定义

对患者的安全和手术质量的信息要求很高。知识分子和受过良好教育的患者寻求尽可能高的护理质量。投资者正在寻求并奖励那些提供高质量护理的机构（按绩效付费），并将特定的患者群体引荐至特定的护理机构。然而，尽管有这样的要求，但对于如何最好地衡量手术质量或者比较手术效果却没有达成统一共识。此外，质量的定义可能因患者、医师、社会、管理者和卫生保健政策制定者的不同而不同。

根据医学研究所的报告"人类是会犯错的"，一些干预措施已经被引入到外科手术中，以提高患者在外科手术中的安全性。这些干预措施使用结构、过程或结局的各个方面来衡量医疗质量。最近实施的改善患者安全的举措包括联合委员会的手术护理改进项目和通用方案、世界卫生组织（WHO）的手术安全检查表和国家手术质量改进计划（NSQIP）。然而，尽管取得了这些进步，全国范围内的错误率和并发症率仍在上升，我们仍然缺乏一套统一的系统来报告和分析手术并发症率。

如今，医疗保健领域已经开始通过从其他高风险领域的研究来寻求解决方案，如利用航空公司现有的机组资源管理来改善手术室的团队沟通。其他已经建立了的强大的安全理念的职业包括核技术、海军潜艇技术和航空航天工程。例如，美国宇航局已经开发了一套经验性的安全理念范例，其中包括详细报告问题，而不必担心报复性劫掠，从而从成功和失败中吸取教训，同时适应该领域的需求。同样，美国联邦航空管理局也制定了特赦计划，旨在为举报错误和不良个人行为提供奖励。但是，医疗领域的许多人仍然不愿公开报告医疗错误，因为担心会受到金钱的处罚，法医学的影响及对其职业声誉的损害。

衡量患者安全的一个特别有用的指标是住院期间可预防的不良事件（PAE）的发生率，或是医疗事故造成的可预防伤害的发生率。PAE 与更高的死亡率和更长的住院时间有关。医疗保健研究和质量机构（AHRQ）已经开发了一套质量指标来衡量住院期间的 PAE，称为患者安全指标（PSI）（表 34.1）。

表 34.1　医疗保健研究和质量机构（AHRQ）患者安全指标

麻醉并发症

低死亡率

压疮

抢救失败

手术中遗留异物

医源性气胸

医疗车导致的部分感染

术后髋部骨折

术后出血或血肿

术后生理代谢紊乱

术后呼吸衰竭

术后肺栓塞或深静脉血栓形成

术后败血症

腹部外科患者术后伤口裂开

意外穿刺撕裂伤

输血反应

新生儿出生创伤

产科分娩器械所导致的阴道创伤

产科分娩非器械所导致的阴道创伤

剖宫产导致的产科创伤

PSI 可应用于管理或记录数据库。这些指标根据国际疾病分类、第九次修订的代码、与诊断相关的组码和入院类型，确定有可能发生事件的人群。这些数据被用来查明在提供高保健服务质量方面时的潜在失误，并对保健服务质量的不同领域进行基准测试。换言之，它们为医院提供了现成的、有基准的质量结果，可以提供基于医院的初步检查。考虑到它们的优势，包括易用性，PSI 正在成为医院基准、联邦报告和国际比较中的国际标准。

使用 PSI 作为质量指标是有缺点的。AHRQ 的灵敏度可能低于其他质量指标，因为它们直接依赖于输入数据的准确性。如果将先前存在的条件作为 PSI 计算，可能会进一步混淆和影响 PSI 的发生率。此外，PSI 使用的数据可能与临床无关，收集这些数据的目的不是为了衡量患者护理的质量。

我们的研究小组已经成功地使用 PSI 作为基准来评估开放式和腹腔镜胃旁路手术患者的手术护理质量。在这项以人群为基础的研究中，腹腔镜手术可提高患者的预后，包括死亡率、住院时间、并发症和 PAE。接受开放性胃旁路手术的患者的 PSI 发生率均显著升高。尤其是，腹腔镜手术在以下方面的风险调整事件明显较少：抢救失败、术后出血或血肿、术后呼吸衰竭、术后肺栓塞或深静脉血栓形成、意外穿刺或出血。

Peterson 等最近发表了一项研究，对接受开腹和腹腔镜结直肠切除术手术的患者进行了比较。同样，他们发现腹腔镜组 PSI 低于对照组（4.2% vs. 8.3%；$P < 0.001$）。多变量分析显示，腹腔镜结直肠切除术发生 PSI 的可能性比开腹结直肠切除术低 57%。他们得出结论，腹腔镜结直肠手术比开腹手术具有更低的患者安全事件风险。

影响患者安全的因素

需要尽可能地消除或减少患者不良结局的发生率。手术中的患者安全是指所有可以诱发不良后果的因素，不应仅限于可预防的错误或前哨事件。简单地说，不良后果危及患者的安全，与后果是否可预防无关。因此，提高手术护理质量的要求会降低不良后果的发生率，最终提高患者的安全性。

许多因素有助于提高我们的患者手术安全和护理质量。急诊手术、技术上有挑战性的病例、不止一个主要手术或外科医师、术中团队更替、术中分心（传呼机、电话和旁听）及开始或完成手术的时间压力都是可能影响患者手术安全的混杂因素。作为外科医师，我们非常重视手术准确性和技术。然而，有趣的是，多项研究表明，与手术过程中的技术错误相比，手术过程中的不良事件更多地与手术前后发生的错误有关。其中包括诊断错误导致的患者相关伤害、延误治疗或治疗失败，以及导致患者不良结局的沟通中断。

团队合作和沟通对于促进患者安全和高质量护理至关重要。通过在手术室内外实施这些措施来营造安全环境是外科医师的责任，并且绝对是改善患者安全和质量结果指标的必要条件。Catchpole通过使用了一个四维量表系统,包括领导和管理、团队和团队合作、问题解决和决策及情境意识分析了手术、麻醉和护理团队合作技能对结局的影响。手术时间、技术错误和其他程序问题都与有效的团队合作和沟通得分呈负相关。这支持了这样一个概念,既改善团队合作和沟通的干预措施可能会对患者的安全和结局产生重大的有益影响。此外,在医疗机构认证联合委员会(JCAHO)的研究中,缺少沟通被确定为是涉及失误手术的前哨事件最常见的原因。JCAHO随后确定了其他系统和基于过程的因素,这些因素可能导致错误手术部位风险的增加。

外科医师自身的因素在消除或减少患者不良结局方面也很重要。外科医师的压力、疲劳和睡眠不足可能会促进手术失误的发生。例如,最近的一项研究发现,当医师睡眠不足6h时,手术并发症的发生率会增加。其他需要考虑的因素包括外科医师经验、亚专业化和中心认证对患者安全和手术质量结果也很重要。例如,减重手术质量改进的一个关键组成部分是代谢和减重手术认证、质量改进计划实施的认证过程。代谢和减重手术认证和质量改进计划通过维护临床数据注册中心提供了一个理想的改进平台,该注册中心能够对结果进行基准测试和纵向结果跟踪。认证过程已被证明可以抢救生命,降低并发症,增加访问量,降低成本。

创新和微创手术的重要性

如上所述,微创手术是一个强大的手术质量改进工具,并已证明其在降低死亡率和并发症方面具有极大有效性。微创手术的广泛开展可能会显著影响患者的手术安全和护理质量。研究表明,微创手术的开展改善了患者的预后。例如,Weller等比较了开放和腹腔镜胃旁路手术的患者预后结果。对19 000多名患者和医院因素进行调整后,接受开放手术的患者更容易二次手术和出现并发症(肺部,$P < 0.001$;心血管疾病,$P < 0.02$;医疗处理,$P < 0.01$;败血症,$P < 0.001$;吻合口漏,$P = 0.03$)。应用微创技术后,生活质量评分也有所提高。仍有一些人认为,手术创新可能会危及患者的手术安全和优质护理情况。相反,由于创新是由提高患者安全性的愿望驱动的,因此我们的预期是创新只会有利于提高患者安全性和护理质量。由于患者的手术安全性和质量已成为评价外科治疗效果的重要标准,因此作为微创外科领域的领导者,率先提高对患者的护理水平是我们外科医师的责任。未来的研究应集中在促进手术安全,采用创新手术技术和优化手术效果这些因素上。

一个令人感兴趣的方面是加速康复项目的应用来提高患者结局质量的措施。加速康复项目在欧洲被广泛应用后,在美国也得到了广泛的普及,其目标是通过文献回顾和调整治疗方法来制定最佳的围术期护理方案,从而在患者的整个病程中提供最佳的康复计划。多项研究证实了加速康复方案的应用途径。Zhuang等最近对一项随机对照试验进行了荟萃分析,比较了结直肠手术传统护理与加速康复护理对术后患者恢复的改善。与传统护理相比,术后加速康复护理与基本住院时间的显著减少有关(加权平均差,$-2.44d$;95%置信区间,$-3.06 \sim -1.83d$;$P < 0.000\,01$),总住院时间(加权平均差,$-2.39d$;95%置信区间,$-3.70 \sim -1.09d$;$P = 0.0003$),总并发症(相对危险度0.71;95%置信区间,$0.58 \sim 0.86$;$P = 0.0006$),一般并发症(相对危险度0.68;95%置信区间,$0.56 \sim 0.82$;$P < 0.0001$)。重要的是,再入院率、手术并发症或死亡率没有显著差异。最近Esteban等发表了一篇回顾性对照的多中心前瞻性研究,比较腹腔镜或开腹结直肠癌择期手术后加速康复护理与常规术后护理。不足为奇的是,腹腔镜与加速康复方案的结合与传统护理相比,显著缩短了住院时间(5d vs. 9d;$P < 0.001$),此外患者总体并发症较少(22% vs. 30.4%;$P < 0.009$)。简单地说,微创技术结合实施加速康复路径将提高患者手术的安全性和术后康复质量。Nicholson等最近对外科患者的加速康复计划进行了系统性回顾和荟萃分析。38项试验纳入了5000多名患者的综述。加速康复计划的实施减少了总体住院时间(标准平均差-1.14),并在30d内降低所有术后并发症的风险(相对风险为0.71)。

未来发展方向

随着医师、医院和卫生保健组织不断改善数据收集和质量结果测量记录,对这些信息的解释和审核变得至关重要。创建一个外科质量导向模板已被证明对跟踪结局质量监测,确定需要改进的方面,并审查系统更改以提高患者安全性是有利的。外科质量导向模板最大的优势之一在于它能够将改进计划联系起来,从而能够持续跟踪机构执行力,并具有将自己的执行力与类似群体的执行力进行比较的独特能力。虽然集成外科质量导向模板面临着未来挑战,但致力于一个系统的价值证明,该系统可以减少医疗错误,提高患者安全和护理质量,并最终改善患者的结局,这样的措施是非常宝贵的。在我们整个21世纪的进程中,制定一种统一的方法来评估外科质量和传播外科护理安全文化理念应该是最重要的。作为领导者和榜样,我们将继续强调患者的安全,并继续在外科领域做出改进,从而改善患者的预后。

（施赟杰　**译**　胡志前　滕世峰　**校**）

参考文献

[1] Howell AM et al. *Ann Surg* 2014,259(4):630-41.

[2] Kohn KT et al. *To Err Is Human：Building a Safer Health System*. Washington，DC：Institutes of Medicine，National Academy Press；2000.

[3] Stahel PF et al. *Patient Saf Surg* 2014,8(1):9.

[4] Wang Y et al. *N Engl J Med* 2014,370(4):341-51.

[5] Panesar SS et al. *Patient Saf Surg* 2009,3(1):9.

[6] Plerhoples T et al. Creating a surgical dashboard for quality. In：Tichansky D et al.（eds.）*The SAGES Manual of Quality，Outcomes and Patient Safety*. Springer Science ＋ Business Media，LLC；2012：25-33.

[7] Dimick JB. Defining quality in surgery. In：Tichansky D et al.（eds.）*The SAGES Manual of Quality，Outcomes and Patient Safety*. Springer Science ＋ Business Media，LLC；2012:3-13.

[8] Birkmeyer JD et al. *J Am Coll Surg* 2004,198(4)：626-32.

[9] Murphy JG et al. *Chest* 2007,131(3):890-6.

[10] Hernandez-Boussard T et al. Using patient safety indicators as benchmarks. In：Tichansky D et al.（eds.）*The SAGES Manual of Quality，Outcomes and Patient Safety*，Springer Science ＋ Business Media，LLC；2012:387-90.

[11] Banka G et al. *Arch Surg* 2012,147(6):550-6.

[12] Peterson CY et al. *Surg Endosc* 2014，28（2）：608-16.

[13] Khuri SF et al. *Ann Surg* 2008,248(2)：329-36.

[14] Committee Opinion No 464. *Obstet Gynecol* 2010；116:786-90.

[15] Newman-Toker DE et al. *JAMA*. 2009,301(10)：1060-2.

[16] Griffen FD et al. *J Am Coll Surg* 2007,204（4）：561-9.

[17] Greenberg CC et al. *J Am Coll Surg* 2007,204(4)：533-40.

[18] Makary MA et al. *Ann Surg* 2006,243(5):628-32.

[19] Catchpole K et al. *Ann Surg* 2008,247(4):699-706.

[20] Joint Commission on Accreditation of Healthcare Organizations. *Sentinel Events：Evaluating Cause and Planning Improvement*. Oakbrook Terrace，IL：Joint Commission on Accreditation of Healthcare Organizations；1998.

[21] Mulloy DF et al. Wrong-site surgery：A preventable medical error. In：Hughes RG（ed.）*Patient Safety and Quality：An Evidence-Based Handbook for Nurses*. Chapter 36. Rockville，MD：Agency for Healthcare Research and Quality；2008.

[22] Rothschild JM et al. *JAMA* 2009，302（14）：1565-72.

[23] Kwon S et al. *Surg Obes Relat Dis* 2013,9（5）：617-22.

[24] Weller WE et al. *Ann Surg* 2008,248(1):10-5.

[25] Velanovich V. *Surg Endosc* 2000,14(1):16-21.

[26] Azagury DE. *Patient Saf Surg* 2014,8(1):17.

[27] Zhuang CL et al. *Surg Endosc* 2015;29;2091-2100.

[28] Esteban F et al. *Colorectal Dis* 2014,16(2):134-40.

[29] Nicholson A et al. *Br J Surg* 2014,101(3):172-88.

第35章

三维经食管超声心动图在心脏微创手术中的应用

MARIO MONTEALEGRE-GALLEGOS AND FEROZE MAHMOOD

简介

在18世纪末期,意大利僧人Lazzaro Spallanzani惊人的发现:与猫头鹰不同,蝙蝠可以在黑暗中舒适的飞行并且不会与任何物体发生碰撞。他推测蝙蝠是利用一种人类听不到的声波在黑暗中飞行,他所描述的这种声波现在被称为超声波。如今,超声图像采集的基本原理就是采用了蝙蝠利用回声定位物体的原理。

心脏和大血管超声已经在心脏病学和心脏外科手术的发展中发挥了重要的作用,超声心动图可以详细显示心内结构,并提供定性和定量信息,以评估心脏整体和局部的功能。此外,针对心血管疾病的微创治疗方法的发展突出了超声心动图在手术指导中的重要性,而超声心动图的禁忌证可能会阻碍计划微创手术的进行。

在微创手术中已经使用了几种超声心动图检查方法,但是经食管超声心动图检查(transesophageal echocardiography,TEE)是围术期最常用的方法,这主要是由于其高图像质量并且可以将其放置在距手术区域较远的位置。

在本章中,我们描述了三维经食管超声心动图(Three-Dimensional transesophageal echocardiography,3D TEE)的基本原理及其当前在微创心脏手术中的作用。我们还将讨论3D TEE一些未来潜在的应用前景。

经食管超声心动图基本原理

声波是一种纵向压力波,通过介质的压缩和稀疏传播,而没有粒子的净位移。超声波是频率很高(每秒振荡频率)的声波,通常 > 20 000Hz,人耳无法接收。

超声换能器由一系列压电晶体组成,这些压电晶体在受到电流刺激时会产生超声波。这些超声波通过不同的组织传播,当它们遇到具有不同声阻的组织界面时反射回传感器。一旦它们被反射回传感器,它们就会刺激压电晶体,而压电晶体又会产生与反射的超声波强度成比例的电流。超声波返回到换能器所需的时间被解释为组织反射器的深度。根据反射波的强度,屏幕上将显示灰度像素,范围从无回声(黑色)到高回声(白色)(图35.1)。

在超声成像中,探头所发出超声波的波长决定可以成像的组织深度,而其频率决定图像的分辨率(区分两点的能力)。波长越大,景深越大;频率越高,分辨率越高。不幸的是,频率和波长成反比,因此超声成像是图像分辨率(频率)与穿透深度(波长)的相互制约的成像机制。

某些特定组织,如骨骼和肺,由于其高反射性或散射特性,不适合超声成像。这也是经胸超声心动图检查的主要限制,因为通过胸壁对心脏进行充分的成像需要避开肋骨和肺造成的"障碍"。

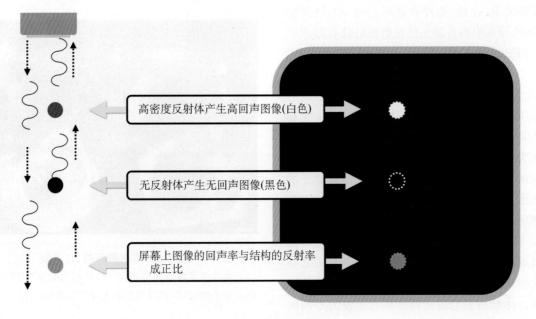

图 35.1　超声成像原理

探头发出的超声波会在不同声阻抗的组织间发生反射,然后探测器接收返回的回声,并在屏幕上生成与反射回声强度成比例的图像。

经食管超声心动图(TEE)由一个可插入食管内部的小型换能器组成。这种换能器利用食管位于左心房后方的优越位置来产生高质量的心脏图像,避免了经胸超声心动图时出现的由骨骼和肺引起的成像问题。

三维经食管超声心动图

经食管超声心动图的演变

三维(3D)超声成像的最初尝试始于 20 世纪 60 年代,当时是为了重建人体眼眶的解剖结构。但直到 20 世纪 70 年代中期才出现 3D TEE。最早的 3D TEE 系统通过对齐和重建由机械驱动的传感器所获得的一系列二维(2D)图像来生成 3D 图像。这些系统具有显著的局限性,如传感器尺寸大、处理速度慢等。重建完一个完整的数据集需要强大的计算机处理能力,并且需要大量的时间(1~5min)。

在 1990 年,巨大的技术发展使得传感器组件越来越小型化并且提高了其计算能力。这有利于 3D TEE 探头的设计诞生,这些探头具有大量有源元件的矩阵排列,无须离线重建就能够获得实时且高质量的 3D 数据(图 35.2)。

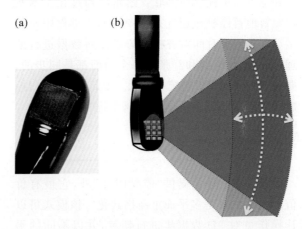

图 35.2　(a)3D TEE 矩阵探头的头部;(b)探头中晶体的矩阵阵列可进行实时 3D 成像

矩阵探针还能进行重建,其中由多个相邻的 3D 体积(切面)覆盖,然后“拼接”在一起,从而以较高的时间分辨率对较大的区域进行检查。这种成像模式称为 R 波门控成像,因为它使用了心电图中的 R 波来同步和连接不同的切面。

如何获取经食管超声心动图

获取一幅 3D TEE 图像是一个复杂的过程,

包括数据采集、存储、处理和显示。与 2D TEE 相似，当矩阵探头中的有源元件发射然后接收超声脉冲，3D TEE 成像开始。但是，与 2D TEE 不同，3D TEE 机器的计算机将扫描的原始数据（即返回脉冲）转换为由小立方体或体素（像素体积）组成的 3D 数据集。然后，通过为每个体素指定 x-y-z 坐标和回波强度值，将这些体素放入笛卡尔体中。

在为体素指定各自的坐标和回波强度后，一种称为插值的过程用具有相似特征的体素填充所有数据点之间的间隙。

然后，插值数据集被渲染，以在平面 2D 屏幕上显示 3D 图像的深度，因此接收器可以充分地将其可视化。3D TEE 中最常见的渲染方法之一是体绘制，它显示具有详细表面和内部结构的三维物体。体绘制是通过选择性地对图像的不同区域进行着色和不透明，以及阴影和平滑来完成的。

对于 R 波门控成像，一个额外的被称之为联级的过程是必要的。在串联过程中，每个切面在空间和时间上都是对齐的。充分的空间对齐要求探头和患者尽可能保持静止。这可以通过在手术室中短暂地暂停机械通气并在图像采集过程中避免运动来实现。时间对齐根据心电图对数据进行整理，以便在收缩期和舒张期每个切面都是同步的，并且三维体积可以被统一显示。因此，在 R 波门控成像期间，心律失常可能会显著干扰时间对齐。

多平面重新格式化

3D TEE 除了提供"漂亮图片"外，它最有价值的应用之一是多平面重新格式化。该模式可以让操作员对 3D 数据集进行切片，并以不同的平面视图呈现（图 35.3）。这些视图的正交排列有助于提高测量的准确性，这在一些临床应用中被证明是有益的，如主动脉瓣面积的计算，心输出量的确定，二尖瓣分析。

经食管超声心动图在微创外科和介入心脏手术中的应用

微创和介入心脏手术的持续发展增加了对改进成像方式的需求，以指导手术。传统上，这些手术的指导都是通过透视来进行的，这受到了需要

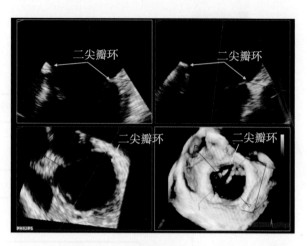

图 35.3　二尖瓣环的 3D 采集

通过多平面重新格式化，3D 数据可以被处理和剪切成正交平面，以帮助可视化和测量感兴趣的结构。

静脉注射造影剂和辐射暴露的限制。与其他成像方式相比，TEE 的主要优势在于其便携性和提供实时信息的能力。

在术前评估、手术计划、手术指导和手术结果评估方面，一些微创和介入心脏手术受益于 3D TEE。我们简要讨论一些受益于 3D TEE 指导的手术。

经食管超声心动图在经皮房间隔和室间隔缺损封堵中的应用

与外科手术相比，经皮封堵继发孔型房间隔缺损可减少围术期并发症、缩短住院时间和降低生存效益。3D TEE 检查可确认缺陷并评估其不规则形状。它还可以在部署前确认适当的经皮封堵器定位（图 35.4a）。

经皮封堵术可降低心肌梗死后继发性室间隔缺损的发病率和死亡率。3D TEE 对描绘缺损的复杂解剖结构及其与其他心脏结构（如二尖瓣和三尖瓣）的关系特别有用。与房间隔缺损相似，3D TEE 可以在放置前确认封堵器的位置。

经食管超声心动图在经皮冠状静脉窦置管中的应用

经冠状窦的心脏停搏液灌注（即逆行停搏液）是大多数微创和机器人心脏手术的重要组成部

分。在这些手术中,逆行心脏停搏导管通过颈内静脉进入右心房。随后,利用实时 3D TEE 引导进行冠状窦的直视下置管。

经食管超声心动图在经皮瓣膜治疗中的应用

左心房是最难经皮进入的心腔。房间隔穿刺可以通过体腔静脉循环进入左心房。它通常在经皮二尖瓣手术中进行,如二尖瓣狭窄的球囊成形术和二尖瓣反流的二尖瓣夹(雅培实验室,伊利诺伊州,Abbott Laboratories,Illinois)置入术。除了在穿刺过程中增加房间隔视野外,3D TEE 可用于引导导管安装装置通过二尖瓣。在瓣膜球囊成形术中(图 35.4b),3D TEE 引导可能是有用的。在部署和确认二尖瓣钳夹置入术的合适位置中尤其有用(图 35.4c)。

在经导管主动脉瓣植入术中,3D TEE 在评估左室流出道和升主动脉的解剖结构、假体大小和确定适当的位置方面具有重要作用(图 35.4d)。

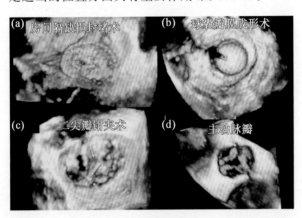

图 35.4 (a)从左房角度观察到位置适当的房间隔缺损封堵装置;(b)从左心房角度可以看到二尖瓣成形术中充气的球囊;(c)二尖瓣钳处于适当的位置,抓住二尖瓣叶的边缘以改善吻合;(d)严重主动脉瓣狭窄患者可见钙化的主动脉瓣

未来发展方向

3D TEE 在微创和介入治疗中的作用很可能在未来继续扩大。3D TEE 一个特别有前途的未来应用是心脏结构的 3D 打印。

3D 打印技术是基于立体光刻技术,在立体光刻技术的基础上,一层一层的材料被层叠起来形成 3D 结构,3D 打印在医学上有着广泛的应用前景。近年来,利用超声心动图数据进行 3D 打印已有描述。源自 3D TEE 数据中的笛卡尔坐标可以从 3D 分析软件中导出并导入 3D 建模软件。随后即可获得可打印的 3D 文件,该文件可以使用商用 3D 打印机打印。这一过程可以在合理的时间内完成,使术中数据采集和打印成为可能。

尽管使用 3D TEE 数据对心脏结构进行 3D 打印仍处于开发的初始阶段,但在从教育(即任务培训)到制造患者专用假肢材料(图 35.5)的各种应用中具有巨大的前景。该技术可用于创建逼真的、患者专属的模型,这可能优于在计算机显示器上显示 2D 和 3D 图像。

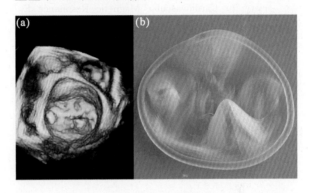

图 35.5 (a)二尖瓣后叶脱垂患者的 3D TEE;(b)利用 3D TEE 获得的笛卡尔坐标数据,可以对患者的瓣膜进行 3D 打印

尽管这项技术有着令人兴奋的可能性,3D 打印 TEE 数据还是有一些局限性。需要进一步研究,以创建能在手术室立即使用的,具有更好的用户体验和更快打印速度的打印机,以及能植入人体的具有真实组织特性的生物相容性材料。

总结

在微创心脏手术和介入心脏手术中,3D TEE 越来越多地用于常规成像的补充。该领域的技术进步使实时 3D 成像成为可能,增加了 TEE 在手术指导中的作用。

(张言言　译　胡志前　滕世峰　校)

参考文献

[1] Kane D et al. *Rheumatology（Oxford）* 2004;43:931-3.

[2] Tsang W et al. *Circulation* 2013;128:643-52，discussion 652.

[3] Douglas PS et al. ACCF/ASE/AHA/ASNC/HFSA/HRS/SCAI/ SCCM/SCCT/SCMR 2011 Appropriate Use Criteria for Echocardiography. A Report of the American College of Cardiology Foundation Appropriate Use Criteria Task Force，American Society of Echocardiography，American Heart Association，American Society of Nuclear Cardiology，Heart Failure Society of America，Heart Rhythm Society，Society for Cardiovascular Angiography and Interventions，Society of Critical Care Medicine，Society of Cardiovascular Computed Tomography，and Society for Cardiovascular Magnetic Resonance Endorsed by the American College of Chest Physicians. 2011;57:1126-66.

[4] Vegas A et al. *Anesth Analg* 2010;110:1548-73.

[5] Mahmood F et al. *J Cardiothorac Vas Anesth* 2012;26:777-84.

[6] Montealegre-Gallegos M et al. *J Cardiothorac Vas Anesth* 2014;28:547-50.

[7] Jainandunsing JS et al. *Ann Thorac Surg* 2013;96:1343-8.

[8] Gross WL et al. *J Am Soc Echocardiogr* 2011;24:A22.

[9] Bottinor W et al. *Int J Angiol* 2013;22:149-54.

[10] Silvestry FE et al. *J Am Soc Echocardiogr* 2009;22:213-7.

[11] Jones TK et al. *J Am Coll Cardiol* 2007;49:2215-21.

[12] Suchon E et al. *Med Sci Monit* 2009;15:CR612-7.

[13] Jilaihawi H et al. *J Am Coll Cardiol* 2013;61:908-16.

[14] Sachs E et al. *CIRP Ann* 1990;39:201-4.

[15] Mahmood F et al. *JACC Cardiovasc Imaging* 2015;8:227-9.

[16] Mahmood F et al. *Ann Card Anaesth* 2014;17:279-83.

[17] Owais K et al. *J Cardiothorac Vasc Anesth* 2014;28:1393-6.

第36章

技能热身对微创手术的影响

JAMES C. ROSSER, JR, SCOTT FURER, AND NEESHA PATEL

简介

赛前热身这个概念已经应用于许多领域,从运动员到表演艺术家。将这一概念应用于外科领域似乎也是合理的。外科手术需要良好的身体素质,如精细运动技能和耐力,以及心理素质,如注意力和专注力。通过赛前热身来增强手术表现,对于微创手术非常适用。热身的好处,无论是心理上还是身体上,都是众所周知的,包括更有效的运动,减少总的完成时间,改善结果。此外,这种活动还能减轻焦虑和改善认知功能(图 36.1)。

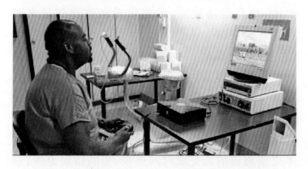

图 36.1　微创手术前外科医师进行视频游戏热身

热身运动的一些直接生理益处包括释放肾上腺素,后者会导致心率加快和毛细血管扩张。这将增强末梢血液和氧气输送到关键组织,从而最大限度地提高机体功能。热身运动还会导致肌肉温度升高,加速血液流动,增强乳酸的排出。乳酸能促进酶的活性,促进血红蛋白中氧气的释放,增强肌肉纤维的延展性和弹性。有人认为,增加肌肉纤维的弹性会增加肌肉收缩的力度和速度,这也可以提高执行任务的效率。此外,热身会加快

神经冲动传导速度。这对于进行任何活动都是有利的,包括腹腔镜手术。Smith 1994 年的一项研究得出的结论是,生理上的热身可以增加肌肉/肌腱的柔韧性,刺激血液流向周围组织,提高体温,并促进自由、协调的运动。所有这些因素都有可能促进手术的执行,并有助于获得更好的结果。

除了这些生理上的益处,认知方面的益处也被注意到。研究表明,任务前的心理热身可以减少与任务相关的焦虑,从而使思维更清晰,减少交感神经的过度激活。心理热身还可能激活大脑中的运动回路,这些回路随后会参与完成手头的任务;这可以提高神经传导效率,改善任务执行过程中的协调性。此外,人们注意到,在执行任务之前,在头脑中对任务进行思考的过程可以提高注意力,并在执行任务时增加准备。心理意象可以与放松技巧相结合,通过减压和提高心理热身的接受能力来进一步提高工作效率。这些有益因素可以很容易地应用于微创手术,并有可能提高手术表现,从而获得更好的整体结果。

术前热身的方法并没有遵循"一刀切"的理念。有不同的方式和方法,可分为不同的类别,这为外科医师做好了完美完成手术的准备。本章概述了文献中所引用的这些方法的使用情况。

心理热身

许多专家认为,在一个动作执行之前,在脑海中想象这个动作执行的过程可能会利于该动作的实现。心理热身被定义为"在没有身体运动的情况下对任务进行认知预演",它已被应用于多种场合,如舞蹈、体育和公共演讲。Sanders 等是最早

评估与手术技巧相关的心理意象预演的团队之一。2004年,他利用医学生评估了心理预演对猪脚缝合和活体兔子手术的影响。虽然没有提及具体的过程,但研究小组发现,心理热身后的表现和身体练习是一样的。

Immenroth和他的小组评估了在骨盆训练模拟器上进行腹腔镜胆囊切除术的心理热身(爱惜康内镜外科,俄亥俄州辛辛那提市)。他的方法是要求外科医师在心理训练师的协助下,在手术模拟之前想象一个"手术入门"。这个入门包括详细的外科手术过程,分解成一组结构化的要点。他证明,心理训练优化了外科医师的表现,并带来了更好的整体效果。

2011年,Arora等对虚拟腹腔镜胆囊切除术的心理热身进行了更系统的评估。他们的方法是让参与者在任务开始前30min仔细回顾一份详细描述了手术过程的心理练习手稿。他们证明,在进行模拟腹腔镜胆囊切除术的住院医师中,心理练习和视觉化能够改善他们的表现和学习曲线,但并没有提高他们的技术技能。

总的来说,心理训练似乎在建立具体任务时特别有益,可以确保外科医师不会错过任何关键步骤。这基本上不需要花费任何费用,也不需要特殊设备就能完成。然而,它们确实需要更长的热身时间,而且似乎不能有效提高灵活性或技术技能。

基于计算机的模拟

虚拟模拟器是外科医师在所有外科亚专业手术培训中迅速发展起来的。虚拟现实模拟器的范围也非常广泛的,包括使用类似仪器模拟实际操作的设备及在开放式微创手术环境中使用各种方法来增强基本技能(如手眼协调)的设备。许多模拟器甚至设计了游戏界面,以吸引用户,使练习更有趣。随着模拟器在外科训练中的兴起,并与外科文化的进一步融合,越来越多的研究正专注于探讨这些模拟器用于术前热身是否有其他的好处。

2006年的一项研究中,12名医学生和12名妇产科住院医师被要求在一个小的腹腔镜训练器上,用5mm的抓钳将30片药片从一个点转移到另一个点。第一次操作被认为是热身训练,反映基线测量值。然后他们在休息5min后重复这个练习。在最初的热身时间和随后的任务时间之间,两组都显示出25%～29%的改善。2009年,Kahol等在这项研究的基础上证明,使用虚拟模拟器进行15min的简单热身可以缩短腹腔镜环转移任务的时间;即使被测任务与热身任务无关,这一结论也成立。这项研究还测量了热身对疲劳和睡眠不足医师的影响。结果表明,热身可以显著提高这组外科医师的表现。次年,一项小型研究观察了住院医师在手术室进行腹腔镜胆囊切除术之前使用腹腔镜模拟器作为热身的情况。由经过验证的"技术技能目标结构化评估"全球评分量表来衡量,当住院医师使用模拟的热身活动后,他们在手术过程中表现得明显更好。这项研究表明模拟和向实际手术室的技能转移之间的直接相关。类似的,2012年另一项针对妇产科住院医师的研究表明,在腹腔镜训练机上进行热身练习(包括珠子转移和"拉绳")可以提高其在手术室的表现(使用三种经验证的全球评分量表进行测量)。同年,Lee和他的团队证明,在腹腔镜肾手术中,完成模拟电灼任务热身和腹腔镜打结热身可以改善认知和精神运动能力。通过脑电图、瞳孔眼动跟踪、手部运动和姿势记录来测量术者的表现。

随着机器人手术的出现,现在也有越来越多的机器人模拟器。一项针对普通外科医师、妇科医师和泌尿科医师的大型研究,比较了3～5min的机器人模拟热身和10min手术相关阅读。那些做了短时间的触觉热身的人比那些在机器人手术之前阅读的人完成时间更快,犯的错误更少,总体上表现得更好。更成熟的外科医师在机器人模拟后表现出明显的提高(图36.2)。

2015年,另一项研究证明了术前热身对外科住院医师的价值。那些手术前在模拟实验室花费10min练习腹腔镜操作(如钉子转移、内环放置、模式切割和体外、体内缝合)的住院医师的行动效率、深度知觉和双手灵巧性显著提高,各自的主治医师对他们的评价也更好。

尽管模拟器在训练和术前热身方面被证明是有效的,但它们也有很多不足之处。在医院系统中,大多数模拟器都很昂贵,而且供不应求。许多

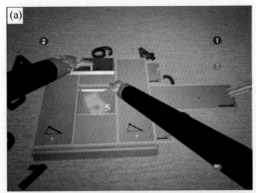

机械腕操作

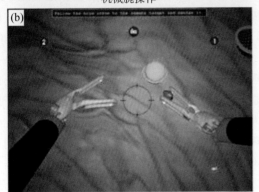

镜头与分离器

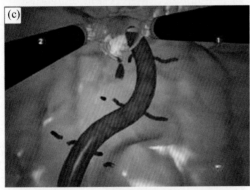

能量控制

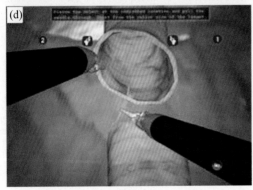

缝针

图 36.2　**机器人热身任务**

医院没有足够的模拟设备让住院医师有效地学习，更不用说热身使用了；许多地方甚至买不起模拟器。此外，许多模拟器需要大量的空间或时间来进行设置，并且作为术前热身使用却放置在一个不方便使用的地方。此外，大多数模拟器用来允许外科医师"感觉"虚拟组织的触觉反馈系统因缺乏真实感而饱受诟病。

视频游戏

2007 年，Rosser 和他的团队通过证明视频游戏技能（通过对三款视频游戏的表现进行量化）与腹腔镜技能和缝合能力的正相关关系，为视频游戏在外科手术训练中的应用打开了大门。这三款游戏分别是：《超级猴子球》（2001 年世嘉发行于任天堂 GameCube 的商标），《沉默的狙击手》（1999 年科乐美发行于 PlayStation 2 的商标）和《星球大战：复仇赛车手》（2002 年卢卡斯艺术娱乐公司发行于 PlayStation 2 的商标）。这是根据 Top Gun 培训计划中外科医师的得分来衡量的。

早在 2008 年，视频游戏就被评估为术前热身活动，当时 Sadandanan 和他的团队证明，术前玩 10min《超级猴子球》可以缩短随后腹腔镜技能任务的完成时间。他们解释说，这一改进是由于在进行腹腔镜手术时也用到电子游戏中使用的技能，如手眼协调能力、深度感知能力和双手灵活性。此后，使用视频游戏作为术前热身的做法得到了进一步的研究。2011 年，Plerhoples 和他的团队利用移动设备上的《超级猴子球 2》进行了类似的调查。这项研究表明，与那些没有做任何热身的人相比，那些术前做了 10min 热身的人在进行腹腔镜手术时，错误明显减少。当延伸到手术室时，任务错误的减少可能与手术错误的减少有关。

2012 年，Rosser 和他的团队进行了一项迄今为止最深入的研究，涉及使用视频游戏作为腹腔镜手术的热身活动。这项研究评估了三种不同视频游戏的使用情况及其对 Top Gun 培训计划分数的影响。结果显示，使用视频游戏作为术前热身的小组表现得更好。此外，视频游戏热身组整体完成缝合练习的错误率更低。研究还表明，只要做 6min 的热身运动就能对表现产生积极影响。

除了使用已有的游戏进行术前游戏热身外，

一项研究还使用了一种专门为腹腔镜手术设计的游戏。这个游戏叫作《地下室》(Cutting Edge,吕伐登,荷兰),它包含特殊设计的控制装置以及模拟腹腔镜手术中实际使用的手术器械。最近的一项研究表明,用这个游戏进行热身可以显著减少执行腹腔镜技能任务的时间(图 36.3)。

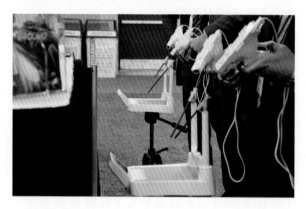

图 36.3 地下室手控系统

使用视频游戏作为术前热身活动的优势包括成本低、易操作性强及运动和认知功能的共同参与。视频游戏很有趣,在认知上很吸引人,可以提高注意力/专注力。同时,由于竞争的气氛一直存在,这也增加了任务时间。想象一下,有一天训练变得不再枯燥,你就想整天玩/训练(图 36.4)。

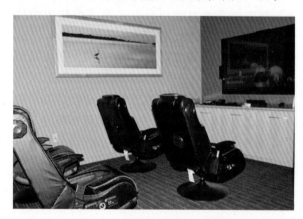

图 36.4 全球首款视频游戏热身套装

讨论

在美国,随着《平价医疗法案》(Affordable Care Act)的出台,医疗质量、良好的治疗效果和出色的患者满意度已开始在外科护理领域占据主导地位。所有经过验证的能改善这些指标的方式或方法都可以被积极考虑。随着住院时间的减少、疼痛的减轻、恢复工作的速度加快、伤口感染的减少和术后疝的减少,微创手术实现了一种极好的基于价值的存在,这将成为世界外科未来的标志。如今,人们更加关注于扩大微创手术的应用,诸如美国胃肠道协会和内镜外科医师的 GetWellSooner 计划等组织正努力引领这一潮流。GetWellSooner 计划旨在通过促进微创外科技术的应用来提高患者护理的价值。这类组织的发展将大大有助于提高先进手术的使用率。随后,术前热身无疑将发挥越来越大的作用。

在本章中,我们回顾了所有类型的术前热身的理论基础和调查结果。应该强调的是,结论应该是“它们是有效的”和“一种方法不能适用于所有人”。心理热身、计算机模拟及视频游戏在有效的热身活动中都发挥着重要作用。但一种类别可能不足以达到最好的准备效果。例如,心理准备可以更有效地与基于计算机的临床模拟相结合,以提高手术完成度。基本技能的建立和维护可以通过联合使用非临床手术模拟器、桌面训练器和视频游戏来更好地获取。

(张言言 译 胡志前 滕世峰 校)

参考文献

[1] Kahol K et al. *J Am Coll Surg* 2009;208:255-68.

[2] Rosser JC et al. *J Soc Laparoendosc Surg* 2012;16:3-9.

[3] Knowlton RG et al. *Eur J Appl Physiol* 1978;40:1-5.

[4] Smith CA. *J Orthop Sport Phys Ther* 1994;19:12-7.

[5] Arora S et al. *Ann Surg* 2011;253:265-70.

[6] McArdel W. *Essentials of Exercise Physiology*, 2nd ed. Philadelphia, PA: Lippincott Williams & Wilkins; 2000.

[7] Sanders CW et al. *Am Obstet Gynecol* 2004;191:1811-4.

[8] Sanders CW et al. *Med Educ* 2008;42:607-12.

[9] Immenroth M et al. *Ann Surg* 2007;245:385-91.

[10] Do AT et al. *J Soc Laparoendosc Surg* 2006;10:297-301.

［11］Niitsu H et al. *Surg Today* 2013;43:271-5.

［12］Calatayud D et al. *Ann Surg* 2010;251:1181-5.

［13］Chen CC et al. *Int Urogynecol J* 2013;24:1615-22.

［14］Lee JY et al. *J Endourol* 2012;26:545-50.

［15］Lendvay TS et al. *J Am Coll Surg* 2013;216:1181-92.

［16］Moran-Atkin E et al. *Surg Endosc* 2015;29:1057-63.

［17］Aggarwal R et al. *Ann Surg* 2006;244:310-4.

［18］Rosser JC et al. *Arch Surg* 2007;142:181-6.

［19］Sadandanan S et al. *J Gynecol Surg* 2008;24:67-74.

［20］Plerhoples TA et al. *J Surg Res* 2011;170:185-8.

［21］Jalink MB et al. *Surg Endosc* 2015;29:2284-90.

第37章

心理训练在微创手术中的作用

ARMANDO ROSALES AND RAUL J. ROSENTHAL

简介

手术技能是外科住院医师培训计划的一个重要方面,通常采用学徒模式。一名培训学员观察一位有经验的外科医师进行手术。负责教学的外科医师向学员讲解如何进行不同的操作和相关的手术技巧,用以成功地完成一台手术。期望在一段时间内,外科培训人员通过反复观察,能够掌握独立进行手术的必要技能。所有的外科手术,包括腹腔镜手术或机器人手术,都需要了解手术步骤、熟练手术技巧、精细操作技能和协调手眼能力。在过去的十年里,外科培训模式已经发生了变化。由于有限的工作时间限制了住院医师在手术室的时间,从而减少了他们的观察时间。此外,光电仪器的引入增加了外科手术技术的复杂性——这主要是由于缺乏三维可见的、违反直觉的仪器,以及缺乏触觉反馈。

模拟训练是一种有效的教学方法,已被视为一种基于患者训练的辅助训练模式。研究表明,参与者可以通过反复参与和练习来学习技能,并且这些技能可以运用到手术室中。此外,研究显示通过模拟获得的技能可以减少手术时间,加快外科技能的发展。模拟训练虽然有这些积极的作用,但由于教学时间有限、场地有限、设备成本高等原因,模拟训练并没有得到普及和实际转化。

Fitts 和 Posner 称,要想获得技能,必须经历以下三个阶段:①认知阶段:学员要明白需要做什么;②关联阶段:了解完成任务的各种尝试方法;③自主阶段:在重复练习后,完成任务的步骤变得自主。

目前,已知的心理练习的定义是由 Richardson 率先提出的,即"在没有任何肌肉运动的情况下,对身体活动进行象征性预演",有些人建议增加一些肢体动作来增强心理练习的效果。运动想象是基于参与者的动觉和视觉想象。此外,当参与者观察到别人在执行一项任务的身体动作时,他们会激活相应的体感区域。这种准备方法已在音乐及体育文献中得到了充分证明。图 37.1 和图 37.2 代表了职业运动员在链球和跨栏比赛中的动作要点。

链球投掷要点
✓ 远
✓ 远
✓ 然后
✓ 左右
✓ 左右
✓ 扎克
✓ 扎克
✓ 贾巴!

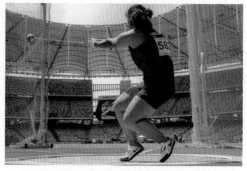

图 37.1　链球投掷中的心理训练要点

跨栏要点
(来自德国国家队运动员)
✓ 开始
✓ 跑到第一个栏
✓ 接近栏
✓ 栏前跳跃
✓ 跨栏
✓ 栏后着地
✓ 栏间奔跑
✓ ……
✓ 跑过终点

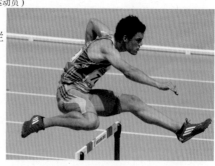

图 37.2　德国国家队运动员跨栏的心理训练要点

Vaeley 和 Walter 描述了心理练习如何影响技能学习的两种理论。心理-神经肌肉理论认为，心理练习可以在不执行动作的情况下，使肌肉在正确的动作顺序中收缩，从而增强肌肉记忆。第二种理论认为，心理练习产生运动模式的蓝图，而对这些蓝图的排练使动作变得熟悉和自动。

体育理论有五个方面的意象：针对目标设置的特殊动机意象；由应对和掌握挑战性情况构成的动机一般掌握；形成有效意象所需的动机一般唤醒感；与想象执行某项任务所需的特定技能有关的特定认知区域，这已被证明是最有效的意象类型；以及一般认知区域，即与特定运动技能相关联的思维。

心理练习是一种常用的方法，在诸如体育和音乐这样的高技巧性的运动中可以提高身体表现。Weinberg 等报道说，心理训练意象是一种可以通过训练来教授、学习和提高的技能。文献认为，心理练习不仅能提高最终表现，而且在某些情况下，心理练习比身体练习更有效。虽然身体练习确实是获得身体技能必不可少的，但是心理练习可以大大提高身体熟练程度。

Eberspächer 及其合作者描述了以下四种心理训练。

1. 外部观察训练　受训者在做要学的动作时观察一个模型。

2. 潜声训练　受训者通过外部或内部的自我对话，唤起一个清晰的视觉图像。

3. 内部观察训练　受训者从外部的角度观察自己或其他人执行想练习的动作。

4. 意识运动训练　受训者可以想象自己执行动作的过程，同时尝试感受和感知过程和环境中尽可能多的感官方面。

有一些已知的感觉形式可以丰富主体的意象体验，并通过促进对待开发技能的更准确的心理表征来提高任务表现；这些形式包括：视觉（看到自己执行任务）、认知（执行任务所需的思想）和动觉线索（执行动作的感觉）。

心理训练证据

Jacobsen 发表了关于心理练习的第一项研究。他利用肌电图观察了患者想象弯曲手臂或举重时肌肉电活动。那些将心理练习作为工具来练习某项技能的表演者可以将表演水平提高至少比对照组低一半标准偏差。

研究表明，无论是在学习的早期阶段，还是在之前有过相关经验的人，心理练习都是有益的。此外，据报道，心理练习主要对有认知因素的任务有效，且对体力任务也有效。

心理练习中的记忆间隔是指最后一次心理练习到实际行动之间的间隔。记忆间隔最短（第 0d 或心理练习后立即行动）时的心理效应最强。记忆间隔为 14d 时，心理练习的影响减少了 50%，21d 时达到最低。一些研究人员有报道，心理练习 28d 后还有效果。心理练习在 20min 左右是最有效的。

Driskell 和合作者报告说，为了使心理练习有效，参与者必须首先要在想象阶段之前熟悉任务。其他研究表明，在学习一项运动技能方面，心理练习可以和身体练习一样有效，因为心理练习和身体练习激活相同的神经区域。

Roth 及其合作者使用功能性磁共振成像（MRI）来测量正常右手受试者在实际和想象执行手指对拇指对位任务期间的大脑活动。他们发现，在任务执行过程中，对侧 30% 的初级运动皮层（M1）明显参与其中，在想象过程中，前运动皮质和后补充运动区的延髓部有双侧神经活动。作者的结论是，这些发现支持了动作想象几乎参与动作控制的所有阶段这一假设。

Mellet 及其合作者利用正电子发射断层扫描（PET）技术证明，心理想象与主要认知功能（如语言、记忆和运动）共享神经网络，这取决于想象任务的性质。激活的区域包括运动前区和运动区（前运动皮质、辅助运动区和初级运动皮质）、小脑皮质下区和基底神经节。

Honda 及其合作者还使用正电子发射断层扫描技术测量局部脑血流，他们发现在显性学习（正确回忆测试序列）过程中，顶叶后皮质、楔前叶、双侧前运动皮质和辅助运动区的活动增加。在隐性学习（当受试者不知道测试序列时）过程中，对侧初级感觉运动皮层（SM1）的活动增加。作者得出结论，在不同的运动序列学习过程中，不同的皮层区域动态参与其中。

手术训练中证据

许多外科医师报告说,在常规的基础上,他们会在手术前从一般和特定的认知层面上对病例进行心理回顾,并特别关注病例有技术难度的步骤。这有助于手术技能的提高,对外科住院医师来说,它还有助于增加情绪准备,使他们在有压力的情况下表现得更好。

外科医师就像职业运动员和音乐家一样,在有压力的环境中会促进精细操作。尽管心理练习在职业运动员中得到了广泛的研究,但只有少数研究将这种训练方法应用到腹腔镜模拟器训练中,并显示出提高腹腔镜手术表现。

Sanders 和他的同事在医学生中研究了将心理意象和身体练习相结合的效果。在听完基本外科技能的讲座和教学后,65 名二年级学生被随机分配到以下三个组。第一组进行了三次身体练习,第二组进行了两次,前两组都进行了一次心理意象练习,第三组进行了一次身体练习和两次心理意象练习。作者得出的结论是,心理意象与身体练习相结合在外科技能训练中可能具有更高的经济效益,并且在统计学上等同于额外的身体练习。

在另一项研究中,Bathalon 和他的同事评估了 44 名医学生对紧急环甲膜切开术的学习情况。学生们被随机分为三组。第一组将心理意象训练与被称之为运动功能学的身体运动相结合,第二组只使用运动功能学,第三组是对照组,使用标准的人体模拟训练方法。结论是,心理意象与身体运动相结合可以提高紧急环甲膜切开术的学习效果和执行能力。

Arora 和他的同事开发了一种心理练习脚本,其中包含用于腹腔镜胆囊切除术的关键视觉、认知和动觉线索。要求每个受试者在 30min 内进行心理练习。在这项研究中,有 10 位受试者是经验丰富的外科医师,他们进行过 100 多例腹腔镜胆囊切除术,有 10 个受试者是新手外科医师,进行的腹腔镜胆囊切除术不足 10 例。两组的总体表现都有显著改善,这证明心理训练是可以接受的训练方法。

在一项后续研究中,Arora 和她的同事对 20 位进行了虚拟现实胆囊切除术的新手外科医师进行了评估。所有参与者均接受了为期 1d 的腹腔镜手术、器械及常见问题的介绍。随后进行腹腔镜模拟器训练。所有参与者都要进行持续 5d 的模拟腹腔镜胆囊切除术练习。心理训练组在每次手术之前都要接受 30min 的心理干预。与对照组相比,心理训练组的学习曲线更平坦,表现更好。

Immenroth 和他的同事也评估了心理训练在腹腔镜胆囊切除术中的作用。在这项研究中,有 98 位外科医师被随机分配接受额外的心理训练、实践训练或不进行额外的训练。作者得出结论认为,进行额外的心理训练是优化结果的有效方法,并且成本更低。

Mulla 和他的同事发表了一项随机对照研究的结果,比较了训练箱、虚拟现实和心理训练在发展微创手术技能方面的作用。他们将参与者分为五组:未经训练的对照组、箱式训练组、额外练习的箱式训练组、虚拟现实训练组和心理训练组。他们报告说,尽管通过虚拟现实学习的技能不能转移到箱式训练器中,但在箱式训练器上学习的技能可以转移到虚拟现实训练器中。此外,虽然心理组没有差异,但值得注意的是,这一组在体能训练期间没有接受指导,而对于箱式训练和模拟训练组,是有一位给予反馈的导师。

Louridas 和他的同事将 20 名外科受训者随机分为常规训练组和由行为心理学家训练的心理训练组。通过腹腔镜猪空肠空肠吻合术来评估其手术技巧。他们报告称,在危机情境中,70% 的心理训练组提高了他们的表现,而 40% 的对照组则降低了他们的表现。此外,这一组在心理训练后,心理意象也有显著提高。作者的结论是,在模拟手术室中,心理练习可以提高高级腹腔镜任务的技术表现,并让受训者在有压力的情况下也能保持或提高他们的表现。

Eldred-Evans 和他的同事评估了心理训练在发展腹腔镜基本技能方面的作用。64 名医学生被随机分到以下四组。前三组都在箱式训练机上接受了切圆圈的实际操作训练。第一组没有其他干预措施,第二组有额外的虚拟现实训练,而第三组有额外的心理训练,第四组接受了虚拟现实训练和心理训练。配合心理训练的箱式训练组腹腔镜技术有所进步。结论是,增加心理训练可促进腹腔镜技术的进步,并且这种方法有可能挑战虚拟现实训练而成为一种更经济有效的训练方法。

我们的团队最近进行了一项名为"手术技能培训使用腹腔镜缝合平台的系统方法后的结果"的项目。在该项目中,我们前瞻性地研究了 18 名外科住院医师,他们的任务是在腹腔镜手术基础培训(fundamentals in laparoscopic surgery,FLS)中使用的橡胶管上打两个腹腔镜结(图 37.3)。首先,在获得所有住院医师的基线测量值后,由一位经验丰富的外科医师向他们讲解了腹腔镜手术打结技术(laparoscopic surgical knot-tying technique,LKTT)。随后,参与者被随机分配到对照组(control group,CG)或系统方法组(systematic approach group,SAG)。腹腔镜手术打结的要点将会提供给系统方法组用于心理训练。在接下来的 3 周内进行了二次测量。

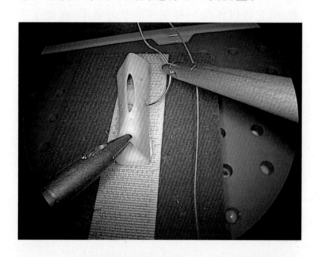

图 37.3　在腹腔镜手术基础培训(FLS)中用于腹腔镜手术打结的橡胶管

研究中有 4 名女性[对照:2(22.2%);SAG:2(22.2%);$P=1.0$]和 14 名男性[对照:7(77.8%);SAG:7(77.8%);$P=1.0$]。有 7 名一年级的研究生(postgraduate-year,PGY)[对照组:3(33.3%);SAG:4(44.4%)],7 名二年级的研究生[对照组:3(33.3%);SAG:2(22.2%)],4 名三年级的研究生[对照:2(22.2%)对 SAG:2(22.2%)]和 3 名四年级的研究生[对照:2(22.2%);SAG:1(11.1%),$P=0.48$]。17 名住院医师是惯用右手的人[对照组:8(88.8%);

SAG 组:9(100%);$P=0.47$]。在对照组和 SAG 组中分别有 3 名(33.3%)和 5 名(55.6%)住院医师以前接受过外科手术训练($P=0.637$),分别有 2 名(22.3%)和 4 名(44.4%)住院医师稍微接受了腹腔镜训练($P=0.63$)。两组在电子游戏($P=0.289$),台球($P=0.485$)和微创手术($P=0.89$)的兴趣方面没有差异。

在第 0 天,进行了基线测量,随后进行了 LK-TT 的讲解,接着进行了第二次测量。所有住院医师都接受了 LKTT 视频教学。只有 SAG 组接受了打结操作的关键点学习。在 3 周时,记录了后续缝合过程。分析是在不同时期进行的,比较了两组之间的打结表现。尽管第二次测量时 SAG 组操作更快(2.4 ± 0.44 vs 4.0 ± 1.08min;$P=0.03$)(表 37.2),但是两组之间的基线并无差异(表 37.1)。CG 组基线值和第二次测量值并无差异(表 37.3)。

表 37.1　对照组和系统方法组的基线比较

变量	对照组	系统方法组	P 值
动作总数	23.88 ± 9.31	24.44 ± 6.42	0.38
错误总数	3(2.5,5.5)	3(1,4)	0.38
总时间(s)	222.8 ± 72.92	199.1 ± 57.23	0.56
定位针的动作	1(1,5)	2(1,8)	0.26
落针数	0(0,1)	0(0,1)	0.65
针穿过组织的动作	2(2,2)	3(2,3)	0.06
打结的动作	15.41 ± 4.61	14.850 ± 7.77	0.65

注:数值以平均值±标准差或中位数表示(四分位间距1,3)。

表 37.2　对照组和系统方法组的第二次测量比较

变量	对照组	系统方法组	P 值
动作总数	32(19,56)	21(17,23)	0.29
错误总数	1(0,4)	1(0,2.5)	0.71
总时间(s)	238 ± 64.63	140.75 ± 26.64	0.03
定位针的动作	3(2,8)	2(2,3.5)	0.25
落针数	0(0,2)	0	1
针穿过组织的动作	2(2,4)	2(2,2.5)	0.24
打结的动作	6.67 ± 4.73	4 ± 1.41	0.46

注:数值以平均值±标准差或中位数表示(四分位间距1,3)。

表37.3　对照组的基线和第二次测量比较

变量	基线	第二次测量	P 值
动作总数	23.88±9.31	5.66±18.77	0.36
错误总数	3(2.5,5.5)	1(0,4)	0.37
总时间(秒)	222.8±72.92	238±64.63	0.99
定位针的动作	1(1,5)	3(2,8)	0.74
落针数	0(0,1)	0(0,2)	0.18
针穿过组织的动作	2(2,2)	2(2,4)	0.11
打结的动作	15.41±4.61	11±7	0.34

注:数值以平均值±标准差或中位数表示(四分位间距1,3)。

在第0天,与基础值相比,LKTT之后SAG组操作更快(2.5±0.49 vs.3.3±0.95min;$P=0.008$)并且出错更少[0,(0-1)vs.3,(0-5)次;$P=0.006$]。与讲解LKTT时相比,SAG组在随后打结过程中的动作更少(4±1.4 vs.13.7±2.5,$P=0.0004$),SAG组随后打结操作动作比基线水平也更少(8.5±4.04 vs.14.9±7.7;$P=0.02$)(表37.4)。我们的结论是,通过心理训练进行系统的方法训练可减少腹腔镜打结过程中的时间,这很可能是由于打结所需的动作减少所致。系统性方法的反复心理练习可提高腹腔镜打结的效果。还需要更大的样本量来确定不同变量的改善情况。

表37.4　系统方法组的基线和第二次测量比较

变量	基线	第二次测量	P 值
动作总数	24±6.42	20±4.32	0.86
错误总数	3(1,4)	1(0,2.5)	0.72
总时间(s)	199±57.23	140.75±26.64	0.14
定位针的动作	2(1,8)	2(2,3.5)	0.84
落针数	0(0,1)	0	0.39
针穿过组织的动作	3(2,3)	2(2,2.5)	1
打结的动作	16(8,17)	4.5(3,5)	0.02

注:数值以平均值±标准差或中位数表示(四分位间距1,3)。

总结

传统上外科手术培训还是通过学徒模型进行的,不过在普外科住院医师培训计划中实施的新规则带来的新变化及腹腔镜手术在外科手术中越来越重要的作用都给外科教授和受训人员在调整和开发改善他们的学习经验的新技术方面提出了挑战。

根据一般的外科培训计划,住院医师有一个箱式训练机和(或)腹腔镜模拟器,研究证实,这些方法能有效训练手术技能并将这些技能运用到真实手术中,还能有效减少手术时间。为了达到这种效果,住院医师必须花时间去练习。正如Driskell和同事所提到的,充分的心理练习的一个重要因素是受训者要熟悉整个手术过程。因此,需要建立一套总结手术步骤的手术培训课程。这将使外科住院医师能够提高他们的手术技能,在手术过程中变得更有效率和更具生产力,使他们整体更高效和更高产。

心理练习不是一种可以代替身体练习的技术,但它可以作为一种额外的学习技术,有助于发展技能。最重要的是,它是一种可以在空闲时间,以及在术前20~30min进行练习和锻炼的技术。

(张言言　译　胡志前　滕世峰　校)

参考文献

[1] Arora S et al. *Ann Surg* 2011;253;265-70.

[2] Peyre SE et al. *Surg Endosc* 2009; 23;1227-32.

[3] Grantcharov TP et al. *BMJ* 2008;336;1129-31.

[4] Larsen CR et al. *BMJ* 2009;338;b1802.

[5] Grantcharov TP et al. *Br J Surg* 2004;91;146-50.

[6] Bridges M et al. *Am J Surg* 1999;177;28-32.

[7] Haluck RS et al. *J Am Coll Surg* 2001;193;660-5.

[8] Shuell T. *Rev Educ Res* 1990;531-47.

[9] Hall JC. *Am J Surg* 2002;184;465-70.

[10] Driskell JE et al. *J Appl Psychol* 1994;79;481-92.

[11] Richardson A. *Res Q* 1967;95-107.

[12] Bathalon S et al. *J Otolaryngol* 2005;34;328-32.

[13] Munzert J et al. *Brain Res Rev* 2009;60;306-26.

[14] Zentgraf K et al. *Neuroimage* 2005;26;662-72.

[15] Martin KA et al. *Sport Psychol* 1999;13;245-68.

[16] Vealey RS et al. Imagery training for performance enhancement and personal development. In: Williams JM (ed.)*Series*, *Applied Sport Psychology: Personal Growth to Peak Performance*, 2nd ed. Mountain View, CA;Mayfield;200-24.

［17］ Rogers RG. *Obstet Gynecol Clin North Am* 2006；33：297-304，ix.

［18］ Hall C et al. *Int J Sport Psychol* 1998；29：73-89.

［19］ Weinberg R. *Quest* 1982；32：195-213.

［20］ Singer R. *Motor Learning and Human Performance*. New York，NY：Macmillan；1975.

［21］ Eberspächer H et al. Mental practice：An innovative theoretical and practical approach in surgery. In：Meyer G et al. （eds.） *Series，Complications in Minimal Invasive Surgery：Prevention，Detection，and Treatment*. Springer.

［22］ Jacobsen E. *Am J Physiol* 1931；43：122-5.

［23］ van der Meijden OA et al. *Surg Endosc* 2009；23：1180-90.

［24］ Corbin C. *Res Q* 1967；38：534-8.

［25］ Schmidt R. *Motor Control and Learning：A Behavioral Emphasis*. Champaign，IL：Human Kinetics.

［26］ Cohen J. *Statistical Power Analysis for the Behavioral Sciences*，2nd ed. San Diego，CA：Academic Press；1977.

［27］ Kovar SV. *The Relative Effects of Physical，Mental and Combined Mental Practice in the Acquisition of a Motor Skill*. Urbana，IL：University of Illinois；1967.

［28］ Wohldmann EL et al. *J Exp Psychol Learn Mem Cogn* 2008；34：823-33.

［29］ de Lange FP et al. *Cortex* 2008；44：494-506.

［30］ Moran A et al. *Br J Psychol* 2012；103：224-47.

［31］ Roth M et al. *Neuroreport* 1996；7：1280-4.

［32］ Mellet E et al. *Neuroimage* 1998；8：129-39.

［33］ Lotze M et al. *J Cogn Neurosci* 1999；11：491-501.

［34］ Bonda E et al. *Proc Natl Acad Sci USA* 1995；92：11180-4.

［35］ Parsons LM et al. *Nature* 1995；375：54-8.

［36］ Honda M et al. *Brain* 1998，121(Pt 11)：2159-73.

［37］ Arora S et al. *Am J Surg* 2009；198：726-32.

［38］ Immenroth Met al. *Ann Surg* 2007；245：385-91.

［39］ Sanders CW et al. *Am J Obstet Gynecol* 2004；191：1811-4.

［40］ Arora S et al. *Surg Endosc* 2010；24：179-87.

［41］ Mulla M et al. *J Surg Educ* 2012；69：190-5.

［42］ Louridas M et al. *Br J Surg* 2015；102：37-44.

［43］ Eldred-Evans D et al. *J Surg Educ* 2013；70：544-51.

［44］ Rosales-Velderrain A et al. Outcomes of surgical skill training after a systematic approach utilizing a laparoscopic suturing platform. In：Paper presented at the *American College of Surgeons Annual Clinical Congress*，San Francisco，CA，October 26-30，2014.

第38章

符合人体工程学的微创外科/内镜套件

H. REZA ZAHIRI AND ADRIAN E. PARK

简介

国际人体工程学协会将人体工程学定义为"理解人体与系统其他元素之间相互作用的相关科学学科,以及应用理论原理,数据和方法进行设计以优化人类福祉和整体系统性能的专业"。跨多领域的人体工程学考虑通过努力,最大限度地提高效率,抵抗疲劳/劳损并提高安全性。这些努力引发了许多策略(如强制性休息),这些策略已在空中交通管制、翻译服务、计算机科学,乃至专业登山等行业采用。

然而,在人体工程学合理的实施方面,外科手术领域仍然落后。这主要是由于两个因素造成的:对人体工程学错误的后果和即使有可能面对受伤、也会促使从业者在照顾患者时丧失自我和自我牺牲的手术文化的后果缺乏认识。尽管进行了微创改革、彻底改变了外科手术和外科医师的体验方式,但这种阻力仍然存在。

尽管腹腔镜手术对患者的侵入性较小,但它给外科医师带来了更大的生理和心理负担,增加了他们的压力和受伤风险。微创手术(MIS)的物理挑战包括解剖的障碍,空间和工作自由度的急剧下降,以及对目标解剖的直接视觉。心理需求来自没有触觉反馈的感知改变,用二维(2D)目标视图代替标准的三维(3D)视图,以及具有支点效应的争论。此外,手术室(OR)环境,必须最大限度地容纳外科医师和患者,以流畅手术流程,往往是信息管理系统(MIS)的设计和设置通常不够充分。由于这些原因,腹腔镜手术的职业危害持续存在,87%的常规从业者表现为压力、疲劳和(或)

伤害。这一发现的意义是巨大的,强调了危及手术室中患者安全并缩短外科医师寿命的潜在可能性。定期简单的执行信息管理系统案例将使从业人员无论年龄、经验、性别、身高或惯用性等方面面临风险。

大量研究表明,腹腔镜手术期间手术室护士和外科医师违反符合逻辑的危险因素及其最终结果。Berguer 等比较了 MIS 与开放手术期间外科医师骨骼轴向运动的区别。他们发现,在腹腔镜手术中,手术医师头部、颈部和脊柱轴的位置更为直立,但保持静止。此外,手术医师在 MSI 中表现出重心前移(CG)。在 MIS 过程中,静态和重心前移的姿势的后果涉及即时的肌肉骨骼张力和随着时间的推移而产生的潜在损伤,及执行性能的损害。

一项对 MIS 外科医师的调查研究发现,疲劳/劳损/损伤的发生率很高,器械设计不良是主要原因(74%)。外科医师认为,姿势调整是最有效地对抗他们身体症状的对策(84%)。值得注意的是,近 60% 的参与者对正确的人体工程学实践指南的基本教育/意识不了解。最近一个由我们小组牵头的多中心前瞻性研究证明了外科医师在实践中所面临的身心紧张。过去 24h 内,79% 的外科医师报告疼痛和疲劳。这分别导致 42% 和 49% 人际关系的干扰和睡眠的影响。外科医师还报告说经过一整天的开放或腹腔镜手术后,平均疼痛将近 5/10,疼痛对姿势、体力、活动性和注意力的影响最大。48% 的外科医师担心疼痛会缩短他们的职业生涯。

这些研究凸显了在未来符合人体工学的微创手术/内镜检查设备的发明,和增强外科医师和设备/仪器及其周围环境之间的相互作用的紧迫性和必要性。在这些努力的同时,整个外科行业必须采用旨在优化人体工程学的既定国际准则。简单地说,将外科医师不适应的环境操作到为外科医师设计好的环境中操作,以优化手术流程,防止伤害,并保持安全。

通过改进工作流程优化人体工程学

随着信息管理系统(MIS)的快速扩展和日益复杂,优化手术室环境以提高安全、效率和工作流程的需求变得更加紧迫。传统的手术室设置和设备已不再足以满足微创外科医师、患者或手术室工作人员。因此,已经逐渐过渡到更智能的设计,以改善人体工程学,手术流程和患者安全。

改善外科医师的工作空间和功能

在腹腔镜手术早期,手术室接受了很少简单的 MIS 程序。因此,开创 MIS 革命先河的腹腔镜开创者必须忍受他们为开放手术量身定制的设计。在手术室中安排腹腔镜手术设备时,他们配备了笨重的腹腔镜推车,推车上堆满了设备、光缆和电线。手推车放置在床脚,显示器提供低质量的图像。没有视频录制和图像捕获功能。由于存放腹腔镜设备和电线的存放空间很小,为防止电线和管子缠结,手术区域往往很拥挤或必须不断维护。手术台无法适当地调整到所需的高度和位置,从而无法通过利用重力作为暴露于患者解剖结构的方式来增强 MIS 操作。这种过时的设备和手术室设计降低了效率,增加了所有参与腹腔镜手术者的疲劳、紧张和受伤的风险(图 38.1a 和 b)。

自腹腔镜手术开始以来,对外科医师的周围环境进行了许多修改,以简化 MIS 的操作。这些变化包括手术室结构的改变和紧凑型腹腔镜设备的设计。它提供了一个有序的空间来存储管道、电线、脚踏板、控制台和其他重要的腹腔镜设备,同时也用作吸引罐和冲洗罐的安装,从而减少混乱,并增加周围的空间。通常,二氧化碳流量来源于手术室外的中央控制器,从而消除了术中更换储罐的需要。有许多吊装式显示器,可通过操作各种

角度以显示高质量的图像。它们还可以显示各种方向的图像,在 MIS 期间提供相应的计算机断层扫描、磁共振成像、超声或透视或内镜图像分析。视频录制和图像捕获能力是标准功能。手术台可调节至 MIS 所需的理想高度和位置(图 38.1c)。

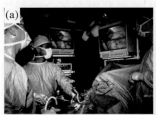
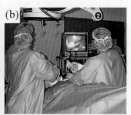
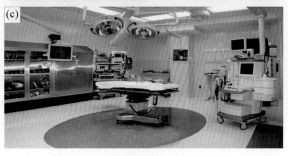

图 38.1　信息管理系统手术室的演变

15 年前(a 和 b)与现代的比较(c)。(Courtesy of Dr. Roger Voigt, Chief of Pediatric Surgery, University of Maryland Medical Center)

未来应朝着尖端技术努力,允许外科医师以最少的触觉最大限度地控制手术室环境,以实现人体工程学智能设计。应自动执行诸如监视器控制、腹腔镜控制台设备控制、射线图像视图查看或操作、视频/图像记录、通信(遥控和远程呈现)及计算机访问等功能,响应语音命令或手势,以防止污染,并进一步减轻工作量。

最近在 Anne Arundel 医学中心的模拟推进创新和学习(SAIL)中心进行的一项模拟研究,比较了传统触觉与鼠标操作,与 Kinect 传感器和 Leap 运动传感器在进行手术过程中进行图像处理的可行性。在评估非接触交互设备的有效性和效率时,鼠标和非接触输入设备之间没有显著差异。

改善主管护士和手术室工作人员的工作空间和功能

腹腔镜手术给手术室工作人员带来了新的挑战。微创手术案例通过定期调整显示器、灯光、电

线、脚踏板、吹气、视频记录器、二氧化碳供应等来增加工作量和关注。为方便起见，这些控件通常放置在彼此相距较远的位置，很少被注意到。由于团队成员努力满足患者和外科医师的需求，因此产生了更多的动静、噪声和干扰。这就意味着手术室中每个人的工作流程和安全都会受到影响。随着时间的推移，对重要控制部门进行重组，使其更便于少数关键人员使用，从而减少了人员流动，降低了主管护师在手术流程中的作用。因此，需要特别注意的是如何在工作中实现其功能最大化。这意味着可以随时使用照明、录像机、打印机、音响系统、电机控制装置及腹腔镜控制塔的控件，这些控件都紧凑地集中在计算机桌旁或附近，可以在计算机旁执行其他功能、制图。甚至考虑各种房间功能的按钮，以加快工作流程。灯光控件的右侧应有一个用于各种腹腔镜控制台设备的带有指示灯电源"开/关"的按钮。该面板上的其他按钮应允许主管护士放置吊装式显示器和摄像机。

未来的工作还将旨在为主管护士和其他手术室工作人员提供语音和手势控制，以调整监视器、控制台设备、射线图像、视频/图像记录器和计算机。这些努力将增强功能并减少人员数量，从而使每个手术的工作效率最高。

改善麻醉工作人员的工作空间和功能

MIS革命也为麻醉工作人员提供了重要的改变。基于"无菌驾驶舱规则"的麻醉护理中一个至关重要的概念是从业人员在诱导和关键阶段要确保患者安全，完全关注重点不要分散注意力。由于在MIS期间可能会产生额外的动作、调整、噪声和干扰，因此考虑和完善麻醉工作站以优化麻醉人员的功能并满足其专业需求变得很重要。

目前麻醉工作人员指定的工作区域位于手术台头侧，通常由麻醉人员控制的独立可调光源照亮。还定期为该区域配置视频监视器，使麻醉工作人员有机会跟踪病例进展情况，并简化外科医师和麻醉师之间的任何协调和（或）沟通。最后，仅关键设备或装置保持在手术区域附近，不限制麻醉人员接触患者。

优化患者位置和安全

手术过程最重要的是患者。MIS的发展表明了一个主要的理念，即尽管在手术区域附近有很多设备和设施，但仍要保持患者的随时进入。为了确保这一挑战得到解决，患者现在被安置在房间的中心，努力减少不必要的设置和设备。这样可以在紧急情况下更方便地接触患者。还应经常注意将未使用的仪器和设备移出患者和手术区域。所有监视器、洞巾和设备都可以很轻松地从患者和工作人员手中移开，以便在必要时能够有足够的空间接触患者。

因此，在MIS病例中，最好根据病例的需要和具体情况，在患者位置和填充方面给予精心保护，以防止受伤。

未来的工作方向将继续在手术室中设计和使用更紧凑的设备和装置，以进一步使手术室加强围绕患者的工作流程。

增强外科医师的人体工程学

证据支持的观点和立场

一些研究已经描述了腹腔镜手术中最佳的人体工程学姿势和相关的最大的获益。手术医师占用的空间应该是清晰的，并允许外科医师定期调整姿势，以对抗疲劳和压力。研究表明，在MIS期间理想的手臂位置，该手臂以90°弯曲的方式悬挂在外科医师的两侧。应避免剧烈的手腕屈曲或伸展，尽量保持手腕处于中立位置。显示器应与外科医师和手术器械的视觉轨迹平行放置，鼓励15°～20°向下凝视。

微创手术中的女性

腹腔镜手术的身体劳损往往对女性外科医师影响最大。在微创手术及器械和手术台设计方面，女性在两个关键方面都面临人体工程学的不利因素。研究表明，从培训开始一直持续到实践，女性外科医师对腹腔镜工具的设计和感觉一直不满意。在台面高度方面,女性也处于不利地位,她们经常采用站在凳子上的策略,以适应人体工程学不完善的台面设计。短期内危及患者安全,而长期危及外科医师寿命。这些缺点也可能对手术时间和成本产生潜在影响,这一点仍待阐明。

因此,必须根据人体工程学智能设计腹腔镜器械和手术室,以改善女性微创外科医师的感受。这些努力需要考虑到操作者手指的长度和宽度,来实施可变或可调的手术器械,这很可能是适当的手动/工具交互作用的关键因素。此外,周围的设备和设置必须包括适当的可调工作台,以容纳不同性别和不同体格的外科医师。

微创外科助理医师

传统上人体工程学的重点一直放在外科医师身上,而其他工作人员在很大程度上被忽视了。这对于经常以不理想的姿势来适应外科医师的手术助手最为明显,因此他们承受更大的劳损和伤害风险。根据一项在模拟腹腔镜 Nissen 胃底折叠术中进行的研究,助手们通常在转移组织或操纵相机时,体重在一侧下肢上移动和保持不成比例(占体重的 70%~80%)。因此,他们承担了更大的疲劳、劳损和伤害风险。此外,在该组中还描述了"目标效应",即施加手臂伸展和身体倾斜以防止摄像机偏离近端目标的趋势。"目标效应"给助手增加了额外压力。

增强手术助手人机工程学的策略包括使用可调节的摄像头支架和后视镜,以减轻助手长时间的静态握持姿势。此外,模拟培训课程可用于对助手进行预培训,以帮助他们在现场手术之前获得理想的人体工程学实践。最后,对手术台和患者位置的改变,包括使用镫形件,可以使助手的工作更符合手术的轨迹,并降低风险。

未来发展的特殊考虑

微休息

先前已经研究了手术过程中休息的影响,作

为对外科医师施加压力的可行对策。一项研究随机地将外科医师分为常规方式进行手术和手术过程中每半小时休息 5min。他们发现,在没有明显延长手术时间的情况下,外科医师的休息减少了疲劳、劳损、疼痛、压力/工作负荷激素水平(皮质醇和睾酮)、术中"事件"和错误率。

最近进行的一项多中心前瞻性研究,评估了术中针对性拉伸微休息(TSMB)的引入如何影响外科医师的疼痛和功能(结果有待发表)。来自四个医疗中心的外科医师和手术室工作人员在两个手术日内使用经过验证的量表对疼痛/疲劳、身体和精神表现进行评估:一天没有实施 TSMB,另一天每个个体以适当间隔 20~40min 进行标准化(2min)引导式 TSMB。TSMB 改善了手术医师术后颈部、下背部、肩部、上背部、手腕/手、膝盖和脚踝的疼痛评分,对手术时间没有显著影响。这项研究得出的结论是,术中 TSMB 是一种切实有效的方法,可以减轻外科医师的痛苦,提高表现并增加精神专注力,且不延长手术时间。

腹腔镜器械

期望 MIS 将在未来的手术中继续发挥重要作用,因此有必要在其仪器的人体工程学方面投入大量精力,这些仪器在 20 多年中没有得到重大评估。具体而言,大多数腹腔镜器械的传统环形手柄设计在人体工程学上均不完善,并与急慢性手部劳损和伤害增加有关。这些手柄通过将高强度压力集中在手部和手指的骨突上,并持续增强手腕中立位而造成伤害。此外,如前所述,目前的仪器缺乏适应各种性别、体质和应用的动态设计。一些经验丰富的外科医师在使用这些不合适的器械时采取了一些策略来防止受伤(如不要将拇指插入环柄并握住器械)。

在这种情况下,一些作者和研究提出了替代手柄设计,以减轻外科医师这一非常重要的问题。最近,考虑了 22 项建议标准,以优化器械手柄的人体工程学,设计并测试了一种符合人体工程学的智能腹腔镜器械"原型手柄"(PH),该器械可将压力广泛分布在手部表面,并促使手指、手部和手腕位置更自然。这项研究发现,与传统环形手柄相比,使用 PH 可以提高工作效率,同时减轻参与者疼痛程度。超过 64% 的参与者更喜欢 PH。其他研究使用了改进的人体工程学指南,为腹腔镜持针器和解剖钳提出了更好的手柄设计。

这些研究凸显了在符合人体工程学的现代人体工程学手术器械中持续存在的空白。迫切需要更好地设计此类器械,以适应各个外科医师的解剖、生理和人体工程学要求。

图像质量和视觉舒适性

高质量的成像对于最佳手术性能和结果至关重要。尚未确定和建立标准,以确保在手术室或其他与图像相关专业领域(如放射学)中显示高质量图像。

研究提出了理想图像质量的几个关键决定因素及经过验证的图像评估方法。影响理想图像的因素包括分辨率、对比度、亮度、清晰度、颜色和焦点。一项模拟研究评估了这些指标,并设计了马里兰视觉舒适量表(MVCS),以准确评估单个外科医师的视觉舒适度。该等级量表已经过验证,在检测图像质量差异方面非常敏感,这是设计用于腹腔镜手术图像感官评估工具的关键第一步。

研究了三维(3D)成像在 MIS 中的好处。多项仿真研究表明,当使用 3D 成像时,可减少工作时间和(或)错误发生。其他人发现 3D 镜头在完成时间方面没有差异,并可能会使从业者承受额外的身体和视觉压力。需要进一步的研究,完善视觉舒适性评估工具,并充分描述针对医师的 3D 微创手术的任何人体工程学和(或)工作流流程优势。最后,关于认知负荷增强现实和图像配准的影响需要进一步探索。

机器人手术

机器人系统的使用激增受两个重要因素推动:全球对 MIS 的需求持续增长,以及机器人对 MIS 尖端技术贡献,从而实现三维感知,增强自由度,运动缩放和震颤减少。

虽然一些研究得出结论,与腹腔镜手术相比,机器人系统的人体工程学或任务性能有所提高,但这项新技术的真正影响仍有待确定。一般来说,机器人手术需要更长的手术时间,其人体工程

学危害可能针对其他解剖区域(如颈椎而不是下背部),在持续使用机器人的医师中会更明显地体现出来。因此,应将精力集中在指导方针的制定,和对使用机器人的外科医师进行教育,以确保正确的人体工程学实践及最大的益处和保护。在这方面,今后需要进一步研究。

总结

未来,符合人体工程学微创外科/内镜套件必须考虑手术人员的作用、安全性和效率,以促进外科医师、麻醉科工作人员和护理人员之间的无缝协作,并优化 MIS 流程和结果。这将需要进一步的努力,向手术人员提供最新的指南,并在手术过程中实施诸如"微休息"之类的措施,从而使 MIS 对手术人员和患者的侵入性降低。

致谢

我们要感谢 Ivan George 先生在准备我们的插图方面所提供的所有帮助和努力。我们还要感谢马里兰大学的 Roger Voigt 博士为我们提供了插图 38.1c。

(柴云笙 **译** 胡志前 滕世峰 **校**)

参考文献

[1] What is ergonomics? *Int Ergon Assoc*（*IEA*）；2012. https:// www. iea. cc/whats/.

[2] Farmer E et al. Review of workload measurement, analysis and interpretation methods（CARE-Integra-RES-130-02-WP2）. Belgium, Eurocontrol；2003；96.

[3] AICC. Guidelines for simultaneous translation. http://www. aiic. de/english/suche_arten2. php.

[4] McLean L et al. *Appl Ergon* 2001,32(3):225-37.

[5] Englemann C et al. *Surg Endosc* 2011;25;1245-50.

[6] Bohm B et al. *Arch Surg* 2001;136;305-10.

[7] Vereczkei A et al. *Surg Endosc* 2004;18;1118-22.

[8] Berguer R et al. *J Surg Res* 2006;134;87-92.

[9] Matern U et al. *Surg Endosc* 2005;19;436-40.

[10] Berguer R et al. *Surg Endosc* 2001;15;1204-7.

[11] Park A et al. *J Am Coll Surg* 2010, 210(3): 306-13.

［12］Lee YH et al. *Res Nurs Health* 1995；18：67-75.

［13］Kant IJ et al. *Int Arch Occup Environ Health* 1992；63：423-8.

［14］Rademacher K et al. *Using Human Factor Analysis and VR Simulation Techniques for the Optimization of the Surgical Worksystem. Health Care in the Information Age*. Amsterdam：IOS Press；1990；553-41.

［15］Berguer R et al. *Surg Endosc* 1997；11：139-42.

［16］Zahiri HR et al. *Am Coll Surg* 2015；Publication pending.

［17］Hallbeck MS et al. *Stu Health Technol Inform* 2008；132：147-52.

［18］Herron DM et al. *Surg Endos* 2001；15：415-22.

［19］Uchidiuno UA et al. *Am Med Infor Assoc* 2015；Publication pending.

［20］Sumwalt RL. The Sterile Cockpit. Aviation Safety Reporting System Directline. Issue 4；1993. http：//asrs. arc. nasa. gov/ publications/directline/dl4_sterile. htm.

［21］Broom MA et al. *Anesthesia* 2011；66：175-9.

［22］Matern U et al. *Surg Endosc* 1999；13：756-62.

［23］Berguer R. *Surg Endosc* 1997；12：458-62.

［24］Hanna GB et al. *Ann Surg* 1998；481-4.

［25］van Det MJ et al. *Surg Endosc* 2009；23：1279-85.

［26］Sutton E et al. *Surg Endosc* 2014；28：1051-5.

［27］Adams DM et al. *Surg Endosc* 2008；22：2310-3.

［28］Lee G et al. *Surg Endosc* 2009；23：182-8.

［29］Mukhopadhyay BK. *WJOLS* 2012，5（2）：85-8.

［30］Zahiri HR et al. *Am Coll Surg* 2015；Publication pending.

［31］Sancibrian R et al. *J Surg Res* 2014；188：88-99.

［32］Matern U. *Minim Invasive Ther Allied Technol* 2010；10：169.

［33］van Veelen MA et al. *Surg Endosc* 2003；17：699-703.

［34］van Veelen MA et al. *J Lap Adv Surg Tech* 2001，11（1）：17-26.

［35］Seagull FJ et al. *Surg Endosc* 2011；25：567-71.

［36］Brown SI et al. *Surg Endosc* 2004；18：1192-5.

［37］Cuschieri A. *Surg Endosc* 2006；20（Suppl 2）：S419-24.

［38］Kim YJ et al. *J Opt Soc Am A Opt Image Sci Vis* 2008；25：2215-22.

［39］Oh J et al. *Med Image Anal* 2007；11：110-27.

［40］Medina M. *JSLS* 1997；1：331-6. Erratum：*JSLS* 2001；5：98.

［41］Sorensen SM et al. *Surg Endosc* 2016；30：11-23.

［42］Velayutham V et al. *Surg Endosc* 2016；30：147-53.

［43］Lusch A et al. *J Endourol* 2014，28（2）：261-6.

［44］Medical and Health Journeys. Breakthrough for 3D technology in Medicine. 2013，March 18：http：//micromed. com. au/2013/03/breakthrough-for-3d-technology-in-medicine/

［45］Hanna GB et al. *World J Surg* 2000；24：444-9.

［46］Hanna GB et al. *Lancet* 1998；10：683-94.

［47］Lee GI et al. *Surg Endosc* 2014；28：456-65.

［48］Lee EC et al. *Surg Endosc* 2005；19：1064-70.

［49］Stefanidis D et al. *Surg Endosc* 2010；24：377-82.

［50］Stefanidis D et al. *Surg Endosc* 2011，25（7）：2141-6.

［51］Klein MI et al. *J Endourol* 2012，26（8）：1089-94.

［52］Beurguer R et al. *J Surg Res* 2006；134：87-92.

［53］Marecik SJ et al. *Am J Surg* 2008，195（3）：333-7.

第39章

微创手术中的能源

AMIN MADANI AND SHARON L. BACHMAN

简介

能量设备几乎能应用于所有的外科手术。在微创手术（MIS）中，能量设备包括从传统的单极腹腔镜 L 型电凝钩，到更先进的超声刀和双极装置。尽管已证明它们的可用性和实用性，但与使用有关的术中损伤并不罕见，并且这些损伤在很大程度上是可以避免的。由于能量器械的本身特性，微创手术中的能量装置具有危险性，因为它们不是全部在视野范围内，并且有可能将能量转移到邻近组织，造成医源性损伤。此外，由于 MIS 中触觉反馈的丢失，外科医师往往不知道器械尖端温度升高，这也可能导致意外伤害。与能量设备相关的可能不良事件包括电外科烧伤、与电流转移或附带热扩散有关的损伤、手术室火灾及对可植入装置（如心脏起搏器和心脏除颤器）的干扰。本章总结了微创手术中各种形式的能量及可能发生的不良事件和减轻此类伤害风险的最佳方法。

微创手术中的常见能源设备

电外科手术

电外科手术（如"透热疗法""电烧灼器"）使用射频（RF）交流电来提高细胞内温度，以实现组织汽化、干燥和（或）蛋白质凝固。与真正的"烧灼法"（如烙铁法）不同，电手术设备产生通过患者的大电流，可能在电仪器尖端附近以外的不同位置造成电手术伤害。电外科单元（ESU）可以在确定的功率、电流和（或）电压水平上提供射频能量。电外科装置（ESU）可以在规定的功率、电流和（或）电压水平下提供射频能量。大多数手术室中，发电机通常设置为特定的功率，不管"电切"或"电凝"按钮是否被激活，单位时间内会提供预先指定的能量（如"30U 电凝"和"30U 电切"都提供30W 的功率）在整个激活过程中，这些功能可提供各种级别的电流调制，与较低电压的"电切"功能相比，"电凝"可能产生更大的电压（和更强的热效应）。"电凝"的较高电压会在微创手术中产生重大影响，显著增加电外科损伤的可能性，如附带的热扩散、电流转移、对心脏植入设备的干扰等。美国外科医师的一项调查报告称，大约75％的外科医师经常使用较高电压的"电凝"，并且 1/3 的医师倾向于使用超过 40W 的高功率设置，这进一步增加了患者受伤的风险。

单极和双极装置在电外科手术中通常都会用到，设备由两个电极和静电单位的闭合电路组成。对于单极设备，包括手持式设备笔尖中的电极（"活动电极"，如 Bovie 探笔），以及附着在患者身上的扁平/宽幅"分散电极"垫。双极设备内部有两个电极。许多双极器件设备具有先进的配置，如可优化止血的阻抗测量特性和可切割干燥组织的切割刀片。

超声波能量

超声波设备用途广泛，可将器械的钳口中的电能转化成超高频振动的机械能，当应用于组织时，会导致汽化，干燥和（或）蛋白质凝结。以下的几个因素决定了这些设备产生的效果,包括刀头电压的频率("MAX"频率可以使切割效率更高,但止血效果较差)、刀头压缩组织的程度(更大的压缩提高切割效果,但降低了止血功能),以及组织张力,如提起组织提供更有效的切割。

转动(下部)刀片也可以像手术刀一样用于分离具有足够张力的组织。这些设备相对于电外科手术具有显著优势,即由于减少流过患者的电流,从而消除了电外科灼伤、电流转移或对植入式设备产生电磁干扰的风险。

不良事件

与能源设备有关的损伤会导致严重后果。对于电外科而言,腹腔镜手术中发生的伤害每年约有 40 000 人,大约每 1000 台腹腔镜手术有 1~2 次。近 20% 的外科医师报告说,在腹腔镜手术中经历过意外的电外科烧伤,而 50% 的医师知道同事也经历过同样的事件。这种影响在提供者、机构、医疗保健体系层面上也是严重的,每年需花费数亿美元用于与此类电外科损伤相关的医疗索赔。

微创手术中的电流分流

在微创手术中,大部分仪器在监视器上的视野之外,并且经常与其他腹腔内结构接触,而外科医师却不知道。外科医师通常认为,只要器械的金属尖端在视野内,并且只要外科医师在靠近重要组织结构时足够小心、不激活设备,就不会导致伤害。这种假设从根本上是错误的,因为弥散电流可能在其他地方产生,无论绝缘层是否完整,都可能导致伤害。多达 70% 的损伤在手术时未被注意,却可导致严重的并发症。

腹腔镜手术时,绝缘故障是造成伤害的常见原因,射频能量设备的整个装备上都装有绝缘层,绝缘层可能会破裂,从而导致漏电并造成伤害。器械的绝缘不良很难被发现。事实上,较小的裂口会通过与较小表面的组织接触,从而产生较大的电流密度和漏电产生的较大的热效应。因此,建议机构定期使用有源电极监测系统对仪器进行绝缘故障筛查。

考虑到患者是电路的一部分,另一个潜在的伤害来源是当电流在其预期路径之外被转移到其他导体或接地时。

如果患者接触到电流转移到预期电路外的金属物体,如腿架、手术台支架、静脉输液杆,甚至通过天线连接的心电图监测线,则可能发生"交替部位损伤"。天线耦合是一种有源电极激活时(如腹腔镜器械,腹腔镜或电线)在不通过非导电介质(如空气或仪器绝缘)直接接触的情况下,会向其他相邻导体发送和接收电磁波的现象。第二个导体接收到的电磁波随后转换为电流,从而导致以前非电活动的导线变为有电活动,有可能造成意外伤害。通常在腹腔镜手术中,几根电线平行于一根用于射频电外科手术的交流电电线。例如,单极电钩导线可以传输能量,尽管导线受到绝缘保护,但仍会通过导线连接在手持"Bovie 电烧灼器"或腹腔镜器械上。这一现象明显增加了皮肤和穿刺器切口的烧伤。为了降低损伤的风险和程度,建议手术室人员避免将电外科手术电线与其他电线、腹腔镜摄像机线和其他导体捆绑在一起,并使用所需的最低能量(最低功率和电压)来获得预期的效果。例如,可以将静电单位发生器和腹腔镜机器放置在桌子的对面,以避免平行走线,来做到这一点。

同样,通过在传导交流电的仪器周围形成电磁场,可以发生电容耦合。如果这个磁场足够强大(当使用高功率或高电压设置时)或靠近另一个导体(如腹腔镜摄像机、腹腔镜抓取器/解剖器、套管或其他仪器),可以在这个非电活性导体中感应到电流。微创手术中电容耦合的常见示例包括单孔手术,其中器械彼此非常靠近,或者电外科电缆通过金属夹钳固定在手术巾上,这可能在夹钳中感应到电流。同样,如果在微创手术中使用金属穿刺器,则通过该穿刺器的单极设备将在穿刺器中感应电流;然而,由于穿刺器穿过腹壁,电流趋于在大表面积上消散,并且在大多数情况下,这对组织的热损伤可忽略不计。因此,建议使用完全由金属或者完全塑料制成的穿刺器。混合穿刺器(如带有塑料内心的穿刺器)很少使用,也不推荐使用,因为金属部件中的电荷会积聚,而没有机会在腹壁上消散。如果这种储存的电荷与腹腔内脏接触,将形成电路,电流将通过肠道,可能导致烧伤。

表 39.1 列出了微创手术医师可以采取的减少电容耦合风险的几个步骤。这些重要建议之一是避免在不接触目标组织的情况下激活电外科手术设备。如果产生漏电情况,大量电流和能量通过这种漏电路径转移,在不接触目标激活后将会带来严重的损伤风险。然而,如果一旦器械的尖端接触到目标组织,设备激活后,那么大部分电流和能量仍然通过预期的电路传输,从而通过漏电途径产生最小化的电流和热效应。

表 39.1　降低微创手术中电外科损伤风险的最佳实践

- 使用预期组织效应所需的最低功率设置
- 使用具有最低电压的电流,以达到预期的组织效应(即"电切"而不是"电凝")
- 使用活性电极监测系统检查电外科仪器上的绝缘情况
- 避免在非接触组织时激活电外科设备
- 使用短暂的(2~3s)间歇性激活
- 只有当活性电极完全处于视野中时,才能激活仪器
- 全部使用金属或塑料套管
- 清除焦痂的电极尖端(增加电流电弧的风险)
- 避免将电线和各种仪器捆绑在一起
- 将不用的电外科器械放置在绝缘皮套中

Source: Adapted from Feldman L et al. (eds.) The SAGES Manual on the Fundamental Use of Surgical Energy (FUSE). New York, NY: Springer; 2012 [22]. The Society of American Gastrointestinal and Endoscopic Surgeons Fundamental Use of Surgical Energy curriculum; http://www.fuseprogram.org.

最后,电流分流可以通过直接耦合发生,当一个导体直接与另一个金属接触或产生电弧电流时就会发生。这可能是有意发生的,如当用金属拾取器抓住静脉并在其尖端与抓取器接触时,激活电极闭合静脉。在腹腔镜手术中,如果活动电极在接触另一导体(如腹腔镜摄像机或金属仪器)时被激活,也可能无意中发生直接耦合。通常,这些仪器也与监视器外的非目标组织(如肠道)接触,使它们有受损的风险。

与活性电极有关的损伤

对于微创外科手术医师来说,缺乏触觉反馈,

并且即使在未激活仪器时,也无法了解仪器尖端的残留热能,因此活性电极损伤尤其危险。这些伤害在双极和超声波仪器中尤其出名,其尖端可能会达到很高的温度。约 15% 的专家认为,双极器械中的热效应仅限于电极两个钳口之间的组织,而事实上,周围组织的温度可以升高到足以导致几厘米的细胞死亡(>60℃)。另一个常见的损伤机制是,由于高能环境的过度激活,附带热扩散到易受损伤的结构,如肠道、血管结构或胆管。通过降低发生器的功率、使用低压电流(如"电切")或使用短时间脉冲电流,使用达到预期组织效应所需的最低能量,可以将这些风险降至最低。

氩束等离子凝固器(氩气刀)

氩束等离子体凝固器(APC)是一种单极装置,它利用电流使氩气离子化,并从活性电极尖端到组织之间 1~2cm 的距离产生电弧电流。这种形式的高压电流可以使用无接触技术有效地用于表面和组织凝结,即电流被"喷洒"到组织上——这一过程称为电灼。用氩气刀或其他单极性器械进行电灼,对于毛细血管渗出的表面(如肝和脾)止血特别有用,因为在这些表面,组织效应保持在表面,渗透性最小。此外,由于释放氩气,这也有助于清除任何会影响目标组织可视性的表面血液。在内镜检查过程中,非接触性电灼可有效治疗黏膜浅表病变(如动静脉畸形、放射性直肠炎)。

氩气刀对患者的风险包括氩气过多地进入腹腔,可能导致气体栓塞或腹腔间隔室综合征,并伴有血流动力学不稳定。操作人员应使用氩气的最低有效流量,并在使用过程中保持至少一个口开放,允许氩气排出。此外,活性电极应远离目标组织并保持一定角度倾斜,以尽量减少栓塞的风险。在内镜检查过程中,应控制能量,尽量减少止血时全层组织热损伤的风险。对于较薄的肠壁(如盲肠、十二指肠),通常建议调制高压设置("电凝"),将功率保持在 20W。此外,定期吸出氩气,以防止肠管过度扩张。

内镜

能量装置在内镜手术中广泛使用,最常用的

是单极射频电外科（如圈套器、氩气刀、"热"活检钳、内镜逆行胰胆管造影中的括约肌切开装置、内镜黏膜下剥离装置、射频消融装置）和双极电路。也可以使用探针加热进行真正的烧灼。当在内镜检查时使用射频电外科手术时，应采用与开放式和微创外科手术相同的原则和指南，避免电外科手术灼伤。此外，需要充分的肠道准备，尤其是在结肠镜检查中使用电外科手术时，甲烷气体有爆炸的风险。应该避免甘露醇术前肠道准备，因为它会增加甲烷含量。

在胃肠道检查中，使用能量平台可能导致的两个最重要的并发症是出血和穿孔。为了尽量减少这些风险，需要根据肠壁厚度调整设备的设置；因此，需要根据耐受透壁能量进行调整。例如，与胃和直肠的肌肉层较厚相比，十二指肠和右结肠肠壁很薄，在相同能量设定下穿孔的风险更高。内镜检查治疗时的另一个并发症是息肉切除后综合征，该综合征继发于肠壁全层热损伤和局限性腹膜炎，但无实际穿孔。这种患者往往在手术后第一天出现局限性腹膜体征和发热，影像学检查未显示内脏穿孔征象。对于该综合征的管理包括观察病情变化，补液，禁食，抗感染药物治疗和一系列检查。单极射频是最常用的圈套切除术，出血和穿孔的风险分别＜5％和＜0.5％。由于低压电流（"电切"）具有最小的附带热扩散，因此与息肉切除术后出血发生率较高有关。因此，建议使用较高的电压设置（如"电凝""混合"），并使用最小的圈套器，以避免附带伤害。另一种最大限度减少出血的策略是将高压电流（"电凝"）施加在有蒂息肉上，直到组织变白，然后使用低压"电切"切断息肉。最后，在激活过程中将息肉从肠壁提起，或在息肉的底部注入生理盐水，使黏膜"抬起"，可以减少深部热扩散和全层损伤的可能性。后一种技术对切除大而扁平的病变特别有帮助。

使用圈套器进行息肉切除术的内镜医师还应注意施加于息肉根部的电流密度。套扎根部的厚度越大，电流通过的表面积越大，因此电流密度和产生的热效应就越低。因此，基底较宽的息肉通常需要更多的能量进行切除，这可能导致穿孔。同样，如果圈套钢丝过紧，最终"埋没"在息肉组织中，表面积再次增加，从而需要更大的能量水平进行息肉切除术。

射频能量损伤的其他原因包括电流分流和直接耦合。例如，如果提供电流的部分活性电极仍在内镜的工作通道内，则它可以将电流耦合到内镜的尖端。内镜医师还应注意不要在肠腔内金属夹附近激活设备，因为这可能导致金属对金属的电弧放电和直接连接到肠壁上。最后，用电外科手术切除带蒂息肉时，息肉尖端与肠壁对侧接触并不少见（图 39.1）。当释放能量时，电流可以通过该替代电路，从而有可能烧伤肠道。

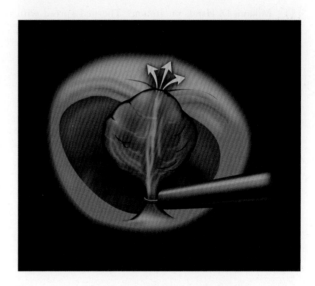

图 39.1　息肉切除术中的直接接触

总之，事实证明，外科能量装置在手术室和内镜设备中非常实用，且已被广泛采用。尽管具有实用性，但它们仍变得越来越复杂，如果使用不当，可能对患者造成重大伤害。外科医师应该熟悉设备的基本功能、各种缺陷及如何排除故障，以便有效和安全地操作。

（柴云笙　**译**　胡志前　滕世峰　**校**）

参考文献

［1］　Tucker RD. *Surg Laparosc Endosc* 1995;5：311-7.

［2］　Lee J. *Outpatient Surg* 2002;2:44-53.

［3］　Nduka CC et al. *J Am Coll Surg* 1994;179:161-70.

［4］　Perantinides PG et al. *J Healthc Risk Manag* 1998;18:47-55.

［5］　Chandler JG et al. *J Gastrointest Surg* 1997;1:138-45, discussion 145.

［6］　Sankaranarayanan G et al. *Surg Endosc* 2013;27:

3056-72.

[7]　Agarwal BB et al. *Surg Endosc* 2007;21:2154-8.

[8]　Polychronidis A et al. *J Int Med Res* 2005;33: 360-3.

[9]　Vancaillie TG. *Surg Endosc* 1998;12:1009-12.

[10]　Jones EL et al. *Surg Endosc* 2012;26:3053-7.

[11]　Robinson TN et al. *Ann Surg* 2012;256:213-8.

[12]　Townsend NT et al. *Surg Laparosc Endosc Percutan Tech* 2015;25:111-3.

[13]　Feldman LS et al. *Surg Endosc* 2012;26:2735-9.

[14]　Mikami D. Hands-on station: Thermal spread with bipolar electrosurgery. In: Feldman LFP et al. (eds.) *The SAGES Manual on the Fundamental Use of Surgical Energy* (FUSE). New York, NY: Springer; 2012;219-21.

[15]　Postgate A et al. *Endoscopy* 2007;39:361-5.

[16]　Avgerinos A et al. *Gut* 1984;25:361-4.

[17]　Keighley MR et al. *Br J Surg* 1981;68:554-6.

[18]　Lee SH et al. *Clin Endosc* 2014;47:236-41.

[19]　Hewett DG. *Gastroenterol Clin North Am* 2013;42: 443-58.

[20]　Levin TR et al. *Ann Intern Med* 2006;145:880-6.

[21]　Sorbi D et al. *Gastrointest Endosc* 2000;51:690-6.

[22]　Feldman L et al. (eds.) *The SAGES Manual on the Fundamental Use of Surgical Energy* (FUSE). New York, NY: Springer; 2012.

第 40 章

腹腔镜麻醉：外科医师需要知道什么？

CINDY M. KU AND STEPHANIE B. JONES

简介

　　腹腔镜微创手术显著降低了许多患者的围术期风险。伴随着术后疼痛减弱、术中失血量和手术恢复时间的减少，最新的美国心脏病学会/美国心脏协会围术期指南将腹腔镜手术归类为低创伤性手术。许多腹腔镜手术都是在动态基础上进行的，那些可能不适合开腹手术的患者通常被认为是腹腔镜手术的最佳选择。气腹引起的生理改变，即便是短暂的，但是对麻醉医师而言也是巨大的挑战，尤其是在患有多种严重并发症的患者中。腹腔镜手术病例的麻醉药使用也有特殊性，如神经肌肉阻滞的深度和疼痛管理。本章简要概述了这些问题，并讨论了外科医师应该熟悉的几种麻醉管理注意事项。

腹腔镜手术期间患者的生理变化

　　二氧化碳气腹会引起患者的生理变化，这可能会对潜在有心脏和肺部疾病的患者造成严重危害。外源性二氧化碳引起的高碳酸血症会激活交感神经系统，导致心动过速、高血压、心肌收缩力增加和心律失常。此外，腹内压（IAP）升高会改变呼吸力学，并可能会引起明显的心血管变化。

呼吸力学和影响

　　腹膜内充气限制了膈肌的尾端偏移，并且导致膈肌的头端偏移。这导致小气道早期关闭，从而引起肺不张和功能残余容量的下降。气腹也降低胸壁顺应性，导致峰值和平均气道压力升高。这些呼吸生理的改变导致全麻下进行辅助通气。尽管这些变化在健康患者中是暂时的，但在患有严重呼吸道疾病（如慢性阻塞性肺疾病）的患者中，可能无法很好地耐受这些影响。Kilic 等已经证实，在机器人前列腺切除术中，由于腹腔镜手术和倾斜的头低脚高体位所造成的呼吸机械改变，如肺容量减少和 1s 内强制呼气容积（FEV1），术后会持续超过 5d。严重反应性气道疾病患者腹腔压力升高和支气管痉挛所导致的顺应性降低、气道压力增加，可导致高碳酸血症和低氧血症病征的恶化，导致严重的肺血管收缩，严重则会导致右心衰竭。对于有严重呼吸系统疾病的患者，应逐渐进行吹气，以发现早期出现的扰动迹象，如果可能最好采用无气腹壁抬举技术。

　　腹腔镜手术在神经麻醉下已成功地用于重度肺功能障碍患者。如果长时间机械通气的风险很大，则可以考虑采用神经麻醉（脊髓麻醉或硬膜外麻醉），但患者的配合，麻醉医师的警惕及外科医师与麻醉医师之间的密切沟通对于此类麻醉的成功至关重要，并且需要精心的个体化护理。

　　由美国麻醉师协会制定的指南所定义的标准术中监测，其中包括持续心电图、连续脉搏血氧测定、无创血压测量、温度和湿度中的二氧化碳以外，严重肺功能障碍患者应考虑围术期动脉穿刺频繁检测动脉血气。

腹腔镜手术对心血管的影响

　　从插入穿刺器或针头到腹膜，气腹的建立可能导致剧烈、快速发作的迷走神经介导的心律失常,甚至心脏停搏。在腹腔未充气前立即使用抗胆碱能药物,如阿托品和格隆溴铵是很重要的。缓慢性心律失常通常可以通过立即排气来解决;在此关键时期,外科医师和麻醉师之间的沟通至关重要。

腹腔压力升高可导致不同的血流动力学改变。在较低的充气压力(<15mmHg)和血容量正常患者中,内脏循环中的血液会增加静脉回流。当腹腔压力>15mmHg 时,下腔静脉受压,导致静脉回流减少。此外,二氧化碳还发挥直接作用,如全身小动脉血管扩张和心肌抑制;虽然这些作用通常是短暂的,但仍然会导致严重的器官灌注不足,致使患有严重心血管疾病患者的发病率增加。最后,高碳酸血症导致肺血管阻力增加。

健康患者可以耐受轻中度手术中的高碳酸血症,这种高碳酸血症在手术结束时会随着气腹停止和短暂增加分钟通气量而消失,这种高碳酸血症称为允许性高碳酸血症。然而,中重度肺动脉高压患者对高碳酸血症的耐受性较差,可能导致肺血流进一步受限,导致右心室衰竭。肺动脉高压患者需要心脏科医师和麻醉师仔细的术前评估,可能不适合长时间的腹腔镜手术。

神经肌肉阻滞和腹腔镜手术:阻滞应该有多深

为了营造用于腹腔镜手术的气腹,需要使用非去极化的乙酰胆碱受体拮抗药进行神经肌肉阻滞。许多外科医师通常要求深度神经肌肉阻滞,目的是优化腹腔镜手术视野,而麻醉师可能由于担心术后神经肌肉阻滞的残余。残余阻滞的定义是通过周围神经刺激(伴或不伴加速肌图)测量的四列(TOF)刺激比<0.9,可导致术后呼吸系统并发症,如通气不足、上呼吸道阻塞和误吸。在这种情况下,可以通过尽早使用拮抗剂、乙酰胆碱酯酶抑制药(如新斯的明)来防止残留阻滞作用。新斯的明可抑制神经肌肉接头处乙酰胆碱的降解,从而增加可用于取代非去极化神经肌肉阻滞剂与乙酰胆碱受体的乙酰胆碱浓度。至少有一次TOF 周围神经抽搐时,用新斯的明进行逆转是有

效的,这表明至少有 10% 的乙酰胆碱受体未被占用。此外,提倡适度使用神经肌肉阻滞的麻醉医师担心,麻醉深度不足可能被忽视,深度神经肌肉阻滞几乎消除了患者因麻醉深度不足而运动的可能性。

深度神经肌肉阻滞被定义为使用周围神经刺激器机体不超过两次强直性抽搐,非去极化的肌肉松弛药,如罗库溴铵,在神经肌肉接头中占据95% 以上的乙酰胆碱受体。支持深层神经肌肉阻滞的人指出,腹腔镜手术中较低的腹腔压力,会减少不良反应(如疼痛和少尿)及如前所述与腹腔压力升高相关的不良生理效应,发生率减少多达40%。2014 年,Cochrane 对腹腔镜胆囊切除术的低腹腔压力与标准腹腔压力进行了系统评价,发现手术无显著差异。然而,尽管据报道术后肩部疼痛有所减轻,但这种医源性短暂疼痛的镇痛消耗没有显著差异。同样,在微创腹腔镜妇科手术中,在低或标准气腹压力下,手术操作过程中没有明显差异。

新的神经肌肉阻滞逆转药舒更葡糖已被美国食品和药品管理局批准。舒更葡糖是一种环糊精衍生物,通过与罗库溴铵和维库溴铵等类固醇甾体非去极化肌肉松弛药结合,逆转神经肌肉阻滞。舒更葡糖的起效时间在几分钟之内;在最大推荐剂量为 16mg/kg 时,用两次强直肌抽搐将深部神经肌肉阻滞完全恢复至 TOF 为 0.9 约需要2min。舒更葡糖,如舒更葡糖-罗库溴铵化合物经肾脏排泄,过敏反应发生率 1%、对口服避孕药的干扰,以及药物的经济性等存在限制性。尽管如此,舒更葡糖为麻醉师提供了一种神经肌肉阻滞逆转的新方法,特别是在患者具有并发症(如肥胖症)并且需要进行深度阻滞的情况下。

腹腔镜手术围术期疼痛管理

与开放手术相比,腹腔镜手术的优点主要是减少疼痛和恢复时间。由于各种外科专业的许多腹腔镜手术现在都是在动态或夜间观察的基础上进行的,因此最佳镇痛和最大限度地减少不良反应及麻醉并发症是为每个患者制订围术期计划的关键。制定 ERAS(术后快速恢复)协议是为了满足这些需要。在各种 ERAS 协议中反复出

现的一个主题是尽量减少使用全身性阿片类药物镇痛,以便将阿片类药物的不良影响,包括镇静、呼吸抑制和麻痹性肠梗阻,保持在最低水平。除了常规的非阿片类镇痛药(如对乙酰氨基酚)外,非甾体抗炎药物(如酮洛拉克和塞来昔布)、加巴喷丁类药物(如普雷巴林或加巴喷丁)、α-2 激动药(如可乐定和右美托咪定)及氯胺酮和利多卡因注射液都是腹腔镜腹部手术常见的阿片类镇痛药物。局部麻醉,如腹横肌平面(TAP)阻滞,尤其在结直肠和妇科手术中,已被证明可以减少阿片类药物的消耗及住院时间。其他局部麻醉技术,如直肌鞘阻滞、椎旁阻滞和髂腹股沟/髂下腹部阻滞,也可作为阿片镇痛方案的适当组成部分。

腹腔镜手术的并发症

对于麻醉师来说,腹腔镜手术中最严重的并发症是穿刺针或穿刺器刺破血管和胸膜。血管损伤可导致出血和低血容量休克,最初的生理体征包括低血压和肺血流量明显减少导致潮气二氧化碳突然下降。血管内进入二氧化碳可能会导致气体栓塞,初潮末期二氧化碳增加,随后出现持续低血压。如有可能,应将患者头朝下,左侧卧位,以便使气体保持在心尖,防止进一步气体进入肺循环。气胸可由慢性阻塞性肺疾病患者的肺大疱破裂或二氧化碳从腹腔进入胸腔的医源性原因引起。术中的体征和症状可能包括气道峰值压力的突然增加和呼吸音减弱及氧合的减少。气胸可能进展为张力性气胸,潮气末二氧化碳减少,心输出量下降。在这紧要关头,外科医师和麻醉师之间清晰且密切的沟通使患者获得良好的结局至关重要。

与腹腔镜手术相关的更常见的麻醉并发症是术后恶心和呕吐(PONV)。术后恶心和呕吐相关的风险因素包括性别、运动病史、年龄和吸烟。对于高风险的 PONV 腹腔镜手术患者,应积极预防性使用长效止吐药(如单剂量地塞米松或东莨菪碱透皮给药)和短效止吐药(如昂丹司琼)。

总结

腹腔镜微创手术使既往由于并发症而不能通过开放手术治疗的患者行进一步的外科治疗成为可能。腹腔镜手术的特定生理效应和麻醉需求需要医师仔细制订围术期计划。对于病情复杂的患者,尽早转诊至术前评估诊所或进行麻醉会诊是有益的。

(柴云笙　译　胡志前　滕世峰　校)

参考文献

[1] Rauh R et al. *J Clin Anesth* 2001;13;361-5.

[2] Kilic OF et al. *Br J Anaesth* 2015;114;70-6.

[3] Ren H et al. *Int J Clin Exp Med* 2014;7;1558-68.

[4] Bajwa SJS et al. *J Minim Access Surg* 2016;12;4-9.

[5] Khetarpal R et al. *Anesth Essays Res* 2016;10;7-12.

[6] Joshi G et al. Anesthesia for laparoscopic and robotic surgeries. In: Barash PG et al. (eds.)*Clinical Anesthesia*. Philadelphia, PA: Lippincott Williams & Wilkins; 2013;1258-73.

[7] Safran DB et al. *Am J Surg* 1994;167;281-6.

[8] Fortier L-P et al. *Anesth Analg* 2015;121;366-72.

[9] Kopman AF et al. *Anesth Analg* 2015;120;51-8.

[10] Van Wijk RM et al. *Acta Anaesthesiol Scand* 2015;59;434-40.

[11] Martini CH et al. *Br J Anaesth* 2014;112;498-505.

[12] Gurusamy KS et al. *Cochrane Database Syst Rev* 2014;3;CD006930.

[13] Abrishami A et al. *Cochrane Database Syst Rev* 2009;4;CD007362.

[14] Fawcett WJ et al. *Anesthesiol Clin* 2015;33;65-78.

[15] De Oliveira GS Jr et al. *Anesth Analg* 2014;118;454-63.

[16] Ris F et al. *Ann R Coll Surg Engl* 2014;96;579-85.

[17] Favuzza J et al. *Surg Endosc* 2013;27;2481-6.

[18] Walter CJ et al. *Surg Endosc* 2013;27;2366-72.

[19] Gerges F et al. *J Clin Anesth* 2006;18;67-78.

[20] Fowler MA et al. Postanesthesia recovery. In: Barash PG et al. (eds.)*Clinical Anesthesia*. Philadelphia, PA: Lippincott Williams & Wilkins; 2013;1555-77.

第五篇

微创手术中的通道和成像

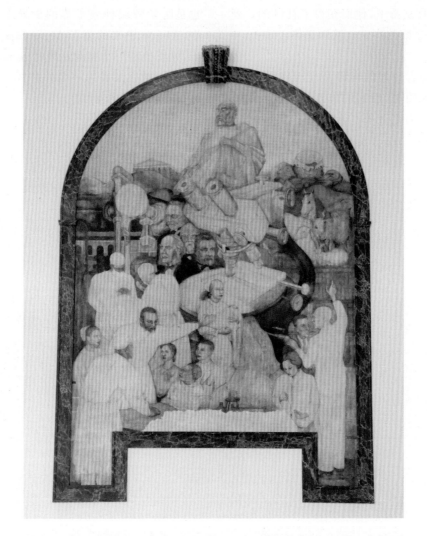

Charles Alston 和 Georgette Seabrooke Powell,《现代医学》,1940 年。布面油画,
17 英尺×19 英尺。壁画位于纽约市哈莱姆区莱诺克斯大道 512 号哈莱姆医疗中
心的壁画馆中庭(版权归纽约市哈莱姆医疗中心所有,已获许可)

1936年,哈莱姆医疗中心的一位负责人否决了其中的四幅草图。这些草图是为受公共事业振兴署的联邦艺术项目(1935—1940)委托而做的一组现场壁画准备的。这位负责人评判的理由是:非裔美国人在日常生活中的表现过于凸显"黑人"特征,而且在可预见的未来,黑人"可能不会构成社区的主体"。然而,由 Charles Alston 领导的由七名艺术家组成的团队并没有被此吓阻。在医疗中心里的第一位非裔美国人外科医师 Louis T. Wright 的财政支持下,他们获得了社区的广泛支持,这逆转了之前的决定。壁画最终于1940年完工。

这些壁画随着时间的推移而逐渐破损,并在某些时刻被灰泥覆盖,但它们最近又在世人面前重现并恢复了原有的光彩。Alston 和 Powell 的《现代医学》是双联画的一部分,正对《医学的魔力》。这两件作品构建了现代西方医疗和古代非西方治疗方法之间的对话,作为美国和非洲两种虚构场景的对照。《现代医学》是对医学领域里种族融合的描述。它将促进医学进步的主要人物放在重要位置,如微生物学家 Louis Pasteur 及该领域的非裔美国人先驱,如 Wright,他除了帮助拯救壁画外还是美国最古老和最大的民权组织美国有色人种协进会(NAACP)的重要成员,同时他也是医学领域种族平等的倡导者。在这幅作品中,Alston 未来的妻子 Myra Logan 也是一名护士,她正抱着一个婴儿。当时,Logan 是医院的实习生,但她后来成为一名外科医师。她也是首个进行开胸手术的女性。

第41章

微创手术中的通道建立

MARGARET E. CLARK AND ROBERT B. LIM

简介

在所有进行腹腔镜手术的外科医师中,使用套管针建立通道是一项基本技能。普通外科医师协会要求所有进行腹腔镜手术的医师需要掌握腹腔镜外科基础知识(fundamentals of laparoscopic surgery,FLS)和相关技术,并且熟悉每种技术和治疗方法的风险和收益及套管针的相关并发症治疗。在微创手术中,有多种不同的套管针插入技术和方法。在 2012 年 Ahmed 等发表的系统评价中,其在 28 项随机对照研究中确定了 13 种不同的腹腔镜进入腹腔的技术,但是没有一种技术优于其他技术。套管针相关的损伤率很低,但是这些损伤可能是致命的,尤其是在未被发现的情况下。在世界范围内,在荟萃分析和大型多中心研究中,血管和肠损伤的风险分别为 0.2‰~0.9‰和 0.4‰~1.8‰。对所有进行腹腔镜手术的外科医师进行适当的套管针放置培训非常重要,这样他们知道不止一种插入技术,并且会对识别相关并发症保持警惕。有四种主要的套管针进入腹腔的方法,其使用的套管针的位置和类型各不相同。也可以使用多种技术的组合,如使用气腹针建立气腹,然后用光学观察套管针放置套管针。每种进入腹腔的技术都有可能引起并发症。无论使用哪种方法,一旦摄像头位于腹腔内,操作的第一步都应该是检查放置的套管针下方的区域,以排除损伤。

第一个套管针放置的位置应靠近脐孔或没有切口的左上腹(left upper quadrant,LUQ)。对于既往有腹部正中切口的患者,应避免脐周入路,应

距离先前切口数厘米的位置使用开放式技术,气腹针技术或光学观察技术。表 41.1 列出了腹腔镜安全进入腹腔的 10 个步骤。

表 41.1　腹腔镜安全进入腹腔的十个步骤

步骤	措施
1	适用性标准:针对具有既往腹部手术史、肥胖或体质瘦弱等危险因素的患者,考虑其他入腹方法
2	安全性标准:患者平躺,排空膀胱;对腹主动脉和腹部任何肿块进行触诊;检查气腹针的弹力和进气通畅度
3	切口:从脐深处开始脚侧延伸的垂直 10mm 切口(如果使用此部位进入)
4	气腹针的插入:无论是否抬高前腹壁,在脐深处,与皮肤成 90°,以可控的方式插入不超过 2cm 的针尖
5	插入后气腹针不能移动
6	安全的气腹压选择:使用<10mmHg 的压力最可靠
7	第一个套管针的安全腹部压力选择:使用 15mmHg 的压力以实现最大安全距离
8	垂直套管针插入:采用可控的双手螺旋拧入方式插入,仅将针尖插入并穿过腹壁
9	损伤情况检查:腹腔内使用腹腔镜进行 360°检查是否有副损伤
10	其余套管针插入:采用双手控制的方式在直视下插入,同时应避开腹壁下血管

Source:Varma R et al. Surg Endosc 2008;22: 2686-97.

气腹针

在气腹针（veress needle，VN）技术中，外科医师先将针插入腹腔以建立气腹，然后在相同的地方或通过单独的切口放置套管针。通过气腹针进入腹腔，然后盲式插入套管针是全世界范围内最常用的技术，尤其是在妇科。在最近的文献回顾中，发现气腹针与更多的进腹失败、进入腹膜外和大网膜损伤相关，这一研究结果与最近的一项将气腹针与直接进腹比较的荟萃分析结果相似，即使有腹部手术史的患者结果也是如此。结果显示，气腹针相比直接进腹有四种主要的并发症，但是统计学上无差异。然而，两组在轻微并发症的风险差异显著增加，相对风险度（relative risk，RR）为 10.78，包括进入腹膜前和大网膜损伤。虽然这些损伤在临床上可能微不足道，但是外科医师在使用气腹针来建立气腹时须意识到气腹针阻力的丧失。

在脐部插入气腹针时，气腹针的夹角应为 90°，针尖插入的深度不超过 2cm，且需选择性抬高腹壁。当已知有脐周粘连，脐疝或在脐部进行三次气腹针插入失败后，应使用 Palmer 点插入气腹针，Palmer 点位于左侧锁骨中线、肋缘下 3cm。该部位也常用于肥胖患者，尤其是脐部以下肥胖型的患者。本文介绍了不同的安全试验以确保 VN 被正确地放置在腹腔内，包括抽吸试验、注射试验、回抽试验、滴盐水试验和初始腹膜内压力试验。其中压力测试是最可靠的，压力水平低于 8mmHg 时，灵敏度、特异性、阳性预测值和阴性预测值均为 100%。低于 10mmHg 的压力对于肥胖患者被认为也是可靠的。另一种技术是在进入过程中将充气气体连接到气腹针上，当针头进入腹腔时可观察到压力下降。虽然以前认为可以摆动气腹针的尖端是一种安全的检查，但这样做时，内脏或脉管系统的小刺伤可能会变成 1cm 或更大的损伤，因此应避免此操作。

Hasson 或者开放式技术

开放式技术也称为 Hasson 技术，该技术包括切开切口并解剖至腹壁筋膜，然后进行小型开腹手术。在直视下打开筋膜和腹膜，然后通过在筋膜上进行缝合或用带气囊的套管针来固定。尽管文献回顾显示与盲式进入技术相比，Hasson 技术失败率更低，但两者在内脏或血管损伤的发生率并没有差异，这可能与肠道和血管损伤的文献报道少有关。开放式技术的最大优点是，任何损伤都可以被及时发现和修复，这也是一些术者喜欢这种技术的原因。

直接或盲穿技术

该技术是在不建立气腹和不解剖筋膜的情况下，通过将带刀片或扩张器的套管置入腹腔。通常，外科医师会使用巾钳提起腹壁，这可能是目前使用最少的入腹技术。此外，美国胃肠和内镜外科医师协会（Society of American Gastrointestinal and Endoscopic Surgeons，SAGES）《质量、结果及患者安全指南》指出，"仅当外科医师对（直接）套管针插入技术的安全性操作具有丰富的经验时才应进行"。二氧化碳气体旋塞阀保持打开状态，释放负压，一旦将套管针的尖端穿透皮肤，通过持续的旋转和向下的压力将套管推入筋膜和肌肉层，这样，当套管进入腹膜腔时，外科医师就可以轻松发现。直接插入技术是假设内脏在与套管针接触之前会从腹壁脱落。腹腔镜确认位置，然后建立气腹。该技术的绝对禁忌证是将套管针盲目放置在既往开放的腹部切口或既往放置的补片附近。

光学观察技术/光学观察

使用光学观察（optical view，OV）技术，将 0°腹腔镜插入一个透明无刀片扩张套管或钝头套管中，操作时用一只手握住套管针，另一只手保持摄像头垂直。套管针通过旋转和向下的压力缓慢前进，同时外科医师观察腹壁各层，可视化进入腹腔。可观察到浅筋膜，腹壁前筋膜、肌肉、腹壁后筋膜、腹膜前脂肪，然后是腹膜（图 41.1）。可视技术可以避免腹腔粘连导致的损伤，通过清晰的摄像头观察腹部，若发现肠管不易滑过尖端，这表明腹腔可能存在粘连，则需回撤或重新定位放置套管针。

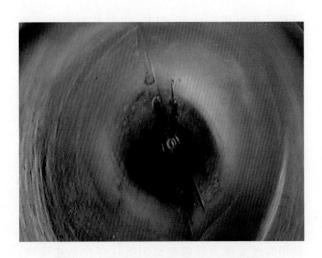

图 41.1 通过可视套管针观察的腹壁各层

这就允许可视技术在盲法进腹（包括气腹针）可能致使肠管损伤的位置进腹。

光学观察技术可以与气腹针技术相结合，使用气腹针建立气腹，然后在可视范围内使用可视镜进入。为了降低使用这种组合技术造成的伤害风险，外科医师应具有良好的控制能力，在阻力突然消失的情况下，使用最小的向下压力，以减少损伤。

放射性扩张技术

该技术是气腹针技术的一种变化。STEP 套管针是一种旨在最大限度地减少组织损伤，可以使套管针放射性扩张的通路系统。该系统使用了带有外部聚合物套管的气腹针（图 41.2）。操作时当完成了气体的注入可以将针去除，将套管留在原处。套管的扩张性可以容纳直径 12mm 的套管针。该套管针的理论是，由于只有一种尖锐的器械进入腹部，较少的组织发生创伤，从而减少了肠管和血管的损伤。但是，在所有将 STEP 套管针与传统套管针进行比较的研究中，血管或内脏损伤的发生率均无显著差异。

单孔腹腔镜手术

单孔腹腔镜手术（single-incision laparoscopic surgery，SILS）通过减少手术所需要的通道数量从而达到美观的效果。该技术有不同的术语描述，如单部位腹腔镜（laparo-endoscopic single-site，LESS）和单孔通道（single-port access，SPA）。该技术可最大限度地减少所放置的套管数量。关于单孔腹腔镜手术并发症的数据尚不清楚，但它是采用开放技术，通常通过脐。该切口比 Hasson 技术切口大，但同样是在直接观察下完成的。通过单一平台放置多个套管针使用（图 41.3）。鉴于此入路类似于开放入路、Hasson 入路，既往有腹部中线手术史的应视为相对禁忌。一个国际专家小组在 2014 年美国外科医师学会（American College of Surgeons）会议上提出，单孔腹腔镜手术在对于经验丰富的医师是安全的，具有独特的美容优势，而且临床结果与多孔手术相似。

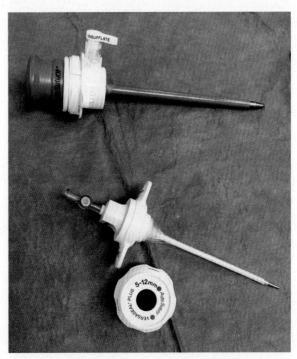

图 41.2 放射状扩张的套管针的一个示例

机器人手术通道

机器人通道的建立与常规腹腔镜手术之间没有真正的区别，第一个套管的放置可以通过上文所描述的任何一种技术来完成。放置套管针后，即可对接机器人。在最初的机器人辅助手术经验中，许多外科医师将使用传统的腹腔镜设备进入腹部，然后在放置套管针后切换到机器人摄像头。

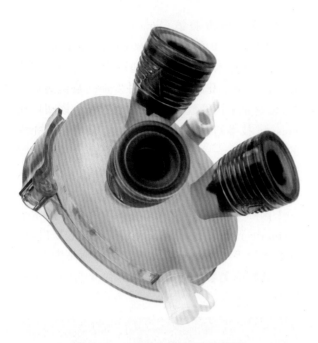

图 41.3　一种单孔腹腔镜平台样品

这增加了操作成本。对于更易于使用且摄像头更轻的新一代机器人平台，一些人会在首次进入时使用机器人摄像头，尤其是在使用光学观察技术的情况下。机器人平台的使用取决于外科医师的偏好，但是套管针的放置应遵循与传统腹腔镜手术方法相同的概念。

并发症：控制出血

如前所述，无论采用何种技术，获得腹腔通路并建立气腹后的第一步是检查腹部中最初放置套管针和（或）气腹针的区域，以观察有无损伤的地方。据报道，腹腔镜出血并发症的发生率在 $0.005\%\sim8.6\%$，但我们认为这个数字可能被低估了。有些作者认为，腹腔镜下并发出血包括血肿和腹壁出血，而另一些作者研究的则只包括大血管的严重损伤。由套管针插入引起的最常见出血是腹壁出血，但出血也可能发生在肠系膜，实质性器官及腹膜后的下腔静脉、主动脉、肾血管和髂血管。当穿过腹直肌放置套管针时，还须注意腹壁内动脉，虽然腹壁内动脉损伤通常不会致命，但这些出血需要采取止血措施，并且会延长手术时间。在荟萃分析中，比较无刀片和有刀片的扩张针头套管针，无刀片套管针的腹壁出血和总体并

发症的相对风险较低，但是，主要并发症没有差异。在大血管损伤中，立即转换为剖腹术是控制大量出血的最佳方法。套管针处的出血可以通过压迫、闭合装置、内部或外部结扎或电凝，甚至使用球囊导管进行短期填塞来控制。

对内脏或实质器官的伤害

外科医师还必须意识到套管针对腹腔空腔器官和实质器官的损伤。腹腔器官副损伤概率非常低，约 1.8‰。这些损伤通常是由于放置套管针时使用的过大压力或腹腔组织既往存在粘连所致。尽管最初的入口可以从距离以前切口几厘米处进入，但这并不能排除在最初入口处粘连的可能性。

再次强调，认识这种组织器官的伤害是至关重要的。使用气腹针技术时，通过针进行抽吸非常重要，因为如果气腹针抽吸到血液、胆汁、粪便或尿液，那一定有损伤了。这可能不需要转换为开放式手术，但这取决于外科医师的技巧、经验和损伤程度。查找伤害的一种技术是将套管针或气腹针留在原处，然后通过另一个部位进行腹腔镜检查。一旦进入，因为套管针或气腹针还在原位，所以受伤的器官可能更容易被识别。

特别注意：肥胖

大多数外科医师认为，肥胖患者的腹部由于腹壁厚是比较难进入的，尤其是在女性患者中。尽管如此，没有文献表明一种进腹的方法优于其他的方法。在一篇对 139 名肥胖患者（BMI＝ $45.94kg/m^2$）的回顾性研究中，他们发现气腹针技术进腹不仅安全，并发症发生率只有 0.72%，而且成功率为 98.28%。他们主张用巾钳提起腹壁，这样可以使内脏从腹壁脱离，减少损伤的风险，并使气腹针进入大网膜中的风险降到最低，如果气腹针进入大网膜，则会影响通过针尖气体的流动。图 41.4 中可以看到 Palmer 点处的气腹针穿刺。一些减重外科医师在放置首个套管之前，偏爱将患者取头低脚高仰卧位，试图将内脏移离前腹壁。光学观察技术也已被证明是一种可以接受的替代方法。研究人员发现，与开放式 Hasson 相比，使用直接光学进入可以减少进入时间，并减

少失血量。许多还将这些技术结合使用,利用气腹针技术建立气腹,然后使用光学观察技术在左上腹放置套管针。尽管可以使用所有技术,但存在一定的局限性。当使用开放式技术时,切口可能需要大于口径才能解剖到筋膜,这样会导致气腹在端口部位泄漏。

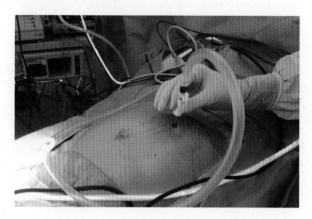

图 41.4　用气腹针在 Palmer 点处进气

特别注意:瘦弱的患者

瘦弱的患者由于在皮肤和腹膜之间的组织较少,因此许多操作会选择在脐部附近进行。但是,在体重正常的成年人中,主动脉距离脐部距离平均只有 6cm。该距离随着套管针的向下压力和麻醉状态下患者的肌肉松弛而减小,甚至减小到 2cm。在瘦弱的患者中,该距离也可能减小。因此,对瘦弱的患者,首次套管针进入腹腔的过程中,主动脉和腔静脉处于危险之中。气腹针应在 Palmer 点的位置进入,而最初的套管针放置应通过气腹针法来完成,以增加与这些结构的距离;或者,可以使用 Hasson 技术,由于瘦弱患者的筋膜组织解剖不会像肥胖患者那样广泛,因此可能更容易获得适当大小的筋膜切口,从而防止了套管针周围的气体流失。

退出腹腔

退出腹腔之前,应先对整个腹部进行腹腔镜检查,这个检查包括远离手术区域的部位及所有套管针部位。使用外科手术能量可能会导致肠损伤,并且这些损伤可能会发生在远离手术区域的

地方。此外,0°镜可能无法获得准确的视图,应使用不同的角度以确保足够的视野。建议在检查的过程中降低气腹的压力,以寻找静脉出血,尤其是从腹壁和套管针部位的出血。套管针应在直接观察下取出,注意腹壁是否有套管针刺穿和腹腔内压力升高引起的出血。最后,建议关闭 10mm 或更大的套管针切口时,至少关闭后筋膜,以防止套管孔发生疝。此处采用反式筋膜缝合装置可以有所帮助(图 41.5)。

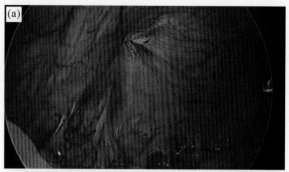

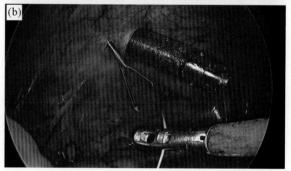

图 41.5　反式筋膜缝合装置

总结

多种技术可以使用来获得微创手术的通道。同时必须让外科医师了解潜在的并发症,并对腹腔进行彻底的腹腔镜检查,以确保没有被遗漏的损伤。无论使用哪种技术,都应以安全且可控的方式进行。

免责声明

本章中表达的观点只是作者的观点,并不代表陆军、国防部或美国政府的官方政策或立场。

（汪军　译　胡志前　徐楷　校）

参考文献

［1］ Ahmad G et al. *Cochrane Database Syst Rev* 2012；2：CD006583.

［2］ Varma R et al. *Surg Endosc* 2008；22：2686-97.

［3］ Lalchandani S et al. *Gynecol Surg* 2005；2：245-9.

［4］ Ahmad G et al. *Int J Gynaecol Obstet* 2007；99：52-5.

［5］ Jiang X et al. *J Laparoendosc Adv Surg Tech A* 2012；22：362-70.

［6］ Vilos GA et al. *J Obstet Gynaecol Can* 2007；29：433-65.

［7］ Azevedo JL et al. *Surg Endosc* 2009；23：1428-32.

［8］ Philips PA et al. *J Am Coll Surg* 2001；192：525-36.

［9］ Opitz I et al. *Langenbecks Arch Surg* 2005；390：128-33.

［10］ Earle D et al. Common complications and management. In：Tichansky D et al.（eds.）*The SAGES Manual of Quality，Outcomes，and Patient Safety*. New York，NY：Springer；2011.

［11］ Marcovich R et al. *J Endourol* 2000；14：175-9.

［12］ Ahmed K et al. *Surg Endosc* 2011；25：378-96.

［13］ Fisichella PM et al. *J Gastrointest Surg* 2015；19：1355-62.

［14］ Kosuta M et al. *Surg Laparosc Endosc Percutan Tech* 2014；24：e1-4.

［15］ Tinelli A et al. *JSLS* 2013；17：521-8.

［16］ Helgstrand F et al. *Hernia* 2011；15：113-21.

第42章

单孔和减孔手术

BENJAMIN SADOWITZ，ALEXANDER ROSEMURGY，AND SHARONA ROSS

简介

在过去的 10 年中,单孔和减孔的腹腔镜手术经历了戏剧性的增长,并在许多外科领域中广泛的应用。这种广泛的增长需要一个标准化的专业词汇来描述和讨论这种革命性的微创外科手术方法。因此,在 2009 年成立了单孔腹腔镜手术评估和研究联盟(Laparoendoscopic Single-Site Surgery Consortium for Assessment and Research,LESSCAR) 的国际多学科小组,其目的是统一单孔腹腔镜外科手术的基本术语和规范。LESSCAR 回顾了 20 多个在文献中形容单孔腹腔镜手术的现有名词,经过反复审议,单孔腹腔镜(laparoendoscopic single-site,LESS)不仅能体现微创手术这一独特领域的广泛性,还能普遍适用于各个外科亚学科领域中。

LESS 通过单孔切口为大多数腹盆腔手术提供了一个独特、微创的平台。我们在 2007 年首次将 LESS 手术应用于胆囊,并迅速普及到常规腹腔镜手术中。因此,鉴于目前我们实践的重点,我们将 LESS 手术主要应用于许多前肠和上腹部手术。

重要的是,采用 LESS 进行微创手术并不排除额外的套管针的使用,以保证减孔手术能安全、有效地进行。实际上,很多手术因病理标本体积太大,无法通过单孔腹腔镜的操作孔取出,需要扩大或再取切口。除此之外,还可能需要插入额外的牵开器,吻合装置或可植入装置(如胃束带)这样就不能仅仅使用原有的单孔进行操作了。尽管如此,对于希望发展 LESS 技能的外科医师,我们

还是鼓励在前期使用单孔方法,因为在手术过程中总有可能根据需要插入更多的套管针。

LESS 前肠手术

LESS 胆囊切除术

对于那些有兴趣发展 LESS 手术技能的普通外科医师而言,胆囊切除术是理想的起点。腹腔镜胆囊切除术是所有普通外科医师都熟悉的常见手术,并且不涉及任何重建。实际上,LESS 胆囊切除术的技术已经标准化,并且根据我们的经验,大约 25 例手术后即可达到熟练水平。多份报告证实了我们的手术经验,并表明安全采用 LESS 胆囊切除术具有可定义的、安全的、短的学习曲线。实际上,在我们最初的 100 例 LESS 胆囊切除术后,我们采用了这种方法作为首选的胆囊切除术。

毫无疑问,传统的腹腔镜胆囊切除术与开放性胆囊切除术相较而言具有巨大的进步,但是,LESS 胆囊切除术相比传统的腹腔镜手术具有许多潜在的优势,包括减轻疼痛,更快地恢复功能活动和出色的美容效果。此外,LESS 胆囊切除术的安全性无可争议,可与常规腹腔镜检查相媲美。

患者安全仍然是任何外科手术方法中最重要的组成部分。虽然因为在某种程度上,患者始终根据其美容效果来判断手术质量,但患者对瘢痕满意的重要性不能过分强调。

多项研究一致发现,LESS 胆囊切除术后患者对美容效果的相当满意。尽管患者在胆囊切除

术之前的关注主要集中在安全性问题上，但根据我们的经验，其术后关注点通常会转移到美容效果，康复时间和功能活动的恢复上。

LESS 胆囊切除术为患者满意度和节省成本提供了其独特的机会。特别是采用硬膜外麻醉进行 LESS 胆囊切除术不仅可以减少手术费用，同时为进一步提高患者对手术的满意度提供了有利的机会。文献中有多项研究证明了使用脊柱麻醉进行腹腔镜胆囊切除术的安全性和有效性。我们在硬膜外麻醉下进行 LESS 胆囊切除术的经验证实了这些先前研究的结果，并证明与接受全麻的患者相比，术后疼痛明显减少了。

LESS 胃底折叠术治疗胃食管反流病和巨大食管裂孔疝

我们从 2008 年开始应用 LESS 胃底折叠术治疗胃食管反流病（gastroesophageal reflux disease，GERD）。与 LESS 胆囊切除术一样，LESS 胃底折叠术的学习曲线约为 25 次手术，其安全性与常规腹腔镜相似。一旦我们确定了在多孔套管中放置腹腔镜器械的特定步骤，LESS 胃底折叠术和 LESS 裂孔疝修补术最终成为和常规腹腔镜一致的标准治疗方法。

在 LESS 胃底折叠术的早期经验中，我们将 LESS 胃底折叠术后的手术过程和结局与常规多孔腹腔镜手术进行了比较。我们发现，尽管 LESS 手术需要稍长的手术时间，但这些手术方法之间没有明显的差异。两种方法都可以有效缓解 GERD 症状的频率和严重程度。随着应用的不断深入，我们越来越强烈地提倡采用 LESS 方法进行裂孔疝修补和胃底折叠。即使是最复杂的情况（如巨大的食管裂孔疝、食管旁疝）也可以使用 LESS 技术解决，并且患者的满意度（如疼痛、康复和整容）与胆囊切除术一样突出。

LESS Heller 肌切开与前胃底折叠术治疗贲门失弛缓症

20 多年来，我们一直采用腹腔镜 Heller 肌切开和前胃底折叠术来缓解门失弛缓症的症状。与

传统的多套管、多孔腹腔镜方法相比，LESS Heller 肌切开术如今代表一种进步。与 LESS 胃底折叠术及其他 LESS 手术一样，LESS Heller 肌切开和前胃底折叠术的学习曲线是确定的、简短的和安全的。此外，它提供了"无瘢痕"替代方案的优势，同时保留了常规微创手术的所有优势。最重要的是，与传统腹腔镜手术相比，减轻疼痛的效果明显。

LESS、单切口和减孔腹腔镜治疗肥胖

胃束带术

由于许多肥胖患者对术后的形象和手术瘢痕的关注，单孔或减孔腹腔镜可调节胃束带术（laparoscopic adjustable gastric banding，LAGB）越来越受欢迎。在 60 例接受了减孔腹腔镜可调节胃束带术的患者中，Koh 等使用传统的刚性腹腔镜仪器和摄像机证明了这种方法的可行性和安全性（尽管随着技术的发展，它们的确转换为柔性尖端摄像机）。同样，Park 等比较了采用 LESS 方法的患者与采用常规腹腔镜方法的患者的胃束带治疗的结局。与传统的腹腔镜方法相比，LESS 方法的疼痛评分和口服镇痛药的使用量显著降低。其他研究也证明了减孔和单孔手术的有效性和安全性。

胃袖状切除术

传统的腹腔镜下袖状胃切除术需要采用 5～7 个单独的切口。但是，与胃束带一样，这种手术可以通过单切口方法进行。尽管迄今为止尚无随机对照试验，但已有多个病例研究证明了 LESS 方法在袖状胃切除术中的安全性和有效性。无疑，这种方式比常规的腹腔镜方式具有更好的美容效果，并且可以减轻这些患者的术后疼痛。

Roux-en-Y 胃旁路术

由于 Roux-en-Y 胃旁路术具有限制性和吸

收不良,因此被许多人认为是病态肥胖的"金标准"手术方法之一。通过此方法获得的体重减轻是显著的、持久的。

但是,传统的腹腔镜方法需要 5～7 个单独的切口来放置套管。此外,手术的技术性挑战使得许多外科医生不愿尝试单孔或减孔手术方法。

尽管如此,在过去的 10 年中,许多减肥外科医师正在从传统的腹腔镜手术方法转换为利用单孔方法来实施 Roux-en-Y 胃旁路手术。例如,Huang 等在 2009 年的一例病例报告中证明了使用单孔方法进行 Roux-en-Y 胃旁路手术的安全性和有效性。随后,同一组患者的报告证明,与传统的多孔腹腔镜手术方法相比,该方法改善了瘢痕美容效果和患者满意度。Lee 等在 100 例接受两孔 Roux-en-Y 胃旁路手术的患者进行研究,得出了相似的结果。特别是,接受两孔 Roux-en-Y 胃旁路手术的患者的体痛最小,并获得了出色的美容效果。

LESS、单切口和减孔腹腔镜在肝胆和其他实体器官的应用

胰腺和脾

对于脾切除术或远端胰腺切除术,无论是否进行脾切除术,我们都采用 LESS 方法而非常规腹腔镜。对于伴或不伴脾切除术的远端胰切术,LESS 方法需要一个取标本切口,通常位于左腋前线处,以免在患者照镜子时看到可见的瘢痕。如果患者愿意,取标本切口也可以隐藏在会阴部毛发内(或在女性患者中经阴道)。瘢痕的长度为 3～4cm,并且鉴于其大小和位置,通常不明显。

根据我们的经验,进行或不进行脾切除术的 LESS 远端胰腺切除术比传统的多孔腹腔镜或机器人方法不会带来更多的恐慌。这种方法与常规的腹腔镜或机器人方法一样安全,快捷,并且美容效果和恢复能力均优于这两种。其他采用单孔方法进行远端胰腺切除术(包括或不包括脾切除术)的机构也报道了相似的结果,即该方法的安全性及其良好的美容效果。

肝

在过去 20 年里,传统的腹腔镜治疗良性、恶性肝和胆管病变在文献中得到了良好的记录。最近,许多通过常规腹腔镜方法进行这些手术的外科医生正在转变为 LESS 或单切口方式。随着技术、仪器和标准化操作的发展,LESS 和单切口方法因具有卓越的美容性、减轻术后疼痛、恢复时间快,在复杂的肝胆切除术和重建术中将继续走在最前沿,并取代常规腹腔镜操作。

肾上腺

自 20 世纪 90 年代初以来,肾上腺功能性和非功能性肿瘤切除术大部分是通过腹腔镜方法进行的。使用常规的腹腔镜方法进行肾上腺切除术通常需要放置三个或四个套管。手术方法可以是腹膜后或经腹腔,这取决于外科医师的选择和患者因素(包括病变大小和身体状况)。

在过去的 10 年中,许多外科医师已采用单切口方法来切除功能性和非功能性肾上腺肿瘤。例如,Goo 等对单切口腹腔镜肾上腺切除术的初步经验证明这是一种安全的肾上腺切除术方法,且具有很好的美容效果。Luo 等的 40 例 LESS 肾上腺切除术病例也证明了该方法的安全性和有效性及令人满意的美容效果。与常规腹腔镜肾上腺切除术相比,单切口肾上腺切除术似乎具有相似的安全性。此外,单切口肾上腺切除术似乎与更少的术后疼痛和更好的美容效果有关。

LESS、单切口和减孔腹腔镜在结直肠外科的应用

LESS 手术的优点之一是可以平等地进入腹部和骨盆的所有象限。因此,该方法非常适合结肠切除术和伴随的重建。不幸的是,在美国,许多结肠切除术仍然采用"开放"手术。腹腔镜和机器人方法被用于少数的结肠切除术,而 LESS 方法很少用于接受腹腔镜手术的患者。

尽管如此,来自美国和世界各地的中心的越

来越多的报告支持 LESS、单切口和减孔方法用于结肠切除术。除全结肠切除术外，这些方法还可用于左侧和右侧结肠切除术。尽管标本取出可能需要扩大最初的切口或重新取切口，但这可以无须明显的外观即可完成。我们在 LESS 结肠切除术方面不断增长的经验与我们在 LESS 手术方面的整体经验相一致，并且我们已将此方法作为我们许多结肠切除术病例的首选方法。

LESS 在联合手术中的应用

如前所述，LESS 方法可以平等地接近腹部和骨盆的所有象限，从而可以轻松进行联合手术。我们进行了包括胆囊切除术、胃底折叠术、Heller 肌切开术与前胃底折叠术、腹股沟疝修补术、子宫切除术、结肠切除术及远端胰腺切除术与脾切除术的联合手术。其他小组也证实了我们的经验，并证明通过单切口或减孔方法可以进行多种联合手术。

总结

对于大量前肠和腹腔盆腔手术来说，LESS 和减孔方法在患者安全方面与常规腹腔镜检查相比不相上下。此外，就患者对美容的满意度而言，这些方法具有明显的优势。可以快速达到熟练操作水平，特别是对于那些具有常规腹腔镜操作基础的外科医师，因为学到的技能可以在各种手术中互换。普通外科医师和专科医师均应做好准备，以满足患者对这类微创治疗方法不断增长的需求。

（汪军　**译**　胡志前　徐楷　**校**）

参考文献

[1] Gill IS et al. *Surg Endosc* 2010,24(4):762-8.

[2] Hernandez J et al. *J Am Coll Surg* 2010,211(5):652-7.

[3] Vidal O et al. *J Laparoendosc Adv Surg Tech A* 2009,19(5):599-602.

[4] Cheng Y et al. *World J Gastroenterol* 2013,19(26):4209-13.

[5] Hernandez JM et al. *Am Surg* 2009;75(8):681-5;

discussion 5-6.

[6] Yuksek YN et al. *Am J Surg* 2008,195(4):533-6.

[7] Sinha R et al. *J Laparoendosc Adv Surg Tech A* 2009,19(3):323-7.

[8] Kar M et al. *Saudi J Gastroenterol* 2011,17(3):203-7.

[9] Ross SB et al. *Surg Endosc* 2013,27(5):1810-9.

[10] Ross SB et al. *Am Surg* 2013,79(8):837-44.

[11] Koh CE et al. *Surg Endosc* 2011,25(3):947-53.

[12] Park K et al. *Surg Obes Relat Dis* 2013,9(5):686-91.

[13] Nguyen NT et al. *Obes Surg* 2008,18(12):1628-31.

[14] Teixeira J et al. *Surg Endosc* 2009,23(6):1409-14.

[15] Alevizos L et al. *Minim Invasive Ther Allied Technol* 2012,21(1):40-5.

[16] Reavis KM et al. *Obes Surg* 2008,18(11):1492-4.

[17] Huang CK et al. *Obes Surg* 2009,19(12):1711-5.

[18] Huang CK et al. *Obes Surg* 2010,20(10):1429-35.

[19] Huang CK et al. *Surg Obes Relat Dis* 2012,8(2):201-7.

[20] Lee WJ et al. *Surg Obes Relat Dis* 2012,8(2):208-13.

[21] Kuroki T et al. *Hepatogastroenterology* 2014,61(129):212-4.

[22] Kuroki T et al. *Hepatogastroenterology* 2011,58(107-108):1022-4.

[23] Misawa T et al. *Asian J Endosc Surg* 2012,5(4):195-9.

[24] Kaneko H et al. *J Hepatobiliary Pancreat Surg* 2009,16(4):433-8.

[25] Kaneko H et al. *Surgery* 1996,120(3):468-75.

[26] Kaneko H et al. *HPB (Oxford)* 2008,10(4):219-24.

[27] Kaneko H. *J Hepatobiliary Pancreat Surg* 2005,12(6):438-43.

[28] Otsuka Y et al. *J Hepatobiliary Pancreat Surg* 2009,16(6):720-5.

[29] Wakabayashi G et al. *J Hepatobiliary Pancreat Sci* 2014,21(10):723-31.

[30] Diao M et al. *World J Surg* 2013,37(7):1707-13.

[31] Diao M et al. *Surg Endosc* 2011,25(5):1567-73.

[32] Diao M et al. *Int J Surg* 2014,12(5):412-7.

[33] Kim G et al. *Asian J Endosc Surg* 2014,7(1):63-6.

[34] Toyama Y et al. *Surg Laparosc Endosc Percutan Tech* 2013,23(5):e194-9.

［35］ Gocho T et al. *Asian J Endosc Surg* 2013,6（3）：237-40.

［36］ Pan M et al. *Surg Innov* 2012,19（4）:446-51.

［37］ Soni HN et al. *Surg Laparosc Endosc Percutan Tech* 2011,21（5）:e253-5.

［38］ Goo TT et al. *J Laparoendosc Adv Surg Tech A* 2011,21（9）:815-9.

［39］ Luo Y et al. *J Laparoendosc Adv Surg Tech A* 2012,22（6）:584-6.

［40］ Tunca F et al. *Surg Endosc* 2012,26（1）:36-40.

［41］ Vidal O et al. *World J Surg* 2012,36（6）:1395-9.

［42］ Vidal O et al. *Surg Laparosc Endosc Percutan Tech* 2014,24（5）: 440-3.

［43］ Hirano Y et al. *Surg Laparosc Endosc Percutan Tech* 2014,24（1）:e35-7.

［44］ Keshava A et al. *Colorectal Dis* 2013,15（10）: e618-22.

［45］ Haas EM et al. *Surg Endosc* 2013, 27（12）: 4499-503.

［46］ Hopping JR et al. *JSLS* 2013,17（2）: 194-7.

［47］ Osborne AJ et al. *Colorectal Dis* 2013, 15（3）: 329-33.

［48］ Sorrentino M et al. *Minerva Chir* 2013, 68（1）:117-8.

［49］ Kim G et al. *Asian J Endosc Surg* 2013,6（3）: 209-13.

［50］ Chen CW et al. *Surg Laparosc Endosc Percutan Tech* 2013,23（4）:e164-7.

第43章

腹腔镜下良性和恶性疾病的诊断

RITA A. BRINTZENHOFF, WILLIAM S. RICHARDSON, AND DIMITRIOS STEFANIDIS

简介

随着经验和技术的不断提高,腹腔镜手术的适应证逐渐扩大。即使影像学成像质量有所提高,诊断性腹腔镜探查(diagnostic laparoscopy, DL)在疾病诊疗中仍发挥重要作用。与开腹手术相比,该方法能够同时进行诊断和治疗,降低了死亡率、住院天数和疼痛。

良性疾病

急性疼痛

多项研究表明,腹腔镜探查在急腹症的诊断和治疗中是可行的,且是安全有效的。尽管通过实验室检查和影像学检查对大多数病情可以进行术前诊断,但仍有 16% ~ 28% 的疾病诊断不明确。98.3% ~ 100% 腹部疼痛的患者可以通过腹腔镜探查来明确诊断,并且大部分患者可以在腹腔镜下同时进行治疗,很少中转开腹(0.15% ~ 10%)。腹腔镜探查已经用于诊治消化道溃疡穿孔、急性阑尾炎、小肠梗阻、胆管疾病、盆腔疾病和结肠穿孔。一项研究证实,与开腹手术相比,腹腔镜手术处理这些疾病的住院时间明显缩短。在一项包含 300 例腹腔镜探查患者的前瞻性、多中心研究中,我们发现有 21% 的患者在术前没能明确诊断,5.6% 的患者术中改变了原定的手术方案。其中 30 名(10%)患者,由于粘连(40%)、局部炎症(40%)和肠扩张(20%)而转为开放手术。严重

并发症很少发生(1.9% ~ 8%),无死亡报道。

腹腔镜探查的大多数禁忌证都是相对的。腹腔镜探查中静脉回流会减少,因此血流动力学不稳定,合并严重肺动脉高压或持续充血性心力衰竭的患者可能需要额外的监护。肠梗阻肠腔明显扩张的患者在穿刺器置入过程中可能会增加肠损伤的风险。由于既往手术史或全身性腹膜炎引起的肠腔扩张或腹腔内广泛粘连可能会影响到气腹的建立,影响手术视野。难以控制的出血性疾病及妊娠晚期患者还需做好额外的术前准备。

非特异性急性腹痛(nonspecific acute abdominal pain, NSAP)定义为持续时间<7d,且尽管进行了基础检查和诊断研究仍不明确诊断的急性腹痛。在这些患者中,早期行腹腔镜探查可以避免延误治疗和降低开腹手术率。但是,与密切观察相比,早期腹腔镜探查的价值尚不清楚。对旨在解决该问题的随机对照试验进行的系统评价表明,腹腔镜探查对判断疼痛来源的准确率较其他检查方式有所提高,但在降低发病率、死亡率、复发率方面没有明显差异。一些研究表明,早期腹腔镜探查可以缩短住院时间,且与开腹手术相比,腹腔镜探查术后 6 周的生活质量评分较高。鉴于并发症的发生率较低,NSAP 患者可根据主治医师的判断酌情考虑行腹腔镜探查,但要作为标准治疗方案还需进一步的证据证实。

腹腔镜探查的多项技巧将在下文描述。强烈建议留置胃管或导尿管。对于一般的腹部探查,患者应该处于仰卧位,双臂收起,因为伸出双臂会妨碍外科医师探查盆腔情况。通常在脐部切口后打洞进入腹腔。在没有明显肠腔扩张的情况下,可以尝试气腹针或可视的穿刺器。有过既往腹部

手术史的患者应将第一个穿刺孔远离先前切口的位置，除非选择 Hassan 或开腹手术。腹腔内成功达到 8～15mmHg 的气压之后，根据疾病情况或病变位置，在直视下置入其他穿刺器。通常操作孔位置距病变位置至少相距 5cm，且不超过 15cm。通过在腹部两侧放置的两个穿刺器来对肠管进行全面的探查。建议使用有角度的腹腔镜进行全面探查。如有必要，可以在穿刺器拔除前使用排气管排气。文献强调，想要安全有效地用腹腔镜来治疗急腹症，需要训练有素的腹腔镜外科医生和经验丰富的手术团队一起配合。

创伤

腹腔镜探查在创伤中的主要应用目的仍然是避免对可疑腹腔内脏器损伤的患者进行开腹手术，这种情况的患者据报道多达 73%。避免了不必要的开腹手术，减少了住院时间和并发症的发生率。腹腔镜探查通常应用在局部伤口探查中明确或证实为穿透腹膜的腹部损伤，可疑的枪击伤，膈肌损伤的胸腹穿透性损伤，甚至最初检查阴性后来仍怀疑是腹腔内损伤。

在过去 10 年中进行的多项研究支持腹腔镜探查在创伤中应用的这些适应证。57%～73% 的患者避免了不必要的或非治疗性的剖腹手术。其敏感性为 90%～97.6%，特异性为 100%，准确性为 98.6%～100%。中转开腹率 2%～42%，损伤漏诊率为 0～1.3%。其中没有遗漏肠道损伤。报道的唯一遗漏的损伤是胰腺损伤引起的腹膜后血肿。

最近的一项系统评价，包含了 51 项研究涉及 2569 例因腹部创伤而接受腹腔镜探查的患者，其中 51.8% 的患者避免了不必要的开腹手术。这些研究由那些使用腹腔镜探查作为筛查、诊断和治疗工具的研究人员进行分类。出于筛查目的（检测是否穿透腹膜或确定是否需有必要进一步开腹探查），腹腔镜探查敏感性为 86%～100%，特异性为 29%～100%，准确性为 52%～100%。出于诊断目的，腹腔镜探查的敏感性 50%～100%，准确性 55%～100%。在这些研究中，有 24% 的患者完成了治疗性腹腔镜探查，修复的最常见器官是膈肌。基于此证据，当用于筛查是否穿透腹膜或是否需要进一步开腹探查时，敏感性

接近 100%。出于诊断和治疗目的，腹腔镜探查的实用性和准确性在很大程度上取决于手术医师的腹腔镜技术。最近的研究报告损伤的漏诊率接近 0，但历史上已经注意到对胃肠道损伤的敏感性低至 18%。东方创伤外科协会发布的最新的关于创伤性腹部创伤的实践管理指南回应了这些结果。该指南支持腹腔镜探查在降低不必要和非治疗性剖腹手术率中的作用，以及排除胸腹穿透性损伤患者膈肌损伤中的作用。

为了改善诊断结果，系统的腹腔镜探查方法在创伤应用中必不可少。准备工作包括胃管和导尿管的留置，以及适当的患者体位（将手臂收起，准备范围从患者的乳头到膝盖）。这使得可以对手术台和患者进行调控，实现最佳的可视化和操作效果。此外，如果怀疑有膈肌损伤，应考虑由气腹引起的张力性气胸的可能性。在某些情况下，术前可能需要进行胸腔穿刺术。通常从脐部进入腹腔，并根据损伤情况放置其他穿刺器。常见的穿刺孔分布是在脐水平左右两侧分别置入 5mm 穿刺器。这样可以兼顾上腹部和下腹部，并且可以完成对小肠的彻底检查。有角度的腹腔镜有助于增加视野。在穿透性腹部创伤中，可以首先检查腹膜腔是否损伤，如果腹膜未损伤，则可以终止手术。如果确定了腹膜损伤，则需要对整个腹膜腔进行彻底、系统的探查。上腹部需要检查包括小网膜囊在内的游离液体、腹腔出血、实质性器官损伤或空腔脏器损伤。对于胸腹创伤，需要检查膈肌。Berg 等研究结果表明，32% 的胸腹创伤患者在腹腔镜探查中发现了膈肌损伤而术前计算机断层扫描（computed tomography，CT）未发现。类似的系统探查方法同样适用于下腹部，而且必要时可以对升结肠和（或）降结肠进行游离检查。在腹腔镜下几乎可以修复所有腹腔内的损伤。如有必要，外科手术团队要做好随时中转开腹的准备。对于创伤行腹腔镜下治疗要想取得成功，就需要有必要的仪器，能够胜任手术的外科医师和技能过硬的手术团队，以及采用系统的方法进行腹腔内探查。

危重患者床旁腹腔镜检查

对重症监护室的患者进行床旁腹腔镜探查已

被证明是可行且可耐受的,即使对于那些血流动力学不稳定的患者也是如此。对于存在以下症状的患者可以考虑行腹腔镜探查,包括来源不明的脓毒血症,全身炎症反应或疑似腹部病变引起的代谢性酸中毒,原因不明的腹痛,发热或白细胞增多。由于机械通气和镇静作用,这些患者的腹部检查通常不可靠。这些患者可能病情不太稳定而无法搬运去做一些诊断性的检查。此外,这些患者中不必要的剖腹手术发生率接近22%,其中因急性腹部疾病进展的死亡率高达50%~100%。床旁腹腔镜探查能提供及时、安全、准确的诊断,无搬运风险。这些患者中行腹腔镜探查的相对禁忌证包括不能耐受气腹和由于肠梗阻或腹腔综合征导致的腹部明显扩张。许多研究中腹腔镜探查还排除了凝血功能障碍和颅内高压的患者。未能完成手术的最常见原因是腹腔内广泛粘连。手术时间为10~70min。外科医师通常在危重患者中将气腹压力限制在8~10 mmHg,以最大限度地降低对血流动力学的影响,患者通常可以很好地耐受,而不必加强升压药的使用。在床边完成这类手术需要技术过关的外科医师,手术团队配合及设备支持。此外,与麻醉医师的协调和沟通也至关重要。某些手术操作可以在床边完成,但通常将存在阳性发现的患者转移到手术室进行确切治疗。存在无法解释的脓毒血症和血流动力学不稳定的重症患者,腹腔镜检查不论结果阳性还是阴性,其死亡率均很高,但尚未报道与该手术相关的直接死亡。腹腔镜探查发现的最常见疾病是结石性胆囊炎、肠缺血和消化性溃疡穿孔。

恶性肿瘤

腹腔镜探查的另一个应用是在各种腹部恶性肿瘤的分期中,最常见的是食管癌、胃癌和胰腺癌。在这些患者中行术前腹腔镜探查的理由是,可以使存在隐匿性转移的患者避免不必要的开腹手术,改善无法切除疾病的患者的生命终期质量,并指导新辅助治疗和姑息治疗的方案。

食管

食管癌的准确术前分期对于指导治疗策略和

避免没有意义的手术至关重要。进展期肿瘤的患者可以通过新辅助化疗、放疗来提高生存率。目前,常规CT扫描无法检测到微小的肝、腹膜转移灶及远处淋巴结扩散,这是腹腔镜探查在食管癌分期中的重要作用。一项回顾性研究证实,63%的患者怀疑有病理性腹腔淋巴结增大,并在14%的患者中发现了未怀疑的病理性腹腔淋巴结增大。另一项研究发现腹腔镜探查中有17%的患者发生了腹膜转移,结合内镜超声检查,37%的患者的治疗策略受到影响。评价食管癌行腹腔镜探查的五项回顾性研究表明,腹腔镜探查结果改变术前分期的发生率为8%~28%,治疗方案改变的发生率为10%~24%,发病率为0~3%,死亡率为0,假阴性率为5%。此外,腹腔镜超声(laparoscopic ultrasound,LUS)在食管癌分期中的作用也已被研究。仅根据腹腔镜探查,有20%的患者存在无法切除的病灶,结合LUS后这个比例增加到28%。LUS在评估肝、腹腔内食管、胃、胃周淋巴结和腹主动脉旁淋巴结中有重要价值。正电子发射断层扫描(positron emission tomography,PET)在食管恶性肿瘤分期中的应用日益增加。目前没有一个回顾性研究在诊断检查中使用PET扫描,因此很难做出具体评价。PET扫描评估局部淋巴结转移的敏感性和特异性分别为51%和84%,并且在6%~15%的患者中发现了先前被CT遗漏的转移灶。

如先前腹腔镜探查所描述的那样。彻底检查腹膜和肝表面后,通过抬高肝左外叶来检查胃食管连接处。然后完成对病灶和增大淋巴结的进一步检查,并在必要时进行活检。

胃

在胃癌分期评估中腹腔镜探查潜在的好处是可以识别以前影像学遗漏的腹膜和肝转移,并区分可切除(T3)和不可切除(T4)病灶。这使晚期的患者避免了不必要的剖腹手术,帮助姑息性治疗方案的制定。目前研究支持在可疑的T3和T4病变中常规使用腹腔镜探查,而尚未有证据证实在T1和T2病变中的益处。胃癌中腹腔镜探查检出腹膜转移准确性为93%~100%,肝转移准确性为90%~100%,并发现有8.5%~59%的患者改变了治疗策略。在一项研究中，17%的患者术前 PET 扫描阴性而术中诊断为转移。T1 和 T2 期病变使用腹腔镜探查的数据很少，只有一项研究报道了 3.8%的患者在腹腔镜探查后改变了治疗策略。

如前所述，对腹腔进行全面探查。需要检查胃的表面、胃周、肝门和肝胃韧带淋巴结。在后壁病变中，需打开小网膜囊以检查胃的后壁。如果存在腹水，应将其吸出并送细胞学检查。如果不存在腹水，则应注入 200ml 生理盐水，吸出后送病理检查。

胰腺

胰腺癌的大多数患者表现出不可切除的晚期肿瘤。适当的术前评估对患者进行术前分期至关重要，并为其治疗方案的制订提供参考。腹腔镜探查在胰腺癌中应用的争议在于是否需要常规使用或是选择性使用。针对此问题，Cochrane 回顾性分析表明 40%的患者术前影像学认为可切除，但术中探查发现不可切除。加入腹腔镜探查这项检查，该比率降低到 17%。文献报道腹腔镜探查判断不可切除病灶的准确性为 87%～98%，敏感性为 93%～100%，特异性为 80%～100%。腹腔镜探查可以使 4%～36%的患者避免行不必要的剖腹手术，但仍可能遗漏 6%～17%的转移病灶。许多研究试图确定哪些患者将从腹腔镜探查中受益最大。最一致的发现是肿瘤＞3cm，CA19-9 水平＞150U/ml，胰体、胰尾部肿瘤，术前影像学模棱两可。其他一些预测指标是体重减轻和黄疸。腹腔镜探查发现转移可使患者避免进行不必要的剖腹手术，且与开腹探查相比，住院时间缩短。另一项研究表明，腹腔镜探查后行剖腹手术时被认为无法切除的患者中，最常见的转移灶是肝后表面、小网膜囊、腹膜后和近端空肠系膜。这项研究提出需扩大腹腔镜探查的范围，包括进入小囊、游离十二指肠，以降低假阴性率。局部晚期而无转移的患者也可从腹腔镜探查分期中受益。如果可以排除转移，则这些患者可以改为其他治疗方式。另外，如果尚未获得组织病理学诊断，则可以通过腹腔镜探查获得。

腹腔镜探查的流程按照先前所描述的那样，重点是评估腹膜表面、肝周间隙、肠表面、小网膜囊、横结肠系膜根部、屈氏韧带、结肠旁沟和盆腔。一些研究建议，增加 LUS 以提高诊断的准确性，并可进一步评估肝转移，血管浸润和淋巴结增大。

（汪军　译　徐楷　校）

参考文献

[1] Grundmann RT et al. *Z Gastroenterol* 2010;48:696-706.

[2] Agresta F et al. *Surg Endosc* 2008;22:1255-62.

[3] Agruso A et al. *G Chir* 2012;33:400-3.

[4] Caruso C et al. *J Laparoendosc Surg Tech A* 2011, 21(7):589-93.

[5] Stefanidis D et al. *Surg Endosc* 2009;23:16-23.

[6] Di Saverio S. *J Trauma Acute Care Surg* 2014,77(2):338-50.

[7] Maggio AQ et al. *Int J Surg* 2008;6:400-3.

[8] Morino M et al. *Ann Surg* 2006;244:881-8.

[9] Decadt B et al. *Br J Surg* 1999;86:1383-6.

[10] Dominguez LC et al. *Surg Endosc* 2011;25:10-8.

[11] Gaitan HG et al. *Cochrane Database Syst Rev* 2014;5: CD007683.

[12] Agresta F et al. *Surg Endosc* 2012;26:2134-64.

[13] Karateke F et al. *Ulus Travma Acil Cerrahi Derg* 2013;19(1):53-7.

[14] Lin H-F et al. *World J Surg* 2010;34:1653-62.

[15] Kawahara NT et al. *J Trauma* 2009;67(3):589-95.

[16] Kaban GK et al. *Surg Innov* 2008,15(1):26-31.

[17] Chelly MR et al. *Am Surg* 2003,69(11):957-60.

[18] O'Malley E et al. *World J Surg* 2013;37:113-22.

[19] Como JJ et al. *J Trauma* 2010;68(3):721-33.

[20] Berg RJ et al. *J Trauma Acute Care Surg* 2014;76:418-23.

[21] Ceribelli C et al. *Surg Endosc* 2012;26:3612-5.

[22] Jaramillo EJ et al. *J SLS* 2006;10:155-9.

[23] Krasna MJ et al. *Surg Laparosc Endosc Percutan Tech* 2002;12(4):213-8.

[24] Tsoulias GJ et al. *Gastroenterology* 2001;120:A482.

[25] Richardson JRC et al. *Int J Surg* 2012;10:198-202.

[26] Samee A et al. *Surg Endosc* 2009;23:2061-5.

[27] Yoon HH et al. *Gastroenterol Clin N Am* 2009;38:105-20.

[28] Chang L et al. *Surg Endosc* 2009;23:231-41.

［29］ Leake P-A et al. *Gastric Cancer* 2012;15:S38-47.

［30］ Santa-Maria AF et al. *Surg Laparosc Endosc Percutan Tech* 2014;24:434-9.

［31］ Muntean V et al. *J Gastrointestin Liver Dis* 2009,18(2):189-95.

［32］ Bhatti AB et al. *Indian J Cancer* 2014,51(1):15-7.

［33］ Power DG et al. *J Am Coll Surg* 2009,208(2):173-8.

［34］ Allen VB et al. *Cochrane Database Syst Rev* 2013;11:CD009323.

［35］ Contreras CM et al. *J Surg Oncol* 2009;100:663-9.

［36］ Ahmed SI et al. *J Laparoendosc Surg Tech A* 2006,16(5):458-63.

［37］ Schnelldorfer T et al. *J Am Coll Surg* 2014;218:1201-6.

［38］ Slaar A et al. *World J Surg* 2011;35:2528-34.

［39］ Katz MH et al. *Pancreatology* 2005;5:576-90.

［40］ Stefanidis D et al. *Ann Oncol* 2006;17:189-99.

［41］ Beenen E et al. *EJSO* 2014;40:989-94.

［42］ Butturnini G et al. *Dig Surg* 2007;24:33-7.

［43］ Minnard EA et al. *Ann Surg* 1998,228(2):182-7.

［44］ Hunerbein M et al. *Chirurg* 2001,72(8):914-9.

［45］ Durup S-HJ et al. *Surg Endosc* 1999;10:967-71.

第44章

腹腔镜超声在外科中的应用

MAURICE E. ARREGUI AND PIYUSH AGGARWAL

简介

超声可能是手术中最不常用的诊断工具之一。诊断性超声使用声波来创建图像，它可以被用于指导、研究、诊断、治疗各种情况，并且无任何不良反应。当这些波从不同的组织界面反射回来时，这些波在超声监视器上被转换成连续的灰度图像。强反射体呈亮白线（高回声），弱反射体呈深灰色（低回声），而完全不反射的液体则呈黑色（无回声）。高频波能产生分辨率更高的图像，但是它们会随着组织的深入而衰减得更快。一个10MHz的换能器在像肝一样的实质性脏器中穿透距离不超过5cm，所以将其应用于腹部检查中并不能产生令人满意的图像。而术中超声（intraoperative ultrasound，IOUS）则允许使用这些高频高分辨率的探头，因为腹壁的厚度已经不是困扰的问题。用更高频率的探头直接在器官表面，可以获得更好的图像，并且可以发现CT、MRI或经腹超声经常漏掉的较小病变。

术中超声最初是在1960年被报道的，然而随着腹腔镜手术的出现，变得越来越重要。因为在腹腔镜手术中缺乏触觉反馈，而它能为使用者提供另一个方面的组织评估。腹腔镜超声（laparoscopic ultrasound，LUS）的使用更具挑战性，并且具有更陡的学习曲线，因为超声（ultrasound，US）换能器需要通过穿刺套管置入，并在有限的空间和有限的活动范围内进行操作。有多种不同类型的腹腔镜超声换能器可供选择。两种最常用的是带有铰接头的曲线阵式和直线阵式传感器（图44.1）。由于腹腔镜手术固有的优点和LUS的使用，许多手术现在可以在腹腔镜下以准确和安全的方式完成。

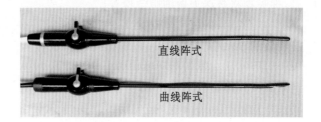

图44.1　腹腔镜超声换能器

腹腔镜超声在胰腺癌腹腔镜分期手术中的应用

腹腔镜分期手术（staging laparoscopy，SL）常应用于许多胃肠道肿瘤开腹手术前，以确认肿瘤的可切除性。随着高分辨率的多探测器计算机断层扫描（multidetector computed tomography，MDCT）、正电子发射断层扫描和磁共振成像扫描的出现，癌症术前分期的敏感性和特异性都大大提高。然而，对局部侵袭评估不足，无法确定小的腹膜转移，以及无法获得组织样本供病理检查以指导后续化疗仍然是这些技术主要的缺点。在术前影像学检查认为可切除的患者中，有20%～30%可通过SL以帮助避免不必要的剖腹手术。在这些患者中添加LUS是否有助于发现更多不可切除的癌症一直是研究的主题，到目前为止，支持性证据一直存在争议且没有定论。在2010年进行的一项荟萃分析中，在最初术前分期时被认为可切除的2827名患者中有26%被发现不能切除。在亚组分析中，LUS进一步提高了检测不可切除肿瘤的敏感性。在当前作者发表的一项研究中,26%(7/27)的患者在 SL 中被发现不能手术切除,其中 3 例是通过 LUS 检查而发现继发了门静脉阻塞和淋巴结、肝转移,而之前检查未曾提示的。

在全身麻醉和二氧化碳注入后,通过脐部放置一个 11mm 的戳孔,在右上腹放置一个 5mm 的戳孔。检查腹膜和实体器官表面,包括盆腔、横结肠系膜下方的肠系膜根部及所有可触及的脏器。对任何表层病变进行活检,获得冰冻切片。在大多数情况下,我们不会试图进入小网膜囊。在注入 250ml 生理盐水后进行冲洗。这种液体也有助于作为 LUS 图像的声界面。在操作结束后,抽吸物将被送去做细胞学检查。

然后我们将进行详细的 LUS 检查。在 5mm 腹腔镜的观察引导下,通过脐部戳孔放置铰接探头。对肝实质在纵切面和横切面上从第 1 段扫描到第 8 段。可疑的肝深部病变在 LUS 引导下用同轴活检针(Tru-cut 针)经皮活检。通过经十二指肠或经胃窗用 LUS 对整个胰腺进行评估,以发现原发肿瘤。探头可用于压缩胃壁以排出胃腔内空气,从而提供良好的声学界面。肿瘤的特点,包括大小、回声、局部范围等都被记录下来。寻找肿瘤与血管结构,特别是门静脉、肠系膜血管和肝动脉等之间的关系。彩色多普勒对鉴别血管结构很有用。检查胰管和胆管,并对腹腔动脉、肠系膜上动脉、胰上、门静脉周围和主动脉旁淋巴结进行全面评估。

胰腺癌的典型超声图像表现为边界不清的低回声肿块,偶有混合回声。胰管阻塞引起的慢性胰腺炎可表现为胰腺实质呈弥漫性低回声,这也使低回声肿块的显示变得模糊或使肿瘤边缘难以界定。不理想的超声图像可能是由于腹腔内或胰腺的大量脂肪组织,这降低了信号在组织中的传导。如果在门静脉、肠系膜上动脉和肿块之间没有可见的组织平面,则考虑上述血管受到了侵犯。肝转移瘤通常是边界清楚的肿块,表现为低回声、高回声或等回声,并伴有低回声晕。表现为卵圆形、低回声边缘和等回声中心的淋巴结,即使直径>1cm,仍考虑为正常。淋巴结结构的丢失则可能是其转移的标志。病理性淋巴结可以有任何大小,但它们总是边界不太清楚,多呈低回声和

圆形。

结直肠癌肝转移的超声诊断

结直肠癌肝转移(colorectal liver metastasis,CRLM)对术前分期提出了不同的挑战。随着化疗的改进,即使是肝外疾病也不再是肝切除或消融的绝对禁忌证,前提是完全切除肝内外疾病是可行的。此外,被认为不能切除的 CRLM 患者,如果他或她对化疗有良好的反应,偶尔也能成为切除的候选者。其 5 年生存率与可切除性疾病相似。这也使我们得出结论,准确的术前影像学检查是治疗 CRLM 的关键,因为剖腹手术和肝切除仍然是治疗这些肿瘤患者的首选方法。许多国内外的协会不提倡常规使用 SL 和 LUS 对 CRLM 进行术前评估。然而一项荟萃分析显示,在单纯通过影像学检查被认为可以切除的患者中,使用 LUS 的 SL 能明确其中 17% 的患者为不能切除的。这也将手术切除率从 71% 提高到了 86%。

在实验中,我们已经能够利用 LUS 识别许多以前单独成像无法识别的肝小病变。另外,病灶与周围血管的关系也可以用超声更好地描述。最后一次影像学检查和手术之间通常有大约 2 个月的间隔,在此期间患者将停止化疗。这些病变是在这段时间内出现或发展,还是在最初的影像学检查中被遗漏,这很难被确定。

腹腔镜下肝肿瘤消融

肝恶性肿瘤切除是一项重要的外科手术,有着高发病率和死亡率。然而只要有可能,它仍然还是治疗的选择。许多研究者已经尝试使用消融技术来治疗这些病变,以保留正常的肝实质并降低总体发病率。两种最常用的消融技术是射频消融(radiofrequency ablation,RFA)和微波消融。消融的原理在于加热到 60℃ 以上会出现蛋白质变性、细胞壁降解和微血管血栓形成等而导致组织立即死亡。RFA 使用快速的交流电约 450 000Hz,微波消融则使用 915MHz 或 2.14GHz 的电磁波以引起温度升高。能量通过探针传递到病变处。为了完全烧蚀肿瘤还必须烧

蚀周边 1cm 的正常肝实质,以防止任何失败和随后的局部肿瘤复发。通过腹腔镜下使用 LUS 精确定位探头至最佳位置,上述技术已成功应用以彻底破坏病变。

消融技术主要用于不能手术切除或不能保留足够功能性肝实质的情况。它作为一种主要的治疗方式来应用并不常见,而我们的中心就是其中之一。到目前为止,大多数研究都采用经皮消融,且通常用于姑息治疗。经皮穿刺入路限制了探头的显示和准确放置,因此局部复发率很高。这一点在一项研究中得到了证实,在该研究中通过手术放置的 RFA 探头,无论是通过腹腔镜下还是开放式手术,都比经皮途径具有更好的结果。到目前为止,还没有大型研究或随机对照试验来比较腹腔镜下 RFA 和开放切除手术。随着技术的进步和外科医师经验的增加,腹腔镜下和开放手术下消融治疗恶性肝病变的势头越来越强劲,其可改善患者预后和减少复发。其成功的关键在于能够准确定位探头,以获得最佳消融。关键要点是实时超声的精确显示;通过开腹或腹腔镜的方式以便更好进入困难定位的部位;能够挪开肠道、膈肌和其他易受损伤的器官以治疗表面病变;还有外科医师的经验。

在我们通常的做法中,大多数射频消融是在腹腔镜下使用血管动力学增强的水冷系统完成的,该系统能够产生高达 7～8cm 的消融区,可用于治疗最多长达 6cm 的病变。超声探头通过脐部的 10mm 戳孔插入,5mm 腹腔镜通过右肋下区域的戳孔插入。肝被彻底扫描,所有的病变都被显示和精确测量。与主要血管、胆管及邻近脏器的关系都被仔细地标记。RFA 探针通过腹壁插入肝,与超声探头从上到下成一直线,从而实时显示 RFA 探针的整个轨迹。一旦探针被准确放置,缓慢将其推进至病灶内以均匀地进行灼烧,使病变在 105℃ 处被慢慢消融(图 44.2)。超声可显示探针的位置;然而由于气泡的存在,超声很难观察到组织的消融情况。随着组织的冷却,视觉效果将得到改善。局部消融情况受两个因素的限制:肿瘤的大小和是否靠近中央胆管。文献中的许多报道显示肿瘤大小>3cm,消融>3 个病灶的患者复发率较高。此外,肝门和主要分支附近的消融可导致严重的并发症,如胆汁瘤、胆管狭窄和门静脉血栓形成。此外对靠近大静脉旁的病灶进行消融时,会由于大静脉引起的散热和冷却邻近组织效应,从而导致消融失效。

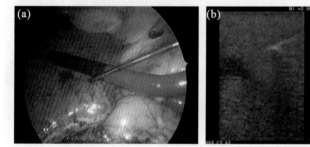
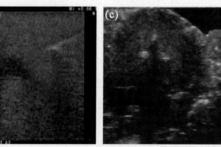
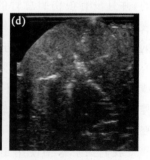

图 44.2　肝病变的射频消融

(a)注意 RFA 探针与 LUS 的平行放置;(b)靶向病变的射频探针;(c,d)另一个横切面的病变。注意探针及其线的中心位置。

腹腔镜超声在胰腺神经内分泌肿瘤中的应用

胰腺神经内分泌肿瘤(pancreatic neuroendocrine tumors,pNETs)起源于胰岛。这些肿瘤中有 10% 的病例与激素分泌增加相关,而其余病例则表现为无功能性的。功能性肿瘤的症状取决于过度分泌的激素种类。在功能性肿瘤中,胰岛素瘤最常见,其次是胃泌素瘤。只要手术可行,手术切除就是首选的治疗方法。然而由于这些肿瘤特别是胰岛素瘤中,大多数都表现为良性和孤立性,因此在许多此类病例中都提倡实施肿瘤剜除术。有多种成像方式可用于术前确定肿瘤位置,但成功率各不相同。在腹腔镜时代之前,胰腺触诊可以识别 80%～90% 的肿瘤。IOUS 将此成功率提高到了 95%～100%。随着腹腔镜技术在胰腺手术中的应用,LUS 的使用成为该技术的自然延伸。LUS 可以确定肿瘤的位置及其与胰管和主要血管的关系,从而评估肿瘤摘除的可行性。同时,对于保留脾的胰尾部切除术,由于脾血管的许多分支都伸入到胰腺实质中,在技术上仍然具有挑战性。

腹腔镜超声在胆囊切除术中的应用

随着 20 世纪 90 年代早期开始采用腹腔镜胆囊切除术,胆管和血管损伤的发生率增加了 3 倍。从那时起,人们对术中确定解剖结构及鉴别胆总管结石重新有了强烈的兴趣。两种主要的检查方法是术中胆管造影 (intraoperative cholangiogram,IOC) 和 LUS。两种方法的成功率及识别胆总管结石的敏感性和特异性都是相当的。LUS 具有无辐射和无造影剂的显著优点。这对孕妇和碘过敏患者都很有用,因为对他们而言 IOC 是禁忌证。如果在最初的手术过程中胆管的解剖被误判了,LUS 检查是可以重复进行且不需要插管的,并且没有损伤胆总管的风险。此外许多研究表明,与 IOC 相比 LUS 具有更及时和更低成本的优点。在我们小组参与的 1381 例患者的多中心回顾性分析中,有 5.9% 的患者由于严重炎症或解剖异常所导致解剖不清而无法行 IOC,通过使用 LUS 在防止患者中转开放手术中起到了重要的作用。

我们在手术中使用 10mm 脐部戳孔进行超声扫描,而其他学者也有通过上腹部戳孔进行超声扫描的报道。外科医生站在患者的右侧,用右手操作超声探头,左手操作腹腔镜镜头,腹腔镜镜头从右侧肋下的一个戳孔放入。超声和腹腔镜屏幕都在患者的右侧,手术室巡回护士帮助操作超声机器(图 44.3)。超声评估通常是在切开胆囊三角后进行。在解剖困难的情况下,超声可以用来确定下一步解剖的标志物。探头以纵向的方式放置在肝脏上,首先直接放置于 4b 段,刚好位于胆囊的内侧。深度和频率被设置为提供最佳的时间/增益。探头放置好以观察肝门。肝门三联管

以纵向方式显示,彩色多普勒下无血流的则为肝总管。经肝检查后再顺势向尾部检查,确定胆囊管和胆总管连接处及胆总管的十二指肠上部分。在肝下缘,探头直接平行放置在肝十二指肠韧带上,并重新调整超声图像的深度。再次沿着胆总管纵向对其全长进行扫描,同时顺时针和逆时针移动探头,使胆总管保持在视野范围内。向下扫描直到胆总管远端横转后再横向连接于壶腹部,十二指肠上、十二指肠下和胰内的胆总管部分则被显示出来。胰管在这里也能被观察到在进入壶腹部前与胆总管相连。在肝外胆管系统中的任何结石或狭窄将被记录,然后在横切面上进行确认。探头水平放置在肝十二指肠韧带上将获得"米老鼠视图",即右侧为胆总管,左侧为肝总动脉,底部为门静脉(图 44.4)。同样,顺着胆总管向远端追踪,直到进入十二指肠。由于胰腺内的脂肪是超声波的不良导体,因此很难确定胰内部分胆总管远端的结石。在这些情况下,通过将探头横向放置在十二指肠第二部分的外侧边界上,并向内侧按压壶腹,可获得经十二指肠的视图,这有助于识别胆总管远端并向头侧追踪。

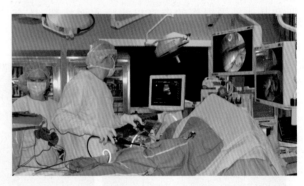

图 44.3　开展 LUS 的手术室布置

虽然已证明 LUS 是极其安全和可重复的,但由于缺乏住院项目培训及开发分辨率更高的新成像模式,LUS 的使用还是受到了阻碍。由于对其作用的了解,美国胃肠和内镜外科医师学会(the Society of American Gastrointestinal and Endoscopic Surgeons,SAGES)于 2009 年发布了 LUS 使用指南。LUS 的学习曲线很陡。任何协会都没有推荐培训所需要案例的具体数量;不过不同的作者在出版论文中都省略了他们最初的 20～100 例 LUS 使用案例以展示他们的良好学习曲

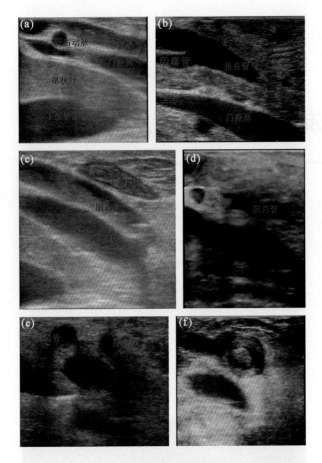

图 44.4　(a)肝下纵切面;(b)胆囊管向后连接胆总管;(c)十二指肠后纵切面显示胆总管内有沉淀物;(d)胆总管内的结石;(e)肝十二指肠横韧带"米老鼠视图";(f)壶腹部中无阴影的石头

线。然而随着微创技术在复杂外科手术中的应用越来越多,我们有必要在外科实践中强调使用LUS 的必要性。

（易伟　译　胡志前　徐楷　校）

参考文献

［1］ Knight PR et al. *Lancet* 1963,1(7289):1023-5.

［2］ Schlegel JU et al. *J Urol* 1961;86:367-9.

［3］ Warshaw AL et al. *Arch Surg* 1990,125(2):230-3.

［4］ Conlon KC et al. *Arch Surg* 1996,223(2):134-40.

［5］ Hariharan D et al. *Eur J Surg Oncol* 2010,36(10):941-8.

［6］ Menack MJ et al. *Surg Endosc* 2001;15:1129-34.

［7］ Thomson BN et al. *Br J Cancer* 2006,94(2):213-7.

［8］ Bemelman WA et al. *Br J Cancer* 1995,82(6):820-4.

［9］ Charnsangavej C et al. *Ann Surg Oncol* 2006,13(10):1261-8.

［10］ Elias D et al. *Br J Surg* 2003;90:567-74.

［11］ Garden OJ et al. *Gut* 2006;55:iii1-8.

［12］ Hariharan D et al. *Am J Surg* 2012,204(1):84-92.

［13］ Huang J et al. *Ann Surg* 2010,252(6):903-12.

［14］ Duan C et al. *World J Surg Oncol* 2013,11(190):1-9.

［15］ Tiong L et al. *Br J Surg* 2011,98(9):1210-24.

［16］ Eisele RM et al. *World J Surg* 2009,33(4):804-11.

［17］ Kuvshinoff BW et al. *Surgery* 2002,132(4):605-11.

［18］ Mulier S et al. *Ann Surg* 2005,242(2):158-71.

［19］ Lo CY et al. *Arch Surg* 1997,132(8):926-30.

［20］ Grant CS et al. *Arch Surg* 1988,123(7):843-8.

［21］ Su AP et al. *J Surg Res* 2014,186(1):126-34.

［22］ Lo CY et al. *Surg Endosc* 2004,18(2):297-302.

［23］ Lo CY et al. *Surg Endosc* 2000,14(12):1131-5.

［24］ Spitz JD et al. *Surg Laparosc Endosc Percutan Tech* 2000,10(3):169-73.

［25］ Strasberg SM et al. *J Am Coll Surg* 1995,180(1):101-25.

［26］ Aziz O et al. *Int J Surg* 2014,12(7):712-9.

［27］ Halpin VJ et al. *Surg Endosc* 2002,16(2):336-41.

［28］ Tranter SE et al. *Surg Endosc* 2003,17(2):216-9.

［29］ Siperstein A et al. *Surg Endosc* 1999,13(2):113-7.

［30］ Machi J et al. *Surg Endosc* 2007,21(2):270-4.

［31］ Wu JS et al. *J Gastrointest Surg* 1998,2(1):50-60.

［32］ Machi J et al. *Surg Endosc* 2009,23(2):384-8.

［33］ Falcone RA Jr et al. *Surg Endosc* 1999,13(8):784-8.

［34］ Deziel DJ et al. *Am J Surg* 1993,165(1):9-14.

第 45 章

三维打印技术的发展与医学应用

FEROZE MAHMOOD, DANIEL B. JONES

简介

三维（three-dimensional，3D）打印是一种添加剂制造形式，它是以为所需对象来创造有形的定制 3D 模型为基础。与屏幕上大量渲染的 3D 图像不同，3D 打印模型不存在这种视差误差，因为屏幕上的 3D 图像产生的是深度感知而不是实际深度。价格合理的桌面 3D 打印机就可以切实地生产以各种刚度和密度的材料而制作的模型。此外，3D 打印机还可以使用多种材质生成复合模型。而与医疗保健相关的 3D 打印应用才刚刚开始探索。应用的范围包括创建定制的仪器，以及特定患者的解剖学模型以用于教育、训练任务和模拟仿真。最后，生物打印产生血管化实体器官的潜力也得到了证实。10 年前 3D 打印是一种研究技术，现在它已经是一种可行的临床技术。

创造和探索阶段

3D 打印工艺，也称为立体光刻（stereolithography，STL），是 Charles Hull 在 1983 年 3 月发明的一项技术。他在加州紫外线（Ultraviolet，UV）产品公司的研究主要集中在利用紫外光来硬化紫外线固化型树脂。Charles Hull 利用这项技术将光聚合树脂分层固化，制成塑料洗眼装置（图 45.1），这是第一个使用这项技术打印的物体。1986 年，他为这项技术申请了专利，并与他人共同创立了 3D 系统公司——目前在 3D 打印领域处于世界领先地位的一家公司。从单独一家到进行研究和工业应用，各商业公司都生产出了

价格低廉的适合消费者使用的台式 3D 打印机（图 45.2）。3D 打印的应用不断从打印复杂工业机器发展到日常消费产品。而 3D 打印在医学相关领域的应用引起了人们极大的兴趣。它包括从生成患者专用的牙科植入物到应用于程序规划和任务训练的解剖模型。随着 3D 打印机能够使用复合可灭菌材料进行打印的可行性出现，3D 打印在医学中的作用可能会继续增加（图 45.3）。

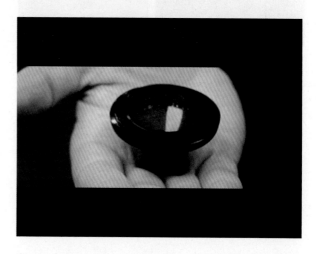

图 45.1　第一个 3D 打印物体是一个小杯子，于 1986 年由 Charles Hull 制作出来用于清洗眼

3D 打印过程包括材料的逐层堆积以生成实体模型。打印机的不同在于如何设计逐层堆积的组成；采用自适应工艺的打印机能够计算出最精确的铺层方法，这样既不会浪费时间也不会浪费材料。除了硬件的改变，软件的改进也是显而易见的。随着最高处理能力的增加，文件具有更精确、分辨率更高的特点，可以进行高保真和更大尺寸的打印。虽然 3D 打印的基本技术架构没有改变，

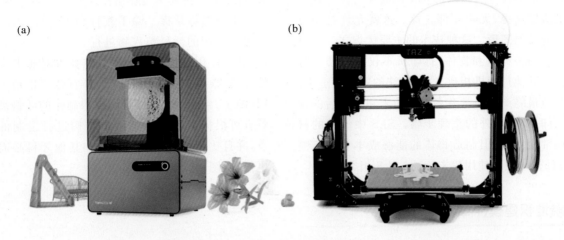

(a)　　　　　　　　　　　　　　　　　　(b)

图 45.2　一台价格合理的台式 3D 打印机可以从使用立体光刻的形式 1(a)，到使用熔融堆积建模的塔兹卢兹伯特 5(b)

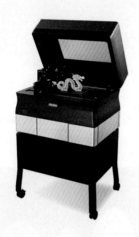

图 45.3　斯特塔西 Objet30 Prime 使用可消毒材料来进行 3D 打印对象，这些将来可能会用作外科辅助材料

但是个别过程已经被修改，得以大大提高 3D 打印机的能力。

3D 打印技术

四种最流行的技术是立体光刻（STL）、选择性激光烧结（selective laser sintering，SLS）、一种被称为熔融堆积建模（fused deposition modeling，FDM）或是熔融丝极制造（fused filament fabrication，FFF）的技术，以及喷墨 3D 打印。每种工艺都有其特定的优点和缺点，因此根据它们的预期用途，它们的应用指征都略有不同。

立体光刻技术

立体光刻技术是依靠紫外激光来固化光聚合树脂。当激光在液态树脂中描绘出图案时，树脂就会硬化成所需要的形状。当一层完成时，材料床向下移动一个固定的量——小到 0.025 mm，因此一小层液体树脂残留在已经固化的层的顶部。这个过程逐层重复，直到整个 3D 打印完成。在这一过程之后，3D 打印出来的物品用化学混合物清洗，并在紫外线烘箱中曝光以优化其纹理和硬度。STL 的优点是成品的精度高及可以打印复杂的几何图形。但依赖于光敏聚合物的质量和数量，STL 可能是一种成本高昂的方法，并且是一种相对耗时的 3D 打印过程，复杂的打印需要一天以上的时间才能完成。

选择性激光烧结（SLS）

这种技术与 STL 相似，它使用激光将材料硬化成所需的形状。不同之处在于，采用 SLS 技术进行 3D 打印所用的材料通常是塑料粉末。除了塑料外，还可以对金属粉末使用 SLS 技术。使用金属粉末进行 3D 打印被称为直接激光金属烧结（direct laser metal sintering，DLMS）。在 SLS 和 DLMS 中，先是粉末床的顶层烧结成所需形状，随后粉末床降低约 0.1mm，并在第一层顶部再烧结新一层的粉末。多余的粉末沉淀在打印过程中提供机械支撑，无须外部支撑。这就允许打印更复杂的几何图形。这种技术的主要优点之一是可以打印多种材料和物体，打印机不仅限于塑料打印。与其他打印机相比，这种方法的精确度适中。SLS的最终产品通常有多余的粉末和打印后的沙砾，有时需要额外的整理步骤。SLS中使用的材料通常很便宜，但制造物体的能源成本很高。喷墨3D打印技术使用粉末床，与SLS相类似。

熔融堆积建模(FDM)

FDM技术使用一个喷嘴喷涂液态塑料，其在暴露后硬化。塑料层按顺序构建以创建3D对象。这种打印方法相对便宜，而且耗时最少。由于塑料挤出的方式以及其刚度的变化，这些模型的保真度并不高。它是爱好者中用于桌面3D打印最流行的技术之一。

喷墨打印

类似于传统的二维(two-dimensional，2D)打印机的喷墨头，其喷墨头喷射出一种液体，将粉末按所需物体的几何形状结合在一起。在第一层的顶部刷一层粉末，打印机再喷一层黏合剂。这项技术有快速、美化的好处，其可以让打印对象体现不同颜色和厚度的混合。这种方法可以使用多种材料，包括陶瓷、淀粉和糖。喷墨打印机相对便宜，速度快，并能产生高分辨率的模型。其在3D打印材料上的选择也非常多样化。

医学3D打印的现状

口腔外科

3D打印在牙科医学领域有着广泛的应用。特定患者的牙科解剖模型已被用作任务训练和手术设计的辅助工具。商用解剖训练模型价格昂贵，缺乏高保真度，而且不可重复使用。高保真度的患者专用牙科解剖学教学模型可以使用各种材料有效地打印出来。这些3D打印模型不仅对学员有用，而且作为患者教育工具也有价值。这些

3D打印的牙科模型也被用作外科任务训练器，以促进学员熟练掌握。除了教育和手术设计外，还对患者专用的牙科植入物进行3D打印以供临床使用，如使用直接激光金属烧结技术对患者专用的金属"根模拟植入物"进行3D打印以供植入使用(图45.4)。采用3D打印技术制作的牙科硬件具有可根据患者独特的解剖结构进行定制的优点，并且比传统的定制植入物和其他牙科必需品更便宜(图45.5)。

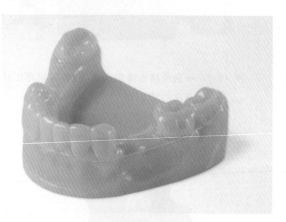

图45.4　3D打印患者专用的"根模拟"植入物

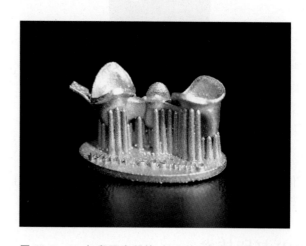

图45.5　3D打印可定制的、便宜的不锈钢牙帽以替代传统牙科材料

整形外科

3D打印的患者专用解剖模型已证明作为任务训练器和手术设计附件在整形外科中的价值。特别是对于涉及面部和颅骨的重建手术，根据解剖学的特点利用扫描得到的患者颅骨3D打印模

型来规划和调整手术(图 45.6)。在一项研究中,患者专用的钻孔导向器是 3D 打印的,这可以提高准确性和精确度,最终得到令人满意的结果。在另一项研究中,一个肋骨移植物被打印成正确的肋软骨形状以用于面部重建手术。

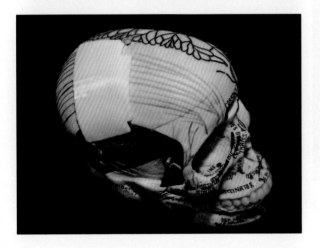

图 45.6　患者专用的 3D 打印颅骨板可用于指导颅骨成形术

骨科

与其他医疗保健相关领域一样,3D 打印用于对骨科患者的解剖结构进行打印建模,以帮助制定手术计划。特别是对于膝关节置换手术,患者膝关节的高保真 3D 打印用于生成模具,以制造患者专用的金属植入物(图 45.7)。3D 打印技术也被用于在解剖支架上植入细胞来使骨组织生长。

心脏外科

3D 打印在心脏外科的应用稳步增长。将实时超声心动图数据用于 3D 打印的心内结构,其作为外科规划的辅助工具已经引起了独特的兴趣(图 45.8)。心脏瓣膜和大血管的可弯曲的 3D 打印模型也已放置在心血管系统中,并评估天然瓣膜和人工瓣膜的血流动力学。

胸外科

3D 打印在胸外科手术中的临床应用包括肺部和胸壁肿瘤及其血管结构的 3D 打印,以辅助

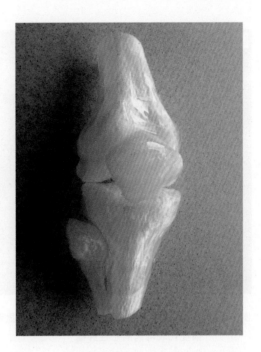

图 45.7　从计算机断层扫描数据制作的膝关节 3D 打印模型(© Nevit Dilmen.)

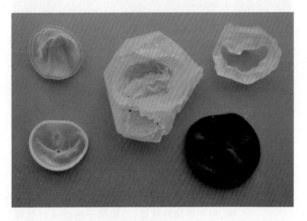

图 45.8　利用 3D 超声心动图数据建立正常和异常的二尖瓣模型

切口规划和确定切除边缘(图 45.9)。使用 3D 打印的生物可吸收支架治疗难治性气管支气管软化症已有报道。胸椎和腰椎的患者专用模型已经打印出来,用于创建硬膜外导管放置和脊柱手术的任务训练器(图 45.10)。

血管外科

在血管外科介入治疗中,主动脉血管内手术

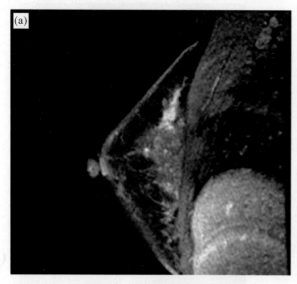
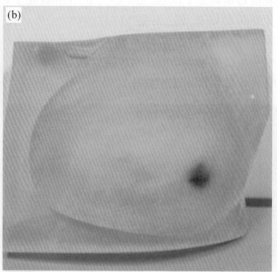

图45.9 (a)矢状位T1脂肪饱和对比增强图像显示乳腺上象限强化的不规则病变;(b)左乳模型中暗色不规则病变代表可能的恶性肿瘤

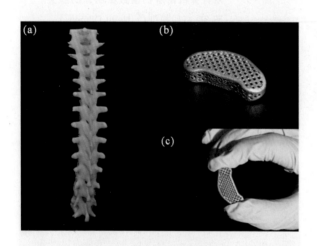

图45.10 3D打印已被用于创建患者特定的任务训练器,用于硬膜外放置(a)和用于治疗退行性椎间盘疾病的3D打印钛椎间盘置换术(b、c)

显示了从3D打印中获得价值的前景。已经应用的有对主动脉瘤患者专用模型的打印,并将其用作医师对血管内移植物改进和开窗的指南(图45.11)。这有可能减少手术时间、辐射暴露及血管内手术的染色负荷。

外科教育

尽管解剖的虚拟再现可以在平板屏幕上生成,但它们不是有形的,缺乏触觉。

随着空间定向能力的增强,人们对解剖学复杂性的认识逐渐增强,学习效果可能也会有所改善(图45.12)。从各种成像模式获取的体积数据可生成用于3D打印的STL文件(图45.13)。

3D打印的未来

3D打印是一项令人兴奋的技术,其适应证种类不断扩大。特别是在医疗保健方面,3D打印的价值随着打印机的质量和先进性增强而不断增加。外科器械、植入物和解剖模型现在可以用可消毒材料进行3D打印。虽然我们离实现为患者定制临床植入物还有一段距离,但这项技术的存在正是为了实现这些临床突破。组织的生物打印是3D打印的另一个令人兴奋的应用方面,其使用活细胞作为固体组织的构建组件(图45.14)。利用这项技术,研究人员已经能够制造出活细胞薄片及管状细胞结构。对带血管的、有功能的实体器官进行打印以用于移植是有可能实现的。用活细胞植入3D打印的解剖支架是另一个令人兴奋的应用方向。支架为细胞生长提供了形状,经过一段时间后支架将被组织吸收。随着3D打印机的价格变合理,其日常使用量将成倍增长。有可能随着技术的革新,"图像到打印"的时间将大大缩短,3D打印将成为一种快速使用的方式而流行起来。

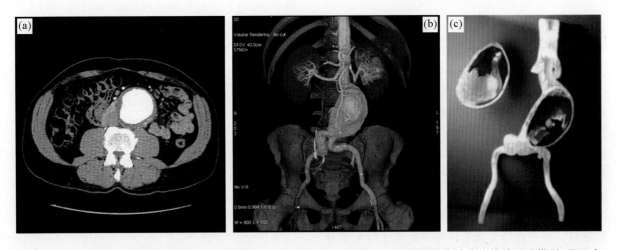

图 45.11　(a)腹主动脉瘤 2D 轴向 CT 增强图像;(b)主动脉瘤 3D 重建;(c)冠状面切片动脉瘤外壁透明模型,显示内部解剖,白色为钙化灶,黑色为附壁血栓

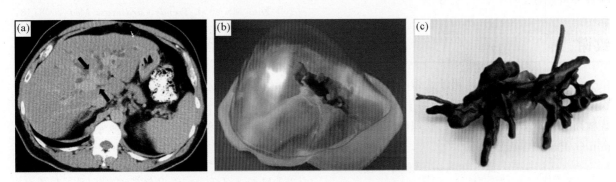

图 45.12　(a)胆管癌的多轴位 CT 延迟增强图像,肝门内有模糊的强化区域(黑色箭),并伴有明显的肝内胆管扩张;(b)尚未上色的完整肝肿瘤模型;(c)仅有肿瘤和血管(已上色的)的肝模型用以显示肿瘤肿块

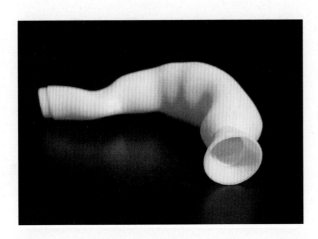

图 45.13　基于磁共振成像数据的腹主动脉瘤 3D 打印模型

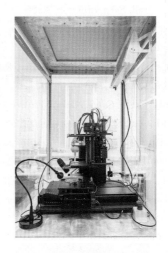

图 45.14　由 3D 生物打印解决方案设计的,能够打印活体器官的 3D 生物打印机

总结

快速成型技术或 3D 打印技术已经创造了一个转变的范例,外科医师如何与患者互动,解释他们的疾病过程,讨论管理方案,并获得知情同意。当面对复杂的解剖结构导致的手术困难时,可以在模型上进行手术入路的练习。在手术中有一个真实大小的模型作为参考,可以说是比任何临床成像模式都更有用的来帮助理解解剖关系。特殊的器械和植入物可以根据患者的特殊需要而制造和定制。对于血管支架不再是一种尺寸用于所有人。无论是在模拟中心还是手术室,3D 打印都促使外科医师重新考虑术前讨论、模型练习和术中的各种可能性。

致谢

作者要感谢马萨诸塞州波士顿哈佛医学院瓣膜研究组的研究员 Rabia Amir 博士,以及新泽西普林斯顿大学瓣膜研究小组的助理研究员 Benjamin G. Parker。

（易伟　译　胡志前　徐楷　校）

参考文献

[1] Jones DB et al. *Surg Innov* 2016;23:189-95.

[2] Schubert C et al. *Br J Ophthalmol* 2014;98:159-61.

[3] Rengier F et al. *Int J Comput Assist Radiol Surg* 2010;5:335-41.

[4] Ponsford M et al. *Cable News Network* 2014.

[5] Suarez FF et al. *Strateg Manage J* 1995.

[6] Automated Loading and Unloading of the Stratasys FDM 1600 Rapid Prototyping System. 2000.

[7] Traini T et al. *Dent Mater* 2008;24:1525-33.

[8] Hutmacher DW et al. *J Biomed Mater Res* 2001;55:203-16.

[9] Lee M et al. *Biomaterials* 2005;26:4281-9.

[10] Zhang F et al. *J Appl Polymer Sci* 2016;133.

[11] Chan DCN et al. *J Dent Educ* 2004;68:64-70.

[12] Ebert J et al. *J Dent Res* 2009;88: 673-6.

[13] Chen J et al. *J Prosthet Dent* 2014;112:1088-95.

[14] Cohen A et al. *Oral Surg Oral Med Oral Pathol Oral Radiol Endod* 2009;108:661-6.

[15] Lee SJ et al. *Craniomaxillofac Trauma Reconstr* 2012;5:75-82.

[16] Potamianos P et al. *Proc Inst Mech Eng H* 1998;212:383-93.

[17] Ciocca L et al. *Comput Med Imaging Graph* 2009;33:58-62.

[18] Karageorgiou V et al. *Biomaterials* 2005;26:5474-91.

[19] Kalejs M et al. *Interact Cardiovasc Thorac Surg* 2009;8:182-6.

[20] Kim MS et al. *Trends Cardiovasc Med* 2008;18:210-6.

[21] Esses SJ et al. *AJR Am J Roentgenol* 2011;196:W683-8.

[22] Noecker AM et al. *Asaio J* 2006;52:349-53.

[23] Greil GF et al. *Clin Res Cardiol* 2007;96: 176-85.

[24] Hockaday LA et al. *Biofabrication* 2012;4: 035005.

[25] Mahmood F et al. *Ann Card Anaesth* 2014;17: 279-83.

[26] Mahmood F et al. *JACC Cardiovasc Imaging* 2015;8:227-9.

[27] Mashari A et al. *Echo Res Pract* 2016;3:R57-64.

[28] Mashari A et al. *J Cardiothorac Vasc Anesth* 2016;30:1278-85.

[29] Nakada T et al. *Interact Cardiovasc Thorac Surg* 2014;19:696-8.

[30] Zopf DA et al. *N Engl J Med* 2013;368:2043-5.

[31] Jeganathan J et al. *Reg Anesth Pain Med* 2017;42:469-74.

[32] Leotta DF et al. *J Vasc Surg* 2015;61:1637-41.

[33] Sweet MP et al. *J Vasc Surg* 2015;62:1160-7.

[34] Mironov V et al. *Curr Opin Biotechnol* 2011;22:667-73.

[35] Nishiyama Y et al. *J Biomech Eng* 2009;131:035001-1.

第六篇

食管疾病的微创治疗

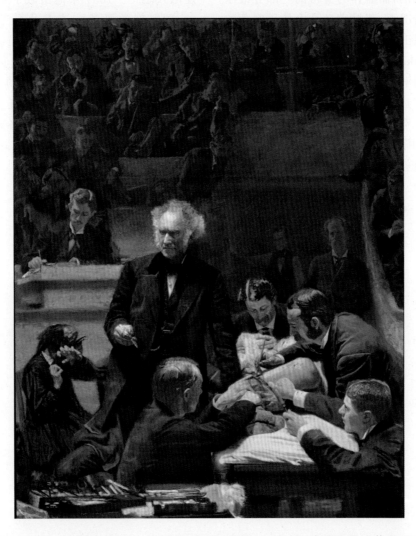

Thomas Eakins,Dr. Samuel D. Gross 的画像(格罗斯诊所),1875 年。布面油画,8 英尺×6.5 英尺。
1878 年校友会赠予杰斐逊医学院的礼物。2007 年在 3600 多位捐赠者的慷慨支持下,画像被宾夕法
尼亚美术学院和费城艺术博物馆买下(公共领域的艺术作品;图片由费城艺术博物馆提供)

Samuel Gross（1805－1884）在 1882－1889年期间是杰斐逊医学院外科系的联合主席，在此期间还撰写了一本标准外科教材。在这里，他动过骨髓炎手术，在手术过程中没有采用 Joseph Lister 近期开发的防腐技术。Gross 说："大西洋这边任何开明的外科医师都不太相信 Lister 提出的所谓碳酸盐疗法"。这位外科医师以一场英雄式的展示在众人里脱颖而出。它描绘了 19 世纪美国实用主义的理想，并认为英雄主义是通过你所做的事情赢得的，而非作为身份的一部分继承下来的。在这种情况下，英雄主义是由外科医师的手术刀而非像国王的王冠之类的东西展现的。

Thomas Eakins 参加了许多场由 Gross 医师举办的关于解剖学、外科和骨科的讲座，并曾出现过这样的场景：与一排排学生坐在阶梯教室里听讲座和做笔记。费城举办 1876 年百年展览时宣传的主题主要围绕美国科学和艺术的进步。Eakins 提交了这幅画，因其同时满足这两个领域的要求。然而，这幅画作被曾筛选艺术馆的评审团否决了，因其不符合维多利亚时代的艺术理念：清晰可见的血迹；手术室被认为不适合女性进入；色调太暗；明显存在的斑点引发了人们对更多恐怖情景的关注——粉红色的毛巾与手术器械、蓝色的袜子与流血的切口。Gross 医师介入其中，这幅画作在世博会的美国陆军邮局馆内得以亮相，馆内展出现代医疗设备和技术。

Gross 医师是在美国最早举办病理解剖学讲座的人之一。1839 年他出版了第二本个人专著《病理解剖学要素》，该书共有三个版本。1867年，他担任某委员会成员，该委员会通过了费城医学院的一项决议，呼吁该州通过宾夕法尼亚州的《解剖法》。Gross 是美国医学协会的创始人，也是美国外科协会的创始人和首任主席。

文字材料由布法罗大学雅各布斯医学和生物医学科学学院医学人文中心的 Linda Pessar 医师和 Mariann Smith 提供。

第 46 章

食管功能的解剖学和生理学试验

JOEL M. STERNBACH and ERIC S. HUNGNESS

简介

食管功能检测方法包括内镜、影像及导管等一系列用于常见上消化道疾病的检测方法。食管疾病的临床表现包括烧灼感、吞咽困难、反流、非心源性胸痛，以及咳嗽等食管外症状。

胃镜检查

食管胃十二指肠镜检查（esophagogastroduo-denoscopy，EGD）或内镜检查，通常被用作评估食管疾病（如吞咽困难或反流）的一线检查，通常在其他检查之前排除结构性或阻塞性病因。这些病因包括浸润性肿瘤、血管或其他来源的外部压迫、消化性狭窄和食管环。除上述情况之外，EGD 还可以通过直接检查黏膜或内镜活检的病理结果来诊断疾病，包括糜烂性食管炎、感染性食管炎、嗜酸性食管炎、药物或腐蚀性损伤、Barrett 食管和异物。EGD 对食管解剖学评估通常仅限于定性评估，如发现较大或较小的裂孔疝、食管下括约肌（lower esophageal sphincter，LES）狭窄，以及对食管运动进行一般评估（无运动、三级收缩、痉挛等）。

食管钡剂造影

尽管现有高分辨率纵向成像技术［计算机断层扫描（CT）］，无须暴露于电离辐射的成像［磁共振成像（MRI）和能对恶性肿瘤代谢活性进行定量检测的成像［氟脱氧葡萄糖-正电子发射断层扫描 CT（FDG-PET-CT）］，但是食管钡剂造影（barium esophagram，BE）仍然是评估食管解剖和功能的一个简单且重要的工具。大量被用于"上消化道"的放射技术、成像和对比治疗方案会引起混淆，并可能导致不能达到对症状的最佳评估。

吞咽造影

在对口咽和近端食管进行"荧光吞咽造影研究"期间，结合吞咽疗法可对其进行最佳评估，也被称为"改良钡剂造影"。在研究期间，患者吞下各种物质，从钡剂到不透射线的饼干，我们对食管功能进行了充分评估，不仅检测了临床"无症状"吸入事件，还描绘了口咽解剖结构。这种解剖和功能评估的结合有助于鉴别病理损伤是否是症状产生的来源，包括食管憩室，环咽肌切迹及纯功能损伤，如卒中后口咽吞咽困难。

食管 X 线片

食管的解剖结构和运动可在单对比或双对比的 X 线片中观察到。前者指的是仅使用钡剂，通常用于评估气管食管瘘或舍茨基环。而后者使用了一种泡沫造影剂。双对比度研究带来了详细的显示黏膜，而单对比度研究使食管直径（特别是狭窄区域）得以定量。每次实验放射专家都对处于不同位置（后位、斜位、仰卧、直立等）的患者进行观察。食管"电影"是指在研究过程中获取并存储视频，而不是静止的图像。

功能上，BE 和高分辨率测压（high-resolution manometry，HRM）的结果往往在蠕动效率和速度方面具有良好的相关性,当食管远端蠕动压力<30mmHg时,食管远端排空功能失调。由于该研究的性质,BE对通过食管的血流,尤其是在食管胃交界处(esophagogastric junction,EGJ)的血流提供了比HRM更为有效的评估。改变造影剂特征可以有针对性地评估特定症状,如当固体食物吞咽困难或食物嵌塞后无法吞咽12.5mm固体钡片。

BE过程中我们对轻度至中度胃食管反流的定性评价不一致;然而,严重回流至胸腔入口水平已被证明与动态pH试验的异常结果相关。BE的其他发现也能提示胃食管反流病(gastroesophageal reflux disease,GERD)(包括"扩张性"EGJ,食管远端狭窄和大裂孔疝),但缺乏诊断特异性。BE诊断GERD的敏感度可低至34%。BE在诊断食管裂孔疝和食管旁疝的类型和大小,包括疝与膈肌的关系和EGJ的相对位置方面,确实比内镜具有明显的优势。BE在评估胃底折叠术后吞咽困难方面也具有重要作用,我们可以检测到包膜中断、"滑脱"或包膜突出,以及手术位置功能性阻塞(医源性EGJ流出道阻塞)。在评估难治性反流症状时,BE可以准确识别硬皮病食管患者;扩张的食管是该疾病的特征,这是胃底折叠术的禁忌证。BE的其他应用包括食管憩室和膈上憩室的诊断和手术规划,以及食管中段憩室的可视化诊断(图46.1)。

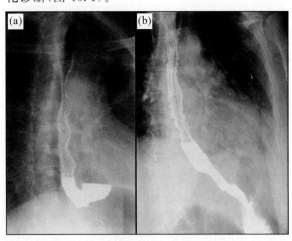

图46.1　食管钡剂造影对食管疾病的评估

高压性食管括约肌患者的钡剂造影腹腔镜下裂孔疝修补术、膈上憩室切除术和Heller肌切开术后之前(a)和之后(b)。

导致食管狭窄的疾病也是BE评估的最佳对象,包括嗜酸性食管炎(eosinophilic esophagitis,EoE)中独特的黏膜、扁平苔藓患者中狭窄的食管口径,以及摄入腐蚀物后患者狭窄的长度和程度。当考虑食管切除时视频透视研究可以有效地评估口咽功能。鼻胃管损伤继发的长段食管损伤虽然没有过去那么常见,但在BE上也能很好显示,还能帮助我们对指导治疗干预进行选择(扩张支架和食管切除术)。

定时食管钡剂造影

内镜检查在贲门失弛缓症患者中偶尔显示正常;然而,BE对食管扩张和未松弛LES的"鸟嘴"外观高度敏感。具体地说,定时食管钡剂造影在预测贲门失弛缓症患者是否需要再干预方面优于症状评估。在定时食管钡剂造影期间,需要消耗一定体积的钡剂(通常为200ml),在1min、2min和5min时测量EGJ上方形成的柱的高度和宽度(单位:cm)(图46.2)。

高分辨率测压

在EGD或其他检查方法无法解释症状时,测压法可对患者进行食管运动功能的评估。固态压力传感器导管的引入和HRM导管的发展大大提高了压力测量研究的性能(图46.3)。

HRM常用于放置pH或pH-阻抗导管前LES的定位,抗反流手术前评估蠕动功能及诊断食管运动障碍。后者包括原发性蠕动障碍,伴有或不伴有EGJ流出道阻塞。

无法安全地通过鼻咽部和口咽、沿胸段食管和经EGJ进入胃的检测设备是以导管为基础的研究的禁忌证。这些疾病包括异常的解剖结构,阻塞性肿瘤,以及无法纠正的凝血障碍或无法配合检查。

这项研究是由一名训练有素的测压技术人员对一名有意识的患者进行的,对于那些不能耐受该过程的患者,可以在使用镇静药的内镜检查期间放置导管。使患者仰卧位吞咽10次5ml生理盐水,床头抬高10°～15°。其他吞咽动作通常在直立位进行,特别是对有显著吸入风险的患者。

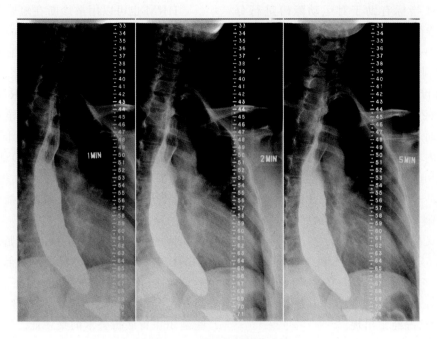

图 46.2　定时食管钡剂造影

Ⅰ 型贲门失弛缓症患者典型的"鸟嘴状"食管下括约肌不松弛,摄入 200ml 钡后 1min、2min、5min 明显淤滞。

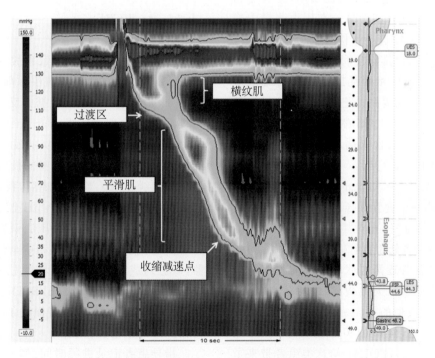

图 46.3　食管压力图(条款)突出显示了单次正常吞咽的部分和完整的蠕动波

时间在 X 轴上,沿着食管的长度在 Y 轴上,颜色梯度在左边红色表示较高的压力,蓝色表示较低的压力。图像顶部和底部的实心带分别代表食管上括约肌(UES)和食管下括约肌(LES)。

各种 HRM 指标有助于对运动障碍进行分类,包括 LES 特征[平均吸气和呼气压力及 4s 综合舒张压(integrated relaxation pressure,IRP)],蠕动活力[远端收缩积分(distal contractile integral,DCI)]、速度(远端延迟)和完整性(20mmHg 等压轮廓)。阈值测量可能因使用的人体测量系统的技术规格而不同。芝加哥分类参考的正常平均值包括以下内容。

- IRP<10mmHg。
- DCI 450～5000mmHg/(cm · s)(<450 为无效吞咽,>8000 在健康对照组中未见,用于定义胡桃夹食管)。
- DL>4.5s(<4.5s 为早发性痉挛性运动障碍)。
- 20mmHg 等压轮廓中断>5cm 为碎片蠕动,这种情况经常出现。

对研究结果的解释

食管测压评估可应用于辅助诊断,尤其是利用钡剂或 EGD 进行解剖评估。在压力测量中确诊 EGJ 流出道阻塞应进一步检查(放射学检查与 EGD±内镜超声),以排除浸润过程。

异常升高的 IRP 和紊乱或无蠕动的流出道阻塞可诊断贲门失弛缓症。芝加哥分类法最初是由 Pandolfino 和他的同事们制订的,现在已经是第三代了,它根据体内食管蠕动模式提供了贲门失弛缓症亚型的临床分类。

在食管内无论手术切开还是内镜下扩张引起的 EGJ 中断,那些全食管加压术后的患者在吞咽期间(Ⅱ型失弛缓症)一直对其有显著的反应。理论上认为,这些患者处于食管完全不蠕动(Ⅰ型失弛缓症)早期且食管逐渐扩张段。期前收缩是少数患者(Ⅲ型或痉挛性失弛缓症)的特征,他们常出现胸痛而不是典型的梗阻症状,且食管下括约肌治疗更难;最近,经口内镜肌切开术(peroral endoscopic myotomy,POEM)给这类患者带来了希望。同样,其他高收缩疾病,如远端食管痉挛(distal esophageal spasm,DES)通常表现为胸痛伴或不伴吞咽困难。使用平滑肌松弛药或 PDE5 抑制药物常难以治愈这类疾病,但肌切开扩张术可取得成功。

HRM 也可以用来诊断在短暂的食管下括约肌松弛(transient lower esophageal sphincter relaxation,TLESR)中发生的食管缩短和非吞咽性张力下降。TLESR 通常由胃扩张引起,已被证明是一种常见的反流机制。TLESR 频率的增加与胃内压的升高有关,被认为同时导致了妊娠性和肥胖性 GERD。Pandolfino 及其同事比较了 75 例无症状对照组和 156 例 GERD 患者在 EGJ 处的 HRM 评估,发现后者的 LES 压力降低,LES 和膈脚之间的距离更大。膈脚功能受损是 GERD 最强的预测因素。

目前,食管测压评估是胃底折叠术治疗 GERD 患者术前评估的标准组成部分。除了提供运动功能(可与术后进行比较)外,测压法还可诊断食管疾病,包括硬皮病食管和贲门失弛缓症,这些是 360°胃底折叠术的禁忌证。

在腹腔镜抗反流手术中,360°Nissen 胃底折叠患者的蠕动功能受损与吞咽困难有关,但这一直存在争议。

动态 pH 监测

鉴于多种疾病都会导致胃酸反流症状,常规动态 pH 监测已成为抗反流手术前评估的标准组成部分,尤其是在无镜检证据的反流患者(洛杉矶分级 C 级或 D 级食管炎、Barrett 食管等)。

随着肥胖人群和反流疾病发病率的增加,我们加大了对 GERD 诊断实验的投资,研究出各种导管和无线系统。禁食一晚后,我们经鼻放置导管系统(传统的双通道 24h pH 监测或多通道腔内阻抗 pH 监测),位于测压法识别的 LES 近端 5cm 以上。或者,在内镜检查中,将无线胶囊传感器(以色列成像公司)固定在鳞柱状上皮交界处(squamocolumnar junction,SCJ)近端 6cm 黏膜上,每 6 秒采样 pH,使患者佩戴 48～96h,将数据传输到外部记录设备上。

指导患者记录进餐时间、仰卧位反流症状的发作情况,避免酸性饮料,尽量少吃零食,在两餐之间只喝水。除了对非酸反流评估外,大多数动态 pH 研究是在患者停用质子泵抑制药至少 7d,H_2 阻滞药至少 3d 后进行研究的。通过导管研究,食管远端测量的 pH 下降至 4 以下被认为是胃酸反流。

早在 40 多年前，Johnson 和 DeMeester 就提出了一种用于食管 pH 监测的方法，提供了基于无症状对照的参考值，并制定了 DeMeester 评分，这是一种六种参数综合评分系统，用于量化食管远端酸暴露，至今仍在使用。DeMeester 评分的组成包括总的、直立的和仰卧的食管酸暴露时间，以及反流发作的总次数、持续 5min 以上的反流发作的次数和反流发作持续的最长时间。对这六个因素进行个体加权，DeMeester 评分＞14.72 或总酸暴露时间＞4.2％被认为是异常，表明存在病理性 GERD。

将患者的症状与客观测量的反流发作相联系，我们可得出另外一种预后价值。常用参考指标包括症状指数（symptom index，SI）、症状敏感性指数（symptom sensitivity index，SSI）和症状关联概率（symptom association probability，SAP）。与反流相关的主观反流事件的百分比被称为 SI，SI＞50％的被认为临床升高。相反，SSI 为与反流发作相关的症状的百分比。基于 2×2 症状和反流事件的表格，随后发展的 SAP 可更好地反映反流发作的总数。

对于具有 GERD 典型症状的患者，pH 监测阳性可很好地预测抗反流手术后的症状的缓解。

而内镜下有糜烂性食管炎证据但动态 pH 试验阴性的患者对手术治疗反应较差。

多通道腔内阻抗

作为基于导管的团块转运评估，多通道腔内阻抗（multichannel-intraluminal impedance，MII）可以独立进行，但更常与 pH 监测（MII-pH 或 pH 阻抗测试）或食管测压（MII-EM 或 HRIM）一起进行。MII 的基本原理是利用两个电隔离的金属环电极之间交流电电阻的变化来确定导管周围的物质。空气的离子浓度相对较低，具有较高的阻抗值。食管黏膜的基线阻抗在 2000～3000Ω；在吞咽期间，可观察到通过的液体团块在口腔到胃的电极对之间的阻抗连续降低（图 46.4）。

MII-pH 检测主要适用于能检测到非胃酸反流（与患者报告的症状周期相关）但对 PPI 无反应的患者。研究表明，高达 40％的患者有症状但无胃酸反流。

对 19 例接受 Nissen 胃底折叠术的患者术前进行 MII-pH 值监测，结果显示，94％的 SI 阳性患者术后反流症状完全消失，而 2 名 SI 阴性患者反复出现反流症状。而其他检查并没有发现 Nissen 胃底折叠术后症状缓解的差异。

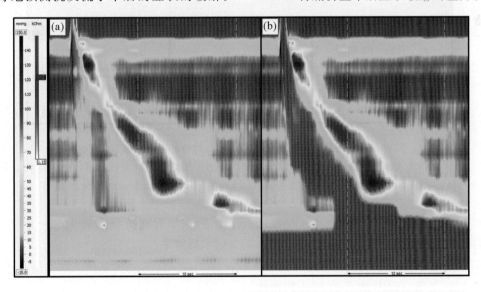

图 46.4　高分辨率阻抗测压研究显示，正常吞咽(a)标准食管压力图和叠加阻抗数据后(b)，阻抗的突然下降表示液体团块，显示为紫色，随后被蠕动波清除

近来,我们利用 MII-pH 数据研究 GERD 病理生理学得出了新的指标,包括反流吞咽诱发的蠕动波指数,这表明了有效的食管内清除效果,我们还利用基线阻抗水平更准确地区分病理反流疾病和功能性胃灼热。

MII 和测压法的结合是评估手术前后的吞咽困难的一种新方法。最近,一种自动阻抗测压系统用于评估吞咽困难风险指数(dysphagia risk index,DRI),作为一种预测术后吞咽困难风险的方法。

在压力传感器和测压导管之间加入阻抗环电极,我们可用 HRIM 对与压力测量相关的团块运输进行详细评估。HRIM 指标包括 5min 的阻抗团块高度,这与定时食管钡剂和团块流动期间透视的传统测量结果密切相关。

阻抗平面测量法

功能管腔成像探头(functional lumen imaging probe,FLIP)是一种基于导管的商用系统(EndoFLIP,CrosponLtd,Galway,Ireland),通过测量 16 个相邻的横截面面积,同时记录球囊内压力,可对管腔结构进行评估。当置于 EGJ 时,将最小横截面积除以球囊内压力可得 EGJ 的膨胀指数(distensibility index,DI)(图 46.5)。

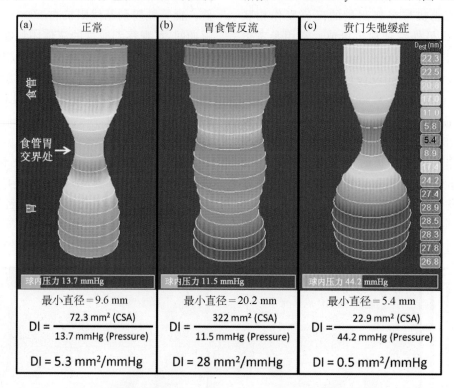

图 46.5　利用阻抗平面测量法进行 EGJ 的功能管腔成像探针研究

DI 为 EGJ 水平上的最小横截面积除以球囊内压力。图像和定量分析显示,(a)无症状对照组;(b)GERD 患者存在明显差异和 DI 升高;(c)Ⅱ型失弛缓症患者,显示病理性 DI 降低。

我们对 FLIP 在诊断失弛缓症和治疗结果的评价中进行了广泛的研究。Kwiatek 和他的同事还比较了 GERD 患者和无症状对照组中 EGJ DI 的 FLIP 测量值,发现 GERD 患者的 EGJ 扩张性是前者的 2～3 倍。

最近的研究进一步评估了各种前肠手术中 FLIP 测量预测 GERD 与食管动力障碍的能力。最终,FLIP 可进行实时校准,实现个性化定制功能手术,如胃底折叠术和 Heller 肌切开术,以优化术后结果。

(金煜翔　译　孙光远　校)

参考文献

[1] Levine MS et al. *Radiology* 1988;168:593-602.

[2] Kahrilas PJ et al. *Gastroenterology* 1988;94:73-80.

［3］　Kwiatek MA et al. *Am J Physiol Gastrointest Liver Physiol* 2012；302；G389-96.

［4］　Schatzki R. *Am J Roentgenol Radium Ther Nucl Med* 1963；90；805-10.

［5］　Ott DJ et al. *AJR Am J Roentgenol* 1986；147；261-5.

［6］　Pan JJ et al. *Eur J Radiol* 2003；47；149-53.

［7］　Kahrilas PJ et al. *Gut* 1999；44；476-82.

［8］　Ott DJ. *Radiol Clin North Am* 1994；32；1147-66.

［9］　Vaezi MF et al. *Am J Gastroenterol* 2013；108；1238-49［quiz；1250］.

［10］　Vaezi MF et al. *Gut* 2002；50；765-70.

［11］　Oezcelik A et al. *J Gastrointest Surg* 2009；13；14-8.

［12］　Kahrilas PJ et al. *Neurogastroenterol Motil* 2015；27；160-74.

［13］　Sweis R et al. *Neurogastroenterol Motil* 2011；23；509-e198.

［14］　Herregods TV et al. *Neurogastroenterol Motil* 2015；27；175-87.

［15］　Ghosh SK et al. *Am J Physiol Gastrointest Liver Physiol* 2007；293；G878-85.

［16］　Pandolfino JE et al. *Am J Gastroenterol* 2008；103；27-37.

［17］　Ghosh SK et al. *Am J Physiol Gastrointest Liver Physiol* 2006；290；G988-97.

［18］　Roman S et al. *Am J Gastroenterol* 2011；106；443-51.

［19］　Porter RF et al. *Neurogastroenterol Motil* 2012；24；763-8，e353.

［20］　Pandolfino JE et al. *Gastroenterology* 2008；135；1526-33.

［21］　Boeckxstaens GE et al. *N Engl J Med* 2011；364；1807-16.

［22］　Hungness ES et al. *Ann Surg* 2016；264；508-17.

［23］　Khashab MA et al. *Gastrointest Endosc* 2015；81；1170-7.

［24］　Schneider JH et al. *J Surg Res* 2010；159；714-9.

［25］　Pandolfino JE et al. *Am J Gastroenterol* 2007；102；1056-63.

［26］　Campos GM et al. *J Gastrointest Surg* 1999；3；292-300.

［27］　Pizza F et al. *Dis Esophagus* 2008；21；78-85.

［28］　Johnson LF et al. *Am J Gastroenterol* 1974；62；325-32.

［29］　Wiener GJ et al. *Am J Gastroenterol* 1988；83；358-61.

［30］　Breumelhof R et al. *Am J Gastroenterol* 1991；86；160-4.

［31］　Weusten BL et al. *Gastroenterology* 1994；107；1741-5.

［32］　Singhal V et al. *Surg Clin North Am* 2015，95（3）；615-27.

［33］　Bello B et al. *J Gastrointest Surg* 2013；17；14-20.

［34］　Vela MF. *Am J Gastroenterol* 2009；104；277-80.

［35］　Mainie I et al. *Br J Surg* 2006；93；1483-7.

［36］　del Genio G et al. *J Gastrointest Surg* 2008；12；1491-6.

［37］　Arnold B et al. *J Gastrointest Surg* 2011；15；1506-12.

［38］　Frazzoni M et al. *Neurogastroenterol Motil* 2013；25；399-406，e295.

［39］　Montenovo M et al. *Dis Esophagus* 2009；22；656-63.

［40］　Myers JC et al. *Neuro-gastroenterol Motil* 2012；24；812-e393.

［41］　Cho YK et al. *Dis Esophagus* 2012；25；17-25.

［42］　Lin Z et al. *Am J Physiol Gastrointest Liver Physiol* 2014；307；G158-63.

［43］　Rohof WO et al. *Gastroenterology* 2012；143；328-35.

［44］　Carlson DA et al. *Gastroenterology* 2015，149（7）；1742-51.

［45］　Carlson DA. *Curr Opin Gastroenterol* 2016；32；310-8.

［46］　Kwiatek MA et al. *Gastrointest Endosc* 2010；72；272-8.

［47］　Teitelbaum EN et al. *Surg Endosc* 2015；29；522-8.

［48］　Teitelbaum EN et al. *Surg Endosc* 2014；28；2840-7.

［49］　Ilczyszyn A et al. *Dis Esophagus* 2014；27；637-44.

［50］　Perretta S et al. *Surg Innov* 2013；20；545-52.

第47章

360° 胃底折叠术

PATRICK REARDON

简介

在 20 世纪 90 年代中后期，我们按照 De-Meester 所描述的技术开展了腹腔镜 360°胃底折叠术。利用位于底部后侧的牵引缝线来协助进行真正的 360°胃底折叠（图 47.1）。这项技术的好处之前已经叙述过了。然而，选择牵引缝线精准的放置点需要源于经验的判断。我们目前的技术是从努力明确牵引缝线的准确位置而发展来的，这能使得经验不足的外科医师在他们的学习曲线中能更早地完成可重复、真实的和正确的 360°胃底折叠术。

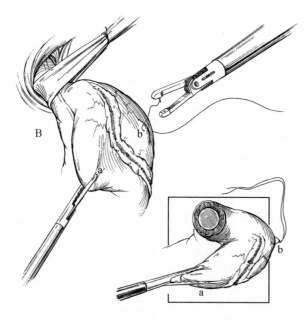

图 47.1　牵引缝线置于胃底后壁，确保胃底后壁向后延伸以形成胃底折叠的右侧壁

手术中处于胃底前后壁各自合适的位置被一起拉到前方以制造一个确实和准确的 360°胃底折叠，为了了解它们的具体位置，我们利用新鲜尸体标本来进行"基础研究"。从尸检的新鲜尸体中，我们获得了部分胃肠道，包括整个食管、胃和近端十二指肠。将一根 60Fr 的探条穿过食管进入胃，然后完全按照 DeMeester 的描述来进行这一操作。示指将食管"灌入"到尚未扭曲的胃底中，并留在食管和折叠的胃底（图 47.2）之间，按照我们之前的描述和说明以确保合适的松紧度。在缝线垂直进入和穿出胃壁以形成胃底折叠的每一个点上我们都用不褪色墨水做标记。然后根据与一个固定标记的关系来测量这些点的位置。这个标记就是食管远端左侧壁与大弯起始处的交界。正如我们之前所发表的结果，这些标记的点形成了一个边长为 6cm 的等边三角形（图 47.3）。

后续在连续 250 例接受了腹腔镜食管裂孔疝修补或 360°胃底折叠术或接受了这两项手术的成年患者中，我们用可弯曲塑料尺测量了当 60Fr 探条插入后的食管周长。然后根据测量的周长计算出食管直径，从患者特征出发多重线性回归分析预测食管直径，该关系可用回归方程式进行定义：

$$c = [6.172 + (年龄 \cdot 0.00849) + (BSA \cdot 0.813)]$$

然后可以计算 60Fr 探条填充食管后直径：直径＝c/Π。完成胃底折叠后的内径＝计算得到的 60Fr 探条填充食管后直径＋额外长度（Additional length，AL）。这个 AL 决定了完成后的胃底折叠是松弛还是紧张。计算完成胃底折叠术后的内周长：c＝d·Π。完成胃底折叠术后内周长的一半＝校准缝线长度（calibrating suture length，CL）（图 47.4a-c）。

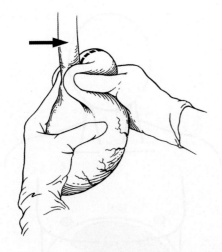

图 47.2　在 360°胃底折叠的开放手术中,右手掌握住胃底大弯,左手将食管"灌入"尚未扭曲的胃底中。这样就形成了一个对称的、不扭曲的胃底折叠,并维持了胃大弯的正确方向

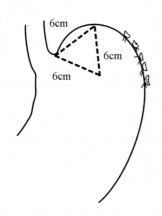

图 47.3　从远端食管与胃大弯交界处到胃大弯所标注牵引点的距离等于胃底前后壁牵引点到远端食管胃大弯交界处的距离,从而形成一个等边三角形

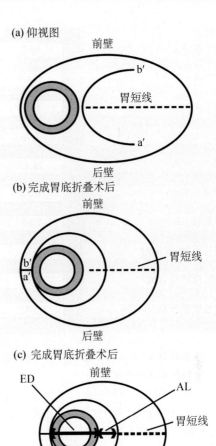

(a) 仰视图

(b) 完成胃底折叠术后

(c) 完成胃底折叠术后

图 47.4　(a)从头侧的视角描绘的前壁牵引点(a′)和后壁牵引点(b′)沿胃大弯到短胃血管端的关系。连线点 a′和 b′的长度就是人工胃底折叠术的内周长。(b)当 a′和 a′点被拉到食管前方,与胃短血管原有部位相对 180°时,胃底折叠可达到 360°。(c)完成胃底折叠术的内周长等于插入探条的食管外径加上一些额外的长度(additional length, AL),以形成"松弛"

术前,我们将患者的身高、体重和年龄输入计算应用程序(图 47.5),然后计算完成胃底折叠术后内周长一半的长度,其中 AL 值分为 12mm(松弛)、9mm(中等)和 6mm(紧张)。我们利用这些数据来指导"校准"胃底折叠松紧度。一根 0 号丝线系在带槽抓钳的末端,并切断到预定的校准长度(calibrated length, CL)。这些年来我们同时收紧和延长了胃底折叠的标准。现在除了最严重的食管功能障碍用到 AL 为 6mm,其余胃底折叠术中我们使用的前部长度均为 2.5cm,从而实现了我们的"严格"校准。我们使用计算出的食管直径

来确定闭合的食管裂孔的最终前后直径。

技巧

所有描述的操作都是从以右手为主的外科医师角度出发。

穿刺孔的位置

初学者和那些喜欢肝牵拉系统的人使用(图

患者信息	
身高（英寸）	68.0
体重（磅）	184.9
年龄（岁）	63
BSA	1.98
BMI	28.17
食管周长 (cm)	8.32
食管直径 (cm)	2.65
缝线长度 松弛 (cm)	6.0
缝线长度中等 (cm)	5.6
缝线长度紧张 (cm)	5.4

图 47.5　患者的身高（英寸）、体重（磅）和年龄（岁）都输入到计算应用程序中

计算测量缝线长度，以提供前后牵引点的位置来形成"松弛""中等"和"紧张"的胃底折叠。还将计算额外的患者特征数据。包括体表面积（body surface area，BSA），体重指数（body mass index，BMI），及计算置入一根 60Fr 探条后患者食管的周长和直径。我们使用计算得到的食管直径来确定我们闭合裂孔的最终前后直径。

47.6）：一个 12mm 和四个 5mm 穿刺套管。

通过右上腹 5mm 穿刺套管，用灵活的肝牵拉装置牵拉肝。

12mm 穿刺套管可以使用缝合器械，如 Endo Stitch 装置，这可以使经验不足的外科医师更容易地进行缝合。

而更有经验的外科医师则可以使用以下四个 5mm 穿刺套管（图 47.7）。

随着外科医师积累更多的手术经验和（或）外科医师熟练腹腔镜缝合技术，这种设置减少了穿刺套管的数量，不需要使用缝合装置，从而节省了成本并降低了并发症。当使用四孔法时，缝线通过右膈肌脚前方的横膈膜。然后用一个小的剑突下切口将缝线拉出，一端外露于镰状韧带的右侧，另一端外露于镰状韧带的左侧。我们利用这种方法来牵拉悬吊大多数患者的肝。

建议-观察套管应放置在脐上中线，剑突下约 11cm 处。许多外科医师都习惯于使用脐孔作为

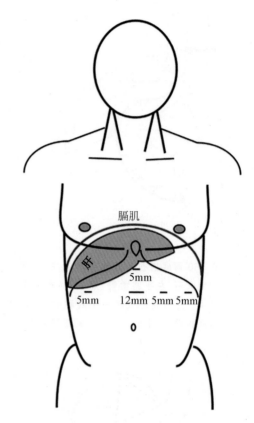

图 47.6　新手和那些喜欢肝牵拉系统人的穿刺套管放置

1 个 12mm 和 4 个 5mm 套管。通过右上象限 5mm 套管用灵活的肝牵拉装置牵拉肝。12mm 套管可以使用缝合器械，如 Endo Stitch 装置，这使得经验较少的外科医师更容易进行缝合。

放置地点。

在大多数抗反流手术中应避免出现这种情况。过低的观察孔位置使得裂孔后方和中纵隔难以显示和操作。

食管应该完全游离，以使得腹部内的 3cm 食管没有任何牵拉张力。关闭裂孔，完全分离短胃血管，直至左膈肌脚。从胃大弯游离的起始点到左右膈肌脚后方交界处，将胃底周围完全游离。应注意保留所有小弯侧血管和系膜。我们在完成食管游离和修补食管裂孔的同时，对所有患者进行上消化道内镜检查。这使得我们能够将鳞状-柱状上皮交界处的位置与解剖学上的远端食管联系起来，正如确定食管远端的线性平滑肌纤维与胃大弯起点的胃浆膜交界处那样。一些慢性胃食管反流病患者的远端食管扩张、膨胀，而不是呈通常的管状。如果不进行仔细检查，可能会将这种

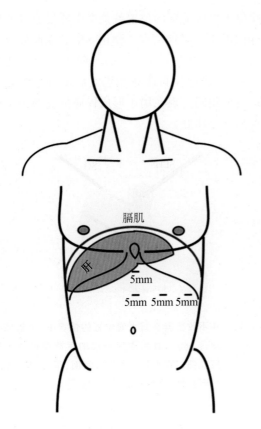

弯拉紧时,SG 轻轻向下拉,保持在大弯上方的位置,直到 CS 拉紧为止。然后将 SG 向后移动以抓住更多胃大弯,直至 SG 的抓取点与 EGJ 的距离等于 CL。然后用 SG 将胃大弯向前、向下、向右拉扯,直到胃大弯从 SG 到 EGJ 间被轻轻拉紧(图 47.8),胃底后方被 SRH 拉平。然后将 CS 的游离端旋转到胃底后方,直到它看起来像是在 CS、SG 和 EGJ 的游离端形成一个等边三角形(图 47.9)。此时放开游离端,用 SRH 抓住 CS 游离端后方正对的胃底后壁,然后轻轻地向后拉伸直到绷紧。CS 的游离端现在所在的点就是胃底后壁放置牵引缝线的位置,用 SLH 抓住这一点。

图 47.7　对于经验丰富的外科医师,可使用四个 5mm 套管

随着外科医师积累更多的手术经验和(或)外科医师熟练腹腔镜缝合技术,这种设置减少了穿刺孔的数量,不需要使用缝合装置,节省了成本,也降低了并发症。当使用四孔法时,如文中所述,我们利用通过横膈的缝线来悬吊肝。

形态的远端食管误认为近端胃。

在进行胃底折叠术时,主刀医师站在患者的右侧,助手站在左侧。主刀医师的左手(surgeon's left hand,SLH)使用光滑无损伤的抓钳。右手(surgeon's right hand,SRH)手术开始时也使用相同类型的抓钳。助手左手拿镜头,右手持末端系有校准缝线(calibrating suture,CS)的带槽抓钳(slotted grasper,SG)。

仔细识别左侧食管远端和近端胃大弯(EGJ)的交界处,确定食管远端的线性平滑肌纤维与胃大弯起点的胃浆膜交界处。用 SLH 抓住 CS 的游离末端,放置在食管和胃大弯的交界处并牢固地保持在这个位置。SRH 抓住远端 7cm 的胃大弯,向内旋转,轻轻地向下拉伸。当胃大

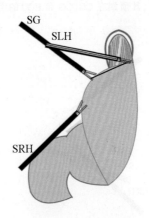

图 47.8　主刀医师的右手(SRH)抓住远端 7cm 的胃大弯,将其向内旋转,然后轻轻向下拉伸。(为了清晰,本图中夸大了右侧旋转)主刀医师的左手在左侧食管远端和近端胃大弯交界处抓住缝线的游离端。助手轻轻地将向下牵引放在带槽抓钳(SG)上,直到校准缝线被拉出,并保持在胃大弯上方的位置。SG 用来在这个正确点上抓住更多的胃大弯,将缝线固定在胃底后侧。然后,用 SG 将胃大弯向前、向下、向右拉,直到大弯被轻轻地从带槽抓钳拉伸到 EGJ 位置

使用 SRH,在胃底后壁 SLH 抓住的位置置入缝线、打结、残端留长(图 47.10)。这将作为牵引缝线(traction suture,TS),所以应该缝入黏膜下层,但并不是全层。这条缝线要剪得很长,以便在胃底后壁被拉到右侧之后,如果松开了,缝线可以保持在右侧,能够很容易地把它拉回来,从而产生胃底折叠。

然后将 TS 的游离端放置在左侧膈肌脚的后

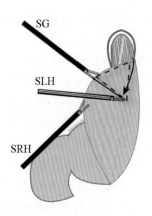

图47.9 胃底后壁被SRH轻轻拉平。然后旋转校准缝线的游离端到胃底后壁，直到它在视觉上出现在一个点上，形成一个等边三角形（红色虚线），其顶端在CS、SG和EGJ的游离端

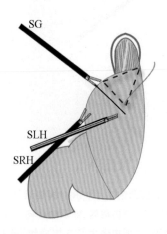

图47.10 放开游离端，SRH用于抓住CS游离端后的胃底后壁。然后轻轻向后拉伸，直到拉紧。CS游离端现在位于胃底后壁的位置就是牵引缝线的位置。SLH抓住这一点（未进行描述。）使用SRH，在SLH抓住点放置缝线，打结，保留长线头剪断

下方。

　　在不改变其在胃大弯上位置的情况下，带槽抓钳旋转180°，直到固定缝线的手臂位于胃底前方。然后胃大弯由SG向侧面、下方和患者的左侧拉回，直到胃底前壁被拉平（图47.11）。SRH用于帮助压平胃底前壁，SLH用于将CS的游离端拉到胃底的前方，形成一个正三角形，其尖端位于CS、SG和EGJ的游离端（图47.12）。此时放开游离端，使用SRH抓住CS游离端内侧的胃底前壁。然后轻轻向内拉伸，直到胃底紧绷。CS游

离端位于胃底前壁的位置就是牵引缝线放置的位置，由SLH抓住这一点。使用SRH，在此处放置缝线，结扎并剪短（图47.13）。除了牵引缝线被剪短之外，该过程与选择并建立后牵引缝线点的方式完全相同。现在用于形成胃底折叠的两个牵引点都已经建好。

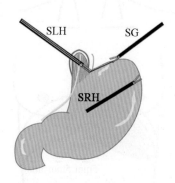

图47.11 在不改变其在胃大弯位置的情况下，带槽抓钳旋转180°，直到固定缝线的手臂现在位于胃底前部。胃大弯由SG向侧面、下方和患者的左侧拉回，直到胃底前壁被拉平

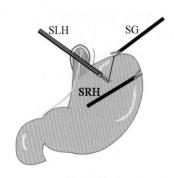

图47.12 在保持SRH和SG位置的同时，SLH用于将校准缝线旋转到胃底前方，直到视觉上看起来形成一个正三角形

　　胃食管交界处（gastro-esophageal junction，GEJ）后方从右到左观察，抓住后方牵引缝线，将胃食管交界处后方的胃底拉到右侧。一旦看到缝线在胃底后壁的起点，此时就应抓住胃底本身。通过直接抓取胃底是更安全的，因为如果使用过多的缝线牵引，可能会导致割裂组织。现在抓住前面或左侧方牵引点，进行"擦鞋"式操作（图47.14）。胃短血管应位于两个牵引点的中间后方。

　　这两个牵引点表示表胃底折叠术中最低位缝

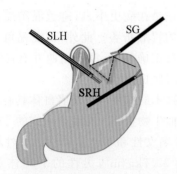

图 47.13　使用 SRH 提供缝线末端内侧的牵引力。放置缝线,结扎并剪短。除了缝合线的长度外,这个过程方法与建立后部牵引点完全相似

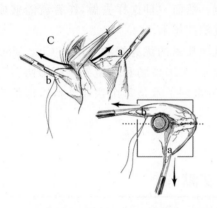

图 47.14　胃食管交界处(GEJ)后方从右到左观察,抓住后方牵引缝线,将胃食管交界处后方的胃底拉到右侧。同时抓住前面或左侧方牵引点,进行"擦鞋"操作。胃短血管应该位于后方 180°,两个牵引点之间的位置

线的放置位置。除了最上端的缝线外,我们都使用预定的 0 号聚酯 U 型缝线。放置在最上部的缝线向头侧旋转时应该避免接触食管。

第一根缝线的路径如下(图 47.15)。

1. 穿过左边的纱布。

2. 穿过左侧的牵引点。

3. 穿过食管远端,在 10 点钟位置到达迷走神经前方右侧(穿过食管的进出口间距不应超过 2mm,以避免缝合时引起食管过度狭窄)。

4. 穿过右侧的牵引点。

5. 穿过右边的纱布。

6. 从右侧返回,然后是左侧牵引点,相距缝线第一次穿入下方 3~4mm 的地方通过胃底折叠。

7. 穿过左边的纱布并拉紧。

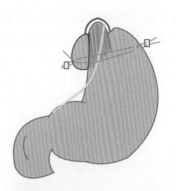

图 47.15　描绘了折叠的第一根缝线路径

缝线穿过食管到达迷走神经前方右侧。然后,缝线拉紧结扎。

如上所述,第二条缝线是最上面的缝线,并且是非丝线。第二条缝线的路径如下(图 47.16)。

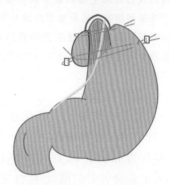

图 47.16　描绘了第二根缝线的路径

该缝线位于第一缝线上方 2.5cm 处。穿过食管到达迷走神经前部右侧。一旦这条缝线被扎紧,胃底折叠的前部长度就被固定为 2.5cm。

1. 通过胃底折叠的左上内侧,比第一次缝合点高 2.5cm。

2. 通过食管到迷走神经前部的右侧,比第一次缝合点高 2.5cm。

3. 通过胃底折叠的内上右侧,比第一条缝线高 2.5cm。

4. 从后方通过右侧,然后左侧的基胃底折叠,据缝线第一次穿入处上方间隔 3~4mm 通过上部胃底折叠,并扎紧。

现在已经设置了胃底折叠的校准和前部长度。胃短动脉和静脉应位于后方左侧,与前胃底折叠 180°相对。我们现在在最上层和最下层缝线之间插入两条等间距的 0 号聚酯缝合线 U 形缝线,在前胃底折叠术上形成完整的浆膜对接,

这样胃底折叠本身就已经完成（图 47.17）。我们在食管裂孔上方胃底折叠的右后上方与邻近的右膈肌脚之间放置一条右、后、上方的胃固定缝线，以固定食管与已关闭裂孔之间的胃底折叠后方。

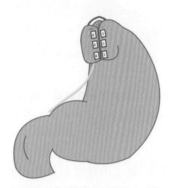

图 47.17 我们现在在最上端和最下端的缝线之间插入两条等间距的 0 号聚酯缝合线 U 形缝线，以在前胃底折叠术上创建完整的浆膜对接。一旦这两个缝合线放置并结扎，胃底折叠的创建就完成了

最后一步是进行完整的上消化道内镜检查，以证明胃底折叠术已经正确建立。我们记录了鳞状-柱状上皮与胃底折叠相关的连接处的位置。理想情况下，正常食管中的鳞状-柱状交界处应位于或刚好在完成的胃底折叠的下端上方。在 Barrett 食管患者中，这个点可能位于胃底折叠上方。这应记录在病史中，以避免混淆或日后诊断为"滑脱"的胃底折叠。此外，倒镜视角允许我们记录下具有正确朝向，没有扭曲并有良好后方活瓣机制的胃底折叠术。

这项技术的应用假设患者群体具有与我们已获得的相似生物特征。在我们研究的 250 名患者中，有 145 名女性和 105 名男性。女性的平均体重指数为 28.7kg/m^2，男性的平均体重指数为 28.2kg/m^2。女性的平均年龄为 51.4 岁，男性的平均年龄为 47.6 岁（未发表的数据）。当我们的技术第一次在日本人群中尝试时，并没有明显效果。作者不得不重新计算体型较小的日本人群的牵引点。然而一旦这样去做，作者就能够成功地复制我们的技术。

这项技术的优秀视频可以从 Cine Med 网站的视频库"美国胃肠和内镜外科医师协会"获得，有 21 种微创手术是每个执业外科医师都应该知道的。

（彭欢 译 胡志前 徐楷 校）

参考文献

[1] DeMeester TR et al. *Ann Surg* 1986；204：9-20.
[2] Reardon PR et al. *Surg Endosc* 2000；14：298-9.
[3] Reardon PR et al. *Surg Endosc* 2000；14：750-4.
[4] Idani H et al. *Surg Endosc* 2010；24：2221-5.

第48章

腹腔镜部分胃底折叠术

ALEX P. NAGLE AND KENRIC M. MURAYAMA

简介

Rudolph Nissen 于 1936 年首次报道了 1 例深部穿透性食管溃疡的患者,在行远端食管切除术后,为了保护其食管胃吻合,而做了胃底折叠术。他随后注意到该患者的烧灼感症状有所改善,更令人惊讶的是,16 年后对该患者进行的内镜检查时未发现食管炎。基于此,他于 1955 年第一次为患有胃食管反流病(gastro-esophageal reflux disease,GERD)的患者做了胃底折叠术,即在围绕食管远端 6cm 处做 360°的后包裹术式,此种术式后称为 Nissen 胃底折叠术。Nissen 术式具有良好的症状控制,但术后吞咽困难和不良反应却有着显著的发生率,如无法打嗝和呕吐、胃肠胀气增加和气体膨胀综合征。这导致了各种部分胃底折叠术式的发展(表 48.1)。1961 年,Belsey 发表了一系列接受经胸行 270°胃底折叠术的患者,手术结果非常好。1962 年 Dor 报道了 1 例前 180°胃底折叠术,1963 年 Toupet 报道了 1 例后 270°胃底折叠术。Nissen 胃底折叠术的改良术式也得到了发展;1985 年,Donahue 报道了使用"松软的" Nissen 胃底折叠术来帮助避免产生气体膨胀综合征的优点。在 1986 年,DeMeester 报道了一种 Nissen 胃底折叠术,在远端食管周围仅做 2cm 的胃底折叠,以避免气体膨胀和吞咽困难。然而,有一些组织继续提倡行常规的部分胃底折叠术,或者尝试根据患者术前的食管动力来调整胃底折叠术。

适应证

腹腔镜部分胃底折叠术有两大类适应证:

表 48.1　部分胃底折叠的类型

部分	胃底折叠	手术方法
前	Dor	180°前包裹
	Belsey Ⅳ	270°前外侧包裹(经胸)
	Watson	120°前外侧包裹和食管胃固定术
	Thal	90° 前包裹
	Lind	270° 前后包裹
后	Toupet	270°后包裹
	Guarner	120°后包裹

①贲门失弛缓症行 Heller 肌切开术后防止反流;②一期手术治疗 GERD。抗反流手术成功的关键在于正确的患者选择。虽然许多患者发现质子泵抑制剂(proton pump inhibitors,PPIs)缓解了他们的症状,但多达 10%的接受药物治疗的患者出现 GERD 的严重症状,并且有多达 50%的患者需要终身服药。除了残留症状外,对药物的不耐受和 GERD 相关并发症的发展也是进行手术的原因。用药失败可能是患者寻求手术治疗的最常见原因。最有可能从手术中获益的是那些 24h pH 测试分数异常、症状典型、对药物治疗反应良好的患者。

一旦患者被认为是抗反流手术的合适人选,就要决定将要进行的胃底折叠术的类型。我们没有根据患者术前的食管动力专门定制胃底折叠术,因为即使在食管动力受损的患者中,通过 Nissen 胃底折叠术消除病理性酸性反流后,胃底折叠功能障碍通常也会得到改善。

与 Nissen 手术相比,部分胃底折叠术的具体适应证包括:

· 术前吞咽困难和食管功能不全患者。

- 严重嗳气,特别是在白天与嗳气有关的食管反流患者。
- 胃底容积不足,不允许行完全胃底折叠(如管状胃或先前有胃切除术史)。
- 不能忍受行 360°胃底折叠术所带来的不良反应的患者。
- 除外技术因素行 360°胃底折叠所产生的术后吞咽困难。
- 作为一种抗反流手术治疗食管狭窄或食管运动障碍,如硬皮病。
- 机构偏好。
- 腹腔镜 Heller 肌切开术治疗贲门失弛缓症的预防性抗反流手术。

禁忌证

对于不能耐受全身麻醉的患者,或在腹腔镜手术中不能耐受气腹的患者,禁止行抗反流手术。不可纠正的凝血功能障碍和严重的心肺疾病均排除手术治疗。既往有前肠手术史或有上腹部手术史的患者,可以先尝试腹腔镜入路。

术前评估

本文中有涵盖术前评估。任何考虑行抗反流手术的患者都应该在术前做一个完整的检查,以了解其疾病的病因,解剖结构和疾病的严重程度。

外科技术

患者的体位设置

患者的体位取决于外科医师的喜好(如分腿位或站于患者一侧)。套管针的放置和肝左叶牵开器的选择也取决于外科医师的习惯。

手术关键步骤

- 切开肝胃韧带至显露右侧膈肌脚。
- 向下牵拉胃食管脂肪垫,横向切开膈食管韧带(注意只切开最前部分,以防止损伤下段食管和前迷走神经)。
- 然后将胃食管脂肪垫向下和向右牵拉以显露 His 角和左侧膈肌脚。分离左侧膈肌脚和胃底的连接处。
- 将短胃血管和胃脾韧带分开,大约在 His 角靠近脾下极 15cm 处完全暴露胃底。
- 当解剖继续进入纵隔时,迷走神经的后部通常被清楚地看到,并随着食管向左扫过。
- 分离右侧膈肌脚内侧缘的附着组织直至左右两侧的膈肌脚完全显露,显露食管裂孔的后方间隙。
- 钝性器械可以(从右向左)通过膈肌的前方和胃的后方,到达先前的位于左侧解剖分离处。
- 一旦创建了这个逆行窗口,就像在胃食管连接处周围放置一个 Penrose 引流管,以提供食管下拉的空间,并为剩余的纵隔解剖提供便利。
- 在 Penrose 的向下牵引帮助下,完整地解剖食管裂孔,从而充分游离食管裂孔下方的远端食管。
- 食管周围完全游离且远离膈肌、主动脉和胸膜,并对胃食管连接处的位置进行准确的评估。
- 当食管处于放松状态(即没有轴向牵引)时,胃食管交界处应可放松至少至膈肌间隙以下 2.5cm 处;如果不能达到这一长度,不允许将胃底折叠在食管周围,因为这样容易使折叠包绕处进入胸部,从而导致梗阻症状。
- 修补膈肌脚,以修复疝缺损。
- 为了充分观察后膈肌脚的修补闭合,我们在膈肌脚修补关闭过程中不使用食管探条,因为食管探条的存在使食管变硬,使食管前部难以收回。

Toupet 胃底折叠(270°后折叠)

Toupet 胃底折叠术,外科医师的左手器械通过食管后方,沿着大弯抓住胃底的最“松软”面。然后将器械拉回从食管后面拉回,以便将胃底包裹在食管后部。一旦胃底被拉到食管后面的右边,就要检查它的旋转张力和扭转程度。放松和观察包裹的胃底,以评估旋转张力。如果它围绕食管向左回缩,就表示有张力,必须通过分离更多的胃底附着组织以消除张力。为了检查在后方间隙中折叠的胃底是否扭曲,可以通过用双手来回滑动胃底两侧做"擦鞋"的动作进行。折叠包裹必须完全位于食管周围,而不是胃。这是因为在胃体的水平上做胃底折叠会导致折叠包裹附近的酸性分泌物聚集,然后回流到食管。

确保 Toupet 胃底折叠需要缝合食管两侧的胃底(图 48.1)。识别前迷走神经分支有助于防止其被缝合。我们通常在食管的右前外侧(在 11 点钟的位置)和胃底折叠部分的前缘之间放置三条缝合线,从而形成一个大约 3cm 长的包裹。然后将三根间断缝合线放置在食管左侧的胃底和食管左侧前侧壁之间(在 1 点钟的位置)。每侧最近端的初始缝合还包括胃底和食管在内的膈肌处。这些缝合线最大限度地减少了胃底和食管之间缝合的张力。当在 Heller 肌切开术后进行 Toupet 胃底折叠手术时,缝合在肌切开的边缘也有助于保持肌切开术后的开放。

Dor 胃底折叠(180°前折叠)

Dor 胃底折叠是一种 180°的前折叠,是折叠向前穿过食管最"松软"部分的胃底。与任何胃底折叠术一样,重要的是将胃底折叠的部分固定在胃食管连接处的近端。此外,重要的是利用胃底,而不是胃体来行 Dor 胃底折叠。Dor 胃底折叠术用两排缝线固定,食管的两侧分别一排。内侧一排用 3～4 个间断缝合将胃底内侧和食管左侧之间缝合。第一针,最近端的缝合需将左侧膈肌脚连同胃底和食管缝合(图 48.2)。内侧排缝合重点在于 His 角,对稳定折叠包裹处非常重要(图 48.3)。胃底被折叠在食管上,然后放置第二排间断缝合线,将胃底前缘固定在食管右侧。同样,最近端的第一针,需将右侧膈肌脚连同胃底和食管缝合。最后从胃食管裂孔的顶端缝合胃底就完成了胃底折叠(图 48.4)。当在 Heller 肌切开术后进行 Dor 胃底折叠术时,缝合需包括肌肉切开的边缘。

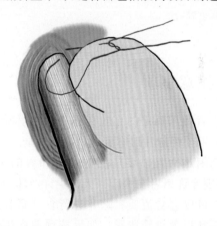

图 48.2　Dor 折叠(前 180°)

使胃底食管的前方跨越并进行折叠。第一针,最近端的缝合线需将左侧膈肌脚连同胃底和食管进行缝合。

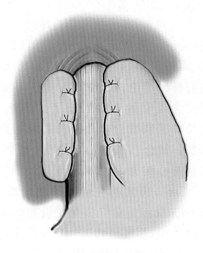

图 48.1　Toupet 折叠(后 270°)

胃底固定在食管两侧。每侧最近端的初始缝合需将膈肌连同胃底和食管进行缝合。

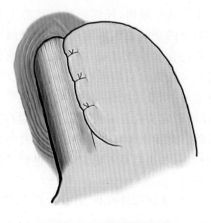

图 48.3　Dor 折叠(前 180°)

内侧一排用三到四个间断缝合将胃底内侧和食管左侧之间缝合。内侧排缝合重点在于 His 角,对稳定折叠包裹处非常重要。

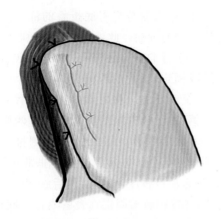

图 48.4　Dor 折叠(前 180°)

放置第二排间断缝合线,将胃底前缘固定在食管右侧。最近端的第一针,需将右侧膈肌脚连同胃底和食管缝合。最后从胃食管裂孔的顶端缝合胃底就完成了胃底折叠。

术后注意事项

患者使用预定的止吐药和静脉注射酮咯酸,并根据需要静脉注射麻醉药以减轻疼痛。除非纵隔解剖困难并且需要广泛的食管和胃的手术操作,否则允许患者在术后当天喝少许液体,在第二天早晨可以进食流质。除非进行食管延长手术,否则不常规做食管造影。如果按预期推进,到午餐可以开始吃软食,在术后第一天下午可以考虑让患者出院回家。

术后早期可发生干呕,并可引起膈肌修补处的疝。出于这个原因,任何形式的恶心不适都应该使用额外的止吐药积极治疗,并且应该在呕吐发作后进行食管检查,以检查是否存在缝合处损坏。任何与正常术后病程存在显著偏差的症状,如严重恶心、明显的腹部或胸部疼痛、发热或心动过速,都应假定为食管漏或胃穿孔,直到有其他的证实排除。此类患者应立即使用水溶性造影剂进行食管检查,如果结果不确定,则应进行诊断性腹腔镜检查。

出院后,患者保持软食,直到术后 2 周第一次随访,然后开始慢慢地重新进食固体食物。除非患者有明显的主诉症状,一般不需要做其他额外的检查。如果出现梗阻或反流症状,首选食管造影以明确胃底折叠处的情况,然后可考虑行上腹

部的内镜检查。

结果

腹腔镜胃底部分折叠术的结果因手术指征而异。有食管动力障碍的情况下,部分胃底折叠在控制反流症状和减少术后吞咽困难方面有良好的结果。然而,将部分胃底折叠术用于 GERD 的外科治疗仍有争议。已有 11 项随机对照试验和两项 Meta 分析比较了部分和全部胃底折叠的差异。许多研究报道显示,GERD 症状在实施前或后胃底部分折叠术后,症状均得到长期缓解。表 48.2 总结了各种类型的部分胃底切除术的长期疗效。总体来说,部分胃底折叠显示了较少的吞咽困难和较少的并发症。此外,这些研究报告显示,行部分胃底折叠后对于反流的持久控制,类似于行完全的胃底折叠。这项随访时间最长 18 年的研究包括 137 例慢性 GERD 和食管炎患者,随机分为 Toupet 胃底折叠或 Nissen 胃底折叠,结果表明,接受 Toupet 胃底折叠治疗的患者在烧灼感症状的控制率(80% vs. 87%)和反酸的控制率(82% vs. 90%)与 Nissen 胃底折叠相当。有趣的是,这两组的腹胀、胀气和吞咽困难评分率相似,表明 Nissen 胃底折叠术后的症状随着时间的推移而改善。尽管有这些良好的结果,但其他组,特别是在美国,也有研究报道了将部分胃底折叠作为治疗 GERD 的负面结果。Jobe 和他的同事,在一组未经选择的 100 名接受腹腔镜 Toupet 胃底折叠术的 GERD 患者中,超过 50% 的患者持续存在食管酸异常暴露的证据。他们得出结论,腹腔镜 Toupet 不能推荐用于食管动力正常的 GERD 患者。此外,也没有文献支持根据食管的运动情况来确定胃底折叠的类型这一概念。Heider 等的研究结果表明,与部分胃底折叠相比,大多数食管运动障碍的患者在接受 Nissen 胃底折叠后食管蠕动得到改善。这表明 GERD 相关食管损伤在引起运动障碍中起着重要作用,而废除病理性反流可纠正食管运动障碍。此外,在 GERD 相关食管运动障碍患者中,行“短而软”的 Nissen 胃底折叠术的患者,其术后吞咽困难的发生率不大于部分胃底折叠的患者。

表 48.2　腹腔镜部分胃底折叠和 Nissen 胃底折叠手术后长期随访(10 年或更长)的结果

胃底折叠术后结果	Nissen(%)	Toupet(%)	Dor(%)
反流控制	85~90	85~90	80~85
吞咽困难	2~6	2	2
不能打嗝	35~50	30	30
总体优秀或良好的结果	90	90	90

Source：Hagedorn C et al. J Gastrointest Surg 2002；6：540-5；Cai W et al. Br J Surg 2008；95：1501-5；Watson DI et al. Expert Rev Gastroenterol Hepatol 2010；4(2)：235-43.

　　总的来说,比较部分和全部胃底折叠术的研究充满了手术技术的广泛差异,许多研究缺乏适当的随访时间。文献似乎确实支持了这样一种观点,即接受部分胃底折叠术的患者确实有较少的吞咽困难、气胀和胀气;然而,这些患者也存在更大的食管酸暴露、食管炎和需要再手术可能。需要进一步的前瞻性随机长期试验来帮助确定部分胃底折叠在治疗 GERD 中的作用。

总结

　　腹腔镜下部分胃底折叠术是对 Nissen 胃底折叠术的改进,目的是尽量减少术后吞咽困难和不良反应,如不能打嗝、肠胃气胀和胀气综合征,同时仍然能够充分控制反流症状。据报道,由经验丰富的外科医师实施的后路和前路部分胃底折叠术均非常有效,成功率达 85%~90%。在我们的实践中,术前有吞咽困难和食管运动障碍的患者会接受 Toupet 胃底折叠术。我们很少使用前胃底折叠术作为治疗 GERD 的主要方法。在食管蠕动或运动障碍(如贲门失弛缓症或硬皮病)的情况下,部分胃底折叠也可用于控制 GERD。总之,腹腔镜部分胃底折叠术在选择合适的患者和注意技术细节的情况下,可以取得良好的效果。

（彭欢　译　胡志前　徐楷　校）

参考文献

［1］Ellis FH, Jr. Ann Thorac Surg 1992；54：1231-35.

［2］Nissen R. Schweiz Med Wochenschr 1956；86：590-2.

［3］Hiebert CA et al. J Thorac Cardiovasc Surg 1961；53：33.

［4］Dor J et al. Mem Acad Chir 1962；88：877-83.

［5］Toupet A. Mem Acad Clin 1963；89：374-9.

［6］Donahue PE et al. Arch Surg 1985；120：663-7.

［7］DeMeester TR et al. Ann Surg 1986；204：9-20.

［8］Campos GM et al. J Gastrointest Surg 1999；3：292-300.

［9］Baigrie RJ et al. Br J Surg 2005；92：819-23.

［10］Chrysos E et al. J Am Coll Surg 2003；197：8-15.

［11］Hagedorn C et al. J Gastrointest Surg 2002；6：540-5.

［12］Laws HL et al. Ann Surg 1997；225：647-53.

［13］Lundell L et al. World J Surg 1991；15：115-20.

［14］Segol P et al. Gastroenterol Clin Biol 1989；13：873-9.

［15］Walker SJ et al. Br J Surg 1992；79：410-4.

［16］Watson DI et al. Arch Surg 2004；139：1160-7.

［17］Watson DI et al. Br J Surg 1999；86：123-30.

［18］Spence GM et al. J Gastrointest Surg 2006；10：698-705.

［19］Thor KB et al. Ann Surg 1989；210：719-24.

［20］Zornig C et al. Surg Endosc 2002；16：758-66.

［21］Lundell L et al. Br J Surg 1996；83：830-5.

［22］Strate U et al. Surg Endosc 2008；22：21-30.

［23］Varin O et al. Arch Surg 2009；144：273-8.

［24］Mardani J et al. Ann Surg 2011；253(5)：875-8.

［25］Cai W et al. Br J Surg 2008；95：1501-5.

［26］Jobe BA et al. Surg Endosc 1997；11：1080-3.

［27］Heider TR et al. J Gastrointest Surg 2003；7：159-63.

［28］Watson DI et al. Expert Rev Gastroenterol Hepatol 2010；4(2)：235-43.

第 49 章

腹腔镜下外置磁性抗反流环

YULIA ZAK AND OZANAN MEIRELES

简介

胃食管反流病（gastroesophageal reflux disease，GERD）是一种慢性疾病，在西方的发病率为 10%～20%，美国的年门诊量为 900 万人次，每年直接的经济成本超过 120 亿美元。其特点是食管下段括约肌（lower esophageal sphincter，LES）失缓，不能阻止胃酸及胃容物进入食管，会导致严重的症状，腐蚀食管和恶变。

传统治疗 GERD 的方式是使用质子泵抑制药（proton pump inhibitors，PPI）和 H_2 受体阻滞药等抑酸药，对于大剂量抑酸药治疗失败或停止服用的患者，采用部分或全部胃底折叠手术强化 LES。尽管腹腔镜底折叠术具有良好的安全性和有效性，但其潜在的不良反应往往是影响患者转诊模式的障碍。这些不良反应包括气胀综合征、吞咽困难、打嗝和呕吐、反流复发再次手术。尽管熟练的腹腔镜外科医师数量增加，接受胃食管反流手术治疗的患者数量已下降到该群体的 1% 以下。

LINX 反流管理系统（Torax Medical，St. Paul，Minnesota）是一种微创手术，在不显著改变胃食管解剖的情况下恢复 LES 的能力。该装置是由一串钛珠和磁芯构成的一个可弯曲的环形结构。它是可扩张与收缩的，当套在 LES 上时可增强括约肌自然抵抗力，也能阻止括约肌异常松弛。

但并不能完全阻止它的开放。当食管压力高于 LES 和磁珠联合压力时，括约肌可以打开，扩大到收缩直径的 2 倍，食物顺利通过。相反，如果胃内压力超过 LES 和磁珠的联合压力时，就会出现呕吐或反流。磁环的每一颗珠子都可以独立于其他珠子移动，可进一步增加括约肌功能的可塑性。因此，与胃底折叠术相比，降低了腹胀和打嗝或呕吐受限的发生率。

放置技术

术前评估包括食管钡剂、食管测压、24h pH 检测或 Bravo 胶囊监测，也可以行内镜检查，但不是强制性的。有大食管裂孔疝（≥3cm）、有严重食管炎或 Barrett 食管病史及食管压力异常的患者不宜放置 LINX，应行胃底折叠术。其他可能妨碍器械放置的患者因素包括对钛、不锈钢、镍或铁材料过敏，未来需要磁共振成像（magnetic resonance imaging，MRI）检查，以及食管运动障碍等。值得注意的是，当前版本的 LINX 环的核磁共振成像理想条件要求在 1.5T MRI 系统以下。

手术在全麻下进行，患者取仰卧位。腹腔镜的穿刺孔的位置与胃底折叠术相似，除了右侧肋下 5mm 套管向外侧移动，以使食管测量工具与胃食管交界处更好地对齐。沿左侧锁骨中线与肋缘交点置入 12mm 套管，5mm 或 12mm 的穿刺孔选在剑突下 13～15cm 中线偏左，沿左侧腋窝前线与肋缘交点放置一个 5mm 的辅助孔，并且根据所使用的牵开器的类型设置一个附加的肝牵开器套管。

切开松弛的筋膜，保护迷走神经肝支，食管下括约肌位于迷走神经分支和膈食管韧带下叶之间。沿着右膈肌脚向下打开腹膜，可以找到迷走神经后支。同样,仔细剥离左侧胃食管交界处的脂肪组织,显露出左侧膈食管韧带。钝性分离迷走神经右支与食管后壁之间的组织,就可显露出食管后壁(图 49.1)。在不破坏现有的膈食管韧带的抗反流解剖机制的情况下,应谨慎地进行最小限度的解剖,以容纳 LINX 装置。如果在剥离过程中意外发现裂孔疝,应在放置 LINX 之前进行修补。在设备定位期间,通过该隧道的血管环来帮助操纵食管。然后,使用右侧的 5mm 端口插入专有的食管测量工具,其软尖端通过食管后隧道推进,并在 LES 水平测量食管周长(图 49.2)。测量时,仪器应紧贴且垂直于食管,不能对食管造成任何压痕或压迫。至少要测量 3 次周长,再选择相应尺寸的 LINX 设备(10～18 颗珠子)。然后通过 12mm 的套管放入植入物,使其在之前测量的位置通过食管后壁环绕食管。

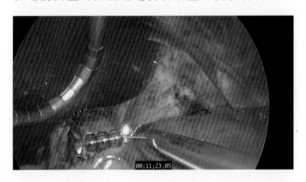

图 49.1　钝性分离迷走神经右支与食管后壁之间的组织,就可显露出食管后壁

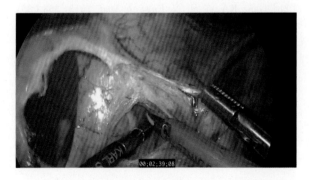

图 49.2　使用右侧的 5mm 端口插入专有的食管测量工具,其软尖端通过食管后隧道推进,并在 LES 水平测量食管周长

最后用三维锁将设备的两端连接起来,锁定装置保持原状,完成整个手术。这种锁定装置也可以在腹腔镜下解锁,如果需要,只需将两端向相反方向轴向拉动即可。在这种新的锁定装置之前,使用 Ti-Knot 设备(LSI Solutions,New York)将装置的两端用两对绿色和白色的缝线连接在一起(图 49.3)。

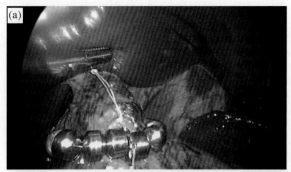

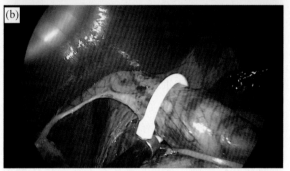

图 49.3　在这种新的锁定装置之前,使用 Ti-Knot 设备(LSI Solutions,纽约)将装置的两端用两对绿色和白色的缝线连接在一起

患者术后 24h 保持软性饮食,然后出院时正常饮食,不使用任何抗酸药物。

结果与总结

LINX 装置在技术上易于安装和拆除,是一个相当标准化的手术,不妨碍后续的胃底折叠术。目前,主要用于已证实为胃酸分泌增加和 PPIS 治疗症状不完全缓解的胃食管反流,无大食管裂孔疝(2～3 cm)或糜烂性食管炎的患者。

目前随访时间最长的一项研究是由 Lipham 等发表的前瞻性多中心研究,共纳入 44 名患者,中位随访时间是 3.7 年。80% 患者的食管 pH 恢复正常,所有患者的 GERD 健康生活质量评分提高超过 50%。有 80% 患者停用 PPI。有 1 例患者因严重的吞咽困难,另 1 例需要行 MRI 检查而去除 LINX 装置,还有一例患者因为持续的 GERD 而转行胃底折叠术。

迄今为止,只有一项关于 LINX 和腹腔镜 Nissen 胃底折叠术的比较研究。Sheu 等在每组 12 名患者的病例对照研究中发现两种方法在治疗 GERD 有相似的疗效(分别为 75% 和 83%)。尽管两组早期围术期结果相似,但 LINX 放置后因严重吞咽困难行内镜扩张(50%)的发生率高于胃底折叠术(0)。这一比率略高于先前的报道,但内镜下食管扩张能够有效地缓解吞咽困难。随着时间的推移,该设备的珠子被包裹在瘢痕组织中,这被认为是导致吞咽困难延迟发病的原因。内镜下食管扩张术能够破坏瘢痕中的纤维束减轻症状。

最近几篇系统综述证实了 LINX 装置具有良好的安全性。然而,在美国 LINX 植入的前 6 年里,3.4% 的设备在植入平均 94d 后被移除。其中最常见的原因是严重的吞咽困难(2.2%)。更严重的并发症导致移除如侵蚀食管等是比较罕见的。据我们所知,目前有 6 份关于 LINX 穿孔的报告已经反馈给美国食品和药物管理局,以及制造商和外科医师。Bauer 等发表了他们在这种情况下完全内镜下移除 LINX 的经验。他们在介入内镜下,使用内镜闭合系统(Ovesco Endoscopy AG,Tübingen,Germany)的通电剪刀切断磁铁之间的钛丝。在他们的病例中,LINX 设备可以自由移动,一旦环状链被破坏就可以在内镜下用取物钳取出磁珠。

根据我们的经验,食管外部经常覆盖着一层瘢痕组织,阻止它自由移动。因此,像大多数已发表的报告一样,我们建议使用腹腔镜手术来移除 LINX 装置。腹腔镜下胃食管交界处周围的瘢痕组织能被快速打开,用剪刀横断 LINX 线,并通过腹腔镜套管取出设备。可同时或异时再行胃底折叠术。

总的来说,LINX 装置是一种高效、安全的手术方式,对于 GERD 是一种有效的治疗方法,具有良好的中期结果。未来的随机研究是必要的,以评估长期的结果,并确定其相对于目前作为金标准的腹腔镜胃底折叠术的优劣。

(谢亚运 译　胡志前　徐楷 校)

参考文献

[1] Dent J et al. *Gut* 2005,54(5):710-7.

[2] Peery AF et al. *Gastroenterology* 2012,143(5):1179-87. e1-3.

[3] Everhart JE et al. *Gastroenterology* 2009,136(2):376-86.

[4] Niebisch S et al. *J Am Coll Surg* 2012,215(1):61-8; discussion 68-9.

[5] Richter JE. *Clin Gastroenterol Hepatol* 2013,11(5):465-71; quiz e39.

[6] Hunter JG et al. *Ann Surg* 1999,230(4):595-604; discussion 604-6.

[7] Bonavina L et al. *Therap Adv Gastroenterol* 2013,6(4):261-8.

[8] Finks JF et al. *Surg Endosc* 2006, 20 (11):1698-701.

[9] Lipham JC et al. *Surg Endosc* 2012, 26 (10):2944-9.

[10] Sheu EG et al. *Surg Endosc* 2015,29(3):505-9.

[11] Ganz RA et al. *N Engl J Med* 2013, 368 (8):719-27.

[12] Lipham JC et al. *Dis Esophagus* 2015, 28 (4):305-11.

[13] Loh Y et al. *Int J Surg* 2014,12(9):994-7.

[14] Bauer M et al. *Surg Endosc* 2015;29:3806-10.

第50章

腹腔镜下抗反流食管延长术

LEENA KHAITAN AND ABEL BELLO

食管延长术的发展史

1957年，Collis基于食管裂孔疝的病理生理学和反流性食管炎的新概念，设计出通过延长食管的手术方式来治疗嵌顿性食管裂孔疝、反流性食管炎和食管狭窄等临床难题。他的核心是创造一个直接与食管相同的管状胃，使食管在腹腔延续达到抗反流的作用。该术式可以使食管短缩的患者避免行食管切除或小肠代食管术。此后数年，出现许多源于该术式（Collis术）的改良术式，其中就包括部分和全部胃底折叠术。

1971年，多伦多的Robert Henderson与Griffith Pearson采用Collis-Belsey胃折叠术治疗患有食管透壁性溃疡、短缩、狭窄或既往经抗反流手术失败的患者。同时，他们也将Collis-Belsey胃折叠术用于治疗巨大滑疝和能够使维持张力食管张力的旁疝，并取得良好的效果。Mark Orringer Henderson与Herbert Sloan报道Collis-Nissen 360°胃底折叠术在治疗胃食管反流取得良好结果。最初的Collis术在非切除性Collis-Nissen胃成形的理念下不断改良，使用吻合器制造抗反流瓣，再行胃底折叠术。该技术经过进一步的改进，本章所描述的是目前最常用的腹腔镜入路，较之前经左胸入路术式不同。

手术方法

腹腔镜Collis胃成形术是由Swanstrom在1996年首次报道，随后Hunter在1998年在该术式中使用直线和环形吻合器。

Collis手术步骤如下所述。

1. 穿刺孔位置选择与标准的Nissen折叠术相同。

2. 充分游离胃底，超声刀离断胃短动脉。

3. 楔形切除胃底，首先抬高胃底，直线切割闭合器沿着胃底外侧向"新食管"底部切割。经食管在胃内放置一根直径在54～60F的导管（女性：54F；男性：56F），沿着胃底与导管的夹角再次切割胃底。

4. 切除的胃底标本用腔镜下标本袋经穿刺孔取出。

5. 完成抗反流手术。

Collis 术式回顾

Collis 术的争议性

美国胃肠和内镜医师协会（Society of American Gastrointestinal and Endoscopic Surgeons，SAGES）的食管裂孔疝治疗指南认为，治疗食管裂孔疝的关键是使胃食管结合部位膈下。为减少食管裂孔疝的复发，术后腹腔内食管长度应达到2～3cm。这个长度可以通过纵隔游离食管或胃成形术来实现。

是否真实存在"食管缩短"仍有争议。有丰富前肠手术经验的外科医师认为，通过食管的广泛游离可使腹腔内食管延长2～3cm，降低食管的张力。文献中关于食管短缩的描述是胃食管连接处部在食管裂孔疝上方5cm或不能返回腹腔，长期的食管反流使肌层发生炎症、愈合、狭窄和挛缩的病理变化。食管短缩也被认为与其他疾病有关，包括Ⅲ型裂孔疝、结节病、Barrett食管炎、烧灼性狭窄、硬皮病和克罗恩病。一些研究试图利用压力测量和放射学研究来预测术前哪些患者食管较短，但在术中却得到不同的结果，存在争议性。大家的共识是通过纵隔的广泛游离可以延长食管长度。

对于食管短缩的患者来说，Collis胃成形术是对于那些通过广泛纵隔游离后腹内食管仍不能恢复足够长度的患者实施。结合先前的一些结果，外科医师可考虑将Collis胃成形术用于治疗胃食管反流和食管裂孔疝（表50.1）。

在表50.2中总结数个关于Collis胃成形术的病例研究结果。值得注意的是相关研究数据仍然是缺乏的。

表50.1　Collis胃成形术的优势和劣势

优势	劣势
无张力修补，为食管短缩的患者提供足够的腹腔内食管	胃底黏膜仍能产酸
重建His角	食管仍受到胃酸侵蚀，需要继续使用抗酸药物
降低食管裂孔疝的复发	对Barrett食管炎的影响未知
避免食管短缩的患者行食管切除或小肠代食管术	新食管的功能差，增加术后吞咽困难的发生率
经腹手术创伤更小	术后有发生漏的风险

表50.2　Collis胃成形术的评价与疗效

	Johnson 1998	Gastal 1999	Mittal 2000	Maziak 1998	Garg 2009	Legner 2010
病例数	9	37	10	75/94	85(75%)	16
研究类型	回顾性	回顾性	回顾性	回顾性	回顾性	回顾性
纳入标准	腹腔内食管<2cm	未提及	腹腔内食管<2cm（后为<3cm）	食管裂孔疝（滑疝和食管旁疝）	腹腔内食管<3cm	腹腔内食管<2cm
手术路径	腹腔镜	经胸	腹腔镜经胸	97%经胸 3%经腹	52%经胸 48%腹腔镜	44%经腹 56%经胸
手术方式	Collis	Collis	Collis(>46F)	Collis(>48F)	Collis	Collis
抗反流术	Nissen	Belsey	Nissen	97% Belsey Mk Ⅳ；3%Nissen	Nissen or Toupet	Nissen(81%)，Toupet and Belsey
随访时间	1年	NR	NR	平均93.6个月	中位时间49个月	平均21.9个月
吞咽困难						
术前	22%	NR	NR	48%	57%	NR
术后	11%	14%	NR	11%	28%（7%行扩张术）	NR
烧灼感						
术前	44%	NR	NR	83%	76%	NR
术后	11%	NR	NR	NR	24%	NR
复发	NR	NR	NR	NR	NR	
并发症	None	22%	NR	死亡率:2% 瘘:5.3%	死亡率:1.2% 穿孔:1.2%	瘘:18.8%

（续　表）

	Johnson 1998	Gastal 1999	Mittal 2000	Maziak 1998	Garg 2009	Legner 2010
推荐	Collis 胃成形术是安全的	食管裂孔疝 < 5cm 有狭窄风险的患者需行 Collis 术	食管缩短的诊断方法是内镜	食管短缩需行食管延长术	腹腔内食管短缩者建议行 Collis 术	术前有吞咽困难者，行 Collis 胃成形术会增加术后吞咽困难的风险

Source：Adapted from SAGES Guidelines Committee，Guidelines for the management of hiatal hernia，SAGES April 2013. http://www. sages. org/publications/guidelines/guidelines-for-the-management-of-hiatal-hernia/.

注释：NR. 未提及。

总结

作者认为，在食管良性疾病中很少行食管延长术。腹腔内行广泛的食管纵隔游离基本上能够提供足够长度食管。如果在游离纵隔和修补食管裂孔疝及还纳疝囊后，食管仍不能恢复到腹腔内，现有的证据表明，行 Collis 胃成形术是安全有效的。因为这种术式越来越少被实施，相关的临床结果也很少被报道。不过，这种手术方式也是外科医师手中的备用武器之一。

（谢亚运 **译** 徐楷 **校**）

参考文献

[1] Collis JL. *J Thorac Cardiovasc Surg* 1957；34：768-73.

[2] Adler RH. *Ann Thorac Surg* 1990,50(5)：839-42.

[3] Stylopoulos N et al. *Ann Surg* 2005，241（1）：185-193.

[4] Pearson FG et al. *J Thorac Cardiovasc Surg* 1971；61：50-63.

[5] Pearson FG et al. *Surgery* 1976；80：396-404.

[6] Orringer MB et al. *J Thorac Cardiovasc Surg* 1974；68：298-302.

[7] Orringer MB et al. *Ann Thorac Surg* 1978；25：16-21.

[8] Henderson RD. *Ann Thorac Surg* 1977；24：206-214.

[9] Leonardi LS et al. OESO，The Esophagogastric Junction：Surgical treatments，May 1998.

[10] Bingham JAW. *Br J Surg* 1977；64：460-5.

[11] Demos NJ. *Ann Thorac Surg* 1984；38：393-400.

[12] Pera M et al. *Ann Thorac Surg* 1995；60：915-21.

[13] Kohn GP et al. *Guidelines for the Management of Hiatal Hernia*. SAGES；April 2013.

[14] Madan AK et al. *Surg Endosc* 2004,18(1)：31-4.

[15] Morino M et al. *Surg Endosc* 2006；20：1011-6.

[16] Hunter JG et al. *Ann Surg* 1999；230：595-604；discussion 604-6.

[17] Gastal OL et al. *Arch Surg* 1999；134（6）：633-6；discussion 637-8.

[18] Pearson FG. *Semin Thorac Cardiovasc Surg* 1997,9(2)：163-8.

[19] Ellis FH et al. *Ann Surg* 1978；1888：341-50.

[20] Jobe BL et al. *Arch Surg* 1988；133：867-74.

[21] Johnson AB et al. *Surg Endosc*. 1998，12（8）：1055-60.

[22] Pearson FG et al. *Surg Gynecol Obstet* 1973,136（5）：737-44.

[23] Swanstrom LL et al. *Am J Surg*. 1996,171(5)：477-81.

[24] Horvath KD et al. *Ann Surg* 2000,232(5)：630-40.

[25] Maziak DE et al. *J Thorac Cardiovasc Surg* 1998；115：53.

[26] Coster DD et al. *Surg Endosc* 1997,11(6)：625-31.

[27] Hill LD et al. *Ann Surg* 1970,172(4)：638-51.

[28] Yau P et al. *J Am Coll Surg* 2000,191(4)：360-5.

[29] O'Rourke RW et al. *Arch Surg* 2003；138：735-40.

[30] Urbach DR et al. *Surg Endosc* 2001，15（12）：1408-12.

[31] Mattioli S et al. *J Thorac Cardiovasc Surg* 2008，136(4)：834-41. Erratum in：*J Thorac Cardiovasc Surg*. 2008,136(6)：1610.

[32] Herbella FA et al. *J Gastrointest Surg*. 2003,7(6)：721-5.

[33] Rathore MA et al. *JSLS* 2007,11(4)：456-60.

[34] Awais O et al. *Minerva Chir* 2009；64：159-68.

第51章

腹腔镜食管旁疝修补术

C. DANIEL SMITH

背景

食管裂孔疝的命名

在讨论食管旁疝的诊断和治疗之前,有必要明确食管裂孔疝的命名和分类。食管旁疝是指腹部内容物(通常是胃的部分或全部)通过食管裂孔进入纵隔形成异常解剖结构。准确地说,食管旁疝,也称为Ⅱ型食管裂孔疝,是食管裂孔疝的一种亚型。另外两个亚型分别是Ⅰ型与Ⅲ型,Ⅰ型是滑动型疝,Ⅲ型是Ⅰ型与Ⅱ型的结合(图51.1)。本章将讨论所有类型的食管裂孔疝。

食管裂孔疝的解剖

不同类型的食管裂孔疝的临床结果与解剖结构具有显著的差异性。理解疝与膈食管韧带(phrenoesophageal ligament,PEL)的关系有助于分类。Ⅰ型疝(滑动型裂孔疝),PEL松弛但结构完整。胃食管连接部(gastroesophageal junction,GEJ)离开正常位置穿过松弛的食管裂孔进入纵隔(图51.2)。典型的Ⅰ型食管裂孔疝是仅有贲门疝出。Ⅱ型疝(称为食管旁疝),PEL有缺损而不是松弛,GEJ仍被PEL固定在食管裂孔处,但PEL缺损处则向外突出形成疝囊(图51.3)。如果裂孔和PEL缺损足够大,胃底和胃体及固定的GEJ一起疝出,会造成胃的扭转或扭转。最后,Ⅲ型食管裂孔疝是PEL松弛且缺损,导致GEJ、胃底和(或)胃体疝入胸腔(图51.4)。

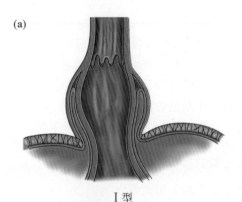

(a)

Ⅰ型

(b)

Ⅱ型

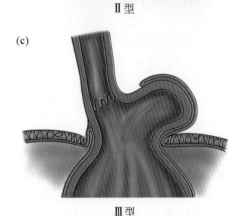

(c)

Ⅲ型

图 51.1 食管裂孔疝的分类

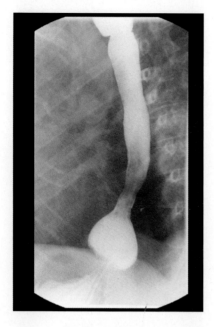

图 51.2　Ⅰ型食管裂孔疝的钡剂造影

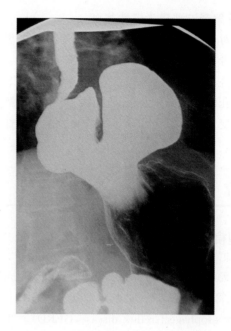

图 51.4　Ⅲ型食管裂孔疝的钡剂造影

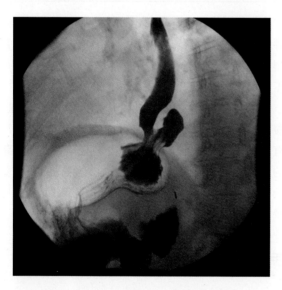

图 51.3　Ⅱ型食管裂孔疝的钡剂造影

食管裂孔疝的临床症状

　　食管裂孔疝是十分常见的疾病,超过 60% 的 60 岁以上患者都有内镜或放射学证据,绝大多数是Ⅰ型疝(滑动型疝),没有临床症状。仅有 10% 的是Ⅱ型或Ⅲ型,因解剖变异需行手术治疗,尤其是当Ⅱ型或Ⅲ型疝因胃疝入胸腔引起机械性症状时。症状包括:胸痛、吞咽困难、反流、呼吸困难。

　　Ⅱ型疝(食管旁疝)很少有慢性症状,常在餐中或餐后突然出现剧烈的胸痛,于呕吐后或急诊放置胃管后缓解。原因往往是急性胃扭转,对于Ⅱ型食管裂孔疝最重要的临床问题就是会发生胃扭转、嵌顿和绞窄的风险。虽然比较少见,但这是推荐手术修补的原因。

诊断

　　大多数食管裂孔疝是由于其他原因在行影像学或内镜检查时偶然发现。如果无症状,大多数初发的Ⅰ型疝患者首先建议随访观察,但无症状的Ⅱ型和Ⅲ型疝应建议进行手术治疗。所有Ⅱ型和大部分Ⅲ型疝即使无症状也建议手术治疗,因为该类型的疝最终都会有典型的临床症状,并在形成巨大裂孔疝(全胃疝入胸腔)或嵌顿前手术治疗比急诊手术会获得更好的手术效果。

　　一般来说,食管裂孔疝手术前检查应包括影像学检查,以确定疝的类型和范围及评估手术风险。食管钡剂造影是确定疝的大小和类型的影像学检查。食管胃十二指肠镜(esophagogastroduo-denoscopy,EGD)检查可根据病理确诊和鉴别食管炎、胃炎等。EGD 检查特别有助于鉴别线状溃疡或贲门糜烂(Cameron 糜烂),可伴有巨大裂孔疝,并解释这些患者慢性贫血。

对于有吞咽困难、胸痛和反流的食管裂孔疝的患者,术前建议行钡剂造影和 EGD 检查。行胃底折叠术治疗时需考虑食管的运动,但 LES 与食管裂孔的解剖分离,或其他巨大裂孔疝的解剖结构改变,使食管运动难以评估,动力检测往往没有意义。

治疗

Ⅰ型食管裂孔疝(滑动型疝)

无症状的Ⅰ型食管裂孔疝不需要进一步治疗。Ⅰ型食管裂孔疝最常见的临床症状是胃食管反流病(gastroesophageal reflux disease,GERD)。在这种情况下的患者管理应遵循 GERD 相关的检查和治疗。简单地说,Ⅰ型食管裂孔疝常在 GERD 的诊治时偶然发现。

Ⅱ型食管裂孔疝(食管旁疝)

Ⅱ型食管裂孔疝均推荐手术。虽然发生嵌顿或绞窄是十分罕见(<5%),一旦发生就有致命的危险,急诊手术仅为拯救性手术,后续仍需多次手术修补才能达到满意的效果。

Ⅲ型食管裂孔疝(复合型疝)

Ⅲ型食管裂孔疝的治疗需考虑到大小、症状及患者年龄。一般来说,如果 1/3 以上的胃疝入胸腔,即使无症状,也应考虑手术,特别是年轻患者(60 岁或以下)。随着时间的推移,大多数Ⅲ型裂孔疝会扩大并出现症状,与其等待疝囊扩大增加手术难度,不如早期干预。既往的研究也证实这个策略,有数十年食管裂孔疝的老年患者表现出大部分胃疝入胸腔,而手术效果比年轻患者更差(图 51.5)。也有例外情况,就是年纪较大的患者或有严重并发症的患者,存活时间不长,使疝在解剖学上进展很难被观察到。总而言之,还是建议无手术禁忌证的Ⅲ型食管裂孔疝患者行手术治疗。

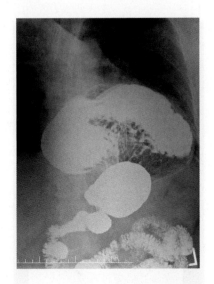

图 51.5　巨大食管裂孔疝伴脏器扭转

手术过程

手术治疗原则:①还纳疝内容物;②分离疝囊并切除;③游离足够长的腹腔内食管;④重建食管裂孔;⑤行胃底折叠术,确保 LES 位于食管裂孔下方,预防之后可能发生的 GERD。

腹腔镜下修复是不错的选择。有研究报道,腹腔镜下修复的复发率可能超过开放,但这并没有在长期研究中证实。更重要的是,腹腔镜入路的围术期并发症较开放少。开放入路适用于较复杂的疝,如再修复,特别是在首次手术时使用补片及胸腔内嵌顿的情况。

手术步骤

遵循上述修复原则,采用标准化的技术,可取得较好的结果。

患者仰卧位,两腿分开或放在脚架中,以便外科医师能站在患者两腿之间进行手术(图 51.6)。一助站于患者左边,显示器放在患者头部与右肩之间。采用 5 孔法并遵循以下步骤。

1. 将疝内容物拉入腹腔。

2. 显露左侧膈肌脚,离断胃短动脉。

3. 从左侧膈肌脚入下纵隔,分离疝囊,显露出主动脉弓前表面。

4. 牵拉疝囊,沿着左后膈肌脚平面拱形向上

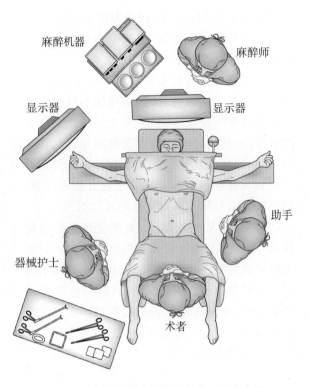

图 51.6　腹腔镜裂孔疝修补术的手术室布置

游离疝囊。

5. 沿着裂孔后方自左向右侧游离疝囊,减少胃随疝囊进入纵隔。

6. 分离至右侧膈肌脚后,在右膈肌脚根部切断连接。

7. 在食管周围绕一 Penrose 引流管,方便牵拉,帮助疝囊从纵隔内完全剥离。

8. 游离食管使 GEJ 位于食管裂孔以下 2～3cm。

9. 术中行 EGD 检查,辨别鳞状-柱状交界处,确保 GEJ 处于食管裂孔下方。

10. 切除疝囊注意保护左右迷走神经。

11. 使用不可吸收缝线自后向前重建食管裂孔,确保膈肌脚回缩时食管不会缩短。

12. 放置一根 56Fr 管道越过 GEJ,再行 360° 胃底折。

13. 大范围胃手术可能导致胃功能恢复延迟下,选择性地行胃造口术以促进胃排空和减压。

并发症及术后护理

腹腔镜食管裂孔疝修补的术后并发症发生率<5%,主要包括肺(疝囊移出纵隔时造成胸膜破裂形成气胸和肺不张)和需药物治疗的恶心、进食哽咽等。这些问题通过支持治疗(吸氧与胸腔引流)与观察疗法进行管理。术后主要关注的焦点是第一个月的限制性饮食,进展到正常饮食过快可能导致食物梗阻。此外,紧缩食管裂孔充分愈合前应限制身体活动。术后吃液体至少 1 个月,再吃固态食物。术后 1 个月内体重增加不超过 10 磅,也不能做比走路更加剧烈的运动。

通常患者可在术后第一天出院。进食液体有困难的患者应该延长住院时间,予以静脉营养,因为脱水的患者容易感到恶心和干呕。术后干呕会导致吞咽困难,在极少情况下,急性干呕(术后 1～3d)会导致胃底再次疝入胸部。如果发生这种情况且在 1～4d 发现,应立即手术重建食管裂孔。如果术后前天内未发现,需要等待 6～12 周再行修复,因为在这段时间前手术炎症和瘢痕会导致胃和食管的损伤。

结果

对食管裂孔疝手术效果的研究主要集中在症状控制和复发情况。一些长期研究报道,超过 90% 患者的症状得到很好的缓解和控制,对治疗效果十分满意。复发一直是具有重要意义和富有争议的话题。许多文献报道,解剖失败或复发占总病例的 30%～50%。虽然这听起来像是彻底的失败,但区分解剖失败和临床失败是很重要的。许多研究虽然将解剖失败被定义为折叠的胃或 GEJ 移位至纵隔,但临床效果仍然确切,近 90% 的患者症状消失且对治疗效果十分满意。

为理解这一相互矛盾的结果,我们需要再次考虑不同类型的食管裂孔疝,如 I 型滑动型疝很少有临床症状,除非伴有病理性的 GERD。大多数复发的裂孔疝是 I 型疝,没有临床症状。此外,复发成 II 型或 III 型疝十分罕见,因为瘢痕限制疝囊的活动(包括旋转或扭转),减少复发疝的嵌顿和绞窄。用解剖复发来衡量手术干预的成功或失败会常导致过度的治疗。解剖复发困扰着外科医师,医师对降低解剖失败率有很大的兴趣,包括使用补片。

补片适合所有患者吗

食管裂孔疝修复的解剖复发率,许多人建议使用某种假体来降低。许多学者认为,腹壁疝的"无张力"修补原则也适用于食管裂孔疝。在过去的几年中,许多类型的假体材料已被用于加强膈肌脚修复,或当膈肌脚缺损较大时,用于食管裂孔的重建。一项非随机前瞻性研究表明,在所有接受腹腔镜 Nissen 胃底折叠术的患者中,聚丙烯永久性补片均降低复发率,且不会增加吞咽困难。最近几位前肠手术经验丰富的外科医师经验表明,有超过 20 例患者使用补片重建食管裂孔,补片最终会侵蚀到食管,引起严重的并发症,甚至进展到行食管切除术。几个单一机构的病例也报道了使用假体(永久性)补片重建食管裂孔的危害。生物补片常被提倡作为永久性补片的替代。在一项比较生物补片和未使用补片的前瞻性随机研究发现术后 6 个月生物补片组疝复发明显减少,证实生物补片的益处,没有补片侵蚀的相关风险。但该研究的长期随访证实生物补片没有长期益处,无论是否使用补片进行修复,复发率均相同。

目前没有证据证实补片可以减少解剖复发,除非使用不可吸收性补片,而使用不可吸收补片虽然降低解剖复发率,但有发生补片相关性并发症的风险,特别是潜在的食管腐蚀导致食管切除的风险,因此常规使用补片难以得到支持。尤其考虑到大多数解剖性复发几乎没有临床后果,并且再次手术与第一次修补术的风险相当。

最后,在某些情况下,如果没有一些辅助操作,就不可能实现食管裂孔的组织重建。目前对大面积食管裂孔重建的常见方法是在膈肌上做一平行下腔静脉和右侧膈肌的松弛切口(图 51.7)。如有必要,也可在左侧膈肌做类似的切口。左右膈肌脚在食管后方相互靠近重建食管裂孔。膈肌裂孔可以使用补片进行修补。这种方法的优点是将补片与食管隔离开,避免食管与补片相互作用导致食管穿孔与切除。

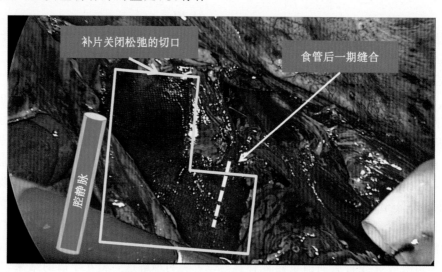

图 51.7　术中照片展示重建食管裂孔的松弛切口及补片的放置位置

总而言之,食管裂孔疝十分常见。Ⅰ型食管裂孔疝很少需要手术处理,除非合并有需要手术的 GERD。

Ⅱ型食管裂孔疝虽然罕见,但应进行修补以防扭转和绞窄。Ⅲ型食管裂孔疝伴有症状时需要手术治疗,年轻患者的疝囊不可避免扩大,建议早期手术治疗,首选腹腔镜手术。虽然解剖复发率高,但临床效果好,主要是因为大多数的解剖复发是Ⅰ型疝。常规使用补片对临床结果几乎没有积极的影响。如果需要补片辅助重建食管裂孔,应将其放置在应远离食管的部分,避免医源性的损伤。

(谢亚运　译　徐楷　校)

参考文献

［1］ Attwood SE et al. *J Gastrointest Surg* 2008；12：1646-54.

［2］ Barnes WE et al. *Surg Innov* 2011；18：119-29.

［3］ Behar J et al. *N Engl J Med* 1975；293：263-8.

［4］ Broeders JA et al. *Br J Surg* 2010；97：1318-30.

［5］ Deeken CR et al. *J Am Coll Surg* 2011；212：880-8.

［6］ Duffy JP et al. *Am Surg* 2003；69：833-8.

［7］ Epstein D et al. *Br Med J* 2009；339：b2576.

［8］ Fiocca R et al. *Am J Gastroenterol* 2010；105：1015-23.

［9］ Galmiche JP et al. *J Am Med Assoc* 2011；305：1969-77.

［10］ Hashemi M et al. *J Am Coll Surg* 2000；190：553-60.

［11］ Johnson LF et al. *Am J Dig Dis* 1978；23：498-509.

［12］ Liacouras CA et al. *J Allergy Clinical Immunol* 2011；128：3-20.

［13］ Luketich JD et al. *J Thorac Cardiovasc Surg* 2010；139：395-404.

［14］ Mainie I et al. *Gut* 2006；55：1398-1402.

［15］ Nissen R. *Schweiz Med Wochenschr* 1956；86：590-2.

［16］ Rossi M et al. *Ann Surg* 2006；243：58-63.

［17］ Tutuain R. *Curr Gastroenterol Rep* 2011；13：205-12.

［18］ Wax A et al. *Gastroenterology* 2011；141：443-7.

第 52 章

胃底折叠术后再次手术

CARMEN L. MUELLER，LORENZO E. FERRI，AND GERALD M. FRIED

简介

以往胃底折叠术后的再次手术很复杂，手术之前外科医师必须仔细考虑再次手术的指征，进行必要的检查以充分了解患者出现症状的原因和可能的手术解决方案。了解前次手术的情况对于再次手术和手术风险评估都至关重要。精细的解剖技术、内镜的使用及术中并发症的处理都有助于提高裂孔再次手术的安全性和成功率。

再次手术的适应证

一位患者在既往做过胃底折叠手术后考虑再次手术有很多原因。其中大多数可分为两种：表现为吞咽困难的患者和表现为反流症状的患者（表52.1）。据报道，在北美 10 年内胃底折叠术后总的再次手术率为 7%，最高比率出现在首次手术后的第一年（每年 1.7%）。虽然多达 50% 的食管裂孔疝修补术后患者在长期随访中出现复发，但大多数复发疝较小且无症状。对于解剖上复发但没有明显症状的患者，一般不需要再次手术，可以随访。

表 52.1 根据主要症状再次行胃底折叠术的可能指征

吞咽困难	逆流/反流
错位的包裹	松弛的包裹
过紧的包裹	包裹破坏
复发性食管裂孔疝	体重显著增加/肥胖
补片侵蚀	复发性食管裂孔疝
食管动力障碍	
裂孔狭窄	

胃底折叠术后出现吞咽困难通常都有解剖上的原因。伴有梗阻的复发性裂孔疝、包裹移位、包裹过紧、裂孔狭窄或裂孔补片粘连影响食管，都是造成术后吞咽困难的可能原因。如果患者术前常规用食管测压进行过评估，那么因为忽视食管动力障碍而造成的术后吞咽困难应该很少发生。然而，胃底折叠术后继发性贲门失弛缓仍是一种尽管相对少见，但却有详细记录的并发症。

胃底折叠术后反流的原因可能是解剖上的也可能是功能性的，必须进行仔细的检查分析以确定每个病例的具体原因。其再次发生的潜在原因包括包裹太松、包裹破裂、复发性裂孔疝及新发或进展的肥胖。

术前评估和计划

仔细评估病史、内镜和影像学结果对所有考虑再次手术的患者都至关重要。在进行第二次手术之前，必须清楚了解每个患者的个体特殊情况和手术适应证。

病史

对于吞咽困难的患者，应详细了解症状出现的时间和严重程度，以及进行适当的影像学检查，以确定症状出现的真正原因。在术后早期，特别是 360°胃底折叠术后，短时间的吞咽困难并不罕见，但通常能在几周后恢复。对于严重的迟发和（或）持续出现症状的患者应该仔细检查。

复发性反流也应采取类似的方法，并记录有关症状的发作、诱发因素、饮食和生活习惯及体重变化等重点病史。

检查

上消化道造影

这项动态研究可以提供有关食管胃解剖和功能的相当多信息。可检测到的异常包括食管扩张、胃食管（gastroesophageal，GE）处狭窄或梗阻、GE 反流、食管裂孔疝、胃排空延迟、包裹破坏或错位及瘘管形成（图 52.1）。

上消化道内镜检查

上消化道内镜检查对于确定术后解剖结构和记录酸反流的客观数据非常有用。食管长度、鳞状-柱状上皮交界处的位置、膈肌裂孔、先前胃底折叠的位置和效果、GE 连接孔的大小、包裹上方的胃底、黏膜褶皱的扭曲、补片侵蚀的迹象、食管裂孔疝是否存在及大小、食管炎、Barrett 食管、胆汁反流和胃轻瘫的表现都可以用胃镜检查出来（图 52.2）。

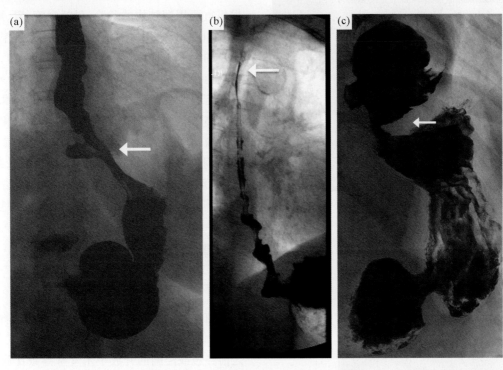

图 52.1　胃底折叠术后上消化道造影图像

（a）Nissen 胃底折叠术后的正常上消化道造影图像（箭：360°包裹的对比增强部分）；（b）dor 胃底折叠术后的斜视图像，显示颈部食管的反流（箭）；（c）带箭的滑动包裹显示胃底胃体折叠位置。

24h pH

除非有内镜检查的证据，否则应通过 24h pH 来评估复发的烧灼感症状，以确定是否有胃反流的客观证据。有充分的数据表明，大多数胃底折叠术后有烧灼感症状的患者实际上没有并明显的胃酸反流。在没有明确的解剖学原因导致术后胃酸反流（如完全包裹破裂）的情况下，本项检查应在所有有胃酸反流症状的患者中重复进行。重复测试提供了胃酸反流程度的客观证据，并可以与术前结果进行比较。

计算机断层扫描成像

理想的计算机断层扫描是在口服和静脉注射造影剂下进行，主要用于评估急性情况下的患者。本项检查最适用于确定严重解剖异常，如复发性大裂孔疝伴胃扭转和梗阻（图 52.3）。

食管测压

食管测压可用于评估患有持续性吞咽困难但

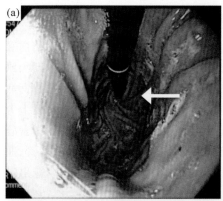

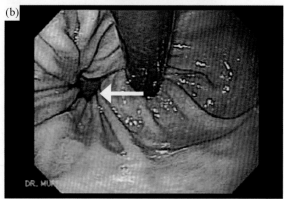

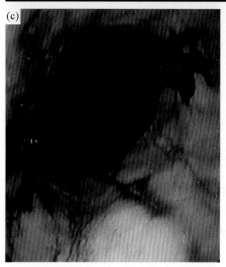

图 52.2　胃底折叠术后的内镜图像

（a）显示 360°包裹的正常倒镜视图（箭）；（b）复发性小颈部裂孔疝（箭）伴包裹失败；（c）导致糜烂性食管炎的严重复发性反流。

无法在解剖上找到病因的患者。这项检查可能对于较长时间之前接受过或从未接受过测压的患者特别有用。此外，它可以鉴别胃底折叠所引起的罕见贲门失弛缓症患者。

胃底折叠术后再次手术的风险及注意事项

风险

再次手术从来都不是容易的事情，尤其是在食管胃交界处。因此，对于做出重新手术的决定绝不可掉以轻心；发生并发症的风险并非微不足道。先前手术的粘连会使得术中解剖困难，并有损伤重要周围结构的危险，包括食管、胃、肝、下腔静脉和主动脉。术中重大并发症的发生率取决于以往的手术方式（如使用补片，见下一节）、患者因素及急诊还是择期手术。相较于初次手术，再次胃底折叠的手术时间更长，转开腹手术的比率也更高。气胸、迷走神经损伤、与结肠胃相关的漏和出血是再次裂孔手术的一些常见并发症。在许多病例中都有报道过需要修补的食管和（或）胃穿孔，特别是以前使用合成补片进行食管裂孔加固的病例，修补的方式有一期缝合也有食管切除。

注意事项

既往手术方式

目前，腹腔镜胃底折叠术已经取代经胸和开放手术，成为初次抗反流手术最常用的术式。然而，之前经腹或经胸的开放手术常常导致比腹腔镜手术更严重的粘连。虽然之前有过开放手术并不一定要排除再次腹腔镜手术的尝试，但如果手术不能保证安全进行，还是应该尽早考虑中转开放手术。

既往经历过胸腔入路手术并不排除再次经腹手术的尝试，无论是以开放还是腹腔镜的方式进行。然而，外科医师如果不能从腹部安全处理胸腔内的致密粘连，那就应该做好进行开胸的准备，尤其当先前的手术是经胸 Belsey 修复时，因为从腹部处理粘连和缝合将会极其困难。

胃底折叠术的选择/再次手术的流程

对于初次手术失败后的再次胃底折叠术，存在多种选择，这主要取决于初始症状和再手术的适应证（图 52.4）。

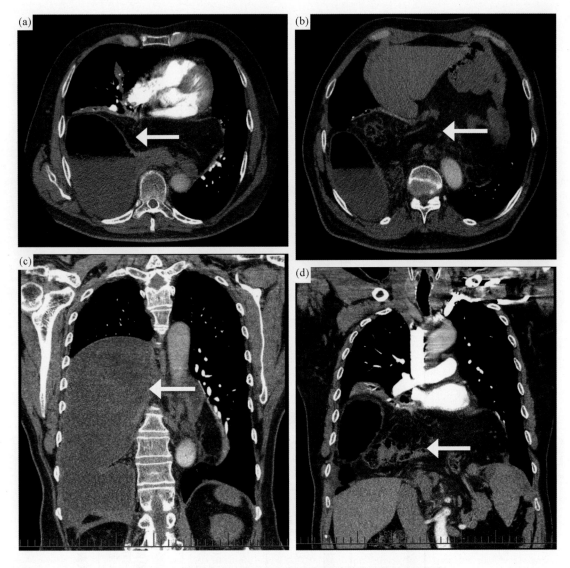

图 52.3 急性食管裂孔疝复发伴胃扭转和梗阻的胸部 CT 成像

该患者在以 Nissen 胃底折叠术进行食管裂孔疝修补术后 2 周出现呕吐,随后发生呼吸困难和吞咽困难。轴位图像显示胸腔内胃与气体水平(a)和膈肌缺损(箭)(b)。冠状图像显示扩张和充满液体的梗阻胃(c)和胸内横结肠(箭)(d)。

吞咽困难

胃底折叠术后吞咽困难最常见的原因是错位/滑动包裹和包裹部位疝入胸腔。再次手术时胃底折叠的术式选择取决于前次手术的初始适应证(单纯反流或食管旁疝)和再次手术时的反流程度。对于曾经接受过初次抗反流手术,解剖结构发生变化的患者,目前推荐采用重做 Nissen 或 Toupet 胃底折叠。对于初次接受食管旁疝修补术且无明显反流症状的患者,Dor 胃底折叠术可能更好,因为与 Nissen 胃底折叠术相比,Dor 胃

底折叠术的吞咽困难发生率较低并建立一个安全的胃底-膈肌脚固定,同时提供长期的反流控制。

反流

对于包裹松动或破裂并有明显反流症状的患者,可选择重做 Nissen 或选择 Toupet 胃底折叠术。

病态肥胖和反流复发

由于肥胖是胃底折叠术后反流的危险因素,而 Roux-en-Y 胃旁路术治疗肥胖的成功率已引起人们的广泛关注,这也就使得抗反流手术的术

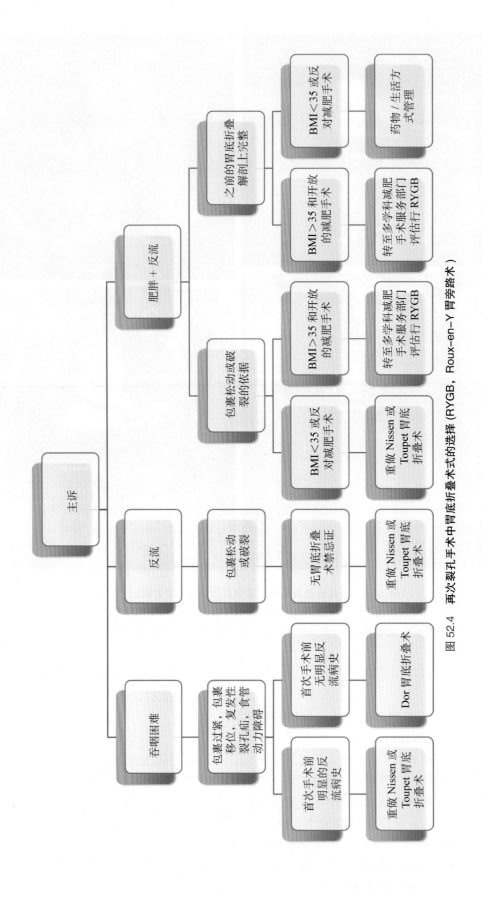

图 52.4　再次裂孔手术中胃底折叠术式的选择（RYGB，Roux-en-Y 胃旁路术）

式发生了转变。Roux-en-Y 胃旁路术已取代胃底折叠术成为病态肥胖[体重指数（BMI）＞35]伴反流患者的首选术式。一般来说，肥胖的复发性食管裂孔疝患者应避免袖状胃切除术，因为现在已经知道这种手术会增加反流症状。如果病态肥胖的患者初次抗反流手术失败并同时对减肥手术有兴趣，则应该由一个多学科的减肥手术小组进行评估，以确定是否适合手术。那些不适合减肥手术或拒绝减肥手术的患者，经过再次抗反流手术，仍然可以有效缓解反流症状。

裂孔补片

随着时间的推移，补片加固法在裂孔关闭中的普及程度逐渐增加。经过长期随访，最近有力的证据表明，无论是合成还是生物补片加固，与一期缝合修复相比，并不能显著降低食管裂孔疝的复发率。此外，大多数缝合修补和生物补片放置后复发的患者是无症状的。相比之下，在裂孔处使用合成补片已经报道了相当多的并发症，包括吞咽困难、胃或食管糜烂、食管穿孔，以及再次手术时需要部分胃切除或食管切除。在进行再次裂孔手术时，了解以前的补片使用情况对于手术计划、风险评估和知情同意都是必要的，因为这种情况下的修补往往比没有事先使用补片要困难得多。

术中技术考虑

术中内镜检查

由于多种原因，术中内镜在再次裂孔手术中是非常有价值的。它可用于食管的透光显露，有助于鉴别手术引起的食管或胃损伤，有助于外科医师确定解剖位置的准确性，并可用于准确界定鳞柱上皮交界处的位置。此外，胃底折叠术后内镜容易通过可以再次确保包裹不是太紧，也可以用来在手术结束前确认包裹的正确位置。在我们医院非常依赖这项技术来成功完成复杂的裂孔手术。

解剖技术及解剖范围

在再次食管裂孔手术中，正常的解剖可能被致密的粘连掩盖，并且刚开始时结构可能不容易识别。由于之前形成的瘢痕组织的牵拉，下腔静脉可能比预想的更接近手术区域，食管和胃也有医源性穿孔的危险。在解剖结构变得清晰之前，不使用能量器械的小心仔细解剖通常是最安全的做法。如果食管裂孔粘连致密，解剖结构不清，食管可以在胸部致密的食管裂孔粘连水平以上用烟卷包裹牵拉（图 52.5），助手的牵拉可以极大地帮助明确解剖层面。当裂孔间隙狭窄难以进入纵隔的情况下，可以打开膈肌脚以腾出空间进行解剖操作。我们倾向于在膈下血管之间的中线之前打开，因为这个区域不易损伤其他结构，而且膈肌脚边缘重建相对容易。术中内镜检查的价值对于解剖而言再怎么强调也不为过（见前面的讨论）。

对于所有的再次手术病例，无论适应证或手术入路如何，最初的手术目标都应该是将 GE 部移入腹部，完全取消以前的胃底折叠。一旦恢复正常的解剖结构，就可以决定食管裂孔再修复、胃底折叠的类型（如果有的话）、是否需要胃固定术和（或）是否需要食管延长术（见"术中并发症的处理"部分）。

术中并发症的处理

再次的裂孔手术中可能发生的几种并发症，最常见的包括胃或食管穿孔和气胸。

胃和食管穿孔

大多数胃穿孔继发于打开之前的胃底折叠时，可以直接修补或吻合器楔形胃底切除。如果食管穿孔，治疗则取决于穿孔的位置、范围和原因（冷或热损伤）。在尝试修补之前，必须确定损伤的程度（最好是通过手术和内镜）和充分游离食管，以做到无张力修补。剪刀等冷器械所致的医源性穿孔，其伤口边缘可以很容易地修补到一起，如果食管本身没有病变就可以安全地一次完成修补。如果可能的话，应尝试通过功能性胃底折叠来覆盖修补过的食管穿孔。补片侵蚀、食管壁缺失，热能穿孔或延迟穿孔这些复杂的情况则超出了本章的范围，需要确保咨询食管外科专家。

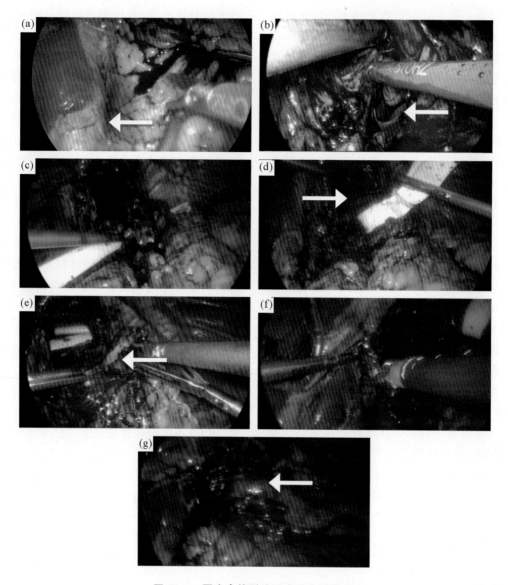

图 52.5　再次食管裂孔手术的外科技术

　　这些图像显示了应用 Nissen 胃底折叠术修补食管旁疝术后 8 个月的一名 71 岁老年妇女当时使用的解剖及手术技术,她因 I 型裂孔疝复发而出现吞咽困难。(a)解剖沿着右膈肌脚开始获得胸内平面,并开始松解包裹下腔静脉(箭);(b) 沿左膈肌脚的后方解剖和胃后壁的显露(箭);(c)使用烟卷包裹牵拉;(d)确认有足够的食管长度(箭);(e)解除以前的胃底折叠,以重建正常解剖结构(箭);(f)膈肌脚闭合;(g) 显示胃底折叠的最终视图,在这种情况下,前 180°包裹(箭)。

气胸

　　医源性胸膜破损导致二氧化碳气胸很少需要干预。如果通气或血流动力学显著受到影响,将二氧化碳压力降低到 8~12mmHg 通常可以解决问题。如果患者即使在低压下也无法忍受持续的二氧化碳吹入,则可能需要转为开放手术。由胸膜破裂引起的气胸如果没有损伤肺实质,在气腹释放后会迅速消退,并且很少需要插入胸管。

特殊注意事项

短食管

　　短食管被定义为尽管进行广泛的纵隔食管游离,但仍无法在食管裂孔下获得 2~3cm 的无张力食管。短食管的发生率是目前仍有争议,但与慢性炎症和长期存在的大型Ⅲ型食管旁疝有关。

短食管可能是初次修补术后复发性疝的原因,如果在再次手术中遇到,应该认真考虑食管延长术,其中 Collis-Nissen 是最广泛接受的术式。

急性复发性食管裂孔疝与器官缺血

在极少见情况下,急性食管裂孔疝复发可能发生在术后早期,且并发胃扭转、梗阻,最终导致局部缺血。早期发现和及时再手术对于避免胃缺血坏死至关重要。其典型的表现包括胸骨后疼痛、恶心而无呕吐、鼻胃管无法通过 GE 处和胸部 X 线片上显示的胸腔内气液平面。手术入路的选择取决于患者的身体情况和胃缺血程度,但是对于能够忍受气腹和大幅度头低足高位的稳定患者可以尝试腹腔镜下修补。此外,由于疝出的腹部器官更易受到损伤,因此经腹手术通常优于经胸手术。

总结

食管裂孔疝再手术的适应证和技术是相当复杂的。彻底而详细的患者评估、术前检查计划及精细的技术对于手术的成功都至关重要。

（彭欢　译　徐楷　校）

参考文献

[1] Zhou T et al. *Surg Endosc* 2014,29(3): 510-4.

[2] Oelschlager BK et al. *J Gastrointest Surg* 2012,16 (3):453-9.

[3] Stylopoulos N et al. *J Gastrointest Surg* 2002,6 (3):368-76.

[4] Spechler SJ et al. *N Engl J Med* 1992,362(12): 786-92.

[5] Khajanchee YS et al. *Arch Surg* 2007,142(8): 785-92.

[6] Iqbal A et al. *Ann Surg* 2006,244(1):42-51.

[7] Pennathur A et al. *Ann Thorac Surg* 2010,89(6): S2174-9.

[8] Awais O et al. *Ann Thorac Surg* 2011,92(3):1083- 90.

[9] Stadlhuber RJ et al. *Surg Endosc Other Interv Tech* 2009,23(6):1219-26.

[10] Stefanidis D et al. *Surg Endosc* 2010, 24 (11): 2647-69.

[11] Broeders J et al. *Ann Surg* 2013,257(5):850-9.

[12] Broeders JA et al. *Ann Surg* 2013,258(2): 233-9.

[13] Varela JE et al. *Surg Obes Relat Dis* 2009,5(2): 139-43.

[14] Ng VV et al. *Ann R Coll Surg Engl* 2007,89(7): 696-702.

[15] Oelschlager BK et al. *J Am Coll Surg* 2011,213 (4):461-8.

[16] Watson DI et al. *Ann Surg* 2015,261(2):282-9.

[17] Tatum RP et al. *J Gastrointest Surg* 2008,12(5): 953-7.

[18] Horvath KD et al. *Ann Surg* 2000,232(5):630-40.

[19] Mattioli S et al. *J Thorac Cardiovasc Surg* 2008, 136(4):834-41.

[20] Johnson AB et al. *Surg Endosc* 1998,12(8): 1055-60.

[21] Gozzetti G et al. *Surgery* 1987, 102(3):507-14.

[22] Luketich JD et al. *Semin Thorac Cardiovasc Surg* 2000,12(3):173-8.

[23] Swanstrom LL et al. *Am J Surg* 1996,171(5): 477-81.

第53章

贲门失弛缓症的腹腔镜手术

BRIAN M. NGUYEN AND JONATHAN F. CRITCHLOW

背景

贲门失弛缓症的发生是由于食管体蠕动减少或消失和食管下括约肌（lower esophageal sphincter, LES）在吞咽时不能松弛所致。贲门失弛缓症的病因目前尚不清楚，有研究认为，其发生和免疫反应导致肌间神经丛中抑制性神经元的选择性缺失有关。也有研究认为，其与一氧化氮和血管活性肠多肽的合成减少有关。其治疗方案旨在改善固体和液体食物在胃食管交界处的通过，但对改善食管蠕动的作用不大。目前尚无逆转该疾病病理生理过程的治疗方法。

历史

第一例成功报道的食管扩张病例可以追溯到17世纪，当时 Thomas Willis 使用带有海绵的鲸鱼骨进行食管扩张。1913 年，Ernst Heller 通过开腹手术成功进行了第一例食管下段前后括约肌切开术。1918 年，由 De Brune Groenveldt 和 Zaaijer 对该手术进行了改进，采用了单一的前括约肌切开，取得了良好的效果。Ellis 于 1958 年开始通过左侧开胸入路进行括约肌切开术，降低了术后反流的发生率。尽管外科括约肌切开术取得了成功，但在微创手术出现之前，大多数患者还是选择非手术方法（如扩张等）进行治疗，创伤更大的开放手术只是谨慎用于先前非手术治疗失败的患者。

Pellegrini 于 1992 年首次进行了胸腔镜下的微创括约肌切开术。不久之后，Cuschieri 完成了第一例腹腔镜下括约肌切开术，这是目前治疗贲门失弛缓症最广泛接受的手术方法。2008 年，Inoue 完成了第一例经口内镜下食管括约肌切开术（peroral endoscopic myotomy, POEM）。作为腹腔镜下括约肌切开术治疗贲门失弛缓症的一种替代方法，该方法已经得到了广泛的认可。最近的数据估计显示，每四名贲门失弛缓症患者中就有一名接受了 POEM 治疗，并且这个数字仍在继续增长。中期随访数据显示，POEM 具有良好的应用前景，但仍缺乏其长期疗效的数据。

诊断

临床表现

贲门失弛缓症典型的症状包括吞咽困难、吞咽疼痛、进行性胸痛、体重减轻、反流、误吸和咳嗽等。虽然所有这些症状都可能与贲门失弛缓症有关，但并不是其独有，因此许多患者会被误诊为胃食管反流、胃瘫或其他食管动力性障碍等其他疾病。

贲门失弛缓症最常见的主诉是固体和液体食物的吞咽困难（通常凉的比热的严重）、唾液或未消化食物的反流。虽然有这些症状的存在并不能确诊该疾病，但应该有助于提示临床医师寻求进一步的诊断性检查。

诊断性检查

对于可疑贲门失弛缓症的诊断检查包括食管胃十二指肠镜（esophagogastroduodenoscopy, EGD）、食管测压及食管造影。其中食管造影是最佳的初筛检查。食管造影的典型表现为原发性食管蠕动功能丧失和一定程度的食管扩张,食管下段平滑变细,呈典型的"鸟嘴征"表现。随着疾病的进展,食管可能进一步扩张,变得弯曲或扭曲,这种情况被称为乙状结肠型食管。偶尔会出现膈上憩室,这是由于贲门失弛缓症导致的食管压力增加所致。通过对比研究发现,食管造影对于多达 2/3 的患者具有诊断价值。

当怀疑贲门失弛缓症时,应进行上消化道内镜检查。EGD 有助于排除假性贲门失弛缓症,如食管肿瘤或原发性消化道狭窄等,它们会使下段食管管腔缩窄,并呈现出与贲门失弛缓症类似的测压结果。老年患者体重减轻过度、症状持续时间较短时,应怀疑假性贲门失弛缓症。在怀疑有假性贲门失弛缓症的患者中,内镜超声可能是确定是否有肿瘤侵袭或异常淋巴结的有用方法。由于反流可能与贲门失弛缓症有关,EGD 可以帮助筛查早期肿瘤或 Barrett 食管,并有助于指导进一步的观察和随访。

诊断贲门失弛缓症的"金标准"是食管测压。典型的测压结果包括食管下括约肌(LES)松弛不完全或缺失、食管体蠕动缺失、LES 静息压升高。在 90% 的贲门失弛缓症病例中,食管测压已被证明具有诊断意义。

芝加哥食管动力障碍分类是基于高分辨率食管压力地形图(high-resolution esophageal pressure topography,HREPT)提供的信息。HREPT 结合了高分辨率测压和食管压力地形图,这使得食管周径和括约肌功能测量可以标准化、客观化。根据芝加哥分类量表,有三种亚型的贲门失弛缓症。Ⅰ型贲门失弛缓症(经典型贲门失弛缓症)定义为中位综合松弛压(integrated relaxation pressure,IRP)升高,食管 100% 失蠕动收缩。Ⅱ型贲门失弛缓症(贲门失弛缓症伴食管腔内增压)定义为中位 IRP 升高,食管 100% 失蠕动收缩,超过 20% 的吞咽过程为全食管腔内高压。Ⅲ型贲门失弛缓症(痉挛型贲门失弛缓症)定义为中位 IRP 升高,食管无正常蠕动,存在期前(痉挛性)收缩,食管远端收缩积分(distal contractile integral,DCI)大于 450mmHg,超过 20% 的吞咽过程为全食管腔内高压。由于Ⅲ型贲门失

弛缓症患者通常有痉挛相关症状,限制性肌切开术有效性差。

贲门失弛缓症的非手术治疗

药物治疗对贲门失弛缓症的治疗作用有限。在一小部分非常轻度的贲门失弛缓症患者中,钙通道阻滞药和作用于平滑肌的长效硝酸盐可以降低 LES 压力,并且暂时缓解吞咽困难,但是这些药物对于更严重的贲门失弛缓症患者几乎没有效果。因为它们不能改善 LES 的松弛或蠕动,作用短暂,无法完全缓解症状。由于疗效有限,药物治疗通常用于那些其他治疗方式风险过高的患者、拒绝其他更积极治疗的患者或者以痉挛为主的Ⅲ型贲门失弛缓症患者。

肉毒杆菌毒素(botulinum toxin,Botox)注射也被用于治疗贲门失弛缓症。通过内镜检查将其注射入 LES,引起括约肌松弛。肉毒杆菌毒素的初始有效率为 65%～75%,然而其效果在 1～4 个月后会逐渐消失,因此往往需要重复注射。随着时间的推移,重复注射效果会越来越差。因此,单一肉毒杆菌毒素注射其一年成功率约为 25%。此外,肉毒杆菌毒素注射可能导致黏膜下层瘢痕化,这可能会影响以后的手术分离,并增加外科括约肌切开术中穿孔的风险。肉毒杆菌毒素注射通常用于那些不愿接受更积极治疗的高手术风险患者,有时也用于诊断。

内镜下气囊扩张术治疗贲门失弛缓症已得到广泛认可。将充气扩张球囊通过 LES,并充气至 7～15 psi,持续 15～60s,1 年内有约 70% 的患者症状缓解,这种治疗方式比肉毒杆菌毒素注射更有效,但可能需要多次治疗。该治疗方法并发症较少,但穿孔的发生率可达 4%。鉴于这种可能发生的并发症,许多内镜医师在患者出院前进行食管对比造影检查以排除穿孔。如果发现穿孔,可能需要开胸手术进行修复。内镜下气囊扩张术 5 年内的长期疗效约为 50%。

POEM 手术目前已成为腹腔镜下括约肌切开术的替代方案。该方法与腹腔镜下肌切开术相比,通过黏膜切开和黏膜下隧道分离食管的环形肌层,其侵入性更小,且无外部瘢痕。因此,这种治疗方法作为贲门失弛缓症的首选治疗手段越来

越受到欢迎。目前由于缺乏该方法的长期疗效和相关反流发生率的数据,一定程度可能限制了其广泛开展,但是与有更多限制的腹腔镜括约肌切开术相比,该方法对于某些Ⅲ型贲门失弛缓症患者可以更好地缓解症状,同时对于病态肥胖症患者或者既往有食管裂孔手术史的患者可能有用。

贲门失弛缓症的手术治疗

外科括约肌切开术仍然是目前治疗贲门失弛缓症的金标准,最初以 Ernst Heller 的名字命名,他在 1913 年成功进行了第一例开放括约肌切开术。开胸或开腹入路通常用于再次手术或既往有多次上腹部手术史的患者。

腹腔镜 Heller 肌切开术

术前准备

患者应在手术前 1~2d 开始清流质饮食。由于贲门失弛缓症患者有一定程度的梗阻,清流质饮食将减少食管中的食物残留,降低误吸的风险,并有利于上消化道内镜检查。

持续加压弹力袜和皮下注射肝素用于降低深静脉血栓的风险。术前静脉应用抗生素覆盖上消化道菌群,以防可能出现的穿孔或胃肠内容物溢出。当预期手术时间较长或患者存在尿潴留风险高时可以留置导尿管。

将患者置于缓冲垫上,取截石位,使用 Allen 马镫形气动助力腿架或者分腿台。手术医师位于患者双腿之间,一名助手站在患者左侧,扶镜者站在右侧。显示器置于病床头侧和患者的一侧。

术中常规行内镜检查以评估括约肌切开的长度并排除穿孔,可以在术前进行上消化道内镜检查以清除食管内分泌物或食物,确定与 LES 的距离,并评估食管梗阻的程度。

技术要点

采用类似于腹腔镜胃底折叠术的穿刺孔布局置入五枚套管。置入套管前皮肤注射长效局麻药物用以辅助术后镇痛。

首先采用开放法在剑突下 12cm 处进入腹膜腔,置入 12mm 套管,腹腔压力充气至 15mmHg,

充气后经套管置入 30°腹腔镜,然后在左锁骨中线与镜头套管同一水平位置穿刺置入一枚 5mm 套管,这枚套管用于助手牵拉。将一枚 12mm 套管置于剑突左下方几厘米处的肋缘下方,另一枚 12mm 套管置于右侧腋前线与第一枚、第二枚同一水平位置,用于肝牵拉。最后在剑突右下方几厘米处置入一枚 5mm 套管作为额外的操作孔(图 53.1)。

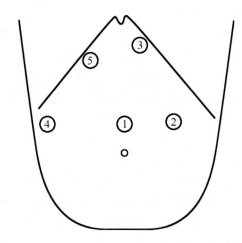

图 53.1 套管位置
1. 镜头套管;2. 左锁骨中线套管;3. 左上套管;4. 右侧套管;5. 右侧 5mm 套管。

将患者置于头高足低位,利用重力协助牵拉显露。通过右侧套管置入肝牵开器,牵开肝左外叶,显露尾状叶、肝胃韧带及食管裂孔。沿尾状叶显露肝胃韧带并向膈肌处分离,显露右膈肌脚,打开膈食管韧带后可显露两侧膈肌脚和迷走神经前支。

牵开右膈肌脚显露食管及迷走神经后支,在食管和迷走神经后支后方建立间隙,将食管从对侧的左膈肌脚分离出来,解剖范围需要足够,以便从食管后方通过抓钳。抓钳通过该间隙,将 Penrose 引流管自食管后方拉出,包绕食管和迷走神经。Penrose 引流管将用于食管前部和末端牵引,以便解剖到纵隔,从而将括约肌切开术延伸至胃食管交界处以上。解剖右膈肌脚直至可以看到并保留迷走神经前支的部位。解剖前纵隔以允许进行 5cm 长度的括约肌切开术。

如果预期行 Toupet 胃底折叠术,则可以用超声刀分离脾胃韧带。去除食管表面右前方及迷走神经前后支之间的脂肪组织,以便更好地显露胃食管交界处。

我们在食管中放置一根 52-Fr 的探条,一方面有助于通过触诊来辨别食管,同时使肌纤维保持张力,并为钝性分离提供支撑。胃食管交界处通常是括约肌切开开始的部位,主刀抓住食管的右侧、迷走神经后支的前方,然后助手在迷走神经前支的右侧更多地抓住食管的左侧和前侧,对纵行肌层提供反向牵引,使食管进一步进入腹腔,然后通过钝性分离、超声刀及反向张力的结合,轻柔地分离纵行肌层(图 53.2)。

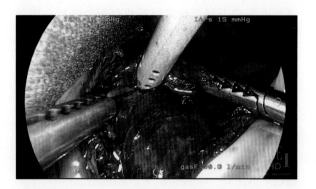

图 53.3 括约肌切开后食管黏膜膨出

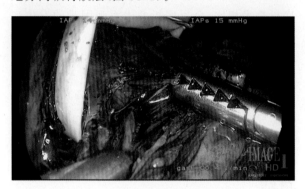

图 53.2 分离纵行肌层,显露环形肌层

在切开的纵向肌下方辨别环形肌,用超声刀或吸引器钝锐性结合仔细分离。如果使用超声刀进行钝性分离必须注意,因为刀头在激活工作后仍可能保持一段时间的热能,有可能会损伤黏膜。在头侧和尾侧分离环形肌后应清楚地识别食管黏膜,用钝性分离的方法可以很容易分离位于环形肌层及黏膜层之间的间隙,然后用超声刀分离肌层。括约肌切开术应在胃食管交界处上方 5cm、胃贲门处下方 2cm 之间进行。因为这部分肌层相对较薄并且由更坚韧的套索纤维组成,解剖会更加困难。了解常用器械的尖端长度可以有助于用来测量括约肌切开的长度。第一支胃静脉是确保括约肌切开足够充分延伸到胃的良好标志。完成括约肌切开术后,黏膜会通过括约肌切开处膨出(图 53.3)。

内镜检查用于确认肌切开是否充分并排除黏膜是否损伤(图 53.4)。应进行水下充气试验以确认有无漏口。如果发现穿孔,应首先用 3-0 可吸收线缝合修补,然后在对侧行括约肌切开,并用胃底前折叠术加强修补处。

如果有明显的食管裂孔缺损,应重新修复膈

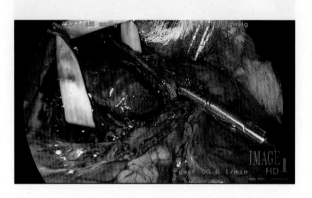

图 53.4 括约肌切开术的内镜评估

肌脚,可以通过后部缝合来完成。对于较大的食管裂孔缺损,为了防止食管在食管裂孔处的过度成角,可能需要在前面进行多处缝合。

通常同时进行胃底折叠术,部分胃底折叠足以减少反流发生率,同时避免吞咽困难发生的风险。由于吞咽困难发生率高,不应该行全胃底折叠术(Nissen)。Dor 和 Toupet 胃底折叠术是常见的抗反流手术,可以与括约肌切开术一起进行。这个决策取决于外科医师的个人偏好和术中具体情况。

Toupet 胃底折叠术是将胃底沿先前解剖的间隙拉至食管后方。然后将胃底的右侧壁缝合到右膈肌脚,然后用 2-0 缝线间断缝合三针到切开的括约肌边缘。将胃底的左侧壁缝合到左膈肌脚,然后将括约肌切开的边缘形成 270° 的包裹。这种修补术式需要更长的时间及更大的胃活动范围,这有可能导致食管前方成角过度,特别是在乙状结肠状食管的情况下,从而导致吞咽困难。

Dor 胃底折叠术是一种部分前包裹术。首先将胃底左后壁用 2-0 缝线间断缝合至括约肌切开的左侧边缘,然后将剩余胃底拉至食管前方,2-0

缝线间断缝合到括约肌切开的右侧边缘和右膈肌脚上。这种术式胃底活动较小，并有助于保护食管修补处。有人提出关于瘢痕形成及复发的担忧，但目前尚不清楚。

我们更倾向于改良的胃底折叠术，它将胃底固定在左右膈肌脚前方和括约肌切开的左侧边缘。这种方法重建了食管胃底间夹角（His 角），保证了肌切开术的开放性，并提供了部分胃底折叠（图 53.5）。

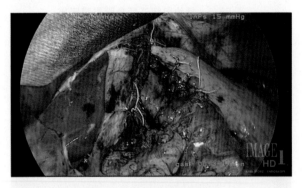

图 53.5　部分胃底折叠术

关腹前确保止血彻底，在腹腔镜引导下放置鼻胃管，并在直视下拔除套管。间断缝合关闭镜头穿刺孔处筋膜，可吸收缝线缝合皮肤。另两枚 12mm 套管处穿刺孔由于使用了扩张的套管组件且靠近肋缘，因此不需要关闭。

术后护理

术后继续皮下注射肝素和应用持续加压弹力袜。术后当天晚上行鼻胃管吸引减压，患者不允许经口进食。术后第 1 天晨拔除鼻胃管，若能耐受可允许经口进食。除非患者有吞咽困难，一般不需要常规行术后食管造影检查。患者通常在术后第 1 天出院。

并发症

腹腔镜 Heller 肌切开术是一种相对安全的手术，并发症发生率和死亡率较低。尽管如此，如果没有正确规划和执行手术，可能会出现一些并发症。

由于患者经常出现吞咽困难和不同程度的梗阻，食物常滞留在食管内，导致发生误吸的风险更高。为了减少这种风险，术前 24～48h 的流质饮食可以减少食管内颗粒物的数量，降低误吸的风险。因此，必须小心以尽量减少这种潜在并发症的发生。

括约肌切开不完全可能导致吞咽困难复发，其要点是要将括约肌切开延伸到胃至少 2cm，第一支胃静脉可以作为标志。此外，术中内镜检查可以协助观察括约肌切开延伸至胃的过程。吞咽困难复发也可能是胃底折叠术所导致，与部分胃底折叠术相比，全胃底折叠术吞咽困难的发生率更高。

术中食管穿孔的发生率可高达 10%。既往有过手术形成瘢痕的患者发生穿孔更常见。手术中能量器械的不当使用可能会导致意外损伤，也可能导致穿孔。鼻胃管或探条应在腹腔镜引导下小心放置，尤其在括约肌切开后。

总结

虽然贲门失弛缓症的治疗方法很多，但腹腔镜 Heller 肌切开术结合部分胃底折叠术仍是目前治疗的首选方法。近来研究显示，内镜下括约肌切开术有良好的前景，但仍缺乏长期的数据。

（徐义军　项洪刚　译　胡志前　徐楷　校）

参考文献

[1] Ellis FH Jr. *Br J Surg* 1993;80:882-5.

[2] Fisichella PM et al. *World J Surg* 2008;32:1974-9.

[3] Inoue H et al. *J Am Coll Surg* 2015;221:256-64.

[4] Kahrilas PJ et al. *Neurogastroenterol Motil* 2015;27:160-74.

[5] Patti MG et al. *J Gastrointest Surg* 2014;18:1705-9.

[6] Patti MG et al. *J Gastrointest Surg* 2017;21:207-14.

[7] Pellegrini C et al. *Ann Surg* 1992;216:291-6.

[8] Rawlings A et al. *Surg Endosc* 2012;26:18-26.

[9] Richards WO et al. *Ann Surg* 2004;240:405-12.

[10] Spiess AE et al. *J Am Med Assoc* 1998;280:638-42.

[11] West RL et al. *Am J Gastroenterol* 2002;97:1346-51.

第54章

贲门失弛缓症的机器人手术

ALBERTO S. GALLO AND SANTIAGO HORGAN

简介

贲门失弛缓症是一种少见的食管运动障碍，在北美每年的发病率约为 1.6/10 万，是由吞咽时食管蠕动的缺失和食管下括约肌（lower esophageal sphincter，LES）松弛受损所致。本病的病理生理尚不清楚，但有迹象表明，由于食管肌内神经丛水平的改变导致了贲门失弛缓症的异常临床表现。由于食管不能将摄入的食物正常排空到胃里，出现吞咽困难、反流症状，有时还会出现胸痛，从而导致体重减轻和食管扩张。

1913 年，Ernest Heller 首次报道了贲门失弛缓症的手术治疗。直到微创技术的出现之前，食管疾病的标准治疗方法还是通过开腹手术或更常用的开胸手术。不过，经胸入路手术中，由于括约肌切开较少导致的吞咽困难发生比率和由于无法进行胃底折叠导致的胃酸反流比率非常高。

尽管有证据表明，开放手术是获得吞咽困难长期缓解且不良反应最小的最可靠方法，但开胸或开腹手术的并发症和不适感限制了该手术的开展，也出现了一些其他方法，包括气囊扩张术和将肉毒杆菌毒素（botulin toxin，Botox）注射到食管下括约肌，虽然效果不是太好，但由于"创伤小"和有更好的耐受性而得到发展和接受。

贲门失弛缓症的微创治疗方法最初是经胸手术，后来是经腹手术。胸腔镜手术在治疗吞咽困难效果良好，但由于在括约肌切开时不能进行适当的抗反流手术，导致有症状和无症状的反流发生率极高。作为一种解决方案，腹腔镜手术易于进入胃食管交界处（gastroesophageal junction，GEJ），可以进行较长的括约肌切开，不仅能延伸到纵隔，还能延续到胃至少 2cm，同时附加抗反流的方法可以提高抗反流能力，从而防止过高的胃酸反流发生率。

2000 年，达芬奇手术机器人系统（Intuitive Surgical Corporation，Sunnyvale，California）进入市场。我们的团队在 2000 年 9 月进行了第一例机器人 Heller 肌切开术，2001 年报道了第一例贲门失弛缓症的机器人手术。作为腹腔镜手术的另一个选择，这个技术提供了更好的可视化和更精细的运动控制来施行一个完整的食管肌切开术，准确性更高，食管黏膜损伤发生率更低。机器人系统的一个潜在缺点是缺乏触觉反馈，影响了手术中对组织施加压力大小的把握，从而导致一些潜在的副损伤发生。

在一些比较腹腔镜和机器人 Heller 肌切开术的研究显示，在吞咽困难、反流、烧灼感和术后生活质量改善方面两者没有显著差异，机器人手术食管黏膜穿孔发生明显减少，但手术时间延长，手术费用增加。

贲门失弛缓症的诊断

贲门失弛缓症的诊断需要根据症状和检查做出。最常见的症状是固体和液体食物的吞咽困难，在 90%～100% 的患者中发生。据报道，大约 60% 的患者有反流症状，大约 50% 的患者存在烧灼感和偶发胸痛、伴或不伴有体重减轻等症状。如果烧灼感症状经过充分的质子泵抑制药治疗没有改善，应怀疑为贲门失弛缓症。

所有患者均接受上消化道钡剂、食管胃十二指肠镜检查和食管测压。

上消化道钡剂造影的典型表现为食管扩张，有时可以看到食管弯曲，食管远端呈"鸟嘴征"。

食管测压是贲门失弛缓症的确诊检查，一般来说，测压会显示 LES 松弛障碍和食管蠕动缺失。

同时需进行食管胃十二指肠镜检查以排除假性贲门失弛缓症、肿瘤或其他食管疾病等。

既往治疗对 Heller 肌切开术的影响

现有文献对于既往曾行内镜治疗的贲门失弛缓症患者再行 Heller 肌切开术的疗效尚无定论，但一些研究表明这类患者术中发生并发症的风险会增加。既往曾行内镜治疗并不是机器人手术的禁忌证。事实上，利用三维可视化技术（three-dimensional，3D），机器人可以有助于对既往手术造成的瘢痕和炎症组织进行分离。

术前准备

根据术前的营养状况，患者可以在手术前进行 3～5d 的低热能流质。这有助于保持食管干净，减少食管扩张，并可能有助于减小肝的体积，从而提高手术视野的可视性，避免损伤和出血发生。

手术方法

患者在手术台上取分腿平卧位，用特殊的带子妥善固定双腿和下腹部。

机器人控制台位于患者的右侧，机器人操作臂位于患者的左侧，洗手护士和第一助手位于患者的左侧（图 54.1）。手术采用五孔技术。第一个进入腹腔的是一个 12mm 的可视穿刺套管。这个套管位于脐孔左侧 2cm 处，大约脐上 2 指。

气腹压力为 12～15mmHg。另外两个 8mm 机器人套管分别放置在左、右上腹部的锁骨中线处。在剑突下区域做 0.5cm 的切口，使用肝牵开器向前牵开肝左叶。将另一个辅助的 12mm

的机器人套管放置在肋缘下 2cm 的左腋前线处（图 54.2）。

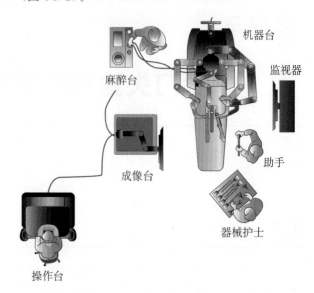

图 54.1 达芬奇机器人辅助腹腔镜下 Heller 肌切开术的手术室设置

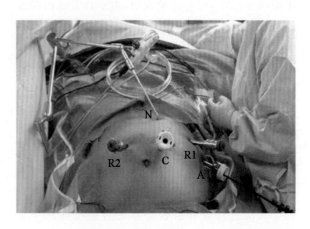

图 54.2 达芬奇机器人辅助腹腔镜下 Heller 肌切开术各穿刺套管位置

A. 助手位；C. 镜头位；N. Nathanson 肝牵开器位；R1.1 号机械臂；R2.2 号机械臂。

然后患者取头高足低位，在护理人员的帮助下，将机器人手术车靠近患者的左肩，由床旁的助手完成机器人的安装。

通过 12mm 套管置入 0°镜头，在屏幕直视引导下，右手引入电凝钩，左手引入双极电凝钳。助手负责切割、抽吸和牵拉。因此，对于第一助手来说，腹腔镜和机器人技术的基础训练是必不可少的。

常规使用左侧入路。手术开始时使用超声刀离断近端胃短血管。大约从肝尾状叶水平开始，一直向头侧延伸至膈肌角，将胃底完全从胰腺包膜前方游离，以便进行无张力的部分胃底折叠术。然后从前部解剖左右膈肌角，不要损伤后部附着物。进入后纵隔，继续从侧方和前方游离食管的下 1/3。游离肝胃韧带和食管膈韧带，将食管与右膈肌角分离。麻醉师或助手将 44 Fr 的探条经口腔插入食管，用于在切开括约肌时支撑食管。去除胃周脂肪以更好地显露 GEJ（图 54.3）。辨认并游离食管前壁的迷走神经前支，助手用无损伤抓钳在 GEJ 上施加适当的压力，以显露食管下段（图 54.4）。用电钩电灼标记拟切开的食管前部（图 54.5）。在 GEJ 上方 12 点钟方向，使用机器人关节电钩开始进行食管前括约肌切开。利用电凝和钝性分离相结合的方法，从内到外分离和离断肌纤维。双极电凝钳抓住肌纤维的右侧，并给予侧向张力以利解剖。利用纱布下压保持张力并在黏膜下层上方进行止血。在到达黏膜下层平面后，括约肌切开延伸到胃近端至少 6cm 和远端至少 2cm（图 54.6 和图 54.7）。这些肌纤维在腹腔镜视野下可能无法区分，但在机器人 3D 影像下可以更好地区分。

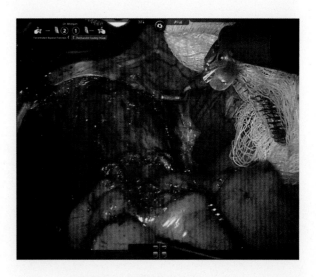

图 54.4　分离膈肌角，显露食管前壁，助手用无损伤抓钳轻柔下压显露 GEJ

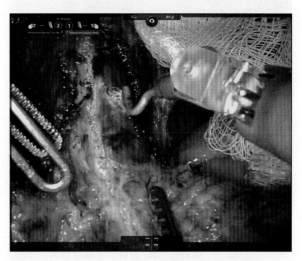

图 54.5　电灼标志括约肌切开范围

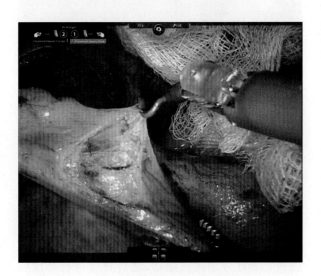

图 54.3　分离脂肪组织显露 GEJ

然后进行前 180°的胃底折叠术（Dor 胃底折叠术）或后 270°的部分胃底折叠术（Toupet 胃底折叠术）。我们更喜欢 Dor 胃底折叠术，因为这种方法除了能防止胃食管反流，还能覆盖暴露的食管黏膜下层，这样可以预防由于手术过程中的意外热损伤导致术后食管瘘发生的可能。但也有反对者认为这种方法可能会重新对合切开的括约肌边缘，从而影响其缓解吞咽困难的效果。Dor 胃底折叠术用 2.0 无损伤带针缝线缝合两排完成，缝合长度约为 15cm。第一排从切开的括约肌上部到下部缝合三针。第一针包括胃底、左侧膈肌角和切开括约肌的左侧。接下去两针以相似的间隔缝合胃底和切开的括约肌，完全覆盖括约肌切开处（图 54.8）。接下来，将胃底折叠在切开的括约肌上，在助手的帮助下固定胃底，进行第二排缝合。第二排缝线是在胃和切开的括约肌右侧缘缝

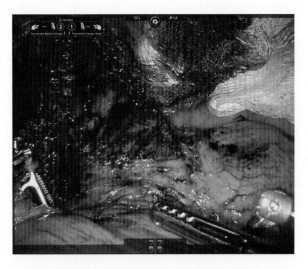

图 54.6 括约肌切开,显露黏膜下层

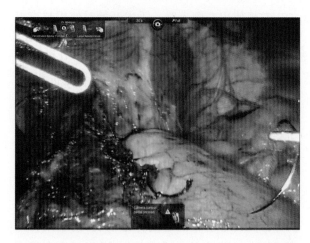

图 54.8 Dor 胃底折叠术,在切开的括约肌左侧第一排缝合

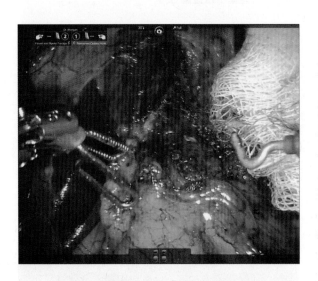

图 54.7 括约肌切开,保留迷走神经前支

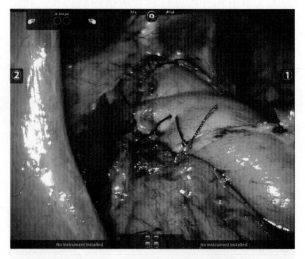

图 54.9 Dor 胃底折叠术完成后视野

合 3~4 针,以覆盖所有显露的黏膜下层。这一排的第一针也应该包括右膈角(图 54.9)。在手术完成后进行上消化道内镜检查以评估 GEJ 的通畅性和术后解剖确认。

术后护理

所有患者均入病房,术后即可进食清流质。根据需要,通过静脉注射非甾体抗炎药和对乙酰氨基酚镇痛。应用止吐药物防止术后早期呕吐和干呕。术后第 1 天进食流质,根据疼痛控制和进食情况,术后第 1 天或第 2 天出院。如果患者出现相关症状体征或不能如预期的那样进食,则需要

进行食管造影检查。在前 2 周内保持流质饮食,避免进食刺激性食物而影响切开括约肌的愈合,从而减少穿孔的发生。从第 2~第 4 周进食半流质饮食。从第 4 周开始可适当进食固体食物,避免红肉和面包。在 6 周时,没有食物限制,患者在指导下缓慢进普食,肉类要充分咀嚼。患者在术后 2 周、6 周和 2 个月分别进行随访,之后每年进行一次随访。大多数患者反馈手术后症状明显改善。

并发症

可分为早期并发症(手术后 30d 内)和晚期并发症。

早期并发症

穿刺损伤和腹腔脏器意外损伤

类似腹腔镜手术,机器人手术也会碰到穿刺损伤,包括腹腔内脏器穿孔和出血,可以通过很好的穿刺技术和选择合适的第一个穿刺孔来降低发生率。更重要的是与腹腔镜手术相比,外科医师要充分认识到,机器人器械由于缺乏触觉反馈,在狭小的空间里更容易导致腹腔内脏器的意外损伤,因此需要时刻在镜头直视下观察操作器械以防止这些损伤的发生。

出血

由于在括约肌切开时优先使用钝性解剖而避免使用能量器械,容易导致未发现的或延迟的食管黏膜损伤,出血更容易发生。因此,应进行仔细的解剖,以及用纱布手动加压实现止血。

黏膜穿孔

据报道腹腔镜手术的黏膜穿孔发生率差异较大,从 1% 到 15% 不等。通过 3D 摄像头和精细的解剖器械,机器人辅助手术可以降低这种风险发生。如果发生穿孔,术中早期识别非常重要,可以使用可吸收线进行缝合修补。这种修补在腹腔镜手术中可能比较困难,有时甚至需要转为开放手术。机器人手术可以弥补腹腔镜手术的缺点,能更好地进行修补,从而改善预后。

晚期并发症

吞咽困难

采用微创经腹入路可以进行较长的胃括约肌切开(至少 2～3cm),因此由于括约肌切开不完全导致的吞咽困难的发生率显著降低。腹腔镜手术和机器人辅助手术两者之间没有差异。另外也有报道,完全胃底折叠术后会出现早期和晚期的吞咽困难,因此推荐使用部分胃底折叠术(Dor 术或 Toupet 术)。

胃食管反流

慢性胃食管反流病可导致严重的食管损害,一些研究表明,这是远期预后不良的原因。Heller 肌切开术后胃食管反流的发生率约为 31.4%,在未进行胃底折叠的患者中高达 60%,而在进行包括 Dor 术式或 Toupet 术式的任何类型的胃底折叠术的患者中,其发生率显著降低至 8.8%(0～44%)。

结果

贲门失弛缓症手术的主要目的是降低食管下括约肌的压力,以减轻由此引起的功能性梗阻,恢复正常进食,并预防食管慢性功能性梗阻的并发症。虽然患者各种术前的疾病特征被认为是预测手术能否成功的因素,但文献中并没有明确的证据表明哪些患者将从手术中获益最多。腹腔镜技术和机器人技术在并发症发生率、死亡率、是否入住重症监护室、住院时间和 30d 再入院率等方面相似。据文献报道,两种方法在短期内吞咽困难症状消失率都在 90% 左右,并且大多数患者对手术结果感到满意。两种方法最显著的区别是机器人辅助技术食管黏膜穿孔的发生率更低。

目前,机器人辅助 Heller 肌切开术的长期临床随访数据尚有限。一项回顾性研究显示,腹腔镜手术和机器人手术两者结果相似。与腹腔镜手术相比,机器人辅助手术具有更好的人体工学效果、更好的可视化效果、在保持腹腔镜手术原则的同时可以进行更细致的解剖分离等优点。因此,可以预见机器人辅助手术与腹腔镜手术相比,长期结果可能相似,并且可能更好。

与腹腔镜手术相比,机器人手术的缺点是手术费用可能会显著增加,同时在初期手术时手术时间通常更长。

机器人辅助手术的远期效果也需要长期的随访数据来确认。

总结

与腹腔镜手术治疗贲门失弛缓症相比,机器人手术尽管在短期和长期的症状消退方面没有差异,但是机器人手术改善了手术结果,包括更好的可视化、更符合人体工学的设备和器械操作更灵活精细,在括约肌切开时可以进行更精细的解剂。但也需要更多的研究和更长的随访时间来证实机器人辅助手术的优势。机器人手术数量的稳步增长和更多学者的使用正为这项技术的应用揭开新的篇章。

（王化恺　项洪刚　**译**　胡志前　徐楷　**校**）

参考文献

［1］ Sadowski DC et al. *Neurogastroenterol Motil* 2010；22：e256-61.

［2］ Heller E. *Mitt Grengeb Med Chir* 1913；2：141-97.

［3］ Patti MG et al. *J Gastrointest Surg* 1998；2：561-6.

［4］ Patti MG et al. *Ann Surg* 1999，230(4)：587.

［5］ Melvin WS et al. *J Laparoendos Adv Surg Tech A* 2001；11：251-3.

［6］ Horgan S et al. *J Gastrointest Surg* 2005；9：1020-30.

［7］ Melvin WS et al. *Surgery* 2005，138(4)：553-8.

［8］ Maeso S et al. *Ann Surg* 2010；252：254-62.

［9］ Stefanidis D et al. *Surg Endosc* 2012；26：296-311.

［10］ Shaligram A et al. *Surg Endosc* 2012；26：1047.

［11］ Galvani C et al. *Surg Endosc* 2006，20(7)：1105-12.

［12］ Francis DL et al. *Gastroenterology* 2010；139：369-74.

［13］ Smith CD et al. *Ann Surg* 2006；243：579-84；discussion 584-6.

［14］ Patti MG et al. *Ann Surg* 1999；230：587-93；discussion 593-4.

［15］ Perry KA et al. *Surg Endosc* 2014；28：3162-7.

［16］ Sharp KW et al. *Ann Surg* 200；235：631-8；discussion 638-9.

［17］ Csendes A et al. *Ann Surg* 2006；243：196-203.

［18］ Campos GM et al. *Ann Surg* 2009；249：45-57.

［19］ Richards WO et al. *Ann Surg* 2004；240：405-12；discussion 412-5.

［20］ Galvani CA et al. *J Robot Surg* 2011，5(3)：163-6.

第 55 章

腹腔镜治疗食管憩室

SARAH E. BILLMEIER AND THADEUS L. TRUS

简介

食管憩室是不常见的管腔憩室,可以发生在食管的任何水平。最常见的食管憩室是位于颈段食管的 Zenker 憩室。它们也可出现在肺门附近的食管中段及食管下段 10cm 处(此时它们被称为膈上憩室)。食管憩室通常无症状;然而,当出现症状时必须切除。我们已用过开腹和微创的方法;而对于单纯膈上憩室,我们通常经腹手术,这也是本章的重点。

背景

食管憩室在病因学上被分为膨出型憩室和牵引型憩室。牵引型憩室通常位于食管中部,由纵隔淋巴结肉芽肿性炎症引起,常见于结核病或组织胞质菌病流行的地方。发炎的淋巴结附着在食管上,随着时间的推移而收缩,形成一个锥形的真正憩室(由食管壁各层结构组成)。在吞咽钡剂时,牵引型憩室的顶端往往很尖,排空良好。膨出型憩室更为常见,它是食管在憩室区域远端异常运动的结果,从而导致功能阻塞区的腔内压力升高。随着时间的推移,食管黏膜和黏膜下肌肉组织突出,形成假性憩室。膨出型憩室往往有宽颈部和圆形轮廓,在钡剂造影中形成对比(图55.1)。在食管远端,膈上憩室最常由贲门失弛缓症引起,但也可由其他运动障碍引起,如弥漫性食管痉挛、食管下括约肌高压、胡桃夹食管或非特异性运动障碍。

Zenker 憩室是一种下咽膨出型憩室,多见于

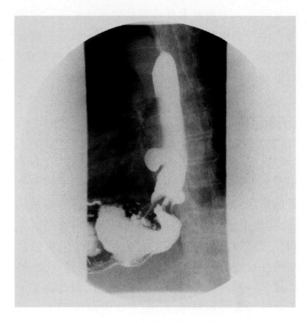

图 55.1 钡剂下膈上憩室

老年人,通常伴有口臭、误吸和(或)吞咽困难或癔球症。对有症状的患者常非手术治疗。小憩室治疗为环咽肌(cricopharyngeus,CP)切开术。较大的憩室(即 2～6cm)通常采用开放的憩室切除术和 CP 切开术或内镜下的憩室切开术。

流行病学

膈上憩室的真正流行程度尚不清楚;事实上,它们很罕见。我们在不到 1% 的上消化道镜检中发现食管憩室,在 1%～3% 的吞咽困难患者中发现。只有不到 10% 的食管憩室位于食管远端。据放射学研究,美国膈上憩室的流行率估计为 0.015%,其中大多数憩室位于右侧。憩室的发病

率随着年龄的增加而增加,在 60 岁或 70 岁达到高峰。因此,老年患者镜检时应小心,避免优先插管,否则可能导致穿孔。

临床表现

50%～80%的有膈上憩室影像学表现的患者无症状,而有症状者常表现为吞咽困难和反流。患者也可有胸痛或烧灼感、体重减轻、口臭和呼吸系统症状,包括咳嗽、哮喘、喉炎或反复吸入事件引起的复发性肺炎。恶变、出血或穿孔都很罕见。症状可来源于憩室本身或潜在的运动障碍。憩室的大小与症状之间几乎没有相关性。如果出现胃灼热感,通常是由于食管远端食物的停滞和发酵,而不是真正的反流。

诊断和术前评估

食管憩室患者的体格检查通常为阴性。吞咽困难患者应进行检查,以评估黏膜是否异常和食管的形态和运动性。钡剂造影是观察憩室的最佳方法,也可显示食管裂孔疝、反流或运动障碍。上消化道镜检使食管和胃的腔内可视化,以评估憩室恶性程度、大小、位置及黏膜异常,如食管炎、溃疡或 Barrett 食管。憩室定位很重要,因为高水平的憩室需要经胸腔手术,而不是腹腔镜手术。压力测量是评估食管潜在运动障碍的必要条件;而一些患者可能需要动态 24h 测压进行诊断。虽然动态测压使用并不常见,但它可评估包括餐中和餐间、清醒和睡眠期间的 1000 多次吞咽,而不是标准测压法显示的典型的 10 次吞咽。

此外,我们需要用内镜或荧光镜引导测压探头,以防止置入憩室。

手术方法

手术的目的:①通过肌切开术解除功能性流出道阻塞;②切除憩室;③重建防止反流屏障。这些在不同患者中侧重点不同。我们的典型术式是在腹腔镜下进行憩室切除术,在胃食管交界处和贲门上进行肌切开术,以及部分胃底折叠术。患者采用仰卧位,双腿分开,双臂收拢,类似于 Nissen 胃底折叠术。5 个穿刺孔,1 个 12mm 套管和 4 个 5mm 套管。建议使用 45°的腹腔镜。外科医师站在患者的两腿之间,助手在左边。分离肝胃韧带,头侧分离膈食管韧带,从右膈脚开始,向左侧进行,保留腹膜覆盖。沿周边分离膈脚,直到在食管周围可放置 Penrose 引流管,小心地保留迷走神经。接下来,用能量装置将胃短血管分开,为施行胃底折叠术做准备。可用 Penrose 引流管牵引,以促进纵隔分离。如有需要,可进行内镜检查,以定位憩室。一旦确定并完全分离,通过锥形探条扩张器,进行憩室切除,并用与食管纵轴对齐的切割闭合器进行腹腔镜下直线切割。然后对切割后的残面进行连续缝合。肌切开术可以在憩室切除术的前面或对面进行。在食管胃交界约 6cm 处分离食管的纵行和环形纤维,并向远端延伸到胃贲门 2cm 处。再次使用内镜来确保肌切开术的完整性,并进行空气实验来测试是否有泄漏。然后用间断性缝合进行闭合,通常需要 1～2 个缝线。最后,在 Dor(前)或 Toupet(后)进行部分冲洗。如果选择了 Dor 胃底折叠术,胃底就会被缝合到肌切开处和右膈脚的肌壁上。如果选择了 Toupet 胃底折叠术,胃底就会被缝合到食管左右两端。我们通常不放置引流或使用胃管。

术后护理

手术当晚患者不能口服任何东西。开始口服前需进行胃镜检查。

如果吞咽试验没有泄漏迹象,患者需流质饮食 2 周再进入常规饮食。

并发症和结果

对多个经腹腔镜治疗的小的、不同的食管憩室进行了系列检查,结果见表 55.1。对 14 个病例组的 156 例患者进行检查,发现手术死亡率为 1.3%,漏出率为 12.2%。研究发现,如果不进行肌切开术,漏出率就会更高。这就需要通过引流和(或)支架来处理,或者再次手术。大多数在长期症状控制方面表现良好。

表 55.1　膈上憩室微创手术结果

作者	日期	n	术式	泄漏率 n(%)	并发症	死亡率 n(%)	预后	随访月份
Del Genio	1994—2002	13	13 Lap D,M,Nissen-Rossetti	3(23.1)	1 内膜撕裂 1 心肌梗死	1(7.7)	100%症状缓解	平均 58
Fernando 4 mid esophageal	1997—2002	20	10 Lap 7 VATS 2 Lap+VATS 1 Lap+L thoracotomy 12 D,M,partial F 4 VATS D,M 2 VATS D 2 Lap D,Collis-Nissen	4(20.0)	1 穿孔 2 肺炎 2 脓胸 1 肺栓塞,1 气胸 1 心肌梗死,1 房颤 1 充血性心力衰竭, 1 脑血管病变 癫痫 腹疝	0(0)	72%极好 11%较好 6%差 11%较差 2 憩室复发 1 狭窄需要扩张	平均 15
Fraiji	1999—2001	6	6 Lap D,M,partial F	0(0)	1 皮下积液 1 肾衰竭 1 术中穿孔 1 肺炎	0(0)	100%极好或较好	平均 9.3
Klaus	1996—2000	11	3 Lap Nissen 2 Lap M,partial F 1 Lap D 3 Lap D,M,partial F 1 Lap D,Nissen 1 Open thoracotomy D, M, partial F	1(9.0)	1 脓胸	0(0)	1 死于食管癌 2 轻度胃烧灼 1 轻度吞咽困难	平均 26.4
Matthews	1997—2002	5	4 Lap D,M,partial F 1 VATS D,M	0(0)	无	0(0)	100%极好	平均 16.2
Melman	1999—2006	13	12 Lap D,M,partial F 1 Lap D,M	1(7.7)	1 支气管镜检引起的肺不张	0(0)	2 轻度吞咽困难 1 胃食管反流	平均 12.6
Myers	1996—1997	3	2 Lap 1 Lap→Open 1 D,M,Dor 1 D,M,hiatal repair 1 D,M,gastrostomy	0(0)	1 PTX	0(0)	NA	NA

（续　表）

作者	日期	n	术式	泄漏率 n(%)	并发症	死亡率 n(%)	预后	随访月份
Neoral	2002	3	3 Lap D,M,partial F	1(33.3)	无	0(0)	NA	NA
Palanivelu	1994—2006	5	2 Lap D 1Lap D,F 2Lap D,M,F	1(20)	1肺炎 1吞咽困难	0(0)	1憩室复发	NA
Rosati	1994—2009	20	18Lap D,M,partial F 2Lap D,M	1(5.0)	无	0(0)	1死于鳞癌 1轻度吞咽困难 1轻度疼痛 1胃烧灼	中位 52
Soares	1997—2008	23	19 Lap 2VATS 3open thoracotomy 21 D,M,partial F 1 D,M,Nissen 1,D,M,Roux-en-Y	1(4.3)	2胸腔积液 1出血 1腹疝	1(4.3)	比例： 吞咽困难92.8% 反流78% 胃烧灼78% 胸痛57%	中位 45
Tedesco	1994—2002	7	Lap D,M,partial F	1(14.2)	1急性食管旁疝	0(0)	85%极好 15%较好	中位 60
Van der Peet	1993—1999	5	4 VATS 1 VATS/lap 3 D 2 D+M	1(20.0)	无	0(0)	NA	NA
Zaninotto	1993—2005	22	5 open 17 Lap 14 D,M,partial F 3 D,partial F	4(18)	22.7%	0	症状评分改善 6伴有吞咽困难 4食管扩张	中位 53
合计		156		19(12.2)		2(1.3)		

注:D. 憩室切除术;F. 胃底折叠术;M. 肌切开术;PTX. 气胸;VATS. 视频辅助胸腔镜手术。

总结

腹腔镜手术治疗膈上憩室是安全有效的。手术可解决憩室的潜在病因,缓解流出物梗阻症状。

(金煜翔 译 孙光远 校)

参考文献

[1] Sohn HJ et al. Resection of esophageal diverticula. In: Sugarbaker D et al.(eds.)*Adult Chest Surgery*. New York,NY:McGraw-Hill Professional;2009.

[2] Fasano NC et al. *Dysphagia* 2003,18(1):9-15.

[3] Nehra D et al. *Ann Surg* 2002,235(3): 346-54.

[4] Baker ME et al. *Semin Thorac Cardiovasc Surg* 1999,11(4):326-36.

[5] Abdollahimohammad A et al. *J Res Med Sci off J Isfahan Univ Med Sci* 2014,19(8):795-7.

[6] Wheeler D. *Radiology* 1947,49(4): 476-82.

[7] Michael H et al. *Curr Treat Options Gastroenterol* 2004,7(1):41-52.

[8] Benacci JC et al. *Ann Thorac Surg* 1993;55(5): 1109-13; discussion 1114.

[9] Bruggeman LL et al. *Am J Roentgenol Radium Ther Nucl Med* 1973,119(2):266-76.

[10] Tedesco P et al. *Am J Surg* 2005,190(6):902-5.

[11] Hung J-J et al. *Dig Dis Sci* 2009,54(6):1365-8.

[12] Lee J-H et al. *J Korean Med Sci* 2004,19(6): 887-90.

[13] Abul-Khair MH et al. *Eur J Surg Acta Chir* 1992, 158(6-7):377-8.

[14] Patti MG et al. *J Gastrointest Surg* 1997,1(6):505-10.

[15] Zaninotto G et al. *World J Surg* 2011,35(7): 1447-53.

[16] Genio AD et al. *Surg Endosc Interv Tech* 2004,18(5):741-5.

[17] Fernando HC et al. *Ann Thorac Surg* 2005,80(6): 2076-80.

[18] Jr EF et al. *Surg Endosc Interv Tech* 2003,17(10): 1600-3.

[19] Klaus A et al. *J Gastrointest Surg* 2003,7(7): 906-11.

[20] Bd M et al. *Am Surg* 2003,69(6):465-70; discussion 470.

[21] Melman L et al. *Surg Endosc* 2008,23(6):1337-41.

[22] Myers BS et al. *J Laparoendosc Adv Surg Tech* 1998,8(4):201-7.

[23] Neoral C et al. *Dis Esophagus* 2002,15(4):323-5.

[24] Palanivelu C et al. *Dis Esophagus* 2008, 21(2): 176-80.

[25] Rosati R et al. *Am J Surg* 2011,201(1):132-5.

[26] Soares RV et al. *Surg Endosc* 2011,25(12):3740-6.

[27] Van Der Peet DL et al. *Dis Esophagus* 2001,14(1): 60-2.

[28] Zaninotto G et al. *J Gastrointest Surg* 2008,12(9): 1485-90.

第56章

腹腔镜下经食管裂孔食管切除术的治疗目的

MOSHIM KUKAR AND STEVEN N. HOCHWALD

简介

1995年，DePaula等第一次完成了经食管裂孔腹腔镜下食管切除术。此后二十年，微创经食管裂孔食管切除术越来越受欢迎。前瞻性研究对经食管裂孔与经胸的食管切除术进行了比较，发现它们在治疗食管癌方面具有相同的生存率。

适应证

该手术最好用于位于食管远端1/3，伴有或不伴长段Barrett食管的肿瘤。它也可用于1型或2型胃食管交界处（gastroesophageal junction，GEJ）的肿瘤，但在这些患者中，Ivor Lewis方法可能效果更好。该方法最好用于那些没有胃手术史的患者，如Nissen胃底折叠术。该手术无胸部切口，与患者的体重指数相关，难以用于肥胖和有显著心脏肥大的患者。对于那些避免胸部切口的有严重肺部疾病的患者来说，这无疑是一个最佳的选择。它还可以安全地用于新辅助化疗欠佳的患者。

装置和患者定位

患者在前一晚午夜前服用6～8盎司的奶油。根据经验，这有助于定位胸导管破裂处。放置一个可以调节头低足高位的手术床，以便GEJ的周围和纵隔的分离。长仪器、腹腔镜和能量平台都对该手术有很大帮助。

患者仰卧位，左臂弯曲，颈部向右倾斜。置入肩托以促进颈部分离（图56.1）。除了导尿管，在适当的位置插入一根18F胃管（nasogastric tube，NGT）并确认。除了腹部和颈部，还应对胸部进行准备，需要时以便插入胸管。

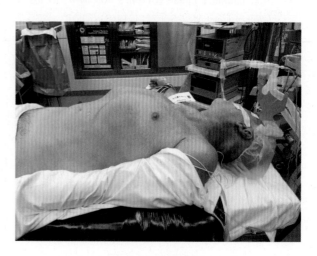

图56.1　患者定位

腹部分离

一般来说，手术常规有四个5mm切口和一个12mm切口。机器应该始终放在肚脐上方的左侧。注意不要将任何腹部切口放到太远的侧面，因为这可能会干扰纵隔分离。进入腹部后，在左上象限Palmer点旁边使用5mm的套管针和一个0°的腹腔镜。在确认腹腔装置放置正确后，腹部压力达15mmHg。机器切换到5mm 30°范围。进行一次彻底的腹腔镜检查。在剑突下方正中线左侧约20cm和脐上方做一个5mm的孔。

在腹直肌的右侧,将一个 12mm 的套管针插入到观察孔的同一水平,将另外一个 5mm 套管针插入在右上象限,在 12mm 上方旁边。将 5mm 套管针插入剑突下偏左位置。

用止血钳进行扩张,插入牵开器使肝左叶向前收缩。牵引器固定在床的右侧(图 56.2)。手术医师站在右侧,利用 12mm 和 5mm 的套管工作。助手拿着摄像头,在左上象限的 5mm 切口处协助操作。

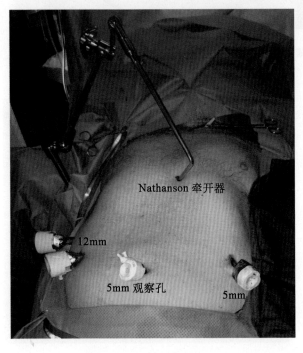

图 56.2　腹部穿刺孔的位置

切开小网膜,沿膈脚进行分离。做一个胃后通道,找到左膈脚,直接分离疏松的组织,在膈肌下方从右向左置入抓钳,当膈底收缩时可观察到抓钳。应注意避免损伤脾。偶尔遇到大的 GEJ 肿瘤,操作会很困难,我们在制作通道之前可更多的游离胃小弯。然后,抓住胃的前壁,在胃网膜上开一个窗口,从右侧胃网膜弓处进入胃网膜囊。在制作了一个足够的窗口后,外科医师的左手抓住胃的后壁,使右侧胃网膜弓向前翻转。

沿着胃大弯继续分离,使用连接组织封闭器(ENSEAL G2,Ethicon)将左胃网膜和胃短血管一直分离到胃底,直到可以看到左膈脚和引流管。大部分的分离都是从右侧进行的,而最近端的胃可以从患者的左侧接近。此时进行胃上后部分

离,使胃远离脾动脉,并进行胃后血管分离。分离胃胰韧带,手术台左侧的助理进一步向幽门方向牵拉。小心地从右侧胃血管弓和胰头上移开横结肠系膜。在胃后壁分离术中,早期发现胃十二指肠动脉对手术很有帮助。这帮我们对右侧胃血管弓进行空间定位。

牵引十二指肠,使幽门在没有张力的情况下到达 GEJ。用组织闭合器分离位于幽门 4cm 处的胃右动脉。裸化胃左动脉和静脉,清扫淋巴结组织,并使用血管钳进行分离。此时,胃可以完全移动,除了右侧胃血管外,所有的血管被分离。常规检查这些血管的搏动性血流,如有任何问题,在建立导管前使用多普勒来确认血流是否良好。在300 多例微创食管切除术中,采用这种方法加上细致的解剖,胃血管弓从未被破坏。在建立管状胃之前,必须减少腹部裂孔疝的发生,以便整个胃都可以用于管状胃的形成。根据胃的厚度,管状胃是由 3.5mm 或 4.8mm 的闭合器多次切割产生的。通常使用 5~6 个闭合器,注意将管状胃的宽度保持在 5~6cm。管状胃的形成使曲线弧度更大,从而形成长管状胃,对我们更有利。整个胃底部都用于切割形成管状胃。

试着不切断胃底,否则会导致管状胃变短。使用 2-0 丝线缝合重叠的残端,尾部稍长,以便将管状胃引入纵隔(图 56.3)。将 10ml 肉毒杆菌毒素(100U)注射到幽门前后 2~3 个不同的部位。常规不做幽门成形术。

纵隔分离

最好在管状胃完全成形和胃切除后进行食管纵隔分离,这减少了管状胃损伤的机会。利用 Penrose 作为手柄,使 GEJ 游离,小心解剖周边淋巴结,并与样本一起保存。分离纵隔胸膜,进一步沿周围游离移动食管远端,包括心脏旁淋巴结。分离迷走神经,并置于隆突处。长仪器、腹腔镜和能量平台都对该操作有很大帮助,因而我们可较细致地观察及淋巴结解剖。注意避免进入胸膜腔。除了血管闭合器外,还要夹闭大淋巴管和主动脉分支。在适当的牵拉和辅助下,在进行颈部切口前,可以很容易地进行食管中部的分离(图 56.4)。

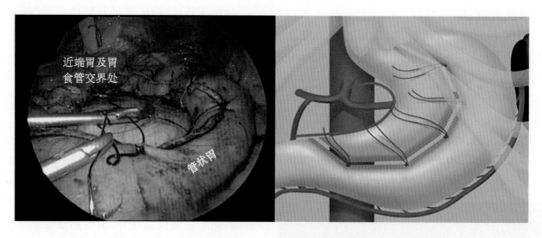

图 56.3　建立管状胃

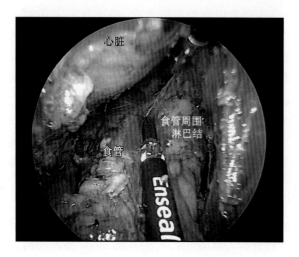

图 56.4　经食管裂孔食管游离

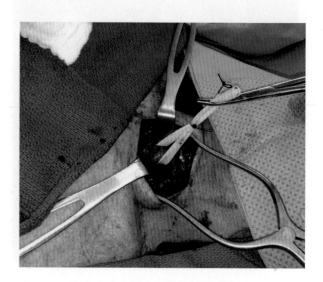

图 56.5　游离并用引流管环绕颈段食管

颈段食管分离

从胸骨上切迹开始，沿着左胸锁乳突肌的前缘做一个 6～7cm 的切口。分离颈阔肌。定位胸锁乳突肌并移向侧边，仔细结扎和分离所有交叉颈静脉分支。

自持式牵开器用于进一步分离。分离肩胛舌骨肌下缘，显露椎旁筋膜。将颈静脉和颈动脉牵拉至侧面，打开椎前筋膜，定位食管。避免食管周围喉返神经损伤（图 56.5）。在食管周围放置 Penrose 引流，在食管用力回缩的情况下，用钝性手指分离颈部食管。这有助于移动颈部食管，然后回到腹部，继续移动纵隔食管。随后，通过颈部食管切口插入一个钝的长的弯曲的血管钳，并轻轻地穿过后纵隔的食管附件。接下来，用血管钳在食管前面进行同样的操作。

血管钳用于在纵隔内将食管周边的附着物分离。随着食管的移动，直视下通过腹腔切口对剩余的附着物移动分离。这种方法可使失血量达到最小。在食管的整个胸段和下颈段完全活动后，用两个丝质缝合线将管状胃的顶端固定在标本上。有时，在拔起管状胃之前，可能需要样本从颈部切口取出。在这种情况下，管状胃可以很容易通过纵隔和裂孔从颈部切口取出。然后将管状胃从颈部切口拉出进行吻合。

重建

管状胃通过纵隔一直达到颈部，注意保持正

确的方向。如前所述,可进行吻合术。切断将标本固定在管状胃上的缝合线。颈部食管和管状胃对齐,以便在胃后壁和食管前内侧面之间建立吻合。应始终确保管状胃的正确方向。通过切口将管状胃的顶端拉出来。在管状胃远端胃后壁健康区域 2～3cm 处形成胃造口。使用长 60mm,厚 3.5mm 的线性吻合器形成 6cm 的侧侧吻合口(图 56.6)。在胃上以近端到远端的方式,在食管上以远端到近端的方式吻合。注意不要让胃管卡在钉仓上。激发线性吻合器后,鼻胃管通过吻合口向前推进,将尖端留在管状胃内。再用一枚长 60mm,厚 3.5mm 的 TA 吻合器闭合食管胃共同

开口,并切除管状胃的尖端。标本包括横切食管和上方管状胃,同时还有切断的管状胃的尖端。将所有标本都送病理科。启动 TA 吻合器后,将其留在原位并用作手柄,在吻合线的两端使用 2 条 3-0 丝线缝合以减小张力。用 3-0 PDS 线缝合胃食管吻合口。将吻合口小心地推回后上纵隔。沿着吻合口放置一个 7F Jackson Pratt 引流管。用 3-0 Vicryl 线缝合颈阔肌,用 4-0 Vicryl 缝线缝合皮肤。腹腔内,将管状胃轻轻地拉到腹部,以确保纵隔内没有多余的部分。

然后用 2 条 2-0 的丝线将管状胃缝合到左膈脚,以避免腹腔内容物疝入纵隔。

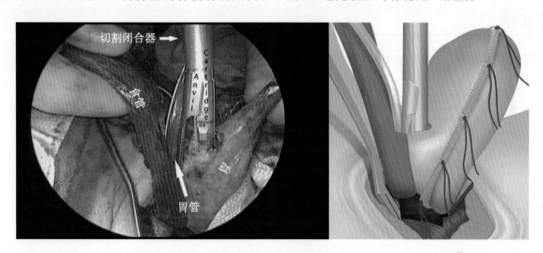

图 56.6　侧-侧吻合器食管胃吻合术

如前所述,将一个预制的 16F 的 T 管(切开后壁并取出一部分)插入到距离 Treitz 韧带 15～20cm 的近空肠处。用多个缝合线固定在腹壁上。使用 Carter-Thomason 装置,用 0 Vicryl 缝线关闭单个 12 mm 切口。所有切口都用 4-0 缝线缝合,并采用组织胶粘合。

术后护理

我们在自己的机构中采取食管切除术的由于使用腹腔镜切口和有限的颈部切口,术后疼痛通常并不明显。

- 患者被转移到监测环境下进行夜间观察,并在术后第 1 天转移到有远程监测装置的楼层。
- 第 2 天,开始使用滴管喂食,拔除 Foley

导管。
- 第 3 天,如果胸部 X 线显示管状胃内压力下降,则移除胃管。
- 第 4 天,进行彩色透明的试验,移除颈部 JP 引流管。
- 第 5 天,注满液体。
- 第 6～7 天,当患者的胃肠功能完全恢复时,可以提前达到热能需求的 50%。它们通常在术后第 7 天出院,然后通过食管摄取 50% 的卡路里,同时进行 2 周的全液体饮食。

文献中存在几组经食管腹腔镜食管切除术患者。这五项研究的手术病例数量有限,在 9～22 例。Avital 等报道了 22 例经食管裂孔腹腔镜食管切除术患者的治疗结果。中转开放率为 4.5%。

平均手术时间为 380min(285～525min)。住

院中位为 8d,30d 死亡率和发病率分别为 4.5%
和 27.2%(1 例患者有吻合口漏)。中位随访为
30 个月,总生存率为 61%,异常生存率为 39%。
与开放式食管切除术相比,本研究和其他研究中
的短期结果表明这种手术效果更好;然而,大多数
研究都缺乏长期的肿瘤学数据。由于纵隔淋巴结
分离能力有限,这项技术是否可以应用于所有患
者存在争议。然而,它帮助外科医师进行食管微
创治疗,具有极好的短期功能和肿瘤学结果,因此
可以选择性地使用。

(金煜翔 译 孙光远 校)

参考文献

[1] DePaula AL et al. *Surg Laparosc Endosc* 1995,5 (1):1-5.

[2] Macha M et al. *Chest Surg Clin North Am* 2000,10 (3):499-518.

[3] Chu K et al. *Am J Surg* 1997,174(3):320-4.

[4] Goldminc M et al. *Br J Surg* 1993,80(3):367-70.

[5] Horstmann O et al. *Eur J Surg Acta Chir* 1995, 161(8):557-67.

[6] Ben-David K et al. *Ann Surg Oncol* 2011,18(12): 3324-9.

[7] Shen Y et al. *J Am Coll Surg* 2014,218(1): 108-12.

[8] Ben-David K et al. *Ann Surg Oncol* 2016,23(9): 3056-62.

[9] Hochwald SN et al. *J Gastrointest Surg* 2012,16 (9):1775-81.

[10] Kukar M et al. *Ann Surg Oncol* 2015;22:1339.

[11] Ben-David K et al. *J Gastrointest Surg* 2013,17(8): 1352-8.

[12] Kukar M et al. *J Laparoendosc Adv Surg Tech Part B* 2014.

[13] Kukar M et al. Laparoscopic and thoracoscopic tran-shiatal esophagectomy with cervical anastomosis. In: Hochwald SN et al. (eds.) In:*Minimally Invasive Foregut Surgery for Malignancy:Principles and Practice*. Springer International;2015:147-56.

[14] Avital S et al. *Am J Surg* 2005,190(1):69-74.

[15] Bonavina L et al. *J Laparoendosc Adv Surg Tech Part A* 2004,14(1):13-6.

[16] Del Genio A et al. *Surg Endosc Interv Tech* 2004, 18(12):1789-94.

[17] Swanstrom LL et al. *Arch Surg* 1997,132(9): 943-9.

第57章

微创Ivor Lewis法食管癌切除术

JOHN-PAUL BELLISTRI AND W. SCOTT MELVIN

简介

食管癌,包括胃食管交界处(gastroesophageal junction,GEJ)癌,是一个全球性的健康问题。据估计,2014 年美国食管癌新发病例数约为18 170,发病率为 4.4/10 万。2004－2010 年,食管癌的 5 年生存率为 17.5%,并且其中绝大部分存活者是经手术切除的。食管癌的主要组织学亚型是鳞状细胞癌(squamous cell carcinoma,SCC)和腺癌(adenocarcinoma,AC)。每种亚型呈现不同的地域发病率。腺癌的发病率在美国呈上升趋势,是美国和西欧最常见的组织学亚型;相反,SCC 是亚洲和东欧最常见的组织学亚型。此外,西方国家的食管癌发病部位大多位于食管下段或 GEJ。

手术为食管癌的根治提供了最佳机会。在非常早期的疾病中,内镜下处理已发展为一种治疗选择。但是,只有手术才能切除原发肿瘤及其引流区域的淋巴结。本章拟介绍一种微创经胸腹联合切除食管癌的术式。

背景

食管是个困难的手术区域,原因有三:一是术区难以进入;二是缺乏浆膜层;三是其结构上的封闭导致感染会非常危险和迅猛。

1946 年,Ivor Lewis 在他的开创性论文中使用了上述语言来描述要成功进行食管手术的一些困难。他与同时代的 Garlock 和 Sweet 一起,是第一批经胸入路进行食管切除术并取得成功的人。在当时手术需要分两个阶段进行,经腹和经胸间隔 10～15d。当时这样的术式有大约 30% 的术中死亡率。

在过去的 70 年里,Ivor Lewis 食管切除术已经发展成为一种安全、同时保证肿瘤切除原则的手术方法。Nguyen 和他的同事们最先表明微创食管切除术与开放性手术相比,能够减少手术时间、失血量、输血、重症监护室停留时间和住院时间,并且不影响吻合口完整性及增加肺部并发症。自那时起,多项研究表明微创术式可降低患者发病率、术后疼痛,并再次证实能够减少住院时间。就肿瘤预后而言,微创食管切除已被证明能够提供相同的(即使没有改善)完成完全切除(R0)和充分淋巴结清扫的能力。随着外科医师在微创手术领域的经验越来越丰富,微创 Ivor Lewis 食管切除术现已成为食管中、远端恶性肿瘤及 GEJ 癌的最佳手术方法。

术前计划

肿瘤检查和分期

发现患有食管癌的患者需要进行一系列术前检查,以充分评估疾病的程度并确定可切除性。肿瘤检查从彻底的病史询问和体格检查开始,通过上消化道内镜检查及活检可诊断。全血细胞计数、化学分析和肝功能检查是必要的。用口服和静脉注射造影剂进行胸部和腹部 CT 可提供评估疾病程度的图像,PET/CT 适用于确定有无转移性疾病。在没有转移性疾病的情况下,内镜超声(endoscopic ultrasound,EUS)适用于评估原发肿瘤的侵袭深度,并对淋巴结受累情况进行定量和定性。支气管镜适用于肿瘤延伸至气管隆嵴水平以上的情况，以评估气管是否受累。此外，营养状况和戒烟也是术前准备的重要方面（表 57.1）。

表 57.1　术前肿瘤学检查

- 病史询问和体格检查
- 上消化道内镜检查及活检
- 经口或静脉行胸/腹部 CT
- PET-CT 评估有无远处转移证据
- 全血细胞计数和全面生化检验
- 若无远处转移行内镜超声
- 若肿瘤位于隆突水平及以上且无远处转移行支气管镜检查
- 若存在转移行活检及 HER2 检测
- 进行 Siewart 分型
- 营养状况评估及咨询
- 戒烟建议、咨询及药物治疗
- 家族史筛查

Source：www. NCCN. org.

自 2002 年起，食管癌的分期系统采用肿瘤（T）、淋巴结（N）、转移（M）法，表 57.2 为最新的分期系统。（最新分期为第 8 版）尽管缺乏长期数据，但 T1a（黏膜内）病变可能适合内镜下黏膜切除术。T1b 肿瘤（黏膜下侵袭）由于这一水平的淋巴管走向，不适合内镜下切除。因此，需要针对此类肿瘤进行适当的淋巴结清扫术，这只能依靠外科手术才能完成。根治性切除的禁忌证包括 M1 疾病，T4b 肿瘤（除胸膜、心包或膈肌以外的任何相邻结构的侵犯）或颈段食管的病变（在环咽部 5cm 之内）。患有颈段食管肿瘤的患者应接受根治性放化疗。此外，具有第 1 组淋巴结（下颈区，锁骨上至胸骨切迹），第 18 组淋巴结（肝总淋巴结）或第 19 组淋巴结（脾淋巴结）受累的患者不考虑进行根治性切除，因为这些淋巴结被认为并非是区域淋巴结。

腹腔镜下分期

如果考虑腹腔镜下确定分期，则包括腹腔镜探查，腹腔冲洗，胃缺血预处理和建立进食通道。根据患者是否接受新辅助治疗，可以在根治性手

表 57.2　美国癌症联合委员会（AJCC）食管癌及食管胃交界癌 TNM 分期（第 7 版 2010 年）

A. TNM 分类与组织学分级

原发肿瘤（T）

TX—原发肿瘤不能确定

T0—无原发肿瘤证据

Tis—重度不典型增生

T1—肿瘤侵犯黏膜固有层、黏膜肌层或黏膜下层

　　T1a—肿瘤侵犯黏膜固有层或黏膜肌层

　　T1b—肿瘤侵犯黏膜下层

T2—肿瘤侵犯食管肌层

T3—肿瘤侵犯食管外膜

T4—肿瘤侵犯食管周围结构

　　T4a—包括侵犯胸膜、心包或膈肌的可切除的肿瘤

　　T4b—侵犯其他周围结构，如主动脉、椎体、气管等的不可切除的肿瘤

区域淋巴结（N）

NX—无法评估

N0—无区域淋巴结转移

N1—1～2 枚区域淋巴结转移

N2—3～6 枚区域淋巴结转移

N3—≥7 枚区域淋巴结转移

远处转移（M）

M0—无远处转移

M1—有远处转移

组织学分级（G）

GX—程度不能确定（分期时归为 G1）

G1—高分化

G2—中分化

G3—低分化

G4—未分化（分期时归为 G3 鳞癌）

B. 解剖学分期/预后分组

鳞状细胞癌

分期	T	N	M	G	肿瘤位置（肿瘤近端范围）
0 期	Tis（重度不典型增生）	N0	M0	1,X	任意
ⅠA 期	T1	N0	M0	1,X	任意
ⅠB 期	T1	N0	M0	2,3	任意
	T2-3	N0	M0	1,X	下段
ⅡA 期	T2-3	N0	M0	1,X	上、中段
	T2-3	N0	M0	2-3	下段

(续　表)

分期	T	N	M	G	肿瘤位置
ⅡB 期	T2-3	N0	M0	2-3	中上段
	T1-2	N1	M0	任意	任意
ⅢA 期	T1-2	N2	M0	任意	任意
	T3	N1	M0	任意	任意
	T4a	N0	M0	任意	任意
ⅢB 期	T3	N2	M0	任意	任意
ⅢC 期	T4a	N1-2	M0	任意	任意
	T4b	任意	M0	任意	任意
	任意	N3	M0	任意	任意
Ⅳ 期	任意	任意	M1	任意	任意

腺癌

分期	T	N	M	G	肿瘤位置（不适用）
0 期	Tis(HGD)	N0	M0	1,X	
ⅠA 期	T1	N0	M0	1-2,X	
ⅠB 期	T1	N0	M0	3	
	T2	N0	M0	1-2,X	
ⅡA 期	T2	N0	M0	3	
ⅡB 期	T3	N0	M0	任意	
	T1-2	N1	M0	任意	
ⅢA 期	T1-2	N2	M0	任意	
	T3	N1	M0	任意	
	T4a	N0	M0	任意	
ⅢB 期	T3	N2	M0	任意	
ⅢC 期	T4a	N1-2	M0	任意	
	T4b	任意	M0	任意	
	任意	N3	M0	任意	
Ⅳ 期	任意	任意	M1	任意	

术切除前 2d 到 3 个月的任何时间进行。有时,建立进食通道与根治性手术同期进行。对于 T3 肿瘤,有淋巴结转移的肿瘤及 Siewart Ⅱ/Ⅲ 型肿瘤,应考虑腹腔镜探查并结合腹腔冲洗(表 57.3)。这有助于明确 Ⅳ 期的肿瘤,即无法进行根治性手术切除的患者。胃缺血预处理涉及结扎胃左血管,从而增加了黏膜下侧支血流和黏膜氧饱和度。但是,尚无临床研究表明进行胃缺血性预处理可以降低吻合口瘘或裂开的发生率。空肠造口术是在近端空肠内进行,在保护食管胃吻合的

同时提供术后的营养。

表 57.3　Siewart 分型

• Siewart Ⅰ 型	距离胃食管交界处(EGJ)1～5cm 范围内的下段食管腺癌
• Siewart Ⅱ 型	贲门上 1cm 以内及 EGJ 下 2cm 的腺癌
• Siewart Ⅲ 型	EGJ 以下 2～5cm 范围内的贲门下区腺癌

　　注意:Ⅰ 型和 Ⅱ 型应以与其他食管肿瘤相似的方式处理;Ⅲ 型应作为胃肿瘤来处理。

手术方法

患者准备

　　微创 Ivor Lewis 食管切除术分两个阶段进行。第一阶段患者呈平卧位行腹腔镜手术。第二阶段再将患者置于左侧卧位行胸腔镜手术。患者置于手术台上后,双腿序贯使用加压装置。在诱导麻醉之前皮下注射肝素。全身麻醉诱导后,将双腔气管插管用于左主支气管插管。另外放置 Foley 导尿管以监测尿量。术前使用抗生素。在整个手术过程中留置动脉管路以进行血流动力学监测。

第一阶段:腹腔镜阶段

　　手术的第一阶段是腹腔部分,在患者仰卧位时进行。主刀位于患者右侧,助手位于患者左侧。进腹后气腹后压力调至 15mmHg。手术腹部需使用五个套管针。在左锁骨中线放置一个 10mm 套管,以容纳 10mm 30°镜头。在左腋前线正位于肋缘下方处放置一个 5mm 套管,该孔供助手操作器械。然后在中线的右侧,在脐部水平的上方插入一个 12mm 套管,以容纳器械和线性切割闭合器。另一个 5mm 套管位于右锁骨中线。随后在左腋前线处放置一个 5mm 套管,以容纳肝牵开器。

　　然后将患者置于头高足低位,从胃肝韧带处开始,先对松弛部再对致密区域进行解剖直至食

管裂孔,此时不打开食管裂孔。在胃左动脉从腹腔干发出的起始部用2.0mm的线性切割闭合器离断。在起始部离断胃左动脉,可将胃左动脉旁淋巴结连同标本一并切除。然后注意距离胃大弯约3cm处切除大网膜,以保留胃网膜右动脉。随后离断胃短血管以游离胃大弯至His角。

Heineke-Mikulicz幽门成形术可以通过在幽门处做一个全层的纵向切口来实现。使用2-0不可吸收的缝合材料,以单层横向方式关闭缺口。然后从胃小弯处开始构建管状胃。该部分步骤使用线性切割闭合器来完成。将贲门与胃体和胃底离断,保证距远端切缘至少2cm,建立直径4～5cm的管状胃。用2-0不可吸收的缝合材料对闭合钉进行加固。然后将管状胃缝合到标本上,以确保管状胃的对位,并且有便于在第二阶段的手术中转入胸腔。

打开膈肌食管韧带,在胸腔内环形切开食管5～6cm。然后在食管周围放置1英寸的烟卷引流管并缝合在一起。将烟卷引流管的尾部放入胸腔内,以便于拉起标本和管状胃。如果之前未行韦氏空肠造口(Witzel-type feeding jejunostomy),则使用标准技术行空肠造口术。然后腹部排气,为胸腔镜手术部分做准备。

第二阶段:胸腔镜阶段

随后将患者置于左侧卧位行胸腔镜手术部分。在这部分手术中,主刀站在患者背侧,助手与之相对。重新摆放体位后,通过支气管镜再次确认双腔气管导管的适当位置。然后开始单肺通气,以减轻右肺的压力。可以将吸引导管放入右主支气管以帮助右肺减压。

使用四个套管针。在腋中线第8肋间进胸,置入10mm套管以容纳10mm 30°镜,交由助手控制。主刀的操作孔位于腋后线第九肋间处。在此水平上做一个大约4cm切口,上方置入切口保护套,并插入10mm套管用作标本取出部位。然后在肩胛骨后方第4肋间处置入一个5mm的套管针,随后将另一个5mm套管针置入腋前线第6肋间作辅助孔供助手使用。

将右肺下叶牵向胸壁前外侧,使用能量器械离断下肺韧带以显露食管。然后通过食管裂孔找到先前放置的烟卷引流管并经食管裂孔将食管拉回至奇静脉水平。这一步时要注意包括食管旁和隆突下淋巴结。解剖食管后方时,应注意结扎主动脉食管动脉分支和胸导管的淋巴支流的分支。使用线性切割闭合器离断奇静脉。然后继续解剖食管至奇静脉头侧约2cm处。

一旦食管完全游离,即可利用烟卷引流管将远端标本和管状胃转移至胸腔。去除先前标本与管状胃间的缝合线,并在镜下剪开近端食管。然后在置入切口保护套的情况下从术者操作孔中将标本从胸腔取出。标本行冰冻组织病理分析,以确保有足够的切缘。

有条件可以使用直径为25mm的圆形吻合器来完成食管胃吻合术。将钉座插入食管近端,然后以2-0不可吸收线行荷包缝合将其固定至适当位置。

将管状胃的胃小弯侧钉面适当转向侧胸壁。在管状胃钉面末端的胃壁行造口以置入圆形吻合器。润滑圆形吻合器后经过操作孔,插入胃造口。随后通过胃大弯穿出吻合器穿刺器,与吻合器钉座衔接后,激发吻合器形成端-侧食管胃吻合(食管端-管状胃侧)。使用装载3.5mm钉仓的线性切割闭合器切除之前做的胃造口。

随后彻底冲洗胸腔。将鼻胃管通过吻合口送至管状胃中部水平。并在进入胸腔时在管状胃后方留置10号Jackson-Pratt引流管(译者注:即负压球)。经观察孔留置28Fr胸管于胸顶后方。最后将患者翻回仰卧位进行拔管。

术后管理

术后将患者转至重症监护室。对鼻胃管间断行低压力墙壁负压抽吸。胸管以20cmH$_2$O压力进行胸膜腔吸引。患者使用患者自控镇痛(patient controlled analgesia,PCA)。积极的肺灌洗对于确保患者能引起良好的咳嗽并能够使用诱发性肺量计至关重要。空肠营养从术后第1天开始。术后第4天可使用泛影葡胺行上消化道造影来评估吻合口泄漏情况。如果吻合口无泄漏则可拔除鼻胃管。此时只要胸腔引流量少(<200ml/d),也可以拔除胸管。患者出院2周后复查。空肠造口保留至患者能够经口摄取足够的营养为止。

并发症

　　根据手术医师及其手术中心的情况,食管切除术的死亡率一般从 8% 到 23% 不等。微创食管切除术后的死亡率在手术例数高的中心可低至 1% 以下。4%～15% 的病例中发生了吻合口瘘,是最可怕的并发症之一。没有症状并且能够良好引流至 Jackson-Pratt 引流管中的小瘘,可以通过持续引流、抗生素和监测来非手术治疗。其他并发症包括心律失常、心肌梗死、心力衰竭、呼吸衰竭、肺炎、电解质紊乱、深静脉血栓形成、肺栓塞和声带麻痹。

结果

　　当微创术式与开放性手术相比,手术时间、失血量、输血需求和重症监护室停留时间都得到了减少。很少有研究具备足够的统计功效来比较微创 Ivor Lewis 食管切除术和其他食管切除术式。然而,多项荟萃分析显示,微创手术与开放性手术相比,在围术期发病率和术后疼痛及住院时间方面都有良好的结果。

　　美国东部肿瘤协作组 E2202 研究是一项前瞻性多中心研究,考察了每年至少进行过 5 例微创食管切除术、8 例开放食管切除术、10 例微创食管手术的外科医师的微创食管切除术的效果。该研究共涉及 17 个中心。对 95 例接受微创食管切除术(McKeown 或 Ivor Lewis)的患者进行分析,以 30d 死亡率为主要终点,以不良事件、住院时间和 3 年结果为次要终点。该研究显示,死亡率为 2.1%,3 年生存率为 58.4%。总体而言,这项研究表明在微创手术和开放式食管切除术方面具有适当专业知识的外科医师可以进行微创食管切除术,并取得良好的效果。

　　此外,微创 Ivor Lewis 食管切除术也与微创 McKeown 食管切除术进行了比较。在一项包括 530 例 Ivor Lewis 食管切除术和 481 例 McKeown 食管切除术的研究中,与 McKeown 组相比,Ivor Lewis 食管切除术的总死亡率更低(0.9% vs. 2.5%),并且 Ivor Lewis 组喉返神经损伤的发生率更低。

总结

　　微创 Ivor Lewis 食管切除术是一种安全有效的食管癌切除方法。微创方法避免了开胸及开腹切口相关的并发症发生率,同时坚持了肿瘤切除的原则,并改善了手术效果。

(张偲昂　译　孙光远　校)

参考文献

[1] Surveillance, Epidemiology, and End Results Program. Bethesda, Maryland.〔Updated March 2, 2015; Accessed April 23, 2015〕sse. cancer. gov.

[2] Siewart JR et al. *Semin Radiat Oncol* 2007;17:38-44.

[3] Siewart JR et al. *Ann Surg* 2001;234:360-7.

[4] Lewis I. *Br J Surg* 1946;34:18-31.

[5] Nguyen NT et al. *Arch Surg* 2000;135:920-5.

[6] Palazzo F et al. *J Am Coll Surg* 2015;220:672-9.

[7] National Comprehensive Cancer Network. Esophageal and Esophagogastric Junction Cancers (Version 2. 2015). http:// www. nccn. org. April 23, 2015.

[8] Edge SB et al. eds. *AJCC Cancer Staging Manual*, 7th ed. New York, NY: Springer; 2009;103-15.

[9] De Graaf GW et al. *Eur J Surg Oncol* 2007;33:988-92.

[10] Nath J et al. *Br J Surg* 2008;95:721-6.

[11] Nguyen N et al. *Surg Endosc* 2012;26:1637-41.

[12] Markar SR et al. *Ann Surg Oncol* 2013;20:4274-81.

[13] Luketich JD et al. *Ann Surg* 2015;261:702-7.

[14] Decker G et al. *Eur J Cardiothorac Surg* 2009;35:13-21.

[15] Dantoc M et al. *J Gastrointest Surg* 2012;16:486-94.

[16] Dantoc M et al. *Arch Surg* 2012;147:768-76.

[17] Nagpal K et al. *Surg Endosc* 2010;24:1621-9.

[18] Luketich JD et al. *Ann Surg* 2012;256:95-103.

第七篇

胃病的微创治疗

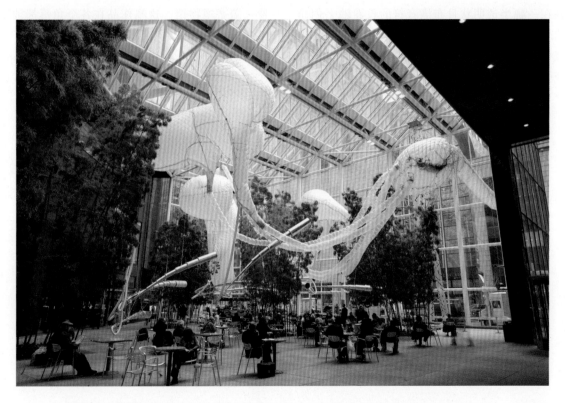

Tim Hawkinson,《超级风琴》,2000 年。聚乙烯编织品、尼龙网、纸板管、各种机械部件;尺寸不一。装置艺术展,纽约麦迪逊大道 590 号,纽约市,2005 年 2 月 11 日－5 月 2 日。由惠特尼美国艺术博物馆和洛杉矶郡艺术博物馆组织(摄影:G. R. Christmas,版权归 Tim Hawkinson 所有,图片由 Pace 画廊提供)

雕塑家 Tim Hawkinson 以善用普通材料制作非凡作品闻名于世。2000 年,他在马萨诸塞州北亚当斯为一座由工厂改造成的麻州现代艺术博物馆(MASS MoCA)制作了这件名为超级风琴的巨幅作品。这对艺术家 Hawkinson 提出了挑战,并让他思考如何填补大如足球场的空间的同时还能创造一种听觉体验。这些巨大的充气气球类似于人体器官,它用日常可见的电线缝合几英里长的塑料板制作而成。Hawkinson 所说的"充满空气的薄膜"一端与光敏键盘相连,另一端则通过曲折的肠状管道与裹着铝箔的长号角相连,形成了一个巨大的风笛。每隔一段时间,它就会演奏霍金森在一幅半透明状且布满音符的长卷轴上创作的曲子。这首圣歌以十二个音阶为基调,能发出类似低沉的号角或鲸鱼的叫声,甚至还能发出类似夸张的肠鸣声。

Hawkinson 在他的作品里经常使用人体图来探索我们身体上的经验及它们与外部世界的关系。然而,他在此并未按我们的预期出牌,而是在它们的尺寸上下了功夫。通常来说,器官是小巧而私密的,而他将器官立碑留史,把它们变得巨大、吸睛且有侵入之感。在工作室里手工制作的私密行为像是在动手术,却因它巨大的尺寸而泄漏了天机。从这里看,他的作品安置在位于纽约麦迪逊大道的国际商业机器公司(IBM)大楼的中庭里,其宛如手术室的内部操作暴露在楼下啜饮咖啡人士的头顶之上。自 21 世纪初以来,该作品在一些空间(如艺术画廊或是这栋办公楼)被重新演绎,这些空间也包括后来位于洛杉矶的 J·保罗·盖蒂博物馆。这幅作品在各个角落都被赋予了新的生命。

Quotes "Überorgan,Tim Hawkinson",Art21,2003 年 9 月出版,https://art21.org/read/tim-hawkinson-uberorgan/.

第 58 章

消化性溃疡

HENRY LIN*

消化性溃疡的历史

自 20 世纪 50 年代以来,美国的消化性溃疡(peptic ulcer disease,PUD)及其并发症的发病率持续下降至 1/10。消化性溃疡的病因已经从"Schwartz 提供的无酸无溃疡"到"Graham 提出的无幽门螺杆菌无溃疡"的转变和其他一些病因。

幽门螺杆菌存在于 80%～100% 的十二指肠溃疡患者中,其余的幽门螺杆菌阴性患者中,50%～60% 的溃疡是由非甾体抗炎药(nonsteroidal anti-inflammatory drugs,NSAIDs)或阿司匹林(aspirin,ASA)引起的。吸烟可导致穿孔和难治性 PUD,其他病因包括类固醇和乙醇,可卡因在极少数情况下会导致 PUD 穿孔。

PUD 的手术目前只是针对特定患者的并发症,包括:穿孔、出血、梗阻和罕见顽固性溃疡。

事实上,许多同行认为非紧急情况,不再推荐消化性溃疡的外科治疗。

消化性溃疡穿孔发生率仅为 2%～10%,而发生上消化道(upper gastrointestinal,UGI)出血的患者中,PUD 占 28%～59%,死亡率为 10%。15%～25% 的溃疡出血患者中,内镜下不能完全控制的出血的危重患者,可能需要替代治疗,如血管栓塞。

PUD 所致的幽门梗阻占比不到 9%。过去 10 年中,转诊给外科医师接受手术治疗的慢性 PUD 患者不到 10%。

据统计,由于 H$_2$ 阻断剂、质子泵抑制剂、幽门螺杆菌灭菌治疗及硫糖铝的广泛使用,据此,21 世纪消化性溃疡并发症的发生率总体上有所下降。从 1993－2006 年,美国 PUD 患者住院治疗的下降凸显溃疡并发症的发生率和(或)严重程度在最近一段时间内有所降低。

在过去的 20 年里,穿孔修补还未改变(约占 PUD 住院患者 7%),但是胃大部切除术的比率下降了 50%(4.4%～2.1%),迷走神经切断术的比率下降了 70%(5.7%～1.7%)。在美国,PUD 的总入院人数从 1993 年的 22.2 万下降到 2006 年的 15.6 万。在一个高等医学中心,这类手术每年不到 15 例。

治疗指南上几乎还未达成共识,目前有三种消化性溃疡的治疗方式,第一种治疗方式得到较多支持。

1. 在药物抑制胃酸分泌和根治幽门螺杆菌的时代,很少实施迷走神经切断术。

2. 腹腔镜下迷走神经后干切断术与前浆膜肌切开术或线性胃切除术可以达到与高选择性迷走神经切断术同等的生理效果。

3. 腹腔镜下的高选择性迷走神经切断术依赖于经验丰富的医师,需避免损伤胃小弯侧的血管。

选择性腹腔镜对 PUD 并发症手术治疗可使患者术后多方面得到改善:包括缩短 1～2d 住院时间,减少静脉或肌内注射麻醉药镇痛,减少静脉补液的需求,早期开放饮食,尽早下床活动和缩短留置鼻胃管、尿导管和腹腔引流管时间。因此,如果有外科专业人员,应用腹腔镜方法可能更好,但

---

* With illustrations by Gary Wind.

需要进一步的研究才能完全验证。

患者选择

消化性溃疡穿孔患者几乎都需要急诊手术治疗。然而,腹腔污染轻的溃疡穿孔和年龄<70岁的患者中可以考虑非手术治疗。目前针对幽门螺杆菌感染者穿孔首选 Graham 修补术和后续治疗。

十二指肠溃疡出血的手术治疗指征包含如下:

1. 内镜治疗失败(特别是尝试两次后)。

2. 血管栓塞介入治疗失败。

3. 在 24h 内输入超过 3U 的红细胞或仍不止血。

4. 并发"巨大胃溃疡"(>3cm)恶性肿瘤发生率为 30%。

5. 药物治疗维持 12 周仍持续出血。

PUD 出血的手术通常不采用腹腔镜,因为术中有明显的抽吸,气腹可能难以维持。同时气腹还会减少静脉回心血量,加重出血患者的血流动力学不稳定性。

胃泌素瘤并发顽固性溃疡常发生在十二指肠的第 3 和第 4 段。巨大的(>3cm)胃溃疡需要做活检以排除恶性的可能。

很少提倡选择性腹腔镜治疗消化性溃疡,但以下原因除外。

1. 对药物治疗有耐药性>2 年并有复发病史。

2. 由于地域或经济原因无法定期随访,或无法负担长期药物治疗的患者。

3. 幽门螺杆菌阴性,且不服用/接触其他刺激性因子(非甾体抗炎药,阿司匹林,类固醇,吸烟)。

选择腹腔镜手术还是开放式手术取决于外科医师个人的技术,溃疡是否会导致大量出血,以及患者的病情。腹腔镜手术的相对禁忌证如下。

1. 没有 Graham 补片进行修复的 1.5~2cm 的穿孔。

2. 幽门梗阻病史(除非外科医师有腹腔镜下胃空肠吻合术技能)。

虽然腹腔镜技术确实有较高的再手术率,就医过程似乎不那么复杂。

在这些可选择的病例中,应充分做好术前评估,将麻醉风险降至最低。

器械/手术步骤

手术器械

1. 腹腔镜输入设备,如 14 号气腹针,气腹管,穿刺器,光导管。

2. 4 个以上的穿刺套管(5mm 和备选 10/12mm)。

3. 2 把持针器。

4. 可选择的内镜缝合设备(如内视镜手术缝合器械)具有非致核缝线(即避免丝线)。

5. 钛夹钳(5 或 10mm)。

6. 腹腔镜肠钳(如 Babcock)。

7. 非损伤肝撑开器(扇形)。

8. 腔镜弯钳(如 Maryland)。

9. 电外科器械:

a. 腹腔镜电钩凝结器/分离器,具备与腔镜下抽吸和冲洗联合功能甚佳。

b. 可选的电外科解剖装置(谐波超声刀系统,LigaSure 结扎速血管闭合系统,EnSeal 组织凝闭系统双极电凝)。

10. 可选腹腔镜下钉仓(蓝色通常负载胃体组织 1.0mm 的压缩)或如果组织较厚,则选绿色(2.0 mm)。

11. 可吸收的单丝缝合线。

12. 可选的纤维蛋白胶。

术前准备

麻醉诱导前预防静脉血栓栓塞。

手术室设置

患者可取仰卧位或改良截石位(图 58.1),最好使用小方软垫,使患者处于头高足低 15°的位置,特别适合病态肥胖患者。单臂或双臂可以收拢。麻醉诱导后放置导尿管和胃管。常规腹部消毒并铺无菌巾准备手术。

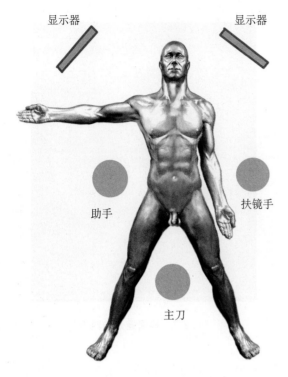

图 58.1　PUD 手术体位

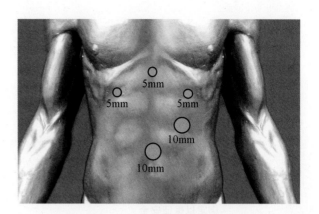

图 58.2　手术用套管针位置

如果采用改良截石体位,持镜者通常位于患者左侧,第一助手在患者右侧。显示器放置在患者头侧。

气腹充气装置和吸引器可位于手术台的脚侧方便管理。

方法

入路和穿刺孔布局

取剑突下约 13cm 处或脐下做观察孔,置入穿刺器(图 58.2)。气腹建立后,检查腹部。放置其他几个穿刺器,包括上腹部一个肝撑开器,双侧肋下 5mm 的穿刺孔及左旁正中区域的穿刺孔作为术者的主操作孔。

手术步骤

显露

用肝撑开器将肝左叶前外侧牵开,显露穿孔区域。

腹腔镜下十二指肠溃疡穿孔修补术

1. 腹腔溢液应送革兰染色和培养,病情严重的患者还应排除真菌感染。胃内容物、渗漏液和脓肿应一并抽吸净后开始冲洗腹腔。有相关病变需记录在案并给予必要的处理(如粘连、胆管囊肿、胆囊炎和阑尾炎)。

2. 炎症的感染程度和发生穿孔到进入手术室的间隔时间相关。

a. 如穿孔部位有足够的活动度,应横向缝合穿孔以避免十二指肠管腔狭窄。用非致核薇乔缝线(一种可吸收的外科缝线材料)间断缝合,但线结剩余较长(图 58.3-图 58.5)。然后尾线将游离大网膜格用 Graham 补片方法松紧适度的固定在修复部位。

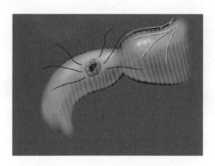

图 58.3　PUD 穿孔缝合修复

b. 如果穿孔边缘组织太脆弱或相对固定而无法闭合,则用游离大网膜覆盖住十二指肠穿孔,用 Graham 修补法穿过大网膜缝合十二指肠修补穿孔(图 58.6)。

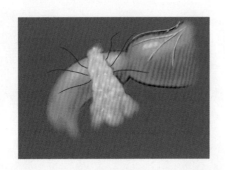

图 58.4　PUD 大网膜加固覆盖穿孔,缝合线
　　　　绑定以保证安全

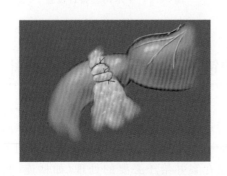

图 58.5　PUD 穿孔网膜覆盖修复

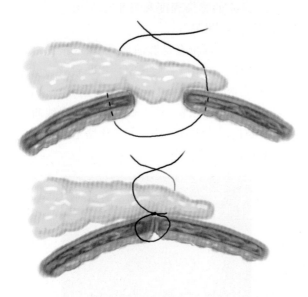

图 58.6　自身膜组织和改良 Graham 修补方法

显露裂孔

1. 用克氏钳将胃向下压缩,显露肝胃韧带或胃小弯弛缓部(图 58.7),肥胖患者中也清晰可见这种无血管区域。

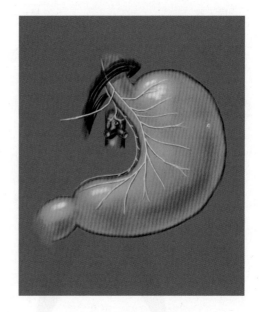

图 58.7　显露迷走神经干

2. 电钩离断膈食管韧带及食管前浆膜后,继续游离以显露右侧膈肌脚和食管。

3. 有外科医师倾向游离食管-贲门周围组织时,拔除胃管,以避免意外损伤;也有外科医师则倾向留置胃管有助周围组织游离。

4. 前迷走神经因其色泽白润粗壮,伴有韧性位置相对固定易于识别。

5. 把右侧膈肌脚拉向侧方时,即可以辨认后该侧迷走神经分支。

6. 在迷走神经离断之前,包括肝支和腹腔干支及两条胃前支神经应予识别。

迷走神经后干离断术

1. 轻微牵引神经,使神经游离于食管。

2. 截取约 1cm 长的神经组织的送病理行组织学检验(图 58.8)。

3. 若迷走神经前干支离断,需附加胃幽门成形术之类的引流手术,但目前已不再被提倡。

迷走神经前支的处理

有三种技术可以高度选择性地处理前迷走神经,从而避免了幽门成形引流的需要,我们将在下面的章节讨论。

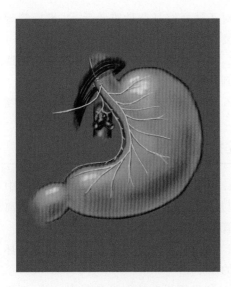

图 58.8　迷走神经后干离断

高度选择性胃迷走神经切断术（又称壁细胞迷走神经切断术）

本方法直接从娴熟的外科医师的开放术式演变而来（图 58.9）。然而，在过去，该方法具有较高的胃小弯缺血发生率，伴发迟发穿孔，从而增加死亡率。

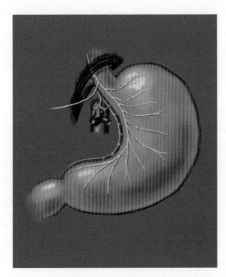

图 58.9　高度选择性（壁细胞）迷走神经切断术

1. 预先识别前（左）迷走神经干与食管游离。为了识别近端分支，通常需要游离腹段食管。

2. 保留迷走神经前干的肝支。

3. 近端和远端边缘可以用缝线牵引，以避免术野可能的出血影响神经分支分辨。

4. 在幽门近端 6cm 处开始游离，以保留胃前支神经的"鸦爪"分支。这样做可以维持幽门的神经支配，从而避免进行引流手术。

5. 食管左侧的所有分支都应在钛夹和迷走神经后支间予以切除。

胃浆膜肌层切开术（改良 Taylor 手术）

1. 以电刀（电刀状态 25～30W 的功率）从食管胃交界距离胃小弯 1.5 cm 处开始切开浆膜层、斜肌层和环形肌层（图 58.10）。

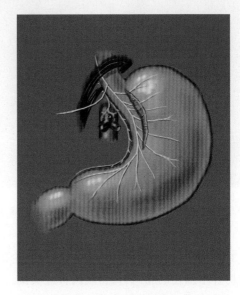

图 58.10　浆肌层切开术

2. 电切至幽门约 6cm 处的胃底和胃窦交界处神经分支点"鸦爪"止。

3. 与食管肌层切开术类似，腹腔镜下将剩余的深层环状纤维分开。

4. 切开黏附于黏膜的黏膜下层。典型的胃黏膜蓝色很容易识别。浆膜层肌切开术应切开胃壁有 7.5mm 深的沟。可通过胃管注入空气或亚甲蓝，以证实无穿孔。

5. 在切开浆膜层过程中可能会遇到 2～3 条短血管，切开前应避免损伤。

6. 浆膜层切开并重叠缝合，注意防止迷走神经支配。

胃前壁线型切割闭合器胃切除术

随着新技术的发展，缝合技术比浆膜肌切开术更快。

1. 用抓钳将全层胃组织前皱襞抬高约 1cm。

2. 内镜吻合器穿过底部,切开胃段全层,将胃前迷走神经分支显露分开(图 58.11)。

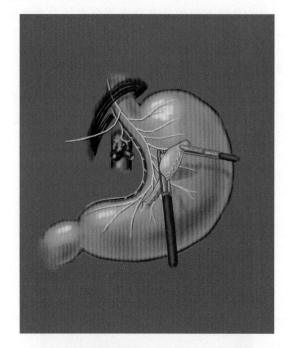

图 58.11 腹腔镜下胃前路切割闭合器线性切除术

3. 钉线的近端和远端边缘与前面讨论的浆膜肌切开术描述的相同,保留幽门神经支配。

对手术野进行抽吸冲洗,并确认止血效果。可以放置引流管。

在直视下,取出套管针以确认止血,并按常规方式闭合套管针部位。

术后管理

如果有必要,对于 PUD 穿孔的患者继续进行静脉血栓栓塞的预防。

1. 广谱抗生素持续使用 1 周,视污染程度和临床情况而定。危重患者应考虑使用抗真菌药物。

2. 检测和治疗幽门螺杆菌至关重要,通过粪便抗原检测就可明确。

3. 术后持续数日胃肠减压。

4. 上消化道透视检查有助于排除持续性渗漏。

5. 如果没有渗漏,则拔掉胃管,开放饮食。

对于选择性复杂性难治手术,术后管理包括以下要点。

1. 胃管通常在术后 24h 内被拔除。饮食可发展到软食。

2. 术后仅在有指征时才继续使用抗生素。

并发症及其处理

1. 迷走神经结扎术的并发症包括术中食管(特别是用器械抓住时)、胃、肝、结肠或剥离区附近血管的损伤。

2. 离开后神经的神经血管束,缺血性坏死是罕见的。

3. 如果用标准的电设备凝固血管,而不是用更现代的电设备夹住或密封血管,就会发生沿胃前壁的迟发性出血。

4. 胃收缩不良是解剖过程中识别胃迷走神经的关键。

(季锡清 **译** 胡志前 徐楷 **校**)

参考文献

[1] Baker RJ. The perforated duodenal ulcer. In Fischer et al. (eds.) *Mastery of Surgery*. Philadelphia, PA: Lippincott Williams and Wilkins; 2007:891-901.

[2] Bhogal RH. *World J Surg* 2008:2371-4.

[3] Behrman SW. *Arch Surg* 2005;140:201-8.

[4] Bertleff MJ. *Dig Surg* 2010;27:161-9.

[5] Gustafson J et al. *J Amer Coll Surgeons* 2010;210:110-6.

[6] Jones DB et al. *Atlas of Minimally Invasive Surgery Ciné-Med* 2006;196-225.

[7] Khatkhouda N et al. Laparoscopic vagotomy for treatment of peptic ulcer. In: *Zucker's Surgical Laparoscopy*. Philadelphia, PA: Lippincott Williams and Wilkins; 2001:523-30.

[8] Khatkhouda N et al. *Am J Surg* 1991;161:361-4.

[9] Lin H et al. Surgery for peptic ulcer disease. In: Talley et al. (eds.) *Practical Gastroenterology and Hepatology: Esophagus and Stomach*. Hoboken, NJ: Blackwell; 2010:404-11.

[10] Napolitano L. *Gastroenterol Clin N Am* 2009;38:267-88.

[11] Rege RV. *Atlas of Minimally Invasive Surgery*

Ciné-Med 2006；220-221.

[12] Sanabria A et al. *Cochrane Review* 2013；(2)；CD004778.

[13] Velanovich V. *SESAP* 15 *Audio Companion*，*Category 3a Alimentary Tract CD*. Oakstone Publishers；2013，Track 6-7.

[14] Siewert JR et al. Distal gastrectomy with Billroth I，Billroth II，or Roux-Y reconstruction. In：Fischer et al. (eds.)*Mastery of Surgery*，2007；849-59.

[15] Stabile BE. *Ann Surg* 2000；231(2)；159.

[16] Schwesinger WH et al. *J GI Surg* 2001；5；438-43.

[17] Tung WS et al. Laparoscopic applications for general surgery：Peptic ulcer disease. In：Jones et al. (eds.) *Laparoscopic Surgery：Principles and Procedures*. St. Louis，MO：Quality Medical Publishing；1997；203-20.

[18] Wang YR. *Ann Surg* 2010；251；51-8.

[19] Yahchouchy E et al. *Surg Endosc* 2001；16；220.

第59章

非腺瘤性胃肿瘤切除术

JASON K. SICKLICK, MICHELE L. BABICKY, AND RONALD P. DEMATTEO

简介

非腺瘤性胃肿瘤是相对宽泛的疾病范围,从良性实体瘤(如平滑肌瘤、神经鞘瘤、胰腺异位、胃海绵状血管瘤和脂肪瘤),到恶性肿瘤[如胃肠道间质瘤(gastrointestinal stromal tumor,GIST)、平滑肌肉瘤(leiomyosarcoma,LMS)、Ⅰ~Ⅲ型胃类癌和淋巴瘤](表59.1)。由于不同类型肿瘤源自不同的细胞,它们的病理生物学行为及对内科和(或)外科治疗的要求有本质的不同。通常,小肿瘤是由上消化道内镜检查(如胃黏膜下的隆起)或手术探查偶然发现。较大的肿瘤通常会引起症状,包括非特异性腹部症状(如恶心/呕吐、不适、疼痛、腹胀或早期饱胀感)、慢性出血(如贫血或黑粪)、急性出血(如腔内溃疡引起呕血)、急性腹痛(如肿瘤自身破裂或种植腹膜腔)或梗阻。

表 59.1 非腺瘤性胃肿瘤及其起源细胞的鉴别诊断

肿瘤	起源细胞
良性	
平滑肌瘤	平滑肌细胞
神经鞘瘤	施万细胞
异位胰腺	异位胰腺腺泡
胃海绵状血管瘤	内皮细胞
脂肪瘤	脂肪细胞
恶性	
胃肠道间质瘤(GIST)	Cajal 间质细胞
平滑肌肉瘤(LMS)	平滑肌细胞
胃类癌	神经内分泌细胞
淋巴瘤	免疫细胞

由于肿瘤的自然史和生物学上的不同,内科和外科治疗的作用也不同。因此,在确定个体患者的最佳治疗方案之前,对每个肿瘤进行仔细的诊断评估是至关重要的。在这里,我们讨论恶性肿瘤的生物学,以及多学科诊断和这些肿瘤的分期。并回顾经内镜、腹腔镜、腹腔镜-内镜联合和开放手术切除胃肿瘤的适应证、目的和方法,并简要讨论恶性肿瘤的辅助治疗。

恶性非腺瘤性胃肿瘤

胃肠道间质瘤

总的来说,GIST 是最常见的胃肠道(gastrointestinal,GI)间叶肿瘤。其可以出现在 GI 的任何部位,被认为是起源于肠道节律细胞,称为 Cajal 间质细胞(interstitial cells of Cajal,ICC)[1]。1998 年,Hirota 及其同事报道 GIST 是由 KIT (c-KIT,CD117)基因的功能获得性突变启动的,并与 KIT 阳性免疫染色相关。我们现在知道,这些肿瘤具有分子异质性,也以其他致癌基因的功能获得突变为特征,包括 PDGFRA、RAS 和 BRAF。在美国、欧洲和亚洲,许多研究已经确定了 GIST 的发病率。每年报告的发病率似乎因区域而异:美国每百万人 3.2~6.8 例;欧洲每百万人 2.1~14.5 例;在亚洲,每百万人中有 11.3~19.7 个病例。GIST 最常见于胃,最常见的危险因素包括老年人、男性、黑人或亚洲/太平洋岛人民。平均诊断年龄在 62-75 岁。GIST 的恶性程度有很大的差异性,取决于肿瘤的大小、位置、组织病理学特征,特别是有丝分裂指数和潜在的肿瘤基因组学。病灶范围从小"GIST"(即<2cm)到腹腔内巨大肿块。小的胃肠道间质瘤患者通常没有症状,通常是在内镜检查或横断面影像学检查中偶然发现的。到目前为止,我们对小 GIST 的临床意义缺乏清晰的认识。由于缺乏循证依据,国家综合癌症网络(The National Comprehensive Cancer Network,NCCN)和欧洲肿瘤医学会(European Society of Medical Oncology,ESMO)的 GIST<2cm 监测和治疗指南被认为是有争议的。然而,最近的数据显示,切除 GIST<2cm 且无其他肿瘤的患者 5 年 GIST 特异性死亡率为 12.9%。这就提出了如何很好地管理或随访这些 GIST 患者的问题。目前,只是在可行的情况下切除>2cm 的 GIST 达成了共识。然而,对于无症状的,偶然发现的<2cm GIST 的处理原则仍不明确。

淋巴瘤

原发性胃淋巴瘤占胃恶性肿瘤的不到 15%,约占所有淋巴瘤的 2%。然而,胃是淋巴结外淋巴瘤发生的一个很常见的器官。总的来说对于这些肿瘤的治疗方法是系统全身化疗加放疗或不加放疗,取决于特定淋巴瘤的亚型。当需要病理确诊或肿瘤对化疗有抗药性并引起明显症状(如胃出口梗阻)时,应及时请外科会诊。可通过内镜或腹腔镜进行诊断性活检,新鲜组织送病理检查(即不用甲醛液固化)。与细针抽吸相比,粗针活检比细针活检更为适合提供足够的组织做流式细胞术分析,评估细胞表面标记物,便于区分淋巴瘤的亚型和临床决策。

胃类癌

胃类癌约占整个胃肠道神经内分泌肿瘤的 4% 和在胃肿瘤占 1%。依据不同的临床表现、病理和治疗原则分为三种类型(表 59.2)。总之,肿瘤<1cm Ⅰ型和Ⅱ型患者采用内镜下切除。1~2cm Ⅰ/Ⅱ型类癌或Ⅰ型类癌多于 5 处病灶时,可行局部切除伴或不伴胃窦切除术。

表 59.2　Ⅰ-Ⅲ型胃类癌概述

	Ⅰ型	Ⅱ型	Ⅲ型
胃类癌百分比	70%～80%	5%	20%
关联性	慢性萎缩性胃炎	Zollinger-Ellison 综合征患者多发性内分泌瘤(MEN)1 型	无(散发)
年龄	>50 岁		>50 岁
性别	女性>男性	女性=男性	女性<男性
胃泌激素水平	升高	升高	正常
胃酸水平	低	高	正常
肿瘤类别	结节或息肉状	小而多发	
起源细胞	继发高胃泌素状态的肠嗜铬细胞(ECL)	继发高胃泌素状态的肠嗜铬细胞(ECL)	肠嗜铬细胞(ECL)或 X 细胞
肿瘤大小	通常<1cm	通常<1.5cm	
转移概率	5%	7%～12%	区域淋巴结(55%)和肝(24%)
5 年生存率	>95%	70%～90%	<35%
激素类别	5-羟色胺	5-羟色胺	5-羟色胺(5-HT)
类癌综合征	无	无	有(非典型脸红)
治疗	<1cm 内镜下切除	<1 cm 内镜下切除	>2cm 部分或全部胃切除＋淋巴结切除术
	局部切除±胃窦切除术(胃泌素细胞)1~2cm 或>5 处病灶	局部切除±胃窦切除术(胃泌素细胞)1~2cm	
	>2cm 部分或全部切除＋淋巴结切除	>2cm 部分或全部切除＋淋巴结切除	

Source:Based on Wardlaw R,Smith JW. 2008;8(4):191-6.

对于＞2cm Ⅰ/Ⅱ型类癌建议行部分或全胃切除术加淋巴结切除术。Ⅲ型肿瘤＞2cm建议行部分或全胃切除术伴淋巴结切除术。

平滑肌肉瘤

胃LMS很罕见,约占胃恶性肿瘤的1%。这些肿瘤通常是局部的,常见于年轻女性。它们最常位于胃底或胃大弯。在一项对574例患者进行的监测研究中,流行病学和最终结果(SEER)数据库显示,所有胃LMS患者的中位生存期为36个月,非转移性患者的中位生存期为72个月。手术切除是提高生存率的最佳途径。

诊断

在介绍了各种恶性肿瘤类型的背景知识,我们现在将重点放在这些肿瘤的综合治疗上。许多非上皮性胃肿瘤在上消化道内镜检查时偶然发现,它们表现为光滑、坚固、圆形的黏膜下肿物,可能是内生型的(即向胃腔内突出)或外生型的(即从胃壁向腹膜腔突出的)(图59.1)。由于这些肿瘤不是来自胃上皮,通常有正常的黏膜覆盖,如果足够大,可能有溃疡和(或)出血迹象。鉴于它们在胃壁内的生长模式,仅靠常规的内镜检查确诊可能困难。尤其针对外生性肿瘤(图59.1c)。此外,考虑到这些肿块是黏膜下的,常规内镜活检钳很少有用,因为活检的病理通常是正常的黏膜,并不能提供足够深的组织样本来诊断。因此,内镜超声(endoscopic ultrasound,EUS)作为诊断的必要补充,可以提供额外的诊断信息,包括肿瘤形状,肿瘤大小,起源层,回声(图59.1b和d)。然而,在大肿瘤(＞5cm)的情况下,EUS视野狭窄过于受限,可能不能扫描病灶全部。仅用EUS通常无法区分不同类型的肿瘤。因此,EUS引导下的细针穿刺(fine needle aspiration,FNA)或穿刺活检(Tru-Cut biopsy,TCB)是目前获得足够组织以确保诊断的首选方法。在比较FNA和TCB优劣时,如果可能,后者更可取,因为足够的组织可以进行肿瘤组织学和免疫组织化学染色。但是,FNA只允许肿瘤细胞学的评估,这可能不足以区分梭形细胞肿瘤,如GIST、LMS、神经鞘瘤和平

滑肌瘤。对于GIST,据报道FNA和TCB的诊断准确率接近80%或更高。

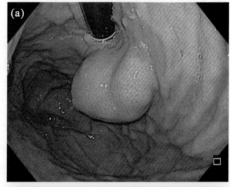
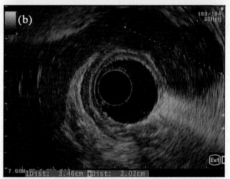
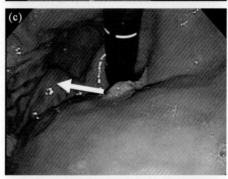
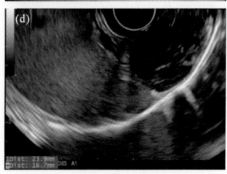

图59.1 非腺瘤性胃肿瘤不同生长模式

内镜(a)和内镜超声(b)显示3.5 cm×2.0 cm毗邻胃食管交界处的内生平滑肌瘤。内镜(白色箭)(c)和EUS(d)显示胃食管交界处附近2.4 cm×1.7 cm的外生性GIST。

此外，EUS-TCB 比内镜黏膜下活检更快，同时仍能提供足够的病理诊断组织。最后，值得注意的是，在评估胃肿瘤时，EUS 引导下活检优于经皮活检，因为其降低了出血和肿瘤播散的风险。

影像学检查：补充的诊断检查和肿瘤分期

影像学检查通常是胃肿瘤的评估和分期的必要手段。胃肿瘤评估中平片的作用有限；然而，偶尔也可发现较大的偶发肿瘤，GIST 可能在胃泡或钙化物上显示肿块效应。主要的成像方式包括计算机断层扫描（computed tomography，CT）和磁共振成像（magnetic resonance imaging，MRI）增强，以及在某些情况下正电子发射断层扫描（positron emission tomography，PET）。所有这些检查手段都可以描述疾病的程度，并用于恶性肿瘤的新辅助治疗的评估。

CT 增强扫描是鉴别胃肿瘤和评估疾病程度的首选方法。单纯 CT 往往不能区分良恶性肿瘤（图 59.2）。例如，GIST 在 CT 上可能伴有钙化、溃疡、囊变性、中央坏死或病灶性空气伴瘘管形成，但这些结果都不一定与恶性肿瘤的风险相关。尽管 CT 在疾病分期和解剖评估方面有很大的优势，但 CT 也有局限性，包括难以分析小病变和不能准确识别受累肠壁层。当 CT 图像不确定或 CT 有禁忌证时，MRI 是不二的选择。此外，MRI 对肝小病变的评估具有较高的敏感性。单独或一起，这些横断面成像方式在恶性肿瘤的分期中也是必要的。这些检查应包括胸部、腹部和盆腔的 CT 检查，以评估了解有无远处转移性病灶，因为胃外病变的存在可能影响治疗方法。

与良性胃肿瘤（如平滑肌瘤和神经鞘瘤）不同，大多数恶性胃肿瘤代谢活跃，并吸收放射性标记葡萄糖类似物[18]F-氟脱氧葡萄糖（[18]F-fluorode-oxyglucose，[18]F-FDG）。结果，[18]F-FDG-PET 对最初出现的 GIST 有很高的灵敏度（约 80％）。然而，GIST 对[18]F-FDG 的摄取是可变的，而且只有部分肿瘤可能是[18]F-FDG 阳性。因此，PET 通常用于分辨 CT 或 MRI 上不明确的表现，以及监测新辅助治疗的早期反应。在 Ⅱ 期 GIST 患者的临

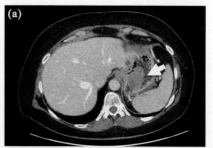

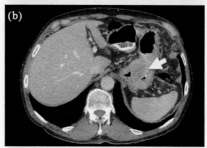

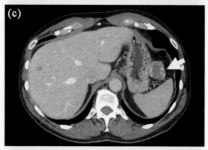

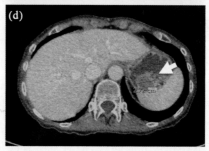

图 59.2 胃良、恶性非腺瘤肿瘤 CT 表现相似
（a）平滑肌瘤；（b）神经鞘瘤；（c）血管瘤；（d）胃肠道间质瘤（GIST）。白色箭表示肿瘤。

床试验中，[18]F-FDG-PET 在治疗的第一周期显示 69％～85％ 的患者有反应。但是，如以 SUV_{max} 的变化值衡量，FDG 更新的减少，最早可能发生在伊马替尼治疗开始后 24h。然而，CT 密度的改变是评估 GIST 早期肿瘤反应的首选方法。

手术适应证

一般来说，在临床中选择合适患者决定手术

时,应考虑一些因素。除了患者的整体状况和表现状态外,还应考虑他们的症状。其表现应与肿瘤的生物学特征(如良性或恶性)、肿瘤类型、肿瘤分级、肿瘤大小、肿瘤位置、肿瘤数目(如转移性或多灶性疾病)、邻近肿瘤的累及器官接近关键结构程度相结合并呈现相应的体征。凡有症状的肿瘤(无论是良性还是恶性)、进行性生长的或较大的"良性"肿瘤、活检证实的恶性肿瘤或无法确诊的肿瘤患者都应做手术评估。考虑到多种因素,有必要多学科讨论。下面几节将进一步探讨决策过程。

切除目标

在择期胃肿瘤切除术时,有 5 个关键因素需要考虑。包括病理上的阴性切缘,避免肿瘤破裂,保护好毗邻器官(尽可能),对于淋巴结转移的患者行根治性淋巴清扫术(如胃类癌和多见于年轻患者中的罕见的 GIST 亚型),并以安全、适当的方式切除(如内镜切除术,腹腔镜切除,腹腔镜-内镜联合切除,或开放切除)。

手术切缘

任何非腺瘤性胃肿瘤的首要切除目标是实现肿瘤的全部切除。理想情况下,这是通过病理证实下的阴性切缘来实现的(即 R0 切除)。同时保持肿瘤完整的假包膜,避免肿瘤破裂或溢漏。良性肿瘤不存在这方面问题,但对于所有病例中都应努力做到这一点,以免后续的整体肿瘤标本病理检查后,切缘病理诊断可能会有阳性结果的改变。尽管如此,阳性切缘并不一定需要重新手术切除。对于 GIST,最佳切缘尚未明确。在一项大型多机构队列研究的回顾性研究中,纳入 819 例患者,随访 4 年,接受 R0 和 R1(即镜下阳性切缘)切除术的患者之间的无瘤生存率(recurrence-free survival,RFS)统计学上没有显著差异。在接受安慰剂或伊马替尼辅助治疗 1 年的患者中,R1 切除术后的总体复发风险分别为 39% 和 35%。相比之下,两组 R0 切除的患者只有 27%。此外,外科医师还必须意识到,胃肠道间质瘤是富血供、易碎的肿瘤,在手术操作中容易破裂,这可能导致肿瘤在腹腔内扩散,增加复发的风险。

在对上述研究进行进一步的亚组分析后,R1 患者($n = 21$)肿瘤破裂的 3 年 RFS 率为 60%,而无破裂的 R1 患者为 80%($n = 51$,HR 3.58,$P = 0.001$)。因此,作者得出结论,复发风险是由肿瘤破裂引起的,而不是显微镜下的阳性切缘。考虑到这些因素,R1 切除后的 GIST 是否再次手术需要根据个体情况决定。相比之下,明显阳性的边缘(R2)明显预示着较差的预后和较短的带瘤生存率。因此,在尝试达到镜下阴性切缘的同时,应谨慎处理 GIST 和其他胃黏膜下肿瘤,以降低破裂的风险,这显然与肿瘤复发的风险增加有关。考虑到这些原则,对于肿瘤位置不利的低风险病变(即低核分裂指数),R1 切除是可以接受的。

保留器官的切除

复杂的多脏器切除术与术后发病率增加有关。因此,大多数美国外科医师建议在切除肉瘤肿瘤(如 GIST 或 LMS)时尽量减少切除邻近器官(如膈、肝、脾、胰腺或横结肠),只要不损害肿瘤包膜或导致肿瘤破裂。在一项对美国国家癌症研究所 SEER 数据库中的 1873 例 GIST 和 LMS 病例的研究中,作者发现这些肿瘤的楔形切除和完全内脏切除的结果相似。但是,为了获得 R0 切缘而切除邻近器官已被证明会增加发病率。因此,在慎重选择更广泛切除的患者的同时,考虑新辅助治疗(如用伊马替尼治疗 GIST)是很重要的,以缩小肿瘤,有更高的 R0 切除和保留邻近器官的机会。

淋巴清扫术的作用

虽然良性肿瘤明显不会转移到淋巴结,胃肉瘤的淋巴转移也是相当罕见的,但年龄较小的儿童 GIST 淋巴结转移最常见。在一项对 699 名成年 GIST 患者的研究中,淋巴结受累率为 1%。这最常发生在 40 岁以下具有上皮样或混合(如上皮样梭形)组织病理的患者。这些数据已在其他样本研究中得到证实。因此,淋巴结切除术在

GIST 或 LMS 的外科治疗中并不是常规的指征。然而，如果临床或放射学上怀疑淋巴结受累，选择性淋巴结清扫术是推荐的。在胃类癌的病例中，淋巴结切除术取决于肿瘤的类型和大小（见表59.2）。

肿瘤所处位置决定术式

由于非腺瘤性肿瘤可以发生在胃的任何部位（如胃食管连接处、胃大弯侧、胃小弯侧或幽门区），在切除这些肿瘤时，可以采用多种手术方法

方式（图59.3）。例如，小的胃间质瘤或沿胃大弯侧的良性肿瘤可能只需要简单的楔形切除，因为在大多数手术系列中，楔形切除或部分胃切除可以获得同样远期效果。由于解剖学原因，而不一定是生物学因素，一个较大的肿瘤，或一个靠近胃食管交界处或幽门处的肿瘤，可能需要更规范的切除和重建（如分别是全胃切除和远端胃切除）。因此，目前有各种各样的技术用于切除这些肿瘤。本文主要以 GIST 为例：GIST 是胃中最常见的非腺瘤性恶性肿瘤；大多数出版物关注这种疾病；LMS 及需要切除的良性肿瘤可效仿处理。

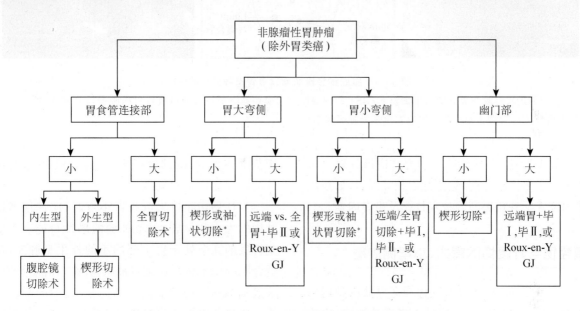

图 59.3　根据肿瘤位置和大小推荐的胃非腺瘤肿瘤（不包括胃类癌）切除方法概述
*. 表示胃腔是否未受损；GJ. 胃空肠吻合术。

手术方法和技巧

治疗非腺瘤性胃肿瘤的手术方法从微创内镜切除（如Ⅰ～Ⅱ型类癌）到广泛开腹手术切除邻近器官受累的恶性肿瘤（如 GIST 或 LMS）（图59.3）。再次重申，手术治疗的目标是完全切除肿瘤并要求镜下阴性切缘、完整的假包膜和避免肿瘤破裂。由于淋巴结转移不常见，淋巴结切除术通常不适用于肉瘤性肿瘤，周围淋巴结清扫术通常只是某些Ⅰ～Ⅲ型类癌治疗的一部分（见表59.2）。按照图59.3中的划分方法，我们重点关注的是基于肿瘤所处部位治疗原则。

依据肿瘤位置和大小确定手术方式

腹腔镜胃食管交界处肿瘤切除术

几例个案报道，以及最近一个较大的单一机构报道了14例患者在腹腔镜和内镜技术相结合切除胃黏膜下内生肿瘤。这一项研究系列包括胃食管交界处附近的肿瘤，包括 GIST（图59.2a 和 b），以及沿着胃小弯的内生肿瘤或来源于胃后壁的肿瘤（图59.4a），这些肿瘤过去被认为有必要行近端或全胃切除术。腹腔镜技术是使用 5mm 和 12mm 气囊套管操作，气囊套管放置在胃腔

内,通过直接可视化把胃镜放置在胃部(图59.4b)。这为内镜提供了一个额外的工作端口,而不必为插入胃内的套管针进行两次以上的胃切开术。使用这种方法,胃内放置吻合器即可完成全层胃肿瘤切除术(图59.4c)。此外,<4cm的肿瘤可以放置在取物袋中,并通过口腔取出,以避免在胃壁切开超过12mm切口。然而,这种方法仍处于发展初期。在大宗研究报告中,2例患者(14.3%)术后发生切割闭合处出血,需要再次内镜处理止血,而在12个月的随访中,1例GIST患者(10%)肿瘤复发。因此,需要继续研究这种方法,以进一步验证其安全、有效和无瘤原则。

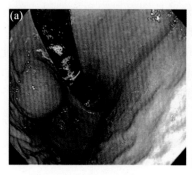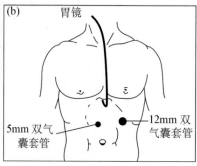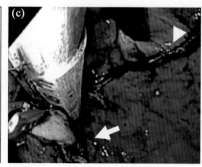

图59.4 腹腔镜经胃切除胃食管交界处的GIST

(a)邻近胃食管交界处的内生黏膜下GIST的内镜图;(b)腹腔镜下经胃球囊口放置胃内肿瘤切除术;(c)序贯全层及黏膜下吻合器击发切除GIST(白色箭为肿瘤标本)。

综上所述,个性化的手术方式应该针对每例患者基于多因素考虑,包括肿瘤相关因素(如组织学和位置)、外科医师的技术技能及患者因素。

腹腔镜与开腹切除胃大、小弯侧肿瘤

一般来说,所有远离胃食管交界处或幽门的胃肿瘤都可以用胃楔形切除术来充分切除,而不是部分、次全或全胃切除术。由于不需要淋巴结切除术,再加上微创技术的进步,微创切除较大的GIST和其他黏膜下肿瘤已被广泛接受。此外,这种方法与更短的住院时间、更少的疼痛、改善美容和降低发病率有关。益处还体现在局部、穿刺孔复发率没有增加及长期生存率不受影响。与腹腔镜手术相比,开放式手术可以增加对较大肿瘤的显露和搬动。虽然许多单机构研究认为,开放式手术与术后住院时间长、失血量大、手术耗时长有关,但这可能反映了一种选择偏差,因为较大肿瘤可能不适合微创手术切除。最近的荟萃分析,189项回顾性研究中的7项,表明腹腔镜切除胃GIST是安全有效的,与开放性手术比较在住院时间、手术耗时、不良事件、估计失血、整体生存或复发率没有统计学差异。因此,腹腔镜技术适用于范围在2~8cm的胃GIST切除,并认为没有额外的并发症或复发风险。

当计划切除胃大弯或胃小弯时,应仔细考虑肿瘤的大小和位置,以及肿瘤的恶性可能。考虑到胃底的冗余处于胃中部的小的外生型肿瘤,最适合腹腔镜下胃楔形或胃袖状切除。切除目的应该是最低程度的肿瘤操作和肉眼/镜下的阴性切缘。应离断胃短动脉充分游离并尽可能注意胃网膜动脉的血液供应。术者可选择不同型号的腔内切割闭合器完成胃切除。了解到胃壁的厚度随着距离胃食管交界处的距离而增加,充分考虑到胃组织的厚度选择合适的高度和长度的闭合器,以确保与组织的适当匹配(图59.5)。尤为重要的是,这些手术在技术上具有挑战性,像GIST这样富血供的、易碎的肿瘤,可能有囊性或坏死成分,手术操作中易破裂。通过腹腔镜器械操作敏感性较低,而通过开放手术切除肿瘤可能是更谨慎的,即使是很小的肿瘤,因为腹腔内肿瘤播散会显著增加复发的风险。

腹腔镜和开放切除幽门部肿瘤

除了沿胃小弯或靠近胃食管交界处的肿瘤

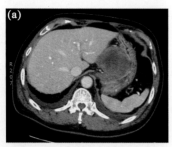

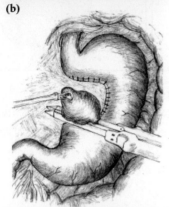

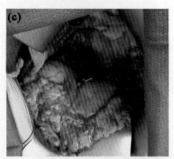

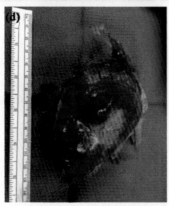

图 59.5　沿胃小弯切除 GIST

（a）CT 图像：胃小弯处可见大量外生性 GIST，紧靠左半肝；（b）切割吻合器沿胃小弯胃楔状切除；（c）图中肿物切除后的胃残体切除胃小弯（图 a）肿物；（d）有邻近钉线的肿瘤标本图示（b）。Adapted from Ye LP et al. Surg Endosc 2014;28(2):524-30.

外，幽门附近的肿瘤也很难楔形切除。因此，切除可能需要远端或次全胃切除，然后采用图示三种方法中的一种进行胃肠重建（图 59.6）。其中包括当胃有足够的长度允许无张力吻合术时，胃与近端十二指肠之间的毕-Ⅰ型吻合术，可以进行结肠前或结肠后的胃和近端空肠毕-Ⅱ型吻合术，或为了有足够长度的空肠直达残胃行 Roux-en-Y 胃空肠吻合术，同样也是防止胆胰等碱性液所致的反流性胃炎。但是，在通过楔形切除术切除幽门窦/管肿瘤的情况下，外科医师应该认识到该手术尽管留有足够的管腔，可能由于胃扭转从而导致的胃出口型梗阻（图 59.7）。如果在手术时通过内镜检查发现，应进行远端胃切除术以避免这种并发症发生。总之，无论是采用腹腔镜手术还是开放式手术，即便"良性"肿瘤也有可能术前活检呈假阴性或有小的恶性病灶，所以都应遵循肿瘤的基本原则。

内镜黏膜下切除

在过去的 10 年，在治疗小的（通常＜3.5cm）黏膜下胃肿瘤（通常是良性的）内镜下部分厚度黏膜下切除术得到一定程度的推广，与腹腔镜或开腹手术相比，这种方法的创伤性显然更小，而且手术时间也更短。然而，这种方法的证据仅限于几个小型的单一机构系列病例回顾性分析。在一项针对 85 名患者（包括 25 名胃肿瘤患者）的研究中，9.4%的患者出现气胸、皮下气肿和（或）气腹。此外，发生于深层固有肌层肿瘤的总并发症发生率为 70%，而 GIST 患者的总并发症发生率为 26.3%。此外，与其他切除方式比较该切除方式具有较高的阳性切缘率（7.8%～25.7%）和穿孔率。因此，目前一般不建议采用这种方法。

经自然腔道腔镜手术切除

尽管近年人们对自然腔镜手术（natural orifice transluminal endoscopic surgery，NOTES）的热情已经减弱，但是曾在一例出血性胃脂肪瘤和另一例胃 GIST 的患者经阴道 NOTES 胃切除术中被报道过。该方法是可操作和安全的，但这种方法的广泛接受和应用似乎是有限的，并且没有关于肿瘤长期随访预后的结果。

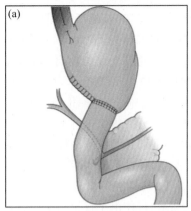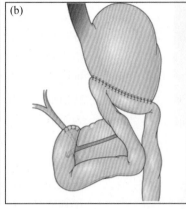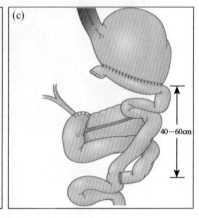

图 59.6　胃远端或次全切除术后重建的类型

（a）当胃有足够的长度允许无张力吻合时，可以在胃和十二指肠近端之间进行 Billroth-Ⅰ吻合术；（b）Billroth-Ⅱ吻合术可在胃和空肠近端之间经结肠前和结肠后进行。（c）Roux-en-Y 胃空肠吻合术可以在胃和空肠之间进行，以便允许有足够空肠到达胃，并防止胆胰碱反流到胃。（Adapted from AB Feitoza，Chapter 11：Postsurgical endoscopic anatomy，Clinical Gastrointestinal Endoscopy，2nd ed，http://clinicalgate.com/postsurgical-endoscopic-anatomy/.）

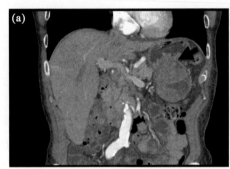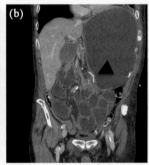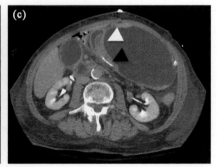

图 59.7　幽门窦/管胃肠道间质瘤（GIST）切除术后并发胃出口梗阻

（a）86 岁男性，表现为慢性贫血。CT、上腔镜检查、内镜超声及穿刺活检显示幽门窦/管梭形细胞肿瘤（箭）与免疫组织化学染色的 GIST 相符；（b 和 c）在胃楔形吻合术后，患者留下一个 3.5 cm 的胃出口，由于胃自身扭结（白色箭头），患者发生了胃出口远端吻合线梗阻（黑色箭头）。这种潜在的并发症可以在术中通过胃充气进行胃镜检查来识别，尽管胃腔很宽，但胃镜检查会产生同样的胃成角所致扭结效应。如果发现，应进行远端胃切除术，以避免这种并发症。

恶性肿瘤切除后的辅助治疗

虽然辅助化疗在胃类癌或 LMS 患者中的作用尚未得到证实，但伊马替尼（瑞士巴塞尔，诺华）作为 GIST 患者的辅助治疗可进一步改善患者预后。美国外科医师学会肿瘤小组（American College of Surgeons Oncology Group，ACOSOG）Z9001 Ⅲ期随机、双盲、安慰剂对照研究显示，伊马替尼辅助治疗肿瘤≥3 cm 的患者能显著降低 GIST 复发：1 年 RFS 率伊马替尼组为 98%，安慰剂组为 83%（$P<0.0001$）。随后，为探讨增加伊马替尼治疗的持续时间 RFS 是否会得到改善的一项非盲 SSGXVⅢ/AIO（斯堪的纳维亚肉瘤组/内科协作实践肉瘤组）Ⅲ期随机试验表明，在长期随访中，接受大体切除初始 KIT 阳性的 GIST 的患者接受 1 或 3 年的伊马替尼辅助治疗（400mg/d），具有以下一个或多个特征的患者被判定为高复发风险：瘤体直径＞10cm；每 50 高倍视野（high-power fields，HPF）有丝分裂指数＞10 个；肿瘤直径＞5 cm 且每个 HPF 有 5 个以上的核分裂；或手术前或手术中肿瘤破裂。术后伊马

替尼辅助治疗 3 年的患者较治疗 1 年的 RFS 和总生存率(overall survival,OS)显著增加(但不是疾病特异性生存)。在 5 年的随访中,3 年组的 RFS 和 OS 发生率分别为 65.6% 和 92.0%,1 年组分别为 47.9% 和 81.7%($P<0.001$ 和 $P=0.02$)。因此,根据肿瘤大小、核分裂指数、部位、破裂与否和手术的完整性,对于 KIT 阳性的 GIST 复发风险高的患者,NCCN 指南推荐至少 3 年的辅助治疗。然而,伊马替尼的辅助用药最佳持续时间仍然未知。目前有两项正在进行的研究试图解决这个问题。欧洲癌症研究和治疗组织(European Organization for Research and Treatment of Cancer,EORTC)62024 研究(Clinical Trials. gov,注册号:NCT00103168)是一项随机的 Ⅲ 期研究,对肿瘤切除后中或高风险复发的 GIST 患者进行为期 2 年的伊马替尼治疗 5 年随访。另外一项 PERSIST-5(Clinical Trials. gov,注册号:NCT00867113)Ⅱ 期临床试验,评估伊马替尼对完全切除后 GIST 复发风险显著的患者长达 5 年的疗效。这些试验的结果将为 GIST 患者长期使用伊马替尼辅助治疗提供更多的信息。

总结

　　GIST 和 LMS 的主要治疗手段是外科手术切除,而内镜和外科手术都被用于治疗胃类癌和淋巴瘤。根据指征,从内镜黏膜下切除到开放性手术切除的一系列方法均可用于切除胃良性和恶性肿瘤。尽管外科切除仍然是治愈的最佳机会,但酪氨酸激酶抑制药(如伊马替尼)的出现,结合越来越敏感的横断面成像技术,以及越来越多的微创手术方法均有助于优化非腺瘤性胃肿瘤患者治疗方案和管理模式。

致谢

　　作者感谢国家卫生研究所(National Institutes of Health,NIH)对 K08、CA168999、R21 CA192072(JKS)和 R01 CA102613(RPD)项目的资助。Sicklick 博士接受诺华公司制药行业的研究资金。

(季锡清　译　胡志前　徐楷　校)

参考文献

[1] Sicklick JK et al. *J Gastrointest Surg* 2013,17(11):1997-2006.

[2] Hirota S et al. *Science* 1998,279(5350):577-80.

[3] Coe TM et al. *J Gastrointest Surg* 2016;20:1132-40.

[4] Demetri GD et al. *J Natl Compr Canc Netw* 2010,8(Suppl 2):S1-41, quiz S42-4.

[5] Moody JS et al. *J Clin Oncol* 2012,30(Suppl 4),abstr 106.

[6] Sepe PS et al. *Nat Rev Gastroenterol Hepatol* 2009,6(6):363-71.

[7] Hwang JH et al. *Gastrointest Endosc* 2005,62(2):202-8.

[8] Brand B et al. *Dig Liver Dis* 2002,34(4):290-7.

[9] Kochhar R et al. *Clin Radiol* 2010,65(8):584-92.

[10] Sepe PS et al. *Gastrointest Endosc* 2009,70(2):254-61.

[11] Hoda KM et al. *Gastrointest Endosc* 2009,69(7):1218-23.

[12] Chu YY et al. *Hepatogastroenterology* 2010,57(102-103):1157-60.

[13] Group EESNW. *Ann Oncol* 2012,23(Suppl 7):vii49-55.

[14] Lau S et al. *Clin Radiol* 2004,59(6):487-98.

[15] Chaudhry UI et al. *Adv Surg* 2011;45:197-209.

[16] Ghanem N et al. *Eur Radiol* 2003,13(7):1669-78.

[17] Levy AD et al. *Radiographics* 2003,23(2):283-304,456; quiz 532.

[18] Kang YN et al. *Cancer Res Treat* 2010,42(3):135-43.

[19] Van den Abbeele AD et al. *J Nucl Med* 2012,53(4):567-74.

[20] McAuliffe JC et al. *Ann Surg Oncol* 2009,16(4):910-9.

[21] McCarter MD et al. *J Am Coll Surg* 2012,215(1):53-9; discussion 59-60.

[22] Rutkowski P et al. *Eur J Surg Oncol* 2011,37(10):890-6.

[23] Rutkowski P et al. *Ann Surg Oncol* 2007,14(7):2018-27.

[24] Gouveia AM et al. *World J Surg* 2008,32(11):2375-82.

[25] Eisenberg BL et al. *J Surg Oncol* 2009,99(1):42-7.

［26］ Perez EA et al. *J Gastrointest Surg* 2007,11（1）:
114-25.

［27］ Martin RC 2nd et al. *J Am Coll Surg* 2002,194（5）:
568-77.

［28］ Agaimy A et al. *Langenbecks Arch Surg* 2009,394
（2）:375-81.

［29］ DeMatteo RP et al. *Ann Surg* 2000,231（1）:51-8.

［30］ Shiu MH et al. *Cancer* 1982,49（1）:177-87.

［31］ Heinrich MC et al. *J Surg Oncol* 2005,90（3）:195-
207；discussion 207.

［32］ Aparicio T et al. *Eur J Surg Oncol* 2004,30（10）:
1098-103.

［33］ Fujimoto Y et al. *Gastric Cancer* 2003,6（1）:39-48.

［34］ Mochizuki Y et al. *World J Surg* 2004,28（9）:
870-5.

［35］ Novitsky YW et al. *Ann Surg* 2006,243（6）:738-
45；discussion 745-7.

［36］ Sexton JA et al. *Surg Endosc* 2008,22（12）:2583-7.

［37］ Sokolich J et al. *JSLS* 2009,13（2）:165-9.

［38］ Otani Y et al. *Surg Laparosc Endosc Percutan Tech*
2000,10（1）:19-23.

［39］ Karakousis GC et al. *Ann Surg Oncol* 2011,18（6）:
1599-605.

［40］ Pelletier JS et al. *J Clin Med Res* 2015,7（5）:
289-96.

［41］ Joensuu H. *Lancet Oncol* 2009,10（11）:1025.

［42］ Ye LP et al. *Surg Endosc* 2014,28（2）:524-30.

［43］ He Z et al. *Scand J Gastroenterol* 2013,48（12）:
1466-73.

［44］ Chun SY et al. *Surg Endosc* 2013,27（9）:3271-9.

［45］ Zhang S et al. *Dig Dis Sci* 2013,58（6）:1710-6.

［46］ Goto O et al. *Gastrointest Endosc Clin N Am* 2014,
24（2）:169-81.

［47］ Nakajima K et al. *Surg Endosc* 2009;23:2650.

［48］ Barajas-Gamboa JS et al. *Surg Endosc* 2015,29（8）:
2149-57.

［49］ Dematteo RP et al. *Lancet* 2009, 373 （9669）:
1097-104.

［50］ Joensuu H et al. *JAMA* 2012,307（12）:1265-72.

［51］ von Mehren M et al. *J Natl Compr Canc Netw*
2014,12（6）:853-62.

［52］ Wardlaw R et al. *Ochsner J* 2008,8（4）:191-6.

第60章

胃癌的腹腔镜切除术

TSUYOSHI ETOH，HAJIME FUJISHIMA，AND SEIGO KITANO

简介

腹腔镜辅助远端胃切除术（laparoscopy-assisted distal gastrectomy，LADG）联合淋巴结清扫术治疗早期胃癌的治疗方式于 1991 年起源于日本。从那以后，诸多学者致力于改进和完善腹腔镜胃切除术（laparoscopic gastrectomy，LAG），因为该术式可明显减轻术后疼痛且有利于术后患者胃肠道（gastrointestinal，GI）蠕动功能早期恢复，患者也可以早期出院。

迄今为止，对于存在淋巴结转移风险的早期胃癌，腹腔镜外科领域已有三种手术方式可供选择：腹腔镜胃楔形切除术（laparoscopic wedge resection，LWR）；胃内黏膜切除；LAG。在过去的 20 年里，血管切割闭合系统、超声切割止血系统、圆形和线形吻合器等一系列新的手术器械和设备的发展极大地推动了腹腔镜手术的发展。

得益于技术的进步，最近几个研究机构除了在早期胃癌患者中进行 LAG 之外，也尝试应用该术式治疗进展期胃癌患者（advanced gastric cancer，AGC）。根据日本内镜外科协会（Japan Society for Endoscopic Surgery，JSES）的资料，LAG 的手术量每年都在增加。而与日本、韩国相比，西方国家在该领域中的进展则要慢得多。而且，西方国家胃癌的发病率较低，难以进行大样本的前瞻性的研究。尽管如此，LAG 在未来也将会逐步成为治疗胃癌的标准术式之一。本文中我们将向大家介绍这种微创治疗方式，并对它在胃癌治疗中的地位和作用加以讨论。

腹腔镜胃切除术在当前胃癌治疗中的地位

根据日本第四版指南，在日本已完成的数个拥有足够样本量的前瞻性研究探讨了 LAG 的获益性，其结果表明 LAG 是 I 期胃癌的治疗方式选项之一。最近，日本外科医师已经将 LAG 应用于侵及浆膜或者已经出现胃外淋巴结转移的进展期胃癌及须行近端胃切除或全胃切除的进展期近端胃癌的治疗。但尽管支持的证据日益增加，采用腹腔镜入路手术治疗进展期胃癌在肿瘤学可行性方面依旧存有争论。

根据 JSES 组织的第 12 次全国性的调查显示，LADG 术中、术后并发症的发生率分别为 1.3％和 9.1％，而腹腔镜辅助全胃切除术（laparoscopy-assisted total gastrectomy，LATG）术中、术后并发症的发生率分别为 2.5％和 19.4％。此外，LADG 的手术并发症发生率与开腹手术并发症发生率相似。近端胃癌行 LAG 时最为常见的困难是吻合重建环节，为了克服这些困难，已经设计出几种不同的吻合方式。在未来，尤为重要的工作是设计一种 LATG 或腹腔镜辅助近端胃切除术（laparoscopyassisted proximal gastrectomy，LAPG），术后实施的适用性较强的标准化吻合方式。

标准化技术的发展及相关的教育培训体系的建立和完善是减少手术并发症的一个重要方面。目前已经研发几种训练模拟器并建立了动物外科训练中心以提高腹腔镜技术。在 LAG 领域,日本认证体系或许有助于腹腔镜技术的标准化及外科技术的提高。当然,日本的质量认证体系本身也应该进行反复的评估以保证其临床适用性,并确保其对受训外科医师有着重要的培训意义。

腹腔镜胃切除联合 D2 淋巴结清扫

在 AGC 患者中淋巴结清扫的范围仍存有争议。亚洲国家在 AGC 患者中常规实施 D2 淋巴结清扫术。究其原因在于该术式能够延长患者生存期,而且更多的淋巴结标本意味着肿瘤分期诊断更为准确。最近,几个亚洲研究机构已经将腹腔镜外科技术应用于 D2 淋巴结清扫术。因此,建立和发展一种安全的幽门下、胰腺上淋巴结清扫技术对于 AGC 患者实施 LAG 联合 D2 淋巴结

清扫术是非常必要的(表 60.1)。

在切除幽门下淋巴结(即 No.6 淋巴结)时必须细致地显露胰头部表面。在解剖胃网膜右静脉时应注意避免损伤胰腺发出并走向其背侧的小静脉(图 60.1)。解剖处理胃网膜右动脉时首先应当确认胰十二指肠前上静脉的三个分支和胃十二指肠动脉,而后确认并处理其根部。其中,胃十二指肠动脉应当从内侧检查确认。

良好的手术视野显露是完整安全地切除胰腺上淋巴结的基础。此时,可将胃左动、静脉蒂提起并将胰腺向下推移即可获得良好显露的术野。解剖显露从胃十二指肠动脉分叉部到胃左动脉根部的肝总动脉,切除 No.8a、No.12a 组淋巴结及 No.9 组淋巴结的右部直至显露腹腔动脉右缘。期间,切除包绕肝总动脉的周围神经鞘结缔组织时用电凝剪更为方便。

表 60.1　正在进行中的关于 AGC 中行 LAG 的多中心随机性前瞻性研究

项目	设计	纳入标准	主要终点	预计入组人数
JLSSG0901	随机分组 Ⅱ/Ⅲ(LADG vs. ODG)	MP/SS/SE N0-2 M0	P-Ⅱ:发病率 P-Ⅲ:无复发生存	P-Ⅱ:180,P-Ⅲ:共 500
KLASS-02	Ⅲ期(LADG vs. ODG)	进展期胃癌	3 年无瘤生存期	1050
CLASS-01	Ⅲ期(LADG vs. ODG)	进展期胃癌	3 年无瘤生存期	1056

注:CLASS(Chinese Laparoscopic Gastrointestinal Surgery Study Group).中国腹腔镜胃肠外科研究组;JLSSG(Japanese Laparoscopic Surgery Study Group).日本腹腔镜外科研究组;KLASS(Korean Laparoscopic Gastrointestinal Surgery Study Group).韩国腹腔镜胃肠外科研究组;LADG(laparoscopy-assisted distal gastrectomy).腹腔镜辅助远端胃切除术;ODG(open distal gastrectomy).开腹远端胃切除术。

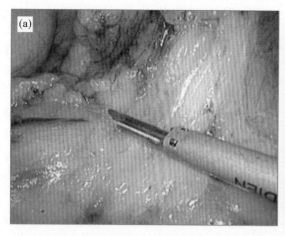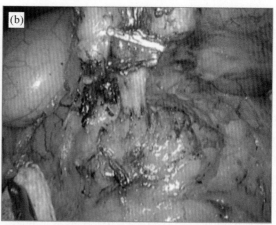

图 60.1　肥胖患者幽门下区域淋巴结切除后视野

通常因大量的脂肪组织堆积导致解剖并不清晰,解剖分离操作也极为困难(a);应当注意避免损伤回流至胰腺的小静脉(b)。

随后解剖显露腹腔动脉的左侧缘及脾动脉起始部。如图 60.2 所示的步骤切除 No.11P 淋巴结及 No.9 组淋巴结的左部。在清扫切除胰腺上淋巴结的过程中,最为重要的是在每一个淋巴结切除之前均需反复确认解剖学标记。

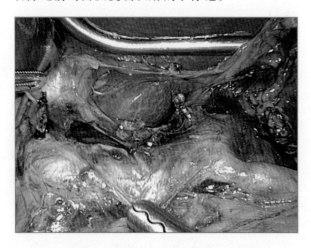

图 60.2　胰腺上区域淋巴结切除后视野
沿肝总动脉和脾动脉走行锐性剥离完整切除包括淋巴结在内的软组织。

肥胖患者行 LADG 时胰腺上淋巴结的切除有时非常困难,因为手术操作导致的脂肪液滴使得胰腺上缘与包含淋巴结的脂肪组织之间的界线并不明晰。因而,采用 LAG 联合 D2 淋巴结切除方式治疗肥胖患者还需技术上进一步的改进和完善。

近端胃癌行腹腔镜辅助全胃切除术后的吻合技术

目前,使用直线型吻合器或圆形吻合器进行 LADG 后胃十二指肠吻合或胃空肠吻合技术上可靠安全,且得到全世界范围内的认可。与此相反,在 LATG 术后的并发症中最为常见的往往是吻合口并发症,如吻合口狭窄或吻合口瘘。LATG 后的食管空肠吻合术可以用直线型吻合器或圆形吻合器来完成,功能性的端-端食管空肠吻合术则用 45mm 腔镜直线型吻合器进行。在食管断端左侧吻合线附近戳一小孔,确保穿透全层(由小孔可见食管黏膜),避免在黏膜下层形成"伪腔"。吻合完成后必须由腔内直视检查确认吻

合口止血彻底,随后用直线型吻合器关闭食管空肠共同开口(图 60.3)。食管空肠的端-侧吻合则用圆形吻合器以同样方式完成,但有时腹腔镜下将钉砧头插入食管比较困难,应注意避免损伤食管残端。

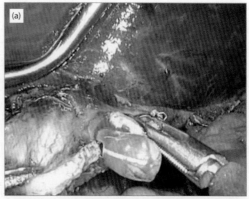

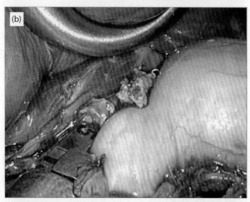

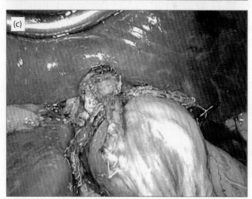

图 60.3　LATG 后重建示意图
(a)食管切断后在食管断端左侧管壁戳一小孔;
(b)用 45mm 内镜直线型吻合器完成功能性的端-端食管空肠吻合术;(c)戳孔处用直线型吻合器闭合。

最近,一种经口置入钉砧座装置(OrVil;Covidien,Mansfield,Massachusetts)已经进行商业化生产。相应的,关于在体内用圆形吻合器完成

食管空肠吻合操作过程中使用该装置的有效性和安全性方面的研究已有相关文献报道。这种装置的使用可能减少非预期的术中并发症（食管损伤或肠道内容物导致的感染）的发生并减少手术操作时间。

腹腔镜胃切除术的临床试验

LAG 的技术和肿瘤学可行性已经在世界范围内进行广泛评估。到目前为止，有几个回顾性研究和前瞻性研究已经报道，但这些研究都因为样本过小，所提供的证据并不足以让我们得出明确的结论。因此，我们需要进行多中心随机对照研究（multicenter randomized control trial，RCT）以评估 LADG 治疗胃癌的长期随访结果。而迄今为止，仅有东亚地区在进行多中心研究。

日本临床肿瘤学组（Japan Clinical Oncology Group，JCOG）的胃癌外科研究组主导进行了一项多中心 II 期临床试验研究（JCOG0703）以评估 LADG 在治疗临床 I 期胃癌中的安全性。此外，一项关于 LADG 和传统开腹远端胃切除术（open distal gastrectomy，ODG）总体生存状况对比研究的多中心 III 期临床试验研究（JCOG0912）的临床患者招募已经完成，其研究结果尚待时日。韩国腹腔镜胃肠外科研究组（Korean Laparoscopic Gastrointestinal Surgery Study，KLASS）则进行了一项关于 LADG 和 ODG 治疗 I 期胃癌的对比研究的多中心 III 期临床试验研究，已于 2010 年完成了招募 1400 名临床患者的工作，其研究结果值得期待。

日本腹腔镜外科研究组（Japanese Laparoscopic Surgery Study Group，JLSSG）开始了一项评估 LADG 在 AGC 治疗中的技术及肿瘤学可行性的 II/III 期研究（JLSSG0901）。在该研究中所有外科手术是由 JSES 认证的外科医师来实施以保证手术质量可控。这项 RCT 研究具有一些独具有特色的研究设计，其入组标准限定为进展期胃癌患者（MP/SS/SE），淋巴结清扫限制到 D2。为了控制手术质量，研究者还将所有入组患者的手术实施过程进行录像并集中回顾进行评价。韩国的 KLASS 和中国腹腔镜胃肠外科研究组（Chinese

Laparoscopic Gastrointestinal Surgery Study Group，CLASS）都在进行针对进展期胃癌的 III 期研究。这些研究的数据将有助于我们确定 LAG 在早期胃癌和进展期胃癌治疗中的作用和地位。

总结

尽管腹腔镜外科在胃癌患者治疗中尚有一些技术性和肿瘤学安全性的问题需要解决，但鉴于该技术在胃癌患者治疗中显现的诸多优势，在未来，该技术在胃癌治疗中必将得到日益广泛的应用。

（龚振斌　**译**　胡志前　徐楷　**校**）

参考文献

[1] Kitano S et al. *Surg Laparosc Endosc* 1994；4：146-8.

[2] Ohgami M et al. *World J Surg* 1999；23（2）：187-92；discussion 192-3.

[3] Ohashi S. *Surg Endosc* 1995，9（2）：169-71.

[4] Shinohara T et al. *Surg Endosc* 2013，27（1）：286-94.

[5] Gordon AC et al. *Surg Endosc* 2013，27（2）：462-70.

[6] Strong VE et al. *Ann Surg Oncol* 2009，16（6）：1507-13.

[7] Okabe H et al. *Surg Endosc* 2009，23（9）：2167-71.

[8] Kunisaki C et al. *Surg Endosc* 2011，25（4）：1300-5.

[9] Nunobe S et al. *J Gastrointest Surg* 2011，15（9）：1520-5.

[10] Mori T et al. *Minim Invasive Ther Allied Technol* 2010，19（1）：18-23.

[11] Sasako M et al. *N Engl J Med* 2008，359（5）：453-62.

[12] Songun I et al. *Lancet Oncol* 2010，11（5）：439-49.

[13] Etoh T et al. *Asian J Endosc Surg* 2009；2：18-23.

[14] Lee JH et al. *Ann Surg Oncol* 2007；14：3148-53.

[15] Kitano S. *Gastric Cancer* 2009，12（2）：67-8.

[16] Fukunaga T et al. *Gastric Cancer* 2009，12（2）：106-12.

[17] Kanaya S et al. *J Am Coll Surg* 2002，195（2）：284-7.

[18] Katai H et al. *Gastric Cancer* 2010，13（4）：238-44.

第61章

腹腔镜营养管置入

JAISA OLASKY

简介

　　腹腔镜肠道置管具有很多潜在的应用价值。对某些患者的病情而言，内镜技术或放射介入治疗方式并不是最为可行或最为安全的选择。此时，腹腔镜方式是一个很好的能有效缓解病情的替代方案。而在另外一些患者，如胃旁路手术后的患者，适当的时候可以用该方式来减轻胆、胰管分支内压力以缓解病情。在微创胃切除术、食管切除术及胰腺清创术中，经常应用腹腔镜放置营养管。且不管上述列举的这些腹腔镜手术指征，就目前而言，有下列几种安全可行的经腹腔镜放置胃造瘘管及空肠造瘘管的方法。

胃造瘘管

　　胃造瘘管比空肠造瘘管更可取，因为较大的管腔允许大容量喂养。需要长期营养支持的患者，如果可以使用大剂量喂养，则在日常生活中受到的限制更少。除了方便之外，采用"弹丸式"营养支持的患者无须体外携带昂贵的管饲营养泵，花费更少。而且经胃的营养支持比经空肠的直接的营养支持更符合消化道生理特性，胃造瘘管带来的并发症也比空肠造瘘管的并发症要少。但是在某些病情下经胃造瘘管给予营养支持并不合理，如食管切除＋胃上提术、胃输出端梗阻、重症胰腺炎等，除非胃造瘘管是用来排气减压而不是作为营养支持或药物管理的途径。

　　在放置胃造瘘置管前必须考虑一些特殊情况。如前文提到的，某些疾病或者既往的手术有可能导致解剖结构发生变化并可能妨碍胃造瘘管的放置。除此之外，当影像学检查显示横结肠位置并不理想可能导致相关并发症更易发生时，外科医师亦应警醒，必要时放弃实施胃造口术。

　　微创胃造口术包括经皮内镜下胃造口术（percutaneous endoscopic gastrostomy，PEG）和腹腔镜下胃造口术。通常在切皮之前经静脉给予抗生素，但在置管前给予单次剂量的口服抗生素也是有效的。尽管采取上述抗感染措施，管周感染的发生率仍保持在10％左右。

　　PEG管被认为是长期喂养的最安全的选择，因为它们比鼻胃管需要更少的额外干预，而且比手术置管侵入性更小。对于预期生存期＜2个月的患者，PEG与留置鼻胃管相比并无优势可言。当患者已经在进行腹腔镜手术而没有另行内镜检查或治疗的指征时，同期行腹腔镜下的胃造瘘管置入非常方便而且并发症并没有明显增加。某些病情对于PEG来说属于完全或相对禁忌证，而局部存在导致无法行内镜检查或放置导管的病变对PEG来说就是禁忌。最常见的局部机械性因素就是食管梗阻、较大的头颈部肿瘤、狭窄、胃部手术史、门静脉高压伴胃部静脉曲张范围较大等。PEG的相对禁忌证是导致胃壁与腹壁无法紧密贴合或贴合不良的各种因素，如肥胖、手术后粘连、剖腹术后、腹水、间位结肠、腹膜透析病史及腹腔癌扩散等。通常，这些情况会在查体或者影像学检查后发现。而一些胃肠科医师或外科医师则会在置管术前常规行腹部CT检查。如果影像学检查显示结肠位于胃前壁正前方且距腹壁极近，常规的PEG方式则不予考虑，而选择腹腔镜辅助PEG——外科医师在腔镜下的操作仅仅是将结肠推移以显露胃前壁辅助置管。

当患者已经具有实施胃造瘘置管的指征但又不符合行 PEG 的条件时应当考虑行腹腔镜胃造口术。腹腔镜下胃造口置管可以完成的和开腹手术一样快捷，即便是在有过上腹部手术史的患者中也是如此，而其术后疼痛反应要轻得多。

单纯的腹腔镜胃造瘘管置入手术通常取仰卧位，术者位于患者左侧，助手位于患者右侧。观察孔/镜头孔取脐上或脐下，可以用开放式 Hasson 技术或气腹针技术建立气腹，另建立 1～2 个 5mm 穿刺孔呈三角形布局并朝向胃大弯侧。最为常用的两种导管固定方式是气囊导管置入胃固定术和导管置入后以"T"形锁扣装置固定。

腹腔镜胃造瘘管植入术并不需要专用的特殊装置，仅仅是应用气囊导管，如 Foley 导尿管或者 PEG 套装中的气囊导管，在腹腔镜下以胃固定术的方式放置即可。待上文提到的各个操作孔建立完毕，患者即改换为头高足低位，在腹腔镜下确认胃部。多数情况下并不需要刻意牵开肝，但有时患者肝左叶较大，则需要用 Nathanson 牵开器牵开肝左叶以显露术野。术者于胃前壁大弯侧选择并确认置管区域，在该区域用腹腔镜持针器长丝线圆周形缝合数针，如果术者更喜欢使用 EndoStitch 装置，就需要换用 5mm 镜头，以避免再次建立较大的穿刺孔。当缝线就位后即剪断并移除针头。一般选择左侧肋缘下数厘米的位置作为腹壁置管位置，以保证患者坐位时无不适感。要点在于胃壁必须能够毫无张力地贴近该位置。随后用腹壁缝线穿引器将缝线断端引出体外并松散打结固定在适当的位置。用连接电外科附件的腹腔镜剪刀或 Maryland 解剖钳在胃前壁大弯侧缝线的中心戳小孔成胃造口，并仔细轻柔地检查确认造口处穿透全层，造口不可过大以避免发生胃瘘。在腹壁于前述固定之缝线之间用尖刀做一小切口，将 Foley 导尿管或其他气囊导管由此切口穿透腹壁置入胃造瘘管，随之将气囊注水扩张。降低气腹压力，牵引缝线及气囊导管使胃前壁贴近腹壁，管腔内注水检查无渗漏即可固定导管，固定可选用专用导管固定装置，也可以缝线固定。

外科医师若手头有可用的 T 形锁扣装置则可以在胃造瘘置管后以该装置固定导管。T 形锁扣装置既可以成套购买也可以用缝线穿引装置自

行组装。按照前述的方法摆放患者体位、建立观察孔及各操作孔经鼻胃管注入气体以显露胃。如果存在食管病变或其他原因导致无法放置鼻胃管，可以在腹腔镜直视下引导经皮穿刺针穿刺进入胃腔，随后连接吹气装置注入气体。与其他造口方式相似，腹壁导管固定位置一般选择左侧肋缘下几厘米处并经过腹直肌，以保证患者舒适度。胃壁处导管穿刺点尽可能靠近胃大弯，气体注入压力保持在 5～7mmHg。注气完成后将连接胃壁固定器的 18 号穿刺针经腹壁穿刺进入胃腔并释放胃壁固定器，如此操作 4 次，穿刺点环形分布，中央即为预定的导管穿刺部位。将 4 根缝线均匀收紧提拉牵引胃壁紧贴腹壁，在预定穿刺置管位置再次穿刺将导丝置入胃腔，沿导丝逐次扩张穿刺道直至可放置 18 号以上气囊导管，放置导管并注入气体。如果对置管过程有所疑虑，可经导管或经鼻胃管注入荧光染料进行检查确认。体外连接胃造瘘管的营养泵及锁扣装置应再次固定以避免导管或胃移位。

上述两种方式在体外固定工作完成后都需要彻底检查腹腔术野有无出血或损伤，随后解除气腹，脐部戳孔关闭根据医师个人喜好用缝线传送器或者传统手工缝合均可。

空肠造瘘管

如前所述，空肠造口置管一般是在 PEG 和外科胃造瘘术有禁忌证时进行。一些患者在其胃排空问题确诊之前已经放置了胃造瘘管。这部分患者若病情需要，可以在内镜下或者放射介入的方式更换成 G-J 管。空肠导管经胃造瘘管放置之腹壁通道进入胃腔，进而在内镜下应用操作通道的器械将导管轻柔地引导至幽门以下的肠腔内，在那些存在部分胃排空梗阻的患者，操作会十分困难。在没有放置胃造瘘管的患者，可以通过实施简单的微创或者开腹手术进行。在食管或胃手术后需要远端营养支持的患者空肠造瘘管要比螺旋形鼻肠管保持原位的时间更长，更少发生意外的移位，足以保证患者有足够的时间来恢复身体功能，而非依赖胃肠外营养或者是重复多次置管。

腹腔镜空肠造瘘管的置入与传统开腹手术同样快捷，但镜下优势在于更好辨认屈氏韧带(ligament of Treitz，LOT），可以将导管放置到更有利于营养吸收的位置。那些更为喜欢 Witzel 造瘘置管的外科医师可以先在腹腔镜下辨认屈氏韧带，而后用开腹的方式取一小切口行 Witzel 造口术。空肠造瘘管的固定与胃造瘘管相似，也可以用缝线或 T 形锁扣装置固定。

腹腔镜空肠造口置管术初始患者体位的摆放等处理和前述腹腔镜胃造口术相同。建立脐部观察孔后在右侧腹部建立两个 5mm 戳卡通道，一个位于上腹锁骨中线区域，另一个位于右侧略高于脐平面处，三孔布局形成朝向左侧中腹的三角形。随后，患者体位改换为轻度的头高足低位，以无创抓钳提起横结肠显露并确认 LOT。于 LOT 以下 30cm 处选择可无张力牵拉靠近腹壁的空肠，通过鼻胃管（nasogastric tube，NGT）注气扩张肠管后将肠管牵拉至贴近腹壁，而后用 T 形固定器或缝线予以固定。

如前述胃造口术前的方式释放 T 形锁扣装置，操作时应当于小肠对系膜缘逐次以菱形布局插入肠腔，并随时检查穿刺点远端和近端的肠管有无扭结。随后用 T 形锁扣装置穿刺建立导丝通道，穿刺过程中应确保避免导管鞘将后方肠壁穿透。当导管鞘穿刺到位，可将 10F 空肠造口导管经导管鞘导入空肠腔内，在进入 10～15cm 时可将导管鞘退出。T 形锁扣原位固定，而体外空肠导管可用缝线固定于腹壁皮肤，检查术野后解除气腹。在应用本技术放置空肠造瘘管后，已经没有必要应用 Witzel 法置管了。

一些外科医师倾向于采用缝合线的方法，以避免在放置新缝合线时，锋利的导入器意外切断经筋膜缝合线的风险。一般用 3-0 不可吸收性缝合线以单针或者 EndoStitch 装置在空肠对系膜侧呈三角形布局浆肌层缝合，助手则将肠管无张力牵起，随后将缝线另一端缝合固定于内侧腹壁，可以体外或体内打结固定缝线。随后在此位置采用前述的经皮穿刺入路置入空肠导管并固定于皮肤。许多外科医师会在空肠的导管进入位置远端 3cm 处附加一缝线缝合空肠壁与腹壁（作为顺行固定之用）。如果外科医师更喜欢 Witzel 置管法，可以在腹腔镜下用 2-0 或者 3-0 丝线行空肠浆膜层的顺行隧道式固定。

另一种选择是，先缝合三根三角布局缝线（或 T 形锁扣）中位于观察孔远端的两根缝线（或 T 形锁扣装置），在直视下将经皮空肠导管置入肠腔，随后在缝合最后一针。这种做法的最大优势在于直视下可保证导管置入点位于缝线的中央。

术后注意事项

经由胃造瘘管或空肠造瘘管的管饲营养可以在术后 24h 开始，而经由胃造瘘管给入的药物也可以在 24h 进行。这种手术操作的总体并发症发生率很低，一项纳入 299 例患者的研究显示术后 30d 并发症发生率仅有 4%，其中最为常见的是导管的移动和堵塞，最常见的晚期并发症是肠外瘘。由于具有并发症发生率低及其他优势，对于经过挑选适于此类手术的患者来说腹腔镜的胃肠营养管置入手术必将是 PEG 或传统开腹手术置入方式的良好替代方式。

（龚振斌 **译**　胡志前　徐楷 **校**）

参考文献

[1] Blomberg J et al. *BMJ* 2010；341：c3115.

[2] Lagergren J et al. *BMJ* 2013；3：pii：e003067.

[3] Mizrahi I et al. *JSLS* 2014；18：28-33.

[4] Kato K et al. *J Invest Surg* 2016；30（3）：193-200.

[5] Torres Junior KG et al. *World J Surg* 2014；38：2241-6.

[6] Young MT et al. *Surg Endosc* 2016；30（1）：126-31.

[7] Katkhouda N. *Advanced Laparoscopic Surgery*, 2nd ed. Berlin, Heidelberg：Springer-Verlag；2010.

第八篇

腹腔镜治疗病态肥胖症

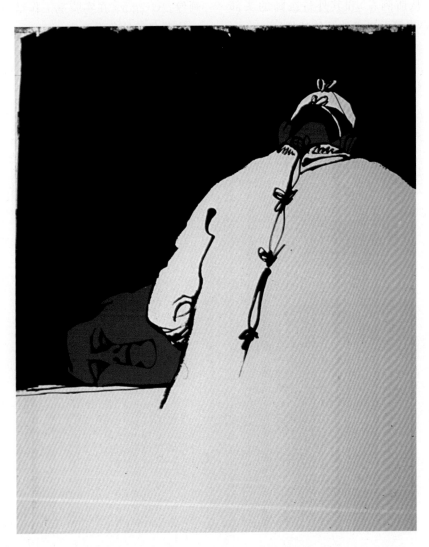

John C. Gregory,《肥胖症手术》,约 1966 年。美国国家医学图书馆,马里兰州
贝塞斯达(图片来源:美国国家医学图书馆和 John C. Gregory 的遗产)

这张 20 世纪 60 年代的平面海报展示了外科医师为肥胖症患者动手术的情景。画面被精简到只保留故事中最为精华的部分，颇具当时的审美特点。海报的作者没有选择传统的写实表现（就像几个世纪以来绘画作品中对手术的描述那样），而是通过使用一些跳跃的线条将场景划分为单色系黑白区域来进行抽象表达。使我们的目光直接投射在患者脸上的火红色通常被留作手术中流出的血，其用来描绘患者和医师的皮肤。作者还通过夸大其头部（从前侧看）和其外科医师的头部（从后侧看）大小来暗示患者的身体特征。

这张海报是受 Smith，Kline & French 实验室委托制作的。它是一家美国制药公司，现在是英国葛兰素史克公司的一部分。这张海报的插图作者 John C. Gregory（1913－2014）曾于 1956－1960 年期间在公司担任平面设计师。作为一名艺术家、摄影师和设计师，Gregory 接受过多种不同媒体和风格的培训。20 世纪 50 年代初他随美国军队驻扎在德国期间创作了许多描绘日常生活的画作，这些绘画作品转变为更多如图中所示的画像。Gregory 在实验室工作结束之后转而成为一位著名的抽象派画家。

第62章

肥胖流行病的影响:体重指数(BMI)和 30d死亡风险之间的关系

SARA A. HENNESSY AND BRUCE D. SCHIRMER

肥胖

在世界范围内,大约每25个人中就有一个人在一生中接受过重大手术,任何重大的术后并发症率在3%～21.9%。由于术前合并疾病、手术创伤、代谢紊乱和炎症反应,肥胖一直被认为是影响手术预后的危险因素。

全世界的肥胖率正在急剧上升,在过去的25年里,美国的肥胖率也在急剧上升。2014年,超过19亿成年人超重,6亿人肥胖。在所有住院患者中,46%～54%超重〔体重指数(BMI)25kg/m²〕,32%肥胖(BMI 30 kg/m²)。随着肥胖在我们的社会中越来越普遍,肥胖者手术比例也越来越高。

在处理肥胖患者的常见外科疾病时,适用手术的基本原则。然而,我们必须认识到,由于体格检查的不可靠性、影像学技术的不准确性或无法进行最合适的影像学检查,最终诊断可能会延迟或困难。

肥胖通过影响和改变各种器官系统,改变对环境、压力和不良事件的正常生理反应。肥胖使患者有罹患多种急慢性疾病的高风险。更重要的是,许多患者在与外科医师交流时可能没有被诊断出患有这些疾病。因此,外科医师必须在术前进行全面的临床评估,并为肥胖患者常见的共病和并发症类型做好准备。

肥胖的定义和流行病学

世界卫生组织将肥胖定义为脂肪组织中异常或过量的脂肪堆积,会损害健康。肥胖的分类通常由BMI来定义;然而,它不能充分反映脂肪组织或脂肪的分布(表62.1)。BMI>30kg/m²与发病率和死亡率的急剧上升相关。BMI>35 kg/m²时,过早死亡的风险增加1倍,在任何给定的BMI值下,男性的死亡风险都高于女性。

表62.1　体重指数(BMI)分类

BMI	分级
BMI 25～29.9	超重
BMI 30～34.9	1级肥胖
BMI 35～39.9	2级肥胖
BMI>40	3级肥胖
BMI>50	特级肥胖

与肥胖相关的并发症

肥胖对器官/生理系统的影响提高了患者有罹患一种或多种与肥胖有关的疾病的风险(表62.2)。

心血管病

肥胖导致心血管生理改变,血容量与体表面积成比例增加,导致前负荷和心输出量增加。这最终导致左心舒张充盈增加,并因前负荷和心输出量增加而导致左心室肥厚。当心脏不能对增加的需求做出反应时,就会发生充血性心力衰竭。在心衰的压力下,引起增加心率而不是搏出量导致一氧化碳蓄积增加。全麻可以降低心脏指数,

表 62.2　与病态肥胖有关的内科疾病

	内科疾病
一般性	增加死亡风险
	伤口愈合不良
心血管疾病	高血压
	高脂血症
	高胆固醇血症
	动脉粥样硬化
	冠心病
	充血性心力衰竭
	静脉淤血病
	心肌病
	左室肥厚
肺部疾病	阻塞性睡眠呼吸暂停
	肥胖低通气综合征
	哮喘
	肺动脉高压
胃肠道疾病	非酒精性脂肪性肝病
	胃食管反流病（GERD）
	胆石症
肾病	应激性尿失禁
肌肉骨骼疾病	骨关节炎
	痛风
	背痛
神经系统疾病	卒中
	大脑假瘤
	腕管综合征
代谢疾病/内分泌疾病	2 型糖尿病
	代谢综合征
	不孕症
	多囊卵巢综合征
肿瘤	食管癌、胃癌、肝癌、胰腺癌、肾癌、胆囊癌、结肠癌、直肠癌、子宫癌、宫颈癌、卵巢癌、乳腺癌、前列腺癌；多发性骨髓瘤；非霍奇金淋巴瘤
其他	抑郁
	血液高凝状态
	自身免疫炎症综合征
	黏膜糜烂
	淋巴水肿

与对照组相比，这在肥胖患者中发生的程度更加明显，并且有术后持续作用。

肥胖是冠状动脉疾病、卒中、心肌梗死、猝死等独立的危险因素。高血压可导致左心室肥厚，也与肥胖有关。众所周知，心血管疾病会随着BMI 的升高而增加，并且与心力衰竭的风险相关。

肺部疾病

肥胖患者的呼吸生理发生改变，顺应性降低，总肺活量降低，功能性残余容量降低（functional residual capacity，FRC），气道阻力增加。随着BMI 的增加，FRC 显著下降，导致气道过早关闭、肺不张和通气-灌注不匹配，均可导致低氧血症。为了补偿增加的氧气消耗和二氧化碳的产生，肥胖患者出现更高的分钟通气量（导致呼吸频率增加）。

肺泡低通气导致动脉氧饱和度降低和二氧化碳增加，最终导致维持通气对高碳酸血症脱敏，更依赖缺氧刺激。根据呼吸暂停事件的数量和临床评估，临床评估，患者被诊断为阻塞性睡眠呼吸暂停（obstructive sleep apnea，OSA）。中度至重度OSA 与所有疾病的死亡率和发病率的增加有关。在 OSA 患者中，10%～20%存在肥胖低通气综合征，其定义为高碳酸呼吸衰竭和肺泡低通气。所有这些都会导致嗜睡、肺动脉高压、心脏和呼吸衰竭。

肥胖和哮喘之间也有明确的联系，哮喘可能由胃食管反流病（gastroesophageal reflux disease，GERD）介导。肥胖者哮喘的发生率是正常人的 2 倍。

胃肠道疾病/营养性疾病

胆石症、GERD、幽门螺杆菌和非酒精性脂肪性肝炎是肥胖人群中常见的胃肠道疾病。非酒精性脂肪性肝炎可导致肝硬化，可能是病态肥胖患者产生胰岛素抵抗的一个重要因素。这些疾病治疗可能影响手术计划和术后并发症。

内分泌疾病

胰岛素抵抗和肥胖密切相关，如体重增加，胰岛素抵抗将进一步增加。尽管有许多潜在的机制，其关系尚不清楚，但可能是和炎症介导的调节相关。

代谢综合征定义为中枢性肥胖、高密度脂蛋白(high-density lipoprotein，HDL)胆固醇降低、三酰甘油升高、空腹血糖升高和高血压与心血管事件增加和 2 型糖尿病相关。代谢综合征也是术后并发症的独立预测因素。

肥胖与术后并发症

呼吸系统并发症

关于术后呼吸并发症和肥胖的证据是矛盾的。一些研究已将肥胖确定为术后肺炎、肺不张和肺栓塞的危险因素，而其他研究未发现两者有关联。这种不一致可能是由于缺乏对肥胖、人口规模和多变量分析的一致定义。

2007 年，Bamgbade 和他的同事对来自国家外科手术质量改善计划数据库的 7000 多名患者进行了回顾性研究，在术后 48h 内的通气、肺炎或计划外插管方面，发现肥胖和非肥胖患者没有差异。然而，他们确实发现在病态肥胖患者中气管再插管的发生率较高。

肥胖患者的气道管理很困难。肥胖患者使用口罩呼吸更困难，当 BMI>26 kg/m^2 时，呼吸困难增加了 3 倍。高 BMI 并不预示喉镜检查或插管困难，高 Mallampati 评分(>3)和大颈围(>40 cm)是插管困难的良好预测因素。颈围 40cm 插管困难的概率为 5%增加到颈围 60cm 时的 35%。

静脉血栓栓塞并发症

肥胖和静脉血栓栓塞(venous thromboembolic，VTE)事件之间有很强的联系。肥胖患者深静脉血栓形成和肺栓塞的发生率在 0.2%～2.4%。与肥胖相关的静脉血栓栓塞的危险因素包括移动性降低、静脉停滞增加、肥胖低通气综合征、肺动脉高压和潜在的更长手术时间。

由美国代谢和减肥手术学会监测的肥胖结局，纵向数据库表明 73%的静脉血栓栓塞事件发生在出院后。尽管许多临床实践指南建议对这类患者进行早期术后和延长预防，但还没有药物剂量和持续时间的相关建议。

感染性并发症

许多研究已经证明了肥胖和感染之间的联系。Choban 和他的同事对院内感染进行了回顾性研究，发现肥胖人群感染的发生率为 2.8%，重度肥胖人群感染的发生率为 4.3%，而正常体重人群院内感染的发生率为 0.5%。与正常体重患者相比，肥胖患者手术部位感染和尿路感染的发生率明显更高。

肥胖患者手术部位感染的发生率明显增加，其原因可能是多因素造成的，包括糖尿病、肥胖相关的免疫功能障碍、围术期组织氧合灌注减少及抗生素剂量不足。手术部位感染被认为与围术期继发于组织灌注不足导致组织氧合浓度较低有关。腹部切口皮下脂肪的厚度与手术部位的感染密切相关。然而，与同等的开腹手术相比，腹腔镜手术的手术部位感染明显降低。De-Maria 和他的同事发现腹腔镜胃旁路手术的手术部位感染从 10%下降到 1.1%。在大多数腹腔镜手术中，肥胖和非肥胖患者的手术部位感染率是相似的。

胰岛素抵抗和葡萄糖代谢紊乱与手术部位感染增加有关。这些变化导致巨噬细胞功能受损，血管生成反应，胶原堆积和生长因子。然而，在围术期，虽然有提出需要严格控制和监测血糖，但在非心脏手术中并没有显示出益处。

技术和术中因素

肥胖患者与非肥胖患者在手术室中有几个不同之处。无论手术的复杂性，肥胖患者的手术时间明显更长。长时间手术与横纹肌溶解有关，一项对接受减肥手术患者的研究发现横纹肌溶解的风险高达 22.7%。然而，更常见的发生率通常在 1%～5%。考虑到手术致横纹肌溶解的风险，需要对患者在手术台上的体位进行特殊护理，以减少患者滑脱和肌肉损伤。肥胖已经被证明是腹腔镜手术中转开腹的一个风险因素。然而，即使这样也存在争议，因为中转开腹的风险很大程度上取决于外科医师的经验和技术能力。

Bamgbade 和他的同事在国家手术质量改善

计划数据库的大型回顾性回顾中发现,肥胖患者周围神经损伤的发生率明显更高。他们的结论是,较高的发病率可能是继发于延长手术时间和肥胖身体对脆弱的周围神经造成明显压迫性的固定。最危险的周围神经为尺神经和腓神经,应采用减压装置保护。

另外,肥胖患者应尽量减少上肢、下肢外展,避免牵引力损伤。

总之,关于体重指数(BMI)或肥胖对手术结果的影响,在总体上大规模广泛研究中是缺乏的。此外,往往研究确实存在相互矛盾的结论。在肥胖手术患者中,手术部位感染是唯一被证明为较高的术后并发症。一些研究已经证明了肥胖和严重的术后并发症关联性,而另一些研究则没有证明两者存在任何显著的死亡率或发病率风险。大多数研究受到缺乏统计力量、小样本、单一机构、回顾性设计、缺乏短期和长期随访、程序类型、使用的定义和研究结果类型的限制。

肥胖和术后死亡率

大多数研究都未能发现肥胖和术后死亡率之间的关联。Mullen 和他的同事通过国家外科质量改善计划对 2000 多名接受腹腔内手术的患者进行了一项大型多机构前瞻性研究,肥胖(BMI>30 kg/m^2)未被确定为死亡的危险因素。这些结果与其他研究 BMI 对术后结果影响的组相似。在食管切除术、肝切除术、胰腺切除术、结直肠手术或心脏手术中,BMI 和死亡率之间没有相关性。

肥胖悖论

Mullen 和他的同事们对接受非减肥手术的患者进行了一项前瞻性的、多机构的研究。在这项研究中,他们描述了"肥胖悖论",它描述了 30d 死亡率和 BMI 之间的 J 型关系。超重(BMI 25～30)和中度肥胖(BMI 35～40)患者的比值比分别为 0.85 和 0.73,作为校正死亡率,比正常体重患者低。校正死亡率最高的是体重过轻患者(BMI<18.5),其比值比为 1.35,而病态肥胖患者(BMI>40)的比值比为 1.04。他们还发现,随

着 BMI 的增加发病率会逐渐增加,这主要由手术部位感染构成。

"肥胖悖论"背后的生理机制可以通过代谢调节和免疫反应的结合因素来解释。低级别慢性炎症状态存在于肥胖期间,脂肪因子和细胞因子上调。这种炎症状态触发的信号通路与在对损伤和组织修复做出反应时触发的信号通路相同。因此,在肥胖状态下,如果有足够的营养、代谢和炎症状态的储备,肥胖患者就可以对手术应激产生适当的免疫反应。

（朱俪辰　**译**　胡志前　徐楷　**校**）

参考文献

[1] Weiser TG et al. *Lancet* 2008,372(9633):139-44.

[2] Gawande AA et al. *Surgery* 1999,126(1):66-75.

[3] Kable AK et al. *Int J Qual Health Care* 2002,14(4):269-76.

[4] Fettes SB et al. *Clin Nutr* 2002,21(3):249-54.

[5] Planas M et al. *Clin Nutr* 2004,23(5):1016-24.

[6] Sjostrom LV. *Am J Clin Nutr* 1992,55(2 Suppl):508S-15S.

[7] Sjostrom LV. *Am J Clin Nutr* 1992,55(2 Suppl):516S-23S.

[8] Garrison RJ et al. *Ann Intern Med* 1985,103(6, Pt 2):1006-9.

[9] Kushner RF. *Nutr Rev* 1993,51(5):127-36.

[10] Messerli FH et al. *Circulation* 1982,66(1):55-60.

[11] Lauer MS et al. *JAMA* 1991,266(2):231-6.

[12] de Divitiis O et al. *Circulation* 1981,64(3):477-82.

[13] Alpert MA et al. *Am J Cardiol* 1989,63(20):1478-82.

[14] Agarwal N et al. *Surgery* 1982,92(2):226-34.

[15] Hubert HB et al. *Circulation* 1983,67(5):968-77.

[16] Chen HJ et al. *Stroke* 2006,37(4):1060-4.

[17] Yusuf S et al. *Lancet* 2005,366(9497):1640-9.

[18] Empana JP et al. *Circulation* 2004,110(18):2781-5.

[19] Must A et al. *JAMA* 1999,282(16):1523-9.

[20] Guh DP et al. *BMC Public Health* 2009;9:88.

[21] Canoy D et al. *Am J Epidemiol* 2004,159(12):1140-9.

[22] Harik-Khan RI et al. *J Clin Epidemiol* 2001,54(4):399-406.

[23] Jubber AS. *Int J Clin Pract* 2004,58(6):573-80.

［24］Biring MS et al. *Am J Med Sci* 1999,318(5):293-7.

［25］Eichenberger A et al. *Anesth Analg* 2002,95(6):1788-92, table of contents.

［26］Douglas NJ et al. *Lancet* 1994,344(8923):653-5.

［27］Leonard KL et al. *Surg Clin North Am* 2015,95(2):379-90.

［28］Mokhlesi B et al. *Chest* 2007,132(4):1322-36.

［29］Gunnbjornsdottir MI et al. *Eur Respir J* 2004,24(1):116-21.

［30］Luder E et al. *Respir Med* 2004,98(1):29-37.

［31］Taylor R. *Diabetologia* 2008,51(10):1781-9.

［32］Alberti KG et al. *Circulation* 2009,120(16):1640-5.

［33］Lohsiriwat V et al. *Dis Colon Rectum* 2010,53(2):186-91.

［34］Brooks-Brunn JA. *Chest* 1997,111(3):564-71.

［35］Hall JC et al. *Chest* 1991,99(4):923-7.

［36］Merkow RP et al. *J Am Coll Surg* 2009,208(1):53-61.

［37］Benoist S et al. *Am J Surg* 2000,179(4):275-81.

［38］Moulton MJ et al. *Circulation* 1996,94(9 Suppl):II87-92.

［39］Mullen JT et al. *Ann Surg Oncol* 2008,15(8):2164-72.

［40］Bamgbade OA et al. *World J Surg* 2007,31(3):556-60; discussion 61.

［41］Cullen A et al. *Can J Anaesth* 2012,59(10):974-96.

［42］Langeron O et al. *Anesthesiology* 2000,92(5):1229-36.

［43］Kuruba R et al. *Med Clin North Am* 2007,91(3):339-51, ix.

［44］Leykin Y et al. *Obes Surg* 2006,16(12):1563-9.

［45］Schumann R et al. *Obesity Res* 2005,13(2):254-66.

［46］Kaw R et al. *Obes Surg* 2008,18(1):134-8.

［47］Desciak MC et al. *J Clin Anesth* 2011,23(2):153-65.

［48］Kehl-Pruett W. *Dimens Crit Care Nurs* 2006,25(2):53-9, quiz 60-1.

［49］Levin PD et al. *Med Clin North Am* 2009,93(5):1049-63.

［50］Al-Benna S. *J Perioper Pract* 2011,21(7):225-33.

［51］American Society for Metabolic and Bariatric Surgery Clinical Issues Committee. *Surg Obes Relat Dis* 2013,9(4):493-7.

［52］Choban PS et al. *Am Surg* 1995,61(11):1001-5.

［53］Canturk Z et al. *Obesity Res* 2003,11(6):769-75.

［54］Myles TD et al. *Obstet Gynecol* 2002,100(5 Pt 1):959-64.

［55］Birkmeyer NJ et al. *Circulation* 1998,97(17):1689-94.

［56］de Oliveira AC et al. *Am J Infect Control* 2006,34(4):201-7.

［57］Klasen J et al. *Obes Surg* 2004,14(2):275-81.

［58］Miransky J et al. *Dis Colon Rectum* 2001,44(8):1100-5.

［59］Nystrom PO et al. *Acta Chirurgica Scandinavica* 1987,153(3):225-7.

［60］Thomas EJ et al. *Am J Med* 1997,102(3):277-83.

［61］Bratzler DW et al. *Surg Infect (Larchmt)*:14(1):73-156.

［62］Cardosi RJ et al. *Am J Obstet Gynecol* 2006,195(2):607-14; discussion 14-6.

［63］Kabon B et al. *Anesthesiology* 2004,100(2):274-80.

［64］McGlinch BP et al. *Mayo Clin Proc* 2006,81(10 Suppl):S25-33.

［65］DeMaria EJ et al. *Ann Surg* 2002,235(5):640-5; discussion 5-7.

［66］Reaven GM. *Role of Insulin Resistance in Human Disease. Diabetes* 1988,37(12):1595-607.

［67］Furnary AP et al. *Ann Thorac Surg* 1999,67(2):352-60; discussion 60-2.

［68］Zerr KJ et al. *Ann Thorac Surg* 1997,63(2):356-61.

［69］Mullen JT et al. *Ann Surg* 2009,250(1):166-72.

［70］Khurana RN et al. *Arch Surg* 2004,139(1):73-6.

［71］Gendall KA et al. *Dis Colon Rectum* 2007,50(12):2223-37.

［72］Healy LA et al. *J Thorac Cardiovasc Surg* 2007,134(5):1284-91.

［73］Kuduvalli M et al. *Eur J Cardiothorac Surg* 2003,23(3):368-73.

［74］Reeves BC et al. *J Am Coll Cardiol* 2003,42(4):668-76.

［75］Gil A et al. *Br J Nutr* 2007,98(Suppl 1):S121-6.

［76］Hotamisligil GS. *Nature* 2006,444(7121):860-7.

第63章

腹腔镜可调节胃束带术

BRADLEY F. SCHWACK AND JAIME PONCE

简介

腹腔镜可调节胃束带术(LAGB)是一种限制性减肥手术,涉及在胃上部周围放置一个植入装置。这个装置的独特之处在于它是可调节的。这种手术很有吸引力,因为它不涉及任何胃肠道组织的切除或缝合。然而,手术所导致的体重减轻完全取决于患者的随访能力和外科医师的随诊能力。现在的 LAGB 手术包括植入一个硅胶环,里面有一个柔软的充气气球。这个气球通过中空管道连接到一个皮下入口,开口通过非损伤性针头连接。

胃束带术的历史沿革

限制性手术很有吸引力的原因是吸收不良过程中导致维生素、营养的缺乏。在食物通过胃肠道顺行传播之前,已经通过许多不同的程序对胃进行了分割,以形成一个小得多的贮存区来容纳食物。这样的分割将导致饥饿感减少和饱腹感的提前。限制性胃旁路手术和垂直袖状胃切除术已取得成功。一种名为垂直捆绑胃成形术(vertical banded gastroplasty,VBG)的非吻合口限制手术已经被尝试过,这种手术可以减轻体重。然而,它也有自己的缺陷,包括吻合的再通、瘘和球囊的老化。

1985 年,Hallberg 和 Forsell 在瑞典进行了可调节胃带植入术。瑞典式植入术成为一种被知晓的早期可调节胃带植入术原型。1986 年,美国的 Kuzmak 植入了可充气胃束带,其内部气囊比

瑞典的调节带压力更大,容积更小。1993 年,比利时的 Belachew 在腹腔镜下成功实施一例此类手术。

手术本身的操作方式已经发生变化,这最终导致了术后并发症的减少。早期的报道描述了 LAGB 这一手术。最初,沿胃小弯(胃食管交界处下方约 3cm)建立一个窗口。这种分离是在第一胃短血管上进行的。束带是通过这个隧道放置在胃周围。在束带上方建立一个 15~30ml 的胃袋。通过进入胃后部较小的囊,就形成了一种装置,使胃后壁可以滑过带子导致胃后脱垂。与此相关的症状包括疼痛、吞咽困难、呕吐和反流。这些并发症最初报告在近 23% 的 LAGB 手术中出现。其他令人担忧的问题是,较大的囊袋可能导致囊袋扩张,近距离剥离胃后壁可能导致胃去角质化。因此,这为松弛部技术的发展铺平了道路——这里描述的 LAGB 技术一直沿用至今。这项技术导致的术后并发症(包括胃下垂)要少得多,而且不会影响胃束带术的体重减轻。

解剖

在实施 LAGB 手术之前,必须了解一些特殊的解剖标志。食管横穿纵隔,经第 10 胸椎水平的膈肌食管裂孔进入腹腔。这个裂孔由左侧肌肉部分(左膈脚)和右侧肌肉部分(右膈脚)组成。右边的部分包绕食管。胃食管交界处后面是左右侧构造似乎连在一起的地方。这通常被称为"食管裂孔脚汇合"。如果没有任何食管裂孔或食管旁疝,在正常情况下,有 2~3cm 的腹腔内食管。通过食管裂孔的不仅是食管本身,还有神经血管组织,

特别是迷走神经的前后部。在这个过程中，注意这些结构是很重要的，因为不想遇到出血，导致断流术，或损害迷走神经输入，以确保正常的胃肠道功能。一般情况下，胃食管交界处会有一个前脂肪垫覆盖。这种脂肪垫的大小通常与患者的肥胖程度直接相关。在这个区域是形成 His 角。这是位于腹壁食管和胃底之间的左膈脚前方的角度。

胃底上部通过胃膈韧带与膈肌左侧（左膈脚）相连。胃脾韧带将较大的弧度和底部连接到脾门。胃短血管位于该组织内。胃的中段，沿着较小的弯曲，通过肝胃韧带与肝相连。肝尾状叶上方有一个清晰的韧带区域，这通常被称为软性部分。胃网膜囊是腹膜腔的一个孤立部分，由位于胃后面和后腹部结构（即胰腺）前面的腹膜衬里的潜在空间组成。在较高的位置，这个囊向上延伸到肝尾状叶后方的隐窝。这个潜在的空间位于食道裂孔的脚汇合处下方几厘米处。

手术技术

器械和布置

在开始行 LAGB 手术前，应确保有足够的器械可用。首先，超长器械（＞43cm）的使用方便了手术，因为由于减肥手术的性质，患者可能会更大，而且放置的穿刺套管和胃食管连接处之间有相当大的距离。此外，Nathanson 肝牵引器（库克，印第安纳州布鲁明顿）是我们选择的肝牵引器，因为它易于显露。

患者仰卧在手术台上，双臂伸展，双腿并拢。四肢的填充物是极其重要的。建议麻醉医师放置胃管进行胃减压。一旦在开始解剖前确认胃肠减压充分，胃管就会被取出。外科医师应该站在患者的右边，助手应该站在患者的左边。

穿刺套管的布局

建议使用五孔法，于左侧腋中线肋缘下方 2～3 指处置入 12mm 套管一个。沿着同一轴，置入两个 5mm 套管，一个位于右侧腋中线，另一个位于左侧锁骨中线。取两个 5 mm 穿刺孔连线中

线处，放置了一个 15mm 的套管针。最后一处取剑突正下方处，置入 5mm 套管针。然后，取出套管针，小心放置 Nathanson 肝牵引器。这是一个固定的弧形牵引器，连接在一个自持的机械臂上。牵引器的曲线应该支撑肝左叶中部最重的部分。这使得胃食管交界处可以完美地显露，从而使解剖变得容易。腹腔镜使用从左侧 12mm 穿刺孔进入。使用 30°腹腔镜是正确显示和安全解剖的必要条件。

His 角的解剖

为了露出 His 角，胃大弯侧的脂肪必须向尾部缩回。为安全起见，并尽量减少出血，建议通过左侧 5mm 套管沿着胃短静脉起始处上方的大弯侧脂肪/网膜放置一个长的闭合式抓钳。确保没有直接钳夹，因为直接钳夹组织肯定会导致出血。由助手握持的抓钳手柄最终应该与腹壁成直角，从而允许胃底缓慢地向尾部收缩，回缩脂肪，并充分显示 His 角。另一个长抓手通过右侧 5mm 的套管进入，胃底被轻轻握住并向尾部缩回，以帮助观察 His 角。开始于胃食管交界处的左侧，直至在第一支胃短血管的上方，用腹腔镜剪切电灼术或钩式电灼术的方式剥离腹膜组织。轻柔的剥离应使所有腹膜附着物从上胃底和下横隔膜/左膈脚的夹角中分离出来。在胃食管交界处的左边做一个小切口，穿过胃膈韧带，以允许一个小窗口进入胃食道交界处后面的空间（图 63.1）。值得注意的是，所有这些都是在小网膜囊顶部形成的。

在胃上部和胃食管交界处有脂肪垫。最常见的在 His 角周围有一个浅表的前脂肪垫。随着目前使用的新约束带，并不是必须去除这些脂肪垫。如果它们阻碍解剖的正常显示，或者使胃周围的约束带显得"太紧"，建议切除它们。在这种情况下，应注意以电凝方式去除脂肪垫而不损伤胃浆膜。这包括轻柔地缩小脂肪垫，并用电钩烧灼或超声手术刀去除脂肪垫。

松弛部解剖

小网膜位于胃小弯和肝之间的松弛部（透明区域），位于肝尾状叶之上。通过胃小弯侧脂肪的

向内侧分离,可以辨认出右侧膈肌脚。建议轻轻抬起肝尾状叶,使下腔静脉与膈脚分离。右膈肌脚消失在腹膜后脂肪中的两侧膈肌脚汇合处的水平。图中,右侧膈肌脚的腹膜被电灼术切割。一个长长的分离钳通过右边5mm的穿刺孔,然后轻轻地传到这个区域。通过腹膜后脂肪解剖形成的窗口,这个抓手应该轻轻地穿过胃食管交界处后面,以先前解剖的 His 角穿出。最重要的是,在器械通过过程中不能感觉到阻力,这种解剖经常被描述为感觉就像"一把热刀正在穿过黄油"。任何阻力都可能意味着以下情况,隧道沿着右膈肌脚太高,向左膈肌脚推进,或者隧道太前,紧靠食管或胃的后部。一旦分离钳的末端到超出了 His 角被安全地看到,就可以抓住胃束带(图63.2,上图)。

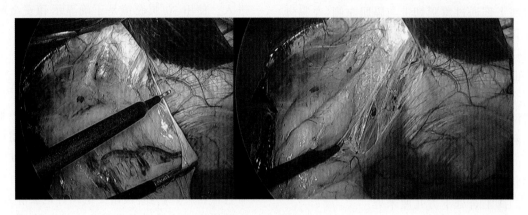

图 63.1　His 角的解剖

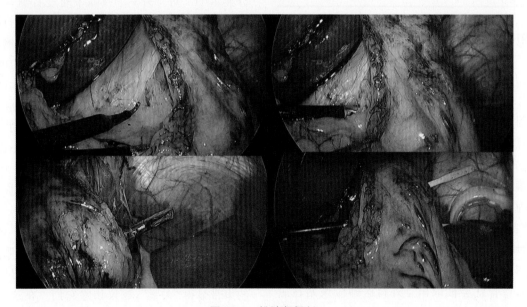

图 63.2　松弛部解剖

胃束带的介绍

　　胃束带通过 15mm 的套管进入腹腔。置入时,要紧紧抓住胃束带的扣子,其上的气囊要与穿刺器轴一致。这是为了确保设备不被损坏。在胃束带安全地进入患者的左上腹后,其余的管子也被推到腹腔。为确保安全,所有这些操作都是在直视下进行的。一旦进入腹部,就用充气器连接管子的末端(在 His 角的区域)。此时,右手分离钳(抓住束带管)被轻轻地拉出体外将束带本身绕着胃(图63.2,下图)。通过胃后隧道将管子从胃后壁拉出,约束带本身定位在胃周围,在胃食管交界处下方2cm处。接下来,管子的末端通过带子上的开口将其锁定到位(图63.3,左图)。我们通常会确保约束带的缠绕胃部不要太紧——5mm器械的尖端应该很容易通过约束带气囊和胃之间。此外,约束带应该能够轻轻地自由旋转。如果这看起来太紧,可能需要从胃侧剥离一些额外的胃周脂肪。对于目前使用的较大型号的胃带来说,这不是什么问题。

前侧胃底折叠术

使用松弛部分离技术,后腹膜后部附着物固定胃后侧的束带。这有助于避免以前较老的胃周

剥离技术所遇到的胃后脱垂问题。然而,现在重要的是以避免胃前脱垂或"束带滑脱",需要采取适当的措施。为了使胃前壁约束带向前固定,需要进行胃-胃缝合。约束带下方的胃底与上方胃袋缝合。这可以通过连续或间断缝合的方式完成(外科医师首选)。我们建议在这一步骤中使用2-0永久缝线。这种折叠术不需要太紧或太靠近胃约束带的扣子(图63.3,右图)。这些步骤有助于防止约束带被侵蚀。建议从尽可能靠左的大弯处开始,以便进行足够长的胃底折叠术。要注意的事项如下:避免用针刺穿带子的气囊,这会导致约束带无法膨胀;避免将食管固定到胃袋上部,因为这会迫使约束带前部固定位子太高(可能是在食管周围),不允许适当的限制。

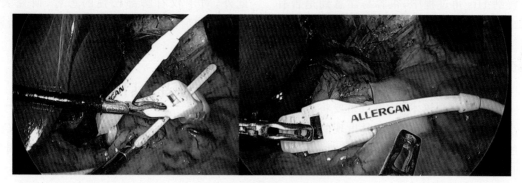

图 63.3　胃束带锁定和胃折叠

接入端口位置

在带子固定到位后,通过15mm穿刺孔,抓住管子末端并将其拉出体外。在管道末端的标签被切断并连接到接入端口。此时,套管和肝牵引器可以在直视下取出。将端口固定到患者身上。第一步是解剖所有皮下组织,在患者右侧2～3cm处,从套管进入部位(从管子引出部)将前鞘显露。使用狭窄的Deaver牵引器对显露有帮助,因为它对肥胖患者群体具有挑战性。接着,在距筋膜缺损2～3cm处,在前鞘上做一个小切口,直到露出肌肉。这就保证了所有的固定点都要固定在前鞘上。然后,使用0缝线通过筋膜在四个点上个固定一针并且切断针头。然后,缝合线穿过端口上的小孔。所有四条缝合线都被牢固地捆绑在一

起,确保端口是平坦的,并安全地抵靠在前鞘上。最后,多余的管子轻轻地穿过筋膜缺损进入腹腔(图63.4)。一些外科医师用0 Vicryl缝线缝合筋膜缺损(从15mm穿刺孔开始),小心不要划破或压缩带状管道。然而,许多减肥外科医师认为这一步没有必要。用4-0线单层皮下缝合切口。

术后处理

术后患者应该被送到恢复室。如果经历一次平安无事的麻醉,患者醒来后会开始进食液体。一旦患者能够耐受水,可以毫无困难地走动,可以排尿,就可以出院了。在1周内,我们对患者进行常规的限制性上消化道检查("食管造影"),以确定合适的束带位置和束带远端合适的造影流量(图63.6,左)。

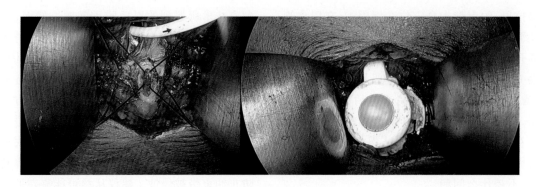

图 63.4　接入端口位置

关于裂孔疝的注意事项

在解剖 His 角过程中,很容易注意到是否有膈肌脚缺损或裂孔疝。强烈建议应该积极修复这些问题。如果发现滑动式食管裂孔疝,应充分游离远端食管,保证完全复位,并保证胃食管连接部能够无张力地回纳入腹腔内(腹内食管长 2～3cm)。在食管后路游离术中,重点是要将食管头端伸向小网囊,以避免捆绑放置时出现的任何胃后脱垂的问题。当存在滑动式裂孔疝时,最好用不可吸收线行 8 字缝合进行后路膈肌脚修补。

在许多情况下,没有滑疝,但在膈肌脚的前部有一个薄弱处或"酒窝"。在这类情况下,如果没有必要进行完整的食管剥离,我们建议进行"成形术"。在解剖 His 角的过程中,前部食管被松动,膈脚的两根柱子被分离。如果胃食管连接处在腹腔内,这种前部松弛可以用非吸收缝线行 8 字缝合进行前路修补(图 63.5)。

研究表明,积极的膈肌脚修复(后部或前部)可以减少与约束带相关的并发症,包括胃脱垂("腰带滑脱")、胃袋扩张和顽固性反流。这种积极的修复可以减少再次手术的发生次数。此外,对于仅有脚部松弛的患者,研究表明,前部修复和后部修复在并发症或复发方面没有统计学差异。

胃束带患者术后管理

从 LAGB 手术后所经历的减肥不仅仅与手术本身相关,它还是一系列系统性波段调整的结果,符合患者自己独有的"限制"。最终达到一个均衡,让患者缺乏基本饥饿感,在进食咀嚼小部分食物时就有饱腹感,同时不会出现呕吐或回流。患者行为是减肥过程关键的组成部分。患者教育是减肥手术成功的关键。食物必须咀嚼 30s,患者必须大幅放慢进食速度。此外,又干又软的食物(如松软的面包、全熟牛肉和白肉鸡肉)应该避免。此外,患者不应该边吃边喝,因为这会影响食物从胃的正常输送袋经穿过束带进入远端胃。

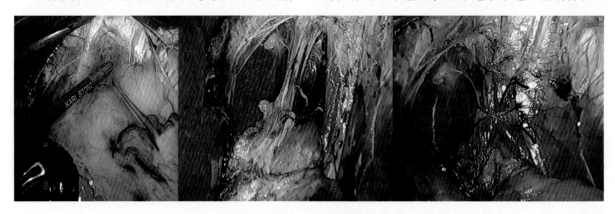

图 63.5　食管裂孔疝修补

手术后 4 周开始进行约束带调整。这为术后肿胀的消退提供了足够的时间。我们经常建议在术后前 18～24 个月,患者每月随访一次。当患者描述有"感觉饥饿"时,当患者对较少的一餐不满意时,当患者觉得自己吃得太多或太频繁时,或者当患者每周体重减轻不到 0.5～1kg 时,就会进行调整。

如果患者描述的症状包括不能吃大多数食物、夜间咳嗽、胃食管反流或呕吐,则提示约束带对患者可能过于"紧"。在这些情况下,有必要从带子中去除一些流体。如果患者仍然太"紧",就有胃脱垂("带状滑脱")、胃袋扩张、食管炎和误吸的风险。

校准胃约束带

调整是在诊室内进行的。一些外科医师在透视引导下进行约束带校准。直立的患者喝钡,并实时进行透视检查。用生理盐水慢慢填充带子,直到透视显示有足够的"限制"(或经带子时速度减慢),没有回流或阻塞。这项技术需要诊室内的 X 线机,而且可能很耗时。我们主张根据患者的临床状况在诊室内进行系统调整。

为了进行调整,患者需要仰卧在检查台上。这个端口是通过触诊定位的。端口上方的皮肤用乙醇棉签擦拭消毒。准备注射器并装满无菌的生理盐水。Huber 针用于进入端口,因为它不会从端口穿出,从而降低了导致系统泄漏的可能性。通过针经皮进入端口,从端口的右侧接近。这也降低了带管被刺穿的风险。如果在触诊下 Huber 针无法进入端口,透视或超声波可以帮助定位引导。一旦针头进入端口腔,就会向设备中注入生理盐水。回抽一些注射的生理盐水以确保端口被正确接入通常是有帮助的。

约束带的滴定和选择

最常用的约束带包括 LAP 约束带(Apollo 内镜手术,得克萨斯州奥斯汀)和 Realize 约束带(Ethicon 内镜手术,俄亥俄州辛辛那提)。LAP 带尺寸有两种大小-AP-L 型(大型)和 AP-S 型(标准)。Realize 带和 AP-S 型可容纳约 10ml 的液体,而 AP-L 型可容纳约 14ml 的流体。约束带的类型选着取决于外科医师的喜好。约束带的大小(AP-L 与 AP-S)基于胃周脂肪的数量、脂肪垫的大小和胃组织的周长。尺寸的选择通常由临床决定于术中。但是,约束带滴定是相对标准化的。在初始放置时,3～4ml 被滴注。这不仅是为了开始填充管道,也是为了启动系统(用生理盐水填满管道)。在第二次填充时,向约束带添加 1～2ml。随后,根据临床情况,每月滴注 0.5～1ml。如果患者一个月减重 4 磅或以上,并有良好的"限制"(早期饱腹感和食量控制),避免反流和呕吐,则不需要补充。如果患者出现消极症状(夜间咳嗽、反流或呕吐),应减少带内液体。建议患者在离开办公室前尽量喝点水,以确保没有梗阻。此外,由于调整后约束带周围区域可能出现暂时性肿胀,通常建议患者在调整后的前 2d 内保持流质饮食。

在最初几个月的系统性校准约束带后,患者将发现自己处于一个他们对自己的限制感到舒服的点上。不再需要每月随访一次;建议患者每 6～12 个月随访一次。此外,通常建议患者每年做一次食管造影,以评估食管带位置的变化,食管扩张,气囊扩张,或端口移位。在正常的食管造影上,约束带应与食管成 45°,对比剂没有明显的阻塞,胃上端部也没有压到约束带上。

并发症

任何减肥手术都有其潜在的并发症。胃束带术的好处是内脏穿孔的并发症非常低。此外,通过避免吻合线和吻合口,显然没有漏或裂开的风险。尽管如此,还是有一些与设备相关的并发症。大多数问题都可以通过门诊随访解决。

胃约束带侵蚀

可能最令人担忧的并发症之一是胃约束带穿过胃壁的侵蚀。这种并发症极为罕见。在这种情况下,约束带会侵蚀胃壁,最终部分(或最终完全)侵入胃腔内。没有急性的疾病症状。这一并发症被认为是装置放置过程中浆膜损伤的结果,或者是由于胃底折叠术在带子的扣子附近做得太紧所致。患者意识到这个问题,通常是由于体重减轻不足或缺乏早期饱腹感,与未能将约束带向外限制在胃壁上有关。此外,由于胃腔内存在约束带,细菌经常沿着约束带向端口迁移。在这种情况下,存在端口感染是提示约束带侵蚀的先兆。任何存在端口感染的患者都应该接受内镜检查,以评估是否有约束带侵蚀。事实上,确诊是通过上消化道内镜检查发现胃腔内存在全部或部分胃带。在胃约束带侵蚀的情况下,必须去除约束带和端口。通常情况下,胃瘘口在确诊时已经愈合和封闭。如果发现胃瘘口,最好先用可吸收缝线缝合,然后用一块大网膜修补。并且还建议进行该区域临时引流,以最大限度地减少污染。

胃脱垂或"滑脱"

前胃脱垂通常被描述为"滑脱"。在这种情况下,胃的一部分会异常地穿过约束带。最常见的是涉及胃大弯部,也就是胃最游离的部分。胃底折叠术失败可导致前胃脱垂。在大多数情况下,缝合失败是由于患者依从性差,如暴饮暴食导致呕吐。由于前脱垂,建立了一条优先进食的途径,

进一步扩大了前脱垂腔。与前胃脱垂相关的症状包括胃酸反流(特别是夜间)、恶心、呕吐和腹胀。矛盾的是,因为胃袋明显扩大,可以摄入和耐受更多的食物,导致患者通常抱怨体重增加。

在松弛部束带放置技术之前,胃周解剖形成一个更大更低的胃后隧道。这种解剖常常导致胃后壁通过与上述相似的机制误入小网膜囊。通过带状突起向外突出产生了一系列相似的症状。然而,有了现代的约束带放置方法,这种并发症几乎不存在了。

当发生胃下垂时,患者经常主诉反流、固体食物不耐受、恶心和呕吐。约束带滑脱确诊是通过食管造影(图63.6,右)。因为约束带失去了正常的对角方向,角度发生了变化,变成了水平(有时会导致与食管成90°或更大的角度)。此外,在约束带头侧可见胃过多。在更严重的病例中,这也与口服造影剂不能通过约束带远端,造成显示部分或完全梗阻有关。在这种情况下,首先要做的是将所有液体从约束带中取出,以帮助缓解症状和解除梗阻。然后,带子通常需要重新定位或用腹腔镜翻修手术进行替换。

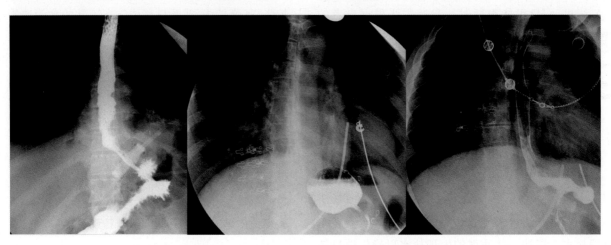

图63.6　约束带位置良好(左)、胃袋扩张(中)和约束带前滑脱的荧光透视(右)

当患者主诉的疼痛与体检不符时,胃约束带滑脱成为一种紧急情况。在这些病例中,相关的发现除了包括白细胞增多、心动过速和腹膜炎外,值得重视的是并发有胃脱垂,由于动脉受压或缺乏静脉流出,疝出的胃袋出现缺血或坏死(图63.7)。对于上述胃脱垂和疼痛的患者,诊断性腹腔镜检查势在必行。通过疏通梗阻,可以缓解缺

血。如果局部缺血已发展为胃坏死,则必须摘除胃束带,必须切除对应坏死的胃。如果外科医师觉得合适,可以在腹腔镜下完成手术,手术只需切除胃的坏死部分。然而,为了保持体重减轻,如果剩余的胃组织评估是可以进行袖胃切除术或Roux-en-Y胃分流术,我们移除胃束带和切除病变组织同时可以进行上述手术。

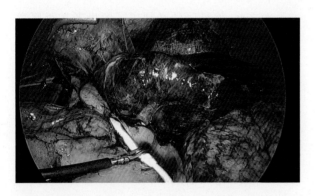

图 63.7　约束带滑脱伴胃脱垂绞窄和缺血

胃袋扩张

有时患者会出现胃约束带过度向胃头端移动的情况。在食管造影上，约束带通常处于适当的位置，但胃袋呈一同心性扩张，通常伴随着食管的扩张（图 63.6，中间）。同心扩张的病因是调节带太紧、患者长期依从性差（表现为暴饮暴食）或两者结合的结果。临床症状包括吞咽困难、饱腹感下降、胃酸反流、恶心和呕吐。由于根据这些临床症状很难鉴别是同心扩张还是脱垂，进行食管造影可以明确诊断。治疗仅仅包括胃袋减压。症状消退后，通常在几周内，可以以温和的方式再次缓慢和系统地滴定约束带。

端口和管道问题

在手术后的最初几周内，约束带的端口可能会发生感染。这通常是伤口感染的结果，术后皮肤感染导致植入端口继发性感染。在这种情况下，需要手术切除瘘口，切开引流治疗感染，将导管重新插入腹腔，并进行几周的抗生素治疗是很重要的。一旦感染痊愈，就可以回到手术室更换移植入端口。如前所述，如果端口感染发生后，则必须先排除约束带腐蚀可能。一旦排除该原因，就可以像前面描述的那样方法处理端口感染。

有时，随着患者体重减轻和腹壁轮廓改变，或者由于端口对前直肌鞘放置不当，端口可能出现翻转。在这种情况下，使用 Huber 针几乎是不可能进入端口腔。X 线检查可以确认端口位置的转移情况。在这种情况下，应再次行手术重新固定

端口位置，确保其与腹直肌前鞘正确缝合。此外，约束带调整失败的操作也会导致穿刺针贯通端口的腹外管道。在这种情况下，患者无法减轻体重，也不会有早饱的适当感觉。我们需要了解剩下多少液体，就可以发现生理盐水泄漏情况。在这种情况下，患者必须返回手术室放置新的接入端口。在手术室里，外科医师可以通过进入端口腔，注入亚甲基蓝，发现泄漏的地方。

约束带的管道很耐用。然而，在极少数情况下，它可能会破损。有管道出现漏孔或折断的报道。还有病例提到，患者感觉缺乏适当的"限制"，外科医师检查发现约束带中的盐水含量不同程度的降低（或者根本没有）。在这种情况下，患者会被带到手术室。首先，用亚甲蓝对端口和腹外管道进行检查，以排除腹外管道渗漏。如果排除腹外管道渗漏，重点是要在腹腔镜下检查管束和管路。再次注入亚甲蓝后，观察约束带管道或球囊本身是否存在漏洞。近端管道和球囊泄漏需要更换设备。

在极少数情况下，胃束带管会引起肠梗阻。在这种情况下，患者表现为肠梗阻的常见症状。然而，计算机断层扫描通常显示管已经缠绕在小肠环。任何这样的发现都应立即进行腹腔镜检查以减轻梗阻。

结果和结论

腹腔镜可调节胃束带术自早期开始，通过完善放置方法和系统调整技术，已经成为一种安全的替代吻合术减肥手术的方法。一般来说，置入此类约束带每周可以减掉 0.5～1kg 的体重。通过适当的随访、约束带调整和早期饱腹感，通常需要经历 2～3 年的时间实现减重目的。减重结果可能会有所不同，但显示出 40%～55% 的超重减轻（%EWL）。许多研究肯定胃约束带的长期疗效，有些是超过 10 年的研究。这些研究的结果差异很大，超重减轻从 25%～70%EWL。此外，美国食品和药物管理局（Food and Drug Administration，FDA）的一项胃约束带治疗试验显示，6 个月时减重 26.5%，12 个月时减重 34.5%，25 个月时减重 37.8%，36 个月时减重 36.2%。还有一些荟萃分析对胃约束带相关的治疗显示出很好

结果。例如,Buchwald 等回顾了近 4000 名患者,显示超重减轻平均为 47.5%。Brien 等评估了近 4500 名胃约束带患者,发现 1 年后超重减轻为 42.6%,3 年后超重减轻为 57.5%,5 年后超重减轻为 54%,8 年后为超重减轻 59.3%。

胃约束带的治疗结果有很大的差异和个体化的特性。使患者可以方便地进行多次调整就诊是减重治疗的诊疗基础。此外,专业人员有效管理胃约束带患者是减重治疗的关键。在减肥手术中,我们经常说 LAGB 术后患者的减重效果取决于外科医师是否有时间进行随访。通过适当的随访、适当的调整和有用技术支持,胃约束带患者可以看到超重减重接近 50% 的 EWL。这可以与许多其他减肥手术相媲美。不同之处在于,作为对缝合手术风险的比较,患者需要终身随访、更严格的食物限制和多次调整,直到患者感觉到适当的饱足感。LAGB 技术的发展和术后管理为我们提供了一种非常安全的替代方法,可以替代通常的缝合限制性减肥手术。虽然如此,在开始进行这一手术之前,外科医师必须先了解患者是否愿意进行随访。

（朱俩辰 **译** 胡志前 徐楷 **校**）

参考文献

[1] Kuzmak LI et al. *AORN J* 1990;51:1307-24.

[2] Belachew M et al. *Surg Endosc* 1994;8:1354-6.

[3] DeMaria EJ et al. *Surg Endosc* 2000;14:697-9.

[4] Provost DA. *Surg Clin N Am* 2005;85:789-805.

[5] O'Brien PE et al. *Obes Surg* 2005;15:820-6.

[6] O'Brien PE et al. *Obes Surg* 2003;13:211.

[7] Ponce J et al. *J Am Coll Surg* 2005;201:529-35.

[8] Gulkarov I et al. *Surg Endosc* 2008;22:1035-41.

[9] Ponce J et al. *Surg Obes Relat Dis* 2006;2:627-31.

[10] Obeid NR et al. *Surg Endosc* 2014;28:58-64.

[11] Ponce J et al. *Surg Obes Relat Dis* 2005;1:310-6.

[12] Ren CJ et al. *Am J Surg* 2002;184:46S-50.

[13] Buchwald H et al. *JAMA* 2004;292:1724-37.

[14] O'Brien PE et al. *Obes Surg* 2006;16:1032-40.

第64章

腹腔镜下Roux-en-Y胃旁路手术

DAVID SPECTOR AND SCOTT SHIKORA

简介

1967 年，Edward Mason 医师根据对部分行胃切除术患者的观察，首次将胃旁路手术认定为一种减肥手术。这种手术实质上是一种胃分流术。在随后的几年里，这种手术慢慢发展成为今天为人熟知的胃旁路术。自 50 多年前问世以来，胃旁路手术一直是世界范围内最受欢迎的减肥术式，该术式在众多其他手术方式中脱颖而出，成为目前减肥手术的首选方案。例如，一度被认为是减肥手术首选的腹腔镜下可调节胃束带，现已很少应用。对于大多数肥胖患者来说，主要有两种术式可供选择：袖状胃切除术（sleeve gastrectomy，SG）或 Roux-en-Y 胃旁路术（Roux-en-Y gastric bypass，RYGB）。目前，越来越多的肥胖患者选择 SG。然而，RYGB，尤其是腹腔镜下 Roux-en-Y 胃旁路手术（laparoscopically Roux-en-Y gastric bypass，LRYGB），仍然是一个非常重要的减重术式。多年来的临床应用已经证明，RYGB 能够持续有效地减轻大多数肥胖患者的体重并有效改善其相关的代谢状况（图 64.1）。

手术指征及术前准备

1991 年，美国国立卫生研究院组建了一个专家小组，以制定减肥手术的指征。从那以后，减重手术一直沿用该指征。患者的体重指数（body mass index，BMI）≥35 kg/m²，且至少有一个肥胖相关的健康问题，如阻塞性睡眠呼吸暂停、高血压或 2 型糖尿病。体重指数≥40kg/m² 的患者即

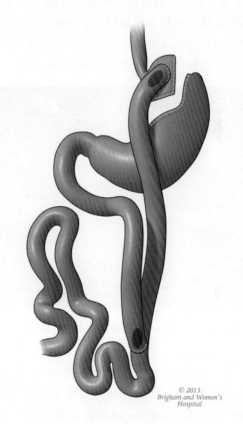

图 64.1　Roux-en-Y 胃旁路术式示意图

使没有任何共病，也可以考虑进行减肥手术。

仅体重指数≥35 kg/m² 的患者亦不能完全排除手术需要。患者必须接受彻底的检查，这包括整体健康的医学评估、手术适宜性和相关风险的评估。此外，多学科评估过程对患者来说也很有必要。医师应对手术进行回顾，并向患者提供相关的手术信息，确定患者更倾向于哪种手术方式，以及这种选择是否合适。当患者存在严重的胃食管反流疾病、长期的 2 型糖尿病、Barrett 食

管等情况下,选择 RYGB 手术更加理想。

腹腔镜下 Roux-en-Y 胃旁路手术概述

结肠前 vs. 结肠后

LRYGB 的主要问题之一是胃空肠吻合口的张力问题。将 Roux 襻穿过横结肠下方横结肠系膜的一个小的无血管区(结肠后),Roux 襻到达胃壁的距离较短,因此胃空肠吻合口的张力较小。这样做的缺点是,创建结肠系膜窗口有时会很困难,需要在含有大血管的空间进行解剖。此外,在横结肠系膜上进行开口操作也有可能在后期形成内疝。最后,Roux 襻的结肠后定位使患者在将来需要做其他腹部手术时更难操作(图 64.2)。

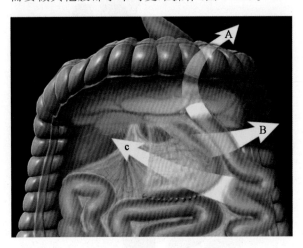

图 64.2 Roux-en-Y 胃分流术后内疝的可能位置

也可将 Roux 襻提至横结肠前方(结肠前),但这种方式却更具有挑战性,因为 Roux 襻必须走更长的距离,当 Roux 襻的肠系膜较短或有大网膜或大量腹腔内脂肪时,会导致吻合口张力比结肠后更大,这可能增加渗漏、边缘溃疡和吻合口狭窄等吻合口并发症发生的可能性。减少张力的方法包括将 Roux 襻远端吻合,而不是残端吻合,并将大网膜一直切开至胃网膜血管。

结肠前入路是减重外科医师最常用的入路。然而,当结肠前入路 Roux 襻不能舒展地到达胃壁时,也可以通过结肠后入路进行 LRYGB。在这种情况下,结肠后入路更加合适。在截断小肠以形成 Roux 和胆胰襻后,Roux 襻的残端被缝合至 Penrose 管上。向颅侧牵拉横结肠,在胰腺上方进行肠系膜无血管区开口,随后将 Penrose 管插入到这个开口,轻轻拉动 Penrose 管,将 Roux 襻置于胃壁下方,以便吻合。这种技术很少出现过大的吻合口张力。

闭合潜在的内疝间隙

由于 LRYGB 术后胃肠道的重新排列,形成了两个或三个可能导致内疝的腹腔间隙(取决于结肠前或结肠后入路的选择)。Petersen 间隙形成于 Roux 襻被切开的肠系膜下方,它由小肠及其肠系膜构成,前面是后腹膜,上面是横结肠和结肠系膜。该间隙通常较小,且更容易产生于结肠后入路;肠系膜间隙产生于空肠-空肠吻合。第三种间隙是结肠后入路 LRYGB 所独有的,由于该间隙位于结肠系膜间隙当中,它可以在 Roux 支旁边形成。通过上述这三个空间中的任何一个,Roux 支,胆胰管支,甚至是共同的远端通道都可能出现疝出、嵌顿,并有可能阻塞,甚至绞窄。大多数减重外科医师都认为用不可吸收的缝线彻底封闭这些间隙是非常重要的。

Roux 支的长度

Roux 支的最适长度目前还没有共识。但 Roux 支不能短于 50cm,否则可能会导致胆汁反流进入胃和食管。大多数减重外科医师将 Roux 支长度设置在 100~150cm。对于体重指数＞50kg/m^2 的患者,有证据表明,Roux 支的长度与体重减轻之间存在相关性,但这不适用于体重指数＜50 kg/m^2 的患者。另外,Roux 支长度的增加与更强大的抗糖尿病作用相关。通常认为当 Roux 支长度达到 150cm 时,对脂肪吸收不良改变非常小,因此不太可能引起排便习惯的改变,如腹泻等。通常的做法是将体重指数＜50 kg/m^2 的患者的 Roux 支长度设置为 100~150 cm,而将体重指数＞50 kg/m^2 的患者的 Roux 支长度设置为 150~200 cm。

手术方法

术前准备

术前为患者皮下注射 5000U 肝素和静脉注射(intravenous,静脉)一次第三代头孢菌素。将患者置于仰卧位,诱导全身麻醉。使患者完全平躺,并取下所有抬高背部的毛巾是非常重要的。将顺序压缩装置放在小腿上,留置胃管、导尿管。将患者手臂伸直放置。手术时,将一块竖板固定于手术床以稳定患者。外科医师和扶镜助手在患者的右侧,另一助手在患者左侧。而有些外科医师更喜欢人字形体位,站于患者两腿之间进行手术操作。

进入腹腔和放置套管

于患者左上腹插入气腹针,使气腹压力达到 18mmHg。然后在腹腔镜引导下置入套管,套管内包括一个摄像头套管(5mm 或 11mm;取决于所用的光学元件),置于脐上方或稍左侧。随后在患者左上腹留置两根 5mm 套管,在右上腹留置一根 5mm 套管,并在距右上腹套管下方 10cm、镜头套管右侧 10cm 处留置一根 12mm 套管。在剑突下方位置做一小切口,插入 Nathanson 肝牵开器,并将肝从胃表面抬起。

空肠-空肠吻合

使患者处于头高足低体位,将大网膜和横结肠向头侧牵拉。在距 Treitz 韧带 40cm 处,使用 60mm 线性切割闭合器(钉高 3～4mm)横断空肠,近端被称为胆胰支(biliopancreatic limb,BPL),远端被称为 Roux 支。避免混淆 Roux 支和胆胰支是至关重要的,一种常用的区分方法是用缝线或止血夹标记 Roux 支。游离足够的肠系膜,使 Roux 支可以顺利达到胃部。将 Roux 支以逆时针方向转向右腹部,在 BPL 支与 Roux 支远端 100～200 cm(取决于患者的 BMI)处分别做一切口,将 60mm 线性切割闭合器(钉高 3～4mm)插入行侧-侧吻合,用丝线缝合关闭原切口。然后用丝线缝合肠系膜。要注意的是,需将 BPL 支的断端边缘与共同的吻合通道对齐,行防阻塞(Brolin)闭合。闭合肠系膜基底部缺损时应注意避免缩短 Roux 支的游离肠系膜,造成肠系膜出血或损伤 Roux 支的血液供应。最后,将网膜切开至距胃网膜弓约 2cm 处。

胃空肠吻合

患者处于头高足低体位。必须与麻醉小组沟通,以确保取出胃内所有导管,只在口腔中留下一根气管插管。通过打开胃小弯切迹附近的松弛部

进入小网膜囊,使用 60mm 线性切割闭合器(钉高 3～4mm)截断在胃小弯右侧和胃左动脉正下方的胃肠系膜血管弓。由切割闭合器连续切割闭合胃部形成残胃,首先沿着胃小弯开始,在胃左动脉的远端,将第一枚吻合钉横向穿过胃部,顺着切缘角度,依次切割闭合,确保最后一根吻合钉超过胃的边缘,将残胃完全离断,以防止可能的医源性胃瘘。

清除残胃后方的脂肪组织,在距吻合钉 2cm 处的残胃背面进行一个小的造口,距 Roux 支断端约 4cm 处进行肠切开。将 30 mm 线性吻合器(钉高 3～4mm)的一臂插入 Roux 支的肠切口中,并暂时关闭。然后用吻合器将 Roux 支运送到残胃附近,将吻合器的另一臂插入残胃的造口中并切割闭合。麻醉小组协助插入胃管(orogastric tube,OGT),使胃管通过残胃进入近端 Roux 支。然后用两条可吸收缝线连续缝合剩余缺损,完成吻合。将第二条缝线缝合到残胃的末端,以消除第一条内缝合线的张力,并用 Roux 支浆膜层覆盖吻合口的前侧。

患者平躺。检查胃空肠吻合口和残胃,以确保无漏。通过 OGT 以 2L/min 的速度吹入氧气。观察吻合口扩张情况,注意不要过度扩张。如果没有观察到扩张,轻轻按压环状软骨会有所帮助。随后抽吸胃管,将其取出。

用不可吸收缝线封闭在 Roux 支肠系膜和横结肠系膜之间的 Petersen 间隙下缘。在缝合时,应避免损伤 Roux 支的血液供应。一些外科医师习惯在胃空肠吻合口附近放置引流管。在腹部切口注射长效的局麻药,皮内可吸收缝线缝合,生物胶覆盖。12mm 套管口位置也在筋膜水平缝合,以减少疝的风险。

以上描述的手术操作步骤仅为目前多种不同术式中的一种,所有这些术式都有其各自优点,到目前为止,还没有确凿的证据来支持哪种术式更优。例如,胃空肠吻合术可以不用吻合器,而完全手工缝合。此外,吻合口也可用一种经腹或经口通过的圆形吻合器进行吻合。

术后护理

术后早期护理

预防血栓栓塞在术后护理中很重要。每当患

者卧床时,都会使用放置在小腿上的顺序加压装置。尽早开始让患者下床活动。基本上所有患者每8小时皮下注射一次肝素。BMI＞55和血栓栓塞高风险的患者术后开始服用低分子肝素,持续服用至术后28d。使用镇痛泵缓解患者术后疼痛。如果没有出血或肾疾病的证据,可以静脉注射非甾体抗炎药。患者可以在术后当晚小口喝水。手术后的第2天,患者可以开始无糖流质饮食,如果无不良反应,晚上可以进行蛋白粉冲饮。当患者可以耐受这种饮食,保持足够的水分摄入,并可以通过口服药物缓解疼痛时,便可办理出院。如果留置了腹腔引流管,通常在出院前将其取出。

术后早期并发症

吻合口漏通常很难诊断。术后的腹部查体可能会导致误诊。正常的腹部查体不应该轻易排除吻合口漏的可能性。病态肥胖患者腹壁增厚会减少查体发现,在这种情况下,吻合口漏的唯一异常体征很可能就是心动过速。脉搏持续超过120 bpm的患者应被考虑有吻合口漏的可能并采取适当措施,对于血流动力学稳定的患者,检查应包括排除出血的血液检查和影像学检查,可以是口服造影剂的腹部计算机断层扫描(CT)或上消化道检查。如果患者血流动力学不稳定或担心不稳定,应在影像学检查前立即返回手术。应尽早使用广谱抗生素和复苏性静脉输液(表64.1)。

表64.1 腹腔镜 Roux-en-Y 胃转流术后早期并发症

伤口感染	0.2%
尿路感染	0.91%
肺炎	0.5%
出血需要输血	1.5%
脓肿/败血症	0.6%
深静脉血栓形成	0.21%
肺栓塞	0.21%
卒中	0.03%
心肌梗死	0.1%
严重并发症	5.8%
死亡率	0.2%

Source:Young MT et al. J Am Coll Surg 2015;220(5):880-5;Rausa E et al. Obes Surg 2016;26(8):1956-63.

胃空肠吻合口是最常见的漏部位。在最初的2～3d,对疑似存在漏的患者的处理通常包括将患者带回手术室处理,最好的治疗方法是将腹腔冲洗干净并放置好引流管。有时可以找到具体的漏部位并用网膜补片封闭。然而,由于组织的炎症反应,立即修复吻合口漏通常是非常困难的。在源头上控制感染是首要任务。此外,还应考虑建立肠内营养通道,对残胃进行胃造口或空肠营养造口。腹膜液应送去细菌培养,并继续使用广谱抗生素,直到可以根据培养物进行针对性用药。

发现存在较小漏口的患者有时可以用静脉滴注抗生素非手术治疗,肠内或肠外营养。此外,内镜治疗的经验也越来越多,如支架或内镜缝合等。

术后出血可以是腔内出血,也可以是腹腔出血。腔内出血通常来自其中某一吻合口,其中胃空肠吻合口是最常见的部位。在这种情况下,查体时患者有轻微的腹部压痛,可能有或可能没有吐血或便血。当临床上发现胃空肠吻合口出血过多时,对胃空肠吻合口进行加固缝合通常有效。腹腔内出血通常表现为腹胀。外科探查通常不会发现出血源或活动性出血,但有必要清除腹腔内血液和血块。

血流动力学稳定的术后出血患者可以先行非手术治疗,通常出血会自然停止,但也可能需要输血。一般通过内镜方式处理减重手术术后的胃空肠吻合口出血。如果观察到出血部位,可以用夹子、缝线或注射肾上腺素来止血。

对术后心动过速、呼吸急促或胸痛患者的鉴别诊断应始终包括肺栓塞,可以利用胸部CT来排除这种情况。对不明原因的心动过速的检查应包括静脉造影剂的胸部CT和口服造影剂的腹部CT。

术后长期管理

LRYGB术后,建议术后患者终身服用多种维生素和钙剂。此外,长期随访可以对患者进行持续监测,并能够促进体重减轻。在我们的研究中,患者通常在第一年每3个月就诊一次,第二年每6个月就诊一次,之后每年就诊一次。在患者随访就诊期间进行标准的实验室检测。

晚期并发症

在 Roux 侧的胃空肠吻合口处可形成边缘溃疡,通常表现为上腹部疼痛,也会引起吞咽困难和呕吐。边缘溃疡可经内镜检查确诊。重要的是要排除解剖学病因,包括胃瘘或产酸残胃太大,如果发现其中之一,则需要进行修正手术以缩小残胃或切除瘘管。如果没有发现解剖学原因,病因几乎总是与生活方式有关,如吸烟、长期服用非甾体抗炎药或酗酒等。在这种情况下,应用硫糖铝和质子泵抑制药并停止不良的生活方式通常是有效的。如果存在胃瘘,或者患者继续吸烟、饮酒或服用非甾体抗炎药,溃疡则不会愈合。

内疝的准确诊断仍然是 LRYGB 术后一大挑战。开放性手术后发生小肠梗阻(small bowel obstruction,SBO)最常见的病因是粘连。而目前认为,LRYGB 术后 SBO 的主要原因是内疝。内疝引起的梗阻通常通过手术治疗,而不是非手术治疗。当出现梗阻时,可能会形成危险的闭环,导致肠道或残胃坏死和穿孔。在这种情况下,内疝导致的梗阻通常没有明显的临床表现和影像学证据。对于 LRYGB 术后发生的腹腔内疝,腹部 CT 的假阴性率为 20%～35%,患者可能只表现为恶心和右上腹痛。适度升高的淀粉酶或脂肪酶水平已被证明对内疝梗阻的诊断非常敏感(94%)。我们建议对所有 LRYGB 术后的腹痛患者都进行腹部 CT 检查及血清淀粉酶或脂肪酶水平测定。对于临床上急性或慢性 SBO 的 LRYGB 术后患者,应及时进行腹腔镜探查。

倾倒综合征是胃转流术后患者出现的餐后综合征。值得注意的是,该综合征有早期和晚期两个阶段。早期症状出现在食用糖类食物后的第一个小时内,如苏打水、糖果或冰淇淋。这些症状包括腹痛、抽搐、恶心、疲劳、面部潮红和心悸等。晚期症状发生在进食后 1～3h,是由高胰岛素血症引起的症状性低血糖。胃旁路术后早期倾倒综合征约占 10%,晚期倾倒综合征约占 7%。女性、BMI<25 和年龄更小的患者患此病的风险更高。其首选治疗方案是饮食控制,包括避免甜食和摄入高蛋白食物。如果饮食控制效果不佳,则可以考虑使用阿卡波糖等药物。有难治性症状的患者可以转诊内分泌科医师,以确定是否有其他病因或症状,如胰岛素瘤等。倾倒综合征患者很少考虑进行胰腺切除或胃旁路恢复手术等治疗方式。

长期预后

胃旁路术后,患者糖尿病的缓解率约为 80%。患者糖尿病确诊时间越长,控制血糖所需的药物越多(病情越严重,病程越长),缓解率越低。患者通常在手术后几天内出现血糖控制的改善,显示出与体重无关的降糖效果。胃转流术后,重新开始糖尿病药物治疗应谨慎,以避免低血糖。患者术后高血压的缓解率为 75%。抗高血压药物可以在手术后重新开始使用并逐渐减少。血脂异常缓解率为 68%～76%。阻塞性睡眠呼吸暂停的缓解率高达 90%～96%。胃转流术后 3 年平均体重减轻 57%～67%。

总结

RYGB 仍然是外科治疗肥胖的金标准手术。虽然新的替代手术和不同的手术选择发展仍在继续,但胃旁路手术仍然是一项重要的手术。

(葛步军　译　胡志前　徐楷　校)

参考文献

[1] Celio AC et al. *Surg Clin N Am* 2016,96(4): 655-67.

[2] Pallati PK et al. *Surg Obes Relat Dis* 2014,10(3): 502-7.

[3] Shoar S et al. *Surg Obes Relat Dis* 2017,13(2):170-80.

[4] Spector D et al. *Surg Obes Relat Dis* 2015,11(1):38-43.

[5] Orci L et al. *Obes Surg* 2011,21(6):797-804.

[6] Odstrcil EA et al. *Am J Clin Nutr* 2010,92(4): 704-13.

[7] Podnos YD et al. *Arch Surg* 2003,138(9):957-61.

[8] Nielsen JB et al. *Surg Obes Relat Dis* 2016,12(8): 1562-8.

[9] Schauer PR et al. *Ann Surg* 2003,238(4):467-84.

[10] Buchwald H et al. *JAMA* 2004,292(14):1724-37.

[11] Rubino F et al. *Ann Surg* 2004,240(2):236-42.

[12] Chang SH et al. *JAMA Surg* 2014,149(3):275-87.

[13] Young MT et al. *J Am Coll Surg* 2015,220(5):880-5.

[14] Rausa E et al. *Obes Surg* 2016,26(8):1956-63.

第 65 章

腹腔镜下袖状胃切除术

JIHUI LI，EMANUELE LO MENZO，SAMUEL SZOMSTEIN，AND RAUL J. ROSENTHAL

简介

袖状胃切除术(sleeve gastrectomy，SG)是治疗肥胖常见的术式之一，通过对胃底及胃体的部分切除，让胃部变得狭长管状(图 65.1)。SG 这一术式可以追溯到 1990 年，当时该术式是作为十二指肠转流手术的一部分。随后，Gagner 进行了腹腔镜袖状胃切除术(laparoscopic sleeve gastrectomy，LSG)，并被建议作为高危患者减肥方案的第一阶段处理，以降低腹腔镜十二指肠转位手术的风险。然而，由于其简单和有效，LSG 迅速成为世界范围内一个标准术式。一些关于袖状胃切除术的国际共识峰会召开，讨论了这项技术和它的有效性。第三届袖状胃切除术国际峰会展示了 88 名外科医师的 19 605 例 LSG 手术，期间，他们发现只有 2.2% 的患者需要进行第二阶段手术。1 年、2 年、3 年、4 年和 5 年的平均体重减少百分比(% EWL)分别为 62.7%、64.7%、64.0%、57.3% 和 60.0%。结论提示，糖尿病患者的减重效果似乎优于腹腔镜可调节胃束带(laparoscopic adjustable gastric banding，LAGB)，而与 Roux-en-Y 胃分流术(Roux-en-Y gastric bypass，RYGB)相当。基于手术风险、体重减轻和肥胖相关疾病等方面的考虑，美国外科医师学会减重外科中心认为 LSG 仅次于 RYGB，而优于 LAGB 术式。

SG 通常被认为是一种限制性的操作来达到减肥目的，但术后体重减轻和并发症改善的机制也可能与胃切除术后神经内分泌的改变和营养物质进入小肠过快有关。其中一个变化是切除大部分胃后，胃饥饿素的产生减少。胃饥饿素是中枢

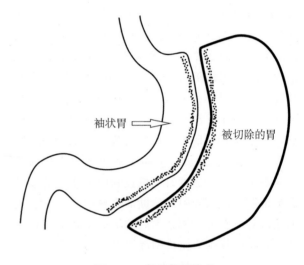

图 65.1　袖状胃切除术

神经系统中的一种神经肽，它能减少饥饿，在调节能量的分配和使用速率方面也起着重要的作用。伴随着 SG 这一术式的大量应用，其影响代谢机制的研究一直是科学研究的热点。

患者选择

许多国家都遵循国家卫生研究院(National Institutes of Health，NIH)对病态肥胖进行减肥手术的标准，通常将其定义为 BMI(身体质量指数：kg/m^2)$\geqslant$40，或 BMI 在 35～40 且有并发症。这些是由美国 NIH 在 1994 年召开的会议上达成的共识，当时大多采用胃吻合器技术的开放手术，手术并发症和死亡率相对较高。然而，现在一级证据表明，与改变生活方式非手术疗法相比，在病态肥胖患者和轻中度肥胖患者中(BMI 在 30～35)，减重手术效果更明显，健康状况和生活质量

更好。对于糖尿病患者来说,减重手术在成本效益上占主导地位,与非手术治疗相比,相当于以较低的成本改善患者的生存质量及生存时间。因此,越来越多的人支持将 BMI＝30 作为该手术的适用下限。

在国际袖状胃切除术专家小组共识声明中,LSG 被确定为下列病态肥胖患者的有效治疗方案:高危患者(96％);待移植肾和肝(96％);代谢综合征患者(91％);BMI 30～35 且有相关并发症的患者(95％);炎症性肠病患者(86％);青少年患者(77％);老年人(100％);儿童 A、B 型肝硬化患者(78％)。LSG 仅适用于两步法手术治疗超级病态肥胖患者的第一阶段(75％)。

手术技术

根据外科医师的技术和经验的不同,进入腹腔进行 LSG 的方法也各异。戳孔放置的原则包括从摄像端口获得最佳的手术视野;随着手术进行可将摄像头切换到其他戳孔,以获得手术区域最佳视野;从操作端口直接进入操作区域;以及调整钉仓进入位置和角度,以实现钉仓与预定切割线的直接对准。

应观察食管裂孔,如发现裂孔疝应适当切除并修补。附着于胃大弯侧的网膜应先进行剥离。然后用一个 36～40Fr 为宜的弯管,沿着胃小弯放入作为导引管。胃的大弯从幽门近端 5～8cm 处开始横切,沿着导引管切割至胃底。根据胃壁厚度的不同,选用不同钉高的钉仓,胃壁从幽门横切胃壁的位置到胃底逐渐减少。注意避免角切迹处狭窄。在切割胃同时,轻柔地牵引展平胃部,以避免扭曲。保留 His 角左侧约 1cm 的胃组织,以避免缺血。当头端缩回食管裂孔水平时,可通过导管或内镜注射空气或亚甲基蓝进行泄漏检测。为了进一步加固切割线,有些人选择使用支撑材料或纤维蛋白胶覆盖,或进行缝合,或将大网膜缝合在切割线上。切除的胃从扩大的穿刺孔部位移除。有些还会放置一个负压引流管,然后在术后早期拔除。

结果

根据 LSG 后的中期随访,3 年的平均％WL

从 33％到 90％不等。在 LSG 后 5 年多的时间里,也观察到显著的体重减轻,平均％EWL 48％～86％。在最长的随访数据中,85％的患者在经过 LSG 治疗后的 8 年内实际体重减轻了 20％以上,这与瑞典肥胖受试者研究中 RYGB 治疗后的 10 年随访结果(73.5％的患者实际体重减轻了 20％以上)相当。

一汇总了 4 项随机对照试验的荟萃分析结果提示,RYGB 组和 LSG 组在糖化血红蛋白水平、空腹血糖、口服降糖药物的使用和胰岛素水平、体重、BMI 或腰围方面没有显著差异。然而,RYGB 组的心血管风险显著降低。该研究的结论是,RYGB 与 LSG 相比,对肥胖患者的糖尿病治疗具有相同的疗效,但还明显降低心血管风险。

多项研究随访结果表明,LSG 术后 2 型糖尿病和高血压都有改善。血糖和血压控制的改善发生在术后 6 个月内,而且效果显著,如之前服用药物剂量减少甚至可以停药。

并发症管理

漏、狭窄、出血是 LSG 术后最常见的并发症。

漏:最近报道漏的发生率为 1％～2％,被认为是该手术最严重的并发症。大多发生在胃近端 1/3,靠近胃食管交界。SG 术后长切割线增加了腔内压力。形成漏的原因与此相关,还包括切割闭合失败、局部缺血和远端狭窄。根据术后出现漏的时间可分为急性期(7d 内)、早期(1～6 周)、晚期(6 周后)和慢性期(12 周后)。发生漏的患者可表现为发热和心动过速,但上消化道 X 线片或其他检查结果可正常。病情不稳定的患者,无论是局限的还是非局限的漏,都需要立即干预。如果非手术治疗失败,支架是一个有效治疗急性近端漏的选择。建议在非手术治疗 12 周后再进行近端漏修复手术(转旁路或袖状胃修复)。

狭窄:是 LSG 术后另一种可能的并发症。它可以在术后急性出现,但通常表现为慢性,发病率在 0.1％～3.9％。大多发生于胃体部的短节段性狭窄,靠近角切迹,近端少见。狭窄的原因可能与水肿和术后血肿有关,也可能与缝合线加固、使用过细导引管或切割线扭转有关。狭窄可通过观察、内镜扩张、浆肌层切开治疗,甚至根据时间和症状严重程度转换为 RYGB 治疗。

出血:LSG 后出血可能原因为切割线、大网膜、胃短血管、腹壁戳孔部位。大部分出血并发症发生于胃上的长切割线处,因其血液供应丰富。有多种方法来减少出血,包括使用支撑材料、应用纤维蛋白胶和缝线,所有这些都有不同的预后。应检查所有戳孔部位有无出血,特别是标本取出部位。

总结

LSG 是十二指肠转位手术的第一阶段,现在已经成为最受欢迎的标准减重手术方式。然而,除了操作要求,要取得良好的长期效果,必须进行长期的密切跟踪。LSG 已经被证明用于治疗肥胖并发症,使达到良好的生活质量评分和良好的食物耐受性。LSG 在减重(代谢)手术中的效果证据是强级别的。作为一种标准术式,LSG 已经被证明是安全有效的,而效果的持久性需要更全面评估。

(葛步军 译 徐楷 校)

参考文献

[1] Hess DS et al. *Obes Surg* 1998,8(3):267-82.
[2] Regan JP et al. *Obes Surg* 2003,13(6):861-4.
[3] Buchwald H et al. *Obes Surg* 2013;23:427-36.
[4] Deitel M et al. *Obes Surg* 2008,18(5):487-96.
[5] Gagner M et al. *Surg Obes Relat Dis* 2009,5(4):476-85.
[6] Deitel M et al. *Surg Obes Relat Dis* 2011,7(6):749-59.
[7] Rosenthal RJ et al. *Surg Obes Relat Dis* 2012,8(1):8-19.
[8] Hutter MM et al. *Ann Surg* 2011,254(3):410-22.
[9] Burger KS et al. *Physiol Behav* 2014;136:121-7.
[10] O'Brien PE. *Br J Surg* 2015,102(6):611-8.
[11] Brethauer SA et al. *Surg Obes Relat Dis* 2009;5:469-75.
[12] Gill RS et al. *Surg Obes Relat Dis* 2010;6:707-13.
[13] Shi X et al. *Obes Surg* 2010;20:1171-7.
[14] Sarela AI et al. *Surg Obes Relat Dis* 2012;8:679-84.
[15] Sjöström L et al. *N Engl J Med* 2004;351:2683-93.
[16] Wang MC et al. *Am Surg* 2015,81(2):164-9.
[17] Vidal J et al. *Obes Surg* 2008,18(9):1077-82.
[18] Benaiges D et al. *Surg Obes Relat Dis* 2011,7(5):575-80.
[19] D'Hondt M et al. *Surg Endosc* 2011,25(8):2498-504.
[20] Nath A et al. *JSLS* 2010,14(4):502-8.
[21] Nocca D et al. *Obes Surg* 2011,21(6):738-43.
[22] Tritsch AM et al. *Obes Surg* 2015,25(4):642-7.
[23] Nedelcu M et al. *Obes Surg* 2015,25(3):559-63.
[24] Ferrer-Márquez M et al. *Surg Laparosc Endosc Percutan Tech* 2015,25(1):6-9.
[25] Sroka G et al. *Obes Surg* 2015,25(9):1577-83.

第66章

腹腔镜减重手术并发症

SUNGSOO PARK，HANA ALHOMOUD，EMANUELE LO MENZO，AND RAUL J. ROSENTHAL

简介

和其他手术一样，减重手术都有一定程度的风险，在决定是否行手术前需要仔细衡量风险和收益的问题。

为了解决发病率和死亡率的问题，预测代谢手术后的患者可能会出现的并发症是很重要的。根据最近一项对来自美国的 44 000 多名患者的临床研究，以下因素是增加并发症的独立预测因素：年龄＞45 岁，男性，体重指数（body mass index，BMI）≥50，开放性手术治疗肥胖，糖尿病，既往冠状动脉介入治疗史，术前评估呼吸困难，出血障碍，6 个月内体重意外下降＞10％。

必须尽一切努力防止并发症的发生，这过程需要从术前准备就开始运作起来。多学科团队应包括注册营养师、医疗专业人员、可容纳肥胖患者的放射仪器、专门接受过微创减重手术培训的手术室人员、训练有素的外科医师，这是减重手术这个综合项目的必要组成部分。

除了早期诊断，及时干预是减重手术后并发症的最佳处理手段。

减重手术并发症

全世界有许多类型的减重手术，但我们重点介绍最常见的手术方式及其相关并发症的处理：腹腔镜胃 Roux-en-Y 分流术（laparoscopic Roux-en-Y gastric bypass，LRYGB）、腹腔镜袖状胃切除术（laparoscopic sleeve gastrostomy，LSG）和腹腔镜可调节胃束带术（表 66.1）。

表 66.1 减重手术并发症

常见的减肥手术	常见并发症季发生率
LRYGB	• 漏（1％～5％）
	• 出血（1.9％～4.4％）
	• 吻合口狭窄（3％～11％）
	• 内疝（1％～9％）
	• 吻合口溃疡（1％～16％）
	• 胃瘘（1.5％～6％）
LSG	• 漏（初次手术 1％～3％）（再次手术＞10％）
	• 出血（1％～6％）
	• 狭窄（3.5％）
LAGB	• 急性束带滑脱（1％～3％）
	• 束带侵蚀（4％）

胃分流术后并发症可分为急性期（7d）、早期（7d 至 6 周）、晚期（6～12 周）和慢性期（＞12 周）。

减重手术后有许多并发症，如深静脉血栓形成、肺栓塞、心肌梗死、体重恢复和营养缺乏这些全身并发症。在这一章中，我们重点讨论最常见的外科手术相关并发症，而这些减重手术通常在腹腔镜下完成。

分流术相关并发症

吻合口瘘

胃肠吻合口瘘是减重手术后最严重的并发症之一。LRYGB 术后瘘发生率为 1％～5％，主要表现为非特异性败血症，如心动过速、呼吸急促、缺氧、发热、白细胞增多和低血压。瘘的临床表现通常是在术后10d内,而且通常是轻度的,因为病态肥胖患者即使在腹膜炎的情况下也通常表现为腹部柔软。预防瘘的策略很重要,可归纳为以下几点:①避免胃囊袋缺血;②避免胃空肠吻合口张力过大;③在翻修手术中过度使用缝合线;④术中通过使用空气冲击试验或者用亚甲蓝染料来识别和修复瘘。心率超过120/min的持续性心动过速是吻合口瘘最好的临床表现。就临床表现而言,心率>120/min的持续性心动过速是吻合口瘘的良好指标,这一点已得到很好的证实。临床诊断无疑是最重要的,而影像学确认仍然是次要的。事实上,常规的上消化道(upper gastrointestinal,UGI)造影的必要性因为有可能出现假阴性结果而受到了一些团队的质疑。然而,术后24～36h UGI造影仍然是许多代谢外科医师的标准做法。上消化道X线造影和计算机断层扫描(computed tomography,CT)是两种常见排除瘘的诊断方法。这些检查的敏感性取决于患者相关因素和放射科医师的阅片经验。UGI的局限性在于无法显示所有可能存在的胃肠道瘘;CT检查在这方面敏感性更高。事实上,胃残端瘘或空肠-空肠吻合口瘘通常不能用UGI造影来鉴别。一项对3018例患者术后收集的数据进行的回顾性分析表明,56例患者中有17例(30%)在使用UGI造影时发现有瘘,50例患者中有28例(56%)在使用CT扫描时发现有瘘。腹部和盆腔CT扫描的另一个优点是能够显示与胃肠道瘘有相似临床症状的其他腹腔内病变,如小肠梗阻或腹腔内出血。由于CT对体重的限制使患者无法找到合适扫描仪是CT检查的一个限制。最重要的是要牢记,怀疑胃肠道瘘的病情不稳定患者应立即进行手术探查,而无须进行任何额外的检查或放射学检查。

由于肠扩张和急性炎症导致的组织粘连和闭塞,对即使经验丰富的腹腔镜外科医师来说腹腔镜探查也是一个挑战。在探查时,除了胃空肠吻合口、空肠-空肠吻合口和残胃以外,所有的缝线也都应仔细检查,以帮助确定瘘点的位置。

通常来说,钝性分离可以最大限度地减少对胃袋或者对Roux襻浆膜的损伤,这些损伤继发于严重炎症反应。当发现肠瘘时,可以尝试缝合修复,但大多数情况下组织非常脆弱,因此如果可能,可以使用网膜补片覆盖肠瘘的部位。腹腔冲洗和充分引流是主要的治疗手段。如果瘘部位不能确定,可以腹部冲洗和广泛引流。如果情况允许,应在残胃内放置营养用的造瘘管,这样就可以保持肠道休息促进瘘口生长的同时继续进行肠内营养。

对于吻合口瘘症状能控制的稳定患者,可考虑非手术治疗。可以在介入下放置引流管,同时予以抗生素和肠外营养。如果出现临床恶化或临床改善失败,应立即对患者进行开腹探查。

术后出血

术后出血是LRYGB术后严重的早期并发症。术后出血有两种类型:第一种是腹腔内出血,通常出血点位于胃空肠吻合口处的缝线、气囊、空肠-空肠吻合口、残胃或者包括肝和脾在内的腹腔内器官损伤;在第二种类型的出血中,出血源是管腔内的,当出血点位于胃空肠吻合口内时,患者可能出现呕血;如果出血点位于新的空肠-空肠吻合口或胃残端的缝合线,则可能出现黑粪。对不稳定患者的一线治疗包括放置深静脉输液通道,进行液体和血液复苏,并暂停抗凝治疗。无论是诊断和治疗,术中内镜检查一直是一个有用的辅助手段。事实上,除了有助于出血部位的定位外,许多内镜方法(夹贴、肾上腺素注射和电灼)都能成功地控制胃肠道出血,避免手术干预。当无法确定出血源时,可采用腹腔镜手术探查。进行腹腔镜探查时,应清空腔内和腹腔内的血块,并重新缝合。稳定期的患者胃肠道出血的处理方式可能只是复苏;但是,如果持续出血或患者变得不稳定,则需要内镜治疗、外科手术探查或两者结合。

小肠梗阻

腹腔镜减肥手术后肠梗阻发生率为0.6%～3.5%术后出现肠梗阻的平均时间是不同的,一些患者在15周内出现早期梗阻,而另一些患者在1～3年出现晚期梗阻。LRYGB术后肠梗阻的原因包括内疝、结肠系膜狭窄、吻合口狭窄、肠套叠、

Roux 支远端肠扭转或打结。内疝可能发生在胃旁路手术产生的三个系膜缺损中的任何一个处。这些缺陷包括横结肠系膜缺损、空肠吻合口肠系膜缺损、横结肠与 Roux 肠系膜间隙（Peterson 缺损），分别占 67%、21% 和 7.5%。此外，还有 4.5% 的内疝发生在上述多个部位。由于结肠系膜缺损的消除，Roux 支的先行放置与梗阻的低风险相关，前者为 0.43%，后者为 4.5%。此外，胃分流术后体重迅速减轻可能导致腹腔内脂肪减少，从而扩大肠系膜缺损，促进疝的形成。有肠梗阻症状和体征者应行腹腔镜探查。手术治疗的方式包括疝复位和所有肠系膜缺损的闭合。早期积极治疗 LRYGB 术后的肠梗阻对于预防闭襻性肠梗阻和急性胃扩张的危险至关重要。术后肠梗阻的发生率仍较高，穿孔发生率为 9.1%，死亡率为 1.6%。

有几种方法已经被应用来尽量减少内疝的发生率，通过运用连续锁边缝合法仔细关闭所有潜在的缺损。然而，即使关闭这些缺损也不能完全消除这种危险的并发症。有时比起大面积的缺损，小面积的缺损更容易引起绞窄性肠梗阻。为了防止空肠吻合口远端的空肠的扭转，一些作者主张在吻合口远端的空肠和胆管支之间使用单一的不可吸收缝线缝合。

袖状胃切除术相关并发症

出血

据报道，LSG 术后出血的风险在 1%～6%。出血的来源可以是肠腔内或肠腔外，通常表现为血红蛋白水平的连续下降或心动过速或低血压。常见来源为胃缝线、脾或肝损伤，以及在套管穿刺点的腹壁。胃肠道出血的处理总是从复苏开始；这包括开通大静脉输液通道，必要时予以输注红悬液，同时留置尿管准确监测尿量。在肠腔内出血的情况下，紧急内镜检查对诊断和控制出血源至关重要。对于持续心率＞120/min 或有其他血流动力学不稳定迹象的腹腔内出血患者，建议采用腹腔镜探查术。腹腔镜探查不仅可以诊断，还可以进行治疗性措施，包括清除血凝块及外科技

术控制出血源（如果出血明显在缝合线时）。很多时候无法确定出血来源，那么清除血肿和放置封闭式吸引引流管通常有助于患者复苏。

吻合口瘘

吻合口瘘是腹腔镜袖状胃切除术最严重的并发症之一，发生率高达 5%。根据上消化道造影研究，吻合口瘘分为两种类型。1 型是通过外科引流管能控制的亚临床瘘，而 2 型是造影剂扩散到腹腔或胸腔的临床瘘。根据发病时间，瘘可分为急性（7d 内）、早期（1～6 周）、晚期（6 周后）和慢性（12 周后）。瘘的时间与病因密切相关。

吻合口瘘患者可出现发热、心动过速、呼吸急促或低血压。Kolakowski 及其同事的一项研究中，结合发热、心动过速和呼吸急促的临床症状，发现对吻合口瘘的检测有 58.33% 的敏感性和 99.75% 的特异性。糖尿病和睡眠呼吸暂停与瘘发生率较高有关。因此，任何有吻合口瘘和血流动力学不稳定症状和体征的患者都需要进行诊断性腹腔镜检查。如果出现瘘，建议在技术可行的情况下进行腹腔冲洗和引流，并进行外科修复。此外，建议放置空肠营养管。内镜检查也成功地应用于早期瘘。

治疗延迟性瘘更具挑战性，手术或内镜下修复胃瘘的尝试通常是徒劳的。治疗方法包括直接在慢性瘘部位留置空肠引流管，或更彻底的腹腔镜下切除瘘并进行 Roux-en-Y 食管空肠吻合术。

胆石症

减肥手术中的常规胆囊切除术仍有争议。减重手术后体重减轻伴随着 12 个月内新发胆石形成的发生率上升 38%～52%，但有时早在术后 3 个月。如果患者出现胆石症引起的胆囊炎的症状和体征，腹腔镜胆囊切除术是必要的。

胃旁路术后胆总管结石的处理变得困难，因为内镜无法进入十二指肠。如果残胃固定在前腹壁，最好用放射学标记物，这可能为内镜逆行胰胆管造影（endoscopic retrograde cholangiopancreatography，ERCP）进入胃提供一个安全点。还可以采用腹腔镜经胃入路行 ERCP。

胃束带相关并发症

吞咽困难

腹腔镜胃束带术后，一些患者出现术后即刻吞咽困难，这通常是由于胃周脂肪过多导致束带紧密贴合或术后水肿所致。完全的吞咽困难，甚至无法吞咽唾液，可能需要 10d 才能解决。术后静脉给予类固醇激素和严格的口服激素治疗可以提高水肿的缓解率并加快康复速度。

束带滑脱

束带滑脱被定义为胃体从束带中脱垂出来。滑脱可导致胃入口完全梗阻，甚至脱垂的胃黏膜坏死。钡剂造影是首选的检查和诊断。然而，平片通常就足以确定胃疝后束带的水平位置，而不是其正常的前后45°斜位。自从引进新技术（松弛部技术）和新材料（低压大容量带）以来，急性束带滑脱的发生率已下降到 1%～3%。如果经放射学证实为束带滑脱，则需要通过皮下注水泵立即释压。脱垂的位置可能很难触到，但是患者通常知道它的确切位置。最常见的体位在左上象限，胸骨下部前方或下方，或脐外侧。束带释压应在严格的无菌技术下进行，以避免感染束带。如果这不能迅速改善症状，那么再次手术是必要的，以避免胃缺血。患者可能出现心动过速和隐匿性腹痛，检查可能显示乳酸水平升高和酸中毒，这些迹象表明可能发生胃坏死，因此需要紧急腹腔镜探查。腹腔镜下可以很容易地取出束带，通常束带周围已形成纤维包裹，需要解剖分离，胃壁可能已经和束带形成粘连。对于胃坏死，应在解除胃束带后进行适当的胃切除术。

束带侵蚀

这是相对罕见的（发病率 4% 或更少），但可能导致出血、疼痛，或感染。胃束带的侵蚀是一个缓慢的过程。受侵蚀的束带暴露于胃菌群中，导管可能受到感染。一个症状是流入流出道周围反复感染。另一种表现方式是随着束带失去限制作用，体重恢复。通过对比研究、内镜检查或以上两种方法可以诊断出束带侵蚀。根据侵蚀的程度，可以通过腹腔镜或内镜去除受侵蚀的束带。

总结

对常见的减重手术流程及其并发症有一个基本的了解是安全有效地管理患者的必要条件。

（王松 译 胡志前 徐楷 校）

参考文献

[1] Fernández-Esparrach G et al. *Gastroenterol Hepatol* 2011;34:131-6.

[2] Khan MA et al. *Surg Endosc* 2013;27:1772-7.

[3] Fernandez AZ et al. *Surg Endosc* 2004;18:193-7.

[4] Marshall JS et al. *Arch Surg* 2003;138:520-3.

[5] Bellorin O et al. *Obes Surg* 2011;21:707-13.

[6] Fullum TM et al. *Surg Endosc* 2009;23:1403-8.

[7] Madan AK et al. *Am Surg* 2009;75:839-42.

[8] Rosenthal RJ et al. *Obes Surg* 2006;16:119-24.

[9] Podnos YD et al. *Arch Surg* 2003;138:957-61.

[10] Mehran A et al. *Obes Surg* 2003;13:842-7.

[11] Nguyen NT et al. *Obes Surg* 2003;13:62-5.

[12] Higa KD et al. *Obes Surg* 2003;13:350-4.

[13] Schnieder C et al. *Surg Endosc* 2011;25:1594-8.

[14] Carmody B et al. *Surg Obes Relat Dis* 2005;1:543-8.

[15] Steele KE et al. *Surg Endosc* 2008;22:2056-61.

[16] Alasfar F et al. *Med Princ Pract* 2009;18:364-7.

[17] Mathew A et al. *Dig Dis Sci* 2009;54:1971-8.

[18] Sapala JA et al. *Obes Surg* 1998;8:505-16.

[19] Csendes A et al. *Obes Surg* 2009;19:135-8.

[20] Cucchi SG et al. *Ann Surg* 1995;221:387-91.

[21] Tucker ON et al. *J Gastrointest Surg* 2007;11:1673-9.

[22] Fuks D et al. *Surgery* 2009;145:106-13.

[23] Lacy A et al. *Surg Laparosc Endosc Percutan Tech* 2010;20:351-6.

[24] Foletto M et al. *Surg Obes Relat Dis* 2010;6:146-51.

[25] Iannelli A et al. *Obes Surg* 2009;19:1216-20.

[26] Frezza EE. *Surg Today* 2007;37:275-81.

[27] Melissas J et al. *Obes Surg* 2007;17:57-62.

［28］ Parikh A et al. *Surg Endosc* 2012;26:738-46.

［29］ Singhal R et al. *Obes Surg* 2008;18:359-63.

［30］ Biagini J et al. *Obes Surg* 2008;18:573-7.

［31］ Gonzalez R et al. *J Am Coll Surg* 2007;204:47-55.

［32］ Nguyen NT et al. *Obes Surg* 2004;14:1308-12.

［33］ Steffen R. *Obes Surg* 2003;13:466.

［34］ Filip JE et al. *Ann Surg* 2002;68:640-3.

［35］ Champion JK et al. *Obes Surg* 2003;13,596-600.

［36］ Higa KD et al. *Obes Surg* 2003;13:350-4.

［37］ Blachar A et al. *Radiology* 2002;223:625-32.

［38］ Brolin RE. *Ann J Surg* 1995;169:355-7.

［39］ Csendes A et al. *Hepatogastroenterology* 1990;37:174-7.

［40］ Thompson CE 3rd et al. *Surg Obes Relat Dis* 2014;10：455-9.

［41］ Kolakowski S et al. *Arch Surg* 2007;142:930-4.

［42］ Shiffman ML et al. *Gastroenterology* 1992;103:214-21.

［43］ Iglezias Brandao de Oliveira C. *Obes Surg* 2003;13:625-8.

［44］ Fobi MA et al. *Obes Surg* 1995;8:289-95.

［45］ Peters M et al. *Surg Endosc* 2002;16:1106.

第67章

腹腔镜下二次减重手术

NATAN ZUNDEL，SANTIAGO RODRIGUEZ，AND JUAN D. HERNANDEZ

简介

减重手术已经实行了几十年，以下三个因素使这种手术变得更加广泛和流行：全世界范围内的肥胖；腹腔镜手术的出现；内科和外科医师都认为这是一个最好的方法来实现显著且持久的体重减轻，并且能降低肥胖带来的并发症和死亡风险。腹腔镜手术因其减轻疼痛、减少伤口并发症、恢复快等优点，使减肥手术更具吸引力。

全世界越来越多的外科医师实施的减重手术的数量呈指数级增长，其结果是越来越多的患者会出现不满意的结果，并且可能需要新的外科手术来改变结果。许多有经验的治疗组已经进行了一段时间的实践，从第一次减重手术到二次减重手术都安全和成功的实施。他们发现，失败的原因是多种多样的：最常见的是体重下降不足，其次是代谢并发症，营养恶化，胃肠功能衰竭或严重的不良反应，迫使外科医师和患者都决定回到手术台。

有时很难决定患者是否需要手术或非手术治疗，采用多学科的方法通过改变行为或解剖结构可以改善预后和生活质量。重要的是要记住，二次手术在纠正干预措施的问题上具有更高的并发症、失败，甚至死亡的风险。当所有合理有效的非手术手段都用尽了，患者的情况没有得到改善时，就必须考虑手术。

本章回顾了减重手术失败后可能需要进一步干预的情况，首先描述每种技术的原因，然后介绍可通过腹腔镜进行的可能的外科手术。它评论了前几章提到的一系列外科手段，包括目前正在使用的技术、使用其他不太常见的技术进行手术的患者情况、正在使用但尚未证实或目前尚未广泛使用的技术。

定义

在本章中，二次减重手术被认为是可以用来纠正第一次外科手术干预病态肥胖后产生的问题的外科措施。这些问题、并发症或不良反应可能在手术后数小时或数天内出现；但是，有些问题可能需要数月或数年才能显现并出现症状。一些早期并发症可能演变成慢性并发症。

如何和何时处理每一种情况取决于原始手术、解剖特征、临床表现和每个患者的健康情况。虽然并发症的来源相似，但在不同的外科技术中会有非常不同的特征和临床表现，因此许多并发症被视为与手术方式有关。

话虽如此，需要对减重手术进行外科修正的原因可分为以下几类：体重恢复或体重减轻不足、手术并发症或胃肠功能改变，也可能是术后早期的紧急情况。这种划分可能是人为的，因为许多情况可能是多种因素的组合，或者一种因素可能是引起另一种因素的原因。这意味着，在这三种类别中的一种类别下定义一个类别时，可能会出现另一种类别是前者的原因或结果。

最后，正如 Ferraz 等所指出的，修正手术可分为转化手术，如将腹腔镜可调节胃束带（laparoscopic adjustable gastric banding，LAGB）转化为腹腔镜 Roux-en-Y 胃旁路术（laparoscopic Roux-en-Y gastric bypass，LRYGB）；调整解剖结构的手术，如在 LRYGB 中重建胃-空肠吻合术或重做扩张的腹腔镜胃袖切除术（laparoscopic sleeve gastrectomy，LSG）；或最终进行恢复手术，如拆除 LRYGB 并恢复正常解剖结构。同样，它也可以作为一组紧急手术，在初次手术后几小时或几天内对早期并发症进行干预。

一般情况

在任何情况下，都必须遵循某些步骤来获取有关患者的所有相关信息。如果是入组患者，则需要回顾既往病史、随访和既往调查。如果患者失访或非入组，则需要进行完整的问诊和查体。从营养状况，到目前的有无其他基础疾病，再到围术期准备，这些项目要全面评估。最后，需要多学科小组的全力支持，包括整个围术期准备、术中和术后，以及心理咨询。最后需要向患者及其家属清楚、彻底地解释病情的确切特征和严重性；手术失败的原因；根据已知的信息和目的决定是否手术；以及二次手术需承受更高的风险，包括再次手术失败所带来的风险和并发症，甚至死亡，这对外科医师来说是有利的。

当决定手术治疗时，影像学和内镜检查不仅用于确定前次手术失败的原因和严重程度，而且重要的是用于整体评估病情、对第一次术后的解剖结构和目前的并发症有一个清晰的了解，使手术团队能够制定可行的计划和手术方式。

没有减重或减重不足

当患者从减重手术后达到的最低体重后反弹 15％～20％ 时的情况可被定义为体重恢复。当患者没有最少减轻 50％ 的超额体重时，可以被认为体重减轻不足。这最后一个定义是基于一个大家都接受的概念，即一个成功的手术至少可以减少 50％ 的超额体重。

减肥术后体重恢复的危险因素

事实上，在达到最低体重（最低点）后，很大一部分比例的减重患者会有一个小的反弹。只要没有进展或者说体重没有反弹 15％ 或更多的话，这种情况被绝大部分人接受。

许多不同的情况都会导致体重恢复，这些情况下是需要治疗的，如使用某些药物、激素相关问题，但有时原因无法解释。然而，更常见的原因是行为习惯（饮食习惯、抑郁和缺乏锻炼）；正如 Kellogg 描述的那样，很多时候患者手术失败的原因，不是手术本身。还有一些情况更可能需要手术，有一些与手术技术有关，如 LRYGB 的胃空肠吻合口很宽，或者 LAGB、LRYGB 或 LSG 中的残胃较大；有些与外科手术并发症有关，如 LRYGB 的胃瘘（由于并发症或胃离断不充分）；某些原因是由于手术后的胃的解剖结构发生了变化——不论哪种方式都会引起胃的扩张或者 LRYGB 术后的胃十二指肠吻合口变大。

术后可能出现残胃扩张；然而，当胃袋比预期的要大时，这有时是一个技术上的失误，它可以发生在 LSG、LAGB 或 LRYGB 中。需要注意的是，这种情况一开始可以不显现，因为严格的饮食和最初的积极随访可能会达到预期的减肥效果，但一段时间后，当饮食放松，患者意识到自己可以吃得更多，或者如果放弃随访，那么体重反弹是一种切实存在的可能。

术后体重反弹的重要性没有必要过分强调，虽然它可以说是减重手术失败的最重要原因。它可能会因为患者失随访而被忽略，而外科医师在实际中并不认为它很重要。放弃随访减重的患者开始进食更多，可能会停止运动；因此，所产生的解剖学改变开始扩大，患者恢复了体重。如果焦虑和抑郁是患者的一部分，它们会重新出现，共同使体重恢复。

体重恢复后的非手术治疗

减肥术后随访的主要目标是确保患者按照预期的速度减肥，而不是恢复体重。长期研究表明，术后第二年左右体重有一定程度的恢复，其中有 20％～30％ 的患者体重恢复很严重，表明手术失败。

当患者体重恢复时，无论是否继续减重，第一个也是最有效的干预措施是根据患者的需要调整其对该计划的信心。最好的结果是创建由护士、营养师等构成的多学科小组，特别是由一位专门的医师提供精神或心理管理和支持。如果手术过程遵循正确的技术，并且没有并发症发生，这样的

干预可能是成功的,并且不需要其他治疗。无论如何,都需要进行平行调查,以确定是否还有其他

可能的原因及是否需要其他治疗方法。具体随访结果在图 67.1 中。

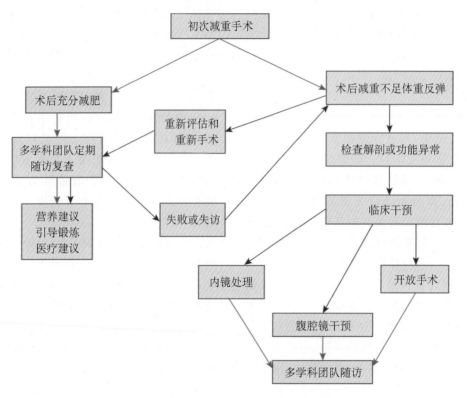

图 67.1　流程图:体重恢复或体重减轻不足的管理

当遇到失败的情况时(红色箭),应将患者置于密切随访和非手术治疗中。如果失败
或发现解剖学问题,应计划手术干预。

体重恢复的外科治疗指征

当解剖结构或功能性并发症与体重恢复有关,或其他干预措施在一段合理的时间后仍不起作用的情况下,可能有必要考虑二次手术。由于本章专门讨论腹腔镜二次手术,因此在适当的情况下提及其他可能的干预措施,只是为了正确看待手术和其他治疗方法,并根据现有的最佳证据说明适应证。

值得注意的是,由于瘢痕、粘连、瘘管引起的炎症或其他并发症,二次手术的风险更高;二次手术的再干预时间更长,出血更多,住院时间更长,并发症的风险更高。

此外,它可能不会产生减肥方面的预期结果。如前所述,新技术进步使得内镜介入治疗在某些并发症中得以实现,同时降低了微创介入治疗的风险。

何种手术方式取决于体重恢复的机制。这种机制需要通过所有必要的检查来明确定义:内镜检查、增强扫描和血液学检查。

腹腔镜 Roux-en-Y 胃旁路术

由于 LRYGB 控制体重的特点,其减重失败的主要原因是限制作用失效。胃袋或胃空肠吻合口的扩张导致手术失败。

胃袋扩大可能有两个原因:首先,从一开始胃容积就过大,但是术后早期严格饮食和多学科小组的随访掩盖了他的存在。一旦最严格的阶段结束,患者恢复完全的食量,体重反弹。如果胃袋的结构是水平的而不是垂直的,或者胃后壁仍留有一部分,那么胃袋就会更大,更有弹性,从而扩张的概率更高。这种技术错误或者手术失败都与缺乏经验或者过度肥胖相关。后壁没有很好的暴露,外科医师为了避免并发症,这两种情况最终使

手术医师因为解剖结构的不充分,留下了较大的胃袋。第二种机制与胃空肠吻合口的大小有关。由于炎症、狭窄或从一开始就太小,吻合口可能很小。长此以往,流出口的狭窄导致了胃袋的扩张。此外,如果怀疑或者存在吻合口漏,则有可能会增加摄入量。Ianelli 等有时切除过多的胃袋,重建吻合口。他们使用这种技术取得了良好的减重效果,缺点是分流和出现并发症的风险更高。然而,因为减重率低而饱受诟病,减重成功率与承受风险之间的比率低。也有人提出了胃袋的折叠术,但目前还没有任何评论,因为只有少数患者接受过胃袋的折叠术。

至于第二种机制,如果过量的食物通过胃空肠吻合口,早期饱腹感和限制的效果就会消失,患者会吃得更多,体重也会恢复。应用 logistic 回归模型,发现 LRYGB 患者的吻合口直径与体重之间存在相关性。作者采用柔性探针测量吻合口直径,并跟踪患者内镜下测量吻合口直径和体重(图 67.2)。在 5 年的随访中,吻合口越宽(每 10mm),体重恢复就会越快。因此,排除患者自身因素,吻合口太宽是体重反弹的危险因素。

有学者建议,吻合口直径＞30mm 是手术的适应证;矫正扩张的吻合口并重建一个新的胃空肠吻合口,这是一个更复杂的手术,有相当大的风险,因为解剖瘢痕组织使手术更费力。目标是利用正常空肠重建吻合口。还有 Fingerhut 提出的一种技术,这种技术通过缝合扩张的 Roux 肢体残端、胃空肠吻合口和扩张的胃袋来直接减小胃袋体积和吻合口直径。

瘘管形成是另一种形式的限制障碍,它造成胃袋和残胃之间互通的通道。尽管确切病因尚不清楚,可能存在的原因有吻合口瘘、边缘溃疡、胃残端穿孔或异物侵蚀等并发症。胃分离不完全是外科技术上的另一种瘘管存在原因。具体表现为餐后疼痛,伴随有恶心呕吐和体重反弹。为确定手术方式,需要进行内镜检查和 X 线造影。内镜检查能显示瘘管和边缘的溃疡,而 X 线造影则可以对比显示残胃。手术是解决瘘的唯一方法,但更确切地说是残胃切除术,初期就显示出了良好的效果,2015 年的一份报道显示,根据症状采取量身定制的治疗方法后,一小部分患者的治疗效果良好。

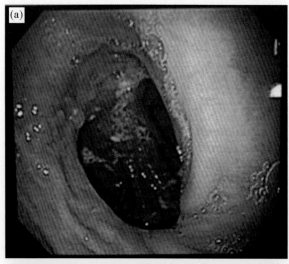

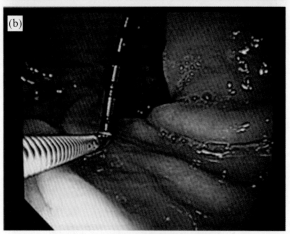

图 67.2　(a) 一个如此大的造口,以至于吻合的肠的两侧都可以看到;(b)用于测量造口直径的探针 (Courtesy of Dr Galvao Neto,with permission)

腹腔镜可调节胃束带术

虽然 LAGB 在美国仍在使用,但在欧洲和拉丁美洲几乎都不再采用这种术式。体重反弹非常频繁,而且该术式有很高的术后并发症。在北美,外科医师逐渐理解和体验到了这种手术后的缺点。

在解除束带后,原来束带的束缚的胃体表面会有纤维组织增生。如果束带没有与胃壁完全粘连,则可以立即转换为另一种手术,但是如果组织炎症严重且胃变厚,则需要留待二期手术。采取何种干预措施将取决于以前的超重行为。一个案例是减肥成功的患者,并在一段时间后恢复了体重,因此证明了束带实际上对他或她有效,因此胃袋的扩张导致了减重失败。在这个情况下，从 LAGB 转化到 LSG 是可以被接受的下一步方案。如果患者体重从未下降，那么 LRYGB 值得推荐。

腹腔镜袖状胃切除

LSG 术后体重反弹通常是管状胃的扩张引起的（图 67.3）。胃变大后可以用 LRYGB 相同的原因来解释：在一开始留下来的胃就较大，或者后壁解剖不清。但是，即使袖状胃结构良好，但是不注重饮食依旧会导致胃扩张。如果患者在停止流质饮食后立即开始恢复体重，并且没有达到目标体重，其原因可能是残胃过大。自从这项技术问世以来，就已经使用了一种换衬套的方法来改善体重结果，在最初的随访中也证实了这一结论。

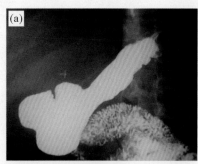
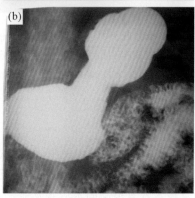

图 67.3　X 线片显示一女性患者袖状胃切除术后从一开始留下的胃腔就过大

（a）整个袖状胃很大，胃窦部未触及；（b）不同的投影显露了无意中留下大的后底。

如果体重恢复或体重减轻不足与此无关，或没有证据证明在袖状胃上存在解剖缺陷，再或者说存在与此技术相关的并发症，建议行 LRYGB 或十二指肠转位手术治疗。

其他手术

也有其他少见的干预可以阻止体重反弹。Mason 在 1982 年提出垂直捆绑胃成形术，这种术式曾经在美国非常流行。这种手术失败的主要原因是束带断裂。在失去限制后大量的食物快速通过。另一种可能的原因是胃瘘。在许多开腹手术中，胃只是被钉起来关闭而没有离断，随着时间的推移，钉子移位，再通，食物可通过束带。

当缝线缝合失败时，胃部分或完全再通，产生更大的胃内容积。先前的实验已经证明，除非离断，否则缝合线和夹子会随着时间的移位，进而再失去限制作用。

内镜治疗体重反弹

尽管这种方法在几年前就提出了，但直到最近才随着内镜技术的进步和更新才产生影响。其优点是，这是一种非手术的方法，避免了在炎症和瘢痕组织解剖，可以反复进行干预。对高危患者也同样适用。

通过使用先进的内镜技术在内镜下缝合成功实现缩小吻合口（anastomosis size-reduction，TORe）。尽管最近的报道表明，单独使用氩气等离子体可以成功减小吻合口的大小，但还是要结合缝合才可以降低复发的风险。LSG 术后的胃扩张可以尝试在内镜下行折叠术。只有少部分患者可以适用，但仍缺乏有效证据。

手术并发症或手术解剖改变

在进行减重手术后，大多数患者的临床效果在合理预期范围内。但是在增强影像学检查时，胃袋大小、吻合口结构、大小、袖状胃的形状和管腔上仍有差异。即使是同一个外科医师做的手术也是如此。实际上，当外科医师讨论比较他们的手术方式时，即使在同一手术过程中以不同的解剖学角度来看也可能会得出不同的结果，但这些结果通常是可比较的。然而，有时候不同手术的结果并不是预期的结果，在术后的某个时候，通常已经过渡到限定饮食，患者开始出现并发症，或者手术效果预期以外的症状。对于有些患者来说，可能会在几年后才出现具体的并发症，但这些并发症会影响患者的病情，以至于需要进行手术或者非手术治疗干预。只有全面的临床病史和充分的学识才能选择合适的疗法，是内镜治疗，是手术治疗，还是不需要治疗。

原因

腹腔镜 Roux-en-Y 胃旁路术

回顾了近些年胃旁路手术的文献，可以发现 50 年来的一些变化。可以是束缚的或者是未束缚的，也有可能某些患者的残胃没有和胃袋分离。并发症随着技术的更迭而改变。

吻合口溃疡的原因多种多样，常伴有其他解剖问题，尤其是吻合口狭窄，与吞咽困难、呕吐、慢性疼痛和营养不良有关。术后早期出现的狭窄可导致瘘口形成。高压和炎症可能导致吻合口局部缺血，造成吻合口破裂和胃液漏出。胃液积聚而形成的脓肿会形成一个通向外部或另一个器官管道释放压力，形成瘘管。

另一个可能的原因是胃瘘管形成。有不同的机制会导致这个并发症。刚开始时是在手术过程中没有切断胃。在这些情况下，缝线结扎经常失败，胃袋和残胃之间的连接部分恢复。Capella 认为，手术方式是将再通率从 50% 下降至几乎为零方面起着至关重要的作用。他们证明了在未离断胃的 LRYGB 手术中，这种情况非常常见；而在离断胃的 LRYGB 时，这种情况较少发生；而在胃袋和残胃之间放置空肠营养管时，再通率可以下降到 6% 以下。因此，在离断胃的 LRYGB 术后，瘘管被认为是与再介入、胃空肠吻合瘘形成或边缘溃疡相关。炎症和感染在胃袋和残胃之间交互。

有一种形式的胃袋和残胃的互通，不应该被称为"瘘管"，虽然它的解剖和生物学行为几乎是相同的：胃离断不完全。如果没有经验，或存在上腹部手术史，或在超肥胖患者中，外科医师更容易无法完全离断胃。

腹腔镜可调节胃束带术

有证据表明，胃束带可以改变解剖或者诱发危及生活质量的并发症。慢性炎症持续刺激可以使束带被侵蚀。作为一个生理活动活跃的地方，胃食管结合部和贲门区不断活动，包裹在胃体上的束带不断摩擦，产生压力，胃体扩张三者

共同作用产生炎症。随着时间的推移，束带的移动会侵蚀发炎的组织，束带会进入胃腔，直到完全进入胃内，以至于可以通过内镜来切割束带并取出束带。

也有束带从理想的位置滑脱的情况发生，而这个理想的位置是外科医师选择并固定束带的。如果出现急性症状，它会将胃压迫成沙漏形状，有缺血性坏死和穿孔的危险。它常与外科技术的失败相关。

腹腔镜袖状胃切除

如果袖状胃狭长或者成角弯曲，就出现了一种称之为打折的情况，这种情况的发生通常和角切迹有关。根据 Cottam 等的研究，打折与管腔大小无关，而与缝线的过度缝合有关，而不是与袖状胃的直径相关。先前已有研究表明，袖状胃形成锐角后可使某一特定部位的管腔缩小而引起食物堆积。闭合器引起袖状胃打折的机制是：如果缝合钉闭合时太深并穿过胃腔，则会使针迹变窄；或者闭合器和前面的闭合钉相差较远，当收紧后袖状胃就会收缩弯曲。

另一个袖状胃内径减小的原因是狭窄。它往往是慢性的，其发展需要一个较长的过程，往往是由胃袋缺血、瘢痕收缩、瘘管或者食管胃接合处也被钉入。

胃肠功能严重改变

当患者出现胃肠道症状，严重改变患者的饮食能力和摄入能量不能维持良好的营养状况时，或者反复出现疼痛等不适症状，则患者可能需要手术。这些情况会严重影响患者的生活质量，但由于这些情况可能是渐进的，患者会缓慢适应这些情况。一段时间后，患者可能不会将其视为并发症，也不会抱怨这些并发症，如进行性吞咽困难的患者从普食到半流质到流质伙食，或因腹泻或胀气而闭门不出。

限制性手术的一个潜在严重后果是胃食管反流病（gastroesophageal reflux disease，GERD）。它可能在术前就出现，也有可能在术后重新出现。随着典型限制性手术的实施后形成的高压，如 LSG、LAGB 和垂直带状胃成形术（vertical banded gastroplasty，VBG）、GERD 出现或者症状加重。患者可能会出现难以忍受的疼痛、吞咽困难和烧灼感，当通过内镜检查明确有反流性食管炎的证据时，可能需要再次干预治疗。

紧急情况

在术后的最初几个小时或几天内，可能会出现需要手术的紧急情况，这些情况可能是上面讨论的一些情况。表 67.1 展示了这些例子。在讨论其他三种并发症的外科治疗之前，这里描述了这些具体的情况，并提到了治疗措施，因为这些是需要更直接、更果断治疗的特殊情况。

表 67.1　需要急诊手术的并发症

1. 急性梗阻：胃腔或吻合口水肿、打折
2. 血肿/急性出血
3. 急性无反应性疼痛
4. 急性吻合口瘘
5. 腹膜炎

出血是任何外科手术都可能出现的并发症，但在减肥手术中，广泛的创面、部分胃或肠的切口和长的钉合线是出血的来源。为了预防术后出血，在完成手术后必须对切割的血管和缝线进行彻底的目视检查，以确保没有活动性出血。如果发现了出血点，外科医师可以使用夹子、缝线缝合或使用电刀灼烧止血。只有一小部分患者会出血，可以是腹腔内或胃肠道内，是有限或连续的出血。如果出血不需要手术干预，那么输血可能就足够了。如果存在持续性出血或与其相关的过度疼痛的证据，则应手术治疗。需要根据患者的情况选择开腹还是腹腔镜手术治疗。另一个与出血有关的问题是血肿的形成。有学者描述了后壁血肿压迫袖状胃引起输入襻梗阻并引起呕吐。再次手术治疗的目的是尽可能多地清除血凝块。很多时候无法找到确切的出血点，但是如果怀疑血管出血或者吻合口出血，应该进行手术治疗。通常很少情况下胃肠道出血需要内镜治疗。

急性梗阻可能有不同的原因：LSG 术后的胃打折或 LRYGB 术后的空肠-空肠吻合口黏膜水肿或有外在压迫。术后早期出现呕吐或流涎的患者可能存在有肠道梗阻。如果完善上消化道造影

后，在梗阻点会有造影剂积聚或无法通过，或者造影剂可能引发呕吐或吞咽困难。停止进食，维持补液，观察患者，解决胃肠流出道或者吻合口水肿致使梗阻解除的方法。但是，如果表现出心动过速等其他症状，或者发现检查异常，继续观察可能导致病情恶化，应排除更严重的情况。

这种情况可以使用内镜治疗或内镜下植入支架治疗，本章不予赘述。手术治疗是最后的手段，但在必要的情况下也不应放弃，和其他腹腔镜手术一样，在早期诊断时就应该积极迅速地做出是否手术的决定。可以使用诊断性腹腔镜来明确诊断。如果是血肿压迫引起的梗阻，可以清除所有的血凝块等异物。如果使用了闭合器，闭合点分开太远会产生皱褶，这也会导致梗阻或者打折。在 LRYGB 术中，缝线可能会在无意中关闭吻合口，这也会导致严重危及生命的肠梗阻，随着压力的增加，都会对组织和缝线产生损伤。剪断那些技术上有问题的缝线将减少压力、缺血或阻塞。如果早期就出现了不同位置的打折，通过固定成角的切迹和基底部的手术可以解决这个问题。术中内镜是有用的，因为它可以揭示原因，并提示干预是否有效，如果看到穿过胃腔的缝线被切除，恢复正常解剖的吻合口或者胃腔。LSG 或 LRYGB 术后可能出现急性胃缺血坏死的原因可能与上述并发症有关，这种情况可能需要行全胃切除术。其他引起急性梗阻的原因可能是内疝或孔疝，两者都需要急诊处理。由于这种阻塞通常位于远端，它可以影响 LRYGB 中的任何吻合口及血管供应。大多数情况下，在早期时候，这些都很容易通过腹腔镜治疗。

急性吻合口瘘和腹膜炎是令人担忧的并发症，这需要高度警惕和迅速干预。漏的临床症状一般在 5d 内表现出来，常见于 LRYGB 术后的胃空肠吻合口，但 LSG 术后也有可能出现。解剖、梗阻、闭合器或缝线缝合失败造成的组织缺血是最可能的原因。此外，由于操作失误引起的肠穿孔也可归于此。虽然这情况非常少见，但是不应该忘记，在使用闭合器的过程中可能会撕裂肠管，撕裂点通常是在视野盲区。因此，在使用闭合器的过程中需要直视其位置，以防止这种情况的发生。清除脓苔、确定漏的位置和修复漏口是解决这些问题的主要方法。术中使用亚甲蓝、吹入空

气,或在必要时使用内镜检查来确定漏口。一旦发现漏口,就进行彻底的缝补,同时行闭式引流。术后使用抗生素治疗,密切观察患者病情。

手术治疗

手术指征

这将是个富有挑战性的、漫长的过程,这期间需要技巧、耐心,并注重细节。需要牢记以下几件事情:尽管上消化道造影、CT、内镜检查和其他检查对决定是否手术和术式选择有很大帮助,但很多时候临床决策常常受到意外事件的左右。因此,可能需要调整计划以达到最佳效果。这意味着外科医师必须有二次手术的经验,或者应该在更富有经验的同事的帮助下一起进行手术。此外,即使已经积极完善术前准备,术中发现也可能是出乎意料的。有时候,无法获得以前的临床病例资料,唯一能参考的是患者的既往史有减重手术史,如在 20 年前或更久以前,就有"束带"或者"胃吻合"。即使有手术记录,一些描述可能还不够清楚,一个胃束带手术可能使用不同的材料包裹胃的不同部分或者不同材料进行吻合。

有时候,腹腔内广泛粘连形成,只有经过粘连松解后才可以置入第一个穿刺器。此时,应使用开放进入腹腔的方法或使用可视穿刺器。最好使用剪刀仔细松解粘连,以避免灼伤和引起进一步的炎症。如果粘连过于严重,他们可能会放弃使用小肠进行 LRYGB 术或者胆胰旷置-十二指肠转位术(biliopancreatic diversion with a duodenal switch,BPD-DS)。

在离断胃时,使用大号闭合器(4.1 ~ 4.5 mm)可减少胃瘘的可能性,因为与并发症相关的发炎组织或前次手术吻合的瘢痕可能会因较小的闭合器而发生坏死或撕裂。此外,应该使用有加固技术的闭合器。手术完成后,必须要检查缝线和闭合钉结扎处有无泄漏。仔细止血,清除感染组织。充气或亚甲蓝检查和造影检查将有助于排除任何急性问题。

这些都是对存在影响预后的并发症患者的瘢痕组织上进行手术,这些并发症可以是吻合口瘘、

腹腔脓肿、出血、伤口感染等。由于临床表现可能不同,因此应该早期随访排除这些可能性。

垂直束带胃成形术后的再干预

一旦粘连被松解,解剖结构就清晰了,束带也被识别,切开即可被取出。硅胶束带在其周围形成一个纤维壳,因此去除硅胶束带较容易。聚丙烯补片可能长入周围组织,甚至沿胃腔方向侵蚀胃壁。纤维组织应该被切除以避免狭窄。如果患者因 GERD、吞咽困难、营养不良或疼痛而接受手术,手术到此就可能结束了。然而,有时为了制造一个拥有足够容积的胃时,需要行胃造口术。如果问题是体重恢复,则应进行另一个处理方式。LSG 由于狭窄的风险,暂不选择该术式。LRYGB 是一种更为广泛接受的方法。胃袋是使用胃束带上方的胃创造胃袋,以避免在瘢痕和发炎的组织上缝合。作者和其他书本上的建议相同,推荐在胃瘫的患者中行置胃造口术。此外,还可以采用腹腔镜 BPD-DS。

腹腔镜可调胃束带术后再干预

与 VBG 一样,需要切除束带和纤维组织防止狭窄。之后,需要进行一个新的减重手术。如果此时患者感染或出血严重,或者患者存在并发症,出现与麻醉、失血或延长手术时间有关的问题,此时可以停止手术。如果是这样的话,应在患者康复后,再计划进行第二阶段的减重治疗。如果没有此类情况,则按计划完成手术。如果患者的体重减轻得很好,而手术失败是由其他因素造成的,LSG 可能是一个很好的选择。然而,如果出现严重反流、食管炎或食管扩张,最好的选择是LRYGB。如果原因是减重不足,可以选择LRYGB 或 BPD-DS。如前所述,应使用大小合适的闭合器以避免撕裂、瘘或出血。建议加强缝线,并用最适合的方法测试缝线和枪钉的可靠度,以确保没有瘘。

腹腔镜 Roux-en-Y 胃分流术后的再干预

由于多年来胃分流术有过几次改进,即使知

道标准手术的操作要点,也无法做出任何假设。胃的大小和方向(垂直或水平)、吻合口的形状和位置及肠相对于胃和横结肠的位置可能有所不同。此外,在一些患者中可能存在束带。胃、胃肠吻合口、Roux 支到空肠吻合口都应该清楚显露,再做任何清除前都应该明确解剖结构。

在营养不良或严重维生素或矿物质缺乏、顽固性呕吐、慢性疼痛或复发性溃疡等原因下,可以通过腹腔镜逆转胃旁路并恢复正常解剖结构。当然,这是以手术时间和并发症风险为代价的。

减重不足或没有减轻可以用胃束带治疗来改善减重,显著降低体重指数(body mass index,BMI)。瘢痕组织上的束带可能是腐蚀的一个因素。其中一个导致体重反弹、疼痛和其他相关问题的原因可能是胃瘘。治疗的关键是找出胃瘘,而不管有没有切除。如果要归咎于扩大的吻合口,适当直径的胃空肠造口可以产生预期的结果。在某些情况下,不切除胃而只切除吻合口和重建吻合口就足够了;然而,很多时候扩张的胃也是一个问题。在这种情况下重建胃肠吻合口时,吻合需要选择健康没有瘢痕的胃组织。现在可以在内镜下使用缝合装置对胃和胃空肠吻合术进行重建,但仍然缺乏长期结果。与通过增强限制摄入量相反,人们试图通过移动空肠吻合口的位置来创造更长的 Roux 支和更短的共同通道来使营养不能被充分吸收。这种方法的风险包括顽固性腹泻、营养不良和贫血等并发症。一些手术团队主张将 LRYGB 转换为 BPD-DS。这意味着在一次手术中,恢复胃和幽门的同时要进行多次吻合,这是非常困难的。对于 LRYGB 之后的重建,上述任何方法的证据仍然非常有限。

最后,由于脓毒症得到控制,肠道休息,肠外营养及对可能产生或永久性漏的阻断或炎症性疾病的处理,瘘管往往会闭合。如果这样处理还失败,则需要进行手术去除相关因素。

腹腔镜袖状胃切除术后的再干预

随着其日益普及和尚未标准化,LSG 出现了需要对手术失败和并发症进一步治疗的情况。在腹腔镜下完成扩张术、瘘管根治、置入支架和切除胃袋,有些已被证明具有良好的效果,有些仍在等待长期的证据。

与 LSG 相关的一个常见问题是 GERD。大多数情况下是一个自限性疾病,经过几周的治疗后会治愈。但是,它可能会持续一段时间,并变得严重,有发展为食管狭窄和 Barrett 食管等并发症的风险。目前,大部分手术团队都在预防食管裂孔疝的发生并通过缩小裂孔来治疗。如果需要手术治疗,改为 LRYGB 或 BPD-DS 是一个好的选择。如前所述,如果体重得到恢复,则可能是留下的胃过大或袖状胃扩张,如果能获得良好的随访和支持的情况下,重建袖状胃就可以了。转换为上述步骤可能是实现过度减重的最佳方法。

如果存在顽固性狭窄,如在炎症性肠病中使用的狭窄成形术是可行的,并且已经取得了良好的结果。此外,在这些病例中,还可以进行 Roux-en-Y 胃旁路手术,切除包括狭窄在内的残胃,并根据技术要求进行吻合。有时,全胃切除术是最终解决问题的唯一方法。

Dapri、Cadiere 和 Himpens 报道了 LSG 术后约 10 个月出现长狭窄的患者,以及被认为适合内镜下球囊扩张(腹腔镜浆膜肌切开术)条件的患者。在这个小系列中,结果令人满意,包括 GERD 在内的症状得到解决,钡剂造影示意解剖结构引起的症状也得到了缓解。

瘘管与狭窄密切相关,并可能出现在吻合口冲洗不良的部位,从而产生漏以减轻压力。通常最好的治疗方法是解除狭窄,甚至在漏的地方使用支架进行球囊扩张。但是,持续的渗漏可能需要手术关闭,或者在严重狭窄的情况下,切除受累段并转换为 LRYGB 或胃切除术。

总结

1. 需要对病史和查体进行全面研究,以确定治疗是观察治疗、内镜治疗还是手术治疗、应采用何种方法及将进行何种干预。

2. 使用哪种术式的决定取决于首次使用的术式、介入的原因、体重减轻的情况,患者的病史、检查和查体的情况。

3. 最终的手术方式只能根据术中探查情况来决定,外科医师需要做好准备,在手术过程中遇到意外情况时应该改变手术目的,并且应该制订出新的手术计划。

4. 需要告知患者再次手术后的高风险和手术失败的情况。

5. 需要尽快确定早期并发症，以避免因延迟干预而导致不良后果。

6. 二次减重手术是一项复杂、耗时的工作，并因并发症而困扰，这需要外科医师不断累积经验。

（王松　**译**　胡志前　徐楷　**校**）

参考文献

［1］ Brethauer SA et al. *Surg Obes Rel Dis* 2014;10: 952-72.

［2］ Ferraz AA et al. *Obes Surg* 2014;24:2-8.

［3］ Patel S et al. *Obes Surg* 2011;21:1209-19.

［4］ Odom J et al. *Obes Surg* 2010; 20:349-56.

［5］ Abu Dayyeh BK et al. *Clin Gastroenterol Hepatol* 2011;9:228-33.

［6］ Sjostrom L et al. *N Engl J Med* 2004; 351: 2683-93.

［7］ Zundel N et al. *En: Herrera M: Complicaciones de cirugía bariátrica*. In press.

［8］ Kellog TA. *Surg Clin N Am* 2011; 91:1353-71.

［9］ Magro DO et al. *Obes Surg* 2008;18:648-51.

［10］ Wadden TA et al. *Psychiatr Clin North Am* 2005; 28:151-70.

［11］ Hsu LK et al. *Psychosom Med* 1998;60:338-46.

［12］ Leite Faria S et al. *Obes Surg* 2010;20:135-9.

［13］ Cadière GB et al. *Obes Surg* 2011;21:692-8.

［14］ Muller MK et al. *Obes Surg* 2005;15:1089-95.

［15］ Ianelli A et al. *Surg Obes Relat Dis* 2013;9: 260-8.

［16］ Dapri G et al. *Obes Surg* 2009;19:495-9.

［17］ Al-Bader I et al. *Obes Surg* 2015;25:1103-8.

［18］ Salimath J et al. *Surg Endosc* 2009;23:2591-5.

［19］ Corcelles R et al. *Surg Obes Relat Dis* 2015;11: 1227-32.

［20］ Vinzens F et al. *Surg Obes Relat Dis* 2017;13:1313-9.

［21］ Koh CY et al. *J Am Coll Surg* 2017;225: 532-7.

［22］ Zundel N et al. *Surg Laparosc Endosc Percutan Tech* 2010;20:338-43.

［23］ Cesana G et al. *World J Gastrointest Surg* 2014,6 (6):101-6.

［24］ Mason EE. *Arc Surg* 1982;117:701-6.

［25］ Carey L et al. *Curr Probl Surg* 1984;21:2-78.

［26］ Thompson CC et al. *Surg Endosc* 2006;20:1744-8.

［27］ Zundel N et al. (Eds.). *Bariatric Times* 2013,10 (11). Supplement B.

［28］ Moon RC et al. *Obes Surg* 2018. doi: 10. 1007/ s11695-018-3229-5.

［29］ Cohen R et al. *Surg Endosc* 2005;19:822-5.

［30］ Capella JF et al. *Obes Surg* 1999;9:22-7.

［31］ Stanczyk M et al. *Obes Surg* 2006;16:359-64.

［32］ Cucchi S et al. *Ann Surg* 1995;221:387-91.

［33］ Uglioni B et al. *Obes Surg* 2009;19:401-6.

［34］ Cottam D et al. *Surg Endosc* 2006;20: 859-63.

［35］ Zundel N et al. *Surg Laparosc Endosc Percutan Tech* 2010;20:154-8.

［36］ Acholonu E et al. *Obes Surg* 2009;19:1612-6.

［37］ Eubanks S et al. *J Am Coll Surg* 2008;206:935-9.

［38］ Sanchez-Santos R et al. *Obes Surg* 2009; 19: 1203-10.

［39］ Himpens J et al. *Obes Surg* 2006;16:1450-6.

［40］ Tevis S et al. *Obes Surg* 2011;21:1220-4.

［41］ Irani K et al. *Surg Obes Relat Dis* 2011;7:219-24.

［42］ Keshishian A et al. *Obes Surg* 2004;14:1187-92.

［43］ Sudan R et al. *Surg Obes Relat Dis* 2010;6:434-6.

第68章

胸腔镜下迷走神经切断术治疗边际溃疡

CAROLINE PARK AND SIDHU GANGADHARAN

疾病负担

尽管医疗有所进步,消化性溃疡在临床患者中仍然占有相当大的比重。在美国,消化性溃疡的估计发病率为(20～60)/100 000。消化性溃疡疾病是最常见的死因之一,同时也是一个非常大的全球性的疾病负担。其全球死亡中,因出血相关的并发症导致的死亡占总体死亡的5%～10%。它的治疗带来了相当大的实际费用,每年估计造成100万人住院和6500人死亡,每年的保健费用接近60亿美元。

历史

边际溃疡常被认为是消化性溃疡疾病的一种,通常被认为是胃空肠吻合溃疡,20世纪60年代早期以来,关于其治疗就被很好的记录。复发性和(或)医学上难治性消化性溃疡的患者,既往曾行选择性迷走神经切断术,而未行胃窦切除术,高选择性迷走神经切断术的复发率高达12%。在接下来的几十年里,大多行选择性迷走神经切断术的胃大部次全胃切除术,其中迷走神经切断术和胃窦切除,通常复发率<1%。

在过去的20年,随着内镜的应用普及和适应证扩大,边际溃疡疾病流行病学有所增加。随着减重手术的出现,特别是Roux-en-Y胃转流术和袖状胃切除术,边际溃疡和钉线溃疡越来越多,且成为一个难以通过药物和手术手段治疗的难题。在接受减重手术的患者中,边际溃疡的发生率4%～12%。

危险因素

边际溃疡的风险因素基本上与消化性溃疡疾病相似,包括年龄较大、类固醇使用、住院时间长、吸烟和使用非甾体抗炎药物(nonsteroidal anti-inflammatory drug,NSAID)。对既往接受过降酸手术和再次出现症状复发患者进行随访,更有可能采用不完全迷走神经切断术、NSAID和阿司匹林。在20世纪90年代早期的Roux-en-Y胃转流术后患者中,切割线长和缝合线开裂的患者发生边际溃疡的风险更高。随后的多项研究发现了其他的风险因素,包括糖尿病和残留胃较长,并提出了增加酸暴露和局部缺血会导致溃疡的主张。

初步检查和管理

边际溃疡可以在手术后的几个月到几年任何时间出现。对患者的全面评估包括详细的病史,包括使用NSAID、吸烟、恶心、呕血或胆汁和腹痛;体征有上腹痛或全腹痛。急性情况,如伴有穿孔或出血,患者需要充分的复苏和密切监护,包括及时静脉注射(intravenous,IV)、输液和再出血的情况下确认血液制品的供应。

仅仅在几十年前,组胺受体阻滞药被认为是治疗复发性溃疡的主要药物,尽管有近50%的患者需要明确的手术干预。随着内镜及用于定位、抑制、封闭或夹住明显出血溃疡的工具的出现,多数患者现在采用密切血流动力学监测和静脉质子泵抑制药治疗的非手术治疗方法。通过密切的内镜随访,患者最终趋于平稳,除了继续口服质子泵抑制药治疗(已证实 Roux-en-Y 胃旁路手术后边际溃疡减少),仍要注意避免 NSAID 使用和吸烟。一些研究显示,硫糖盐治疗对患者症状和减少酸的产生有好处;它的用途各不相同,但在我们这里的很受减重外科医师欢迎。

手术适应证

患者分为急诊组、选择性组,即出血、低血压组和药物治疗失败组。大多数需要胸腔镜评估的患者通常分在选择组,因为他们属于少数既不能接受短期或长期药物治疗,又不能接受腹部手术的患者,需要胸腔镜手术。这些患者通常采用最大量疗法,包括每日 2 次质子泵抑制药治疗,硫糖盐,避免 NSAID 和吸烟。溃疡出血患者可能正在服用维生素 K 拮抗药、抗血小板药物、X a 因子抑制药或更多的新型抗凝药物,尽管暂时止血,但考虑到停药后远期心血管风险仍会继续出血,需要治疗。尽管有内镜监视和干预措施,包括止血、热凝或注射缩血管药物等,再出血率仍然很高。

手术的选择

对于难治性边际溃疡有几种选择,可以根据患者的具体解剖、临床表现和对发病率的总体耐受性进行。对于有腹腔镜下 Roux-en-Y 胃旁路术史且无肉眼穿孔和腹膜炎的患者,重复腹腔镜下对溃疡进行缝合可能就足够。最近一些研究描述了大网膜补片修补边际性溃疡穿孔和 Graham 补片修补有着类似的围术期发病率,手术时长和住院时间。然而,一些研究已经详细描述了更多手术操作,包括吻合翻修及旁路转流,可用于某些疾病的治疗。作为预防措施,一组在 20 世纪 90 年代中期行选择性 Roux-en-Y 胃旁路术患者进行了迷走神经近端切断和后路神经迷走神经干切断术,在 18 个月时进行随访,发现无边际溃疡并发症发生;然而,缺乏更长期的随访数据。另外一些研究显示,行改良胃空肠吻合术和经腹入路迷走神经截断术,有助于边际溃疡愈合且不再复发。

经胸迷走神经切断术

背景

这些干预措施通常被描述为"膈下",并共同代表了大多数边际溃疡的改良手术。经胸迷走神经切断术于 20 世纪 60 年代中期,广泛用于因出血性溃疡行初步损伤控制手术,随后在胃切断术和结扎术后行明确的迷走神经切断术。20 世纪 70 年代末,在最终方案确定治疗前,内镜开始凭借可视化用于直接观察边际溃疡的存在,解决了经胸入路治疗的局限性或非可视性溃疡的问题。在 20 世纪 80 年代,经胸入路再次被描述用于经历了各种各样的经腹迷走神经切断术和(或)部分胃切除术后通过测量胃酸显示迷走神经切除不足或再生提示复发。在 20 世纪 90 年代,经胸迷走神经切断术的应用范围扩大,用于难治性胃食管反流病的患者,这些患者之前做过降酸手术,包括胃底折叠术后解剖结构变异,使得经腹入路治疗困难。

随着 20 世纪 80 年代后期和 20 世纪 90 年代早期腹腔镜技术的开展和应用普及,很快在胸外科中也出现了类似的应用。第一个关于胸腔镜辅助治疗复发性溃疡的方法发表在 1992 年,由亚拉巴马州伯明翰的一个小组完成,并逐渐开展用于治疗复发性胃溃疡,以及 Roux-en-Y 胃转流术后边际溃疡,与吻合口翻修相比,发病率和复发率较低。

术前评估

如前所述,这些患者中许多人都需行相应的检查,包括反复内镜检查以确定溃疡的位置并进行治疗,以及在考虑胸腔镜手术前进行最大量的药物治疗。术前评估必须包括详细的病史和身体状况,包括行为和风险评估,既往腹部和胸部手术史(包括既往迷走神经切断术的详细手术记录)和心肺评估。除术前 X 线胸片和心电图外,术前类型和筛查也是必需的。如果患者有明显的吸烟史、肺疾病或既往肺切除术史,需行肺功能检查以评估对单肺通气的耐受性。

相关的解剖学

食管远端以患者左侧上卧位或右侧卧位最易触及。由于前肠在胚胎时期的旋转,左侧迷走神经通常在食管的前面,右侧迷走神经在食管的后面。在尾端,有2～3cm的食管腹内部分,其后是His角。胸主动脉位于食管后方,有若干食管滋养分支,腹部的第一根主干是腹腔干,它也为远端食管提供血供。

手术细节

术前准备和定位

在入手术室前,患者需要经过外科和麻醉团队准许和评估。一般不需要硬膜外麻醉,因为我们的大多数患者能够在术后使用镇痛装置来控制疼痛。在这种情况下,为了更严密地监测血流动力学,通常需要放置动脉导管,但这通常用于楔形切除术和肺叶切除术。术前皮下注射肝素预防深静脉血栓形成,皮肤切开前注射头孢菌素预防手术部位感染。患者仰卧位进行诱导,经麻醉师确认后放置双腔气管插管。固定导管后将患者置于右侧卧位,右侧下肢伸直,左侧下肢轻微弯曲。所有的骨性突起都要适当填充以避免术后神经痛。

设备及套管位置

两台高清显示器放置在患者头部,手术台两侧正对外科医师和助手。确认手术侧肺后,置第一个套管于腋后第9肋间隙,插入器械时注意避免损伤膈肌。另外两个套管一个位于第5或第6肋间隙的前部,另一个位于后面,平行于肩胛骨尖端。可以额外加套管来抽吸,通常位于最后孔的下方(图68.1)。

手术从显露食管环周到识别和分离迷走神经。为了显露食管远端,通常使用单极将肺下韧带离断,使左肺下叶向前缩回。用单极烧灼打开覆盖食管的壁胸膜(图68.2a)。

此时,食管的前部和外侧显露出来,注意烧灼可见食管主动脉小血管。确认前迷走神经。一旦食管从周围的淋巴和其他组织中分离,食管就会

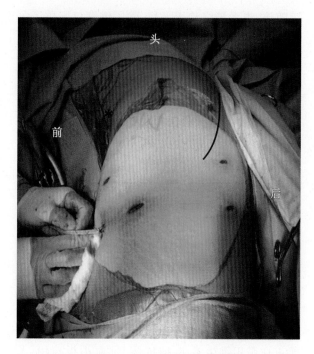

图68.1 患者体位和套管位置

肩胛骨和腋下有标记(分别为黑线和实心※);左臂向前伸展。

从纵隔床向左回缩,这样就可以确定后迷走神经。可以在食管周围放置Penrose导管以便于回缩,或者使用胸腔镜下的Harken钳,注意不要损伤肌层(图68.2b)。前后迷走神经用单极分开,或剪断后用剪刀分开,将切除的神经送至病理(图68.2c和d)。检查食管环周,以确保没有未分开的分支。

留置胸引管,直视观察肺复张后固定胸引管,拔除插管。术后恢复包括镇痛,胸腔引流管拔除,通常继续药物抑酸治疗,由专科医师决定停药时间。

总结

自20世纪初以来,消化性溃疡病的治疗方法发生了重大变化,对内科和外科领域都提出了挑战。尽管治疗有所进展,复发性消化性溃疡和边际溃疡仍有较高发病率和死亡率,特别是高龄患者。随着内镜、腹腔镜和胸腔镜的出现,边缘溃疡的治疗已成为主治医师、胃肠科医师和外科医师的一个更为活跃的领域。通常在患者行胃空肠吻合术前行迷走神经相关手术,因为多次经腹手术

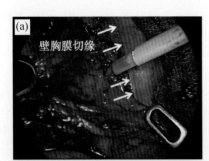

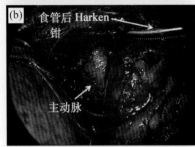

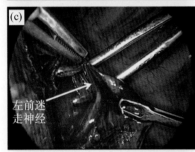

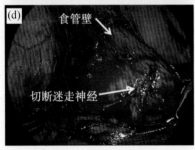

图 68.2　(a)食管解剖:纵隔胸膜被切开,单极分离食管周围脂肪;(b)食管环切术:在食管后放置 Harken 钳,以显露后食管;(c)迷走神经前显露:从食管壁夹取迷走神经;(d)前迷走神经切断

治疗后往往是手术禁忌。因此,胸腔镜对于之前做过多次腹部手术的患者,或者那些之前尝试过迷走神经切断术、解剖结构不清楚或扭曲的患者,以及非低风险患者有着重要作用。早在 20 世纪 60 年代,经胸迷走神经切断术就成为一种主要由胸腔镜主导的手术,不受其他影响,对于那些难治性边际溃疡患者来说是一种明确的手术选择,具

有良好效果和较低的再手术率。有报道称,单纯胸腔镜下迷走神经切断术治疗顽固性边际溃疡的成功率超过 80%。

（周金哲　译　胡志前　徐楷　校）

参考文献

[1] Lewis JD et al. *Am J Gastroenterol* 2002,97(10):2540-9.

[2] Ramsoekh D et al. *Clin Gastroenterol Hepatol* 2005,3(9):859-64.

[3] Lassen A et al. *Am J Gastroenterol* 2006,101(5):945-53.

[4] Stewart B et al. *Br J Surg* 2014,101(1):e9-22.

[5] Sung JJ et al. *Am J Gastroenterol* 2010,105(1):84-9.

[6] Sonnenberg A et al. *Am J Gastroenterol* 1997,92(4):614-20.

[7] Kong SX et al. *Am J Manag Care* 1998,4(3):399-409.

[8] Sandler RS et al. *Gastroenterology* 2002,122(5):1500-11.

[9] Kiefer E et al. *Surg Clin North Am* 1964;44:641-52.

[10] Penston JG et al. *Gastroenterol Jpn* 1992,27(1):129-41.

[11] Maddern GJ et al. *Br J Surg* 1991,78(8):940-1.

[12] Rasmussen JJ et al. *Surg Endosc* 2007,21(7):1090-4.

[13] Coblijn UK et al. *Obes Surg* 2015;25:805-11.

[14] Csendes A et al. *Obes Surg* 2009,19(2):135-8.

[15] Chung WC et al. *World J Gastroenterol* 2012,18(25):3260-6.

[16] Hamby LS et al. *Am Surg* 1993,59(5):319-23; discussion 323-4.

[17] Turnage RH et al. *J Gastrointest Surg* 2003,7(5):606-26.

[18] Jordan JH et al. *Am Surg* 1991,57(5):286-8.

[19] Azagury DE et al. *Endoscopy* 2011,43(11):950-4.

[20] Sapala JA et al. *Obes Surg* 1998,8(5):505-16.

[21] Gilmore MM et al. *Surg Obes Relat Dis* 2013,9(6):862-6.

[22] Kikuchi S et al. *Hepatogastroenterology* 2000,47(36):1579-80.

[23] Kinney E et al. *Am Surg* 1988,54(1):15-8.

[24] Lee YC et al. *J Gastroenterol Hepatol* 2002,17 (11):1220-5.

[25] Wu Chao Ying V et al. *Surg Endosc* 2015;29: 1018-23.

[26] Wendling MR et al. *Surg Endosc* 2013,27（2）: 384-9.

[27] Moon RC et al. *Surg Obes Relat Dis* 2014,10(2): 229-34.

[28] Torres JC. *Obes Surg* 1994,4(3):279-84.

[29] Datta TS et al. *Surg Obes Relat Dis* 2010,6(5):561-2.

[30] Lo Menzo E et al. *Surg Obes Relat Dis* 2011,7(5): 656-8.

[31] Thompson JE et al. *Ann Surg* 1966,163（5）: 704-12.

[32] Hede JE et al. *Br J Surg* 1977,64(5):332-5.

[33] Thirlby RC et al. *Ann Surg* 1985,201(5):648-55.

[34] Landreneau RJ et al. *Ann Thorac Surg* 1991,51 (1):128-30.

[35] Laws HL et al. *Surg Laparosc Endosc* 1992,2(1): 24-8.

[36] Hunter J et al. *Am Surg* 2012,78(6):663-8.

第69章

胃内球囊

ALFREDO GENCO AND ILARIA ERNESTI

简介

胃内球囊（intragastric balloon，IGB）的病理生理学原理是基于最初的观察，即受胃内部分消化的毛发和植物纤维团块（也称为胃石）的影响，患者可能会出现餐后饱胀、恶心和呕吐。受此启发，一种模拟胃石占据部分胃容积的设计理念应运而生。

IGB 的历史始于 1985 年，第一代球囊 Garren-Edwards 胃内气囊（GEB，美国爱德华兹公司，加利福尼亚州圣安娜），并已获得美国食品药物监督管理局（Food and Drug Administration，FDA）的批准，可作为减肥装置临时使用。

医学文献报道，与应用该装置相关的不良事件包括严重并发症，如胃溃疡、糜烂和肠梗阻。

此外，多项随机试验表明，应用该装置与标准减肥方案相比并无获益。因此，在 1992 年该装置主动退市。

1987 年，在佛罗里达塔蓬斯普林斯举办的一个国际多学科会议上，定义了理想的胃内球囊应具备的特点：①有助于减肥；②液体填充（不用气体）；③表面柔软，减少溃疡和梗阻发生的可能；④设计成球形；⑤含有胃内可视化的不透射线的标记物。

根据这些特点，加利福尼亚州尔湾市爱力根有限公司设计的 BioInterics 胃内球囊（BioEnterics Intragastric Balloon，BIB）由一个柔软、透明的硅胶球囊，通过一个不透射线的阀门连接到一个外径为 6.5 mm 的导管上制成，导管也是由软硅胶制成。与 20 世纪 80 年代的胃内气囊相比，BIB 进行了改进：采用了更为有效的水囊；不透射线的密封阀；球面结合硅胶成分极大减少溃疡并发症的发生。

2013 年，阿波罗内镜公司收购了 BIB 技术，并将其更名为 Orbera 球囊。

过去几十年，陆续研发出多种胃内球囊，具有很高的安全性和有效性。

迄今为止，胃内球囊可分为表 69.1 所示的类别。

表 69.1　胃内球囊分类

胃内球囊	经内镜	吞咽式	液体填充	气体填充	放置时间（月）	FDA 批准	可调节
Orbera	×		×		6	×	
ReShape	×		×		6	×	
Heliosphere	×		×		6		
Silimed	×		×		6		
Spatz3 adjustable	×		×		12		×
Endalis	×		×	×	6		
Easylife	×		×		12		×
Medsil	×		×		6		
Obalon		×		×	3～6		
Elipse		×	×		4		

本章主要介绍美国市场上获得 FDA 批准的胃内球囊：Orbera 胃内球囊系统和 ReShape 胃内球囊。

Orbera 胃内球囊系统

Orbera（前身 BioEnterics）胃内球囊系统（得克萨斯，奥斯汀，阿波罗内镜公司）在内镜下放置和取出，其内可注入 500～700ml 生理盐水。由于其抗胃酸的腐蚀性，Orbera 可用于长达 6 个月的治疗。

作为最常用和广为人知的胃内球囊，Orbera 在 2015 年 8 月获 FDA 批准。正因为如此，以下许多信息都会涉及该装置（图 69.1）。

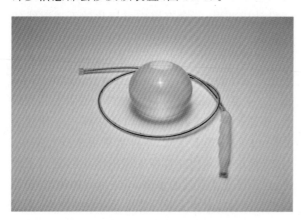

图 69.1　Orbera 胃内球囊系统

作用机制

作用机制特点如下。

- 通过调节球囊的重量（气体或液体填充）刺激压力感受器/胃牵张感受器激活脑肠轴，刺激位于下丘脑的饱中枢。
- 球囊会占据部分胃容积而导致胃容积减少（500～700ml），因而食物摄入量减少。
- 胃排空延迟是最重要的机制，可能是由于胃壁肌肉的伸展，以及与瘦素和胃饥饿素的循环水平变化有关。

胃内球囊适应证和禁忌证

Orbera 球囊适用于超重或通过多次饮食调整减肥失败的肥胖患者。

目前应用 IGB 减重推荐指征如下。

- 体重指数（body mass index，BMI）＞27 kg/m^2 且合并肥胖相关疾病的患者（欧盟）或 BMI 30～40 kg/m^2 的患者（美国）。
- BMI 35～49.9 kg/m^2 或超肥胖患者（BMI＞50 kg/m^2），作为一些手术（如减重，矫形、心脏手术）的术前准备，以降低手术风险及术后并发症的发生率；患者期望达到理想的减重效果或至少维持体型，但又拒绝手术。
- 肥胖患者阻止或延缓体重自然增长。

目前，关于适用年龄还没有具体的建议限制。因此，该装置也可以用于儿童和老年人。

Orbera 或其他 IGB 适用禁忌如下。

- 巨大裂孔疝（5cm）。
- 食管炎大于 B 级（洛杉矶分级法）。
- 十二指肠或胃溃疡。
- 上消化道潜在出血。
- 既往胃肠道大手术和（或）经证实的粘连综合征。
- 肿瘤患者。
- 合并需要长期服用抗生素或抗凝药治疗的慢性疾病。
- 合并精神障碍或不能配合者。
- 乙醇或药物依赖者。
- 明确怀孕者。
- 炎症性肠病（如克罗恩病等）。

术前准备

所有患者在放置胃内球囊前应进行如下检查。

- 全血分析。
- 心电图和心脏超声。
- 诊断性食管胃十二指肠镜检查，同时行幽门螺杆菌（*Helicobacter pylori*，HP）检测，排除气囊放置禁忌证。
- 内分泌和饮食评估，检查排除内分泌性肥胖。
- 精神疾病临床评估，排除精神疾病和饮食失调（如"喜食甜食""暴食饮食"等）。

- BMI>50 kg/m² 或存在肥胖高危因素(不考虑 BMI)的患者行肺功能测试、肺活量测定和睡眠研究。

放置与取出

Orbera IGB 的放置和取出可在患者意识清醒的情况下使用地西泮或咪达唑仑镇静后进行,也可以在全麻下使用丙泊酚或经口气管插管下进行。放置前行食管胃十二指肠内镜检查。经内镜直视下将气囊与阀门一起放于贲门下,然后注入 500～700ml 生理盐水。此外,欧洲临床中使用亚甲蓝(10ml)用于早期发现球囊破裂或阀门泄漏。因该显色剂一旦泄漏有造成溶血风险,所以缺乏葡萄糖-6-磷酸脱氢酶(glucose-6-phosphate-dehydrogenase,G-6-PDH)的患者禁用。最后,拆除连接导管,检查阀门是否存在泄漏。操作平均持续时间 15min。

Orbera 胃内球囊一般放置 6 个月取出。最近研发出新的 Orbera365 是相同的球囊,但可以在胃内放置 12 个月,临床相关研究仍进行中。

由于球囊使胃排空延迟,取出球囊前 24h 应进食半流食,主要是为了避免全麻操作时患者误吸。

Orbera 胃内球囊是在其完全收缩后,采用专门的抓取器取出,且取出后应观察胃壁排除黏膜损伤。

术后处理策略

对症药物处理

对症药物处理是 IGB 全程管理的一部分。球囊放置后 2～3d 可能会引起患者恶心、反胃或呕吐,以及痉挛样胃痛等症状。这些症状往往只持续很短时间(2～3d),而且通常是自限性的。

为了减少或预防这些不良反应,所有患者需抑酸药、解痉药和止吐药行充分补液支持。

一项前瞻性对照研究,纳入了 54 例接受 IGB 治疗的患者,结果显示与单用昂丹司琼相比,联用咪达唑仑与昂丹司琼可显著减少术后恶心呕吐。我们的经验认为,术前几天至术前 2h 口服 125mg,术后第 1～2 天口服 80mg 阿瑞匹坦有较好的预防呕吐作用。胃内球囊取出前每天需摄入足量质子泵抑制药。

术后饮食

IGB 放置术后恢复饮食分为三步:第 1 天只饮水;第 2～6 天或 2～7 天半流质伙食(酸奶、土豆泥和蔬菜泥);一般来说,第 2 周开始逐步过渡恢复正常饮食。营养师制定的饮食计划是每天摄入 1000～1200kcal(包含至少 1g 蛋白质/kg 理想体重)能量的饮食,包括 3 顿主餐和 2 份小吃。该计划一直维持到 IGB 被取出,如果出现恶心、反胃或呕吐,应以半流质饮食为主过渡几天。我们的经验认为,每天食用大量蔬菜不可取,因为它们会引起消化不良,胃腔梗阻,造成反胃或呕吐。因此,建议进食蔬菜以汤的形式为主。

虽然尚未完全标准化,但这种营养方案可以减少 IGB 放置引起的相关症状。

患者随访

为了防止不良事件的发生,有必要进行随访和全程管理。

IGB 放置术后第 1 周每天进行电话随访。从第 8 天开始,每 2 周进行一次营养和临床评估,直到 IGB 取出。出院前,让患者意识适当水合(每天至少小口啜饮 1500ml 的水)和持续的尿检的重要性,以便发现 IGB 过早破裂或可能的阀瓣泄漏。

如果出现并发症(如蓝色尿或反复呕吐),必须立即进行临床评估,并且可能需要行 X 线或食管胃十二指肠镜检查,以排除破裂泄漏造成球囊移位和肠梗阻的风险。此外,Orbera IGB 相关的严重不良反应很少见,梗阻和胃穿孔的发生率分别为 0.8% 和 0.1%。一旦发现胃部压疮或溃疡则需要取出 IGB。

Orbera 疗效

体重下降

目前关于 Orbera 最大的试验结果发表于

2005 年，由意大利 Lap-Band 和 BIB 小组（Lap-Band and BIB grou,GILB）完成。在这项临床试验实验中，纳入 2515 名受试者，平均 BMI 44.4kg/m²，超重 59.5kg，经过 6 个月胃内球囊治疗后，平均 BMI 和体重减轻百分比（%EWL）分别为 4.9 kg/m² 和 33.9%。此外，同期 Orbera 被证明可有效治愈或改善肥胖相关的合病症比例分别为 44.3% 和 44.8%，无明显效果者占 10.9%。

在巴西一项多中心研究中，随访 323 例患者（平均 BMI 38.2kg/m²），经 Orbera 治疗 6 个月后 BMI 显著下降（−5.3 kg/m²），%EWL 为 48.3%。

美国胃肠内镜学会（American Society for Gastrointestinal Endoscopy，ASGE）技术委员会进行了系统回顾评价 Orbera 的减肥效果。基于 17 项研究纳入 1683 名患者的荟萃分析，结果显示治疗 12 个月后%EWL 为 25%。三项随机临床对照试验（randomized clinical trials，RCTs）比较了接受 Orbera 胃内球囊治疗的%EWL，结果显示较对照组高 26.9%，有显著的统计学差异（P=0.001）。

根据最近的综述，7 项研究纳入 409 例患者，报道了接受 IGB 治疗的体重下降趋势。Orbera 治疗 3 个月和 6 个月后平均体重分别下降 12.9±0.8kg 和 16.0±0.6kg。这些数据显示，治疗前 3 个月体重下降最明显，表明治疗开始时作用机制更为活跃。

此外，可间断重复使用 Orbera 减重。临床试验研究了二次放置 Orbera 球囊治疗的疗效。有文献报道，在第二次 IGB 治疗结束时，经过 1 个月空窗期再用球囊治疗，和饮食治疗患者相比，患者体重下降更显著。

尽管第二次 IGB 治疗仍可导致体重持续下降，但就幅度而言不及首次应用。

代谢结果

数项研究就放置 Orbera 球囊的代谢效应进行了检测。

意大利 Lap-Band 和 BIB 小组（GILB）研究结果显示，合并糖尿病患者接受 IGB 治疗后的缓解率和改善率分别为 32.8% 和 54.8%。

Forlano 等的前瞻性研究分析了该装置对 130 例肥胖患者代谢综合征某些指标的改善作用。结果显示，血糖、胰岛素、三酰甘油和丙氨酸氨基转移酶及稳态模型评估指数价值得到显著改善。在一项前瞻性的平行对照研究中，66 名肥胖成年人随机接受 IGB 治疗 6 个月结合饮食和运动的行为矫正计划，或单独的行为矫正计划。结果显示，与单纯行为矫正组相比，IGB 组在减重和健康指标（腰围减小、生活质量改善和近半数代谢综合征缓解）方面具有统计学意义和临床相关的改善。

有趣的是，一项针对 40 名肥胖/超重患者的纵向和干预性研究发现，代谢症候群在统计学上显著改善，导致肺功能变量限制性通气缺陷的减少。

并发症

最近 68 项研究回顾分析了 Orbera IGB 植入后的不良事件发生率。Orbera IGB 的早期取出率约为 7%。放置后最常见的不良反应是恶心、呕吐和腹痛，发生率为 33.7%。这些症状通常在放置后 7d 内消失。严重不良反应少见，肠移位的发生率为 1.4%，胃穿孔的发生率为 0.1%。4 例 Orbera IGB 治疗死亡与胃穿孔或误吸发生有关。

ReShape Duo 整合重塑双球囊系统

为了避免一个球囊收缩引起移位的问题，ReShape Duo（医疗公司，圣克莱门特，加利福尼亚州）制成了由总容量 900ml 盐水的两个球囊制成的双球囊系统。经内镜将其放入胃部，并在治疗 6 个月后取出。置入和取出过程的平均持续时间分别为 8min 和 14min。

一项就 ReShape Duo 设计的前瞻性随机对照试验，纳入 264 名 BMI 在 30～40 的参与者（年龄 21—60 岁）。患者被随机分为两组，分别为内镜下放置 Duo 治疗联合饮食和运动（简称 DUO 患者），以及饮食和运动方案（DIET 患者）。24 周后取出 Duo 装置。研究的主要终点显示，DUO 患者组%EWL 为 25.1±1.6, vs. DIET 患者组% EWL 为 11.3±1.9，P=0.004。经过 48 周的随访，患者的异常指标如血糖、血脂、血压、腰围和臀围均得到显著改善。在研究期间,未出现患者死亡、肠梗阻及胃穿孔。6%的 DUO 患者中,检测到装置收缩,但没有移位。35%的患者并发胃溃疡。对装置远端进行微调后,尽管装置收缩比例显著降低,但胃溃疡的发生率无明显变化(图 69.2)。

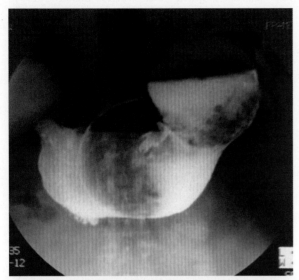

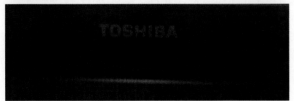

图 69.2　ReShape 胃内球囊造影

新一代胃内球囊

刚上市的新型球囊,其中一类简易球囊,即放置和取出过程无须借助内镜和镇静。Elipse IGB (Allurion 公司,波士顿,马萨诸塞州)是一种只需借助一杯水可吞咽式聚氨酯材质球囊。该球囊被包裹在一个可溶解的素食胶囊里,胶囊上附有一根用来填充它的细导管(约 75cm 长)。胶囊被吞咽后,可通过腹部 X 线确认它的位置。如果患者吞咽胶囊有困难,可以通过导管插入管芯管使其变硬。充气前可以看到球囊里有一小的不透射线的环。当它到达胃部时,充入 Elipse 550ml 的溶液,然后拔除导管。4 个月后,阀瓣溶解,液体流出,球囊排出体外(图 69.3)。

在我们的研究中,纳入 38 名患者(女性/男性

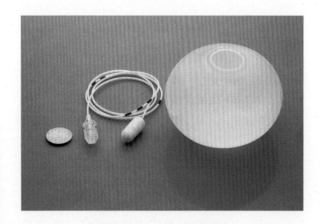

图 69.3　Elipse 球囊装置

28/10,平均年龄 46.4±10.6 岁,平均体重 109.7±21.9kg,平均 BMI 38.6±6.7kg/m²)。所有吞服胶囊患者,4 个月后球囊自动经消化道排出,无内镜检查。治疗期间未观察到严重不良事件,37 个球囊安全随粪便排出,1 个球囊因先前未诊断出暴饮暴食症经内镜取出。特别是没有发生胃穿孔、溃疡、肠梗阻或胃肠道出血并发症。最常见的不良反应为恶心。

16 周后,平均体重减轻 12.7kg,%EWL 为 26%,平均 BMI 下降 4.2kg/m²。总体重减轻 11.6%。我们还发现与代谢综合征相关的主要指标显著降低:血压($P<0.02$)、腰围($P<0.002$)、三酰甘油($P<0.0001$)、血糖($P<0.001$)和稳态模型评估-胰岛素抵抗指数($P<0.001$)。

最近发表了一项针对 135 名接受 Elipse 球囊置入术的患者进行的多中心前瞻性研究结果显示,在 4 个月时,患者的平均体重下降了 13kg,平均 BMI 下降了 4.9 kg/m²。总体重平均下降 15.1%。所有患者均在放置后的第 1 天出现恶心;然而,69.6%的患者到第 3 天痊愈。2 例患者(1.5%)出现早期呕吐,3 例(2.2%)因不耐受而不得不提前取出,3 例(2.2%)出现早期泄漏,18 例(13.3%)在泄漏前后出现腹泻,29 例(21.5%)在球囊泄漏的 1 周内出现腹部绞痛。1 例发生小肠梗阻,后经腹腔镜下小肠切开移除球囊。

这些结果表明,Elipse 球囊吞咽、充填,以及排出安全易行。此外,该装置减重是有效的,并且似乎能够减少肥胖相关的代谢疾病,包括代谢综合征。

Obalon 球囊

新型 Obalon 球囊于 2016 年 9 月获得 FDA 批准。该球囊设计为可吞咽式,包裹于明胶胶囊中,气体容量 250ml,放置无须内镜或镇静。在接下来 3 个月的治疗中,根据患者的饱腹感程度,可再放置两个球囊。在 6 个月的治疗期结束时,在清醒镇静的情况下,通过门诊内镜检查取出所有 3 个充气球囊。

美国一项双盲、对照临床试验研究,387 名患者随机分组。接受 Obalon 球囊治疗的患者中,约 65% 的患者至少减重 5%,是对照组的 2 倍。

充气球囊耐受性良好,与其他充液球囊相比,合并症状的发生率也较低。

总结

IGB 治疗可能为拒绝手术且有合并肥胖患者提供了一个很好的选择,也可能作为任何手术的术前准备进行桥接,用于减少麻醉和手术风险。

此外,IGB 不能治愈肥胖。但是,这种治疗可能对病态肥胖起到非常重要的预防作用。因此,强烈建议 BMI 相对较低或超重的患者尽早治疗。

（周金哲　**译**　胡志前　徐楷　**校**）

参考文献

[1]　Nieben OG et al. *Lancet* 1982;1;198-9.

[2]　Gaur S et al. *Gastrointest Endosc* 2015;81;1330-6.

[3]　Schapiro M et al. Obesity and the gastric balloon:A comprehensive workshop. Tarpon Springs,Florida,March 19-21,1987. *Gastrointest Endosc* 1987;4:323-7.

[4]　Kumar N. *World J Gastrointest Endosc* 2015;7;847-59.

[5]　Majumder S et al. *Surg Endosc* 2013;27;2305-11.

[6]　Gleysteen JJ. *Surg Obes Relat Dis* 2016;2;430-5.

[7]　Kim SH et al. *World J Gastroenterol* 2016;24;5495-504.

[8]　Goyal D et al. *Curr Gastroenterol Rep* 2016;6;18-26.

[9]　Abdelhamid SA et al. *J Anaesthesiol Clin Pharmacol* 2014;3;30383-6.

[10]　Abu Dayyeh BK et al. *Gastrointest Endosc* 2015;82;425-38. e5.

[11]　Genco A et al. *Obes Surg* 2005;8;1161-4.

[12]　Sallet JA et al. *Obes Surg* 2004;14;991-8.

[13]　Genco A et al. *Obes Surg* 2010;20;1496-500.

[14]　Lopez-Nava G et al. *Obes Surg* 2015;25;2263-7.

[15]　Forlano R et al. *Gastrointest Endosc* 2010;71;927-33.

[16]　Fuller NR et al. *Obesity* 2013;21;1561-70.

[17]　Mafort TT et al. *Obes Surg* 2014;24;232-40.

[18]　Ponce J et al. *Surg Obes Relat Dis* 2015;4;874-81.

[19]　Genco A et al. *Obes Surg* 2018;28(2);405-9.

[20]　Alsabah S et al. *Surg Obes Relat Dis* 2018,14(3);311-7.

[21]　Sullivan S et al. *Gastroenterology* 2016,150(4 Suppl 1);1267.

[22]　Bazerbachi F et al. *Clin Endosc* 2017,50(1);42-50.

第九篇

肝胆疾病的微创治疗

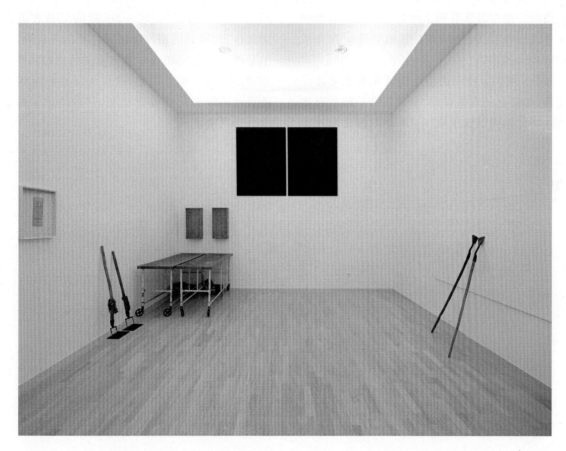

Joseph Beuys,《展示你的伤口》(*Zeige deine Wunde*),1974－1975 年。黑板、医院的轮床、农具、装满油脂的镀锌箱、裱框的报纸、玻璃罐;尺寸不等。慕尼黑伦巴赫之家市立画廊[照片由伦巴赫之家市立画廊提供。版权归 2018 Artists Rights Society(ARS),New York/VG Bild-Kunst,Bonn 所有]

1944 年春，正值第二次世界大战的鏖战时期，Joseph Beuys（当时是德国空军的后方炮手）在克里米亚卷入了一场坠机事件。Beuys 在此次事件中幸存下来，但飞行员却当场遇难。从前线回来后，他决定成为一名艺术家，而没有重回他原本开始接受医学培训的计划。虽然他从不讨论自己的战时创伤，但这次坠机成为他职业生涯里一个重要的试金石。

他后来讲述了一则虚构的故事：一群来自游牧部落的人救了他。他们用油脂和毛毡（他作品中的两种关键材料）包裹住他，据说这有助于治愈他的伤口。这个故事有助于使他自己及所有德国人顿生内疚和痛苦之情，并带领他们朝向弥合战后德国社会的正轨。

Beuys 的装置作品借由反映转化和能量流动的元素，如硬化的人造黄油、金属板和毛毡片自然而然地将此意图展露出来。这些器材经常出现在他扮成萨满法师的现场表演中。医疗用具如废弃的药瓶、绷带、红十字会章，甚至一辆退役的救护车也是他作品中的常客。对他而言，这些不仅仅是不起眼的小物件，它们是处理诸如核军备、环境破坏和劳动过度专业化等社会和政治问题的隐喻。

《展示你的伤口》中出现的器材（医院的轮床、用布包裹的农具、装满油脂的盒子和黑板）最初由这位艺术家于 1974－1975 年安装在慕尼黑的一个人行地下通道中。与通道上方的交通声混杂在一起时发出的音效环境是可怕且带荒凉之感。Beuys 经常谈到"伤口"一词，指的是他在战时受到的伤害、战后的精神崩溃及之后的心脏病，也指的是德国的过去和当时资本主义西德和共产主义东德之间的分裂。因此，这件作品也许反映的是他自己不断恶化的健康状况，同时暗示了弥合社会分裂的潜能。

第70章

腹腔镜胆囊切除术与术中胆管造影

ROBERT D. FANELLI，THOMAS J. VANDERMEER，AND BRANDON D. ANDREW

简介

30 年前，被广泛推广的腹腔镜胆囊切除术（laparoscopic cholecystectomy，LC）首次由 Mouret 于 1988 年在法国里昂实施，彻底改变了我们处理胆囊疾病的方法和永远改变了普外科手术的做法。尽管 LC 已经成为全世界最常见的腹部手术之一，人们仍然对定义和提炼这项最佳技术感兴趣。在 2015 年的前 75 天，仅此一项，就有超过 115 篇文章发表在《华尔街日报》上，这些英语医学文献，辩论着手术干预时机，最安全的解剖技术，并发症的适当处理和在一些别的事例中常规术中胆管造影（intraoperative cholangiography，IOC）的应用。本章重点探讨 LC 患者的手术安全，并将为患者选择、手术时机和技术提供建议，以及为我们认为代表当前胆管外科最佳实践的术中胆管造影的使用提供建议。

手术适应证

结石病

大多数 LC 手术是为了治疗与胆管结石相关的症状或并发症。这些疾病包括胆绞痛、急慢性胆囊炎、胆总管结石和胆源性胰腺炎等。据估计，美国多达 10% 的人口患有胆结石，约 20% 的人在发现胆结石时有症状。尽管近 80% 的胆石症患者无症状，但每年 4%～10% 的无症状患者出现症状，其中大多数患者需要治疗。

临床上明确的胆结石，最常见的症状是胆绞痛的反复发作；餐后右上腹疼痛逐渐加重，通常上腹部疼痛，持续数分钟到数小时不等，可放射到右胸周围、右肩胛骨尖端，或直达肩胛骨中部。大多数发作发生在高脂饮食之后，但也有一些是自发的，通常出现在午夜前后，还有其他症状可能包括腹胀、胀气、消化不良或不典型腹痛；一些患者会在急性症状消失后出现短暂的腹部疼痛。

大多数胆绞痛患者在门诊接受经腹右上腹超声检查，通常在与他们的初级保健医师或专科医师讨论出现的症状后抽血查肝功能和其他实验室化验进行评估，一些患者接受腹部或腹盆部计算机断层扫描（computed tomography，CT）来评估右上腹部疼痛，尤其是出现在急诊科的疼痛。与 CT 相比，超声通常被认为对小结石更敏感，尽管一些研究表明它们在急性胆囊炎的诊断中同样敏感。超声内镜（endoscopic ultrasound，EUS）有时用于具有挑战性的诊断，与经腹超声、CT 和磁共振成像（magnetic resonance imaging，MRI）相比，它具有更高的灵敏度。

约 30% 有症状的胆石症患者一开始就出现胆囊结石的并发症：如急性胆囊炎、胆总管结石、胆源性胰腺炎、败血症或胆石性肠梗阻等。

尽管这组患者最典型需要紧急或急诊处理他们的胆结石相关疾病，但是大多数有症状的胆结石症患者将选择性地接受治疗，大多数治疗是以在门诊或短期 LC 的形式完成。临床上无症状的胆结石患者通常不接受 LC 治疗，除非在特殊情况下，如镰状细胞病患者和某些其他特定医疗环境下，在以上这些情况下，可建议先期 LC。

非结石病

有一部分右上腹痛和其他典型或非典型胆管症状的患者在超声检查中未发现胆囊结石。在开放性胆囊切除术是唯一可选的手术治疗方法时代，有这些症状的患者较少接受选择性胆囊切除术。然而，自从 LC 问世以来，人们对总结这些非结石综合征的特点以确定最佳治疗方法非常感兴趣。在评估非胆结石患者时，最常考虑到的表现为胆管病理学症状的是，非结石性胆囊炎、胆管运动障碍，广义上被称为功能性胃肠疾病。

急性非结石性胆囊炎

非结石性胆囊炎是一种严重的胆囊炎症性疾病，占急性胆囊炎的 10%。糖尿病患者、心力衰竭、肾病、脓毒症、恶性肿瘤患者或创伤住院患者及许多其他受损患者都有胆汁淤积和随后的胆囊壁缺血的风险，可导致局灶性胆囊壁坏死、进一步的炎症反应，严重者会穿孔。大肠埃希菌、粪肠球菌、克雷伯菌、假单胞菌、变形杆菌或类杆菌属的继发感染很常见，对出现腹痛、败血症、肝功能异常、白细胞增多症的重症病例应怀疑这个诊断；部分患者右上腹可见炎性肿块，20% 的急性非结石性胆囊炎病例伴有黄疸。影像学检查显示胆囊壁增厚、条纹、积气改变、胆囊周围积液和胆囊扩张支持胆囊炎诊断；胆囊切除术被认为是决定性意义的治疗方法，优于胆囊造口或内镜下胆管引流术。重症监护管理和败血症的诊断和治疗进展与急性非结石性胆囊炎患者的预后改善相关。

功能性胆囊疾病

功能性胆囊疾病（functional gallbladder disease，FGBD）是一个统称术语，包括以前被称为胆管运动障碍、胆囊运动障碍、慢性非结石性胆囊炎、胆汁痉挛和胆囊管综合征的一类疾病。它的定义是：在没有胆结石的情况下，其他重要的疼痛病因已经被确定充分排除的患者中存在胆管相关的疼痛。FGBD 患者具有正常的肝功能和胰腺酶谱。胆囊超声检查对于胆结石、污泥、胆固醇类和

胆固醇息肉病都呈现阴性结果。许多有这一系列症状、临床及化验结果的患者接受了食管胃十二指肠镜检查（esophagogastroduodenoscopy，EGD），通常是阴性的模糊诊断。2006 年公布的罗马Ⅲ标准为功能性胃肠疾病（functional gastrointestinal disorders，FGIDs）患者的诊断和治疗提供了一套有用的指南，其中最主要的是胆管疾病运动障碍。

当患者的疼痛：①位于上腹部和（或）右上腹时，称其符合罗马Ⅲ FGBD 标准；②发生是经常性的、可变的、非日常的、有间隔的；③发生时至少持续 30min；④逐步达到一个稳定的水平；⑤严重影响日常活动或导致入急诊科干预的；⑥抗酸药、体力活动和体位变化或排便不能缓解。在 EGD 正常、化验正常、胆囊超声对结石、淤泥和胆固醇息肉呈阴性的胆源性疼痛患者中，FGBD 的患病率男性为 8%，女性为 21%。

确定 FGBD 患者是否应该考虑 LC 手术是一个挑战，许多评估通常是必要的，以排除可疑诊断，包括考虑到功能性消化不良。评估中有用的是胆囊收缩素（cholecystokinin，CCK）胆闪烁显像。该试验在禁食过夜后进行，首先静脉推注给予 ^{99m}Tc 二异丙基亚氨基二乙酸（DISIDA）或 ^{99m}Tc 肝亚氨基二乙酸（HIDA）。与普通的 DISIDA 或 HIDA 扫描一样，只要胆囊管保持通畅，放射性标记的锝示踪剂将集中在胆囊内。当胆囊放射性最大，肝放射性最小时，测量右上腹放射性基线，通常在使用锝剂、CCK 后 40~75min 开始测量。CCK 最好通过输液使用，使用辛卡利特 0.02μg/kg，持续 30min。不能推荐以静脉推注或静脉输注的方式进行快或慢的 CCK 静脉给药，因为前者与患者痉挛和不耐受有关，两者都与可变结果有关，从而使与既定标准的比较无效。CCK 输注后 30min，再次测量胆囊中的放射性，并且胆囊排空指数（gallbladder ejection fraction，GBEF）的计算公式为：GBEF =（基线量－CCK 输注后 30min 的量）/基线量。GBEF<40% 是异常的，尽管指标在不同单位有变化；但是我们单位认为 GBEF<33% 是不正常的。在辛卡利特的短缺期间，胆囊显影脂肪餐已取代 CCK 胆管闪烁扫描术，在一些医院存在偏好，具有不同的结果。刺激胆管显影的标准化方法正在被推荐。

如果 FGBD 患者通过正确的 CCK 胆管闪烁扫描术确定 GBEF 异常,不可能出现与糖尿病、腹腔积液、肝硬化或长期使用钙通道阻滞药、黄体酮、阿片类药物、奥曲肽和苯二氮䓬类药物相关的假阳性病例,成功地排除了可疑诊断,则应考虑进行 LC。在这种情况下,与非手术治疗相比,症状完全或显著缓解的可能性很高。在不典型、可疑症状或 GBEF 正常的患者中,症状显著缓解的可能性明显降低,LC 的有效性应慎重考虑。在我们的典型胆源性疼痛患者中,GBEF 正常,但排除了可疑诊断,而他们的胆源性疼痛是在正确进行 CCK 胆管闪烁扫描术时输注辛卡利特引起的,并且如抑酸和肠道经验治疗未能缓解,则仍可以考虑 LC。

患者评估和准备

对有胆管疾病症状和体征的患者进行术前评估的目的是明确诊断,排除可疑诊断,评估以下伴发的胆胰疾病,如胆总管(common bile duct,CBD)结石和胆源性胰腺炎,以及评估对拟定手术重要的非胆管因素。如前所述,胆绞痛,急、慢性胆囊炎或 FGBD 患者通常将使用一种或多种胆管影像技术和标准实验室化验进行评估。接下来一步,将对以胆绞痛或急性胆囊炎为表现的典型结石病患者进行评估,以确定胆总管结石存在的可能性。对非结石性胆囊炎、继发感染和疑似的败血症的住院患者进行评估,以确定 CBD 发病的可能性,并在治疗计划进行时确定或排除胆管炎,以便解决败血症的所有病因。对于 FGBD 患者,术前评估旨在准确确定 GBEF 和排疑似诊断。在所有患者中,旨在明确他们是否适合手术的评估是术前评估的重要组成部分。

胆总管结石

胆囊切除术的患者中胆总管结石的发病率为 5%~15%;但随着年龄的增长,发生胆总管结石的风险增加,70 岁以上接受 LC 的患者中有 30%~60%会有胆总管结石。胆总管结石可在术前、术中或术后成功处理好,但大多数外科医师都同意,术前明确胆总管结石诊断,不管采用什么治疗方法,都可以采取高效的办法,有计划地处理

好。胆总管结石的中度危险预测因素包括:①除胆红素外的肝功能异常;②年龄＞55 岁;③发病时表现为胆源性胰腺炎。高风险预测因素包括:①胆红素＞1.8mg/dl 但＜4.0mg/dl;②腹部超声显示胆总管扩张直径＞8mm。超高的风险预测因素包括:①胆红素＞4.0mg/dl;②影像学检查发现的胆总管结石;③初始表现胆管炎。随着风险预测因子的数量和强度增加,出现 CBD 结石的可能性也增加(表 70.1)。

表 70.1　胆石症患者胆总管结石的预测

CBD 结石的中度预测因素
- 总胆红素以外的肝功能检查异常
- 年龄＞55 岁
- 胆源性胰腺炎

CBD 结石的强预测因子
- 胆红素＞1.8mg/dl,但＜4.0mg/dl
- 超声显示 CBD 直径扩张＞8mm

CBD 结石的超强预测因子
- 胆红素＞4mg/dl
- 超声显示 CBD 结石
- 胆管炎

预测因素	CBD 结石风险
没有	低
1 个、2 个或 3 个中等	中等
1 个强、有/无中等	中等
2 个强	高
1 个或更多超强	高

Source:Adapted from Committee ASoP,Maple JT. Gastrointest Endosc 2010;71(1):2.

关于 CBD 结石处理的完整讨论超出了本章的范围。我们提倡在所有 LC 中广泛使用术中经胆囊管胆道造影(IOC)和术中超声检查,我们实践中,采用腹腔镜胆道内支架置入术(法内利胆管内支架,印第安纳州布鲁明顿市库克外科公司提供)及术后内镜逆行胰胆管造影术(endoscopic retrograde cholangiopancreatography,ERCP)或腹腔镜胆总管探查术来处理 LC 期间发现的隐匿性胆总管结石(图 70.1)。我们的中、高危 CBD 结石患者,如胆源性胰腺炎患者,当发现胆总管结石时,先行 EUS 检查,再行 ERCP 检查。根据胆总管结石的数量和大小,术前 ERCP 或择期 LC 联合腹腔镜胆总管探查术治疗已被胆道影像检查

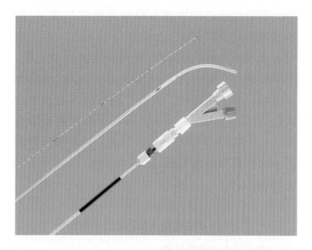

图 70.1 当术后 ERCP 是首选治疗策略时,腹腔镜胆总管内支架用于治疗隐匿性胆总管结石(Courtesy of Cook Surgical, Inc. Bloomington, Indiana)

证实的胆总管结石高危患者。这些处理决策应基于外科医师的经验和可用的资源;目标是安全、高效、医保支持的治疗。

患者手术适应证

术前评估因患者、设备供应和医院而异,但评估内容应考虑伴发病状态、在用的药物及与计划手术相关的风险因素。所需的化验范围、心脏评估等级、围术期呼吸暂停预防措施、影像检查类型和深度根据患者的特征、共病情况和用药进行个体化。LC 通常在 1h 内完成,患者仰卧位;因此,适当的静脉血栓栓塞(venous thromboembolism, VTE)预防,包括单一的序贯加压装置、单一的药物预防或两者结合,取决于患者的特点和风险。通常第一代头孢菌素用于 LC 的抗生素预防,但是最近的数据表明低感染风险患者的 LC 不需要抗生素。我们建议,根据患者的病史和个人危险因素,针对患者的生理状态进行术前评估。

手术时机

LC 时机是影响患者预后的一个重要因素,手术时机与疾病进程和手术室工作安排明显有关。随着胆管感染和纤维粘连程度的增加,LC 明显变得更困难;胆管炎症使解剖更加危险,解剖

结构的识别更加烦琐,增加了胆管损伤的风险。因此,大多数学者认为,管理急性胆囊炎患者的外科医师最好通过在 72h 内进行早期干预来满足患者的需要。当无法进行早期干预时,次之的办法是进行广谱抗菌治疗和支持性护理,在 6～12 周的抗感染期内,让急性疾病过程消退,然后有选择地进行 LC。在消炎期内出现复发性急性胆囊炎,同时在胆管炎性纤维粘连充分好转之前需要治疗的患者,可能需要 LC、开腹胆囊切除术或部分胆囊切除术,或经皮、腹腔镜或开腹放置胆囊造口来治疗。

由于胆管炎症和炎性纤维化具有挑战性,增加了胆管损伤的风险,因此无论何时,建议尽可能将急性胆囊炎的 LC 安排到手术室的日常时间表中,此时充裕的工作人员,经验丰富的外科医师,所有的影像支持都是现成的,以减少可能的手术并发症。美国胃肠和内镜外科医师学会(Society of American Gastrointestinal and Endoscopic Surgeons, SAGES)安全胆囊切除特别工作组进行了一个名叫德尔菲组的调查,明确了 LC 术中减少胆管损伤的许多重要因素。该工作组确定的几个关键安全因素可能有助于提高 LC 的安全性:①在必要和可行的情况下,寻求经验丰富的外科医师的帮助;②充分利用 IOC 等胆管成像技术;③采用适当的办法,以提供良好的收缩,显露和视野;④必要时放置胆囊造瘘管或采用其他方法替代切除;⑤在必要和可行时,将患者转移到能够提供更高级护理的机构。即使在设备非常完善的医院,这些措施中的任一项都很可能难在手术室安排 LC 在夜间时间段进行;减少了人员配置,这样可能就缺乏足够的熟练助手,一名外科医师通常是固定安排的,后备人员不固定安排,可供分享的额外胆管专业支持也不一定有,以及来自其他科室的许多重要支持服务,如放射科和治疗性内镜检查获得性较差。在白天正常上班时间安排急诊 LC 是否可行由具体医院和患者情况所决定,但有可能,我们建议采用急症 LC。

腹腔镜胆囊切除术禁忌证

只有两个 LC 的绝对禁忌证已确定;患者不能耐受全身麻醉和不能控制的凝血功能障碍。随

着技术的进步,个人和集体经验的增长,以及设备的研发和利用,相关的禁忌证也随之改变;对于 LC 的相对禁忌证,医院之间、外科医师之间可能存在一些差异。LC 的相对禁忌证一般认为与腹腔镜禁忌证相同;弥漫性腹膜炎、感染性休克、重症急性胰腺炎、缺乏必要的设备、缺乏外科专长、先前腹部手术造成的瘢痕妨碍了手术安全或手术进展,以及晚期肝硬化伴肝衰竭等。

手术技术

患者体位

LC 开始时,全程监控和麻醉的患者仰卧在一个有良好衬垫的手术台上,能够进行位置调整,包括至少头高足低和左侧旋转。此外,手术台应能够降低到足够的高度,以支持符合人体工程学的手术方法。外科医师的偏好同患者手臂位置相关;有些人喜欢双臂两侧加垫并弯曲,而另一些人则将左臂弯曲并在加垫的臂板上以稍尖的角度支撑右臂。我们更喜欢将右臂弯曲并以稍尖的角度在加垫的臂板上支撑左臂。这为在进行胆管造影时提供了足够的空间去接近移动式 C 臂影像增强器右侧。并允许在腹腔镜胆总管探查时进行透视引导,而无须更换手术医师。弯曲右臂也为一个助手站在外科医师上方提供了空间,如果转换为开放手术提供回缩空间是必要的。对于新的手术方式可能有独特的体位考虑,如机器人辅助胆囊切除术,由手术平台的独特要求决定。

腹壁通路

一旦用消毒液进行了腹部消毒、铺巾,将必要的手术器械安装到位,并进行了必要的术前准备或核对,就可以进行腹腔镜腹部戳孔。有三种主要的技术进行腹部戳孔;经皮气腹针放置,使用 Hasson 技术开放引入第一个穿刺孔和使用可视引导下放置的光学套管针直接进入。无论采用何种方法,通常在计划戳孔的部位使用局部麻醉。

气腹针可通过脐周切口导入,患者处于头低足高位,腹盆腔内容物向头侧集中,将针直接指向骨盆主要血管之间的空隙。在仰卧位或在头高足低位,它也可以放置在术区外的左上腹。腹腔压力监测、盐水滴试验或其他方法用于确认气腹针在腹腔内的游离放置;当腹壁被提起时,形成了腹腔内真空,放置在针头中心的盐水通过针头吸入,盐水滴注试验确认针在腹腔内。一旦确定理想的穿刺针放置成功,开始低流量进气。然后使用盲插入技术或可视技术进入。将套管针引入充气腹腔。

Hasson 套管针是在脐周做切口,通过分离腹壁筋膜,在直视下进入腹膜后放置的,通常用手指插入切口进行触诊,以确保套管针的引入不会影响相邻脏器。套管针通过缠绕在楔形橡胶柱上的筋膜固定缝线固定到位,套管通过楔形橡胶柱滑动。放置 Hasson 套管针一直被认为是最安全的腹部入路方法,它的放置不能保证不会造成肠损伤,但使用这种技术可以显著减少大血管损伤。一旦放置了套管,就开始进行高流量进气。

直视通路通过在设计有锥形组织分离尖端的套管中心腔内放置 0°腹腔镜完成,套管聚焦于器械尖端的横脊,当装置通过一个以前的皮肤切口时,轻轻左右扭转该套管 30°~45°可以顺利完成。腹壁层次随着套管针的插入被看见分层,一旦装置被放置,就会开始高流量的进气。

这些技术中的每一项和一些新的方法都安全地用于提供腹腔镜手术腹壁通道。然而,每一种方法都可发生意外器官损伤、严重出血及肠穿孔,大、小血管损伤和实体器官穿透伤导致的死亡。在 LC 作腹部通路时需要非常小心。

牵拉和显露

在安全地完成腹部入路后,标准的四孔 LC 假设将放置三个 5mm 的套管,其中两个将放置在右上腹,另一个在上腹部。一个 12mm 的入口通常放置在脐周区域,尽管有些外科医师在上腹部使用一个 12mm 的入口,在脐附近使用一个 5mm 的入口。患者通常在手术台上被放置头高足低位,向左侧旋转。

抓钳通过右上腹入口展开,外侧的抓钳提起胆囊底部,内侧的抓钳抓住胆囊壶腹部。30°斜角腹腔镜通过脐孔引入,Maryland 分离钳或其他解剖器通过上腹部孔放置。当上腹部和右中上腹部器械分别由左右手操作时,外科医师获得了最大的可控范围。右外上腹孔由助手使用,助手也可以通过脐孔支撑腹腔镜,尽管当有第二助手指导腹腔镜时,这是最有用的。当外科医师用双手的解剖器械去处理危险三角时,助手向头部牵拉胆囊底部。右中上腹抓钳通过从侧面,然后从内侧分离胆囊壶腹部去显露危险三角的前后三角术野,同时扶镜手保持一个稳定的中心视图,使整个手术视野可以借助倾斜透镜腹腔镜看到。

关键安全视图

Strasberg 及其同事推广的关键安全视图

(critical view of safety,CVS)代表了一种 LC 方法,可提高分离的安全性,显著降低,但不能消除胆管损伤的可能性。达到 CVS 有三个要求:①首先必须完全清除肝胆囊三角区的所有脂肪和纤维组织,显露 CBD 不是这一策略的预期结果;②至少胆囊的下 1/3 必须与胆囊窝分离,通常认为是胆囊窝下方的扁平纤维部分;③两个结构,胆囊管和胆囊动脉,只有两种结构进入胆囊(图 70.2)。

实现 CVS 需要逐步解剖肝胆囊三角,外科医师必须非常熟悉它。注意我们提到的是肝胆囊三角,而不是 Calot 三角。前者是一个宽大的三角形区域,是实现 CVS 的安全外科解剖的重点,而后者则是在胆囊切除术中指导胆囊动脉的定位。解剖范围比 CVS 所需范围更为有限。

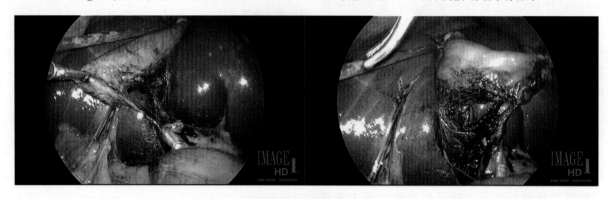

图 70.2　显示为成对照片的 CVS 前后视图
注意完全清除了肝胆囊三角,从胆囊床提起胆囊下部,确认两个且只有两个结构进入胆囊。

外科医师对胆囊切除术处理方法不同;我们中的一部分人倾向于首先从胆囊板提起胆囊开始电外科解剖(TJV),而另一部分人倾向于开始能量的解剖,旨在早期揭开肝胆囊三角及其结构的腹膜覆盖物(RDF)。无论哪种入路,前路解剖是在底部向头侧收缩,沿壶腹部向外侧,稍向尾部分离的情况下开始的;角度腹腔镜调整光缆位置向上,以提供一个镜头向下的肝胆囊三角视野,但积极的重新定位,以提供可能最佳的视野是必要的。当使用电外科解剖时,首先切开胆囊底部与胆囊板相连的腹膜前壁,然后再切开腹膜后壁,然后切换到钝性剥离胆囊管和动脉。

一旦胆囊如前所述缩回,肝胆囊三角显露完成后,抓住胆囊管区域的前腹膜,立刻紧靠胆囊壁,然后剥离,轻轻地将其向上拉向肝,而不是向下拉向 CBD。重复这个操作,直到囊性导管

和囊性动脉暴露出来,所有腹膜前壁都被剥离(图 70.3a)。

胆囊壶腹部被向内侧和尾部分离,露出肝胆三角的后视野。同样的技术用于轻轻抓住和清除覆盖在胆囊管和胆囊动脉后面的腹膜,操作时再次将这些组织向上提向肝,而不是向下提向 CBD 或肝总管,从紧邻胆囊壁的位置开始(图 70.3b)。同样重复,直到所有的腹膜后壁被清除。

现在前后视野交替,通过进一步的解剖,剥离纤维组织和残余腹膜覆盖物,直到看到这两个结构进入胆囊,当从前后两个视野观察肝胆囊三角区已清除纤维组织时,胆囊管和胆囊动脉清晰可见。然后,通过轻轻地游离胆囊基底部两侧的前后腹膜附着物,然后使用器械对壶腹部上方的胆囊体做轻微的前牵引,向腹壁提起,将胆囊从胆囊床上提起(图 70.4)。

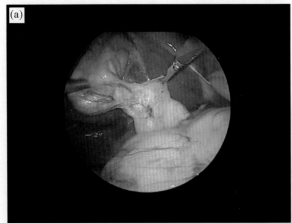

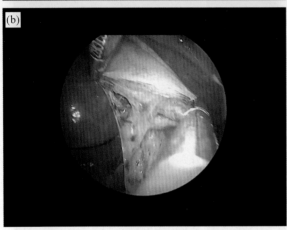

图 70.3　肝胆三角的初步解剖

（a）分离腹膜前壁，显露胆囊管和胆囊动脉。（b）腹膜后壁被分解；注意，运动方向是直接向肝实质，而不是门静脉结构。

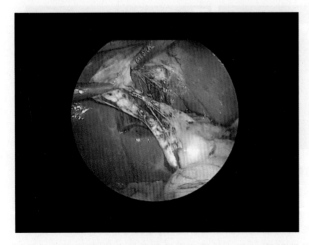

图 70.4　分离内侧和外侧腹膜附着物后，通过轻微的前牵引，胆囊被从胆囊床提起

大量研究表明，当规律应用 CVS 技术时，观察到的胆管损伤率明显低于源于大量 LC 单独报告的一般经验性方法预计的计算率。然而，CVS 技术尚未证明能消除所有胆管损伤。尽管如此，CVS 技术仍被广泛提倡，SAGES 安全胆囊切除特别工作组建议外科医师在完成 CVS 解剖后暂停，以评估和确认重要胆管结构，然后再对其进行离断。有些人主张记录术中的双倍照片，一旦完成 CVS，将前后视图结合起来，建议采用六点双倍评级量表（表 70.2）。

表 70.2　CVS 评分

两个结构，只有两个结构，进入胆囊

2 分　两个结构，仅两个结构，可以立即确定进入胆囊

1 分　两种结构进入胆囊可以明确，但有管道和动脉的重叠或技术上的限制等，如图像变暗或透镜变脏，影响清晰的解读

0 分　两个独立的结构不能被看到进入胆囊，无论是由于质量差的解剖或影像的技术限制

胆囊从胆囊床提升

2 分　胆囊床结构即刻清晰可见，抬高了胆囊下 1/3

1 分　胆囊床可见，但不清晰；其他结构与之重叠，或胆囊未充分抬高

0 分　胆囊床不可见，可能是解剖不充分，也可能是因为被其他结构、器械、血凝块等遮挡

肝胆囊三角清晰

2 分　肝胆囊三角即刻被认为清晰，胆囊管和胆囊动脉即刻被认为是仅存的两种结构

1 分　由于不完整的解剖或技术的限制，不能清晰地看到整个胆囊三角

0 分　纤维或其他组织持续模糊胆囊三角的清晰视野，阻止了判定胆囊三角是否有其他结构存在

注：达到或超 5 分代表达到了充分的 CVS，CVS 像前述表明的成对图片那样；<5 分表明 CVS 显露不满意或不清楚。

Source：Adapted from Sanford DE et al. Am Coll Surg 2014；218（2）：170-8.

一旦完成了 CVS，就要为执行 IOC 做准备。IOC 在"术中胆管造影"一节中进行了更全面的讨论；以下是有关继续和完成 LC 的简要说明。

为准备 IOC，我们在胆囊管-胆囊连接处使用一个夹子。然后锐性打开胆囊管，必要时用器械扩张，并在胆管造影钳的协助下引入一个导线引

导的胆管造影导管(印度伯明顿库克外科国际公司法内利胆管造影导管组)。一旦获得了正常的透视图像并符合推理,首先将抓钳重新抓住壶腹部,然后取出胆管造影钳和导管。在直视下,将两个外科夹夹闭胆囊管和胆囊动脉的近端,并将

一个夹夹闭动脉远端,然后小心地离断这些结构(图70.5)。外科夹总是放在能清楚看到其尖端和位置的地方;在夹闭之前,绝不能将施夹器放置在结构周围,然后降低,向 CBD 方向压缩额外的组织。

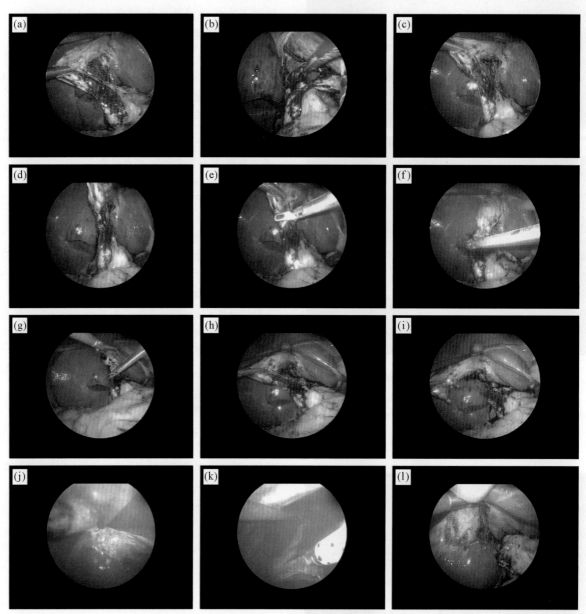

图 70.5　十二步法附加术中胆管造影的腹腔镜胆囊切除术

　　(a)获得前 CVS;(b)显示后 CVS;(c)放置一个外科夹,阻断胆囊和胆囊管的连接处;(d)胆囊管切开术是一种锐性塑形手术方式,通过轻轻插入剪刀或解剖器的一侧,海斯特的瓣膜就被破坏;(e)冲洗后的胆管造影导管在胆囊管切开后插入,为术中胆管造影做准备;(f)关闭胆管造影夹,将导管固定在胆囊管上;用无孔毛巾夹将底部抓钳固定在手术布单上,然后取出壶腹部抓钳;(g)在完成术中胆管造影后,在取出胆管造影夹和导管之前,将胆囊底部抓钳释放,并重新抓钳提起壶腹部;(h)外科夹夹闭胆囊管近端及胆囊动脉的近、远端清晰可见位置;(i)胆囊管和动脉在外科夹之间被锐性离断;(j)电解剖器从肝胆囊窝无血地切除胆囊;(k)将胆囊放入标本袋中,并通过 12 mm 孔位置取出;(l)降低气腹压力,检查胆囊窝和门静脉区域是否有出血、胆瘘和外科夹的安全性。

然后用电外科解剖器将界定胆囊窝侧缘的前腹膜和后腹膜附着物及将胆囊黏附在肝实质的中间细小组织分开,直到胆囊仅由底部的细条索状纤维组织黏附着。检查上腹部是否止血,降低气腹压力,检查肝床是否有胆汁染色、胆瘘和出血。任何血块都要进行冲洗,从术野侧面而不是正中吸走渗液,正中吸引可能导致外科夹移位或对脆弱的门静脉结构造成损伤。

标本取出和切口闭合

胆囊被放置在通过 12mm 孔引入的标本取出袋中。在闭合前,任何溢出的胆结石应在不压碎的情况下抓住并放置在标本袋中;我们建议尽可能清除溢出的石块。可供选择的技术包括将胆囊放置在引入腹腔的外科手套内,或者不用标本袋而直接取出等。

在腹部减压和移除所有器械后,在筋膜层闭合 12 mm 切口,闭合所有皮肤切口并按照规范修整。

特殊情况

肥胖

LC 对肥胖患者安全有效,其中转率和并发症发生率与非肥胖患者相似。据报道,在病态肥胖患者中进行 LC 的困难包括手术时间延长、气腹建立和维持困难、视角缩小、景深收缩受限和筋膜缝合困难等。肥胖患者建立有效气腹的速度比非肥胖患者慢,但仍有足够的手术空间。在某些情况下,根据右上腹的两个标准孔,再增加一个平行的 5 mm 套管孔,为缓慢向下牵拉网膜和结肠提供了一个有利的机会,增强了胆囊的可视性。造气腹时,肥胖的腹部可能有一个与脐部不一致的顶点,而是更接近脐部和剑突之间的中点。将脐孔向上移到这个位置,或移到位于上中线任何位置的腹部充气顶点,通常可以提供胆囊和门静脉区域的极好视野,尤其是当我们建议所有腹腔镜手术使用倾斜角度腹腔镜时。在某些情况下,如果胆囊底回缩形成障碍,使用胆囊底部抓钳将

胆囊体向前提升,朝向腹壁而不是单纯的向头侧的肝上方,证明是有效的。筋膜缝合通常很难穿透皮下深部组织,可通过在腹腔镜引导下使用缝合线传递装置如卡特-托马森腹腔镜戳孔缝合系统(康涅狄格州特朗布尔库克外科国际公司)放置缝合线来增强。

对那些曾经做过减肥手术的患者进行 LC 与其他患者进行 LC 没有什么不同。然而,由于经口内镜逆行胰胆管造影(ERCP)的成功率在接受 Roux-en-Y 胃分流术的患者中是有限的。我们建议对这些患者进行常规的 IOC 检查并仔细复查,以便在探查手术期间确定和通过外科手术处理任何 CBD 结石。治疗方案可能包括腹腔镜下经囊管胆总管探查术,在适当扩张的胆总管和经验丰富的外科医师操作的情况下进行腹腔镜下胆总管切开术,或为术中或术后 ERCP 建立残胃造口创造条件等。熟悉胆管镜的外科医师在配备必要设备的医院工作,他们会发现这种技术对治疗胆总管结石很有用。虽然与胆总管结石或腹腔镜胆囊切除术无关,但我们建议在对以前接受过胃分流术或其他易感手术的患者进行手术时,尽可能检查是否有内疝。

紧张性扩张胆囊

在开始 LC 时发现胆囊张力性扩张几乎总是与难以抓住和安全操作胆囊有关;胆囊穿孔、胆汁、脓液和结石的严重污染及易碎的胆囊壁撕裂通常会导致。在 LC 中发现紧张性扩张胆囊时,应首先考虑胆囊抽吸。吸除胆囊内的液体可以提高抓住胆囊壁的能力,术中更安全地操作胆囊,以便于显露和安全剥离,并可能减少因结石和其他内容物溢出而意外破裂的机会。腹腔镜吸引针在许多外科手术室都很容易获得,但是在没有这种针的情况下,已经描述了可使用大口径静脉留置针、Veress 针、腹腔镜吸引管和其他设备进行吸引。

重症感染

在急性胆囊炎发作期间进行 LC 治疗,尤其是在患者病情需要在发病后 72h 进行手术干预

时,具有极大的挑战性。一些非常规的方法对这种临床情况是有用的。

自上而下的方法

如果是严重的胆管炎症,特别是当胆囊壁增厚和发炎,扩张的胆囊似乎与肝门内的重要结构不清楚时,逆行底部优先或自上而下的方法通常是非常有用的。当严重的炎症排除了使用标准方法分离胆囊管、胆囊动脉并获得 CVS 的安全解剖时,从胆囊顶部开始解剖。对胆囊穹顶附近的腹膜进行电切、锐利分离或超声刀游离,形成胆囊和肝之间的平面。在这种情况下,通常可以用抓钳轻轻按压,直接取下腹膜侧壁。

胆囊从肝床开始逐渐移动,直到其壶腹部被确定,整个胆囊被提离肝。在重症急性炎症的情况下,这个空间经常充满液体,使得分离胆囊和肝床异常简单。大多数情况下,在这一点上,很明显有两个结构,仅仅只有两个结构,进入现在完全游离的胆囊。我们建议在这一点上确定胆囊管,在不放置任何夹子的情况下进行 IOC,通过高位胆囊管切开术或切开胆囊管正上方的胆囊壁,以便更清楚地明确胆管解剖结构。一旦 IOC 确定了胆总管和其他重要结构的位置,并估计了胆囊管的长度,那么在外科夹或缝合线之间将胆囊管和动脉离断以完成胆囊切除术通常是安全的。与严重炎症区域的任何手术一样,顺行入路出血多于平均值,在腹腔镜手术中广泛使用抽吸或计数的小纱条是有用的。如果胆管炎症是如此的严重,以至于不能安全地识别胆囊管和重要的近端结构,那么应该采用另一种方法,如部分胆囊切除术。

胆囊大部切除术

如果在尝试逆行胆囊切除术时,即使胆囊已从肝床上解剖,也无法确定门脉结构,则应考虑行胆囊大部切除术。经常互换的术语部分胆囊切除术和胆囊大部切除术在临床交流中被证明是混淆的。最近,有人提议放弃这些术语,转而采用开窗法部分胆囊切除术和重建法部分胆囊切除术。

开窗法部分胆囊切除术是指除胆囊后壁与肝床和门脉结构相邻或接触的部分外,几乎完全切除胆囊的技术;在这种方法中,胆囊管被胆囊颈覆盖。虽然使用这种方法发生胆瘘的风险较高,但复发胆囊结石和随后复发性胆囊炎的可能性很小。

重建部分胆囊切除术包括切除胆囊的上部,留下完整的或通过手术关闭下半部和(或)壶腹部,从而形成一个小型化的胆囊。我们很少提倡这种方法,因为通常情况下,它只是将完成胆囊切除术的需要推迟到另一个时间点,因为复发性胆囊炎很常见。此外,重建部分胆囊切除术可能无法完全解决败血症或其他临床问题,对患者预后产生负面影响。与开窗法部分胆囊切除术相比,这种部分人提倡的方法的优点是胆瘘的发生率较低。

对于严重的胆汁炎性纤维化或需要行部分胆囊切除术时,我们更喜欢开窗法部分胆囊次全切除术。当胆囊被安全地解剖到最大程度,但肝胆囊三角结构仍被强烈的炎症所掩盖不清后,胆囊壁被尽可能贴近肝实质离断,留下全部或部分后壁附着在肝床和肝门上。然后对粘连组织进行内部检查,寻找胆囊管的开口;清除所有残留的结石。做一个 IOC 检查是通过将胆管造影导管引入胆囊管口来确定局部解剖结构。胆囊管内覆盖可吸收缝合材料,相对较浅地置于黏膜下层;不采用包块封闭,因为这可能导致胆管和(或)血管损伤,或损伤其他邻近结构。用电刀仔细地烧灼残余胆囊壁黏膜。用这种方法后留区域性腹腔引流是常见的。

胆囊造瘘管的放置

如果遇到这种广泛的胆管炎症,逆行或部分胆囊切除术都不可行,则应考虑胆囊造瘘管的放置。胆囊造口术可通过将 10～12 Fr 猪尾导管借通过一个伸直的介入导管推进胆囊内,当取出介入导管器时,允许猪尾导管缠绕。介入放射科医师最常经肝穿刺放置经皮胆囊造瘘管,但经腹腔手术直接置入胆囊同样有效。如果没有专用导管,蘑菇状或膀胱导管穿过腹壁后,通过胆囊顶部的荷包缝合线放置。

无论何时考虑放置胆囊造瘘管,首先评估胆总管结石或梗阻是至关重要的,因为胆囊造口术不会对胆总管减压,除非胆囊管保持通畅。同样,对于继发于坏疽性胆囊炎、胆囊坏死或其他终末期胆管炎症的败血症,必须进行胆囊切除术,因为胆囊造口术不能清除这些患者的脓毒血症病灶。

寻求专家帮助

严重的胆汁炎性纤维化的存在将挑战每一位外科医师,根据他们的技能、经验和治疗环境,去决定在什么时候从 LC 转为开腹胆囊切除术、部分胆囊切除术或胆囊造瘘管放置是必要的。在这种情况下,如果有有经验的同事可以指导,寻求帮助是合理的,或者考虑稳定患者并采取其他措施,如经皮或内镜入路(如果适用和可用),或者如果有可用的护理资源可将患者转移到更高级别的护理。

减孔腹腔镜胆囊切除术

标准 LC 采用四个入路孔。减孔腹腔镜是指利用少于标准四孔的一组新的 LC 手术入路,包括进行单孔 LC 手术及利用近年来流行的几种入路中的一种。虽然详细讨论这些技术超出了本章的范围,但三孔、两孔和单孔 LC 的支持者都能描述其不同程度的成功、并发症、意外影响、成本和合理性。最近的 Cochrane 数据库回顾分析了基于由 855 人参与的 9 项临床试验中收集的数据,比较了标准四孔 LC 和少于四孔的 LC。这些作者得出结论,现有证据缺乏足够的质量和力度去确定使用少于四孔的 LC 能获得任何明显的临床益处。他们进一步得出结论,在这些综合性试验中,减孔 LC 的安全性尚待确定。我们不主张常规应用减孔 LC。

机器人辅助胆囊切除术

在任何有意义的细节讨论机器人辅助胆囊切除术都超出了本章的范围。研究反复证实了使用达芬奇手术机器人(加利福尼亚州桑尼维尔市直觉外科公司)进行机器人辅助胆囊切除术的可行性和安全性。成本比较无法证明使用机器人辅助胆囊切除术的合理性。大多数比较分析得出结论,尽管消除了外科医师震颤,改善了成像,并提供了多个运动自由度,达芬奇手术机器人所赋予

的唯一可测量的优势是外科医师的舒适度和减少疲劳。在对参与 6 项临床试验的 560 名患者的系统回顾中,使用达芬奇手术机器人进行胆囊切除术似乎不会影响患者的预后。机器人辅助单孔胆囊切除术与 SPIDER 手术系统(北卡罗内那莫里斯维尔市 TransEnterix 公司)单孔胆囊切除术进行了比较。在并发症方面,使用这些系统进行的 LC 的临床结果非常相似,尽管据报道,单孔 LC 的手术时间和费用比 SPIDER-LC 或机器人辅助 LC 少。

在机器人辅助胆囊切除术的相关费用,包括分次获得和所有权费用,与传统 LC 保持一致之前,我们不能将其作为一种负责任的胆囊切除术方法。

总结

腹腔镜胆囊切除术在 30 年前彻底改变了普通外科领域,时至今日,仍然是外科医师和科学家寻求解决胆囊疾病最有效治疗方法的相关议题。安全仍然是最重要的,特别是急性胆囊炎手术治疗时,其胆管损伤的风险很高。安全的腹部入路规则、获得 CVS、术中胆管造影的随需和常规使用、处理严重胆管炎性纤维化替代方法的熟练掌握,以及在便利的情况下寻求更有经验的同事的帮助等原则是腹腔镜胆囊切除术演变发展的特点。

术中胆管造影

胆管树成像作为 LC 的辅助手段提供了有利的解剖学细节,有助于评估胆总管结石的存在。此外,熟悉腹腔镜胆管造影有助于提高腹腔镜胆总管探查术所需的技能,尤其是在使用经胆囊入路时。腹腔镜超声胆管成像是诊断胆总管结石的一种有用方法,在腹腔镜肝胆胰外科有广泛的适用性。新的微创方法采用了吲哚菁绿,试图通过其他可选的方法去明确胆管解剖结构和病因。

Mirizzi 在 20 世纪 30 年代首次推广了胆管造影术,并在 1937 年发表了关于其在开放胆囊切除术中应用的建议。最近的 Cochrane 数据库评论指出,IOC 对检出 CBD 结石的敏感性为 99%。

腹腔镜荧光胆管造影已成为最常见的胆管成像方法,并在大多数医院已取代静态胆管造影。许多外科医师执行常规 IOC,而其他人则有选择地使用该技术;在我们的实践中,我们中的一部分人执行常规荧光胆管造影(RDF),而另一部分人采用选择性 IOC(TJV)。常规胆管造影的好处如下。

1. 发现隐匿性胆总管结石;接受腹腔镜胆囊切除术的患者中有 5%~15% 患有隐匿性胆总管结石。

2. 在离断假定的胆囊管之前,阐明胆管解剖结构和确认手术过程。这可能降低 CBD 损伤的发生率和(或)严重程度。至少有一项基于大量人群的研究发现,IOC 将 CBD 损伤率从 0.58% 降低到 0.39%。

3. 异常导管解剖的鉴别;这对于降低胆管损伤率也很重要。

4. 通过在 LC 期间常规进入胆囊管操作来提高教学技能,增加住院医师培训的机会,当需要经胆囊 CBD 探查或胆管镜检查时,这些技能可以传授。

5. 提高外科医师和手术团队的技能。

6. 确定临床上无症状的疾病,如胆管癌、胆总管囊肿和乳头功能障碍。

7. ERCP 培养其他腹腔镜胆管手术的技能,如腹腔镜胆总管探查术、胆管内支架置入术或金属丝置入术(以促进术中 ERCP)。

支持选择性使用 IOC 的意见取决于准确评估每个接受 LC 治疗的患者患 CBD 结石的风险。在有症状的胆石症患者中,术前肝功能正常,经腹超声检查胆总管未扩张,隐匿性胆总管结石的发生率为 0~5%,尽管年龄越大风险越高。与常规胆管造影相比,选择性胆管造影的支持者列举了以下优点。

1. 减少时间和费用。最近的一篇大型评论指出,1980—2011 年间发表的研究显示执行 IOC 的平均时间为 16min;然而,最近更多的研究报道进行 IOC 的平均时间缩短,其中一项研究显示平均时间为 4.3min。

2. 相当一部分无症状的胆总管结石会通过并保持临床沉默。识别这些结石会导致不必要的干预,增加与手术相关的患者风险和治疗费用。

3. CBD 显然研究结果不一致,没有确凿的证据表明 IOC 能显著降低 CBD 损伤的风险。

常规和选择性胆管造影之间的争论已经持续了几十年,因为有很好的证据支持这两种方法。大量研究表明,大约一半的 LC 患者进行了术中胆管造影。常规 IOC 与选择性 IOC 的选择还取决于当地资源和实践模式。EUS、ERCP 和磁共振胰胆管成像的可用性在决策中起着重要作用,这是决定对一个人进行 IOC 的基础。

技术和设备

理想情况下,IOC 所需的设备应在开始 LC 之前进行收集和组装。整个团队都应该穿着铅防护围裙和甲状腺防护罩。许多导管可用于执行 IOC;我们更喜欢配备有三叉末端的导丝导管,它允许通过连接到各个旋塞的单独注射器注射盐水和造影剂,并为导丝、石篮和其他小口径仪器提供中心通道(印第安纳州布鲁明顿库克外科公司 Fanelli 胆管造影导管组)(图 70.6)。小心地将气泡从两个注射器中推出,并在使用前冲洗整个导管组件。含有盐水的注射器用于排出系统中的空气,而含有碘化造影剂的注射器用于进行动态荧光胆管造影。对比剂最初应稀释至 50% 浓度,以提高检测 CBD 结石的灵敏度,但通常需要保留一些全强度对比度,以防更暗的图像穿透时需要。

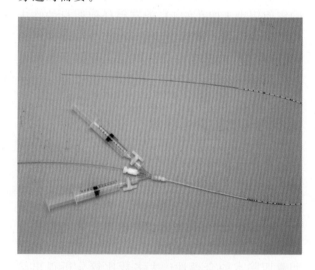

图 70.6　Fanelli 导丝胆管造影导管组(Courtesy of Cook Surgical,Inc.Bloomington,Indiana)

将胆管造影导管插入胆囊管常用两种方法。我们更喜欢通过胆管造影钳插入导管，如前所述和图 70.5 图像序列所示。然后根据外科医师的喜好，使用上腹部套管针（RDF）或肋下套管针（TJV）将夹钳和导管一起插入腹部。然后将胆管造影导管推进胆囊管 1～2cm，通过闭合导管入口周围的夹钳片阻断胆囊管裂开。首次注射生理盐水旨在测试是否有泄漏，确认注射阻力低和通畅流入导管系统。

另一种可选的方法是将一根 12 或 14 号的静脉导管在肋下位置插穿腹壁，直达胆囊管内；有些导管配有这种接入装置。胆管造影导管通过这个管道进入腹腔，进入胆囊管。插入胆管造影导管后，用夹子封堵导管；导丝有助于防止在闭合手术夹期间导管阻塞，尽管在使用该技术时，使用带有金属加固端的胆管造影导管可能是有用的。这种技术的优点是可以通过肋下套管针用抓钳操纵壶腹部，有时有助于引导胆管造影导管通过 Heister 瓣膜。当插入胆管造影导管困难时，通过胆囊管切开术将胆囊管结石挤入也很有用。新的技术，如使用专用的胆管造影钳和针尖导管穿刺胆囊壶腹部，已被描述为 IOC。

一旦胆管造影导管被固定，眼底抓钳被移除，或者更常见的是，用无孔 Edna 或 Lorna 毛巾夹固定在手术布单上。撤出壶腹部抓钳，从腹腔撤出或退回腹腔镜。手术台的位置可容纳 C 臂透视机从患者右侧向前移动；一些外科医师将手术台面的位置定为行 IOC，其他人则选择 15° 的 Trendelenburg 姿势，还有一些人保持着解剖时使用的反 Trendelenburg 姿势。透视引导用于定位 C 形臂，使胆囊管夹刚好位于图像显示中心的右侧，并旋转图像，使脊柱笔直。可以短暂关闭呼吸机，在进行 IOC 以减少运动伪影时，尽管荧光胆管造影的广泛应用减少了这种做法的必要性。在缓慢注射造影剂的同时使用连续荧光透视，牢记辐射安全原则。当整个胆管被填满，造影剂自由流入十二指肠时，胆管造影被认为是完整的（图 70.7）。

如果图像不令人满意，则可能需要进一步的措施。如果造影剂没有流入近端胆管，则应检查影像去确认导管是否从胆囊管进入胆总管；重新定位导管并重复 IOC 可能是补救办法。如果导

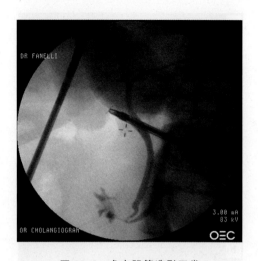

图 70.7　术中胆管造影正常

注意细导管，轮廓规则，光滑，自由流入十二指肠，胰管逆行充盈最少，无外渗或胆管损伤迹象。

管位置令人满意，将手术台置于更陡的 Trendelenburg 位，并将手术台向右倾斜，可能会有所帮助。如果造影剂迅速流入十二指肠，静脉注射吗啡（0.04μg/kg）引起 Oddi 括约肌痉挛，可通过减少通过壶腹的流量来帮助近端胆管显影。另一个有用的方法是使用腹腔镜在十二指肠附近施加压力，轻轻地短暂地压迫远端 CBD。注意保持腹腔镜轻轻移动以避免组织损伤，在 X 线透视下操作，通过增加引流压力来鼓励更多的近端胆管填充显影。无法显示近端胆管树可能是由于肝总管结石、夹闭肝总管或肿瘤进展及其他原因。如果造影剂充满胆总管，但近端可见外渗，这可能表明存在胆管损伤。关于胆管损伤处理的讨论超出了本章的范围，但是每一位施行 LC 的外科医师都应该在现有资源和个人技能的基础上考虑到胆管管理程序。

如果造影剂不流入十二指肠，1mg 0.1% 胰高血糖素可引起 Oddi 括约肌松弛，促进造影剂流入十二指肠。如果仍不能显示流入十二指肠，我们主张用 10～20ml 的 1% 利多卡因（不含肾上腺素）经胆管造影导管注入胆总管。反复注射造影剂后发现的胆总管远端持续梗阻要求考虑胆总管结石、肿瘤或狭窄。CBD 结石是最常见的远端梗阻来源，其外观呈圆形或不均匀（图 70.8）；良性狭窄通常是平滑的锥形，而肿瘤表现为边界不规则的突然中断。

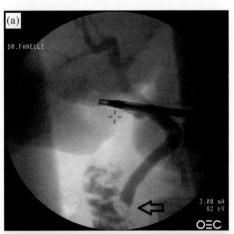

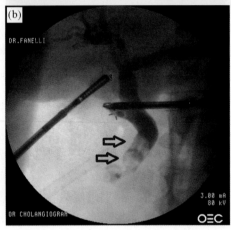

图 70.8　术中胆管造影异常图像

（a）注意小的嵌顿性结石形成的远端弯月面（箭）；（b）发现了几个大的胆总管结石（箭）。

术中胆管成像技术的选择

虽然没有广泛应用，腹腔镜超声和使用吲哚菁绿的荧光胆管造影成为确定胆管解剖和明确胆总管结石的可选方法代表。腹腔镜超声系统可从制造商获得，一般提供实时 B 型图像及彩色多普勒功能。通常为腹腔镜应用设计的柔性线性阵列探头的直径＜10 mm，以允许通过标准 12 mm 腹腔镜戳孔放置。大多数探头产生 5～10 MHz 的频率，并提供 4～10 cm 深的结构影像。在 LC 期间，腹腔镜超声可用于识别 CBD 结石和评估潜在的胆囊肿瘤。腹腔镜探头一般通过脐孔或上腹部孔放置，其选择取决于 12 mm 孔本身的位置。探头首先放置在肝 IVB/V 段的前部。胆囊内侧可见肝总管。通过抬高肝并将探头直接放置在肝门

上检查胆总管。将探头直接置于胰头上方的横结肠系膜上，用探头压迫十二指肠，检查胆管的十二指肠后段和胰腺段。无须改变位置探针的逐渐旋转允许纵向成像。腹腔镜超声检测胆总管结石的敏感性为 90%～96%，特异性为 100%。手术设备取决于在多次使用中获得的熟悉度。

腹腔镜超声在腹腔镜下处理可疑的胆囊肿瘤中也很有用。术前影像学检查发现胆囊息肉和胆囊壁钙化可作为恶性或癌前病变的指征。如果有症状，胆囊息肉在 7～10mm，或多普勒显像显示血流，患者需要接受 LC。腹腔镜超声检查证实胆囊壁与肝之间的界面完整后再行 LC。如果发现低回声病变侵犯胆囊壁，则怀疑为癌症，放弃 LC。

荧光胆管造影是一种新兴的技术，可以实现无创、实时的术中胆管解剖显像。这些方法通常利用荧光团，如吲哚菁绿（indocyanine green，ICG）和滤除 810nm 以下波长光的电荷耦合器件相机。由于 ICG 在胆汁中排泄，当与蛋白质结合时，荧光峰值波长为 830nm，它可以静脉注射并用于识别胆管结构。识别肝总管和胆囊管-胆总管交界处的敏感性为 70%～100%。使用 ICG 的荧光胆管造影在胆总管结石闭塞或胆囊管嵌顿结石患者中没有显示出有效性。我们目前不能推荐 ICG 胆管造影代替造影 IOC 或腹腔镜超声。

总结

术中胆管成像技术使外科医师能够确定胆管解剖结构，识别 CBD 结石，并使自己具备腹腔镜 CBD 探查和胆管镜检查等更高级手术所需的技能。尽管有关常规或选择性使用 IOC 的争论仍在继续，但在进行 IOC 时，造影剂荧光胆管造影几乎一直是采用的手术。腹腔镜超声检查在胆囊息肉或疑似胆囊肿瘤患者中的评估中尤其有用，尽管 ICG 荧光胆管造影看起来很有前景，但目前它的应用仍然有限。

（余松林　译　胡志前　徐楷　校）

参考文献

［1］　Brandon JC et al. *AJR Am J Roentgenol* 1991，157（2）：235-9.

[2] Pucher PH et al. *Surg Endosc* 2015;29;3074-85.

[3] Nijssen MA et al. *World J Surg* 2015; 39; 1798-803.

[4] Ding GQ et al. *World J Gastroenterol* 2015,21(7); 2147-51.

[5] Bielefeldt K. *Dig Dis Sci* 2014,59(11);2623-34.

[6] Gurusamy KS et al. *Cochrane Database Syst Rev* 2007;(1);CD006230.

[7] Cafasso DE et al. *Surg Clin North Am* 2014,94(2); 233-56.

[8] Nino-Murcia M et al. *Semin Roentgenol* 2001, 36 (2);81-91.

[9] Harvey RT et al. *Radiology* 1999,213(3);831-6.

[10] van Randen A et al. *Eur Radiol* 2011, 21 (7); 1535-45.

[11] Surlin V et al. *World J Gastroenterol* 2014,20(44); 16544-9.

[12] Luu MB et al. *Surg Clin North Am* 2014,94(2); 377-94.

[13] Cucher D et al. *Surg Clin North Am* 2014,94(2); 257-80.

[14] Ebert EC et al. *Clin Gastroenterol Hepatol* 2010,8 (6);483-9, quiz e70.

[15] Steele J et al. *J Fam Pract* 2014,63(8);421-3.

[16] Dave RV et al. *Clin Radiol* 2015,70(4);400-7.

[17] Canfield AJ et al. *J Gastrointest Surg* 1998,2(5); 443-8.

[18] Westlake PJ et al. *Am J Gastroenterol* 1990,85(8); 986-90.

[19] Treinen C et al. *Langenbecks Arch Surg* 2015; 400; 421-7.

[20] Anderson JE et al. *J Surg Res* 2014, 190 (2); 517-21.

[21] Barie PS et al. *Gastroenterol Clin North Am* 2010, 39(2);343-57, x.

[22] Bielefeldt K et al. *Dig Dis Sci* 2014, 59 (12); 2850-63.

[23] Behar J et al. *Gastroenterology* 2006, 130 (5); 1498-509.

[24] Clouse RE et al. *Gastroenterology* 2006, 130 (5); 1492-7.

[25] Tack J et al. *Gastroenterology* 2006, 130 (5); 1466-79.

[26] Drossman DA. *Gastroenterology* 2006, 130 (5); 1377-90.

[27] DiBaise JK et al. *Clin Gastroenterol Hepatol* 2011,9 (5);376-84.

[28] Al-Muqbel KM. *Ann Nucl Med* 2010, 24 (1); 29-34.

[29] Ziessman HA et al. *J Nucl Med* 2003,44 (8); 1263-6.

[30] Krishnamurthy GT et al. *J Nucl Med* 2002, 43 (12);1603-10.

[31] Vassiliou MC et al. *Surg Clin North Am* 2008,88 (6);1253-72, viii-ix.

[32] Chan DC et al. *World J Gastroenterol* 2004,10(5); 721-4.

[33] Shaffer E. *Dig Liver Dis* 2003,35(Suppl 3);S20-5.

[34] Prachayakul V et al. *BMC Gastroenterol* 2014; 14;165.

[35] Committee ASoP, Maple JT et al. *Gastrointest Endosc* 2011,74(4);731-44.

[36] Peng WK et al. *Br J Surg* 2005,92(10);1241-7.

[37] Lichtenbaum RA et al. *Surg Endosc* 2000,14(3); 254-7.

[38] Kim KH et al. *Hepatogastroenterol* 1997,44(18); 1574-9.

[39] Reiss R et al. *Surg Gynecol Obstet* 1984,159(3); 273-6.

[40] Committee ASoP, Maple JT et al. *Gastrointest Endosc* 2010,71(1);1-9.

[41] Fanelli RD et al. *Surg Endosc* 2002,16(3);487-91.

[42] Fanelli RD et al. *J Gastrointest Surg* 2001,5(1);74-80.

[43] Gersin KS et al. *Surg Endosc* 1998,12(4);301-4.

[44] Rondelli F et al. *Surg Endosc* 2013,27(6);1860-4.

[45] Nguyen NT et al. *Ann Surg* 2007,246(6);1021-7.

[46] Spaziani E et al. *Ann Ital Chir* 2015;86; 228-33.

[47] Ruangsin S et al. *Surg Endosc* 2015,29(4);874-81.

[48] Yanni F et al. *Ann R Coll Surg Engl* 2013,95(5); 345-8.

[49] Strasberg SM. *J Am Coll Surg* 2013,217(4);751.

[50] Degrate L et al. *Langenbecks Arch Surg* 2013,398 (8);1129-36.

[51] Gutt CN et al. *Ann Surg* 2013,258(3); 385-93.

[52] Yamashita Y et al. *J Hepatobiliary Pancreat Sci* 2013,20(1);89-96.

[53] Yetkin G et al. *Bratislavske Lekarske Listy* 2009, 110(11);688-91.

[54] Gourgiotis S et al. *JSLS* 2007,11(2);219-24.

[55] Miura F et al. *J Hepatobiliary Pancreat Surg* 2007,14(1); 27-34.

［56］ Ohta M et al. *J SLS* 2012,16(1):65-70.

［57］ Phatak UR et al. *J Am Coll Surg* 2014,219(4):718-24.

［58］ Soper NJ. *Am J Surg* 1993,165(4):522-6.

［59］ Overby DW et al. *Surg Endosc* 2010, 24 (10):2368-86.

［60］ Udwadia TE et al. *Surg Endosc* 1994,8 (9):1129-30.

［61］ String A et al. *Surg Endosc* 2001,15(6):570-3.

［62］ Nuzzo G et al. *J Am Coll Surg* 1997,184 (1):58-62.

［63］ McKernan JB et al. *Endosc Surg Allied Technol* 1995,3(1): 35-8.

［64］ Yoong W et al. *Eur J Obstet Gynecol Reprod Biol* 2010,152(2):210-3.

［65］ Azevedo JL et al. *Acta Cirurgica Brasileira* 2006,21(1):26-30.

［66］ Ballem RV et al. *Surg Laparosc Endosc* 1993,3(1):42-3.

［67］ Patel M et al. *Aust N Z J Surg* 1996,66(5):309-11.

［68］ McKernan JB et al. *Surg Laparosc Endosc Percutan Tech* 2002,12(2):96-9.

［69］ Sasmal PK et al. *Surg Endosc* 2009, 23 (11):2407-15.

［70］ Bernik TR et al. *J Laparoendosc Adv Surg Tech A* 2001,11(2):73-8.

［71］ Fitzgibbons RJ Jr et al. *Surg Laparosc Endosc* 1991,1(4):216-22.

［72］ Ulker K et al. *World J Clinical Cases* 2014,2(12):846-51.

［73］ Fuller J et al. *J Minim Invasive Gynecol* 2005,12(4):302-7.

［74］ Bhoyrul S et al. *J Am Coll Surg* 2001,192(6):677-83.

［75］ Tsalis K et al. *Surg Laparosc Endosc Percutan Tech* 2015,25: 119-24.

［76］ Strasberg SM et al. *J Am Coll Surg* 2010,211(1):132-8.

［77］ Yegiyants S et al. *Am Surg* 2008,74(10):985-7.

［78］ Avgerinos C et al. *J Gastrointest Surg* 2009,13(3):498-503.

［79］ Heistermann HP et al. *Zentralbl Chir* 2006,131(6):460-5.

［80］ Wauben LS et al. *World J Surg* 2013, 37 (8):1841-50.

［81］ Wauben LS et al. *Br J Surg* 2011,98(10): 1431-6.

［82］ Wauben LS et al. *World J Surg* 2008, 32 (4):613-20.

［83］ Strasberg SM et al. *HPB (Oxford)* 2011,13(1):1-14.

［84］ Sanford DE et al. *J Am Coll Surg* 2014,218(2):170-8.

［85］ Taylor RS. *J Laparoendosc Surg* 1994,4(6):455.

［86］ Watson CJ. *J Laparoendosc Surg* 1994, 4 (3):237-8.

［87］ Bickel A et al. *J Laparoendosc Surg* 1993,3(5):485-7.

［88］ Hussain A. *Surg Laparosc Endosc Percutan Tech* 2011,21(4):211-7.

［89］ Tuveri M et al. *J Laparoendosc Adv Surg Tech A* 2009,19(6):735-40.

［90］ Perilli V et al. *Surg Obes Relat Dis* 2012,8(5):590-4.

［91］ Briel JW et al. *Surg Endosc* 2000,14(9):862-4.

［92］ DuCoin C et al. *Surg Obes Relat Dis* 2014,10(4):647-52.

［93］ Malherbe V et al. *Acta Chirurgica Belgica* 2009,109(6):820-3.

［94］ Suh SW et al. *J Laparoendosc Adv Surg Tech A* 2012,22(1): 40-5.

［95］ Calik A et al. *Surg Endosc* 2007,21(9): 1578-81.

［96］ Lee KT et al. *Hepatogastroenterol* 2005,52(65):1388-92.

［97］ Fitzgibbons RJ Jr et al. *World J Surg* 2001, 25 (10):1317-24.

［98］ Davis B et al. *Am Surg* 2012,78(7):814-7.

［99］ Cakmak A et al. *Chirurgia (Bucur)* 2009,104(6):701-4.

［100］ Sharp CF et al. *Am Surg* 2009,75(3):249-52.

［101］ Wiseman JT et al. *Arch Surg* 2010, 145 (5):439-44.

［102］ Chang L et al. *Am J Surg* 2000,180(3):198-202.

［103］ Spain DA et al. *Am J Surg* 1993,166(1):28-31.

［104］ Leahy AL et al. *Br J Surg* 1991,78(11):1319-20.

［105］ Sneider EB et al. *Surg Laparosc Endosc Percutan Tech* 2014,24(5):414-9.

［106］ Cherng N et al. *J Am Coll Surg* 2012,214(2):196-201.

［107］ Lee SC et al. *Int J Surg* 2014,12(9):1014-9.

［108］ Emre Telciler K et al. *Minerva Chir* 2014, 69(1):1-7.

[109] Sodergren MH et al. *Minim Invasive Ther Allied Technol* 2014,23(4):223-9.

[110] Cheng Y et al. *World J Gastroenterol* 2013, 19 (26):4209-13.

[111] Elsey JK et al. *J Am Coll Surg* 2010,210(5): 620-4, 4-6.

[112] Pryor AD et al. *Surg Endosc* 2010,24(4):917-23.

[113] Leggett PL et al. *Surg Endosc* 2001,15(3):293-6.

[114] Ramachandran CS et al. *J Laparoendosc Adv Surg Tech A* 1998,8(5):303-8.

[115] Gurusamy KS et al. *Cochrane Database Syst Rev* 2014,2:CD007109.

[116] Breitenstein S et al. *Ann Surg* 2008, 247 (6): 987-93.

[117] Salman M et al. *Am Surg* 2013,79(6):553-60.

[118] Gurusamy KS et al. *Cochrane Database Syst Rev* 2012,9:CD006578.

[119] Gonzalez AM et al. *Surg Endosc* 2013, 27(12): 4524-31.

[120] Sanchez A et al. *JSLS* 2010,14(1):41-7.

[121] Ishizawa T et al. *Br J Surg* 2010,97(9): 1369-77.

[122] Figueiredo JL et al. *World J Surg* 2010, 34(2): 336-43.

[123] Scroggie D et al. *Ann Surg Innov Res* 2014;8:5.

[124] Mirizzi P. *Surg Gynecol Obstet* 1937;65:702-10.

[125] Gurusamy KS et al. *Cochrane Database Syst Rev* 2015,(2):CD010339.

[126] Nebiker CA et al. *Langenbecks Arch Surg* 2009, 394(6):1005-10.

[127] Fanelli R. Predicting Common Bile Duct Stones—SAGES 2014 presentation. 2014.

[128] Ishizawa T et al. *Arch Surg* 2009,144(4):381-2.

[129] Flum D et al. *JAMA* 2003,289(13):1639-44.

[130] Petelin JB. *Surg Endosc* 2003,17(11):1705-15.

[131] Sarli L et al. *Surg Endosc* 2003,17(9):1396-403.

[132] Polat F et al. *J Soc Laparoendosc Surg* 2000,(4): 103-7.

[133] Cudjoe E et al. *J Soc Laparoendosc Surg* 2001(5): 245-8.

[134] Prevot F et al. *J Gastrointest Surg* 2014,18(8): 1462-8.

[135] Ford JA et al. *Br J Surg* 2012,99(2):160-7.

[136] Wenner D et al. *J Soc Laparoendosc Surg* 2005; (9):174-7.

[137] Crema E et al. *Rev Col Bras Cir* 2010, 37(6): 403-6.

[138] Dar M. *Internet J Surg* 2012,28(2):1-2.

[139] Kumar A et al. *Surg Endosc* 2015,29:2837-40.

[140] Costi R et al. *World J Gastroenterol* 2014,20(37): 13382-401.

[141] Dip FD et al. *Surg Endosc* 2014,28(6):1838-43.

[142] Huesch MD et al. *JAMA* 2013,310(24):2673-4.

[143] Ragulin-Coyne E et al. *J Gastrointest Surg* 2013, 17(3): 434-42.

[144] Waage A et al. *Arch Surg* 2006,141(12):1207-13.

[145] Borjeson J et al. *Am Surg* 2000,66(7):616-8.

[146] Khan OA et al. *Br J Surg* 2011,98(3): 362-7.

[147] Buddingh KT et al. *J Am Coll Surg* 2011,213(2): 267-74.

[148] Kumar SS. *J Laparoendosc Surg* 1992, 2(5): 247-54.

[149] Kapoor VK. *J Hepatobiliary Pancreat Surg* 2007,14(5):476-9.

[150] MacFadyen B. *Laparoscopic Surgery of the Abdomen.* New York, NY: Springer; 2003.

[151] Bao P et al. *Surg Endosc* 2005,19(3):424-9.

[152] Tranter S et al. *Surg Endosc* 2003,17(2): 216-9.

[153] Thompson D et al. *Surg Endosc* 1998,12(7): 929-32.

[154] Halpin VJ et al. *Surg Endosc* 2002, 16(2): 336-41.

[155] Cairns V et al. *Arch Surg* 2012,147(12):1078-83.

[156] Agarwal AK et al. *Ann Surg* 2015,262:e57-8.

[157] de Aretxabala X et al. *Surg Endosc* 2010,24(9): 2192-6.

[158] Strasberg SM et al. *J Am Coll Surg* 2016,222(1): 89-96.

第71章

腹腔镜胆总管探查术

EZRA N. TEITELBAUM AND NATHANIEL J. SOPER

简介

症状性胆石症在美国和全世界都很常见。腹腔镜胆囊切除术是治疗的标准,仅在美国每年就要进行 70 多万例。胆总管结石或结石从胆囊滑落到胆总管(common bile duct,CBD)是常见的并发症,发生于 3% ~ 17% 的胆石症腹腔镜胆囊切除术患者中。

在开放手术时代,胆总管结石的治疗方法是在胆囊切除术时进行开放性胆总管探查。然而,在 20 世纪 80 年代末和 20 世纪 90 年代初腹腔镜胆囊切除术推广后,胆总管结石的处理方法发生了变化。随着外科医师开始在腹腔镜下进行胆囊切除术,同时进行胆总管探查的尝试相对较少。因此,大多数胆总管结石患者采用两阶段治疗:用内镜逆行胰胆管造影(endoscopic retrograde cholangiopancreatography,ERCP)清除胆总管结石,然后腹腔镜胆囊切除术以防止胆绞痛和胆总管结石的复发。在对 2006 年全国住院患者样本的分析中,Poulose 及其同事发现,93% 的胆总管结石患者采用这种两步方法治疗,反之只有 7% 的患者采用在腹腔镜胆囊切除术时同时行腹腔镜胆总管探查术(laparoscopic common bile duct exploration,LCBDE)的一步法。

虽然 ERCP 加腹腔镜胆囊切除术的两步法已成为主要的治疗方式,但有一级证据表明,LCBDE 加同期胆囊切除术的一步法可获得更好的患者结果。这些包括住院时间和住院费用的减少,以及可能减少的与手术相关的并发症,尤其是胰腺炎。尽管 LCBDE 具有这些临床优势,但其使用不足的部分原因是在外科住院期间缺乏对手术的熟悉。最近的一项研究表明,毕业的普通外科住院医师在整个培训过程中平均完成了 0.7 次 LCBDE。

本章描述了有症状胆石病患者的术前评估,包括术中影像学检查以确定胆总管结石的特征。它还详细介绍了 LCBDE 的技术步骤,重点介绍了使用灵活胆管镜的经胆囊管途径。本文讨论了 LCBDE 术后的处理和疗效评价,重点讨论了 LCBDE 与 ERCP 加腹腔镜胆囊切除术两步法的比较研究。

手术技巧

术前设置和规划

接受腹腔镜胆囊切除术的患者都应该进行全面的病史和体格检查。所有患者术前均应进行肝功能检查和经腹超声检查,以评估是否存在胆总管结石。术前磁共振胰胆管造影(magnetic resonance cholangiopancreatography,MRCP)很少,如果有的话,需要完成。

如果根据患者的病史、体检、实验室检查或术前影像学检查(表 71.1),怀疑有胆总管结石,则应进行胆总管结石的术中影像学检查。这可以通过术中胆管造影(intraoperative cholangiogram,IOC)或腹腔镜超声(laparoscopic ultrasound,LUS)来完成。虽然 IOC 是美国最常用的检查方法,但两者在检测 CBD 结石方面都表现出了极好的敏感性和特异性。

表 71.1　胆总管结石术中胆管显像的特征

病史	胰腺炎
	黄疸
	陶土色粪便
	深色（"茶色"）尿液
体检	黄疸
	巩膜黄疸
实验室检查	胆红素升高
	转氨酶升高
	碱性磷酸酶升高
	淀粉酶或脂肪酶升高
经腹超声	胆总管直径＞6mm
	胆总管可见结石
术中发现	胆囊管或胆总管扩张
	胆囊管内结石

进行成像和 LCBDE 所需的设备应提前装配，因为术中寻找这些仪器会增加不必要的麻醉时间。术前应给予适当的静脉抗生素，麻醉诱导前应用序贯加压装置预防静脉血栓形成。如果我们预计需要 LCBDE，我们也会放置 Foley 导尿管，因为需要更长的手术时间。

以"关键安全视图"戳孔布局和初步解剖

无论是开放式 Hasson 套管针还是闭合式 Veress 气腹针技术，都可以在脐周位置进行气腹。患者被放置在陡峭的反向 Trendelenburg 卧位并左倾的位置。进行一个诊断性腹腔镜探查，在监视下将剩余的腹腔镜套管针置入。典型的 LCBDE 可以使用腹腔镜胆囊切除术的标准四孔排列：脐周摄像头孔，右侧肋下外侧孔用于收提胆囊底部，右侧肋下内侧孔用于外科医师的左手操作，以及剑突下孔用于外科医师的右手。

助手通过肋下外侧孔放置一个抓钳，将胆囊底向上提过肝边缘，显露出胆囊壶腹部，以便随后进行解剖。然后，外科医师使用双手技术提起胆囊壶腹部，并采用钝性和锐性的电刀解剖相结合的方法清除胆囊下表面的纤维和脂肪组织。直到达到"关键安全视图"为止。关键视图由三个基本要素组成：①从胆囊下表面清除所有纤维和脂肪组织，以充分显露 Calot 三角；②胆囊已从肝床上游离至少 1/3；③看见两个结构（胆囊管和胆囊动脉）穿过 Calot 三角进入胆囊。完成仔细的解剖

以获得这一关键视图是防止胆总管损伤的最有效方法。

胆总管结石的术中影像学诊断

一旦达到了关键的安全的视图，外科医师就可以使用 IOC 或 LUS 进行术中成像以确认 CBD 结石的存在。IOC 的方法是先在胆囊-壶腹部连接处放置一个夹子，然后在胆囊管进行部分导管切开术。为了防止在随后的 LCBDE 过程中胆囊管撕裂，保持导管切开向胆囊侧小而高是很重要的。胆管造影导管随后通过导管切开处。我们更喜欢使用 5F 开口导管，通过一个 Olsen 固定夹。该夹应通过更内侧的肋下套管针插入，以便于导管通过和随后引入 LCBDE 器械。C-臂机定位后，注入 50% 的盐水和造影剂混合物，同时记录荧光图像。胆总管结石可表现为充盈缺损、胆总管远端半月板征或十二指肠充盈不足（图 71.1）。

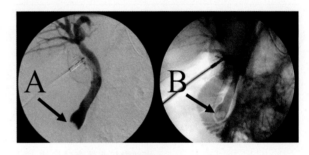

图 71.1　术中胆管造影图像显示半月板征(A)和充盈缺损(B)，这两种征象均为远端胆总管结石

LUS 是通过剑突下套管孔插入一个专门的探头来完成的。探头首先放于胆囊上方，然后移到肝门上方，全面扫描胆总管。探头置于肝门上方，在横截面上可以同时看到 CBD、肝动脉和门静脉三个圆形结构。胆总管的结石呈回声，在其位置后面形成黑色"阴影"。

腹腔镜胆总管探查术最佳入路的确定

如果在影像上看到胆总管结石，外科医师可以尝试将其冲洗到十二指肠。胰高血糖素（静脉注射 1～2mg）放松 Oddi 括约肌，然后通过胆管造影导管在压力下冲洗几百毫升生理盐水。这项

技术可以成功地处理泥沙样和非常小的结石,但通常对 2～3mm 的石块无效。

如果冲洗不能清除 CBD,LCBDE 的第一步是确定入路:经胆囊管,器械通过现有的 IOC 胆囊管切开处,或经孔道,在 CBD 进行纵向导管切开术(表 71.2)。因为经孔道入路需要在 CBD 上做一个切口,所以它具有更大的侵入性,并且有更大的 CBD 损伤和狭窄的风险。因此,它是为有禁忌证的患者保留的一种经胆囊管途径。其中包括直径＞10mm 的胆总管结石和肝总管结石。有 5 个或更多的胆总管结石对经胆囊管途径是相对禁忌证,因为它更快地提取多个结石通过胆总管切开术。对经胆总管途径,一个重要的禁忌证是一个 CBD 直径＜8mm。狭窄胆管缝合胆总管切开处将导致胆总管狭窄的高发生。

表 71.2 LCBDE 经胆囊管和经胆总管开口入路的适应证和禁忌证

经胆囊管 LCBDE	经胆总管开口 LCBDE
适应证	
胆总管结石	胆总管或胆管结石
禁忌证	
直径＞10mm 的石头	胆总管直径＜8mm
肝总管结石(相对禁忌证)	没有熟练的腹腔镜解剖和体
5 块或更多的石头(相对	内缝合经验的外科医师
禁忌证)	

经胆囊管腹腔镜胆总管探查术

表 71.3 列出了经胆囊管 LCBDE 的手术步骤和所需设备。

表 71.3 经胆囊管 LCBDE 的手术步骤和所需设备

手术步骤	重点	设备
1. 胆管造影	• 通过锁骨中线肋下孔(而不是上腹部孔)进行 IOC • 向胆囊一侧胆囊管高位行胆囊管切开术	5Fr 开口胆管造影导管 Olsen 钳
2. 用附件清洗胆总管	• 静脉注射胰高血糖素并等待几分钟,然后用数毫升生理盐水冲洗 • 重复 IOC 评估清洗效果	静脉注射 1～2mg 胰高血糖素
3. 导丝置入	• 将导丝穿过胆管造影导管,然后进入十二指肠	0.035″柔性尖端导线
4. 胆囊管扩张	• 取出胆管造影导管,导线固定到位 • 将球囊扩张器穿过导线,并通过透视确认位置 • 球囊充气并维持至少 3min	气囊扩张器 压力注射器
5. 胆管镜插入和操作	• 取出球囊扩张器,将内镜穿过导线 • 通过胆管镜的工作通道开始连续注水盐水注水(3L 袋或 1L 压力袋) • 一旦胆管镜在胆总管内,就可以撤出导丝 • 仅使用带衬垫的抓钳操作胆管镜,以避免损坏	胆管镜 第二个带摄像头和光缆的腹腔镜塔 加垫抓钳
6. 捕石取石	• 将钢丝篮穿过胆管镜通道 • 把篮子收紧,越过石头,然后打开篮子,向后带着篮子"拖网",打开篮子,抓住石头 • 关闭石头周围的篮子,慢慢地将胆管镜和石头作为一个整体移除	内镜钢丝篮
7. 完成 IOC	• 不管 LCBDE 结果如何,进行最后一次 IOC 检查,以确认结石清除和造影剂流入十二指肠	与初始 IOC 相同
8. 胆囊管结扎	• 如果胆囊管被球囊扩张,则使用闭合器而不是用夹子结扎	闭合器

导丝导入

一根 0.035″ 的导丝在透视下穿过胆管造影导管,以启动一个经胆囊管 LCBDE(图 71.2)。导入通路上在两个部位常遇到导丝导入困难:胆囊管瓣膜和壶腹处的胆总管结石。这些障碍通常可以通过轻轻地前后操纵导丝并对导丝施加扭矩来改变其倾斜尖端的方向来克服。为了防止在随后的手术步骤中意外地从胆囊管中脱出,金属丝应该很好地进入十二指肠。

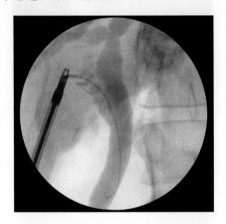

图 71.2　在透视下,导丝穿过胆管造影导管进入胆总管

球囊扩张

我们通常对胆囊管进行球囊扩张,以便于胆管镜插入和随后的取石,尽管如果胆囊管较粗或胆总管结石较小,其他人会忽略这一步骤。取下胆管造影导管和 Olsen 夹,同时使用腹腔镜抓钳将导丝固定到位。球囊扩张器通过行胆囊管切开处并通过导丝。为此,标准扩张球囊规格为长度 4cm,直径 8mm。在透视下对球囊充气并保持数分钟,以确保胆囊管瓣膜完全扩张(图71.3)。

胆管镜插入

扩张后,撤下气球,用抓钳将导丝固定到位。然后将导丝穿过胆管镜工作通道,插入胆管镜。为节省时间,手术室工作人员应在前面的步骤进行时同时安装胆管镜(图 71.4)。这包括第二台带光源和用于胆管镜的摄像盒的腹腔镜塔。用于连续冲洗的生理盐水袋中的无菌管连接到胆管镜工作通道中的侧端口。两台腹腔镜监视器,一台用于腹腔镜视图,另一个用于胆管镜检查,并排放置在患者头侧。

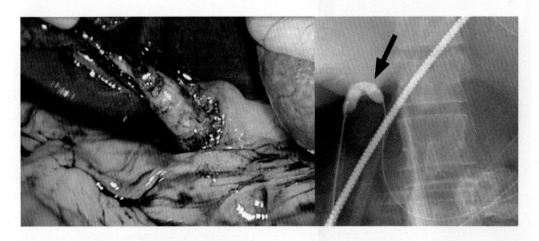

图 71.3　球囊用于扩张胆囊管,以便于胆管镜插入和取石。球囊用造影剂充气,以便透视下能看到其轮廓(箭),以确保胆囊管均匀扩张

然后将胆管镜插入导丝上方,轻轻通过行胆囊管切开处推进。使用橡胶垫抓钳以避免损坏镜面。在这一步中,重要的是保持导丝笔直和绷紧,以防止胆管镜在腹内打折。一旦胆管镜进入胆囊管内,利用内镜可弯曲和扭转的组合操作使导管腔保持居中。镜子经胆囊管进入胆总管直至看到

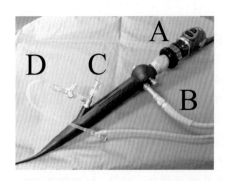

图 71.4 柔性胆管镜的头部装有一个腹腔镜摄像头(A)和光源(B)。工作通道(C)允许内镜器械通过,如导丝和石篮。管子(D)连接到工作通道的侧端口,以提供通过镜子的连续冲洗

结石(图 71.5)。

石头取出

然后一个金属丝篮穿过胆管镜的工作通道。

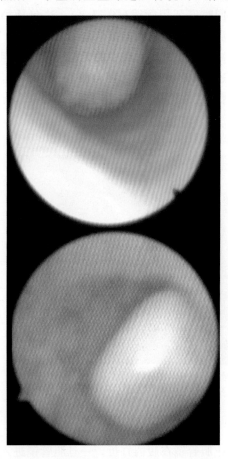

图 71.5 两个不同病例的胆管镜图像显示胆总管远端有单个结石

篮子被推进石头的远端,然后打开。篮子展开调整好后,慢慢向后拉,以便将石头夹在铁丝网中。这通常需要在石头靠近篮子时来回晃动篮子,直到石头落在篮子钢丝的中心(图 71.6)。然后轻轻地关上篮子以抓紧石头。

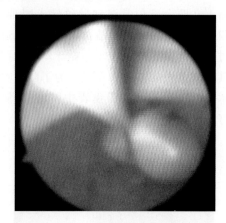

图 71.6 一个金属丝篮穿过胆管镜的工作通道,用于捕获胆总管结石

当结石被取出时,当结石通过胆囊管时会遇到一些阻力。只要进行适当的扩张,结石直径不超过 10mm,这种阻力可以通过温和的牵引来克服。一次只能用金属丝篮取出一块结石,因此如果存在多个胆总管,则必须重新插入胆管镜,并重复置入和取出过程。

完成胆管造影和胆囊管结扎

即使在所有的结石被清除,胆管镜下显示胆总管清晰后,仍应进行完整的胆管造影检查,以检查造影剂是否流入十二指肠,是否有残余的充盈缺损。胆管镜检查可漏诊向肝管近端转移的结石,但 IOC 检查可发现。如果完整 IOC 清晰可见,可以结扎胆囊管。因为胆囊管被球囊扩张,一个预先系好的缝合环被用于胆囊管结扎,而不是用夹子。

像普通的腹腔镜胆囊切除术一样,胆囊然后被从肝床上解剖出来并切除。一般不需要留腹腔引流管,除非担心胆囊管结扎的充分性。

经孔腹腔镜胆总管探查术

表 71.4 列出了经孔 LCBDE 的手术步骤和所需设备。

表 71.4　经孔 LCBDE 的手术步骤和所需设备

手术步骤	重点	设备
1. 胆管造影	• 根据结石大小（＞10mm）、结石位置（肝管）或结石数量（＞5），进行 IOC 并确定经胆囊管 LCBDE 方式不可行 • IOC 后，用夹子夹闭胆囊管	5Fr 开口胆管造影导管 Olsen 钳
2. 胆总管切开	• 在胆总管上做一个纵向切口，长度至少 1cm，比最大的石头长	腹腔镜剪刀（波茨，直，或微弯）或 11 号手术刀刀片固定在可锁定的抓钳
3. 胆管镜插入和操作	• 仅使用带衬垫的抓钳操作镜子，以避免损坏 • 通过行胆囊管切开插入内镜 • 通过镜子的工作通道开始连续冲洗	胆管镜 第二台带摄像机和光缆的腹腔镜塔架 盐水冲洗（3L 袋或 1L 压力袋）
4. 石头捕获和取出	• 将钢丝篮穿过胆管镜通道 • 把篮子收紧，越过石头，然后打开篮子，向后带着篮子"拖网"，打开篮子，抓住石头 • 关闭石头周围的篮子，慢慢地将胆管镜和石头作为一个整体移除	加垫抓钳 内镜钢丝篮
5. 胆总管切开处缝合	• 如果导管系统没有结石和淤泥，可以使用间断缝合的方法缝合胆总管切开处 • 如果有结石残留，或者以后需要进入胆总管，在缝合胆总管之前，在胆总管切开处中放置一个"T"形管	4-0 单丝可吸收缝线 腹腔镜针持
6. 完成 IOC	• 不管 LCBDE 结果如何，进行最后一次 IOC 检查，以确认结石清除和造影剂流入十二指肠 • 如果插入了"T"形管，则通过它执行 IOC；如果没有，则取下胆囊管夹去做 IOC	"T"形管（10～14Fr） 与初始 IOC 相同

胆总管切开

经孔道 LCBDE 是一种更复杂的手术，需要先进的腹腔镜解剖和缝合技术。因此，只有当经胆囊管术式存在禁忌证且外科医师对必要的技术得心应手时，才应该使用。我们通常为那些尝试的 ERCP 未能清洁 CBD 的患者或那些解剖结构阻碍 ERCP 的患者（如先前的 Roux-en-Y 胃分流术）保留经孔道 LCBDE。

经孔 LCBDE 的第一步是为进行胆总管切开清除 CBD 前部的一片区域。对于 CBD 扩张或腹内脂肪稀少的患者，这通常需要很少的或不需要解剖。然而，在肝门上有较多脂肪组织的患者中，这种解剖可能很困难，并且有可能导致 CBD 损伤或出血。解剖应保持在 CBD 的正前方，以避免破坏 CBD 的血液供应。

然后在 CBD 的前表面做一个纵向切口。这可以通过使用腹腔镜剪刀或锁定的抓钳控制 11 号手术刀片执行。胆总管切开小心地向上延伸，直到它略大于最大的胆总管结石的估计大小。

取石

在使用一个腹腔镜衬垫抓钳协助下，胆管镜一般可以直接通过胆总管切开处插入；因此，不必使用导丝。一旦胆管镜在胆总管内，用钢丝篮捕获结石和取出结石的方法与经胆囊管入路相同。

缝合胆总管切开处

然后用 4-0 单丝可吸收缝线间断缝合并打结

闭合胆总管切开处。传统上，外科医师将"T"形管置入胆总管切开闭合处中，用于术后胆管引流，以防需要再次进入胆总管。然而，最近的证据表明，T形管引流并不能改善术后的并发症发生率，如胆瘘、胆管炎或狭窄，但它确实会延长手术时间和住院时间。胆总管切开处缝合后，再次通过胆囊管行一个完整的IOC去检查是否有残余结石，确保十二指肠充盈，检查胆总管切开缝合处有无渗漏。我们通常在经胆总管LCBDE术后留下腹腔引流管，以评估并可能控制胆瘘，但如果外科医师对胆总管切开处的缝合有信心，引流并非绝对必要。

术后管理

无论是经胆囊管还是经孔LCBDE术后，患者的处理与标准腹腔镜胆囊切除术相似。术后可以立即开始流质饮食，并在耐受的情况下发展为固体饮食。我们一般让患者在医院过夜观察，术后第二天早上检查肝功能，以确保他们的胆红素水平呈下降趋势，但如果完成的IOC情况正常，可以在门诊基础上进行LCBDE。除了标准的术后临床访视外，LCBDE术后无须额外的具体随访或监测检查。在LCBDE和胆囊切除术后形成原发性肝结石是罕见的，尤其是在美国。

结果

发病率和死亡率

LCBDE无论是经胆囊管还是经孔入路手术，都是安全的，围术期发病率和死亡率都很低。Cochrane荟萃分析汇集了五项随机对照试验的数据，比较了一期LCBDE和两期ERCP加腹腔镜胆囊切除术的方法，发现两组死亡率没有差异，均在1%或略低于1%。在该分析中，两组的总发病率也相似。LCBDE术后胆总管损伤、出血等需要二次进手术室的主要并发症极为少见，约在1%的患者发生。10%～15%的患者会出现其他并发症，如胆瘘、伤口感染和全身麻醉引起的并发症。与ERCP相比，LCBDE的一个优势是术后

胰腺炎的发生率较低，这是一种潜在的严重甚至致命的并发症，可能发生在接受ERCP的患者中，高达5%。在经孔LCBDE术后，如果放置T形管引流并在术后移位，可能会发生更严重的胆瘘。这可能导致胆汁性腹膜炎，需要返回手术室。因此，除非另有说明，我们通常避免使用"T"形管。

LCBDE不能清除CBD，导致5%～20%的患者结石残留。同样，LCBDE和基于ERCP的方法之间的这一比率似乎相似。然而，如果LCBDE最初不能清除CBD，患者可以接受术后ERCP。结果是，患者需要两个手术，这个和ERCP使用在腹腔镜胆囊切除术前相同。

住院时间和住院费用

LCBDE在减少住院总时间和费用方面明显优于ERCP。之前提到的对全国住院患者样本的研究显示，平均住院天数减少了近一天，随机试验也同样显示了缩短1～3d的住院时间。在人口研究中确定了4500美元的平均总节省额，经通货膨胀调整后，按2015年的美元计算等于5290美元。

总结

虽然胆总管结石的患者通常由普通外科医师治疗，但ERCP最常用于在腹腔镜胆囊切除术前清除胆总管结石。尽管有一级证据表明，与包括ERCP在内的两阶段方法相比，在胆囊切除术时行LCBDE可改善患者预后，降低成本，但这种治疗模式仍在不断发展。因此，普通外科医师有责任将LCBDE纳入他们对胆石病患者治疗选择的方案中，并使LCBDE成为普通外科住院医师培训的一个标准部分。如果普通外科医师能够将胆总管结石的手术治疗纳入他们的标准实践中，每年美国成千上万的胆总管结石患者的治疗结果可能会得到改善。

（余松林　**译**　胡志前　徐楷　**校**）

参考文献

[1]　Shaffer EA. *Best Pract Res Clin Gastroenterol*

2006,20(6)：981-96.

[2] Houdart R et al. *Am J Surg* 1995,170(1)：38-43.

[3] Tranter SE et al. *Ann R Coll Surg Engl* 2003,85 (3)：174-7.

[4] Collins C et al. *Ann Surg* 2004,239(1)：28-33.

[5] Poulose BK et al. *Surg Endosc* 2006, 20（2）：186-90.

[6] Rogers SJ et al. *Arch Surg* 2010,145(1)：28-33.

[7] Noble H et al. *J Laparoendosc Adv Surg Tech A* 2009,19(6)：713-20.

[8] Cuschieri A et al. *Surg Endosc* 1999,13(10)：952-7.

[9] Helling TS et al. *J Gastrointest Surg* 2008,12(1)：153-8.

[10] Siperstein A et al. *Surg Endosc* 1999,13(2)：113-7.

[11] Catheline JM et al. *Br J Surg* 2002,89（10）：1235-9.

[12] Thompson DM et al. *Surg Endosc* 1998,12(7)：929-32.

[13] Strasberg SM et al. *J Am Coll Surg* 1995,180(1)：101-25.

[14] Strasberg SM et al. *J Am Coll Surg* 2010,211(1)：132-8.

[15] Gurusamy KS et al. *Cochrane Database Syst Rev* 2013；6：CD005641.

[16] Dasari BV et al. *Cochrane Database Syst Rev* 2013；12：CD003327.

[17] Rhodes M et al. *Lancet* 1998,351(9097)：159-61.

第72章

腹腔镜左肝切除术

YASUSHI HASEGAWA AND GO WAKABAYASHI

简介

腹腔镜肝切除术（laparoscopic liver resection,LLR）已经被证实是一种安全可行的肝肿瘤的治疗方法,具有广泛的临床效益（如更少失血、疼痛轻和镇痛需求低、更短的住院时间及美容效果）。

在第二届关于LLR国际共识会议上,小范围的LLR已被确认为标准外科手术。尽管越来越多的外科医师开始开展LLR,但这项技术仍处于评价阶段。大范围的LLR是一种创新的手术,由于不能完全确定手术风险,仍处于探索阶段。LLR包括肝周边楔形切除、肝左外侧叶切除及左半肝切除（切除肝2、3、4段）。本章主要介绍腹腔镜左半肝切除技术。

外科技术

患者、医师和套管位置

将患者置于仰卧位。主刀医师站在患者右侧,助手和扶镜手站在患者左侧。第一个腹腔镜套管采用开放式方法通过脐部插入,其他四个套管的位置如图所示（图72.1）。我们习惯用可转向的腹腔镜,可以从不同的角度观察肝更加安全。术中超声有助于判断肿瘤位置和明确有无血管的变异。

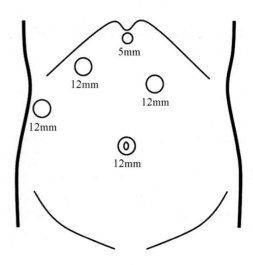

图72.1 观察孔套管采用开放式方法通过脐部插入,再放置另外四个套管

游离左半肝

首先离断肝圆韧带和镰状韧带,然后游离左冠状韧带和三角韧带。这样游离的一个缺点就是可能会导致左肝静脉（left hepatic vein,LHV）的损伤,尤其是左肝静脉的左外侧缘。LHV有时会在游离过程中被牵拉成帐篷状,如果大意可能会把左肝静脉壁当成结缔组织处理,所以处理LHV周围组织时应该小心操作和分离,左膈下静脉是LHV左缘的标志。

接下来,左肝可以向右牵拉（如果可能的话）或者向上提起,以便于离断肝胃韧带,在下腔静脉附近离断Arantius韧带后可以显露LHV的根部。解剖肝门前首先行胆囊切除术。

肝门入路

肝门部脉管的处理有 Glisson 鞘外入路和 Glisson 鞘内入路(即在肝门处将各脉管逐一分离后分别处理)两种方法,尽管肝门 Glisson 鞘内入路是标准的技术,但 Glisson 鞘外入路也是可行的,它可以用于左半肝切除,但需要医师具有丰富的经验、技术及肝的解剖学知识。两种方法均应在结扎离断每条入肝血管前,常规应用超声检查保留侧肝血流以保证其通畅。

Glisson 鞘内入路

首先,在左肝附近切开肝十二指肠韧带的表面浆膜,以显露左肝动脉(left hepatic artery,LHA)。显露 LHA 后确认它不是肝固有动脉,先夹闭 LHA,确认右肝动脉搏动正常后再离断 LHA。

接下来显露门静脉左支(left portal vein,LPV),离断通向尾状叶的门静脉分支和 Arantius 韧带根部。先夹闭 LPV,确认门静脉右支完好后再离断 LPV,从而确保门静脉右支没有损伤狭窄。

离断肝实质显露肝门板后切断左肝管,由于约 20% 的患者肝右后叶胆管会汇入左肝管,因此离断左肝管应该适当远离左右肝管分叉处。显露肝门板在肝右后胆管可能出现的位置远端离断左肝管可降低右肝管损伤的风险,通常使用内镜下切割闭合器白钉或棕钉一起离断左肝管与肝门板,切割闭合器钉仓的种类可以根据肝门板的厚度进行调整。该步骤的另一个缺点是内镜下切割闭合器可能损伤肝中静脉(middle hepatic vein,MHV),因此应避免内镜下切割闭合器的盲目插入,如果在肝门板中完整显露左肝管,则可以安全地将其夹闭。

Glisson 鞘外入路

如果采用 Glisson 鞘外入路处理肝门,应注意避免损伤右后或右前 Glisson 蒂。环绕左侧 Glisson 蒂的起点正好位于 Arantius 韧带的远端。解剖 Glisson 蒂和肝实质应仔细沿着 Laen-nec 膜进行。解剖出左侧 Glisson 蒂并结扎前应该先通过超声检查确认右肝动脉和门静脉右支血流未受损伤。一旦肝门板显露并横断肝实质,左侧 Glisson 鞘随之离断。

肝实质离横断,解剖左肝管和左肝静脉

离断 LHA 和 LPV 后,电凝标记肝表面的缺血分界线。建议采用间歇性 Pringle 法阻断来减少肝脏实质出血,气腹压力保持 10～12mmHg 以减少肝静脉出血。此外,低中心静脉压、头高足低位,低气道压力和低潮气量有助于减少术中肝静脉出血。

肝实质离断的方法可根据外科医师的偏好进行选择。止血器械也可以根据外科医师的偏好选择,我们更喜欢用带盐水冲洗的凝固止血系统。

首先,利用能量器械(超声刀,血管凝固系统或电凝)沿缺血分界线切开肝表面。在 Glisson 蒂分叉上方 1cm 肝实质内找到 MHV,显露 MHV,离断肝实质应该沿着 MHV 和肝表面的缺血线组成的平面行进,位于左右半肝分界的 MHV 清晰可见,肝实质离断沿着 Cantlie 线进行,只有少数血管会在这个平面内。

肝门板经肝实质离断显露后,用内镜下切割闭合器离断左肝管或左侧 Glisson 蒂,然后继续沿断肝平面向 LHV 根部前进。

随后使用内镜下切割闭合器白钉或棕钉离断 LHV,当内镜下切割闭合器离断 LHV 时,腹腔镜器械应放置在 LHV 残端附近,以便当内镜下切割闭合器击发失误时容易处理。

标本取出

使用保护袋通过耻骨上切口或先前的手术切口取出标本,如果肿瘤不大,可以通过 5cm 切口取出标本。

总结

我们相信大多数经验丰富的外科医师可以完成腹腔镜下左半肝切除术。

(陈泉宁 译 徐楷 校)

参考文献

［1］ Buell JF et al. *Ann Surg* 2009;250;825-30.

［2］ Sasaki A et al. *Br J Surg* 2009;96;274-9.

［3］ Nitta H et al. *Ann Surg* 2010;251;450-3.

［4］ Hasegawa Y et al. *J Hepatobiliary Pancreat Sci* 2013;20;525-30.

［5］ Lin NC et al. *Ann Surg* 2013;257;205-13.

［6］ Hasegawa Y et al. *Surgery* 2015;157；1065-72.

［7］ Wakabayashi G et al. *Ann Surg* 2015;261;619-29.

［8］ Belli G et al. *Surg Endosc* 2013;27;2721-6.

［9］ Otsuka Y et al. *J Hepatobiliary Pancreat Sci* 2015;22;363-70.

第73章

完全腹腔镜右肝切除术

DAVID FUKS AND BRICE GAYET

简介

腹腔镜下肝手术已日趋成熟,在一些医学中心,如果医师同时具有肝手术和腹腔镜手术的经验,对一些经过选择病例,腹腔镜下肝切除术已经可以安全开展。右肝切除术是最常见的肝切除手术,通常占肝切除手术的 1/3,因此被认为是肝手术的一个范例。尽管在过去的几十年里肝手术有了很大的进步,但肝大范围切除手术的风险仍然较高,西方国家其术后死亡率可达 1%～3%,并发症发生率达 40%～60%。腹腔镜手术术后死亡率可达 0.2%,并发症发生率为 40%。

最近的报道指出,腹腔镜手术通过气腹的压力调节和精细的断肝操作可以减少术中失血。即使是开腹手术,肝大范围切除手术的技术也尚未标准化,采用不同的血流控制方法的肝切除术、游离右肝或不做右肝游离的前入路肝切除术及不同的断肝技术的肝切除术均有报道。

有两项 Meta 分析研究针对包含 847 名患者的 15 项回顾性研究进行分析,结果显示与开腹肝切除手术相比,腹腔镜肝切除术患者的出血量显著减少。12 mmHg 的气腹压力、放大的手术视野和仔细的肝实质离断是出血减少的主要原因。目前腹腔镜下肝大范围切除术有三种主要的技术:全腹腔镜手术、手辅助的腔镜技术和杂交腔镜技术。实际上没有证据表明哪一种技术更有优势,我们选择全腹腔镜手术,因为它既可以减少出血量,还具有微创手术的其他优点。

本章描述的手术技术基于 Liu 等报道的前入路术式,在 Soubrane 等发表的研究中,由于采用腹腔镜由下向上的解剖和断肝技术,故被重新命名为"尾侧入路"。

麻醉管理

所有患者均接受中心静脉和动脉置管:两个静脉导管和至少一个颈内静脉三腔导管。术中监护包括三导联心电图、有创和无创动脉血压、指末血氧饱和度、鼻咽部温度、呼出二氧化碳、吸入氧浓度、每分通气量、平均气道压、呼吸脉压变化。麻醉诱导使用异丙酚、舒芬太尼和阿曲库铵。全身麻醉根据患者情况联合使用地氟醚、舒芬太尼和阿曲库铵维持。全麻诱导后在肝离断完成前,静脉输液减少到 1ml/(kg·h),补液减少到 75ml/h。术中根据动脉血气调整通气参数,以维持生理性 pH(7.35～7.45)和 $PaCO_2$(35～40mmHg)。常规应用抗生素预防感染,手术完成后,所有无脏器功能障碍的患者送回外科病房。

腹腔镜右肝切除技术

腹腔镜肝切除术的一般原则

腹腔镜下肝切除术的主要步骤包括术中采用超声对肝切除可行性进行评估、肝血流控制和肝离断。术中建议使用两块监视屏,断肝过程中维持气腹压力 12mmHg 可减少出血,根据术中出血情况也可以增加气腹压力到 15mmHg。

专用器械

腹腔镜下肝脏手术需要以下专用器械(除腹

腔镜手术的标准器械和转为开腹手术所需的常规器械）。

- 1 个 0°镜或 30°腹腔镜，或可弯曲的腹腔镜。
- 1 套腹腔镜下术中超声。
- 1 个肝拉钩。
- 1 个可调角度的切割闭合器配血管钉仓。
- 1 个塑料取物袋。
- 几个 Hem-o-Lock 夹。

为确保血管、胆管的解剖和肝实质的离断，可采用不同的办法（使用不同种类的能量器械解剖肝、凝闭血管或离断肝）。

- 解剖：超声刀、双极超声刀。

患者体位

采用低膀胱截石位，即"法国式体位"，两侧大腿外展、膝盖弯曲、头高足低体位。其他常规预防措施包括受压部位的垫子保护和暴露肢体的保暖。

穿刺器布局

很难有一致固定的穿刺套管的位置，因为每个患者都会有微小的变化。一般采用五个穿刺套管，其中进镜子的套管位置要足够靠上，以便镜子可以到达肝膈顶。腹腔镜手辅助装置在紧急情况下（如出血时）很有帮助，特别是对腹腔镜经验不太丰富的外科医师。

术中超声

术中超声（intraoperative ultrasound，IOUS）是肝切除手术的一个重要工具，无论是开放手术还是腹腔镜手术，都会运用术中超声检查来鉴别病变，并确定病变与门静脉和肝静脉的关系。

在腹腔镜手术中，肝离断的主要风险之一就是失去一个好的断肝平面，此时 IOUS 显得尤为重要。如果术者只有一个角度受限的超声探头，那么腹腔镜肝超声检查就会成为一项具有挑战性的工作。在右肝切除术中，IOUS 可以明确 Ⅷ 段肝的回流静脉是汇入肝中静脉抑或是直接汇入下

腔静脉，以避免不必要的出血。

游离右肝

一旦术中超声证实肝可以切除，镰状韧带根据肝不同的固定方式可以完整保留或切断，保留镰状韧带通常是有益的，如前所述，牵拉肝圆韧带可以显露肝门。与左肝切除相反，腹腔镜右肝切除术中，用腹腔镜下肝拉钩将肝脏向上向内牵拉，通过离断右侧冠状韧带和三角韧带，从而游离右肝。

解剖肝门和控制入肝血流

在胆囊切除术中，首先解剖胆囊动脉和胆囊管并结扎，但不游离胆囊床，以便在后续操作中用它牵引肝。从胆囊管的起点开始向头侧解剖肝门，解剖肝总管到左右肝管的汇合处，切断并结扎供应胆管的动脉分支。在左右肝管的汇合处向内侧牵拉胆管，显露右肝动脉，通常其分为右前和右后肝动脉，结扎并切断右肝动脉和（或）其分支，注意寻找起源于肠系膜上动脉变异的右肝动脉。解剖门静脉达分叉处，游离门静脉右支几厘米长，放置一小块纱布压迫渗血，继续解剖直到可以用一个夹子夹住该静脉。切断门静脉右支主干后，向内牵拉门静脉，在左右肝管汇合处上方寻找右肝管，结扎并切断右肝管，小心辨认右前和右后肝管。

在开放肝手术中，入肝血流控制（Pringle 法）可以减少术中出血，常用于肝大范围切除术。在腹腔镜肝切除术中，通过 Pringle 法达到入肝血流控制同样可行，虽然它可以减少术中出血，但由于 12mmHg 以上的腹腔压力也能达到此目的，所以它并不是一个标准步骤。我们建议至少在刚开展腹腔镜肝手术时，需要通过 Pringle 法来积累经验。根据我们的经验，从来不必控制出肝血流，不必在断肝前解剖肝膈顶部区域，因为有可能导致血管撕裂出血，特别是肝静脉与下腔静脉之间的血管。切断镰状韧带达肝静脉汇合入下腔静脉处。解剖肝门的标准方法是分别游离出肝实质内的右侧肝动脉、门静脉和右肝管。也有术者采用另一种式式，即 Glisson 鞘横断法，也可以运用在

腹腔镜下,避免在有解剖变异的情况下未解剖肝内结构而结扎所带来的相关风险。最后,腹腔镜下在不解剖肝门血管右侧分支的情况下夹闭血管进行半肝血流阻断似乎是安全的。

离断肝实质

无论是开放手术还是腹腔镜手术,都有许多种断肝的技术:电外科器械,双极电凝,热融合器械,超声剪,超声刀,钳夹压榨法(Kelly 钳夹)和切割闭合器断肝。每一种方法都各有优劣,开放手术中究竟采用哪种断肝方法也未达成共识。然而在腹腔镜手术中最常使用电外科器械、超声乳化技术(cavitron ultrasonic surgical aspirator,CUSA)和切割闭合器断肝,几种断肝方法各有优缺点,在我们用了几例 CUSA 和双极电凝断肝后,换做使用超声刀和双极电凝断肝,使用双极电凝时,要避免胆管与双极电凝的两个脚接触,以防胆管损伤。当使用超声刀时,始终记得主动刀片要远离主要血管和胆管。

离断肝沿着右肝蒂阻断形成的缺血分界线进行,右肝静脉无须控制。在肝门板基底部切断肝门板和肝段的 Glisson 蒂(应用可吸收缝线或夹子)。夹闭、切断引流 V 和 Ⅷ 段肝至肝中静脉的静脉,超声刀切断肝右后叶与尾状叶之间的连接部,显露肝后下腔静脉的下段。

控制出肝血流

如果可能的话,向内侧牵拉肝以便解剖下腔静脉,显露肝中静脉及右肝静脉,所有穿支血管均用双极电凝烧灼后切断。探查阶段就用术中超声确定 V 段和 Ⅷ 段的主要回流静脉,显露肝后方的右肝静脉后,切开肝后下腔静脉韧带以便更好地显露右肝静脉的外侧缘。下腔静脉韧带附着在肝后方和下腔静脉后面的组织并且位置始终固定,有时候下腔静脉韧带被血管取代,断肝的时候就需要用夹子或单股不可吸收缝线进行结扎。肝离断完成后,最后就剩下肝右静脉未离断,Belghiti 等报道采用腹腔镜下改良的肝脏悬吊牵引技术,可有助于更清楚地显露血管结构从而更好地分辨肝离断平面,具体的做法是将脐带或儿童鼻胃管

从肝右静脉和肝中静脉间、肝的后部和下腔静脉间穿过,并向外侧牵拉,从而抬起右肝叶远离膈肌。腹腔镜的优势是可以在直视下进行操作,这在开放式手术中是不可能的。如果不能在肝外充分解剖肝右静脉,可以进入肝实质内进行解剖。肝右静脉解剖完成后就可以用内镜下切割闭合器离断血管,始终准备好血管夹,确保使用内镜下切割闭合器时能看到血管腔。使用切割闭合器的时候有可能会失误,避免失误的安全提示包括:使用切割闭合器之前在静脉周围游离足够的空间,切忌过分牵拉肝静脉,从而导致肝静脉汇入下腔静脉处撕裂。

止血、引流和取出标本

最合适的控制出血方法是使用双极电凝,而不是用过多的止血材料,过多的止血材料会在随后的 CT 检查中造成脓肿的假象。只有在术后出血或胆瘘的风险较高时才需要引流,这取决于手术的难度。标本从耻骨上或脐周切口借助标本袋取出,正如前面提到的,手术开始的时候充分分离粘连将有助于标本的取出。

三维成像系统

传统腹腔镜手术的一个主要局限性是缺乏深度分辨率和触觉反馈。视觉信息对于腔镜手术至关重要,正是因为这一点,光学系统的改善多年来一直是相关行业和研究人员的目标,除了提高摄像系统的分辨率外,另一种方法就是改进手术视野的三维(3D)成像,可以克服目前传统腔镜手术的大部分局限性。虽然最新的 3D 可视系统能减少术中失误发生、缩短手术时间,但大多数研究还是在实验室进行的体外试验阶段。

在最近的一篇文章中,我们比较了 3D 可视系统与高清二维(2D)可视系统在腹腔镜肝切除术中的运用,结果显示前者在缩短手术时间方面更有优势。3D 成像系统提供了更好的深度分辨能力,这是传统的 2D 成像系统无法实现的。3D 成像系统能够加大深度分辨能力和手眼协调功能,有助于手术精细操作和快速的解剖、打结,从而更好地控制出血或完成胆管缝合,而不影响手

术安全和操作时间。因此,这种更好的光学系统可以减少术中不良事件的发生,特别是在肝实质离断的时候。尽管该研究中两组之间的失血量没有发现显著差异,但我们相信随着样本量增加,研究会提示二者的差异。

术后并发症

腹腔镜肝切除术可降低术后并发症的发生率。此外,由于只有五个或六个穿刺孔的小切口,切除的标本通常通过耻骨联合上方小切口取出,所以腹腔镜手术可以减少腹壁创伤。在这种情况下,术后疼痛减轻和早期康复锻炼有助于患者的恢复,并可缩短住院时间。在最近的一篇文章中,术中出血和残余肝肿瘤的消融或切除似乎与术后并发症有关。有趣的是,术中出血已经被公认为腹腔镜下肝大范围切除术并发症的危险因素。Cannon 等的一项研究报道一组 300 例的腹腔镜肝切除术,其中有 133 例腹腔镜肝大范围切除术,发现输血是术后并发症的唯一独立危险因素。在另一项研究中,入选 450 例腹腔镜或开放肝切除术的患者,结果显示开腹手术、术中输血和失血量都与所有术后并发症相关。在这种情况下,术中更多地使用血管夹夹闭血管可能可以减少术中失血量。

学习曲线

学习曲线被定义为随着时间的推移,操作技能的提高或完成任务的能力提高,而失败率逐渐降低到一个稳定的可接受的低发生率。技术熟练或在复杂的微创外科技术方面受过高级培训的先驱外科医师的学习曲线将不同于新手。刚开始做腹腔镜下肝大范围切除术(laparoscopic major hepatectomy,LMH)时的腹腔镜技术和肝手术经验在评估学习曲线时非常重要。考虑到 LMH 是一个技术要求很高的手术,外科医师在开始 LMH 之前应该具有开腹肝切除术和腹腔镜手术经验,如腔镜下胃肠手术和结肠直肠手术的丰富经验。虽然一些文章报道外科医师的腹腔镜小范围肝切除技术在半年后就能得到提高,但 LMH 的学习曲线尚未见报道。作者所在医院几乎所有

的肝大范围切除术都采用腹腔镜技术。我们的研究表明,由于技术的提高和标准化,学习曲线效应明显,特别是对于肝离断这个腹腔镜下肝切除术中最困难的技术。从 1998—2013 年的 15 年间,许多新的腹腔镜器械面世,包括超声刀、封闭装置、凝血系统和闭合器,促进了腹腔镜手术适应证的扩大。在作者的医院,我们从未使用过 CUSA,我们用超声刀进行解剖和止血,也经常使用 Gayet 双极电凝。尽管这些工具似乎并不能提高开腹手术时断肝的质量,但在腹腔镜手术中控制术中出血效果明显,而且本研究还表明,随着手术经验的积累,断肝的速度和难易度随之改善,同时显著缩短手术时间。

经济效益

三项研究评估了腹腔镜下肝大范围切除术的经济效益。Koffron 等比较了完全腹腔镜、手辅助和腹腔镜辅助的右肝切除术,结果显示,完全腹腔镜组花费最少,腹腔镜辅助组缩短了手术时间,虽然完全腹腔镜手术器械费用较高,但因为开腹手术需要占用手术室更长的时间,两者的总费用基本持平。Lin 等认为,因为腹腔镜下肝大范围切除术需要一段时间的学习期,假设这个时期患者的住院过程可能会比较复杂,那么对单个机构来说经济效益会得不到显现。不同于只有一个机构开展腹腔镜下肝大范围切除术,随着这一技术在世界范围的普遍运用,我们可以进一步评价它的经济效益,包括不同的适应证(良性与恶性)或不同的病期(早期与晚期)对经济效益的影响。

利益冲突

DF 没有利益冲突。BG 获得了"Gayet 双极钳"(微创法国 BG-CEV134,美敦力,明尼阿波利斯,明尼苏达州)的使用授权。

(陈泉宁　译　徐楷　校)

参考文献

[1]　Jarnagin WR et al. *Ann Surg* 2002;236: 397-407.

[2]　Poon RT et al. *Ann Surg* 2004;240:698-710.

［3］ Dokmak S et al. *HPB* 2013；15：908-15.

［4］ Cheah YL et al. *Liver Transplant* 2013；19：499-506.

［5］ Abecassis MM et al. *Am J Surg* 2012；12：1208-17.

［6］ Mirnezami R et al. *HPB* 2011；13：295-308.

［7］ Croome KP et al. *Arch Surg* 2010；145：1109-18.

［8］ Gurusamy KS et al. *Cochrane Database Syst Rev* 2012；5：CD007338.

［9］ Liu CL et al. *Ann Surg* 2006；244：194-203.

［10］ Takahashi M et al. *Surg Endosc* 2013；12：4732-3.

［11］ Lesurtel M et al. *Ann Surg* 2005；242：814-22.

［12］ Tri N'Guyen K et al. *Ann Surg* 2009；250：831-41.

［13］ Lin NC et al. *Ann Surg* 2013；257：205-13.

［14］ Soubrane O et al. *Ann Surg* 2015；261：1226-31.

［15］ Gobardhan PD et al. *Best Pract Res Clin Gastroenterol* 2014；28：111-21.

［16］ Van Bergen P et al. *Surg Endosc* 2000；14：71-4.

［17］ Gallagher AG et al. *Am J Surg* 2005；189：76-80.

［18］ Hubber JW et al. *Ergonomics* 2003；46：999-1016.

［19］ Wagner OJ et al. *Surg Endosc* 2012；26：2961-8.

［20］ Smith R et al. *Surg Endosc* 2012；26：1522-7.

［21］ Storz P et al. *Surg Endosc* 2012；26：1454-60.

［22］ Velayutham V et al. *Surg Endosc* 2016；30：147-53.

［23］ Sudan R et al. *Ann Surg* 2012；255：940-5.

［24］ Cannon RM et al. *J Am Coll Surg* 2011；213：501-7.

［25］ Martin RC et al. *J Am Coll Surg* 2010；210：627-34，634-6.

［26］ Tekkis PP et al. *Ann Surg* 2005；242：83-91.

［27］ Cook JA et al. *Clin Trials* 2004；1：421-7.

［28］ Otsuka Y et al. *J Hepatobiliary Pancreat Surg* 2009；16：720-5.

［29］ Bryant R et al. *Ann Surg* 2009；250：103-11.

［30］ Koffron AJ et al. *Ann Surg* 2007；246：385-92；discussion 392-4.

［31］ Baker TB et al. *Surgery* 2009；146：817-23；discussion 823-5.

［32］ Belghiti J et al. *J Am Coll Surg* 2001；193（1）：109-11.

第74章

腹腔镜肝切除术：Glisson蒂入路

MARCEL AUTRAN CESAR MACHADO

简介

Galperin 等、Takasaki 等和 Launois 等建立了肝切除术 Glisson 蒂入路，我们公开了一项选择性控制肝区域 Glisson 蒂的简化技术，通过解剖标志上的小切口，可以直接选择性地控制 Glisson 蒂，无须肝门板或肝实质的进一步解剖，也不需要超声或胆管造影引导。这项创新技术使只涉及原发疾病的肝段切除成为可能。2001 年以来，我们常规使用它进行开放式肝切除术。随着腹腔镜肝切除术的使用越来越多，Glisson 蒂入路法进行腹腔镜肝切除术逐渐形成常规。

本章的目的是系统描述 Glisson 蒂入路的腹腔镜解剖性肝切除术。

基本原则

在腹腔镜探查中，要彻底检查腹腔以排除远处和（或）肝外转移。然后利用术中超声确定肿瘤的位置及其与肝内主要血管的关系，同时识别术前影像学检查中未注意到的肿瘤。控制相应的 Glisson 蒂后，在缺血区域内进行肝实质离断，最后用腔镜下线性吻合器进行 Glisson 蒂切割离断。Pringle 阻断法并不常规使用。用生理盐水冲洗的双极钳离断肝实质。手术标本置于塑料袋内通过耻骨上切口取出。由于手术时间可能较长，可以常规使用机械顺序压缩垫来预防深静脉血栓形成。

右肝：患者体位和穿刺器布局

患者置于左倾半侧卧，屈膝分腿位，主刀医师站在患者的双腿之间。四孔法布局穿刺器。

腹腔镜下右侧 Glisson 蒂入路的解剖学标志

为了从右肝分离 Glisson 蒂，我们根据肝门板周围三个小切迹的特定解剖标志切开。

在肝门前方解剖标志做一个小切口（3mm）（图 74.1c 中的 A）。在胆囊右缘解剖标志行第二个切口（图 74.1c 中的 B）。在肝门部第 7 段与尾状叶连接处解剖标记点做垂直于肝门的第三个切口（图 74.1c 中的 C）。

右半肝切除术(5、6、7 和 8 段)

通过两个小切迹控制主要的右肝 Glisson 蒂。通过这些切迹（A 和 C）引入大号腹腔镜血管阻断夹，以阻断 Glisson 蒂右侧主干（图 74.2b）。显示右肝（第 5、6、7 和 8 段）的缺血轮廓（图 74.2e）并在肝表面进行烧灼标记。置入切割闭合器替换血管阻断夹（图 74.2c）。检查肝缺血线，如果与之前的标记一致，则激发闭合器（图 74.2d）。沿肝表面标记线离断肝实质。用闭合器切割肝右静脉，完成操作（图 74.2f）。

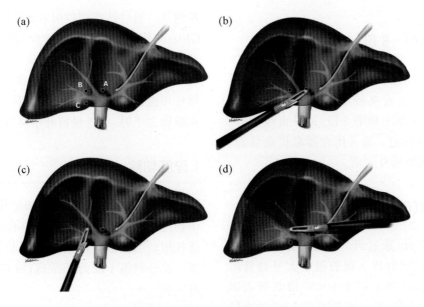

图 74.1　腹腔镜右肝切除术的肝内 Glisson 蒂入路

(a)经肝内 Glisson 蒂入路解剖切迹。A. 肝门前的前切迹。B. 胆囊床右缘切迹。C. 在第 7 段与肝门间垂直切迹。(b)右半肝切除术,通过 A 和 C 切迹引入大号腹腔镜血管阻断夹封闭右 Glisson 蒂。(c)联接 B、C 切迹,阻断 6、7 段 Glisson 蒂,完成右后叶切除。(d)联接 A、B 切迹,采用相同手法,阻断 5、8 节段 Glisson 蒂,完成右前叶切除。(Form Machado MA et al. Am J Surg 2008;196:e38-42)

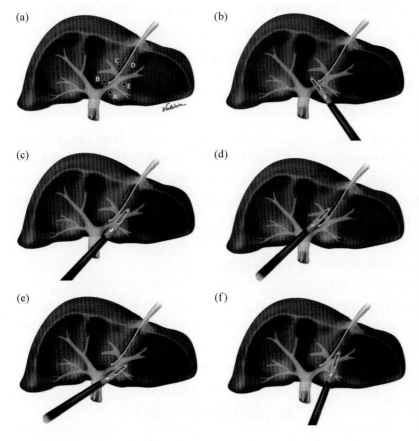

图 74.2　经肝内 Glisson 蒂入路左肝切除术

(a)左侧肝段 Glisson 蒂的解剖标志。A. Arantius 韧带根部;B. 肝门前切迹;C. 肝圆韧带的右侧根部;D. 肝圆韧带的左侧根部;E. 在 D 和 A 的中点。(b)左半肝切除术中,通过 A 和 B 切迹置入腹腔镜下血管阻断夹,阻断左 Glisson 蒂。(c)连接 A 和 D 切迹,阻断 2 段和 3 段的 Glisson 蒂,可联合切除 2、3 肝段。(d)采用相同的手法,连接 B、C 切迹,可阻断 4 段 Glisson 蒂,完成单独的 4 段肝切除。(e)使用相同的手法,连接 A、E 切迹,可阻断第 2 段 Glisson 蒂,行第 2 段肝切除术。(f)使用相同的手法,连接 E、D 切迹,阻断第 3 段 Glisson 蒂,行第 3 段肝切除。(Form Machado MA et al. Surg Endosc 2009;23:2615-9)

联合肝段切除(5-8段)

通过两个小切迹控制右前 Glisson 蒂。通过 B 和 C 切迹引入止血夹控制右前 Glisson 蒂主干。显示右前叶(第 5 和第 8 段)的缺血线,并沿肝表面用烧灼法标记。置入闭合器取代血管夹。然后沿肝标记线离断肝实质。

联合肝段切除(6-7段)

翻转右侧肝叶,通过两个小切迹分离控制右后肝蒂。经 B、C 切迹置入腹腔镜下大号血管阻断夹,阻断 Glisson 蒂右后支主干。沿着肝表面用烧灼法标记右后叶(第 6 段和第 7 段)的缺血轮廓,切断右后叶 Glisson 蒂,然后沿着标记区域离断肝实质。

左肝:患者体位和穿刺器布局

患者仰卧位,外科医师站在患者两腿之间。四孔法布局穿刺器。

腹腔镜下左侧 Glisson 蒂入路解剖标志

为了从左肝分离 Glisson 蒂,我们根据特定的解剖标志,做的肝门小切口。左叶向上牵拉,分开小网膜,显露 Arantius 韧带(静脉韧带),分离 Arantius 韧带达到根部,以此残端作为左侧 Glisson 蒂的标志,继续在肝门前方做一个小切口(3mm),向上牵拉肝圆韧带,显露第 3 和第 4 肝段之间的脐静脉裂,在肝圆韧带左、右边缘分别做小切口,另外在 A 和 D 切迹中间做小切口,可以单独进行第 2 段或第 3 段肝蒂分离,行独立的第 2 段和第 3 段肝切除。病灶邻近肝静脉时,需在肝实质离断前切断肝左静脉或进行共干的分离并环绕,否则不必要常规这样进行。

左半肝切除(2、3、4 段肝切除)

左肝游离后,连接两个小切迹切口分离控制

左侧蒂。通过这些切口引入血管阻断夹来阻断左 Glisson 蒂主干。沿着肝表面用烧灼法标记出左肝(第 2、3、4 肝段)的缺血轮廓。然后用闭合器取代血管夹,切割闭合 Glisson 蒂后,离断肝实质,然后用血管闭合器切断肝左静脉。在肿瘤远离肝左静脉主干时,可以保留肝中静脉。

1 段肝切除

Arantius 韧带根部上方和尾状叶切迹处的两个切迹小切口控制第 1 段肝的 Glisson 蒂。通过这些切口引入血管阻断夹来阻断第 1 段 Glisson 蒂。在分割第 1 段的肝蒂后,沿着标记区域离断肝实质。

2 段肝切除

通过两个切迹小切口控制第 2 段肝的 Glisson 蒂。通过这些切口引入血管阻断夹阻断 2 段肝 Glisson 蒂。在肝表面用烧灼法勾画出第 2 节段的缺血轮廓。然后用腹腔镜下血管闭合器取代血管夹,激发闭合器。然后沿着标记区域离断肝实质。注意不要损伤肝左静脉向第 3 肝段发出的分支。

3 段肝切除

通过两个切迹小切口控制第 3 肝段 Glisson 蒂。通过这些切口引入腹腔镜血管阻断夹来阻断第 3 肝段 Glisson 蒂。用血管闭合器切断 Glisson 蒂,离断肝实质。必须注意不要损伤肝左静脉至 2 段肝的分支。

4 段肝切除

通过两个切迹小切口控制第 4 段肝 Glisson 蒂。通过这些切口引入腹腔镜血管阻断夹来阻断第 4 肝段 Glisson 蒂。置入血管闭合器切断 Glisson 蒂,离断肝实质。

联合肝段切除(2-3 段)

左肝游离后,通过两个切迹小切口控制第 2

和第 3 段的 Glisson 蒂。通过这些切口引入腹腔镜血管阻断夹来阻断第 2 和第 3 段的 Glisson 蒂，获得 2 段和 3 段的缺血轮廓，并沿肝表面用烧灼法标记出来。置入腹腔镜下血管闭合器取代血管夹，一旦缺血的轮廓与先前的界限一致，即可激发闭合器，然后离断肝实质。

右肝和左肝联合肝段切除

以上方法控制右前叶(5 和 8)肝段的 Glisson 蒂和 4 段的 Glisson 蒂。沿肝表面用烧灼法标记 4、5、8 段的缺血轮廓，同法离断肝实质。

中肝切除术(4、5 和 8 段肝移除)

以上方法控制右前叶(5 和 8)肝段的 Glisson 蒂和 4 段的 Glisson 蒂。沿肝表面用烧灼法标记 4、5 和 8 段的缺血轮廓，同法离断肝实质。

右三叶肝切除

通常手术取决于未来的残余肝容量是否足够，通常需要先行阻断右侧门静脉该技术结合 4 段的 Glisson 蒂和右叶的 Glisson 蒂阻断。离断肝时断面偏向肝中静脉缘，防止肝左静脉损伤。术后镰状韧带固定于腹壁以防止残肝自行旋转至右膈下间隙，造成左肝静脉扭曲。

左三叶肝切除

该技术使用右前叶 Glisson 蒂和左肝(第 2、3、4 段)Glisson 蒂阻断。沿肝表面用烧灼法标记右前叶(第 5、8 段)的缺血线。然后沿着标记区域切开肝。这一技术保留了 1 段的 Glisson 蒂。

(王晖　译　胡志前　徐楷　校)

参考文献

[1] Galperin EI et al. *HPB Surg* 1989;1:119-30.
[2] Takasaki K et al. *Int Surg* 1990;75:73-7.
[3] Launois B et al. *Surg Gynecol Obstet* 1992;174:155-8.
[4] Machado MA et al. *Arch Surg* 2003;138:918-20.
[5] Machado MA et al. *Arch Surg* 2004;139:1346-9.
[6] Machado MA et al. *Am J Surg* 2008;196:e38-42.
[7] Machado MA et al. *Surg Endosc* 2009;23:2615-9.
[8] Machado MA et al. *Surg Endosc* 2011;25:3930-3.
[9] Machado MA et al. *J Laparoendosc Adv Surg Tech A* 2010;20:141-2.
[10] Machado MA et al. *Surg Endosc* 2011;25:2020-2.
[11] Machado MA et al. *J Laparoendosc Adv Surg Tech A* 2009;19:777-8.

第75章

肝肿瘤消融治疗

PASCAL R. FUCHSHUBER, JOHN B. MARTINIE, AND DAVID A. IANNITTI

简介

实体组织的射频消融治疗已在100年前即有描述,但直到20世纪末才出现零星的报道。那时描述了大量用于实体器官组织消融术的技术,包括热疗、冷疗、放疗、化疗和病灶内注射药物等方法(表75.1)。但是在今天的临床实践中,只有三种主要的消融技术用于肝肿瘤的消融:冷冻消融、射频消融(radiofrequency ablation,RFA)和微波消融(microwave ablation,MWA)。显然,MWA和RFA正在成为当今超声外科手术中最常用的技术,MWA正在慢慢取代射频消融,成为主要的

表75.1 肝恶性肿瘤的消融方式

化学消融
- EtOH
- 醋酸
- 经动脉化疗栓塞术

放射消融
- 立体定向放射治疗

温热消融
- 冷冻消融术
  - 液氮
  - 氩
  - 二氧化氮
- 凝固性
  - 射频
  - 微波
  - 激光
  - 高强度聚焦超声

消融方式。基于这两种能量的消融设备是在20世纪的最后20年开发的,从此原发性和转移性肝病变的治疗适应证迅速扩大。此外,用于肝肿瘤治疗的消融设备的发展与微创手术和影响术中影像导航的技术革命密不可分。随着现有系统的改进,基于超声、激光及其他能量来源和机制提供的新设备的开发,组织消融技术仍在快速发展。

射频消融术和微波消融术在组织作用上有重要的差异,充分了解这些差异才能确保选择适当的消融治疗方式。这些消融技术都可以应用于开放手术、腹腔镜或经皮途径,这就使临床决策过程和患者选择更加复杂。因此,计划接受肝肿瘤消融治疗的患者应该由一个多学科团队进行讨论,其中的外科医师和介入放射科医师都必须了解消融术中能量应用和组织效应的基本原理,精通图像导航技术,并与肿瘤、放射诊断、病理科和肝病学专科分享他们的临床决策过程。

本章还回顾了目前RFA和MWA在良性和恶性肝病中的应用、适应证及患者选择、技术和预期结果。

射频消融技术基本原则

射频消融术是电射频手术的一种特殊应用,旨在凝固大量的实体器官组织。为了实现这一目标,RFA技术的要点是达到足够的温度以凝固组织,但避免更高的温度导致蒸发或炭化(超过100℃)。

RFA最重要和最理想的组织效应就是尽可能多破坏消融区域内的组织。蒸发和凝固对组织存在不良影响,因为它们会在消融区域内产生非

常高的电阻,从而阻碍能量从 RFA 的有源电极向周围传播,影响了最佳的组织破坏效应。

　　射频消融的技术原理是通过一个置于目标组织中的活动有源电极建立一个闭合电路,该闭合电路通过患者与一个有源活动电极和一个大型保护电极("接地垫")连接(图 75.1),通过这个闭合电路发送射频频率为 375～500kHz 的交流电。电流的交替产生细胞内极性离子和蛋白质的快速振荡(图 75.2)。这就产生了摩擦,导致组织温度上升,从而在活动有源电极周围产生凝固性坏死所需的组织效果。60～100℃ 的温度下会产生最佳的组织效果,在此温度下,蛋白质凝固和组织干燥同时发生。低于 50℃ 不会导致细胞死亡,高于 100℃ 的温度会造成过早和完全的组织干燥,形成能量适当传播的绝缘体,因此导致周围组织不充分的破坏。目标组织加热也称为电阻焦耳加热,发生在活动有源电极和目标组织邻近的狭窄界面之间,这里是电流密度最高的区域。在 RFA 过程中,通过从这个狭窄的界面向外热传导来实现更大烧蚀区的破坏。这种传热在"组织"中的有效距离决定了烧蚀区的大小和形状。电流通过计算机控制的电控单元(electrosurgical unit,ESU)进行控制和调节(图 75.3)。根据使用的系统、靶组织特性和肝实质特征,直径 3cm 病灶的射频消融平均需要 15～25min。值得注意的是,双极射频消融器、微波 MWA 和冷冻疗法具有不需要保护电极的优势。RFA 系统的另一个特点是为了达到目标组织的最大体积效应,ESU 需要产生异常高的功率,新的射频系统可以在电路中产生高达 200W 的能量。因此,保护电极需要非常大,它负责将这些能量分散到大面积的皮肤上以在不产生热效应的情况下工作。有些系统则使用多个保护电极来防止系统在长时间工作时造成皮肤烧伤。

　　必须了解的是,前面提到的由离子和蛋白质振荡驱动的细胞内组织热效应只发生在活动有源电极的几毫米范围内。与图 75.11 和图 75.18 中所示的微波烧蚀相似,最终的烧蚀区域主要是由电极周围的热传导直接破坏范围决定的。这个热传导过程需要时间,在将热能传导到烧蚀的外部区域期间,能量通过离子和蛋白质振荡直接在活动有源电极周围蓄集,有源电极持续放电不可避免地使周围组织完全干燥或开始汽化,这就解释

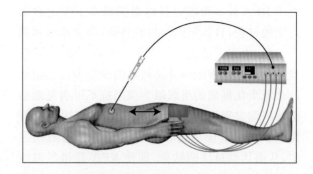

图 75.1　射频消融系统的电路构成:患者是处于 ESU、活动电极和一个/多个大型保护电极组成的闭环电路的一部分

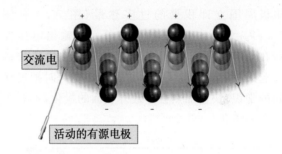

图 75.2　交流电流通过活动的有源电极导入组织灼烧点,产生交变电场并引起离子搅动,从而在目标组织区域导致摩擦热效应

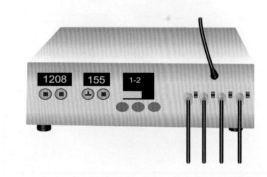

图 75.3　RFA 的典型电控单元 ESU:通过监测有源电极上的阻抗和(或)温度来调整能量输出

了为什么保持电极周围射频电流的导电性是至关重要的。这个对于获得最有效的消融体积之间的关系是非常重要的。几个影响因素决定了射频消融的最佳效果:①目标组织的含水量决定了通过离子搅动在活动有源电极周围会发生多长时间的能量沉积。初始含水量越高,组织耐受能量沉积的时间就越长,结果是带来一个更大的消融区。

由于 RFA 是一个随着目标组织最终干燥而自限封闭的过程，目标组织的初始特征，即含水量和离子含量，决定了消融区的大小。例如，直肠癌转移瘤的含水量比神经内分泌转移瘤少很多。②由于汽化或炭化形成的组织阻力或阻抗不可避免地会限制消融过程，通过控制活动有源电极周围的能量沉积来尽可能地防止不可避免的高电阻的发生，从而达到最佳的结果，即使 RFA 获得尽可能最大的烧蚀区。这是由 ESU 实现的，它根据测量到的组织温度和（或）组织电阻在有源电极上调节电路中的能量，这取决于使用的系统、算法和有源电极的设计，包括冷却电极尖端，以减少活动有源电极周围立即积聚的过多热量（图 75.3 和图 75.4）。大多数 RFA 的电控单元将输出电压保持在 60V 以下，这一电压水平低于能在电极尖端引起火花和焦化的阈值。这类似在烧烤时把肉烤熟的常识：快速加热会导致外表面的炭化，不利于中心的熟化。

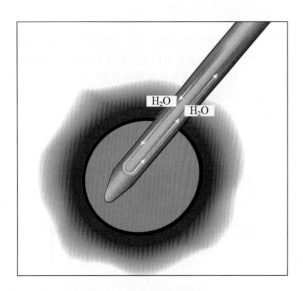

图 75.4　有源电极冷却结构示意图
该设计试图通过减少快速加热带来不必要的组织气化和炭化，实现更好的能量沉积。

术中超声引导用于射频消融和微波消融

　　RFA 和 MWA 的最佳手术结果在很大程度上取决于术中活动有源电极的准确放置。在微创手术中，除了表面可见的病变外，这需要使用超声术中图像引导。通常在开放手术入路中即使肿瘤在肝表面不可见，也可以在不使用图像引导的情况下准确触及病灶。任何想要进行肝消融手术的外科医师都需要掌握超声（ultrasound，US）引导技术。高频（7～10MHz）平面形状的线阵探头能提供最少的"失真"，是最佳的选择，而较小的"弯曲"形状设计的凸阵探头可以更好地显示非常深的病变，但带来一些图像的"扭曲"。这两种类型的探头都可以放置在与活动电极长轴平行的平面上，现实的超声图像有助于术中引导。此外，刚性超声探头可以更容易地调整观察角度，帮助有源活动电极和探针的放置。柔性的超声探头在操作过程中容易"弯折"，增加了电极和探头放置的复杂性。制造商配备了钢套管来将柔性的超声探头转换成刚性探头，常用在腹腔镜看不见的肝后段等部位手术。通过将超声探头的长轴平行于预期的引入线和活动电极的长轴，同时始终保持靶病变在超声视图中，可以获得最佳的图像。一些腹腔镜下的超声探头通过为电极提供金属导引，使电极始终在超声视野平面内。开放式手术中可以进行广泛的肝游离，并且为肝组织创造足够的空间，在肝组织内几乎可以在任何位置"轻松"地平行放置超声探头和电极，即使在靠近肝静脉汇合处的肝右后叶困难手术，也允许放置超声探头进行消融术。在微创手术中，超声探头的灵活性和可操作性有时会受限，可能无法获得完全平行有源消融电极的超声平面。在这些情况下，超声图像的长轴和活动电极之间存在一个夹度（45°或 90°），外科医师只能在超声图像中看到电极的一小部分，这致使电极的置入比较困难。因此，在微创入路各个肝段的消融术中准确放置主动消融电极需要一定的学习曲线和训练。

　　在多个靶病灶的病例中，消融的组织中含有气化蒸汽，这种微气泡效应使超声显像模糊，需要采取从最深处的病灶开始，采用特定的消融顺序以准确地放置电极或探针。否则，表面消融的病变可能遮挡并导致无法准确地评估更深部的病变。一个病灶用几个叠加的探针进行消融时，这个原则也适用（图 75.5）。

　　在 RAF 和 MWA 中需要根据烧蚀装置的不同设计和目标病灶的特性，结合特定参数的调整

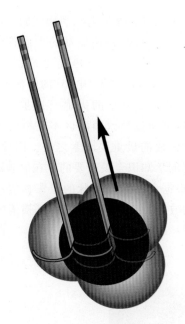

图 75.5　较大的肝病变需放置多个电极消融情况

为了保持原发病灶的良好显示，消融从离超声探头最远的位置开始，通常是病灶最"远端"的部分。（Courtesy of Dr. Steve Curley）

及电极或探针的尖端放置位置以获得最佳结果，外科医师必须了解其使用的消融系统的具体参数。

射频消融手术操作技术

调整电极的位置是消融成功的关键步骤。无论采取什么手术方式，在大多数肝消融术中使用超声引导。如前所述，这就要求外科医师熟练使用术中超声技术。针对不同的目标病灶设计了多种有源电极以获得"最佳"放置位置。较大的目标病灶可能需要放置多个电极，进行顺序或同时消融术。这是取决于 ESU 一次驱动多个主动电极的能力。

如果射频消融术的目的是完全破坏肝病变，并保证切缘无受累组织，那么外科医师需要知道决定消融范围的因素。如前所述，消融范围是由目标病灶的固有特征和周围肝组织质量决定的。决定消融大小的首要因素是目标组织的电导率和热导率。电导率与组织阻力或阻抗负相关，与组织含水量正相关。对于肝肿瘤的射频消融，外科医师需要考虑以下原则：①消融作用时间。通过

靶组织和周围组织的热传导是缓慢的。由于这一效应涉及大部分消融区，所以需要对消融的时间进行设定，以便对所有靶组织进行有效加热。不同的 RFA 系统通过专有算法根据靶病灶的大小提供准确的肝消融时间指导。外科医师需要根据肝组织的质量相应地调整消融时间。脂肪肝和肝硬化表现出不同于正常肝组织的水分含量。一般来说，靶病灶含水量高而周围肝组织含水量低都利于消融的成功。因此，相对于目标病灶含水量低、周围肝组织含水量高的情况，此类情况的较大的病灶也可能成功消融。典型的例子是比起正常或脂肪肝背景下的结直肠癌转移（靶区含水量低，周围肝含水量高），肝硬化背景下的肝细胞癌（靶区水密度高，周围肝组织含水量相对低的类型）更适合消融治疗。因此，在消融过程中注意组织特征并相应地调整消融时间是很重要的。外科医师可以通过 Pringle 手法阻断入肝血流从而降低周围肝组织的热导率，减轻靶病灶与周围实质的传导率差异，增加消融区范围。②能量和导热系数的不均匀沉积。由于人体组织中导热系数和含水量的不均匀，在消融过程中能量沉积也是不均匀的。因此，组织效应以不同的速度传递到整个病变。外科医师必须考虑到这一点以进行彻底的消融。此外，大多数靶病变并不是理想的球形（图 75.6）。

典型的烧蚀区也不是正球形，因为活跃在射频消融电极周围的电场从来不是绝对球形的。对

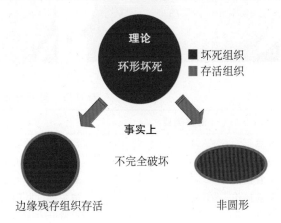

图 75.6　球形射频消融区仅发生在理论上

消融带的形状受多种因素的影响，通常是不规则的。外科医师要在消融过程中考虑到不完全消融的可能。

于外科医师来说，了解电极的特定射频消融形状并相应地调整消融过程是很重要的。同时，外科医师必须考虑靶病灶的三维形状，调整主动电极的位置，以最大限度地匹配预期消融区与靶病灶形状。

用一个电极或使用多个电极进行多次烧蚀可能达到最佳效果。但是因为之前消融的组织可能会模糊超声视图导航，所以首先开始消融目标病灶的最"远端"部分很重要（图75.5）。

除了目标形状、电极结构和组织特征外，邻近大血管区会干扰能量沉积的均匀分布，产生"变形"消融区。例如，靠近射频消融区的大血管可以产生"散热器"效应，快速流动的大血管血流去除热量的速度比消融沉积热能更高；同时，因为RFA的组织效应是基于"电势"的电流流动，即电流优先选择阻力最小的大血管或胆管路径（图75.7）。这可能是导致消融区不完整或不均匀及射频消融失败的最重要因素之一。因此，外科医师的肝解剖学知识至关重要的。在射频消融过程中，必须根据大静脉或动脉的位置相应地调整主动电极的放置。表75.2列出了射频消融术的潜在并发症。

靠近血管的消融

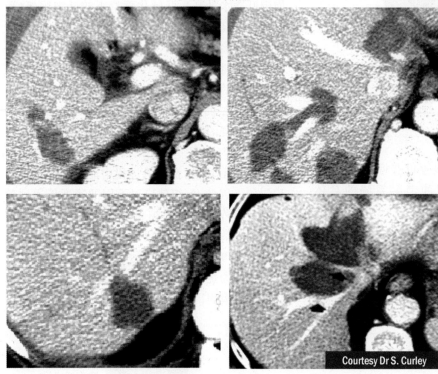

Courtesy Dr S. Curley

图75.7　射频消融时靠近大血管消融区所产生的效果。同时出现了具有热传导区畸变的"散热器"效应和具有烧蚀区畸变的"电势"效应

表75.2　射频消融潜在不良事件及如何预防

伤害类型	如何防止	潜在的生命危险
高热	监测术中核心温度	无
皮损	正确放置保护电极	无
血管损伤	避免过度靠近血管消融操作	有
胆管损伤	避免靠近肝门的消融操作	有
器官损伤	保持肝表面和相邻器官之间间隙	有
膈肌损伤	保持肝表面和之间创造空间	有
肝脓肿	胆管梗阻或胆管炎不消融	无
肿瘤破裂/播种	避免近肝表面巨大病灶的消融	无

微波消融原则

与射频消融术相似,MWA 也是基于射频,但使用它在更高的频率(更短的波长)900MHz 及更高。所使用的能量不是电流而是电磁波。这完全改变了目标组织内的能量传输和热量产生方式。外科医生需要很好地了解 MWA 与 RFA 在物理性质上的差异。MWA 的主要原理是微波在高频率(915MHz~9.2GHz)产生的能量传递。与射频辐射的几米波长相比,微波只有几厘米的波长。波长上的巨大差异是 MWA 与 RFA 组织效应差异的主要原因。由于 RFA 的波长较大,它从电控单元 ESU 到活动有源电极端能量不是以电磁波短波的形式的传播,能量以交流电的形式移动,电流从电极尖端流过组织,这就需要一个大的保护电极片。MWA 中使用的波长足够短,可以将大部分能量作为电磁波沿有源电极传输到"辐射端"或探针上,在那里向外"辐射",在目标组织中形成球形的近场电磁场(图 75.8)。由于没有电流流动,就不需要保护电极片。MW 近场是 MWA 的独特之处,与 RFA 中直接加热有源"电极"和目标组织之间的直接接触面相比,MW 在组织中的传递要远得多。近场电磁场在有源微波电极之间以 10^9 Hz/s 的 MW 频率快速震荡,从而通过"介电加热"效应加热目标组织。这种效应是指偶极分子(主要是水)在电磁场极性变化频率附近的快速旋转产生热量的过程(图 75.9)。表现为在 MW 频率下的极性(震荡)变化如此之大,偶极分子的旋转滞后并产生电阻加热。这种 MW 近场在贴近目标组织内创造了一个强烈而均匀的"活跃"加热区。与 RFA 类似,但是这种"被动"式的热传导使烧蚀区向外扩展的温度更低(图 75.10)。微波近场和热导率的组织效应取决于目标组织的内在性质和应用 MW 能量的频率。不同的靶组织表现出来响应介质热的能力不同。这种组织特性的差异称为介电常数(图 75.9 和图 75.11)。

目前用于肝消融的 MW 系统有 915MHz 和 2.45GHz 两类频率。MWA 的发生器是基于晶体管技术的固态系统,它比普通微波炉的磁控管技术有一些改进。它允许基于瓦特数和烧蚀

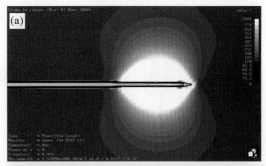
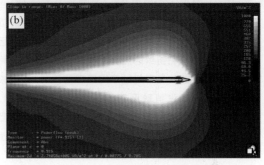

图 75.8　MWA 探头产生的典型电磁场视图

(a)通过在"主动"探针尖端的开始处使用一个阻流器圈(金属环)来实现球形场;(b)没有阻流器,烧蚀区就不那么球形了。

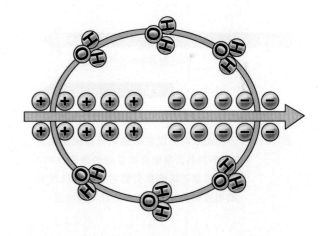

图 75.9　在 MW 频率下,电磁场激发水分子的介电加热极性变化

时间设置简单的控制能量输出。提供的能量在 30~180W,烧蚀时间根据系统频率和设计 4~10min。

与 RFA 系统一样,每个商用 MWA 系统都有专有的算法、特定的探针设计和穿刺放置建议,需要仔细熟悉才能获得最佳结果。

外科医师必须掌握 MWA 探针设计的基本

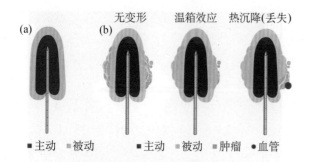

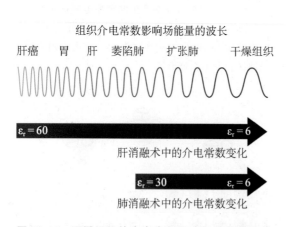

图 75.10　(a)MWA 中的主/被动加热区分布。(b)当靶病灶大小超过预设消融区(MWA 中的近场区和 RFA 中的电流流区)时,最终消融区大小与靶组织的热导率有关。例如,外周靶组织的热导率超过了周围肝的热导率,带来了与预设消融区连续的邻近靶组织消融。需要注意的是,仍有一些靶组织区域没有受到消融的影响。因此,MWA 消融方式的预设消融区更大,可能具有优势

图 75.11　不同组织的介电常数影响场基能量的波长;不同器官组织介电常数的变化;MWA 系统根据近场电磁能量对组织特性的影响相应地调整电磁波长以优化烧蚀区

原则,因为这可以帮助决定使用开放手术还是微创手术,以及与微波近场的形状,决定能源输送的形状和消融区大小等主要设定。MWA 中使用的手柄本质上是一个带有源活动探针的电磁导体(图 75.12)。尖端通过去除或折叠外部导体,使电磁波辐射到目标组织并形成所描述的近场效应。探针的具体设计决定了烧蚀区大小和形状,探针设计的创新不断提高了 MWA 中烧蚀区形状对称性和可靠性。这些改进是通过减少阻抗不匹配及通过使用探针尖端冷却装置减少反射

带来的能量损失而实现的,在远端探针轴周围使用金属环来限制反射能量损失,通过波长控制减少在烧蚀过程中渐进的水分损失和干燥导致的组织介电常数的变化。图 75.13 示意性地展示了其中一些技术如何改善 MWA。每种专利设计都有不同的特性,它们都经过了广泛的临床前测试,以找到特定组织的最佳功率和持续时间设置。使用消融系统的外科医生应清楚地意识到,系统在体外获得的消融尺寸可能与体内结果有很大差异,在"标准"条件下在动物身上获得的数据,与在临床实践中在人类身上情况也可能有很大差异。

在微创手术中使用的手柄设计为了利于经皮放置,具有更薄和更长的轴,内置冷却套管,以防止皮肤因为热量传导继发烧伤。开放式外科手术中使用的手柄不需要额外的冷却装置。

微波烧蚀技术常规

与射频消融(RFA)一样,MWA 对肝脏病灶的消融遵循相同的基本技术:通过图像引导对病灶进行最佳定位,通过一定的手法将 MWA 探针放置在病灶上,并提供肝内和肝周结构的保护。

实际上,肝内任何靶病变都可以通过微创技术进行 MWA,但可能需要足够的肝周围松解和牵引才能显露靶病变肝区,避免损伤周围的器官和结构。放置一拉钩和使用外科海绵垫保持组织分离可能是必要的。重要的是,在 MWA 过程中,不要将手或超声探头长时间靠近消融区近场。当消融肝病变时,外科医师应该能够保持轻柔的引导识别和处理主要肝结构,如门静脉分支、肝静脉和胆管。

术中熟练掌握超声技术是必要的,没有超声探针相对于靶点的良好三维定位,靶向穿刺肝病变是不可能的。必须确定 MWA 探针插入肝实质的正确角度。一旦插入,改变 MWA 探针的方向是困难的,因为这些探针是刚性的空心设计,因此与射频消融电极相比容易损坏。插入时试图改变方向还可能导致严重的血管或胆管损伤。当使用微创入路时尤其困难,MWA 探针必须经皮以正确的角度放置,然后以正确的角度插入肝,并在正确的空间方位到达目标病灶,以提供最佳的能

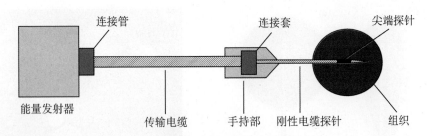

图 75.12　**微波消融系统**

微波发生器以设定的频率产生微波,通过传输线直接传到手柄上,手柄通过连接器衔接刚性传输部,其末端即是嵌入在目标器中的微波探针,也被称为辐射端。

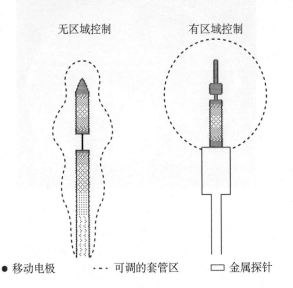

● 移动电极　--- 可调的套管区　□ 金属探针

图 75.13　MWA 改进的探头设计和探头周围扼流圈
(阻逆环)的放置对近场(活跃区)形状的
影响

该设计改进提高临床实践中 MWA 区域的可靠性和球形形状。

量沉积。由于需要一个额外的变化的三维平面操作,使用腹腔镜超声探头可以使这一操作更灵活但是也更复杂化。因此,建议使用刚性探头,或在柔性探头上使用刚性套筒。当超声探测器和 MWA 探针处于平行方向(在同一平面上)可以得到一个最好的引导图像,这时 MWA 探针在超声图像中是一条长长的明亮的线。然而,有时外科医师将被迫以一定角度(平面外)操作超声探头和探针,MWA 探针在超声的形象上将只显示为一个小亮点。根据术中情况需要灵活地使用这两种方法。为了便于超声对 MWA 探针尖端或识别,在发射 MW 能量的探针上设计了一个强回波标

记点,通常这个强回声点应放置于靶病灶的中心点。

MWA 手柄的刚性轴在消融过程中会变得非常热。在微创手术中,当多个经皮探针"阵列"排布时,这一点尤其值得关注。如果探针间隔小于 1.5 cm 可发生腹壁全层热损伤(图 75.19)。当两个探头靠近放置时,轴的电磁能量反射会被放大。

在 MWA 中,烧蚀区最终的尺寸和形状由几个不同于射频消融的因素决定。电磁能量依赖于波长,频率越高,波长越短,产生的组织穿透越少。探针的设计,放置阻逆环,目标组织的介电常数或介电常数都决定了烧蚀区的形状和大小。这些因素通常不是由外科医师控制的。然而,大多数 MWA 系统允许外科医师改变功率设置(W)和 MWA 的持续时间。较高的功率和较长的持续时间将增加近场温度,从而增加近场以外的被动热传导,从而导致更大的烧蚀区。因此,MWA 的形状和大小可以通过选择合适的探头(图 75.13 和图 75.14)、持续时间和功率(W)来控制。一个专有系统提供了时间和瓦特数的设置参数,以获得针对不同组织预估消融大小。

然而,这些参数只是近似值,以确保足够的消融大小。肝组织热消融后,会形成一个凝固性坏死区,需要几个月的时间才能消除,在后续成像中可以看到。由于消融区坏死易继发感染,可发生消融后肝脓肿,可能需要经皮介入治疗。这种罕见的并发症会导致严重的问题,需要再入院。因此,建议在所有肝消融术围术期抗生素预防应用。如果消融术是在接近胆管游离端,可以考虑延长消融术后抗生素的使用。消融后影像显示为液性沉积,有时带有气-液水平,不需要处理,临床过程

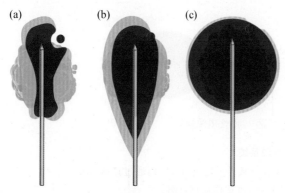

■主动 ■被动 ●血管 ■肿瘤

图 75.14 理论烧蚀区的比较

基于电流的 RFA 系统产生的烧灼效果(a)、标准 MWA 探针烧灼效果(b)、复杂设计的 MWA 探针烧灼效果(c)。图示示意图表达了临床实践中看到的差异。在射频消融(a)中,主动和被动消融区都被大血管的"散热器"效应扭曲。在图(c)中,如果血管位于主动消融区或近场区域内,其扭曲效果较小,此类 MWA 探针的特殊设计提高消融区的可控性(球形)和可预测性。

中影像学检查注意将其与消融后肝脓肿区分开来(图 75.15)。

射频消融术与微波消融术治疗肝肿瘤临床应用适应证

肝肿瘤消融治疗的临床目标首先是获得适当病灶边缘,以根除病灶,减少局部复发。所有消融方法的困难在于无法准确预测和控制消融组织的数量。与手术切除相比,这可能导致更高的目标病变本身不完全"破坏"率;边界不充分,增加复发风险;增加对肝内部结构的意外损伤风险,如胆管结构破坏,大血管血栓形成,邻近肝粘连组织或横膈膜损伤。消融不足发生率也取决于所采用的方法入路。一般来说,经皮手术的复发率高于开腹手术或腹腔镜手术消融。

为了获得最好的结果,外科医师熟悉消融系统的专有算法是很重要的,由于活动有源电极与病变的解剖位置、不同的消融时间及消融区预期的形状和大小不同,不同的制造商的算法之间可能存在显著差异。靶向消融区应提供靶病灶周围至少 1cm 的肝未受累边缘。这可能需要多个序贯烧蚀或同

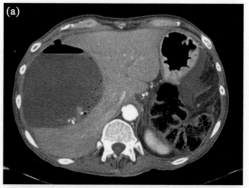

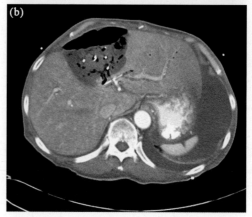

图 75.15 消融后肝内积液 vs. 肝内脓肿

(a)消融后 CT 显示肝内积液伴气液面,无感染,无须干预即可治愈;(b)消融后 CT 显示肝内脓肿,临床和影像学上有感染征象,需要经皮介入治疗。

时使用多个活动有源电极(见图 75.5)。

早期的射频消融局部复发率较高,据报道,肝肿瘤的局部复发率高达 28%。主要是肝肿瘤消融的临床指征包括较大病变的姑息治疗和可根治病例,此类入组病例很大程度上增加了复发率。根治性目的病例适应证相对狭窄:①如果技术上可切除或患者能够良好耐受手术,总是选择根治性切除;②如果出于对患者健康状态的考虑或技术考虑(如残余肝体积不足的威胁或病变难以定位)而使用消融,则应仅在约 3cm 或更小的病变中使用消融术。以"姑息"性消融为目的的适应证主要包括疼痛、有出血并发症风险的良性病变、移植衔接等待期和减低肿瘤负荷。

必须考虑到,消融后局部复发仅半数的病例中能够挽救,并且复发机制复杂。消融术后局部复发的原因尚不清楚,包括消融不完全而未能充分破坏病变、"散热"现象及在消融术过程中由于

组织/蒸汽压力增加而导致存活肿瘤细胞的局部扩散可能（见图75.10和图75.14）。RFA和MWA之间的差异虽然较小但很重要。值得注意的是，冷冻手术由于报道出来的严重血栓相关并发症和烦琐的技术在临床中应用较少，但其形成的"冰球"影像容易很好地描述消融区而具有影像优势。与之相比RFA和MWA所产生的消融区域的范围更难以成像，因此更难以控制，由于较强的散热效应可能会扭曲预期的消融区，射频消融是最难以预测的，为了实现肝病变的完全消融，需要更娴熟的技术。相反，MWA技术缺乏固有的热沉效应，可能会增加对胆汁或肝内血管结构的间接损伤及对邻近器官的损伤。RFA和MWA技术的选择决定于一种折中权衡，MWA无视组织界面，消融组织和未消融组织间界面的精确性好，形状的可预测性强；RFA相对于MWA病变形状和大小具有一定的不可预测性，但是相对安全，损伤大血管或邻近器官少。RFA所具有的散热器效应可以作为靠近大血管的优势，即使将活性RFA电极放置在离这些血管非常近的地方，也很难造成损伤或形成血栓。这在缺乏足够的肝实质和切除靠近大静脉或门静脉的病变可能增加肝衰竭的风险的情况下是有益的，特别是在大部分肝切除后的再次手术病例。在这种情况下，一个经验丰富的外科医师可以成功地使用射频消融，将主动电极放置在非常接近大血管的位置，如图75.7所示。

射频消融术和MWA中致命的并发症是罕见的，但确有发生。大多数都可以通过介入技术进行处理；横膈膜或粘连损伤可能需要手术修复，死亡率极低（1%或更低）。这些并发症的发生率＜5%，可能取决于所使用的入路。一般来说，选择合适的手术入路，如腹腔镜或开放手术与经皮入路相比，通过将肝与这些结构分离，可以更好地控制毗邻器官的粘连。在手术中消融电极放置的准确性也优于经皮穿刺。RFA和MWA肝结构及邻近组织损伤见图75.16至图75.18。MWA的潜在并发症和不良事件列于表75.3。

微波消融和射频消融的比较

因为物理性质和组织效应的不同（表75.4），

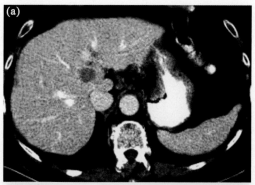
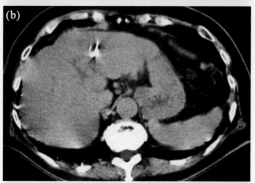
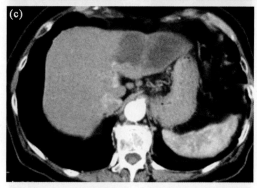

图75.16 Ⅱ/Ⅲ肝段靠近门静脉蒂行MWA造成断流损伤

（a）消融前的尾状叶病灶CT。（b）病灶位于左侧门静脉蒂附近的MWA。（c）消融后图像显示Ⅱ段和Ⅲ段的坏死灶。［With kind permission from Springer Science＋Business Media：The SAGES Manual on the Fundamental Use of Surgical Energy（FUSE）］

MWA和RFA被认为具有一定的优势。这些优势在实验环境中明显可见，但在临床环境中不那么明显。两者的原理区别可以归因于RFA非常容易受到"散热"效应的影响，而MWA几乎不受其影响。这对两种模式都各有理论上的优点和缺点。

由于MWA中电磁磁场近场沉积的能量受

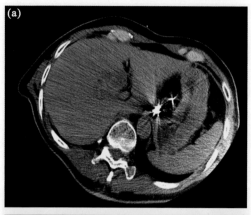

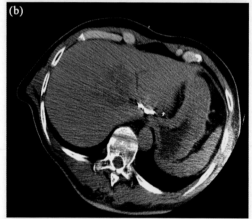

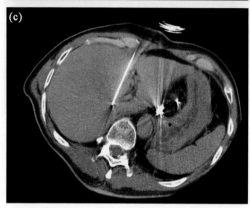

图 75.17　靠近门静脉主汇合点的 MWA

（a）显示靶病变靠近门静脉主三联征；（b）消融过程中 MWA 探头在靶病灶内；（c）消融后图像显示较大的肝内双膜瘤，需要经皮引流。[With kind permission from Springer Science + Business Media：The SAGES Manual on the Fundamental Use of Surgical Energy（FUSE）]

电流或散热器效应的影响最小，MWA 中的大部分烧蚀体积是由近场直接沉积的能量决定的，而不仅是通过传统的热导率，与射频消融相比，

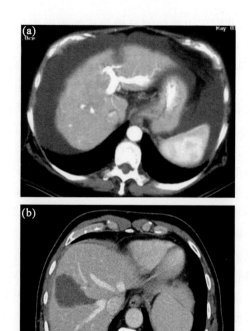

图 75.18　MWA 导致的意外血管损伤

（a）MWA 后的门静脉-动脉瘘形成；（b）MWA 后肝右静脉血栓形成。[With kind permission from Springer Science + Business Media：The SAGES Manual on the Fundamental Use of Surgical Energy（FUSE）]

MWA 消融体积和形状更具有可预测性和可重复性。新的 MWA 系统采用了复杂的技术，以确保具有尺寸的可预测和可重复球面消融区。这具有非常重要的意义，因为预先计划消融区域是任何肝消融最理想但同时也是不可预测的目标之一。然而，电磁场在 MWA 可以达到很高的温度，高达 150℃ 的范围比起射频消融在 60～100℃ 的区间工作，其无差别性组织效应使 MW 产生较大血管意外血栓形成的风险更高。相反，RFA 中的"散热器"效应可用于"保护"大肝血管不受损伤，有利于靠近这些结构的靶病变的消融，如图 75.7 所示。因为射频消融探针需要放置在靠近血管的位置，而且消融时间要足够长，即使存在散热器，也要一定的经验才能达到完全消融目标病灶的目的。在这些特殊情况下，射频消融甚至可能比切除更有优势，因为它可以保留特定肝静脉，以维持

表 75.3　微波消融的并发症

伤害	如何防止	致命性
皮损	正确的间距(间隔＞1.5cm),距离辐射端＞3cm	无
肝脓肿	围术期抗生素使用	有
肝梗死	避免靠近肝门的消融操作	有
动静脉瘘	避免消融门静脉蒂附近	有
胆管损伤	避免消融门静脉蒂附近	有
溶血	避免消融下腔静脉	无
邻近脏器损伤	保持足够的间隙	

表 75.4　微波消融和射频消融的物理差异

	射频消融	微波消融
频率	375～480 kHz	915 MHz～9.2 GHz
组织中的波长	m	cm
能量传播方式	交流电场	能量场
	需要多个保护电极和闭合回路	不需要闭环回路
主要加热原理	在最高电流密度下具有电阻性(射频探针尖端)	非传导性 MW 近场介质加热(电磁波对水分子的直接效应)
		占了大部分消融量
次要加热原理	从射频探针尖端到周围组织的传导加热	从 MW 近场传导加热到周围组织
	占了大部分消融量	

相应足够的肝功能容量。虽然经验丰富的 MWA 操作者能达到良好效果,但 MWA 存在邻近大肝血管意外血栓形成、术后溶血、门脉结构损伤和潜在严重并发症的风险较高(图 75.16 至图 75.18)。

二者的差异在于 MW 近场对组织边界的无差别性消融,而且近场的能量可以跨越空气沉积带,从而增加其他并发症。在射频消融中,为了保护毗邻肝的器官和组织只需将两者分离,制造一层空气即可完全隔离射频消融电流。当进行 MWA 时,空气间隙只能减少热导,而不能减少近场能量沉积。外科医师必须在 MWA 靶区和邻近结构之间建立一段距离,并通过微波近场的大小来保护其免受伤害。这在微创条件下空间有限的肝消融中难以实施,限制了 MWA 在类似某些情况下的应用。

在肝消融术中,经常需要在一次手术中处理多个病灶。因此,消融时间的长短成为外科医师设置的重要参数。MWA 和 RFA 在这方面有显著差异,RFA 标准消融的长度是 MWA 的 2 倍。

RFA 消融 3cm 的肝病灶可能需要 10～20min,而 MWA 需要 4～10min。两种消融方式都允许同时放置多个探针。由于 MWA 探头中的电磁场可以沿轴反射和加热探头,如果两个经皮探头放置得太近,则会产生干扰,因此在微创消融过程中,MWA 会发生皮肤和腹壁损伤,而 RFA 中鲜见这些损伤(图 75.19)。

总之,外科医师必须熟悉消融系统和使用方式及对不同组织的影响的经验。目前用于微创肝手术的消融系统在不断发展,不断解决每个系统固有的缺陷。

射频消融术、微波消融术的临床结果和试验

使用热消融的方式已经成为肝胆外科医师的常规设备。原发性或转移性肝癌的手术切除仍然是获得最佳 5 年总生存率的金标准。然而,许多患者会因为病灶位置、疾病负担、并发症或姑息适

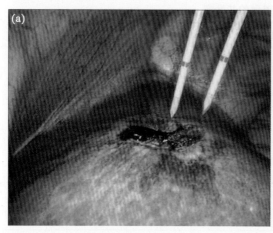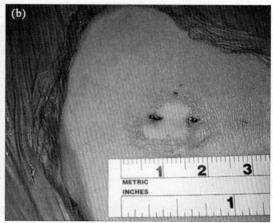

图75.19 微创消融时使用的经皮MWA探针(a)如果放置距离<1.5 cm(b),可导致腹壁插入部位的全层烧伤

应证而出现手术无法切除的肿瘤。在这些患者中,热烧技术是管理他们的疾病的极好的选择。最近一项对34项研究和超过10 000名接受MWA和RFA的患者进行的系统回顾显示,总体主要并发症和死亡率很低,分别为3.29%和0.16%。RFA,MWA的主要并发症发生率分别为4.1%和4.6%,死亡率分别为0.15%和0.23%,无显著差异。

射频消融术(RFA)是第一种应用最广泛的肝消融技术。临床研究结果显示其对较大病灶复发率较高,但对3cm或更小病灶的复发率也高达20%以上。这些结果可以用射频消融中的散热器效应来解释,也要考虑射频消融术中超声监测困难的因素。此外,也有证据表明,一些肿瘤细胞甚至可能在观察到的消融区存活。早期射频消融治疗肝病变的高复发率使得外科医师将消融限制在3cm以内的病灶。一些研究表明,消融超过3cm的肝病变局部复发率显著增加。

目前还缺乏射频消融术和微波消融术的随机对照研究。2013年发表的一项对多个随机试验的荟萃分析,通过比较随机试验中肝癌的射频消融与手术切除、无干预组、安慰剂和其他非手术干预组在生存率方面的差异,表明手术切除比射频消融更有优势。与手术相比,射频消融术的并发症更少,住院时间更短。研究发现,射频消融术在存活率方面优于经皮乙醇注射。随机研究中没有足够的数据来评价射频消融相对于MWA或其他消融技术的优越性。该数据无法得到任何关于射频消融术相对于无干预、化疗或肝移植的作用的结论。最近的一项回顾性队列研究显示,MWA较RFA治疗结肠直肠癌肝转移的初始局部复发率(6% vs.20%)和预期2年复发率(7% vs.18%)更低。其他实验的结果证明,MWA的局部复发率非常低,<10%。在一项Ⅱ期多机构研究中也获得了类似的结果,表明肝病灶MWA后的局部复发率为4%,平均19个月随访时,47%的存活患者无疾病进展证据。87例患者接受了94次肝消融治疗,包括开腹和腹腔镜手术(53%)。肝病灶平均大小为3.6 cm(范围0.5~9.0cm)。单发病灶局部复发率为2.7%(6例)。这些结果不能全面评价当前的射频识别技术,似乎MWA在治疗肝病变后的局部复发率方面确实有一定的优势。尽管大多数肝损伤消融的报道经验来自于RFA的研究,但由于MWA的良好结果,尽管缺乏1级证据,正在获得外科医师的接受。

肝细胞癌结果

研究表明,MWA和RFA在腹腔镜肝肿瘤消融治疗中的效果与开放式消融治疗相当。肝细胞癌(HCC)特别适合使用微创热消融。这是由于增加了对危险患者的早期筛查,因此在诊断时体积相对较小,而且与周围纤维化或肝硬化的肝相比,HCC携带相对较高的水分。大多数肝细胞癌诊断时尺寸相对较小,为3cm或更小,因此与周围肝实质的界限相对清晰,没有明显的浸润性生长迹象。几个小组已经成功地证明了微波消融治疗肝细胞癌的疗效。腹腔镜下肝癌 MWA 和 RFA 的不完全消融率从 5.6% 到 13% 不等。局部复发率为 2.9%～22%。文献的肝癌腹腔镜热消融术后 1 年生存率为 70%～80%,3 年生存率为 20%～40%。

结直肠肝转移的结果

结直肠肝转移(CRLMs)的肝消融结果并不理想,因为这些病变相对缺乏水含量,而且位于大血管附近,比 HCC 更难消融。然而,由于只有 20% 结直肠肝转移是可手术切除的,热消融模式在其治疗中起着重要的作用。腹腔镜切除结直肠肝转移后的局部复发率为 9.2%～34%。有研究表明,获得更大的消融边缘(2 cm 或以上)可以降低 CRLM 消融后的局部复发率。对于 3cm 或更小的肿瘤,腹腔镜消融后的报道生存率为 47%。一项有趣的研究比较了可切除或不可切除的 CRLM 消融后的生存率。回顾性影像分析发现,技术可切除的患者的 5 年生存率为 48.7%,而不能切除的患者的 5 年生存率为 18.4%。

其他肝病变的结果

由于缺乏数据,其他肝病变如神经内分泌肿瘤或其他器官的继发性转移难以评估。值得注意的是,由于神经内分泌转移瘤的含水量很高,而且通常与周围肝实质的界限很清楚,因此特别适合热消融。良性肝病变一般不适合进行热消融治疗,因为需要治疗一个相对较大范围的病灶,消融不太可能成功。血管瘤和肝囊肿不应接受热消融治疗。

热消融方式已经发展成为肝病变的标准治疗方法。MWA 越来越多地被用作主要治疗手段,因为它明显优于射频消融和冷冻疗法、乙醇注射等方式。单中心研究已证明 MWA 的根治性和局部复发有显著改善。尽管这从未在前瞻性随机试验中得到证实。选择合适的患者,熟悉所使用的消融系统及图像引导方式对于成功的肝消融(开腹或腹腔镜)至关重要。

总结

腹腔镜切除肝病损是肝胆外科和肿瘤外科的一个快速发展的领域。尽管这项技术已经有 100 多年的历史,但在实践标准方面的重大进步和发展只是在最近才出现的。当今最先进的系统依赖于微波能量,它能在非常有效的时间范围内提供最一致和可重复的结果。然而,这些系统在不断进化;因此,在实践中使用这些技术的腹腔镜外科医师需要保持进取,以跟上这一领域的技术变化。

(王晖　译　胡志前　徐楷　校)

参考文献

[1]　D'arsonval JA. *CR Soc Biol* 1891;43;283-6.

[2]　Organ LW. *Appl Neurophysiol* 1976;39;69-76.

[3]　McGahan JP et al. *Invest Radiol* 1990;25;267-70.

[4]　Rossi S et al. *Tumori* 1990;76;54-7.

[5]　Siperstein AE et al. *Cancer J* 2000,6(Suppl. 4);5293-303.

[6]　Pereira PL et al. *Radiology* 2004;232;482-90.

[7]　Chang CK et al. *Ann Surg Oncol* 2002;9;594-8.

[8]　Ahmed M et al. *Radiology* 2011,258(2);351-69.

[9]　Padma S et al. *J Surg Oncol* 2009,100(8);619-34.

[10]　Bhardwaj N et al. *Surg Endosc* 2010,24(2);254-65.

[11]　Brace CL. *Crit Rev Biomed Eng* 2010,38(1);65-78.

[12]　Gabriel C et al. *Chem Soc Rev* 1998;27;213-24.

[13]　Bertram JM et al. *Biomed Eng Online* 2006;5;15.

[14]　Hope WW et al. *J Gastrointest Surg* 2008,12(3);463-7.

[15]　Hope WW et al. *J Surg Res* 2009,153(2);263-7.

[16]　Sindram D et al. *J Int Oncol* 2010,3(1);46-52.

[17]　Kuvshinoff BW et al. *Surgery* 2002;132;605-11.

[18]　Curley SA et al. *Ann Surg* 2000;232;381-91.

[19]　Pawlik TM et al. *Ann Surg Oncol* 2003;10;1059-69.

[20]　Lu DS et al. *J Vasc Interv Radiol* 2003,14(10);1267-74.

[21]　Patterson EJ et al. *Ann Surg* 1998,227(4);559-65.

[22]　Wright AS et al. *Radiology* 2005,236(1);132-9.

[23]　Weber SM et al. *Ann Surg Oncol* 2000;7;643-50.

［24］ Bertot LC et al. *Eur Radiol* 2011;12:2584-96.

［25］ McGahan JP et al. *Invest Radiol* 1990;25:267-70.

［26］ McGahan JP et al. *J Vasc Interv Radiol* 1992;3:291-7.

［27］ Sanchez R et al. *Surgery* 1997;122:1147-55.

［28］ Jiao LR et al. *Am J Surg* 1999;177:303-6.

［29］ Siperstein A et al. *Ann Surg Oncol* 2000;7:106-13.

［30］ Curley SA et al. *Ann Surg* 1999;230:1-8.

［31］ Bilchik AJ et al. *Cancer J Sci Am* 1999;5:356-61.

［32］ Goldberg SN et al. *J Vasc Interv Radiol* 1998;9:101-11.

［33］ Huang HW. *Med Phyd* 2013;40:073303.

［34］ Cha CH et al. *AJR Am J Roentgenol* 2000;175:705-11.

［35］ Solbiati L et al. *Radiology* 1997;202:195-203.

［36］ Liu CH et al. *Ann Surg Oncol* 2014,21(9):3090-5.

［37］ Gillams AR et al. *Abdom Imaging* 2005;30:419-26.

［38］ Weis S et al. *Cochrane Database Syst Rev* 2013;12:CD00304.

［39］ Correa-Gallego C et al. *Ann Surg Oncol* 2014,21(13):4278-83.

［40］ Martin RC et al. *Ann Surg Oncol* 2010,17(1):171-8.

［41］ Iannitti DA et al. *Hpb* 2007,9(2):120-4.

［42］ Pepple PT et al. *Semin Intervent Radiol* 2014,31(2):125-8.

［43］ Groeschl RT et al. *Ann Surg* 2014,259(6):1195-200.

［44］ Swan RZ et al. *J Gastrointest Surg* 2013,17(4):719-29.

［45］ Santambrogio R et al. *J Surg Oncol* 2005,89(4):218-25.

［46］ Swan RZ et al. *J Gastrointest Surg* 2013,17(4):719-29.

［47］ Berber E et al. *Surg Endosc* 2005,19(5):710-4.

［48］ Ballem N et al. *HPB（Oxford）* 2008,10(5):315-20.

［49］ Aksoy E et al. *Surgery* 2013,154(4):748-52.

［50］ Weng M et al. *PLOS ONE* 2012,7(9):e45493.

［51］ Berber E et al. *Ann Surg Oncol* 2008,15(10):2757-64.

［52］ Kennedy TJ et al. *J Surg Oncol* 2013,107(4):324-8.

［53］ Aksoy E et al. *Surgery* 2013,154(4):748-52.

［54］ Hammill CW et al. *Ann Surg Oncol* 2011,18(7):1947-54.

［55］ Martin RC et al. *Ann Surg Oncol* 2010,17(1):171-8.

［56］ Rhim H et al. *J Clin Ultrasound* 1999;27:221-9.

第76章

机器人肝切除术

SUSANNE WARNER AND YUMAN FONG

简介

肝手术曾具有令人望而却步的风险,除非在极端的情况下,否则一度被认为是一种危险的尝试。然而,随着过去30年麻醉和重症监护手段的提高,以及术前成像技术得到加强,从而改进了外科医师拟行解剖性肝切除前的准备,肝切除术在现代已成为治疗许多肝疾病的安全的工具,其死亡率<1%。然而,开放性肝切除术的并发症发病率仍相当高,主要病例可高达42%~45%,而术后并发症率与病后生存率负相关。无论使用任何技术,肝主要节段切除术后的并发症发病率都是其重要的顾虑因素,而微创肝切除术有可能使不良事件最小化,且预计能减少估计失血量,减少住院时间和减轻围术期疼痛。微创技术可应用于外周肝切除术(第2、3、5、6节段)是明确的,且被大多数专家认可,这应该成为当前时代的治疗标准。随着全球微创肝切除的经验增加,先进的微创性肝切除术得到越来越多的应用,主要肝节段微创切除术的安全性和可行性(切除≥4个肝段)的证据不断改善,也包括微创切除更复杂的病变,譬如那些位于1和7段的病变。

随着腹腔镜肝胆切除手术不断得到认可,机器人手术提供了相对于腹腔镜手术更加独特的优势,如增强的人体工程学、通过腕关节运动增进活动的范围、消除震颤、三维可视化等,日益增长的医疗设备和工具,非常适合于许多不同领域的手术。对于许多反对肝微创手术的观点,机器人手术也提供了很好的反驳。作为"巨大的均衡器",机器人手术消除了震颤和长时间腹腔镜操作带来的肌肉疲劳,有一些已出版的文献表明从开放手术到机器人手术的学习曲线虽然陡峭,然而是可以更快地跨越的,这使得先进的机器人手术所需的技能比腹腔镜干预所需的更加容易获得。机器人肝手术的缺点是机器人手术系统的固定成本高,缺乏触觉反馈。然而,新的创新型机器人手术平台目前正在开发中,随着它们的出现,机器人手术平台的垄断将被消除,并有望降低整体系统成本。2013年发表的一篇关于机器人肝手术的综述发现,只有不到300例具有可靠随访和临床特征的病例被发表。其他作者已经证明,在过去的8~10年里,美国对机器人平台的使用已经发生了巨大的变化,而且在未来几年里也可能如此。本章回顾了目前关于机器人肝切除的文献,并介绍应用于肝切除手术的工具。

文献中机器人与腹腔镜技术的对比

在目前为数不多的匹配比较腹腔镜和机器人肝切除术的研究中,Tsung及其同事通过回顾自身经历选取113个腹腔镜肝切除病例匹配对照比较了57个机器人肝切除的病例,发现机器人组(37%)明显比腹腔镜组(7%)包含更多的主要肝段切除,而且机器人技术促使意图使用纯微创入路的病例有93%得到实现,而在51%的腹腔镜病例中使用了手辅助或混合入路进行手术。在主要并发症无明显差异的情况下,95%的机器人手术和92%的腹腔镜手术实现了R0切除。

然而,当机器人和腹腔镜在小肝切除术(定义为切除3个或更少的肝节段)中进行比较时,机器人手术显著增加了估计失血量(estimated blood loss，EBL）（平均 285ml vs. 50ml，$P=0.011$）和显著延长了手术时间（198min vs. 163min，$P<0.001$）。虽然如此，作者对此解释为机器人手术技术学习曲线的影响，并在后来的案例报告中得出了更有利的结果。在一项类似的研究中，Lai 等回顾了对 33 例肝细胞癌患者实施机器人肝手术的经验，并将手术和患者特征与之前一组接受腹腔镜肝手术的患者进行了比较。他们发现除了机器人手术组的手术时间增加外，两组之间没有显著差异。他们还观察到，与切除较小的肝浅表病变或更容易显露的病变相比，机器人辅助技术提供了完成更多主要肝节段切除的机会。总的来说，目前公认机器人手术在包括减少失血量和更少的中转开腹手术方面明显优于腹腔镜手术技术。

机器人与腹腔镜手术的学习曲线对比

机器人肝切除术提供了一个独特的平台，它已经显示从开放式手术技术过渡到机器人手术比过渡到腹腔镜技术的难度更小。多项研究表明，与腹腔镜技术相比，初学者能更好地获取机器人手术技能。这是机器人手术的魅力之一，因为许多没有接受过腹腔镜手术培训的外科医师，或者缺乏高超腹腔镜技术的医师，如果没有大量的时间投入和练习模式的改变，就不能安全地实施微创肝手术。相反，在机器人手术过程中使用的动作和解剖技术与开放手术中使用的更相似，在某些情况下，如消除手的震颤，以及可以 270° 旋转的关节运动，其灵活性已经胜过了真实人类的手。

现有机器人平台的反对人士指出，因为考虑到缺乏触觉反馈可能造成不恰当的组织处理，是潜在危险的来源。虽然这可能是事实，但这一障碍可以通过模拟手术环境不断练习轻易克服，随着时间的推移，经验丰富的机器人外科医师可以建立一种被描述为视觉触感的感觉。Tsung 及其同事研究了他们的手术病例后发现，在 2010 年 1 月之前开展的最初的 13 例机器人肝切除术病例与之后的 44 例机器人肝切除手术病例比较，两者的平均 EBL（300 vs. 100，$P=0.008$），整体手术

时间（466min vs. 315min，$P=0.001$）和住院时间（5d vs. 4d，$P=0.031$）存在显著差异。这与其他学者描述的机器人 Whipple 手术的学习曲线经验类似。必须牢记的一点是，一个外科医师如果希望进行机器人手术操作，在初始过程中应该向熟悉机器人肝胆外科技术的专家寻求适当的协助，并在其监督下进行手术。由此，陡峭的学习曲线的坡度可以显著减小，安全高效的机器人手术可以在相对较短的时间内实现。

机器人肝切除术的适应证和技术

与任何肝手术一样，微创手术干预需要在可切除性和患者耐受能力方面仔细选择患者。拟行机器人切除术相关的禁忌证见表 76.1。有许多不同的关于机器人肝手术的技术被报道。和往常一样，当使用达芬奇 Si 平台时，应用 "20-10-5" 规则选择适当的端口位置。这是指将摄像机放置在距离操作目标 20cm 的位置，机器人端口之间的距离应为 10cm，辅助端口与最近的机器人端口之间的距离至少为 5cm。一些作者则推荐了一个头高足低 20° 倾斜分腿仰卧的手术体位。在使用达芬奇 Xi 平台时这条规则可因人而异，因为机械臂的碰撞已不是一个重要影响因素。

我们的做法是根据切除手术解剖的考量来选择手术体位和穿刺孔的位置。例如，靠近头侧的病变可能需要更多的头高足低位倾斜，偏向右侧的病变可能需要让穿刺孔向右移动，甚至采取左侧卧位作为手术体位。每个患者的体质也必须考虑在内。因此，更肥胖的患者可能需要更多的分布在脐上的穿刺孔，而更苗条患者可能需要更多的脐下穿刺孔排列。一般来说，对于右肝切除术，机器人停靠在右肩，而对于左肝切除术，机器人停靠在患者的头部或左肩，这取决于患者的体质和肿瘤位置。典型的手术室设置和穿刺孔位置如图 76.1 和图 76.2 所示。

任何机器人肝手术一般都有 6 个步骤：①腹腔镜探查腹部入路及评估。在这一阶段，作为初步探查的一部分，腹腔镜超声检查可以在机器人对接之前进行，以确认术前影像学结果和建立预期的切除平面。另外，如果使用插入式超声波探头，机器人可以在初步腹腔探查和穿刺器放置完

表 76.1　机器人手术的禁忌证

相对禁忌证	绝对禁忌证
• 中度心肺功能受限伴近期病情加重	• 不能耐受气腹
• 肿瘤＞6 cm[a]	• 肺动脉高压
• 肝硬化/纤维化表现为肝实质离断技术上的困难	• 重度慢性阻塞性肺疾病
• 血管受累需要一期修复	• 未经治疗的内脏或主动脉瘤疾病
• 既往曾行大的腹部手术	• 其他心肺并发症或 ASA＞3
• 有放射线或胆管炎病史,预期有门静脉周围炎症或纤维化	• 不够熟练的外科医师[b]
	• 主要血管受累,需要广泛血管重建
	• 既往曾行大的肝手术
	• 儿童 B 型或 C 型肝硬化

a. ＞6cm 的肿瘤如果位于肝表面和(或)外生性,可以考虑手术。

b. 初步尝试复杂肝切除手术应该在有经验的机器人外科医师在场的情况下进行。

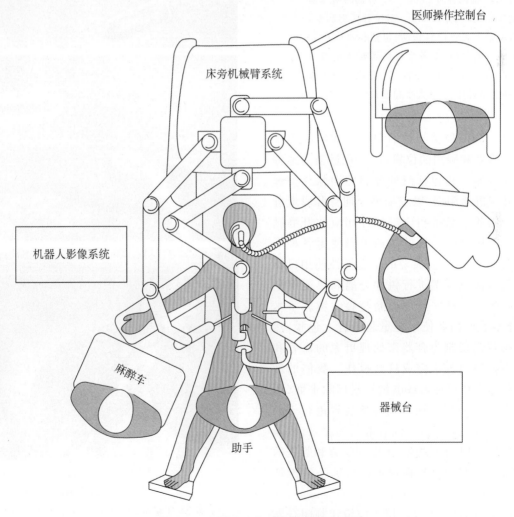

图 76.1　机器人肝切除术的手术室设置

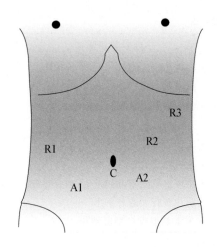

图 76.2　典型的肝切除术穿刺孔位置

C. 摄像头；R1、R2、R3. 机械臂 1、2、3；A1. 辅助孔，12 mm；A2. 可选的第二辅助操作孔，5 或 12 mm。对于肝后部病变，可将整个装置向右移动，包括相机向患者中线右侧移动，患者可根据需要调整为左侧卧位。R2 和 R3 位置可根据病变位于哪一侧、患者体质、肝大小和形状进行调整。

毕后对接。②门静脉结构的解剖显露取决于疾病的进展程度和肿瘤的位置，以及在适当的地方实现血管控制。这包括门静脉和肝动脉分支选择性结扎或肝蒂阻断，以及如果预期行肝段或肝叶切除术则通过悬吊和（或）结扎相应的肝静脉形成流出道阻断。③肝的游离可以使用各种不同的机器人工具实现，典型的是选择性使用机器人或腹腔镜能量装置进行锐性分离和热能解剖的混合操作。④肝实质的离断与腹腔镜肝手术一样，许多手术团队使用能量装置进入包膜，然后转向腹腔镜切割闭合器来处理更大的血管和胆管。在超声引导下完成这些操作。我们的做法是用机器人单极剪刀或电钩标出切除平面（图76.3a 和 b）。然后使用单极能量装置进行 1cm左右深度的肝实质切开。随着解剖的深入，机器人能量装置可以用于钳夹/挤压及血管和管道的封闭。带孔的双极电凝抓钳可以有助于解剖那些可能被撕裂的细微结构（图 76.3c）。最终，大的血管蒂被骨骼化，可以使用腹腔镜切割闭合器将其离断。⑤用腹腔镜标本袋提取标本，使标本完整取出。如果标本较大，需闭合取出部位筋膜以便于注气再次建立气腹。⑥评估创面是否有

出血及胆瘘。

与任何其他微创手术一样，对于何时或是否转为开放手术建立预定标准是有益的。虽然每个患者和每个肝情况当然是独一无二的，中转的一般标准应包括患者病情不稳定需要开放手术从而尽快完成手术，失血过多（＞500ml）且在机器人

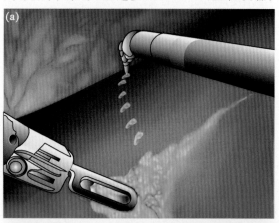

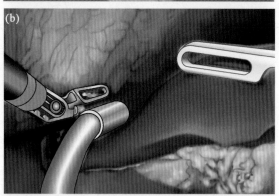

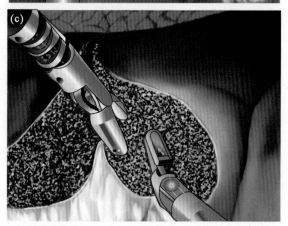

图 76.3　实质离断

（a 和 b）在超声引导下，用机器人电剪刀或其他单极烧灼源标记离断面，以获得适当的切缘；（c）机器人能量装置作为钳夹/挤压和闭合装置，用于更深的肝实质分割。带孔双极用于切割时密封较小的血管和管道。

操作技术下难以控制或需要手动压迫止血,剥离过程中意外的肝门损伤危及未来的残肝功能,以及解剖不清楚的情况。

机器人肝手术的效果

这方面的数据还非常有限。然而,在目前已有的文献中,机器人手术似乎具有与腹腔镜手术相似的优点,如缩短住院时间,降低发病率,更快恢复功能,降低麻醉需求。在一些研究中显著降低了EBL,所有机器人手术与开放手术相比,在大多数情况下都没有恶化肿瘤的预后。目前,明确的患者安全数据尚不清楚。

许多外科医师对新技术的应用进行了初步尝试,一些医师出现了灾难性的并发症,其中许多未被报道。一篇优秀的关于现有机器人胰腺手术的文献综述详述了在已报道的病例中其效果存在不一致。对于机器人肝手术来说,相关数据更加稀少。建立机器人手术标准流程应该是在优先确保患者安全的基础上进行。

（刘中砚　**译**　胡志前　徐楷　**校**）

参考文献

［1］Belghiti J et al. *J Am Coll Surg*. 2000,191(1):38-46.

［2］Jarnagin WR et al. *Ann Surg* 2002,236(4):397-406, discussion 7.

［3］Ito H et al. *Ann Surg* 2008,247(6):994-1002.

［4］Laurent C et al. *Br J Surg* 2003,90(9):1131-6.

［5］Nomi T et al. *Br J Surg* 2015,102(3):254-60.

［6］Belli G et al. *Br J Surg* 2009,96(9):1041-8.

［7］Endo Y et al. *Surg Laparosc Endosc Percutan Tech* 2009,19(5)：e171-4.

［8］Sarpel U et al. *Ann Surg Oncol* 2009,16(6):1572-7.

［9］Aldrighetti L et al. *J Surg Oncol* 2010,102(1):82-6.

［10］Buell JF et al. *Ann Surg* 2009,250(5):825-30.

［11］Nguyen KT et al. *Ann Surg* 2009,250(5):831-41.

［12］Gringeri E et al. *Surg Laparosc Endosc Percutan Tech* 2014,24(6):e233-6.

［13］Koffron AJ et al. *Ann Surg* 2007,246(3):385-92, discussion 92-4.

［14］Abood GJ et al. *J Hepato-Biliary-Pancreat Sci* 2013,20(2):151-6.

［15］Hayn MH et al. *Eur Urol* 2010,58(2):197-202.

［16］Ho CM et al. *Surg Endosc* 2013,27(3):732-9.

［17］Barbash GI et al. *N Engl J Med* 2010,363(8):701-4.

［18］Tsung A et al. *Ann Surg* 2014,259(3):549-55.

［19］Lai EC et al. *Am J Surg* 2013,205(6):697-702.

［20］Zureikat AH et al. *Adv Surg* 2014;48;77-95.

［21］Hassan SO et al. *J Surg Educ* 2015;72;592-9.

［22］Reiley CE et al. *J Thorac Cardiovasc Surg* 2008,135(1);196-202.

［23］Bao PQ et al. *J Gastrointest Surg* 2014,18(4):682-9.

［24］Lai EC et al. *Int J Surg* 2012,10(1):11-5.

［25］Choi GH et al. *Surg Endosc* 2012,26(8):2247-58.

［26］Giulianotti PC et al. *Surgery* 2011,149(1):29-39.

［27］Reddy SK et al. *World J Surg* 2011,35(7):1478-86.

［28］Strijker M et al. *HPB* 2013,15(1):1-10.

第77章

腹腔镜下胰腺恶性肿瘤分期

AMMARA A. WATKINS AND MARK P. CALLERY

概述

胰腺癌是一种可怕的疾病,胰腺导管腺癌患者的 5 年预期生存率＜6％。手术仍然是治疗可切除胰腺癌的主要方法,并为患者提供了一些生存优势。因此,准确的分期在治疗中至关重要。大多数胰腺癌患者通过计算机断层扫描(computed tomography,CT)进行放射分期。然而,由于 CT 分期低估癌症的进展程度,大量最初认为可切除的患者(10％～20％)接受了不必要的开腹手术。现代 CT 成像似乎能够很好地判断不可切除的疾病,但在预测可切除的疾病方面还是不足。

为了减少不必要的剖腹手术和术后并发症的发病率,诊断性腹腔镜探查手术被发展作为 CT 的拓展检查。虽然越来越多的单个机构研究很大程度上肯定了诊断性腹腔镜检查在胰腺癌分期中的作用,但是对于其是应作为常规检查还是应选择性使用仍然存在很大的争议。倾向于诊断性腹腔镜检查的人认为,如果发现不可切除的疾病,最好进行非手术治疗。而另一些人认为,最好通过外科开放手术技术实现病情的缓解。本章重点介绍关于该主题的最高水平的数据和专家共识指南,旨在指导胰腺癌患者的管理。

术前计算机断层成像

目前,多层螺旋 CT 包含血管系统在内的三维重建是胰腺癌术前分期的首选方法,可以确定患者是否适合根治性手术治疗。这与专家共识和国家综合癌症网络(National Comprehensive Cancer Network,NCCN)指南一致。磁共振成像(magnetic resonance imaging,MRI)和正电子发射断层扫描(positron emission tomography,PET)越来越多地用作 CT 扫描的辅助。然而,关于它们确定能否手术切除的能力的数据正在积累。MRI 和 PET 扫描的使用并没有显示出成本-效益优势以证明其值得常规使用,并且在术前肿瘤分期中仍存在争议。尽管有一些缺点,CT 仍然是金标准。CT 对肿瘤不可切除性的预测价值较高(90％～100％),可切除性的预测价值稍低(76％～90％)。这是由于 CT 无法发现肿瘤的隐匿性肝转移和腹膜扩散。在正常患者中,良性小肝病变如囊肿、血管瘤或胆管错构瘤的存在使问题更加复杂。

术前磁共振成像

鉴于 MRI 具有更强的软组织穿透能力,在特定情况下 MRI 确实比 CT 在术前诊断和分期方面有一些优势。在这些情况下,MRI 是术前 CT 的有效辅助检查,特别是在不能进一步确定的病变方面。MRI 对胰腺小肿块的辨别作用非常好,特别是那些未使胰腺外形变形或＜2cm 的肿块。对于 CT 上没有明显可见肿块的胰头增大,以及慢性胰腺炎和沟槽状胰腺炎与可疑肿瘤的鉴别也很有用。等密度的胰腺癌和胰腺头部的脂肪浸润与肿瘤相混淆也可以通过 MRI 得到更可靠的诊断。最后,MRI 也有助于诊断小的肝病变,这些病变在 CT 上很难与良性病变区分。

诊断性腹腔镜检查

研究表明,约有 1/3 的根据 CT 成像推测可以切除的患者在进行腹腔镜检查分期时发现并不适合手术切除。尽管有明显的好处,但腹腔镜检查肿瘤分期的价值并没有被普遍接受。从建议常规使用到在任何情况下都不建议使用,意见各不相同。

进展期胰腺癌患者的一个关键目标是尽可能避免开腹手术,并将护理纳入非手术姑息治疗当中以保障生活质量。诊断性腹腔镜检查的目的是通过提供对患者癌症分期更深入的评估来减少不必要的开腹手术。在脐孔周围插入一个 30°的内镜,在上中腹或右上腹也可以放置辅助穿刺套管针,以帮助观察腹腔内的所有结构。在手术过程中,检查肿瘤扩散的关键区域,包括镰状韧带,小网膜囊,横结肠系膜下方,肠道的外表面,Treitz 韧带的根部,结肠旁沟和盆腔。超声也可用于识别肝内转移病灶、肿瘤侵犯门静脉、肠系膜上静脉、肝门及大动脉受累程度,超出剥离界限的病理受累的淋巴结。如果需要活检来指导新辅助治疗,腹腔镜超声可以提供标示额外的活检部位。在肿瘤局部进展的情况下,预置金标粒子也可以作为未来的射波刀(赛博刀)立体定向放射的靶标。细胞学分析也可以在诊断腹腔镜检查中获得,但是阳性结果的意义难以评估,因为其在评估疾病播散性方面的准确性不稳定。此外,通常不能实时得出结果。与腹腔镜检查手术相关的并发症发病率从诊断腹腔镜为 0～4%。并发症主要是轻症的,包括伤口感染和穿刺口出血。在大多数文献中,死亡率为 0。中转开腹手术很少,而且住院时间通常很短。与开腹手术相比,诊断性腹腔镜手术有更短的住院时间、更低的费用和更早的化疗开始时间。原先对于癌症患者,腹腔镜手术后有穿刺口处复发的担忧,目前此顾虑已经被消除。大量研究报告,癌症患者腹腔镜手术穿刺口处肿瘤复发的发生率为 0～2%,这与开放式探查的发生率类似。

现代循证分析

现有的最高级别数据是对队列研究的系统回顾。最近的系统回顾是在 Cochrane 数据库中评估 CT 扫描后腹腔镜检查诊断的准确性。表 77.1 总结了系统回顾的数据。这项荟萃分析包含了 15 项研究(1015 例患者)。在所有研究中,疾病不可切除概率的预测中位数为 40.2%(表明 100 例经 CT 扫描可切除的癌症患者中有 40 例在剖腹手术中被发现为不可切除)。腹腔镜诊断的总体敏感性为 68.7%(95% CI 54.3%～80.2%)。检测结果阴性的患者最后判断为不可切除的计算概率为 0.17(95% CI 0.12～0.24)。这些数据表明,如果一个患者经过 CT 扫描和诊断性腹腔镜检查后被认为可切除,其癌肿不可切除的概率只有 17%。相比之下,仅常规做 CT 扫描分期则有 40%的概率。

表 77.1　Allen 等的研究结果总结(系统性回顾)

人群	患者年龄 15—87 岁,CT 上显示潜在可切除的胰腺或壶腹部癌	
环境	位于美国、德国、英国、日本和以色列的中心	
检验指标	经组织学证实的诊断性腹腔镜检查	
研究数量	15	
敏感性	68.7%(95% CI 54.3%～80.2%)	
总体偏倚风险	高	
纳入研究的预测概率	阴性结果患者的最后不可切除概率(95%CI)	可避免不必要剖腹手术的患者百分比
最小值＝17.4	6.1(4.2～9.2)	11.3
下四分位数＝34.2	13.9(9.8～20)	20.3
中位数＝40.3	17.3(12.4～24.5)	23.0

（续 表）

上四分位数=62.8	34.4(26.2~44.8)	28.4
最大值=81.8	58.2(48.6~58.3)	23.6
解释	在预测概率分别为17%、40%和82%的情况下，在CT扫描的基础上增加腹腔镜检查对胰腺癌进行术前分期，100例中可避免11例、23例和24例不必要的开腹手术。这些预测概率是所纳入研究中获得的最小值、中位数值和最大值	

Source：Modified from Allen VB et al. Cochrane Database Syst Rev 2013;11:CD009323.

对胰腺癌患者的亚组分析也得到了类似的结果。经 CT 扫描和诊断性腹腔镜检查后认为可切除的疾病最后不可切除的概率为 18%，而单独接受 CT 扫描的患者为 40%。这就是说，平均而言，在 100 例计划进行根治性切除的患者中，开腹前通过诊断性腹腔镜检查和随后的组织病理学检查确认可疑病变，可以避免 23 例不必要的开腹手术。

这篇综述并非没有缺点。大多数研究的方法学质量较低，各研究之间存在显著的异质性。此外，15 篇文章中有 11 篇是在 10 年以前发表的。这可能影响此系统回顾结果对改进的现代 CT 成像能力的适用性。这也是假定 CT 检测隐匿性转移的能力在同一时期有所提高；然而，这仍然存疑。不过，这是指导治疗的最高水平和最新的数据，与关于该主题的另一个唯一的系统回顾一致。先前的系统回顾发现，诊断性腹腔镜可避免 4%~36% 的患者进行不必要的开腹手术。

专家共识指南

关于此专题的专家共识声明提倡选择性腹腔镜检查，而不是常规作为基础临床预测用来优化诊断阳性率。较大的肿瘤和胰腺颈部、体部和尾部的肿瘤更容易转移，建议进行腹腔镜检查分期。此外，CT 上可疑肿块和患者出现糖类抗原（CA）19-9 升高往往是转移性瘤的标志。

因此，建议对具备表 77.2 中标出的特点的患者进行选择性腹腔镜检查。对于局部进展期无法切除且无远处转移的胰腺癌患者，腹腔镜分期也可用于排除亚临床转移性灶，优化治疗选择。有关腹水细胞学在诊断腹腔镜检查中应用价值的数据正在积累。

表 77.2 可受益于选择性腹腔镜检查的患者特点

- 胰头部肿瘤＞3cm
- 肿瘤位于胰腺体部或尾部
- CT 扫描发现可疑病灶
- CA19-9 水平升高（＞100U/ml）
- 不良临床特征［显著的体重减轻和（或）疼痛，低白蛋白血症］

Source：Data from Callery MP et al. Ann Surg Oncol 2009;16:1727 - 33.

当腹水细胞学检查阳性将患者的疾病提升到 AJCC Ⅳ 期时，这确实将影响疾病的进展和患者生存。腹水细胞学诊断的准确性在不同的中心存在差异，许多外科医师仍然持怀疑态度。目前的专家共识建议，在细胞学阳性结果诊断为 Ⅳ 期肿瘤之前，需要对分子和遗传标记分析进行进一步的研究。

总结及总体建议

根据现有的最高水平数据和专家共识指南，超声腹腔镜检查肿瘤分期应是选择性的。胰头部肿瘤＞3cm，肿瘤位于胰腺体部或尾部，CA19-9 水平升高，CT 扫描显示可疑转移灶，应采用此方法。

（刘中砚 **译** 胡志前 徐楷 **校**）

参考文献

［1］ Lillemoe K et al. *Ann Surg* 1999;230;328-30.

［2］ Mayo SC et al. *J Am Coll Surg* 2009;208:87-95.

［3］ Stefanidis D et al. *Ann Oncol* 2006;17:189-99.

［4］ Callery MP et al. *Ann Surg Oncol* 2009;16:1727-33.

［5］　Reinhold C. *J Gastrosintest Surg* 2002；6：133-5.

［6］　Lu DS et al. *Am J Roentgenol* 1997；168：1439-93.

［7］　Tempero M et al. *J Natl Compr Canc Netw* 2010；8：972-1017.

［8］　Goh B. *Ann Surg* 2006；243：709-10.

［9］　Raman SP et al. *Cancer J* 2012；18：511-22.

［10］　Wong JC et al. *Clin Gastroenterol Hepatol* 2008；6：1301-8.

［11］　Conlon C et al. *Ann Surg* 1996；223：134-40.

［12］　Jimenez R et al. *Arch Surg* 2000；135：414-5.

［13］　Potter M et al. *Surg Oncol* 2000；9：103-10.

［14］　Chang L et al. *Surg Endosc* 2009；23：231-41.

［15］　Hunerbein M et al. *Surg Endosc* 1998；12：921-5.

［16］　Karachristos A et al. *J Gastrosintest Surg* 2005；9：1286-92.

［17］　Jayakrishnan TT et al. *HPB* 2015；17：131-9.

［18］　Allen VB et al. *Cochrane Database Syst Rev* 2013；11：CD009323.

［19］　Pisters P et al. *Br J Surg* 2001；88：325-37.

［20］　Vollmer C et al. *Ann Surg* 2002；235：1-7.

第78章

机器人辅助微创胰十二指肠切除术

ALESSANDRA STORINO，TARA S. KENT，AND A. JAMES MOSER

简介

自 1909 年 Walter Kausch 首次为壶腹癌患者施行胰十二指肠切除术（pancreaticoduodenectomy，PD）以来，壶腹周围肿瘤患者的外科治疗持续发展中。第一阶段通过对 Kausch 原始手术的重大改进，从而使手术切除胰头在技术上存在可行性，如 1935 年 Whipple 介绍了一种一期重建胃肠道（gastrointestinal，GI）连续性的技术；1978 年 Longmire 使用保留幽门的技术。第二阶段始于 20 世纪 70 年代，随着专科中心重症监护医学的迅速发展与改进，术后死亡率有了明显降低。第三阶段始于 1994 年，Gagner 和 Pomp 完成 1 例第一次腹腔镜 PD 手术，这是自 1984 年 Muehl 进行微创手术以来最具挑战性的实践。

尽管最近一系列的证据表明了微创 PD 与开腹 PD 中某些患者的疗效相当，但是腹腔镜技术中该领域的普及仍然迟滞不前，多集中在一些专科中心。腹腔镜 PD 的缓慢发展，恰恰说明我们需要不断进行外科培训以适应复杂的手术，并克服当前腹腔镜器械的设计限制。现代机器人技术已经部分克服了手术器械的局限，如放大的立体视觉，消除外科医师的手部颤抖，以及腔内器械的灵活运动。计算机控制的器械可使用与传统开放式手术相同的方法，在微创条件下完成复杂的切除和重建。2003 年，第一批机器人辅助胰腺切除术病例见于文献；Giulianotti 等在欧洲报道了 13 例胰腺切除术，而 Melvin 等在美国发表了一篇关于机器人切除胰腺神经内分泌肿瘤的文章。随后一系列的机器人辅助 PD 案例证实了这种技术应用的安全性和可行性，而近期发表的数据表明，开放 PD 和微创 PD 疗效相近，初步证实两者的等效性。

手术选择和安全性

手术结果的安全性和透明度对于一种全新手术的早期临床应用至关重要。所有接受机器人 PD 的患者都应纳入注册，并由机构审查委员会（Institutional Review Board，IRB）批准。手术应由熟悉开放 PD 的专业团队进行，确保能在需要时进行静脉的切除和重建。我们建议创立一个具备高级微创技术的团队，该团队在完成大约 50 例手术后才能熟练掌握机器人辅助 PD。只有经过训练熟练掌握机器人技术后，外科学员方可逐步加入该团队。

目前，大型且固定的机器人装置给患者体位和入路带来极大的挑战。由于该手术需要头高足低位，对前负荷、尿量和血压有一定影响，故不宜纳入有活动性心血管疾病和肾功能不全的患者。在这种体位，主要血管出血可能危及生命，必须在不移除机器人的情况下迅速予以控制。由于一旦机器人就位，就无法再接近患者，麻醉小组需提前做好适当的准备工作，如充分的静脉注射（intravenous，IV）通路，各种有创监测，在手术过程中必须可以进行气管插管和鼻胃管置管，并确保这些通路安全。最后，必须考虑病变的病理和解剖情况，通常来说，最困难的切除往往伴随最简单的重建。例如，梗阻病变引起胆管和胰管扩张和实质纤维化使得重建非常方便，但会增加门静脉（portal vein，PV）粘连和损伤的风险。

术前核查表

　　患者取仰卧位,分开双腿,使处于坐位的腹腔镜医师最大限度地使用器械(图 78.1)。机器人操作台的位置应能使机器人外科医师、腹腔镜外科医师和手术护士有充分的视野,以便进行交流。必须强调的是,远程手术给手术团队带来了不同寻常的沟通困难。患者需留置鼻胃管和导尿管。术中右臂是屈曲的,以防止患者的肩膀和机器人之间的发生碰撞;左臂伸直外展,以便麻醉放置血氧计、血压袖带和动脉导管;上半身覆盖保暖毯以保持体温。

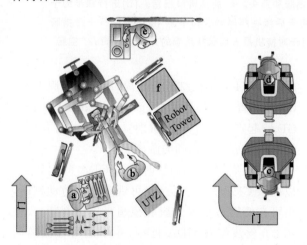

图 78.1　手术室位置
　　(a)器械护士;(b)位于患者两腿之间的腹腔镜医师;(c)控制台,操纵机器人的医师;(d)外科实习生或观察员;(e)麻醉医师;(f)辅助设备。

穿刺孔的设置

　　穿刺孔的位置设计是为了便于进行以下三个阶段的操作:腹腔镜分期,腹腔镜下胰头的游离及机器人辅助切除和重建。术中一旦确定可进行手术切除,则需要 7 个穿刺孔(图 78.2)。

　　进腹使用 5mm 的可视穿刺器,在左侧肋下区穿刺,后面该穿刺孔用于机器人孔(R1);在脐上中线右侧 2～3cm 处插入一个 12mm 的 trocar 放置摄像头,用于显露门静脉外侧缘和钩突(C);而位于腹部右上象限的两个 5mm 套管最终被转换为 8mm 机器人穿刺孔(R2 和 R3);肝牵引器通

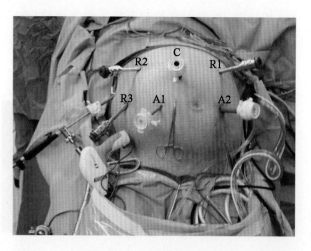

图 78.2　机器人辅助胰十二指肠切除术穿刺孔设置建议
　　在左上象限插入 5mm 的可视穿刺器,用于机器人孔(R1);剩余的机器人穿刺孔(R2 和 R3)设置于右腹部;肝牵引器自右腋前线(L)进入;12mm 相机端口设置于上腹部中线右侧(C);腹腔镜医师操作的两个辅助孔:一个 5mm 辅助孔(A1)位于右下象限,一个 15mm 辅助孔(A2)位于左下象限,可通过 GelPOINT 装置,用于标本取出。

过右腋前线(L)的 5mm 孔插入;辅助孔(A1 和 A2)分别位于腹部左、右下象限。GelPOINT 设备(Applied Medical, Rancho Santa Margarita, California)是用于封闭位于左下腹或上腹部中线的 6cm 切口,该切口主要用于取出胰头(A2),以及术中置入纱布、缝针和吻合器。

手术步骤

　　与开放手术相同,机器人技术使用四只手进行合作用于显露可能因肿瘤、肥胖和(或)胰腺炎而扭曲的关键结构。为了避免和及时控制大血管出血,需要非常熟悉局部解剖,同时需要腹腔镜和机器人操作者间熟练配合。

第一步:游离右侧结肠和胰头

　　在腹腔镜阶段,利用重力牵拉空腔脏器,在此期间,我们使用 45°的腹腔镜、无创伤抓钳、吸引器和 LigaSure(Covidien, Boulder, Colorado)(图 78.3)。游离右半结肠,以显露出穿过肠系膜血管下发的十二指肠;胰头则从腹膜后(Kocher 法)(图78.3)游离抬起至肠系膜上动脉(superior mesenteric artery,SMA)的起始部,尽可能从肠系膜血管的右下方离断 Treitz 韧带;沿近端空肠的腹膜反折可能需要切开,以游离位于结肠系膜下方的该段空肠。离断近端空肠肠系膜后,测量胆胰臂,在其下游 50～60cm 的处,使用 EndoStitch(Covidien,Boulder,Colorado)以正确的方向行胃肠吻合(图78.3 b)。

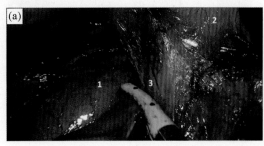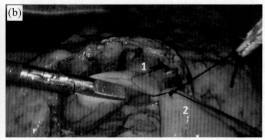

图78.3 (a)Kocher 法:分离肠系膜上动脉周围的组织,通过腹膜后的十二指肠和胰头,充分显露下腔静脉和主动脉。1. 下腔静脉。2. 游离的十二指肠和胰头。3. 胆总管淋巴结。(b)进行初步的十二指肠空肠吻合术,用缝线标记空肠位置,用于后续在胆肠吻合口下游40cm处进行十二指肠造口。标记空肠的正确方向,固定于胃上,用于对接机器人后保持正确的方向。1. 胃;2. 空肠

第二步:安装机器人

在游离胰头并分离空肠后,需使用机器人(Intuitive Surgical,Sunnyvale,California)进行门静脉解剖和随后的重建。机器人位于患者头部上方,臂2和3位于患者右侧,以确保肝牵引器不会阻碍机器人下臂操作。

第三步:肝门解剖

手术机器人就位后,可先进行顺行胆囊切除术来移除扩张的胆囊,因为它阻碍了门静脉结构的解剖显露。然后对肝总动脉(common hepatic artery,CHA)淋巴结进行游离,以显露胰腺上缘、CHA 和胃十二指肠动脉(gastroduodenal artery,GDA)起点(图78.4)。辨别胃右动脉并将其结扎切断以完成十二指肠的游离。

清除周围组织并暂时阻塞 GDA 的起始点,以确认 CHA 的血流方向(可观察血管搏动判断,也可在使用 B-D 模式腹腔镜超声进行判断)。使用 2-0 丝线结扎 GDA 近端,并用血吻合器离断(图78.4a)。离断 GDA 后,CHA 就显露于视野,十二指肠近端的胃网膜右血管弓及幽门周围淋巴结清扫后,使用线性切割吻合器离断十二指肠近端(图78.4b)。胃网膜根部用血管吻合器离断,保留胃大弯侧的血管,但保持幽门前淋巴结与手术标本的连续性。十二指肠移开后,提起胆总管

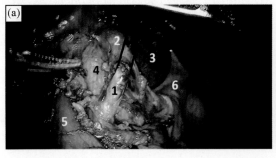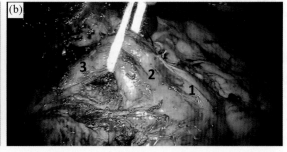

图78.4 (a)十二指肠动脉结扎。1. 胃十二指肠动脉;2. 右肝动脉;3. 肝尾状叶;4. 门静脉;5. 十二指肠;6. 肝总动脉。(b)保留幽门的胰十二指肠切除术切断十二指肠的第一部分。1. 胃窦;2. 幽门;3. 十二指肠第一部分

显露 PV,并以血管吊带提起,从肝动脉和胆管上清扫门静脉旁淋巴结,留标本送检。检查胆管外侧缘以确认可能存在的右肝动脉。胆管用吻合器离断,以防止胆汁漏出,避免沿 SMA 游离时,胆汁使手术视野模糊。取胆管远端切缘送冷冻病理。

第四步:游离肠系膜上静脉,离断胰腺颈部

门静脉清扫完成后,清除胰腺下缘覆盖的网状组织,以显露肠系膜上静脉(superior mesenteric vein,SMV)。机器人操作使用剪刀在直视下从胰腺后表面分离 SMV-门静脉。使用机械抓钳,将条带环绕胰颈,以防止胰腺横断时损伤静脉(图 78.5)。在胰腺的上下缘使用 2-0 丝线将胰横动脉缝扎。用电剪离断胰腺,避免使用电凝横断胰管,以便冷冻病理准确评估切缘。

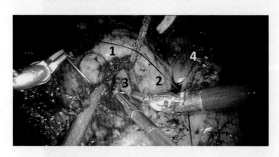

图 78.5　分离胰腺颈部。分离线用于在横断过程中持续显露静脉

1. 胰体;2. 胰颈;3. 肠系膜上静脉;4. 胃。

胰腺分离后,继续将 SMV 从覆盖的脂肪和小血管中剥离,近端直至小肠系膜根部。分离胃网膜右静脉汇入 SMV 处的起点,用血管吻合器或 2-0 缝线结扎切断。离断空肠以游离十二指肠系膜。使用 Maryland 机器人解剖器,应用结扎、LigaSure 或血管夹,处理支配胰腺沟突的静脉分支。

第五步:胰头部的血管分离

使用第三个机械臂(R3)通过"悬吊操作"将胰腺从后腹膜抬起,使得 SMA 转到视野内。一旦胰十二指肠上静脉结扎,则只剩下胰腺的分支动脉。SMA 的外膜可使用 Maryland 机器人解剖器进行分离(图 78.6a),使用 LigaSure 清扫 SMA 外侧腹膜后淋巴结。微小的动脉分支使用 LigaSure 离断,而较大的血管则需使用丝线结扎或夹子夹闭近端,然后用 LigaSure 在远端离断(图 78.6b)。

可用 R1,使用 4-0 或 5-0 Prolene 缝线(Ethicon Endo-Surgery,Cincinnati,Ohio)进行缝扎止血。腹腔镜医师使用 A1 和 A2 置入 LigaSure,并使用吸引器清除术区出血。手术标本放置于大标本袋中,通过 GelPOINT 取出。冲洗后腹膜区,检查有无出血。疑似或已明确的恶性肿瘤患者,可放置金基准点进行标记。

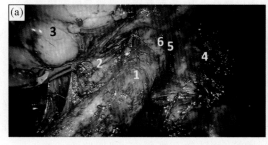
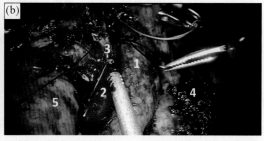

图 78.6　(a)分离动脉外膜显露肠系膜上动脉。一旦胰腺颈部横断完成,肠系膜上静脉显露后,结扎静脉分支并分离组织以显露肠系膜上动脉。1. SMV;2. SMA 外膜;3. 胰头;4. 胰颈;5. 平行于胰尾并位于其后方的脾静脉;6. SMV 和 SV 汇合形成门静脉。(b)分离 SMA 胰头方向的分支。1. 门静脉;2. SMA;3. SMA 胰头方向的分支;4. 胰腺远端;5. 移动十二指肠。注意血管夹在胰十二指肠静脉较大分支的位置

第六步：重建胃肠道

使用开放手术的技术重建胃肠道连续性，不同的是使用多股可吸收 5-0 缝线。检查近端空肠，确保在十二指肠肠系膜分离时没有离断过多血供。将胆胰支拉至血管下方，并在行胰腺吻合前先评估其张力，再采用改良的 Blumgart 技术进行双层、端-侧、导管-黏膜的胰空肠吻合（图 78.7a）。使用 2-0 丝线贯穿胰腺水平褥式缝合将空肠浆膜层固定于胰腺实质，同时注意防止胰腺实质撕裂。在胰管周围间断缝合几针（5-0Vicryl），以便于在随后的吻合过程中充分地显露胰管。使用电刀于中空肠上切开小口，伞式间断导管-黏膜吻合进行胰腺空肠吻合。可以在较小胰管中留置支架，以确保畅通（图 78.7a 和 b）。再使用从后层吻合留置的缝针，用 2-0 丝线完成前层吻合。

接下来，切开闭合的胆管末端。对于内径较小的胆管，可用 5-0Vicryl 缝线进行间断单层胆管空肠端侧吻合（图 78.7c）。对于直径＞8mm 的厚壁胆管，可采用 4-0 V-Loc 缝线（Covidien，Boulder，Colorado）进行连续缝合。

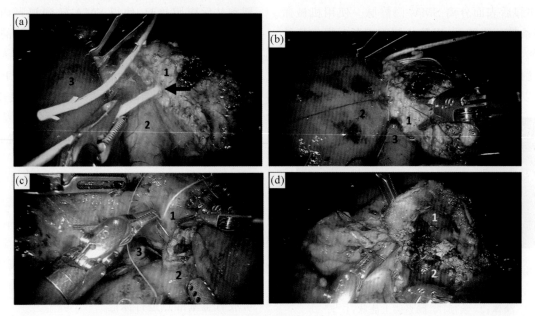

图 78.7 (a)胰管内置管术。1. 胰腺残余物和胰管置管(箭处)；2. 门静脉；3. 空肠襻行胰管空肠吻合术。(b)导管黏膜吻合术。胰腺和空肠接近于门静脉上方，先前置管的导管与肠黏膜吻合。1. 胰尾；2. 空肠；胆管；3. 门静脉。(c)肝空肠端侧吻合术。肝管末端与空肠侧壁吻合。1. 肝管；2. 空肠，胆管；3. Winslow 孔和下腔静脉。(d)双层十二指肠空肠吻合术。1. 第一部分十二指肠管壁；2. 空肠管腔，消化道

最后，十二指肠和空肠切开后，在结肠前行双层十二指肠空肠吻合，后壁浆肌层使用 2-0 丝线进行间断缝合，而后采用 3-0V-Loc 缝线采用全层连续缝合（图 78.7d）。检查十二指肠黏膜的状况以确保肠管活力。采用 Connell 技术进行肠管前壁的吻合，随后进行浆膜肌层缝合。

对于营养状况较差的患者，可使用标准的 Stamm 技术放置经胃空肠造口管。确切止血，清点器械及纱布后，在胆道和胰腺吻合口的前后方分别放置一根 19F 的引流管。随后，移除机器人，关闭 GelPOINT 及其他穿刺孔，单股缝线进行皮下缝合，无菌敷料覆盖。唤醒患者，拔除气管插管，并转送至恢复室，密切监测一晚。

现有技术的局限性

在机器人技术的辅助下，经历了时间检验的开放式胰腺切除技术，可以在微创手术中实施。然而，目前的平台仍存在重大的局限性，其中最主要的是难以在腹部的多个象限进行操作，再加上

机器人安装后将无法改变手术台的位置,这意味着难以使用脏器自身的重力持续有效地进行牵引。当前机器人手臂的大小和位置限制了其运动的灵活性,难以发挥机器人辅助的巨大潜力。穿刺孔的位置对于减少机械臂之间的干扰及与床边的腹腔镜手术医师之间的干扰至关重要。缺乏触觉反馈延长了学习曲线,也会导致过度的张力及对组织的挤压。为了弥补触觉反馈的缺失,必须使用充分细致的视觉来反映组织、血管和缝线材料的张力。这项技术有漫长的学习曲线,且必须通过持续的实践来保持水平。最后,术中更换手术器械同样是一个烦琐的过程,扰乱手术进程,延长手术时间。

微创胰十二指肠切除术的潜在优势

　　PD是最复杂的腹部手术之一。需要广泛的显露组织结构、精细的分离和处理血管,全面的解剖学知识以重建胆胰消化道。尽管在其他手术中,微创技术广受欢迎,但由于机器人辅助胰十二指肠切除术(robot-assisted pancreatoduodenecto-

my,RAPD)的高度复杂性和陡峭的学习曲线,该手术仅在少数医疗中心缓慢的开展。

　　开放胰十二指肠切除术(open pancreatoduo-denectomy,OPD)、腹腔镜胰十二指肠切除术(laparoscopic pancreatoduodenectomy,LPD)及RAPD的回顾性结果见表78.1。在早期阶段,RAPD手术时间会比OPD长,但随着经验增加,这种差异往往消失或变得不再明显。RAPD的中转开腹率在0~35%,但随着经验积累,中转率也会降低(表78.1)。一项前瞻性研究发现,与OPD组相比,RAPD组的平均手术时间更长(410±103 vs. 323±80min;$P=0.001$),但比较两组后期的病例时,平均手术时间并没有明显差异(340 vs. 324min;$P=0.981$)。同样,与OPD组相比,RAPD组的总失血量的中位数更低(400 vs. 500ml;$P=0.005$)。随着学习曲线后期技术的不断进步,最近的机器人辅助手术报道:RAPD为200ml(IQR 100~450)和OPD为500ml(IQR 300~700)($P=0.002$),差异更加明显。RAPD报告的失血量范围从低值250ml至高值500~600ml,与开放手术的结果相比,其优势较为显著。

表78.1　文献记载中胰十二指肠切除术失血量、手术时间和中转手术率

课题文献综述	研究类型	手术类型	手术出血量(ml)[a]	手术时间(h)[a]	手术中转率(%)
Gagner 和 Palermo	综述	LPD($n=146$)	142.8	7.3	46
Strijker 等	综述	RAPD($n=131$)	440	8.5	16.4
非对照研究					
Winter 等	回顾性研究单机构	OPD($n=1423$)	中位数:800	中位数:6.3	NA
Cameron 等	回顾性研究单机构	OPD($n=1000$)	中位数:1090(in 1970s)和 700 (in 2000s)	中位数:8.8(in 1970s)和 5.5 (in 2000s)	NA
Giulianotti 等	回顾性研究双机构	RAPD($n=50$)	394	7	18.3
Boggi 等	前瞻性队列研究	RAPD($n=34$)	220	10	0
Boone 等	回顾性研究单机构	RAPD($n=200$)	中位数 250	平均值:8	6.5
对照研究					
Buchs 等	前瞻性队列研究	RAPD($n=44$) OPD($n=39$)	387(RAPD) 827(OPD); $P=0.0001$	7.4(RAPD) 9.3(OPD); $P=0.0001$	4.5

（续　表）

课题文献综述	研究类型	手术类型	手术出血量(ml)[a]	手术时间(h)[a]	手术中转率(%)
Lai 等	回顾性研究	RAPD($n=20$) OPD($n=67$)	中位数:247(RAPD) vs. 774.8(OPD); $P=0.03$	8.2(RAPD) vs. 4.4(OPD); $P=0.01$	5
Bao 等	回顾性研究	RAPD($n=28$) OPD($n=28$)	中位数:100(RAPD) vs. 300(OPD); $P=0.0001$	中位数:7.2(RAPD) vs. 6.8(OPD); $P=0.04$	14
Chen 等	前瞻性研究	RAPD($n=60$) OPD($n=120$)	中位数:400(RAPD) vs. 500(OPD); $P=0.005$	中位数:6.8(RAPD) vs. 5.4(OPD); $P=0.001$	1.7

注:LPD. 腹腔镜胰十二指肠切除术;OPD. 开放胰十二指肠切除术;RAPD. 机器人辅助胰十二指肠切除。请参阅第一列的参考编号。

[a] 除另有说明外,均描述手术出血量和平均手术时间。

术后并发症

在专业手术中心,RAPD 术后并发症发生率与 OPD(38%～41%)和 LPD(16%～37%)相似。据报道,主要并发症(Clavien-Dindo 分级≥3)发生率在 15%～26%,最常见的并发症有胰瘘、胃排空延迟、胆瘘、胃肠道吻合口瘘、腹腔出血、腹腔积液、输入襻梗阻等。手术部位感染在开放手术组更为常见(1.7% vs.12.5%;$P=0.033$)。胰瘘的发生率在 13.3%～35%,但 Boone 等最近的一项研究显示,在手术量较大的医疗中心,B/C 级胰瘘发生率为 6.9%。RAPD 与 OPD 在术后并发症、胰瘘、出血、再手术、胆瘘、胃排空延迟等方面并无显著差异。与 OPD 相似,RAPD 术后再手术率为 3.3%～4%。以前报告的开腹和腹腔镜手术围术期死亡率为 1.3%～2.5%,而 RAPD 的围术期死亡率在 1.7%～3.3%。

肿瘤相关预后

RAPD 术后切缘阴性率为 79%～100%,淋巴结切除数为 14～32。有几项研究对 RAPD 和 OPD 术后的切缘和淋巴结进行了比较,并未发现差异。文献中也无穿刺孔部位复发的相关报道,而 RAPD 术后的生存率与 OPD 相比也无明显差异。

学习曲线

最近,一个手术量较大的医疗机构对 200 例 RAPD 做回顾性研究时,证实了手术时间改善的三阶段模型。前 80 次手术平均手术时间 581 ± 81 min,81～140 次手术为 444 ± 73 min,141～200 次手术为 390 ± 75 min。与 OPD 手术时间在 30 年内(从 20 世纪 70 年代的 528min 减少到 21 世纪初的 330min)减少了 37% 相比,RAPD 手术时间在 6 年内下降了 33%。RAPD 和 OPD 失血量的减少也类似。20 例手术后的中转率下降了 10 倍(35.0% vs.3.3%;$P<0.001$);40 例后胰瘘率由 27.5% 下降至 14.4%($P=0.04$)。作者推断,基于失血量和中转率,20 例手术对于早期优化是必要的,而以手术时间来评估整体效果,80 例手术构成完整的学习曲线。

总结

机器人胰十二指肠切除术使得经典的开放手术得以在微创环境中再现。RAPD 尽管有较长的学习曲线,但是住院时间、早期术后并发症和肿瘤相关疗效方面的初步结果与开放手术相当。随着时间的推移,技术的不断创新和外科医师熟练程度的提高,将会有更多的人接受和使用新的技术,开展微创化的复杂外科手术。

（黄琦　译　胡志前　徐楷　校）

参考文献

［1］　Senthilnathan P et al. *J Laparoendosc Adv Surg Tech A* 2015,25(4)：295-300.

［2］　Zureikat AH et al. *Ann Surg* 2013,258(4)：554-9；discussion 559-62.

［3］　Zureikat AH et al. *Adv Surg* 2014；48：77-95.

［4］　Giulianotti PC et al. *Arch Surg* 2003,138（7）：777-84.

［5］　Melvin WS et al. *J Laparoendosc Adv Surg Tech A* 2003,13(1)：33-6.

［6］　Chen S et al. *Surg Endosc* 2015；29：3698-711.

［7］　Giulianotti PC et al. *Surg Endosc* 2010,24（7）：1646-57.

［8］　Strijker M et al. *HPB* 2013,15(1)：1-10.

［9］　Boone BA et al. *JAMA Surg* 2015；150：416-22.

［10］　Cameron JL et al. *Ann Surg* 2006,244(1)：10-5.

［11］　Winter JM et al. *J Gastrointestinal Surg* 2006,10(9)：1199-210；discussion 1210-1.

［12］　Lai EC et al. *Int J Surg* 2012,10(9)：475-9.

［13］　Gagner M et al. *Hepato-Biliary-Pancreatic Surg* 2009,16(6)：726-30.

［14］　Boggi U et al. *Br J Surg* 2013,100(7)：917-25.

［15］　Buchs NC et al. *World J Surg* 2011,35（12）：2739-46.

［16］　Bao PQ et al. *J Gastrointestinal Surg* 2014,18(4)：682-9.

［17］　Litynski GS. *JSLS：Journal of the Society of Laparoendoscopic Surgeons* 1998,2(4)：341-6.

第79章

腹腔镜胰十二指肠切除术（Whipple）

RUCHIR PURI，JOHN A. STAUFFER，AND HORACIO J. ASBUN

简介

在过去的 30 年中，微创手术的发展对肝胆胰外科产生了巨大的影响。而腹腔镜下胆囊切除术治疗胆管疾病正是在这种影响作用下最成功的案例。微创技术的目的在于通过减少腹壁创伤和术后疼痛来促进恢复，但由于胰腺的切除和重建术后所造成的影响远超以上因素，所以这种益处在胰腺手术中并不显著。所以胰腺微创手术的目标不仅是减少疼痛，还通过减少术中出血、增加淋巴结清扫数目及减少术后恢复时间来提高手术的整体效果。虽然腹腔镜下远端胰腺切除术已被证实比开放手术有优势并得到广泛认可，但腹腔镜下胰十二指肠切除术（laparoscopic pancreaticoduodenectomy，LPD）却并非如此。胰腺位于腹膜后，邻近肠系膜血管，使得术中分离非常危险，并且胆胰重建需要先进的腹腔镜技术和额外的时间，同样具有很大的挑战性。正如预期，LPD 的学习曲线非常陡峭，这也限制了该技术的广泛应用。对于处于学习曲线早期的外科医师来说，选择早期肿瘤或良性疾病，切除胰头时炎症反应较轻。但不幸的是，这些患者通常胆管和胰管未扩张，这使得重建更具挑战性。而且血管受累仍然是一个问题，需要进行血管控制或重建的患者可能需要转行开腹胰十二指肠切除术（open pancreaticoduodenectomy，OPD）。与 OPD 相比，LPD 手术时间更长，且所需资源更多；因此，目前 LPD 仍然局限于少数大手术量的医疗中心。

腹腔镜胰十二指肠切除术的预后

印度的 Palanivelu 等在 2007 年报道了第一个有利于 LPD 的研究。45 名接受 LPD 治疗的患者平均住院时间为 10.2d，手术时间为 370min，平均有 13 个淋巴结被切除，没有中转开腹。并发症发病率为 26.6%，死亡率为 2.2%，中位生存期为 49 个月。2009 年，他们发表了一项 75 名患者的随访研究，证实了 LPD 的肿瘤学疗效。我们比较了 215 例开腹患者和 53 例 LPD 患者。在发病率、死亡率、术后胰瘘（postoperative pancreatic fistula，POPF）、再手术率、肿瘤学预后等方面，两组差异无统计学意义。LPD 患者住院时间为 8d，重症监护室 1.1d，手术时间更长，出血量更少，淋巴结清扫更多，平均为 23.4 个，以上指标均具有显著的统计学差异。

腹腔镜的优点之一是减少住院时间（LOS），在 LPD 的情况下，LOS 与是否存在并发症和 POPF 成正比。在一系列超过 30 个病例的大型报道中，总体并发症发生率为 26.8%～74%，主要并发症（Clavien-Dindo≥3）范围为 5.6%～28%。B-C 级 POPF 的发生率在 6.3%～44%。目前已有 6 项 meta 分析比较 LPD 和 OPD（表79.1）。LPD 出血量减少、住院时间缩短、手术时间延长，死亡率、并发症发生率和 POFP 与 OPD 相似。

表 79.1　meta 分析比较开放和微创胰十二指肠切除术

参考文献/研究数量	患者数目(Open PD/MIS PD)	估计失血量	手术时间	术后胰瘘/整体汇总	停留时间	切缘	淋巴结	结论
Correa-Gallego 等	373/169	Less with MIS PD WMD 1460ml P<0.001	Longer with MIS PD WMD 131 min P=0.003	无显著差异 POPF 21% MIS versus 17% OPD P=0.94/0.15	MIS PD 3.7d时 同更短 P=0.02	MIS PD R1 切缘更少 P=0.007	MIS PD 淋巴清扫数目增多(3 个以上) P=0.03	通过改善的结果得出,MIS PD 是可行的,但是没有随机对照试验不能证实其优越性
Nigri 等	419/204	Less with MIS PD P<0.0001	Longer with MIS PD P<0.0001	无统计学意义 P=0.80/0.34	MIS PD 更短 P=0.0497	MIS PD R1 切缘更少 P=0.90	MIS PD 淋巴清扫数目增多 P=0.050	在专家手中,MIS PD 是安全可行的,可以减少类似 DGE、POPF 的整体并发症
Qin 等	542/327	Less with MIS PD MD-362ml P<0.001	Longer with MIS PDMD 105 min P<0.001	无统计学意义 P=0.86/0.05	MIS PD2.6 d 更短 P=0.001	相似的 R0 切缘 P=0.07	相似的淋巴结清扫数 P=0.48	MIS PD 的一些优势,应该表现在一些大容量机构的轻症胰腺炎和早期癌症患者中
Lei 等	429/209	Less with MIS PD WMD-406ml P=0.007	Longer with MIS PD WMD 107 min P=0.007	无统计学意义 P=0.78/0.16	MIS PD WMD 4.14d 更短 P=0.02	MIS PD R1 切缘更少 P=0.03	相似的淋巴结清扫数 P=0.11	M 通过结果的改善,说明 MIS PD 是可行的;选择偏倚对最终结果的影响较小

（续表）

参考文献/研究数量	患者数目（Open/MIS PD）	估计失血量	手术时间	术后胰瘘/整体汇总	停留时间	切缘	淋巴结	结论
Zhang 等	5102/1018	Less with MIS PD WMD-160ml $P<0.001$	Longer with MIS PD WMD 84 min $P<0.001$	无统计学意义 $P=0.17/0.83$	MIS PD WMD 3.57d 更短 $P<0.001$	MIS PD R1 切缘更少 $P=0.005$	MIS PD 淋巴结清扫 WMD 1.74 增多 $P<0.001$	MIS PD 是 OPD 的合理替代方案，具有潜在优势
de Rooji 等	26,131/2759	Less with MIS PD WMD-385ml $P=0.001$	Longer with MIS PD WMD 73.5 min $P=0.001$	无统计学意义 $P=0.0009$	MIS PD WMD 3.1d 更短 $P<0.0001$	MIS PD R1 切缘更少 $P=0.04$	相似的淋巴结清扫数 $P=0.76$	MIS PD 具备一定优势，应该在高容量的医疗机构开展结构化的训练项目

MD. 平均数差异；MIS PD. 微创胰十二指肠切除术；WMD. 加权平均差。

虽然技术上可行,但 LPD 的肿瘤学疗效仍然存在疑问。在迄今为止最大的报道中,Croome 等比较了 322 个患者,其中 214 例接受开腹手术,108 例接受腹腔镜手术。两组在肿瘤大小、新辅助治疗、淋巴结阳性率和切缘状态方面均相似。虽然两组患者的总生存率相似,但与腹腔镜手术相比,开腹手术局部复发风险增加(27% vs. 15%, $P=0.04$)。术后接受化疗的间隔时间延长(59d vs. 48d, $P=0.001$)。超过 8 周接受化疗的患者也多见于 OPD(41% vs. 27%, $P=0.01$)。此外,开放组因术后并发症而延迟化疗超过 3 个月或根本不接受化疗的可能性大于腹腔镜组(12% vs. PD 5%, $P=0.04$)。

最近,Liao 等回顾了超过 1000 例接受 LPD 或机器人胰十二指肠切除术(robotic pancreaticoduodenectomy, RPD)的患者。他们报道的 POPF 率和总体并发症率分别为 17% 和 35.9%,平均淋巴结清扫数为 17.1;其中 91.6% 的患者成功行 RPD,死亡率为 2.2%。通过 meta 分析作者得出结论:在合理选择的患者中,微创胰十二指肠切除术(minimally invasive pancreaticoduodenectomy, MIS PD)可行且安全。

手术技术

LPD 是一项复杂的工作,需要整合资源、熟练的外科技能和精密的技术,其基础是正确识别解剖平面、谨慎止血、精确处理血管、广泛的淋巴结清扫及避免污染。患者取仰卧分腿位,小心地固定在手术台上。对于需要密切监测血流动力学的患者,可以放置中心静脉导管。然后进行诊断性腹腔镜检查,但根据我们的经验,在术前影像学检查未发现的转移性病灶是很少见的。术中共设置了 6 个穿刺孔,围绕胰腺头呈半圆形分布(图 79.1)。Hasson 鞘管放置在离剑突 16cm 处,经此处进气。考虑到后续的切除和重建,最好再放置三个 10～12mm 的穿刺器,可以放置摄像头、线性吻合器或其他更大的器械。

切除

分离网膜:用超声刀纵向分离大网膜,为后面

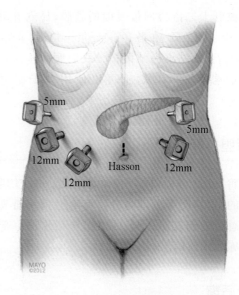

图 79.1　穿刺孔设置

的结肠前十二指肠空肠吻合术做准备。充分显露 Treitz 韧带,可部分或完全切断。将胃结肠韧带完全分离,从而进入小网膜囊,注意避免损伤胃网膜血管。

游离结肠

正确识别胃网膜右血管和 Henle 干的分支。然后从左到右游离结肠,包括肝曲和结肠右侧(必要时),以充分显露胰头。这一部分手术非常适合腹腔镜操作,尤其是肥胖患者,因为它避免了通常所需的大切口。

近端肠管的分离

使用腹腔镜线性血管吻合器离断胃网膜血管。对十二指肠的第一部分进行游离,并使用吻合器在幽门以远 2～3cm 处横断。从胰头部到十二指肠的第一部分有许多小血管,为避免出血使视野模糊,必须对其进行处理。而腹腔镜的放大功能,使得即使术区有明显的炎症,也能精确地控制这些血管。

离断胃十二指肠动脉

下一步开始转而处理肝门结构。可使用超声

刀分离肝十二指肠韧带表面的腹膜,显露肝动脉和胃十二指肠动脉(gastroduodenal artery,GDA),行8a站淋巴结清扫。我们倾向于使用血管吻合器离断GDA,也可以使用夹子或缝线结扎。

离断胆总管

将CBD全周骨骼化,锐性分离。CBD后壁保留的稍长,便于后期吻合。将哈巴狗止血夹置于胆总管近端以防止胆汁外溢,将切缘的一部分送冷冻病理以确保切缘阴性。

胰腺后窗

将横结肠系膜轻柔地向下牵引的同时,在头侧牵引开胰腺的底部,以充分显露胰腺颈部和肠系膜上静脉(superior mesenteric vein,SMV)之间的无血管平面。钝性分离此处,在胰腺颈部下方形成一个窗口。胰腺颈部环绕Penrose引流管(图79.2),可利用大直角钳进行分离。

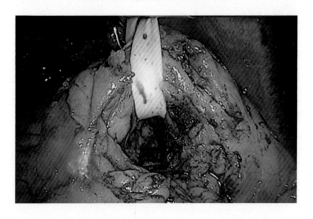

图79.2 围绕胰颈的Penrose引流管(Courtesy of Dr. Horacio J. Asbun)

Kocher手法和Treitz韧带分离

术中手术医师站于右侧,进行Kocher分离操作。显露下腔静脉,从后腹膜处充分游离出十二指肠、胰头和钩突并向内侧翻起,其中包含有胰腺后部和胆总管后淋巴结,常常也会显露出左肾静脉和肠系膜上动脉(SMA)。然后用超声刀从右

侧游离Treitz韧带,但除非Treitz韧带周围有明显的粘连,否则很少需要显露肠系膜下静脉。再使用腔镜吻合器将空肠离断,并进行环周剥离,以便将其送至结肠系膜上区。

横断胰腺

通常用超声刀进行胰腺的横断。在发现胰管后,用剪刀在胰腺实质右侧2~3mm处切断胰管,留下残端,便于最终胰管对黏膜吻合(图79.3),导管的远端则可以置入支架以便后期辨别。

钩突和肠系膜上动脉解剖

助手使用腹腔镜工具将SMV向左侧牵引时,术者则将钩突向右侧牵拉。若术中需要切断静脉,需对其进行结扎止血。来自SMV的小血管需进行夹闭切断以保证足够的空间用于游离钩突,而SMA通常位于SMV的下内侧,可使用血管闭合装置将其与钩突分离。可用双极电凝对胰十二指肠下动脉进行处理,若血管口径较大,可直接进行夹闭。确认SMA后,在腹腔镜放大的视野下使用相应的能量设备、夹子或缝扎,对外侧组织进行完整的神经血管淋巴结清扫。

血管重建

如需行静脉切除,则门静脉汇合处及脾静脉必须完全显露。在夹闭静脉之前先使用肝素,然后将静脉与PD标本一起整块切除。之后可使用补片或间置聚四氟乙烯人工血管,使用6-0 Prolene缝线端对端吻合,重建静脉血管连续性。

取出标本

通过Hasson套管将标本放入EndoCatch袋中,扩大trocar孔将其取出。在术中,手术医师需将标本带到病理科进行切缘评估,以确保切除的充分性,在评估切缘的同时,助手按照标准方式进行胆囊切除术。随后,用单股可吸收缝线重新缝合筋膜,再次建立气腹,为重建做准备。

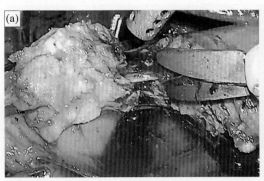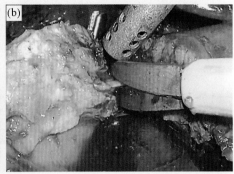

图 79.3　(a)显露胰管；(b)距胰体右侧 5mm 处进行横切（With permission from Dr. Horacio J. Asbun）

组织重建

肝管空肠吻合术

行肝管空肠端侧吻合术。术中，手术医师转至手术台的右侧，选用 RB1 针带 4-0 或 5-0 可吸收缝合线，通常连续缝合后壁，此外，间断缝合也可以使用，但一般很少使用（图 79.4）。之后以相同的方式缝合前壁，并在右侧打结。

胰管空肠吻合术

手术医师回到患者双腿之间的位置进行这部分的重建。首先进行后壁外层缝合，使用 RB1针及 4-0 或 5-0 不可吸收的单股缝线，在胰腺后部和空肠浆肌层之间进行连续缝合（图 79.5），之后使用超声刀在空肠切开稍大于胰管开口。接下来进行胰管-黏膜吻合，首先使用 TF 针带 5-0 可吸收缝线在吻合口 6 点钟处中心缝合一针，这一针不打结留作牵引。根据胰管的大小，通常需要缝合 6 针。一针缝于头侧打结，另一针缝于尾侧，从而完成后壁的吻合。以相同的方式进行前层吻合，所有的缝合均于末端打结。需注意确保缝线在接合点处不会交叉，否则解开缠结会较为烦琐。同时，在缝合外层柔软的胰腺组织时也必须小心。

十二指肠空肠吻合术

最后一个吻合口是结肠前十二指肠空肠吻合术（两层缝合），外层为浆肌层，均采用 3-0 可吸收缝线连续缝合。胰管空肠吻合口和肝管空肠吻合口后方放置一个 15F 圆形引流管。可利用预先放置的单丝可吸收缝线对合拉拢筋膜中线。通常，在不使用鼻胃管情况下，患者可在术后 1～3d 开始进食流食。在拔除引流管之前，我们常规检查引流液中淀粉酶指标，以确保无胰瘘。

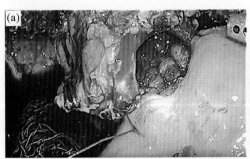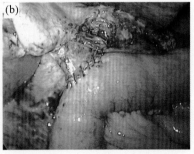

图 79.4　(a)胆肠吻合口后层；(b)胆肠吻合术完成（Courtesy of Dr. Horacio J. Asbun）

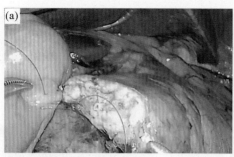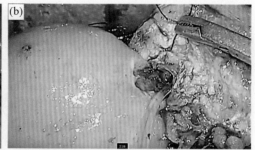

图 79.5　(a)胰肠吻合术后层；(b)胰管后层和黏膜的吻合术(Courtesy of Dr. Horacio J. Asbun)

总结

　　腹腔镜下胰十二指肠切除术已经并将继续考验外科医师最高水平的技能。虽然缺乏一级证据，但与开放手术相比，我们有足够的数据来支持它的非劣效性。在住院时间、出血、淋巴结清扫量及开始化疗时间等方面有一定的优势。同时，先进的机器人技术的应用可能会抵消一部分手术过程中的技术挑战，并扩大其应用。

　　　　（黄琦　译　胡志前　徐楷　校）

参考文献

［1］ Palanivelu C et al. *J Hepatobiliary Pancreat Surg* 2009,16:731-40.

［2］ Stauffer JA et al. *Minimally Invasive Pancreatic Resection Techniques：Blumgart's Surgery of the Liver，Biliary Tract and Pancreas*；Elsevier.

［3］ Asbun HJ et al. *J Am Coll Surg* 2012,215(6):810-9.

［4］ Kendrick ML et al. *Arch Surg* 2010,145(1):19-23.

［5］ Croome KP et al. *Ann Surg* 2014,260(4):633-40.

［6］ Dokmak S et al. *J Am Coll Surg* 2015;220:831-8.

［7］ Song KB et al. *Ann Surg* 2015;262:146-55.

［8］ Paniccia A et al. *Ann Surg Oncol* 2015;22:4380-1.

［9］ Senthilnathan P et al. *J Laparoendoscop Adv Surg Tech* 2015,25(4):295-300.

［10］ Delitto D et al. *J Gastrointest Surg* 2016,20(7):1343-9.

［11］ Correa-Gallego C et al. *J Am Coll Surg* 2014;218:129-39.

［12］ Qin H et al. *PLOS ONE* 2014;9:e104274.

［13］ Lei P et al. *Surg Laparosc Endosc Percutan Tech* 2014;24:296-305.

［14］ Nigri G et al. *Surgeon* 2014;12:227-34.

［15］ Zhang H et al. *Surg Endos* 2016;30:5173-84.

［16］ de Rooji T et al. *Ann Surg* 2016,264(2):257-67.

［17］ Asbun HJ et al. *J Hepatobiliary Pancrat Sci* 2016;23:E5-9.

第80章

腹腔镜远端胰腺切除术

OMAR YUSEF KUDSI，LERNA OZCAN，AND MICHEL GAGNER

简介

　　通过腹腔镜或机器人等设备进行胰腺手术操作不当可导致不可原谅的医源性损伤，并增加发生并发症（如胰瘘）的风险。胰腺尾部良、恶性病变的微创手术方法在外科医师中越来越受欢迎。与开腹远端胰腺切除术（open distal pancreatectomy，ODP）相比，腹腔镜远端胰腺切除术（laparoscopic distal pancreatectomy，LDP）具有切口小、恢复快、住院时间短等优势。多项研究表明，这些获益增加的同时不影响肿瘤学结果。LDP 与机器人远端胰腺切除术（robotic distal pancreatectomy，RDP）相比，肿瘤学结果相似。

术前检查

　　使用胰腺计算机断层扫描（computed tomography，CT）限制了腹腔镜手术分期的需要。经验丰富的医师使用术中超声检查可以评估血管受肿瘤累及程度和肿瘤可切除性，并有助于术中肿瘤的定位，但尚无可比较的数据支持这种方法相对于分期 CT 扫描的优势。内镜超声引导细针穿刺术（ultrasonography fine needle aspiration，EUS-FNA）、囊液采样及内镜下逆行胰胆管造影术（endoscopic retrograde cholangiopancreatography，ERCP）是胰腺组织活检最常用的方法。ERCP 可用于评估胰腺导管解剖结构、与血管关系及导管与病变的关系。

选择标准

　　适用于微创手术的远端胰腺肿瘤包括所有良性病变和没有远处转移、局部浸润、腹膜种植转移或主动脉旁淋巴结转移的肿瘤。恶性潜能高的病例（如浸润性导管癌和黏液性囊性肿瘤）应与脾一起整块切除。胰岛细胞瘤和切除黏液性囊性肿瘤以外的囊性疾病可行保留脾的 LDP。任何肿瘤手术的最终成功取决于与肿瘤相关的生存率。这种特异性肿瘤生物学结果主要是由肿瘤生物学行为、肿瘤切缘和淋巴结清扫的充分性决定的。

胰腺囊性肿瘤

　　大多数胰腺囊性肿瘤是良性的，包括完全良性的单纯性囊肿、浆液性囊腺瘤（serous cystadenomas，SCN）、假性囊肿、具有潜在恶性的黏液性囊腺瘤（mucinous cystadenomas，MCN）和导管内乳头状黏液性肿瘤（intraductal papillary mucinous neoplasms，IPMN）及恶性 IPMN 和恶性 MCN。肿瘤体积大，出现症状，肿瘤生长迅速且囊液癌胚抗原水平＞200ng/ml 均应及时手术。胰腺囊性肿瘤行 LDP 的关键点是肿瘤操纵和潜在破裂可能，这可能被低估。

神经内分泌肿瘤

　　胰腺神经内分泌肿瘤是罕见的肿瘤，包括功能性的和无功能性的。它们可与某些遗传综合征

[如多发性内分泌腺瘤病(multiple endocrine neoplasia,MEN)]相关,也可偶发出现。胰腺的功能性胰岛细胞瘤包括胰岛素瘤、胃泌素瘤和胰高血糖素瘤。胰腺血管活性肠肽瘤和生长抑素瘤是罕见的功能性神经内分泌肿瘤。值得注意的是,胰岛素瘤通常是单个病灶,可出现于整个胰腺任何部位。胃泌素瘤可能是多灶性的,难以定位,尤其是与 MEN 综合征相关的患者。

胰腺导管腺癌

充分的淋巴结清扫术可为决定辅助性治疗提供有用的分期。阳性与总淋巴结的比例已被证明对预后有重要意义。

手术切除

如果准备行脾切除术,则针对有荚膜的细菌(流感嗜血杆菌、链球菌和脑膜炎球菌)的疫苗应提前 7～10d 接种。功能性胰腺神经内分泌肿瘤患者需要在术前优化生理状态。根据外科护理改善计划(surgical care improvement project,SCIP)指导术前使用抗生素和预防深静脉血栓形成。患者置于右侧卧位。这个体位可以使重力在手术游离过程中起到牵开器的作用(图 80.1)。通常在麻醉诱导后放置鼻胃管和导尿管。外科医师和第二助手站在患者的右侧,第一助手和器械护士站在患者的左侧。气腹建立后,放置 4 枚套管针,2 枚 5mm 套管针(1 枚位于左侧腹部,1 枚位于上腹部)和 2 枚 12mm 套管针(1 枚位于脐环处,用于进摄像头;另 1 枚在脐水平面锁骨中线)。

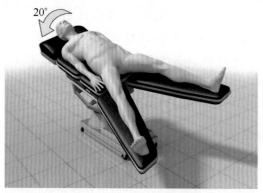

图 80.1　患者体位:分腿倾斜位(Courtesy of Intuitive)

有时要在剑突下增加一枚 5mm 套管针用于牵引肝左叶。

腹腔镜远端胰腺联合脾脏整块切除术

小网膜囊显露和结肠脾曲游离

在探查腹部是否有转移后,使用 LigaSure(Valleylab,Boulder,科罗拉多州)离断胃结肠韧带,打开小网膜囊,显露胃后壁与胰体部之间的平面。腹腔镜超声检查可用于排除血管侵犯,评估肿瘤边缘和可切除性,以帮助术中决策。尽量靠近头侧离断胃短血管,将胃反折向头侧并缝合固定于腹壁,显露胰腺。胃后壁和胰腺前表面之间的平面是无血管的,一般很容易拓展开。在此步骤中,将患者置于反 Trendelenburg 体位很重要,这样可以利用重力使大网膜下降。然后离断脾结肠韧带,游离脾曲,显露胰尾部及脾下极;结肠翻向中线侧,切开 Toldt 白线,扩大足够的后方平面,以便在腹膜后游离胰腺。该平面无血管,将结肠系膜与 Gerota 筋膜分开。脾膈韧带先不切断,以免脾在手术野内滑落。

胰腺游离

解剖出胰腺下边界,并在胰腺边缘下方创建一个窗口,在胰腺和腹膜后之间拓展开一个无血管的后平面;离断脾静脉的小分支,使胰腺后表面完全可见;沿外侧方向中线侧游离并经过靶病灶,沿胰腺下缘确认肠系膜下静脉。

胰腺横断及脾动静脉离断

确定横断部位后,将胰腺向上方和前方牵引,继续由尾侧向头侧解剖并显露出脾静脉。沿胰腺上缘解剖脾动脉,于脾动脉后面显露脾静脉。脾动、静脉与胰腺实质一起整体离断;根据胰腺组织的质量和厚度,选择不同钉子厚度的腔镜直线切割闭合器来横断胰腺。在某些情况下,笔者沿吻合钉线应用小的钛夹或纤维蛋白胶以控制出血。

可吸收覆膜材料(Gore Seamguard)已被用于降低出血和渗漏的风险。此外,可确认并缝合胰管断端;应当明确识别脾动脉和脾静脉并用直线切割闭合器离断。

作者通常使用 45mm 或 60mm 直线切割闭合器,该直线切割闭合器经左侧锁骨中线的套管针伸入直接靠近胰腺。必要时,可分开胰腺上缘与腹腔干的附着,扩大清扫腹腔干周围淋巴结。要特别注意辨认并单独结扎主胰管。胰腺和脾血管完全离断后,将胰腺向下牵引以显露胰腺腹膜后附着,沿脾上缘由中线侧向外侧继续进行分离。在后入路根治性顺行模块化胰体尾脾切除术中,左侧肾上腺和 Gerota 筋膜很容易显露。脾由其后方、外侧和上方附着上分离开。一些外科医师更喜欢由外侧向中间解剖胰腺,从外侧开始,将胰腺尾部向前、向内牵引,离断脾血管至胰腺的分支,继续向内侧横断部位解剖。手助 LDP 在某些特殊病例可能具有某些优势,包括紧密的粘连,肥胖和大肿瘤的病例。

标本取出和引流管放置

将标本装入在一个标本袋中,并通过脐周套管针部位取出。如果是对胰腺肿瘤进行 LDP,应标记近端胰腺切缘并送快速冷冻切片检查。必要时对标本中神经内分泌肿瘤进行病理学确认,应将标本送去冷冻切片检查。靠近胰腺残端的左上腹放置封闭的引流管,并通过 5mm 的套管针部位引出。所有>10mm 的筋膜切口均需缝合关闭。

中转为开腹远端胰腺切除术

外科医师做 ODP 时应与做 LDP 一样自信流畅。开放式手术入路通常采用左侧肋缘下切口或上腹部正中切口。打开小网膜囊,离断胃短血管,游离结肠脾曲及胰腺下缘;确定胰腺病变后,横断胰腺实质。根据外科医师的习惯,脾动脉、脾静脉可先分离并结扎,也可离断胰腺之后进行分离并结扎。

保留脾远端胰腺切除术

LDP 术中保留脾的技术有两种。进入小网膜囊后,将胰腺与脾血管分开,由胰腺预切除线附近开始向脾门使用密封器械将脾动脉和脾静脉的小分支离断。完全游离胰尾部,并避免对脾血管、脾实质或胰腺实质造成任何损伤。在 Warshaw 技术中,脾动脉和脾静脉被结扎,脾的血液供应通过胃短血管得以保留。笔者倾向于保留脾动脉和脾静脉以保留脾的免疫功能。

胰腺肿瘤剜除术

一些行为惰性的远离主胰管位置的胰腺小肿瘤,最适合进行腹腔镜或者机器人胰腺肿瘤剜除术,术中使用腹腔镜超声检查定位肿瘤。与 LDP 一样,胰瘘仍然是一个问题。

机器人远端胰腺切除术镜或机器人肿瘤剜除术

达芬奇机器人(Intuitive 公司,Sunnyvale,加利福尼亚州)放置于患者的左肩上方(图 80.2 和图 80.3)。

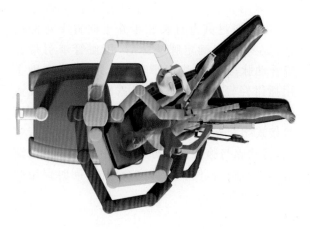

图 80.2 手术室工作台和机器人的俯视图(Courtesy of Intuitive)

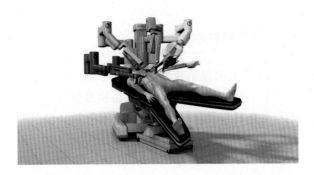

图 80.3　手术室工作台的对接和位置（Courtesy of Intuitive）

使用四个套管针：脐部一个 12 mm 的套管针用于进入摄像头，左锁骨中线 2 个机器人 8 mm 套管针，右锁骨中线 1 个机器人 8 mm 套管针。在摄像头和左锁骨中线套管针之间的下部位置放置了一个额外的 12mm 套管针，该套管针由助手用来缝合胰腺（图 80.4 和图 80.5）。如前所述，使用单极剪刀从横结肠网膜附着处开始解剖，从中间开始向左侧分离，以便在进入小网膜囊时降低结肠脾曲。胃向头侧牵引，并将胃前壁表面缝合至腹壁。沿胰腺下缘继续解剖，确认结肠中静脉并追踪确定肠系膜上静脉。小侧支血管以小金属夹夹闭后离断。沿肠系膜静脉-门静脉轴创建胰后平面，在胰腺上缘扩大胰后平面，确认并骨骼化脾动脉。在此解剖期间，必须注意留在腹主动脉左侧，以免误伤相邻的静脉结构。一个非常有用的标志是胃左动脉，可以通过其发自腹腔干并走向胃小弯侧确认胃左动脉。确定脾动脉后，用血管牵引带套绕脾动脉；用手术牵引带套绕胰颈部，并由助手用抓钳轻轻地向上提起，显露脾静脉并套绕血管牵引带控制。于肠系膜静脉-门静脉轴左侧以铰接式吻合器横断胰腺。沿顺时针方向进行解剖，将胰腺与脾脏血管分离，由中间向外侧逐渐解剖直到脾门，使胰尾部完全切除，同时保留脾动静脉和脾脏。

术后护理和胰瘘

根据 2005 年国际胰瘘研究小组（ISGPF）的定义，胰瘘定义为在术后第 3 天或之后通过手术中放置引流管（或之后放置的经皮穿刺引流管）引

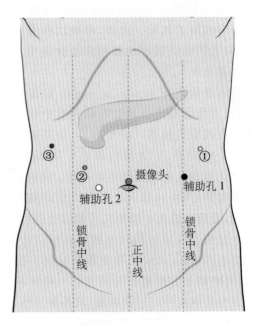

图 80.4　套管针放置：机器人远端胰腺切除术（Courtesy of Intuitive）

流出的任何可测量的引流液淀粉酶含量大于正常血清值上限的 3 倍；每个胰瘘都被分为 A、B 或 C 级。由 ISGPF 定义的临床表现范围包括无症状的闭式引流管引流到需要手术干预的危及生命的败血症。数项试验研究了解决有关预防 LDP 后胰瘘的有争论的方法。腹腔镜手术中，主胰管的辨认和选择性结扎仍然是一个有挑战性的步骤，但主胰管结扎在笔者所在中心被认为是基本步骤之一。

多中心远端胰腺切除术（DISPACT）试验是在 21 家欧洲医院进行的一项随机对照试验，旨在评估吻合器与手工缝合对远端胰腺切除术后胰瘘形成的影响，这项研究没有显示两种方法术后胰瘘有任何差异。

总结

关于 LDP 和 RDP 的报告数量已经有了显著增长，目前更加关注患者的预后（胰瘘、发病率和住院时间）。随着经验和技术的发展，需要对胰腺恶性肿瘤患者进行长期随访的多中心研究，以期确定其长期生存率并验证手术的安全性和可行性。

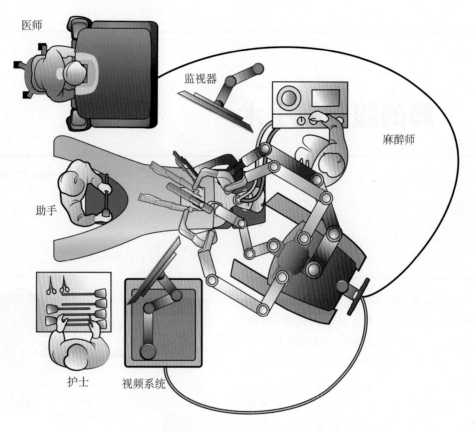

医师

监视器

麻醉师

助手

护士　视频系统

图 80.5　**手术室设置：机器人远端胰腺切除术**（Courtesy of Intuitive）

（陈金水　**译**　胡志前　徐楷　**校**）

参考文献

［1］ Bassi C et al. *Surgery* 2005,138(1):8-13.

［2］ Diener MK et al. *Lancet* 2011;377: 1514-22.

［3］ Kudsi OY et al. *Surg Oncol Clin N Am* 2013,22
(1):59-73.

［4］ Kang CM et al. *Surg Endosc* 2011;25: 2004-9.

［5］ Lee SY et al. *J Am Coll Surg* 2015,220(1):18-27.

［6］ Ntourakis D et al. *World J Surg* 2015;39:292-6.

［7］ Song KB et al. *Surg Endosc* 2011;10:3364-72.

第81章

脾的腹腔镜手术

NAMIR KATKHOUDA，VIVIAN PHAM，AND KULMEET SANDHU

简介

1991年，法国的 Delaitre 和 Maignien 首次成功实施了腹腔镜下脾切除术。自引入以来，腹腔镜脾切除术的益处是毋庸置疑的。与传统开放手术相比，腹腔镜脾切除术的并发症发生率和死亡率更低，失血更少，住院时间更短。腹腔镜脾切除术是正常大小脾的理想技术，但开腹脾切除术可能是门静脉高压症或巨脾症患者的更好选择。

外科解剖

了解脾的解剖结构至关重要，因为它将有助于确定最合适的解剖技术。单支血供型的脾表面相对比较光滑，脾切迹少，通常只有单蒂血管形成脾门。而有凹痕切迹、突出及形态不规则的脾为多支血供型，可发现多支终末血管进入脾供血（图81.1）。胰尾部靠近脾门，在40%的病例中，胰腺尾部距离脾脏在1cm以内。在大约30%的病例中，胰尾部直接与脾接触。因此，使用直线切割闭合器处理脾门血管时需注意谨慎操作。

术前处理

推荐血液病科医师对患有血液系统疾病的患者进行适当的检查，这是至关重要的。术前至少2周应给患者预防性接种肺炎球菌、流感嗜血杆菌和脑膜炎球菌疫苗。手术开始之前，麻醉师必须确保手术室中有足量的血液和血小板供应。还应放置胃管实施胃腔减压。

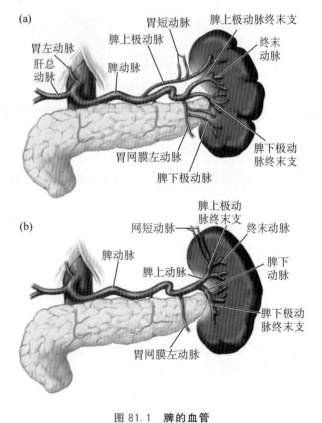

图 81.1 脾的血管

（a）多支血供型（脾切迹多）。（b）单支血供型（脾切迹少）。

该手术的实施需要准备施夹器、无创伤抓钳、肝牵开器和具有冲洗分离功能的吸引器。超声刀（Ethicon Endosurgery Inc.）也是有用的，因为它可以减少在离断胃短血管过程中使用夹子的数量，还可以当作抓钳使用。如果需要中转开腹手术，应立即准备一个开放的托盘。

体位

　　患者仰卧固定于一个软垫上,头高足低,向右侧倾斜 60°(反 Trendelenburg 体位)。左臂的位置与左侧胸廓切开术相同。该体位更利于使胃与小肠在重力作用下沿胃出口方向离开手术区域。此外,脾通过周围的韧带悬挂于膈肌下,使脾血管保持一定张力,可简化血管的解剖和分离操作。这是 Delaitre 和 Gagner 提出的"悬脾"技术。主刀医师站在患者的右侧,面向左侧的显示器,扶镜助手站在术者同一侧,第一助手站在对侧(图81.2)。采取前入路手术时,首先处理脾门血管,最后离断脾膈韧带。相反的,采取后入路手术时,首先分离脾脏外侧韧带,将脾翻向中线侧,最后控制并处理脾门血管(图 81.3)。

套管针放置

　　这个手术需要 4～5 个套管针(图 81.4)。用

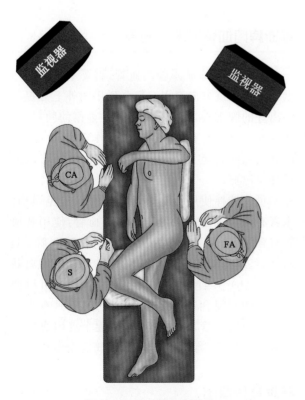

图 81.2　**手术室人员站位**
CA. 坐在椅子上的扶镜手;FA. 第一助手;S. 主刀医师。

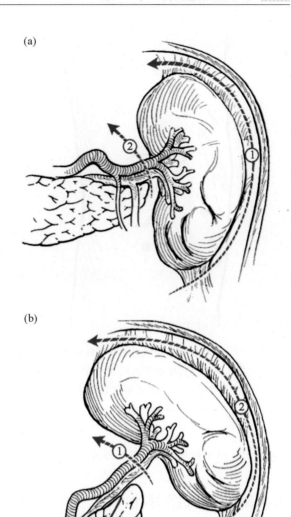

图 81.3　(a)脾切除术/腹腔镜后入路手术技术;
(b)腹腔镜前入路技术。数字表示操作的步骤

Veress 气腹针建立气腹后,在左上腹距肋缘下约五指宽的位置插入第一个套管针,将进入 30°腹腔镜镜头。脾大患者或者用 Veress 气腹针连续两次穿刺失败,可使用 Hasson 套管针。按照等边三角形法则在以脐孔为顶角的三角形两侧角分别置入 1 个套管针,用于放入主刀医师的左右手操作器械。左侧肋缘下外侧置入另 1 个套管针,供第一助手使用。可以选择性地在剑突下再置入一

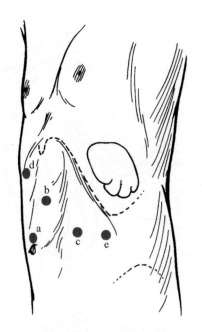

图 81.4 腹腔镜脾切除术的套管针分布位置

（a）脐部用于进入摄像头；（b）术者左手操作孔；（c）术者的右手操作孔；（d）剑突下用于放置冲洗/吸引器或助手的抓钳；（e）第一助手的抓钳。

个套管针，用于放置冲洗/吸引器或扇形牵开器。

前入路与后入路对比

前入路技术利用重力来显露脾门并固定脾位置。后入路则更利于脾门血管的显露。我们倾向于采用前入路，因为一旦出现脾门出血，脾仍然附着在膈肌上不会阻挡术者对出血进行控制。

前入路技术

探查

解剖前，建议全面探查腹腔以检查是否存在副脾和其他腹腔内病变。据报道，副脾的存在高达 24%，因此系统的方法有助于检查完整性。

离断胃短血管和显露胰尾

第一步是离断胃短血管，并沿胃大弯进入小网膜囊。由第一助手抓住胃短血管周围的脂肪组织并将其向上方提起，而术者则将胃底向右轻轻展开。如此一来就能充分显露胃短血管，随后将之结扎并用超声刀离断。如果有较粗的血管分支，可以根据需要用夹子夹闭。先上方后下方继续分离，直至胰尾部完全显露。

显露脾下极和离断脾下极血管

第一助手以 Babcock 钳提起脾向外上方展开，充分显露结肠脾曲，术者以左手持器械向下牵开横结肠，显露脾结肠韧带，用超声刀分离脾结肠韧带，并在脾表面保留一层筋膜，以便于用器械抓握脾，从而最大限度地减少了对脾的直接接触和包膜撕裂的风险。离断脾结肠韧带后，向外上方提起脾即可显露从脾主干血管发出的脾下极血管分支。而后离断脾下极的血管分支，脾下缘则得以完全游离。这些血管通常比较粗大，应当使用夹子夹闭或用装血管钉匣的腔镜直线切割闭合器进行离断，不推荐在这些血管上使用超声刀，因为它可能无法有效止血。

离断脾门血管及脾膈韧带

为了更好地显露脾门血管，需要术者和第一助手进行相反方向牵引。第一助手向外上方提起游离好的脾下极，术者稍向下压住显露的胰尾部，建立通向脾门和脾主干血管的操作空间，脾门动、静脉的离断是至关重要的步骤，应谨慎操作以避免任何出血。

可以选择使用钝头直角分离钳以避免误伤。术者有两种方法可以处理脾门处血管：使用装血管钉匣的腔镜直线切割闭合器离断血管（图81.5a），或将动脉和静脉分别用夹子夹闭后离断（图 81.5b）。当动静脉并行汇入脾门时，可以使用直线切割闭合器直接整束离断；对于具有多个分支的脾门血管，建议使用夹子逐个夹闭血管末端分支。最后，离断脾膈韧带，将脾完全游离。

将脾装袋取出

下一步是将脾置入标本袋，可以牵引脾门和周围脂肪组织，将脾翻转到其表面凸起处，轻轻推

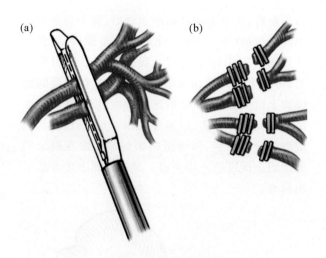

图 81.5 **脾血管离断**
(a)使用直线切割闭合器同时离断脾动静脉;(b)使用大夹子分别夹闭脾动脉和静脉。

或直接以直线切割闭合器整体离断(图 81.6)。然后,使用超声刀离断胃短血管。其余操作如前入路所述进行。

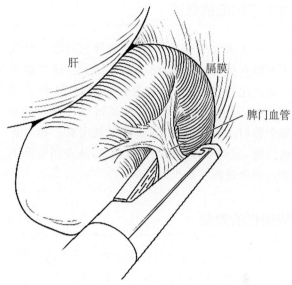

图 81.6 **后入路:使用直线切割闭合器对血管束进行离断**

动脾使之滑入取物袋,可稍扩大脐孔切口内的筋膜切口,以便抽出取物袋。伸入两个手指(或卵圆钳)以挤压手指和前腹壁之间的脾将使脾绞碎,以便于取出袋子及其内的脾碎块。

应注意避免脾碎块掉落在腹腔内,否则可能导致脾组织种植和疾病复发。然后检查脾床止血是否彻底。引流管用于某些特定情况,并取决于外科医师的经验。这主要取决于在解剖期间对胰腺尾部的创伤程度。

后入路操作步骤

1. 探查
2. 离断脾结肠韧带
3. 离断脾下极血管
4. 离断脾膈韧带
5. 显露并离断脾门血管
6. 离断胃短血管
7. 将脾装袋取出

如前所述,术者由处理脾下极血管开始操作;离断脾下极血管后,向内侧轻轻牵开脾,以超声刀离断脾膈韧带,继续在上方解剖至显露胃短血管,然后仔细离断脾肾韧带,注意避免损伤左肾上腺。接下来,以超声刀离断胃短血管,必要时以夹子夹闭血管断端。此时脾门血管得以充分显露,以直角分离钳钝性分离出脾门血管后,将之逐支离断

术后处理

腹腔镜脾切除术后的处理很简单,术后第一天应复查血清淀粉酶和脂肪酶水平,以确保没有胰腺损伤。如果结果正常,则患者可以进食清流食;恢复正常饮食后,患者就可以出院休养了。如果放置了腹腔引流管,引流液淀粉酶水平在正常范围内,则在出院前将其拔除。

并发症的处理

术中出血仍是该手术的一个主要并发症。术中出血原因有以下三种可能:无名血管出血、大血管出血或者脾损伤出血。

无名血管出血的处理

第一步是回撤腹腔镜镜头以免受到血液喷溅污染而影响视野,使用无损伤抓钳将血管夹紧,然后冲洗并吸干净手术区域,以便观察出血情况。如果活动性出血已控制,可以使用夹子确切夹闭出血点。有时,夹闭之前可以采取电凝处理出血部位使上夹子更安全。还可以使用 2cm×2cm 大

小的纱布填塞加压控制出血,从而可以清理手术部位以准备止血。

大血管出血的处理

当主要血管受损伤时,如脾静脉或脾动脉及主干的直接末端分支,情况就不同了。这些血管中血流速很快,出血常常会影响视野,这种情况下,可以先用较大的无创伤性器械(如肠钳)控制整个脾门,然后按照上述步骤控制出血。如果止血失败,立即中转开腹是明智的,可从左侧肋缘下切口迅速进腹控制出血。

脾损伤的处理

另一种可能是解剖过程中脾受伤,这种情况通常不需要中转开腹处理。例如,暴力牵拉造成的脾包膜撕裂出血,尽管出血会影响术野,但是使用2cm×2cm纱布压迫并配合电凝止血通常可以控制出血。

脾门血管出血的最后处理方法

在传统的开放式手术中,如果发生脾损伤,术者会以大块纱布填塞压迫脾门后迅速游离脾周韧带,然后左手牵引捏住脾蒂,右手用大而长的Kelly钳将整个脾门血管夹住。如果术者和助手具有娴熟的腹腔镜技术,可以通过腹腔镜实现相同的操作。以4cm×4cm的大纱块布填塞压迫脾门止血,胃短血管和下方的韧带离断后,术者可迅速离断脾膈韧带并游离脾;脾游离后,助手以打开的扇形牵引器向上牵引整个脾,术者则使用带血管匣的直线切割闭合器对脾门血管进行1~2次切割闭合操作。该操作要迅速完成并尽可能靠近脾以免损伤胰腺。如果此操作不成功,应迅速中转开腹进行处理。

脾部分切除术

脾部分切除术也可以在腹腔镜下完成。该术式中脾下极血管及参与被切除部分脾血供的每支血管的准确定位至关重要。以右手直角分离钳分

离出血管,夹子夹闭并离断血管后,脾上会立刻产生缺血区域(图81.7)。完成这一步骤后,就可以使用超声刀切除部分脾。我们倾向于使用超声刀,可产生永久性止血效果。要注意在剩余的健康脾上留下2~3 mm的区域缺血组织,并在缺血区域内完成脾分离,以避免大出血(图81.8)。完成脾部分切除后,纤维蛋白密封剂喷涂在剩余的脾组织上促进进一步止血。最后按照上述方法取出标本。

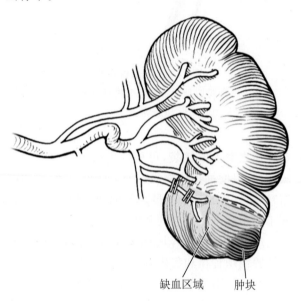

缺血区域　　肿块

图81.7　脾部分切除术

脾下极血管结扎,在这个例子中,描绘了节段性缺血区域。

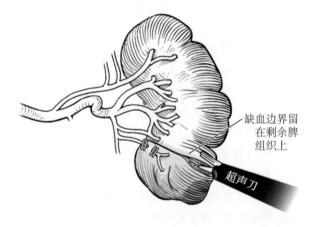

缺血边界留在剩余脾组织上

超声刀

图81.8　脾部分切除术

在缺血界线的稍下方以超声刀切开脾实质。

（陈金水　**译**　胡志前　徐楷　**校**）

参考文献

［1］ Ardestani A et al. *J Laparoendosc Adv Surg Tech* 2013,23(9):760-4.

［2］ Beanes S et al. *Am Surg* 1995,61(10):908-10.

［3］ Brunt LM et al. *Am J Surg* 1996,172(5):596-601.

［4］ Cadiere GB et al. *J Am Coll Surg* 1994,179(6): 668-72.

［5］ Danno K et al. *Surgery* 2009,145(5):457-64.

［6］ Decker G et al. *World J Surg* 1998,22(1):62-8.

［7］ Delaitre B. *Surg Endosc* 1995,9(5): 528-9.

［8］ Diaz J et al. *Am J Surg* 1997,173(4):348-50.

［9］ Duperier T et al. *Arch Surg* 2004,139(1):61-6.

［10］ Flowers JL et al. *Ann Surg* 1996,224(1):19.

［11］ Glasgow RE et al. *Surg Endosc* 1997, 11 (2): 108-12.

［12］ Grahn SW et al. *Arch Surg* 2006,141(8):755-62.

［13］ Hashizume M et al. *Am J Surg* 1994, 167 (6): 611-4.

［14］ Katkhouda N et al. *Pressemedicale* (*Paris, France*:1983) 1988,17(38): 2021-3.

［15］ Katkhouda N et al. *Lancet* 1986;2:747.

［16］ Katkhouda N et al. *Am J Surg* 1996, 172 (5): 585-90.

［17］ Katkhouda N et al. *Ann Surg* 1998,228(4):568.

［18］ Katkhouda N et al. *Adv Surg* 1999;33:141.

［19］ Katkhouda N et al. *Surg Clin North Am* 2000,80 (4):1285-97.

［20］ Katkhouda N et al. *J Laparoendosc Adv Surg Tech* 2001,11(6): 383-90.

［21］ Liang MK et al. *Arch Surg* 2007,142(6):575.

［22］ Miles WFA et al. *Br J Surg* 1996,83(9):1212-4.

［23］ Mouiel J et al. *Surg Laparosc Endosc* 1992,2(3): 241-3.

［24］ Phillips EH et al. *Surg Endosc* 1994;8:931-3.

［25］ Poulin EC et al. *Can J Surg* 1995,38(1):69-72.

［26］ Poulin EC et al. *Surg Endosc* 1995,9(2):172-7.

［27］ Poulin EC et al. *Can J Surg* 1998,41(1):28.

［28］ Rege RV et al. *Surg Clin North Am* 1996,76(3): 459-68.

［29］ Rhodes M et al. *Ann Surg* 1995,222(1):43.

［30］ Rothenberg SS. *J Laparoendosc Surg* 1996; 6: S61-3.

［31］ Rudowski WJ. *Am J Surg* 1995,169(2):282-3.

［32］ Saldinger PF et al. *J Am Coll Surg* 1996,182(5): 459-61.

［33］ Sampath S et al. *Am J Surg* 2007,193(5):580-4.

［34］ Schlinkert RT et al. *Am J Surg* 1995, 170 (6): 624-7.

［35］ Smith CD et al. *Surgery* 1996,120(5):789-94.

［36］ Trias M et al. *Surg Endosc* 1996,10(4):389-92.

［37］ Uranüs S et al. *Surg Laparosc Endosc Percutan Tech* 1995,5(2): 133-6.

［38］ Watson DI et al. *Surgery* 1997,121(1):18-22.

［39］ Yee LF et al. *Arch Surg* 1995,130(8):874-9.

第十篇

内分泌疾病的微创方法

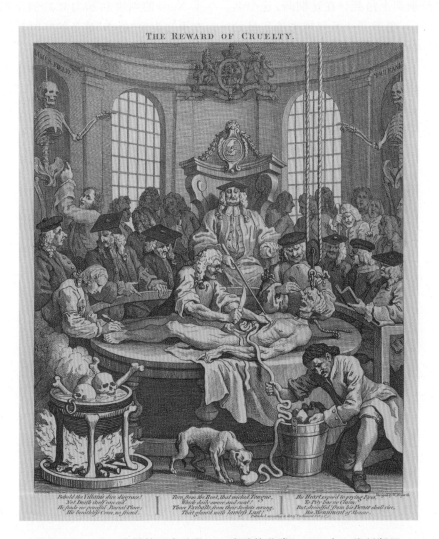

William Hogarth,《残酷的四个阶段——残酷的奖赏》,1751 年。线刻版画,15 1/4 英寸 × 12 3/4 英寸(艺术品在公共领域;图片由耶鲁大学英国艺术中心提供)

William Hogarth 在他的《自传笔记》中解释说，他的《残酷的四个阶段》中的图像"是为了在某种程度上防止对可怜的动物的残酷待遇，这种待遇使伦敦的街道比任何东西都更让人讨厌，描述这种待遇就会产生痛苦"。这个道德系列作品试图将犯罪行为（如虐待动物）非文学化，Hogarth 认为这在当时的伦敦是很猖獗的。它讲述了主人公 Tom Nero 的短暂生活，他从圣吉尔斯田园教区的一名被监护人变成了一名罪犯，被判处在伦敦附近的泰本绞刑架上吊死。在这期间，这个名字恰如其分的 Nero 犯下了一系列越来越残暴的行为，从少年时虐待狗，到青年时在街上打马，再到成年后在公路上抢劫并杀害他怀孕的情人。这里看到的该系列的最后一集显示，Nero 没有生命的尸体被一群外科医师解剖，在纽盖特监狱附近的卡特勒剧院进行解剖演示，这是 18 世纪英国处决罪犯后的常见现象。这个标本可以通过他脖子上的绳索认出是 Nero，这与下面即将被饥饿的猎犬吞噬的摊开的肠子相呼应。与高级法院的法官一样，外科主任在一张高背椅上主持这一幕，上面悬挂着皇家纹章。他的长手杖指向 Nero 的腹部，一名外科医师用不戴手套的手拿着刀片伸向腹部。其他调查人员对尸体进行了进一步的研究，他们用大型手术刀打开了他的眼眶和脚，以方便剧院里的观众观看。这意味着审判和惩罚超出了 Nero 的判决和暴力死亡的范围，这一点通过左手边为前"标本"准备的临时焚烧炉和框架内相互指向的恶意骷髅进一步强调了。

Quote from William Hogarth, "Autobiographical Notes," in The Analysis of Beauty, ed. Joseph Burke (Oxford: Clarendon Press, 1955), 226.

第82章

腹腔镜肾上腺切除术

JESSE D. PASTERNAK AND QUAN-YANG DUH

简介

肾上腺切除术适用于有内分泌功能或可疑是恶性的肾上腺肿瘤。开放肾上腺切除术有一个较大的肋缘下或腰椎切口，创伤较大。腹腔镜肾上腺切除术于1992年被首次报道。虽然没有比较开放和腹腔镜肾上腺切除术的随机对照试验，但有多项临床研究证实腹腔镜手术具有术中出血量少、术后疼痛轻、术后住院日短、术后恢复工作快等优势。

在本章中，我们概述了腹腔镜经腹腔入路肾上腺切除术的适应证，并重点介绍了相关手术技术，包括患者体位、肾上腺的分离解剖和组织的取出过程。在本章中，我们没有描述腹膜后入路或机器人肾上腺切除术的相关技术。

适应证和禁忌证

肾上腺切除术最常见的适应证是有内分泌功能或可疑恶性的肾上腺肿瘤。大部分患者是在因为其他不适接受CT或磁共振检查时偶然发现肾上腺肿瘤，这些病变最常见的是无功能腺瘤，还有一些肾上腺肿瘤经过内分泌科评估后证实有内分泌功能。也有一些肾上腺肿瘤是恶性的，如肾上腺皮质癌及其他部位肿瘤转移到肾上腺。

所有肾上腺肿瘤的患者都需要进行相关激素的检查。有功能的肾上腺肿瘤包括导致皮质醇增多症（库欣综合征）的皮质腺瘤（少数为恶性）和分泌变肾上腺素的嗜铬细胞瘤。可以通过血浆游离变肾上腺素或尿变肾上腺素的升高来诊断嗜铬细胞瘤。库欣综合征的诊断依据是：①24h尿游离皮质醇升高；②午夜唾液皮质醇异常；③小剂量地塞米松抑制试验中皮质醇不被抑制。原发性醛固酮增多症通过血浆醛固酮与血浆肾素活性比率升高来诊断。肾上腺皮质癌可能有包括DHEA-硫酸盐在内的多种激素分泌过多。肾上腺皮质癌可以通过肿瘤的影像学特征和肿瘤大小来评估。具有下列特征的肾上腺肿瘤是恶性的可能性较大，应考虑切除：较大（>4 cm）或外观不规则的肾上腺肿瘤，或在CT平扫中具有高密度且在增强扫描中造影剂清除缓慢（表82.1）。

表82.1　腹腔镜肾上腺切除术适应证

有功能病变	无功能病变
良性	**良性**
• 醛固酮瘤	• 皮脂腺瘤
• ACTH-非依赖库欣综合征（腺瘤、增生）	• 髓样脂肪瘤[a]
• ACTH-依赖库欣综合征，ACTH来源不能控制	• 单纯囊肿[a]
• 嗜铬细胞瘤	• 神经节瘤
恶性	**恶性**
• A肾上腺皮质癌[b]	• 转移癌
• M恶性嗜铬细胞瘤	• 肾上腺皮质癌[b]

Source：Lal G，Duh Q-Y. *Surg Oncol* 2003；12（2）：105-23.

a. 肾上腺切除只适用于肿瘤较大或者有症状。

b. 大多需要开放手术，腹腔镜肾上腺切除尚存在争议。

对于暂时没有手术指征的肾上腺肿瘤，可在 3～6 个月后重复影像学和生化检查，随后每年复查并持续 5 年。目前并没有长期进行影像学随访能给患者带来收益的确切证据。在此监测期内，多达 20% 的患者会出现亚临床库欣综合征。

孤立的肾上腺转移可予以切除，最常见于非小细胞肺癌、肾细胞癌和黑色素瘤。一般很少进行肾上腺经皮活检，这一操作必须在排除嗜铬细胞瘤和肾上腺皮质癌后方能进行。大部分肾上腺转移瘤可以通过腹腔镜安全切除。较大的肾上腺转移瘤通常与肾上腺周围组织粘连明显，手术医师应该做好中转开放的准备。

禁忌证

能否进行腹腔镜肾上腺切除术主要取决于技术是否熟练，能否在腹腔镜下较好地控制肿瘤。恶性嗜铬细胞瘤、肾上腺皮质癌和非常大的肿瘤通过腹腔镜切除有较大难度。侵犯肾上腺周围组织或增大淋巴结的肿瘤应采用开放方法切除。破坏恶性肿瘤的包膜会增加局部复发的风险，即使是良性嗜铬细胞瘤的破裂也会导致其复发。一般来说，左侧肾上腺肿瘤在 10～12cm、右侧肾上腺肿瘤在 8～10cm，建议进行开放手术。

手术风险

腹腔镜肾上腺切除术的风险包括与麻醉有关的风险，以及与肿瘤内分泌功能相关的风险。对于有内分泌功能的肿瘤，如嗜铬细胞瘤，需要警惕心血管系统、呼吸系统并发症。良好的术前管理和有经验的麻醉师对这个手术能顺利进行非常重要。对于怀疑是嗜铬细胞瘤的患者应提前使用 α 受体阻滞药并充分水化。

腹腔镜肾上腺切除术的其他风险包括出血、感染和邻近结构的损伤，包括右侧的肝、下腔静脉和肾，以及左侧的脾、胰腺、结肠和肾。一般来说，这个手术感染的风险不高，除了皮质醇增多症的患者一般不建议在围术期使用抗生素。

技术要点

设备

腹腔镜肾上腺切除术需要使用多种器械。我们习惯使用 10cm、30° 腹腔镜，并建立 4 个通道。如果术区显露需要可以建立额外的通道。我们喜欢使用 L 型电钩来精确分离组织平面。此外，许多外科医师还使用一些更先进的能量设备，如双极电凝或超声刀。尽管这些能量设备理论上可以用来切断封闭肾上腺静脉，然而我们仍然建议使用金属钛夹来夹闭肾上腺静脉。可以用扇形牵开器挡开右侧的肝和左侧的脾。可以用滚动海绵和吸引冲洗器以确保手术视野的清晰。

患者体位

在全身麻醉下，建立动脉和静脉通路并插入导尿管，然后患者取健侧卧位。对于双侧肾上腺切除术，在切除一侧肾上腺后，患者要更换体位。我们将患者放在软填充物的垫子上，并垫高腋窝，在胸腔下方处弯曲手术床以扩大髋部和肋缘之间的距离，为腹腔镜通道的放置提供充足的空间。

右侧肾上腺切除术

对于右肾上腺切除术，在肋缘下从右侧锁骨中线到右侧腋前线均匀地放置 4 个套管。我们通常使用 Veress 针制造气腹，然后放置第一个套管。如果在使用气腹针建立气腹时遇到困难，可以使用开放技术放入套管。我们使用扩张型的通道套管，通常不缝合套管穿刺部位。助手和主刀医师都面向患者的前方站立，助手位于头侧。

助手使用最内侧的通道向上和向内侧牵拉挡开肝，以显露肝肾之间的空间。在肝旁边打开腹膜返折，切断三角韧带。在这个空间进行分离就像翻开书一样：肝向前收缩，肾上腺和肾留在后方。显露肾上腺的上缘并将其从膈肌上分离。肾上腺上动脉位于中上缘，将其结扎离断可以显露肾上腺的上部，使其向外侧移动，形成一个"V"

形,扩大外侧肾上腺与内侧肝及下腔静脉之间的空间。然后从"V"形尖端向深面分离解剖,使肾上腺的内侧边缘与下腔静脉分开。右肾上腺静脉较短,发自肾上腺中前部,回流至下腔静脉。肾上腺静脉有多种变异,最常见的变异是单独短静脉从后方汇入下腔静脉。分离肾上腺静脉的两端使其延长,将其游离夹闭后剪断,注意在下腔静脉侧夹两个夹子。在切除嗜铬细胞瘤等血供丰富的肿瘤时,最好先处理周围的动脉,过早切断静脉会导致静脉充血和肿瘤出血。离断右肾上腺静脉后,腺体会远离下腔静脉,使随后的操作更加容易、更加安全。

肾上腺静脉被切断后,腺体和下腔静脉之间的空间被扩大。沿着肾上腺的中后部边界,继续向内分离。肾上腺的这一边缘通常很薄,有时会向肾门延伸到很低的位置。操作时需要注意可能存在通往肾上极的肾动脉分支,避免其被结扎,否则肾上极缺血将导致术后高血压。一旦肾上腺的下半部分从肾门中分离出来,就可以使用能量设备将肾上腺从肾的上极游离出来。

左肾上腺切除术

和右侧肾上腺切除术类似,在肋缘下约 1cm 处从锁骨中线到腋前线之间放置 4 个套管。助手站在主刀医师的头侧,使用最内侧的端口进行牵拉,与之相邻的通道放置腹腔镜,主刀医师使用 2 个最外面的通道。

打开结肠脾曲,显露脾,分离脾周围组织,使胰腺尾部缩回内侧,显露后方的肾上腺和肾。在这个无血管的平面上继续分离解剖,从肾和肾上腺的后方分离脾和胰腺尾部直至胃底。分离肾上腺上边界,确定并切断肾上腺动脉。在肾上腺的内侧缘,辨认出膈下静脉,可向下行至与左肾上腺静脉汇合。找到左肾上腺静脉的另一个方法是沿着从脾静脉横向延伸的假想线进行分离。左肾上腺静脉与下膈肌静脉相连,然后汇入肾静脉。由于左侧肾上腺静脉常常比较长,左侧肾静脉一般不需要分离显露。在肾静脉一侧夹两个夹子,肾上腺一侧夹一个夹子后剪断肾上腺静脉。然后围绕肾上腺的内侧支("煎饼部分")的下缘继续解剖,远离肾门并避开上极肾动脉分支。肾上腺从肾门中分离出来后就会与周围组织完全分离。

标本取出

切除的标本通常包括肿瘤、部分肾上腺和腺体周围组织。标本离体后要仔细检查术野止血是否确切,必要时进行冲洗后再次检查。即使是良性肿瘤的破裂也有可能造成肿瘤细胞的播散。因此,我们使用坚韧不透水的尼龙标本袋将标本装入其中后取出。太薄的袋子容易破损,并有肿瘤扩散的风险。手术标本可以在袋子里切碎后取出,或通过扩大通道切口将其完整取出。通常不需要放置引流管。

术后管理

手术后,大多数患者可以回到外科病房接受监测,并可正常饮食。嗜铬细胞瘤患者术后在麻醉复苏室观察 4h,如果他们在没有血管活性药物的支持下血流动力学保持稳定,可以将他们被送到外科病房,否则应将他们送入重症监护室进行血压管理。这些患者还必须定期监测血糖,以防术后出现低血糖。库欣综合征患者在围术期需要补充外源性类固醇,具体方案可以咨询内分泌医师后制定。一般来说,大多数患者在术后第一天就可以出院了。

发展方向

除了经腹腔入路外,通过后腹腔入路进行腹腔镜肾上腺切除术取得了很好的效果。这种术式由 Mercan 在 1995 年首次报道,此后由 Walz 推广。无论采用何种手术方式,术前检查的原则都类似。最近的一项单中心随机试验倾向于通过后腹腔进行本手术。一般来说,经腹入路方便进行较大肾上腺肿瘤的剥离,与经后腹腔入路相比,提供了一个更容易转换的途径。机器人辅助的肾上腺切除术,无论是经腹腔还是腹膜后都是安全的,但价格昂贵,而且学习曲线较长。

（鲍一　译　王军凯　校）

参考文献

[1]　Clayman RV et al. *N Engl J Med* 1991,324(19):
　　1370-1.

［2］ Reddick EJ et al. *Surg Endosc* 1989,3(3):131-3.

［3］ Gagner M et al. *N Engl J Med* 1992，327 (14):1033.

［4］ Godellas CV et al. *Surg Oncol Clin N Am* 1998,7 (4):807-17.

［5］ Assalia A et al. *Br J Surg* 2004,91(10):1259-74.

［6］ Gumbs AA et al. *Best Pract Res Clin Endocrinol Metab* 2006,20(3):483-99.

［7］ Zeiger MA et al. *Endocr Pract* 2009,15(Suppl 1): 1-20.

［8］ Lal G et al. *Surg Oncol* 2003,12(2):105-23.

［9］ Sippel RS et al. *Surg Clin North Am* 2004,84(3): 875-85.

［10］ Bradley CT et al. *J Surg Oncol* 2014,109(1):31-5.

［11］ Sancho JJ et al. *Langenbecks Arch Surg* 2012,397 (2):179-94.

［12］ Duh Q-Y. *Ann Surg Oncol* 2007,14(12):3288-9.

［13］ Vanderveen KA et al. *Surgery* 2009, 146 (6): 1158-66.

［14］ Solaini L et al. *Endocrine* 2015;50:187-92.

［15］ Gagner M et al. *Ann Surg* 1997,226(3):237-8.

［16］ Kijima T et al. *Urology* 2012,80(3):570-5.

［17］ Scholten A et al. *JAMA Surg* 2013, 148 (4): 378-83.

［18］ Bosca Robledo A et al. *Am Surg* 2010,76(8):E122-4.

［19］ Mercan S et al. *Surgery* 1995,118(6):1071-6.

［20］ Walz MK et al. *Zentralbl Chir* 1995,120(1):53-8.

［21］ Barczynski M et al. *Ann Surg* 2014,260(5):740-8.

第83章

甲状腺和甲状旁腺的腔镜手术入路

HYUNSUK SUH AND WILLIAM B. INABNET Ⅲ

简介

在过去的几十年里,随着现代甲状腺和甲状旁腺外科的建立,各种形式的腔镜入路和机器人入路有所发展,这些缔造者功不可没,如著名的外科医师 Theodor Billroth、Emile Theodor Kocher 和 William Halsted。

随着微创手术(minimally invasive surgeries,MISs)的发展,内分泌外科也朝着更关注切口和解剖发展,其部分手术入路已经应用了腔镜技术。腔镜甲状腺和甲状旁腺外科最初是由颈部入路开始,但很快发展到更远的部位,如腋窝、乳房、耳后或者口腔,充分利用了腔镜优势,避免了明显的颈部瘢痕。这些被称为远程入路手术,与 MIS 最初的趋势相反,这些远程入路需要更广泛的解剖,通过肌皮瓣隧道到达目标器官。

目前,腋窝入路、双侧腋-乳入路(bilateral axillo-breast approach,BABA)、耳后入路和口腔入路是最常用的腔镜和机器人甲状腺、甲状旁腺手术入路,随着时间的推移,机器人在有限的操作空间中强化的可视性和操作性得以显现,使得其应用比例增加。值得注意的是,在美国达芬奇机器人的甲状腺和甲状旁腺手术仍然是超说明书应用的。

在过去的 20 年里,已经发表了许多同行评议的论文,验证了各种远程入路手术针对甲状腺和甲状旁腺的良性和恶性疾病的安全性和有效性,特别是机器人的腋窝和 BABA 入路。对进展期甲状腺癌患者的长期随访结果和改良颈清扫的报道即将公布。

腔镜/远程入路内分泌外科的历史

1997 年,Huscher 等报道了颈入路腔镜甲状腺切除术,随后 2001 年 Inabnet 和 Gagner 也做了类似的报道。这一概念最终被 Miccoli 改进并推广为微创视频辅助甲状腺切除术(minimally invasive video-assisted thyroidectomy,MIVAT)。最早的远程入路手术的报道来自于日本,分别于 2000 年首次经腋路行腔镜甲状腺切除术和 2003 年经腋-双乳入路行腔镜下甲状腺切除术(axillo-bilateral breast approach,ABBA)。在韩国也有类似的尝试,始于 2001 年,Chung 和他首尔 Yonsei 大学的同事们做出了两项重大创新,确立了今日的经腋窝手术入路:免充气的皮瓣悬吊器和达芬奇机器人系统的实施。同样地,在 2004 年,Youn 和他的韩国首尔大学的同事们发展了 BABA 入路的机器人手术,采用四角分布的穿刺点结构,以达到甲状腺为中心的三角形正中视野。

随后在美国,2010 年 Terris 和 Singer 介绍了耳后入路或整形入路的甲状腺切除术,是在耳后折痕处和枕骨发际线做了一个隐蔽的切口,使得与目标器官的皮瓣隧道距离更短。

通常经口腔镜甲状腺切除术有两种入路,即舌下入路和口腔前庭入路。2007 年首次提出了舌下入路,接着在动物实验上取得了成功,旋即在人体手术上取得成功。2015 年泰国曼谷的 Anuwong 医师报道了最大样本量的经口腔前庭腔镜甲状腺切除术(transoral endoscopic thyroidectomy vestibular approach,TOETVA),就像舌下手术一样,切口位于下唇,而不是口腔底部。

原则和技术

　　腔镜远程入路手术同样要遵循甲状腺和甲状旁腺手术的一般原则,以获得安全的、良好的肿瘤学结果。最新的大样本多中心所报道的系列研究表明,腔镜远程入路手术在肿瘤切除的完整性上与传统手术相当,同时两者的手术并发症率也是类似的,如喉返神经(recurrent laryngeal nerve,RLN)损伤、甲状旁腺功能减退和术后颈部血肿。最初一些关于高并发症的报道,如暂时性声带麻痹和甲状旁腺功能减退,可能是由常规术后筛选的差异和这些远程手术入路陡峭的学习曲线所致。与皮瓣相关的并发症有皮下淤青、皮下血肿、皮瓣感觉异常和坏死。创面感染是罕见的,一般来说,高张力的颈部血肿可以沿着皮下隧道扩散,也减少了气道压迫的风险,并且可以通过原腔镜切口进行二次手术。由于手术入路和习惯的不同,患者的选取和适应证的把握也不尽相同,这在很大程度上反映出外科医师和手术室团队的整体经验水平。

经腋入路

适应证和术前准备

　　经腋入路腔镜甲状腺手术的适应证包括:最大径≤4cm 的分化良好的甲状腺癌,伴或不伴侧颈区淋巴结转移;≤5cm 的良性或者滤泡性肿瘤及 Graves 病。其禁忌证有术前有证据表明肿瘤侵犯邻近组织器官,如侵犯气管、喉返神经、食管和血管。经腋入路可以良好地完成部分甲状腺切除、全甲切除术,同时可以行中央区淋巴结清扫及侧颈区淋巴结清扫术。

步骤

患者体位

　　患者取仰卧位,颈部过伸位,同侧前臂屈曲,肩关节外展位(图 83.1)。恰当的同侧上肢体位

不仅是术野良好显露的关键,同时也是防止经常牵引而造成臂丛神经损伤的关键。正确的切口标记应该是患者站立位时,同侧胸大肌后缘线(腋前线),这样当手臂自然下垂时切口则完全隐藏起来。术野的下缘线是由胸骨上窝至同侧腋前线的水平线,上缘线是喉结至腋窝的斜线,其与水平位呈 60°～70°(图 83.2)。

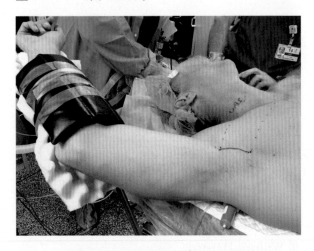

图 83.1　经腋入路腔镜甲状腺切除术时,颈部过伸位,同侧前臂屈曲肩关节外展位,上肢应支撑良好,以避免对臂丛神经的牵引损伤,同时应尽量减少肩关节外旋和颈部过度拉伸

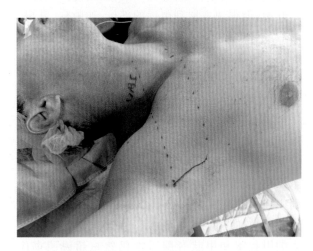

图 83.2　**切口部位(约 6cm 长)和肌皮瓣的标记**
　　切口做在腋前线,但应该在患者端坐位时标记,以达到最佳的美容效果。

肌皮瓣的建立

　　按上述标记做 5～6cm 的腋窝切口,使用电钩直视下在胸大肌筋膜表面沿锁骨方向建立肌皮

瓣隧道。这一过程中使用手动拉钩，一旦显露出胸锁关节和胸锁乳突肌（sternocleidomastoid muscle，SCM）的锁骨头，即沿胸锁乳突肌向头侧游离，SCM 的胸骨头和肩胛舌骨肌显露后，翻起锁骨头就可以显露其下的颈动脉鞘，这些血管位于 SCM 的深面。然后将胸骨舌骨肌和胸骨甲状肌沿中线分离后，即可显露甲状腺。一旦甲状腺腺叶完全显露过峡部，并且获得足够的操作空间后，固定悬吊拉钩维持肌皮瓣隧道空间（图 83.3）。

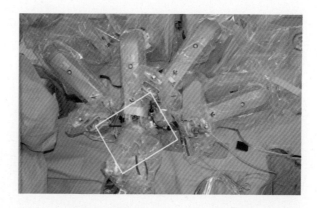

图 83.4　经腋入路机器人（所示为 Si 型）的连接，一个摄像臂和三个操作臂

适当的术野空间在保持理想的三角定位关系的同时，也能最大限度地减少机械臂之间的干扰。

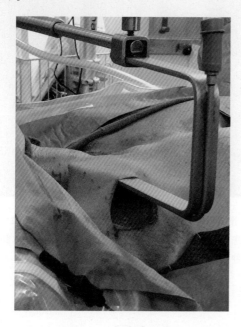

图 83.3　肌皮瓣的牵引

SCM 的胸骨头和带状肌先用一个自动叶片状牵开器撑开后，显露甲状腺和大血管。

连接机器人设备（用于机器人入路）

通过较小的腋窝切口，连接 4 个改进后的机械臂，包括摄像臂、8mm 的主操作臂、5mm 的辅助臂和超声刀臂，这样就可以获得最佳的视觉效果和最大化的三角定位关系，同时尽量减少各机械臂之间的相互干扰（图 83.4）。

甲状腺（甲状旁腺）手术

摄像臂和操作臂从一个完全横向视角接近目标器官。在甲状腺被游离的同时，喉返神经和甲状旁腺都能够在直视下被发现并且保护下来。床边的助手可以通过皮肤切口更换机械臂、吸引、冲

洗和神经监测。通常是将甲状腺向天花板游离，就可以安全地将 Berry 韧带从 RLN 游离开。虽然经腋入路手术是单侧入路，但当对侧的 RLN 和甲状旁腺能够良好地显示时，也可以安全地行全甲切除术。负压引流管及加压包扎可以减少术后血肿的形成。

术后管理和预后

患者可以留院进行疼痛管理和观察。如果出现血肿扩大，则重新打开腋窝切口清除血肿及腔镜下止血。除此以外，进行常规手术的术后管理。

美容式甲状腺切除术的入路

适应证和术前准备

目前，耳后入路只进行单侧甲状腺腺叶切除术，指征为 4cm 内的良性结节。考虑到游离皮瓣较少，耳后入路通常作为门诊手术进行。

步骤

患者体位

患者取仰卧位，双臂位于体侧，头部转向对侧。

肌皮瓣的游离和技巧

沿着耳垂下缘向耳郭后折纹和枕骨发际线做一切口。然后在直视下用电钩沿 SCM 肌游离皮瓣。向下显露肩胛舌骨肌和带状肌，显露甲状腺，使用免充气的悬吊拉钩，与经腋窝入路类似。机器人连接也同样类似，4 个改进的机械臂通过皮肤切口操作，在保证灵活机动的同时，减少机械臂之间的干扰。

甲状腺或甲状旁腺手术

甲状腺上极血管通常是由上而下的解剖，并且在入喉处辨识出 RLN。将甲状腺向下极牵拉，沿 Berry 韧带向内侧游离直至峡部完全离断。床边助手可以通过皮瓣开口进行与经腋入路相同的操作。负压引流管不是常规留置的。

术后管理和预后

患者常规从复苏室出院。瘢痕非常隐蔽，特别是长发患者。

双侧腋-乳入路（BABA 入路）

适应证和术前准备

目前 BABA 入路机器人甲状腺切除术的适应证为：①直径＜5cm 的低风险/高分化甲状腺癌；②直径＜8cm 的良性甲状腺结节；③甲状腺体积＜150ml 的 Graves 病（弥漫性毒性甲状腺肿）。

根据指南的风险评估，术前常规行乳房查体和钼靶检查。既往患有乳腺癌或者行乳房重建术者是 BABA 入路的相对禁忌证。对于乳房小或者胸壁肌肉发达的患者，腔镜器械的灵活性小，此时机器人技术成为首选。

步骤

患者体位

患者取仰卧位，下垫肩枕，颈部后伸，显露腋前线处皮肤褶皱。按前述方法根据解剖标记绘制

切口标记（图 83.5）。以 1:200 000 的肾上腺溶液在术野进行皮下注射分离皮瓣。一共使用 4 个穿刺器，首先做 2 个乳晕内上边缘弧形切口，右侧 12mm 切口置入摄像镜头，左侧 5～8mm 切口置入能量平台器械，初步建立皮瓣间隙（图 83.6）。

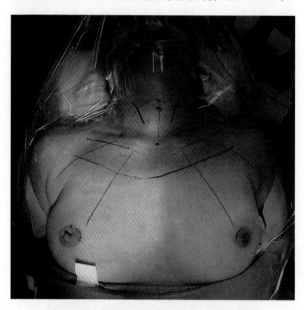

图 83.5　双侧腋-乳入路甲状腺切除术的体位
患者体位同甲状腺开放手术。双上肢束于体侧，颈部后伸。颈部、胸部、乳房和腋窝备皮和消毒铺巾。

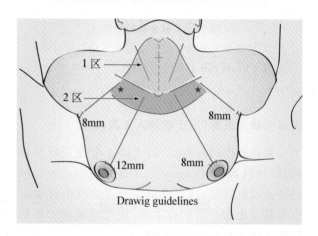

图 83.6　切口位置、穿刺器的角度和皮瓣区皮肤标记
器械之间要留有一个大角度。使用一个 8mm 的摄像镜头穿刺器，根据所需视野要求，可以转换到左乳切口为观察孔。1 区代表主要操作区，此区皮瓣一般高于胸骨上切迹和锁骨区。2 区代表初始建立的皮下隧道区。其中一个腋窝切口用来拿取标本。

空间的建立和技巧

通过两侧的乳晕切口,使用剥离子沿皮下平面钝性分离,然后置入穿刺器套管(不带内芯),不会损伤乳腺组织。当两侧穿刺器在皮瓣下汇合后,即可在直视下锐性分离余下皮瓣和双侧腋窝穿刺处。低压(6mmHg)充气维持皮瓣操作空间,连接机器人机械臂,各臂之间保持理想的分离度,并且处于两侧带状肌和胸锁乳突肌对称的中线视野(图 83.7)。

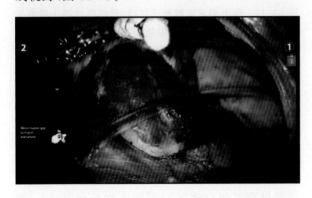

图 83.7　游离好的空间底部,可以看到中线、带状肌和两侧的胸锁乳突肌。分离时使用冲洗管和剥离子

甲状腺或甲状旁腺手术

在正中线处分离带状肌显露出峡部。然后离断峡部,钳夹断端并且立即向外牵拉,侧向解剖至颈动脉鞘。渐次逐层解剖,定位出喉返神经(图 83.8)。神经监测仪常常通过一个改良的装置连接机器人的电钩使用。一旦确认了喉返神经和下甲状旁腺,由甲状腺下极向侧韧带游离甲状腺。最后,裸化上极血管后以能量器械离断。在整个手术过程中,通过两组反向的腋窝器械提供一对牵拉力和反牵拉力。同样方式处理对侧腺叶。床边助手可以通过腋窝穿刺器用导管冲洗和吸引。标本放入腔镜标本袋由腋窝移除。可以留置引流管。

术后管理和结果

患者常规留院观察和镇痛治疗。如果出现严重的血肿,可以通过原穿刺孔进行腔镜清除和干预。在乳房和上胸部进行加压包扎几天,可以减少血肿形成的风险。

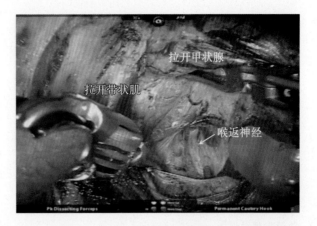

图 83.8　神经的解剖

以抓钳向外牵拉腺体中部,侧向牵拉带状肌,操作者就可以显露出神经。可以将电钩连接至神经监测仪来刺激神经,代替神经探针。

经口入路

适应证和术前准备

有关 TOETVA 和其他经口入路技术的报道非常有限。根据大组别的研究,其适应证包括:多发结节性甲状腺肿、良性结节、Graves 病和乳头状微癌。作为Ⅱ类切口,口腔需在术前用 0.05％氯己定溶液消毒和预防性静脉注射抗生素。也可以进行牙科检查。

步骤

患者体位

患者平卧于专用甲状腺头枕上,颈部伸展。在口腔前庭中线上做一个 10mm 的横切口,然后在两侧的切牙和犬齿之间各做一个 5mm 的切口,共用 3 个穿刺器。以稀释的肾上腺素溶液(1:500 000)注水分离前庭和前颈部(图 83.9)。

肌皮瓣的建立和技巧

首先,通过 10mm 的切口以 Kelly 血管钳钝性分离,然后以钝头套筒沿颈阔肌下平面进一步延伸扩展。向肌皮瓣腔内注入 6mmHg 二氧化碳,置入 2 个 5mm 穿刺器。在这一过程中,要特

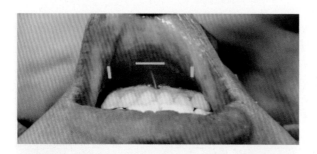

图 83.9　经口入路腔镜甲状腺切除术的切口部位

在下唇系带根部做 1.5cm 横切口，用于放置镜头和提取标本。沿侧切牙两侧各做一纵向 5mm 切口，以尽可能减少神经损伤。

别注意减少对颏神经的损伤。随后，可以在直视下以能量器械在前颈部进一步的分离。与 BABA 入路相同，TOEVA 入路具有良好的自上而下的颈部中线视野（图 83.10）。

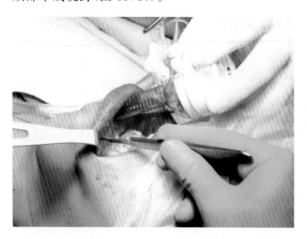

图 83.10　紧接着钝性分离穿过颏肌进入颈阔肌下间隙，插入 12mm 的镜头穿刺器。然后在直视下置入 2 个 5mm 的穿刺器

甲状腺或者甲状旁腺手术

在颈白线处向两侧牵开带状肌，并且离断显露好峡部。甲状腺的上极由上而下解剖，并以能量器械离断上极血管。然后将腺体向内旋转牵拉以显露喉返神经入喉处。神经监测仪可以通过改良的标准腹腔镜器械来监测神经。特别要注意 Berry 韧带周围，保护好喉返神经和甲状旁腺（图 83.11）。可以通过经皮缝合的方法牵拉带状肌。标本要置入腔镜标本袋中取出，为了便于通过颏隆突的狭窄通道，标本需要在标本袋内仔细地分

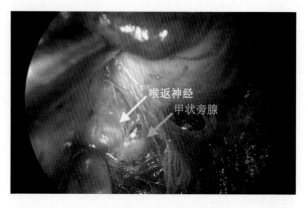

图 83.11　自上而下地解剖甲状腺，离断甲状腺上极血管后，喉返神经入喉处即在附近。向内牵开腺体后，向下解剖出喉返神经。甲状旁腺亦清晰可见，并被妥善保留下来

切。可以根据需要另行切口留置引流管。

术后管理和结局

患者常规留院观察和镇痛治疗。严重的血肿需要做颈部切口清除。下颏部加压包扎 1d。围术期应用几天抗生素。

总结

甲状腺和甲状旁腺的远程入路手术正在不断发展中，并逐渐确立起在内分泌外科中的角色。在一些专科医学中心，医师们积极地介绍应用着不同的远程腔镜手术入路。远程入路手术具有独特而固有的难点，对其应该持续地评估和完善以形成一个合适的标准，如肌皮瓣的分离、有限的操作空间、反向的方向和陡峭的学习曲线。对于特别介意颈部瘢痕的患者而言，远程入路手术可以带来良好的美容效果和隐蔽切口的益处。特别是与其他手术相比，远程入路手术能给患者带来最大的美容获益。无论何种手术入路，坚持重要的外科原则及严格的病例筛选，对保证围术期安全和最佳的肿瘤学预后都是至关重要的。

（孙建军　译　孙建军　李新星　校）

参考文献

［1］　Kim MJ et al. *Surg Endosc* 2017;31:1599-606.

［2］　Lee KE et al. *Surg Endosc* 2013,27(8):2955-62.

［3］　Huscher CS et al. *Surg Endosc* 1997,11(8):877.

［4］　Gagner M et al. *Thyroid* 2001,11(2):161-3.

［5］　Miccoli P et al. *Am J Surg* 2001,181(6):567-70.

［6］　Shimazu K et al. *Surg Laparosc Endosc Percutan Tech* 2003,13(3):196-201.

［7］　Ikeda Y et al. *J Am Coll Surg* 2000, 191（3）: 336-40.

［8］　Kang SW et al. *J Am Coll Surg* 2009,209(2):e1-7.

［9］　Lee KE et al. *Surgery* 2011,150(6):1266-74.

［10］　Terris DJ et al. *Surg Laparosc Endosc Percutan Tech* 2011,21(4):237-42.

［11］　Benhidjeb T et al. *Surg Endosc* 2009，23（5）: 1119-20.

［12］　Anuwong A. *World J Surg* 2016,40(3):491-7.

［13］　Lang BH et al. *Ann Surg Oncol* 2014, 21（3）: 850-61.

［14］　Lang BH et al. *J Surg Res* 2014,191(2):389-98.

［15］　Lang BH et al. *Laryngoscope* 2015, 125（2）: 509-18.

［16］　Kang SW et al. *Gland Surg* 2015,4(5):388-96.

［17］　Bomeli SR et al. *Gland Surg* 2015,4(5):403-9.

［18］　Duke WS et al. *World J Surg* 2017,41: 116-21.

［19］　Kwon H et al. *World J Surg* 2013,37(7):1576-81.

［20］　Kwon H et al. *World J Surg* 2016,40(3):498-504.

［21］　Clark JH et al. *Gland Surg* 2015,4(5):429-34.

第 84 章

腹腔镜胰腺神经内分泌肿瘤切除术

CHERIF BOUTROS AND JOHN A. OLSON JR.

发病率和生物特异性

胰腺神经内分泌肿瘤(pancreatic neuroendo-crine tumors,PNETs)是一组具有不同生物学行为的异质性肿瘤。PNETs 的年发病率为每 10 万人 0.1±0.4 例。临床上,PNETs 分类为分泌各种激素伴随临床症状的功能型(如胃泌素瘤、胰岛素瘤等)和无功能型。病理上,PNETs 根据其大小、是否存在淋巴结转移及是否有远处转移进行分类(TNM 分类),通常根据其分化程度进行分类[世界卫生组织(World Health Organization,WHO)分类](表 84.1)。从技术角度看,PNETs 的数量和位置将决定其治疗策略和手术方案,包括剜除术、远端胰腺切除术、次全胰腺切除术及胰十二指肠切除术。

表 84.1　2010 WHO 胃肠胰腺神经内分泌肿瘤分级

	每高倍镜视野有丝分裂数或百分比(%)	Ki-67 指数(%)
1 级	2～10	≤2
2 级	10～20	3～20
3 级	>20	>20

手术切除的指征和肿瘤学目标

PNETs 具有复杂的行为模式,需要详细的专业治疗策略。手术仍然是目前唯一可以根治 PNETs 的治疗方法。

对于无功能型 PNETs,目前普遍的共识以肿瘤大小 2cm 作为预测肿瘤是否倾向于恶性的临界值,并作为需要手术切除的参考。对于这些肿瘤,国家综合癌症网络(National Comprehensive Cancer Network,NCCN)指南建议采用肿瘤切除术加局部淋巴结清扫术。对于<2 cm 的肿瘤,手术技术不太清楚,手术策略包括局部切除(剜除)基础上实施或者不实施局部淋巴结清扫术。最近,肿瘤剜除的观点受到美国国家癌症数据库的一项回顾性研究的挑战。在这项研究中,在<2 cm 的 PNETs 中有 24%～67% 的病例发现了淋巴结转移。对于合并远处转移的患者,应当根据切除远处转移灶的可行性、是否存在临床症状和 PNET 的位置来决定是否切除原发肿瘤。对于有症状的原发肿瘤伴有不可切除的胰腺外转移灶,通常不建议行手术切除。但是,对于部分有局部肝转移的患者,应该尝试联合切除原发肿瘤和肝转移灶,联合切除与提高患者生存率相关。

微创手术的作用

PNET 的手术目标是切除整个肿瘤(完全切除,R0 切除)、存在转移风险的淋巴结和可切除的转移灶(如果存在)。该目标的重要性要大于手术方式(开放式或腹腔镜)的选择。当然,如果有足够的专业知识和经验,鼓励微创方法。微创方法的主要优点是术中失血量少,住院时间短,术后疼痛轻,麻醉药使用少和术后恢复快。此外,微创方法可以将手术适应证范围扩大,一些本无法手术的患者也可以进行手术治疗。

微创远端胰腺切除术

腹腔镜远端胰腺切除术(laparoscopic distal pancreatectomy,LDP)由 Gagner 和 Cuscheiri 于 1996 年首次报道,此后迅速普及。所有系列报道均显示:与传统开放方法相比,LDP 术中失血量更少,住院时间更短。腹腔镜探查的另一项优势是能发现术前无法通过影像检查明确的转移灶,避免了 10%～38% 的患者不必要的剖腹手术。引入 LDP 的最初 5 年里,一系列 LDP 变得更加成熟,包括大量病例,这些病例由经过"合理"学习曲线、经验丰富的团队实施手术。

在 2001—2011 年的 10 年中,用英文发表的 25 项 LDP 相关研究(每项研究均包含多于 10 名患者)共报告了 829 台 LDP 手术的情况(表 84.2)。对这些研究的分析显示:平均并发症发生率为 37.6%,胰瘘发生率为 19.8%,二次手术率为 3.7%,死亡率为 0.2%,平均住院时间为 6.6 天。这些手术中 10% 是针对胰腺神经内分泌肿瘤进行的。与开放远端胰腺切除术相比,LDP 失血量更少,并发症发生率和死亡率更低,术后住院时间缩短 4d,术后恢复经口进食提前 2d,而手术时间相差不大。LDP 这些优势对于非选择的患者仍然有效。一项对关于 PNETs 的 11 项研究的荟萃分析,包含 906 例患者,其中 203 例(22%)接受了腹腔镜手术,703 例(78%)接受了开放手术,结果显示腹腔镜手术具有以上相同的优势。在这项研究中,绝大多数的腹腔镜手术是 LDP 或肿瘤剜除术。腹腔镜胰腺手术(laparoscopic pancreatic surgery,LPS)总并发症发生率较低(LPS 为 38%,而开放胰腺手术为 46%;$P<0.001$)。

表 84.2　用英文发表超过 10 例 LDP 的研究报告(2001—2011)

作者	年份	期刊	例数
Patterson 等	2001	*Journal of the American College of Surgeons*	15
Fabre 等	2002	*Surgical Endoscopy*	13
Park 等	2002	*Annals of Surgery*	23
Edwin 等	2004	*Surgical Endoscopy*	17
Ayav 等	2005	*Langenbecks Archives of Surgery*	15
Velnovich 等	2005	*Journal of Gastrointestinal Surgery*	15
Dulucq 等	2005	*Surgical Endoscopy*	21
Mabrut 等	2005	*Surgery*	24
Maburt 等	2005	*Surgery*	98
Velnaovich 等	2006	*Surgical Endoscopy*	11
Corcione 等	2006	*Surgical Endoscopy*	14
D'Angelica 等	2006	*Surgical Endoscopy*	16
Teh 等	2007	*Journal of Gastrointestinal Surgery*	12
Pierce 等	2007	*Surgical Endoscopy*	18
Fernandez Cruz 等	2007	*Journal of Gastrointestinal Surgery*	20
Melotti 等	2007	*Annals of Surgery*	58
Fernandez-Cruz 等	2007	*Journal of Gastrointestinal Surgery*	72
Matsumoto 等	2008	*Surgical Laparoscopy, Endoscopy, and Percutaneous Techniques*	14
Eom 等	2008	*Surgical Endoscopy*	31
Burzonni 等	2008	*Journal of Gastrointestinal Surgery*	74

（续　表）

作者	年份	期刊	例数
Kim 等	2008	*Surgical Endoscopy*	93
Kooby 等	2008	*Annals of Surgery*	142
Nakamura 等	2009	*HPB*	21
Kooby 等	2010	*Journal of the American College of Surgeons*	23
Reeh 等	2011	*World Journal of Surgery*	18
总计:25 项			总例数＝878[a]－829 例

[a] 一些患者被包括在多个研究中。

LPS 的失血量减少 67ml（$P<0.001$），住院时间减少 5d（$P<0.001$）。胰瘘的发生率、手术时间或死亡率无差异。

LDP 的另一个重要优点是有更高的保留脾成功率。保留脾的远端胰腺切除术（Warshaw 手术）需要切除脾动脉、静脉，通过胃短血管保留血供，与远端胰腺切除联合脾切除术相比，Warshaw 手术的总体并发症发生率更低，腹腔内脓肿发生率更低，手术失血量更少且住院时间更短。但是，Warshaw 手术后脾梗死发生率达到 20%，随后可能继发脾脓肿，对于通过放射介入置管引流而无法控制的脾脓肿的患者，可能需要进行二期脾切除术。

保留脾的另一种方法是远端胰腺切除术并保留脾血管。这是一项对技术要求更高的术式。在经验丰富的医师手中，采取 LDP 的患者中也只有 50% 能够成功保留脾血管。

最近一项回顾性研究比较了 73 例 LDP 与 98 例开放性远端胰腺切除术治疗 PNETs 的结果，在多变量分析中，切除方法（LDP 与开放性远端胰腺切除术）与生存率差异无关。在一项针对开放式和 LDP 费用比较的研究中，发现 LDP 组的总费用（包括再次入院的费用）要低得多，分别为 11 110 美元和 14 400 美元。

由于各大胰腺外科中心对 LDP 的早期采用和深入学习，机器人远端胰腺切除术（robotic distal pancreatectomy，RDP）的实施量增长较少。我们认为，RDP 可以用于促进非腹腔镜训练的外科医师完成微创远端胰腺切除术，并且可能在保留脾动脉方面发挥作用。但是，这些获益需要权衡机器人设备的成本。

技术方面

先前已经报道了我们的保留脾的 LDP 技术。采取全身麻醉并留置胃管和导尿管，患者取仰卧位，头高足低位固定双下肢。这个法式体位（French position）更利于外科医师轻松而符合人体工程学地进入手术区域。通过左侧肋缘下置入 Veress 气腹针或脐下 Hasson 套管针，建立气腹至压力为 15 mmHg，并在左右上腹部分别放置 2 个 5mm 套管针，在脐下置入 12mm 套管针。然后用腹腔镜仔细探查腹腔，以评估是否存在转移灶。胃结肠韧带用基于能量的切割和密封装置分开。特别注意的是，如果发现脾主要血管与胰腺肿瘤关系紧密且需要离断，则保留胃短血管作为脾供血的替代方法。使用 U 0/3 尼龙 Keith 针刺入胃，将胃向右上方悬吊固定，并使用 Halsted 夹将其保持在皮肤水平。在这一点上，使用腹腔镜超声确认 PNET 的位置及其与胰腺实质、胰管及脾血管的关系非常重要。外生型小 PNETs 与胰腺间只有小的附着，可以通过肿瘤剜除术或胰腺实质保留策略来处理（图 84.1）。对于远端胰腺切除术或次全胰腺切除术，通过电刀沿胰体下缘逐步分离，使用钝性解剖和基于能量平台的密封和切割装置的组合由侧面入路建立操作平面，需要时可以从中央入路进入。在内侧，要特别注意避免损伤肠系膜上静脉。然后显露胰腺的下部和后部，并识别脾静脉，游离并处理脾静脉与胰腺血管的所有交通支，可以用夹子夹闭后离断，或使用基于能量的密封和切割装置离断。沿着胰腺的上缘，脾动脉很容易识别并使用 Maryland 解剖器和

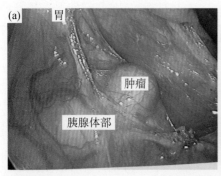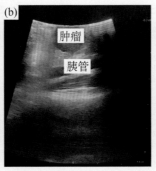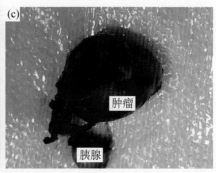

图 84.1　胰体部神经内分泌肿瘤腹腔镜切除

　　(a)胰体部 PNET 的腹腔镜图像；(b)腹腔镜超声评估 PNET 与主胰管的关系；(c)切除带有胰腺组织边缘的 PNET，以确保完全切除。

使用基于能量的密封和切割装置进行解剖，同样，小分支可以单独解剖并在夹子之间分开。

　　在切除的标本中包括沿脾血管的所有淋巴结是非常重要的。此时，在超声引导下探查以确保肿瘤彻底清除，使用切割闭合器对胰腺进行离断，该吻合器在 PNET 的近端限位为 2.5mm（血管）。将切除组织装入标本带，从扩大的脐下套管针切口，抽出标本袋。通常需要在胰腺切割吻合线处留置引流管，以监测是否发生胰瘘。

术后护理

　　常规 LDP 术后，患者需要至少 24h 的监护。通常不需要留置胃管，术后当天即可恢复经口肠内营养。每 6 小时测手指末梢血糖一次。使用低分子量肝素预防深静脉血栓形成。常规的术后住院时间为 1~3d。

微创胰十二指肠切除术

　　虽然腹腔镜胰十二指肠切除术（laparoscopic pancreaticoduodenectomy，LPD）于 1994 年首次发表，比 LDP 开展早 2 年，但是有关 LPD 的作用和结果的系列报道并不多见。出现这种差别的原因是可以理解的：在 LDP 中解剖相对容易，技术类似于开放式方法，并且不需要重建肝胰胆系统。一项回顾研究 17 年来接受 LPD 的不同已发表系列的 285 例患者，其中只有 4 项研究包含超过 25 例患者。高度选择的患者数量少，限制了我们有

意义地分析这种方法的结果的能力，并清楚地表明它没有得到普及。尽管如此，这四项研究的结果（$n=166$）结果显示平均手术时间为 340min，失血量为 180ml，死亡率为 2%，平均住院时间（仅两项研究报告）为 7d 和 19d。

　　从这些数据中可以明显看出，只有少数中心能够对高度选择的患者采用这种技术。最近，一项研究报告了连续 100 个 LPD 的系列病例，这是迄今为止最大系列之一。重点在于，该研究讨论了 LPD 的学习曲线，这是在许多中心采用这种不常见手术的极大关注的问题。在该系列病例中，并发症发生率从前 33 例的 33.3% 降至后 34 例的 17.6%。与此类似，手术时间从 9.8h 减少到 6.6h；术后住院天数从 20.4d 减少到 11.5d，平均住院天数为 14d。

　　梅奥医学中心发表了一项开放式方法（$n=215$）和 LPD（$n=35$）的回顾性比较研究。在这项研究中，LPD 组的手术失血量、ICU 住院时间和总住院时间均显著减少（分别为 195ml vs. 1000ml、8d vs. 12d、10d vs. 34d）。同时，LPD 组的手术时间明显更长（541min vs. 401min）。在恶性病例中，LPD 组的肿瘤大小相似，淋巴结的获得率更高（23 vs. 16）。1 年后，梅奥医学中心研究小组发表了一项比较两组的成本分析研究。该研究表明，由于时间和供应成本增加，LPD 组的手术费用显著增加（表 84.3）。然而，与 LPD 组相比，与开放式方法相关的平均住院费用更高。两组的总体护理总成本相似。如上所述，LPD 由于其技术复杂性而未被大多数胰腺外科中心所采

表 84.3　总结了已发表的 LPD 研究(包括超过 25 位患者)的结果

研究	例数(n)	中位手术时间(min)	术中出血量(ml)	住院天数(d)	死亡例数
Dulucq	25(1 例 PNET)	287	107	16.2	1
Gumbs	35	360	300	NR	NR
Palanivelu	75(无 PNET)	357	74	8.2	1
Kendrick	65(4 例 PNET)	368	240	7.2	1
Asbun	53(6 例 PNET)	541	195	8	3
Kim	100(15 例 PNET)	487	NR	15	NR
Croome	108(无 PNET)	379	492	6	1
Senthilnathan	130	310	110	8	2
Wang	31(无 PNET)	515	260	12.6	0
Dokmak	46(13 例 PNET)	342(平均)	368(平均)	25(平均)	2
Paniccia	30(1 例 PNET)	340	300	11	0

简称:NR. 未报道;PNET. 胰腺神经内分泌肿瘤。

用。对更好的微创方法的需求促进了机器人胰十二指肠切除术(robotic pancreaticoduodenectomy,RPD)的引入。有两项研究报道了初步经验,其中包括超过 50 例患者,中转开腹率为 31%,手术时间为 487min,手术出血量为 327ml,胰瘘发生率为 31%～22%,住院时间为 10～22d,死亡率为 2%。

最近,来自匹兹堡的一项关于机器人胰腺手术的单中心回顾研究涵盖了数量最多的 RPD 患者(n＝132)。在该研究中,手术时间为 527±103min,中转开腹率为 8.3%,再手术率为 3%。平均住院时间为 10d,再入院率为 28%。

显然,LPD 未能被大多数外科手术中心采用,这可能是由于手术流程及重建阶段的复杂性所致。而 RPD 在规模较大的胰腺外科中心迅速普及,并被高度专业化的外科医师所接受。需要强调以下三点:首先,所有这些关于 RPD 的报告都显示了这项新技术的可行性和安全性,但与传统的开放式方法相比,预后结果未明显改善。其次,需要更好地定义 RPD 候选患者的选择标准,并且应该包括体重指数和既往腹部手术史以外的更多因素,如胰腺和胆管大小。第三,这个复杂手术的过长学习曲线限制了它在大多数胰腺外科中心的应用。需要创建一种更加简化的技术,以使 RPD 成为可推广的术式。腹腔镜、机器人和开放手术技术的混合应用也许是在不同胰腺手术中心开始一体化 RPD 术式的一个好的模式。

使用混合方法,我们已经积累了一定的经验(图 84.2),先以腹腔镜探查,并确定肿瘤的可切除性。我们发现,将胰颈与门静脉处分开并在肠系膜上静脉和胰腺之间建立通道,胆囊切除、Kocher 手法游离十二指肠、离断空肠近端和远端胃以及从肠系膜根部去交叉十二指肠,都可以轻松地通过腹腔镜手术完成。对于有经验的腹腔镜外科医师来说,这些步骤通常很简单,与机器人技术相比,可以及时实现。无须改变机器人机械臂对接位置或摄像头位置,即可获得更大的摄像头视野。腹腔镜下游离后,使用机器人解剖分离肝十二指肠韧带,分离并切除胆总管,分离肝动脉、切除胃十二指肠动脉。对于胰管较大和胰腺实质较硬的病例,可以用机器人辅助进行胰胆管和肠道重建,或者通过以胰颈为中心的 6cm 切口做开放式方法胰胆管与肠管重建,并取出标本。

总之,具有相对惰性和直径小的 PNET 是胰腺微创方法的绝佳应用指征。多项研究表明,微创胰腺手术获得的肿瘤学结果与传统开放切除术相似。对我们来说,结果很明显,LDP 是位于左侧胰腺的 PNET 的标准术式,而不是例外。同样的,与传统切除术相比,实质保留策略(局部剜除术)的住院时间更短,并发症发病率、死亡率或预后没有差异。微创胰十二指肠切除术虽然得到很好的报道,但仍有待进一步发展。需要强调机器

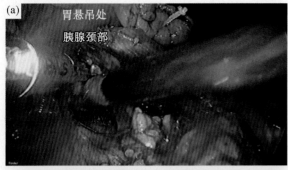

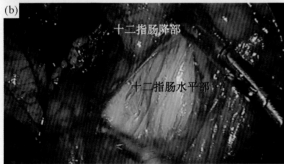

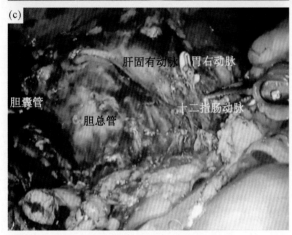

图 84.2　LPD 的联合术式

　　(a)腹腔镜解剖小网膜囊中胰腺颈部的肠系膜上静脉-门静脉交界处,胃悬吊处;(b)腹腔镜下裸化血管时钝性分离十二指肠降部和水平部;(c)机器人解剖十二指肠韧带,并游离胆总管,分离并结扎胃右动脉和胆囊管后的肝固有动脉,并游离出胃十二指肠动脉。

人手术的作用及其对 LPD 可行性和安全性的潜在补充价值。过长的学习曲线是采用完全机器人手术的主要障碍。对于微创胰十二指肠切除术而言,混合方法似乎是更现实、更安全和可重复的目标。

（陈金水　**译**　李新星　**校**）

参考文献

[1] Falconi M et al. Non-functioning pancreatic tumours. In: Dervenis C et al. (eds.) *Pancreatic tumours, Achievements and Prospective. Stuttgart: Georg Thieme Verlag.* 2000: 345-52.

[2] Norton J. *Curr Probl Surg* 1994,31(2):77-156.

[3] Rindi G et al. Nomenclature and classification of neuroendocrine neoplasms of the digestive system. In: Bosman FT et al. (eds.)*WHO Classification of Tumors of the Digestive System*, 4th ed. Lyon, France: WHO Press; 2010:13-4.

[4] Stephen A et al. *Surg Oncol Clin N Am*, 2006; 15: 497-510.

[5] Jutric Z et al. Optimal surgical strategy for pancreatic neuroendocrine tumor based on a review of the National Cancer Database: How important is extent of resection and lymphadenectomy? *Society of Surgical Oncology Annual Meeting*. 2015.

[6] Hill J et al. *Cancer* 2009;115:741-51.

[7] Gagner M et al. *Surgery* 1996,120(6): 1051-4.

[8] Cuschieri A et al. *Ann Surg* 1996,223(3):280-5.

[9] Conlon K et al. *Ann Surg* 1996,223(2):134-40.

[10] Vollmer C et al. *Ann Surg* 2002,235(1):1-7.

[11] Venkat R et al. *Ann Surg* 2012,255(6):1048-59.

[12] Boutros C et al. *Am Surg* 2011,77(11):1526-30.

[13] Drymousis P et al. *HPB (Oxford)* 2014,16(5):397-406.

[14] Warshaw AL. *Arch Surg.* 1988,123(5):550-3.

[15] Carrère N et al. *World J Surg* 2007,31(2):375-82.

[16] Warshaw AL. *J Hepatobiliary-Pancreat Sci* 2010, 17(6):808-12.

[17] Jin T et al. *HPB (Oxford)* 2012,14(11):711-24.

[18] Xourafas D et al. *J Gastrointest Surg* 2015,19:831-40.

[19] Rutz D et al. *HBA (Oxford)* 2014,16(10):907-14.

[20] Gagner M et al. *Surg Endosc* 1994,8(5):408-10.

[21] Gumbs A etal. *Ann Surg Oncol* 2011, 18(5):1335-41.

[22] Kim SC et al. *Surg Endosc* 2013,27(1):95-103.

[23] Asbun H et al. *J Am Coll Surg* 2012,215(6):810-9.

[24] Mesleh MG et al. *Surg Endosc* 2013, 27(12):4518-23.

［25］Dulucq J et al. *Surg Endosc* 2006;20:1045-50.

［26］Gumbs Aet al. *Surg Endosc* 2008;22：539-40.

［27］Palanivelu C et al. *J Hepatobiliary Pancreat Surg* 2009;16:731-40.

［28］Kendrick ML et al. *Arch Surg* 2010;145:19-23.

［29］Croome K et al. *Ann Surg* 2014,260(4)：633-8.

［30］Senthilnathan P et al. *J Laparoendosc Adv Surg Tech* 2015,25(4)：295-300.

［31］Wang M et al. *Surg Endos* 2015;29:3783-94.

［32］Dokmak S et al. *J Am Coll Surg* 2015;220:831-8.

［33］Paniccia A et al. *Ann Surg Oncol* 2015;22:4380-1.

［34］Giulianotti P et al. *Surg Endosc* 2010,24（7）：1646-57.

［35］Zeh HJ et al. *Ann Surg Oncol* 2012,19(3):864-70.

［36］Zureikat A et al. *Ann Surg* 258(4):554-9.

［37］DiNorcia J et al. *J Gastrointest Surg* 2010,14(10)：1536-46.

第十一篇

胃肠道疾病的微创方法

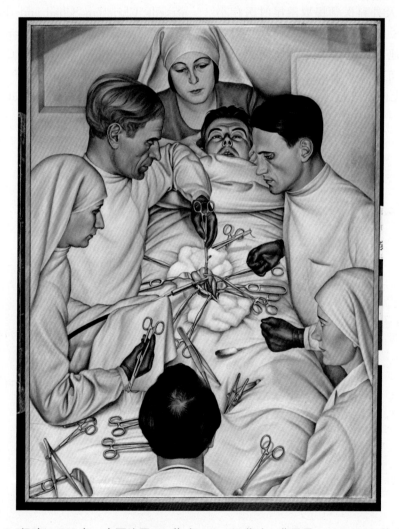

Christian Schad,《行动》,1929 年。布面油画,49 英寸×37 1/2 英寸。慕尼黑 Lenbachhaus 的 Städtische Gale-
rie(照片由 Lenbachhaus 提供。© 2018 克里斯蒂安-沙德-阿沙芬堡基金会/ARS,纽约/VG Bild-Kunst,波恩)

在观察了一次阑尾切除术后，Christian Schad 描述了他的经历：有人给我穿上白大褂，我就可以近距离观察切除阑尾的过程。14min 后，当手术结束，我们脱下白大褂时，外科医师说：那好吧，现在我们再去跳舞。但是，我没有和他一起去。我直接回家，开始写生。正是这种近乎数学般精确的动作和互动的相互作用让我着迷，这种集中的生命过程，以钟表的精度无言地运行。他的反应在这幅画中被唤起。在"14min"内完成的这一过程的精确性和高度集中反映在对这一场景的详细渲染上，以及外科医师提取阑尾时医疗小组的高度集中。Schad 还报告说，手术是"无言地"进行的：虽然他们在身体上完美地完成了任务，但团队并没有互相看一眼，也没有任何心理上的互动。现场的无菌状态近乎令人窒息：除一名护士外，所有人都身着白衣；白色的床单几乎完全包裹着患者的身体；众多手术器械闪闪发光，仿佛没有被使用过；而且几乎没有血迹。没有明显的血迹引起了外科医师的注意，他来到了 Schad 的工作室。艺术家报告说，"他带来了他的工具，并从外科医师的角度给我建议。有一次，他指出我画中的肠子的颜色太苍白了"。患者头部的麻醉师护士是由艺术家的女朋友做模特，而患者则是他的朋友 Felix Bryk，一位昆虫学家和人种学家。

Quotes from Jill Lloyd and Michael Peppiatt, eds. Christian Schad and the Neue Sachlichkeit (New York：W. W. Norton, 2003), 233. Text by Mariann Smith, courtesy Center for Medical Humanities, Jacobs School of Medicine and Biomedical Sciences, University at Buffalo.

第85章

腹腔镜治疗小肠疾病

JEFFREY N. HARR AND FRED BRODY

简介

随着微创技术在过去10年中变得更加流行，腹腔镜对小肠疾病的治疗变得更加普遍。从历史上看，腹腔镜在小肠疾病中的作用是有限的，因为术前对小肠病变的定位不充分，并且在腹腔镜检查期间缺乏触觉反馈。然而，随着先进的手术设备和内镜和放射学定位的改进，腹腔镜现在是一种治疗复杂小肠疾病的方法。

腹部通路

在腹腔镜检查过程中有多种技术可用于腹部通路。Hassan技术通常是最安全的，因为它直接显示了腹内潜在的结构。这项技术包括脐下正中切口，皮下脂肪剥离至腹直肌筋膜水平，以及脐带切开。一些外科医师更喜欢避开中线使用气腹针技术，以避免手术疑似粘连。Palmer点通常作为气腹针穿刺点（位于锁骨中线左侧肋缘下方3cm，二指宽）。在插入气腹针之前，应使用鼻胃管或口胃管对胃进行减压。一旦获得了足够的气腹，就可以通过5 mm的穿刺器插入5 mm、0°镜，一层一层地进入腹部。另一种选择是直接切开腹部的任何位置，对于继发于小肠梗阻（small bowel obstruction，SBO）的弥漫性腹胀的患者，这可能是首选的治疗方法。因为气腹针技术可能会增加肠穿孔的可能性。

一旦放置了最初的穿刺套管，随后的穿刺套管将根据腹内情况放置。至少需要3个操作端口（包括摄像头端口）才能充分游离肠管。检查小肠可以从任何象限完成，套管针的放置应该以一个观察口为中心，并对另外两个口进行三角测量。一般情况下，末端回肠更容易辨认，因此通常先检查肠管的远端，然后再顺着屈氏韧带进行检查。然而，如果已知小肠病变在近端，从Treitz韧带开始可以避免损伤远端肠道。

小肠梗阻

据估计，美国每年有30万名SBO患者住院，其中75%归因于术后粘连。其他SBO的常见原因包括肿瘤、疝和克罗恩病。SBO的并发症仍然很高，绞窄的发生率高达30%，肠坏死的发生率高达15%。小肠梗阻的诊断包括有重点的病史、体检和影像学检查，通常是腹部计算机断层扫描（computed tomography，CT）扫描。SBO患者不需要常规进行CT扫描，但CT可以确认完全性梗阻，排除非粘连性病变，评估缺血性肠梗阻。如果患者血流动力学稳定，没有腹膜炎迹象，非手术治疗通常是补液和鼻胃管减压治疗。如果口服造影剂能在24h内到达结肠，可以采用非手术治疗。然而，血流动力学不稳定、有腹膜炎征象或在CT上有肠缺血迹象的患者应接受手术干预。虽然不具有特异性的，但缺血的指标包括发热、心动过速、白细胞计数和乳酸水平升高。

在肠绞窄和缺血的情况下，大多数外科医师会主张开腹手术，因为缺血性肠管的血流动力学效应和弥漫性扩张的肠管可能阻止腹腔镜的进入。对于非手术治疗无效的患者，可以挑选合适的采用腹腔镜方法手术。腹腔镜手术通常在新发小肠梗阻性疾病的患者中容易成功。在左上象限直接切开以放置套管是首选的入路部位。如果发现广泛、致密的粘连,应考虑低门槛的剖腹手术。对于粘连带在肠道附近的粘连松解,应使用腹腔镜剪而不使用电灼术。扩张的近端肠管必须轻柔处理,电灼术和超声波设备应谨慎使用。

在对 2000 多例腹腔镜手术治疗小肠梗阻的一项回顾中,64％的患者在腹腔镜下获得了成功,6.7％的患者接受了腹腔镜辅助手术,0.3％的患者改行修补术,29％的患者改行正中开腹手术。大多数中转是由于粘连致密、需要肠道切除、病因不明和医源性损伤。类似的,另一项研究表明,1/3 的小肠梗阻患者由于血流动力学不稳定、大量扩张和多次剖腹手术而无法接受腹腔镜检查。在接受腹腔镜手术的 2/3 患者中,有 1/3 的患者需要中转开腹手术,原因包括腹膜后或盆腔病变、粘连松解困难、肿瘤或克罗恩病引起的肠系膜收缩增厚。尽管中转率看起来很高,但与开腹手术相比,腹腔镜治疗小肠梗阻有许多优点。这些手术与其他腹腔镜手术相似,包括术后疼痛更少,肠功能恢复更快,住院时间更短,恢复时间更短,伤口并发症减少,粘连形成减少。

肠肿瘤

小肠肿瘤很少见,仅占所有胃肠道癌症的2.8％。体征和症状通常是非特异性的,可能包括腹痛、恶心、呕吐、体重减轻、隐性出血、梗阻或穿孔。此外,诊断十二指肠、空肠近端和回肠末端以外的肿瘤是困难的,因为缺乏可视化和必要时获取活检的能力。对这些隐匿性肿瘤的诊断往往会延迟。内镜检查的进展,包括单气囊和双气囊内镜检查(推进式小肠镜),可能会显示出超出标准肠镜检查范围的肿瘤。

这些新技术还可以在远端病变上使用,并增强腹腔镜对腔内肿瘤的识别能力。腹腔镜切除可以使用腹腔镜吻合器,超声刀可以有效地分割肠系膜血管。对于肠的非活动部分,如十二指肠和空肠近端,通常要进行体外缝合、吻合术或联合吻合术。远端空肠和近端回肠肿瘤通常具有足够的移动性,可以通过腹壁进行体外切除和吻合。

良性肿瘤

小肠良性肿瘤包括腺瘤、脂肪瘤、错构瘤和血管瘤。腺瘤是最常见的,分为绒毛状腺瘤、管状腺瘤或十二指肠腺瘤亚型。绒毛状腺瘤主要发生在十二指肠,在家族性腺瘤性息肉病中发病率较高,并且最具恶性潜能。管状腺瘤恶变的可能性较小,而十二指肠腺瘤亚型是十二指肠腺体的良性增生。腺瘤的治疗取决于病理、部位和症状。手术选择包括局部切除、胰十二指肠切除术,甚至是壶腹肿瘤的胰十二指肠切除术。小肠脂肪瘤起源于黏膜下脂肪组织,更常见于回肠。随着生长,这些肿瘤会在肠内扩张,并可能出现症状。无症状且<2cm 的脂肪瘤可随访,有症状且较大的脂肪瘤应切除。错构瘤起源于黏膜肌层的平滑肌,并与 Peutz-Jeghers 综合征相关。错构瘤可发生在整个小肠,并可导致梗阻、肠套叠或出血。治疗方法从息肉切除术到错构瘤并发症的肠道切除术。血管瘤通常表现为隐匿性消化道出血或缺铁性贫血,可通过磁共振成像或胶囊内镜进行诊断。可分为海绵状、毛细血管型或混合型,可为单发或多发,最常见于空肠。手术切除是首选,但内镜硬化治疗和血管造影栓塞可用于适当大小和位置的病变。

神经内分泌肿瘤

神经内分泌肿瘤(neuroendocrine tumors,NETs),正式名称为类癌,是小肠最常见的恶性肿瘤,回肠发病率较高。空肠和回肠的网状结构通常是产生 5-羟色胺的肠嗜铬细胞肿瘤,而十二指肠的大多数肿瘤是产生胃泌素的 G 细胞肿瘤。

大多数神经内分泌肿瘤是零星发生的,但也可能发生在多发性内分泌肿瘤Ⅰ型或神经纤维瘤病Ⅰ型综合征中。这些肿瘤可表现为肠套叠或继发梗阻,或强烈的结缔组织增生反应,导致肠系膜粘连、狭窄和收缩。由于延迟出现症状,淋巴结转移性疾病很常见,建议整块切除,广泛切除肠系膜和广泛的淋巴结清扫。腹部,包括肝,应该检查是否有转移性疾病。即使在肝转移的情况下,也应该切除原发肿瘤,以减轻肿瘤负荷和相关的梗阻、出血或穿孔等并发症。如果可以负担使用生长抑素类似物进行长期治疗,应在初次手术时考虑胆囊切除术,以防止胆结石形成的胆管症状。

腺癌

腺癌是小肠第二常见的恶性肿瘤,最常见的是十二指肠,其次是空肠和回肠。然而,在克罗恩病患者中,由于慢性炎症,腺癌在回肠末端有较高的患病率。对于早期病变,应进行切缘阴性的节段性切除,并广泛切除肠系膜。然而,十二指肠第一和第二部分或壶腹的腺癌需要胰十二指肠切除术。局部晚期十二指肠疾病或无法切除的转移性疾病的患者可以从手术切除、搭桥或内镜支架置入术中受益。

胃肠道间质瘤

胃肠道间质瘤(gastrointestinal stromal tumors,GISTs)占小肠肿瘤的 0.1%～0.3%,起源于 Cajal 间质细胞。最常见的部位是胃,但 30% 发生在小肠,空肠发病率较高。胃肠道间质瘤很少转移到淋巴结,因此不需要常规的淋巴结切除术。局部晚期肿瘤应整块切除。切除的目标是显微镜下的切缘阴性和完整的肿瘤。因此,在腹腔镜下处理 GISTs 时需要非常小心。肿瘤破裂与较高的复发率和较低的存活率有关。使用伊马替尼的新辅助治疗可以用于不能切除的肿瘤,可能会使肿瘤变得可以切除。中高危 GISTs 推荐辅助治疗。与开腹手术相比,腹腔镜手术使用的麻醉药更少,肠功能恢复更快,住院时间更短。腹腔镜与开腹手术患者的预后,包括复发率没有差别。

非霍奇金淋巴瘤

非霍奇金淋巴瘤包括多种淋巴瘤,包括弥漫性大 B 细胞淋巴瘤、套细胞淋巴瘤、黏膜相关淋巴组织(mucosa-associated lymphoid tissue,MALT)型淋巴瘤、滤泡型淋巴瘤、Burkitt 淋巴瘤、免疫增生性淋巴瘤和 T 细胞淋巴瘤。治疗方法取决于淋巴瘤的类型,但通常是内科治疗。针对空肠弯曲菌或幽门螺杆菌的抗生素可能足以治疗 MALT 淋巴瘤,对于其他形式的淋巴瘤推荐化疗、放疗和(或)骨髓移植。对于有症状的孤立肿瘤,或化疗期间出现穿孔和出血的并发症,可以考虑切除。

Meckel 憩室

Meckel 憩室是脐肠系膜管或卵黄管不完全闭合的结果,是最常见的先天性胃肠道畸形,在普通人群中的患病率为 2%。它位于回肠远端,可含有异位胰腺或胃黏膜,可能导致出血、梗阻和憩室炎等并发症。大多数 Meckel 憩室在儿童时期出现症状,可以通过 99m 锝扫描进行诊断。症状性 Meckel 憩室应切除。如果憩室的炎症没有蔓延到憩室的底部,并且不担心异位黏膜,可以在腹腔镜下进行吻合式憩室切除术。然而,如果炎症蔓延到小肠,或者担心异位组织出现出血等并发症,应该进行节段性切除和吻合术。偶然发现的 Meckel 憩室通常在患者童年阶段就切除了。荟萃分析确定无症状患者的发病率高于预期,需要切除 758 例才能防止 1 例与 Meckel 憩室相关的死亡。

克罗恩病

克罗恩病是一种炎症性肠道疾病,发病率为 (50～100)/10 万。这种疾病在 55% 的病例中最常累及末端回肠和盲肠。大约 70% 的克罗恩病患者由于药物治疗失败、反复肠梗阻、营养不良和脓毒症并发症而需要手术治疗。再手术率高达 90%,其中 30% 需要多次手术。

腹腔镜治疗克罗恩病可能具有挑战性,因为肠道增厚,以及常伴有粘连、瘘管和肠系膜缩短。此外,患者经常营养不良,处于慢性免疫抑制状态。最常见的手术是回肠末端疾病的回肠切除术,但可能需要诊断性腹腔镜、狭窄成形术、小肠切除、瘘口修补和胃十二指肠疾病旁路胃空肠吻合术。在所有情况下,最重要的是坚持保肠手术干预,特别是在狭窄的处理上。腹腔镜腔内狭窄成形术已经描述过,但实施起来很困难。或者,可以在腹腔镜下用丝线或 Vicryl 缝线标记狭窄,然后通过中线小切口进行狭窄成形术或切除。少数回顾性研究表明,腹腔镜治疗克罗恩病可以缩短住院时间,减少术后疼痛,改善社会和性互动,减少伤口并发症。然而,Cochrane对两个随机对照试验的回顾发现,腹腔镜手术与开腹手术一样安全,在围术期和长期再手术率方面没有差别。

（黄海林　译　胡志前　李新星　校）

参考文献

［1］ Taylor MR et al. *Acad Emerg Med* 2013,20(6):528-44.

［2］ Di Saverio S et al. *World J Emerg Surg* 2013,8(1):42.

［3］ O'Connor DB et al. *Surg Endosc* 2012,26(1):12-7.

［4］ Sneider EB et al. *Minerva Chir* 201,65(3):275-96.

［5］ Li MZ et al. *Am J Surg* 2012,204(5):779-86.

［6］ Szomstein S et al. *World J Surg* 2006,30(4):535-40.

［7］ Chen YH et al. *J Laparoendosc Adv Surg Tech A* 2012,22(8):758-63.

［8］ Tanaka E et al. *J Gastrointest Surg* 2014;19:313-8.

［9］ Zani A et al. *Ann Surg* 2008,247(2):276-81.

［10］ Dasari BV et al. *Cochrane Database Syst Rev* 2011,(1):CD006956.

［11］ Naidu MN et al. *Clin Colon Rectal Surg* 2007,20(4):329-35.

第86章

腹腔镜阑尾手术

ERIC BALENT AND ROBERT B. LIM

简介

外科医师长期以来一直致力于外科手术的技术创新,以努力改善患者的治疗。虽然腹腔镜手术是由医学博士 Georg Kelling 于 1902 年发明的,但这项技术花了 77 年多的时间才在外科领域找到一席之地。计算机芯片电视摄像头发明后,腹腔镜手术变得更加可行。1980 年,医学博士 Kurt Semm 进行了第 1 例腹腔镜阑尾切除术,介绍了腹腔镜技术的实际应用。虽然现在被视为标准做法,但腹腔镜阑尾切除术并不总是被广泛接受。当 Semm 介绍这项技术时,他遇到了很多阻力,他的方法被认为是危险的。1985 年,医学博士 Erich Muhe 使用 Semm 的技术进行了第 1 次腹腔镜胆囊切除术。在注气、外科能量装置和器械的生物力学方面的进展已经为复杂的腹腔镜手术奠定了基础。利用这些进展,外科医师还开发了不同的技术来优化腹腔镜手术。随着单切口腹腔镜手术(single-incision laparoscopic surgery,SILS)、自然腔道手术(natural orifice transluminal endoscopic surgery,NOTES)和机器人腔镜手术的发明,有了更多的技术。然而,尽管腹腔镜切除阑尾的技术千差万别,但手术的使用者仍然是一样的。外科医师应该具备解剖学及其变体的专业知识。他们需要确保器官的良好视野,包括它的附件和血液供应。最后,他们需要使用良好的手术技巧来确保充分和彻底地切除器官,同时安全地控制其出血。

流行病学

大约 10 000 人中就有 11 人会在一生中患急性阑尾炎。阑尾炎发病率在 10—19 岁的患者中最高,在男性中更为常见。2011 年,美国进行了 32.7 万例阑尾切除术,占所有手术室手术的 2.1%。阑尾切除术是普通外科医师进行的第三常见的手术。

解剖

阑尾起源于盲肠,是真正的具备肠壁各层的肠道。它起源于盲肠上的一个芽,当盲肠的生长速度大于阑尾的生长速度时,它向内侧移位。阑尾是盲肠三条结肠带的融合。Treves 韧带位于末端回肠的反肠系膜一侧,靠近盲肠,也称为回盲褶(图 86.1)。阑尾可以在从盲肠前到盲肠后的任何方向上变化。阑尾动脉通常从回结肠动脉分支出来,在阑尾系膜内走行。淋巴引流遵循相同的路径。

适应证

同样,腹腔镜阑尾切除术最常见的适应证是急性阑尾炎。病理生理学的主导理论是粪石或淋巴组织增生造成的管腔阻塞导致细菌过度生长、管腔压力升高和静脉缺血。经典病史包括迁移到右下腹的脐周疼痛。其他体征和症状包括恶心、呕吐、厌食和低热。典型的实验室表现包括白细胞增多伴核左移。

已经有多个评分系统不依靠影像资料来计算急性阑尾炎发生的可能性。

Alvarado 评分系统是最常用的评分系统之一。这个评分系统用助记符"MANTRELS"表

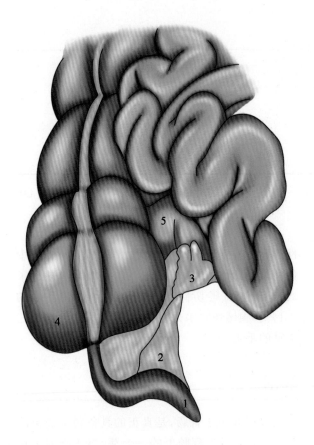

图 86.1　阑尾解剖

1. 阑尾；2. 阑尾肠系膜；3. Treves 韧带；4. 盲肠；5. 回肠末端。

示，它描述了可能的体征和症状。这些症状包括：腹痛、食欲减退、恶心、右侧髂窝压痛、反跳压痛、体温升高、白细胞增多及全血细胞计数向中性粒细胞转变。右下腹压痛和白细胞增多加 2 分，其余因素加 1 分。5～6 分表示可能是阑尾炎，7～8 分表示很可能是阑尾炎，9～10 分表示非常可能是阑尾炎。然而，Apisarnthanarak 等发现，Alvarado 评分系统对评分范围>7 的急性阑尾炎的特异性仅为 60.4%。

在急性阑尾炎的临床诊断有疑问的情况下，可以进行辅助检查。超声（ultrasound，US）、计算机断层扫描（computed tomography，CT）和磁共振成像（magnetic resonance imaging，MRI）已经在阑尾的诊断中得到了使用。腹部和盆腔 CT 对急性阑尾炎的诊断准确率为 97.5%，敏感度为 98.6%，特异度为 96.5%。在 CT 检查为阴性的阑尾炎患者中，62% 的患者有替代诊断。阑尾炎

的影像包括直径>7 mm 的无充盈阑尾、阑尾周围脂肪间隙模糊和阑尾结石。Rao 等认为，同时进行口服和静脉造影的传统 CT 成像方式，对比只有静脉造影的 CT 成像方式，显示出相似的敏感性和特异性。腹部和盆腔 CT 直肠造影诊断本病的敏感性和特异性均为 98%。

在儿科人群和怀孕女性中，可以使用腹部和骨盆的超声和 MRI。与阑尾炎相一致的超声表现包括右下腹可见不可压缩的管状结构，管壁增厚。Gracey 等报道超声诊断的敏感性为 93.8%，特异性为 91.3%。但 Jaremko 和 Ang 报道的非诊断率为 56%～61%。MRI 对盆腔的不显影率为 30%，但敏感性为 91%。

对于其他一些可疑的诊断，可以进行阑尾切除术。阑尾切除术是否适用于以前患有阑尾炎的患者是一个有争议的领域。阑尾切除术的倡导者说，切除阑尾可以降低未来发生阑尾炎的风险。反对该手术的人回答说，阑尾炎复发的风险与阑尾切除术的并发症风险大致相同。目前还没有达成明确的共识。

腹腔镜阑尾切除术的其他适应证。一篇前瞻性回顾报道了在找不到其他诊断方法的情况下，采用腹腔镜手术诊断慢性阑尾炎或慢性右下腹疼痛。在短期和长期（超过 6 个月）的随访中，这种手术对 87% 的患者都是安全和有效的。切除阑尾可以降低肠扭转和克罗恩病患者的临床诊断难度。对于接受腹部探查手术的克罗恩病患者，可能会切除阑尾以消除阑尾作为未来腹痛的病因。然而，在切除阑尾之前必须检查盲肠。如果盲肠出现活动性炎症，则由于克罗恩病患者愈合不良，切除阑尾可能会并发肠瘘。因此，不建议活动期切除阑尾。

外科技术

在决定进行腹腔镜阑尾切除术后，建议做以下准备工作。患者应该开始使用治疗阑尾炎的抗生素。同时建议放置 Foley 导尿管进行膀胱减压，以避免套管针置入时损伤膀胱。在结束时可以拔掉导尿管。患者仰卧在手术室的手术台上，通常是左臂内收固定。这让外科医师有更大的活动范围，并为助手留出更大的空间，因为两者都可能在患者的

左侧。整个腹部从乳头线到大腿上方都做好消毒准备。绑带把患者固定在手术台上。

腹腔镜阑尾切除术的传统切口位置包括脐周位置、左下象限位置和耻骨上位置。这使得器械可以以三角接近右下象限的阑尾（图 86.2）。然而，这些切口位置可能会根据患者的解剖或手术偏好而改变。如果进行了腹部和骨盆的 CT 检查，可以将阑尾位置和计划的切口位置联系起来。如果要使用腹腔镜吻合器来分离阑尾和阑尾系膜，则需要做一个 12mm 的切口。较大的切口也容易将样本从身体中取出。另外两个切口通常是5mm 的切口，以最大限度地减少手术创伤、疼痛和切口疝的发生。在孕妇中，阑尾通常向右上腹移动，切口位置必须调整以适应这些变化。此外，建议使用开放式 Hasson 技术放置起始穿刺器，这减少了腹内空间，避免了盲目放置穿刺器或气腹针损伤。腹部充气至 12～15mmHg 气压，以便观察腹腔内容物。较大的压力可能会导致下腔静脉受压，增加空气栓塞的风险。

一旦建立了气腹并放置了适当的穿刺器，手

术的第一步就是做探查。如果阑尾正常，那么探查应该包括检查大肠有无结肠炎，胃有无穿孔溃疡，胆囊有无胆囊炎，肝有无可能引起疼痛的病变，小肠有无 Meckel 憩室，肠系膜有无腺病。对于女性，应该检查卵巢和子宫的病理。术前 CT 扫描可能没有这些疾病的任何证据，但术中可以看到异常。正常的阑尾要求进行彻底的检查。此外，可能的腹内病变并不局限于上述病变。最后，应检查腹壁和穿刺器下方区域是否有出血，以确定是否因放置穿刺器而受伤。

探查完成后，患者在头低卧位体位，右侧腹部抬高的情况下进行阑尾切除术。阑尾应该向前和向骨盆方向握紧并向后缩。因为阑尾是腹内器官，而且在感染时通常会被切除，所以它可以附着在腹部和骨盆的其他器官上，或者处于盲肠后的位置。为了帮助找到它的根部，人们可以追踪结肠带寻找到盲肠。或者，可以追踪回肠末端来识别 Treves 韧带。如果存在感染的阑尾，Treves韧带很可能附着在阑尾系膜上（图 86.3）。感染的阑尾可能需要从周围的器官或腹壁中剥离出来。这通常可以直接完成，但也可能需要进行锐性分离解剖。

切除阑尾有两种基本方法。第一种方法是首先分割阑尾系膜。不同的方法包括使用内镜夹、腔内吻合器、单极能量电刀、超声波设备（如强生超声刀，俄亥俄州辛辛那提的爱惜康内镜外科刀）和双极电凝设备（如 Ligasure，Covidien，Mans-

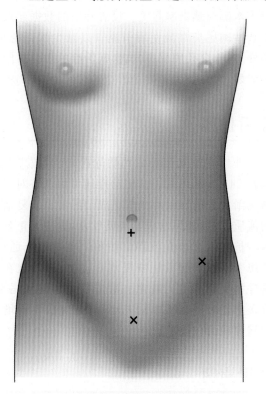

图 86.2　腹腔镜阑尾切除术套管针放置
＋. 脐周套管针；×. 耻骨上和左下腹套管针。

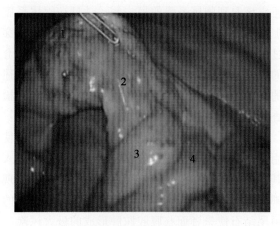

图 86.3　术中解剖
1. 阑尾；2. 阑尾肠系膜；3. Treves 韧带；4. 回肠末端。（Photo credit：Shahram Nazari，MD.）

field,Massachusetts）来解剖阑尾系膜并控制阑尾动脉。在住院时间、伤口感染、脓肿、出血或中转开腹手术方面，内镜夹、强生超声刀和单极能量电刀之间没有显著差异。超声刀缩短平均手术时间，但成本增加。

在阑尾系膜切除和阑尾动脉分离后，必须在阑尾根部切除阑尾。最初用于结扎阑尾根部的技术是使用圈套器缝线进行的。通过在阑尾底部的盲肠侧放置 1～2 个环，在阑尾一侧放置一个额外的环，可以结扎阑尾，以防止阑尾被分割时粪便内容物溢出。圈套器的优势在于它只需要 5 mm 端口，而不是 12 mm 端口。但是，理论上有溢出的风险。

也可以使用腔内吻合器。由于腔吻合器用多排订书针结扎阑尾，并在订书针之间精确分割，因此理论上溢出的风险较小。无论采用哪种方法，都应该检查阑尾残端是否有渗漏。如果有的话，可以将残端包埋到盲肠中，然后"8"字缝合。Swank 等报道，接受两种不同形式阑尾结扎的患者的并发症发生率相似，但内镜吻合器组的费用明显较高。吻合器被推荐用于阑尾根部较宽或靠近阑尾根部穿孔的阑尾。

切除阑尾的第二种基本技术是首先分割阑尾根部。这里在阑尾根部的肠系膜上开了一个窗。这应该用钝器来完成，因为锋利的器械可能太容易穿过肠系膜，并损伤可能潜伏在阑尾系膜后面的盲肠。在尝试在阑尾系膜上开一个窗口之前，还应该看到阑尾系膜的另一侧。一旦在阑尾系膜上开了一个窗，在阑尾向下和向前牵拉的同时，穿过根部击发内吻合器。接下来，使用带血管闭合的吻合器分割阑尾系膜，或者可以使用前面描述的技术之一来控制阑尾系膜出血。同样，应该检查阑尾根部是否有渗漏。

阑尾从盲肠中分离出来后，从腹部取出。使用内镜袋取出阑尾或移除穿刺器同时将阑尾放入其内，以避免阑尾感染伤口。如果术前影像发现阑尾结石，要检查阑尾以确认阑尾结石。遗漏的阑尾结石使患者面临腹腔脓肿形成的极大风险。

拆卸穿刺器前，检查吻合线是否彻底止血。腹部减压，并在直视下取出穿刺器。长度≥1cm 的筋膜切口应首先闭合。这可以通过开放缝合或使用经皮腹腔镜辅助闭合装置来完成。1cm 或更

长的筋膜切口有发生切口疝的风险。

单切口腹腔镜阑尾切除术在恢复时间、术后疼痛和预后方面是否有优势存在争议。为了便于在最短的时间和最佳的解剖视野下手术，已经尝试了各种切口和腹腔镜位置。使用单切口，通过 1 个 2～3cm 的切口可以容纳腹腔镜和 2～3 个额外的器械。Liang 等认为，并发症的发生率在传统腹腔镜手术和单切口腹腔镜手术中相似。由于其较新的技术，随着手术时间的增加，单切口腹腔镜手术的学习曲线更加陡峭。

复杂性阑尾炎

复杂性阑尾炎被定义为与坏疽或穿孔有关的阑尾炎及与脓肿相关的阑尾炎。美国国家外科质量改进计划数据库的一项涵盖了近 2800 名复杂性阑尾炎患者的回顾性研究认为，在存在复杂性阑尾炎的情况下，腹腔镜阑尾切除术可以安全地进行，并且住院时间更短，浅表手术部位感染的发生率更低。然而，腹腔镜手术似乎也与较高的深部手术部位感染率有关。没有确凿的数据建议对复杂性阑尾炎常规使用引流管以减少深部感染。此外，对于穿孔阑尾炎，抗生素治疗的最佳时间尚不清楚，大多数患者接受治疗的时间为 5～7d。

术后护理

非穿孔性阑尾炎成功切除后，大多数患者可以在 24～48h 出院。镇痛治疗通常由含有对乙酰氨基酚成分的口服麻醉药组成。患者先恢复清澈的流质饮食，如果适应了流质饮食，则进入正常饮食。抗生素在 24h 内停止使用。也有绿色通道，让患者麻醉苏醒后从恢复室直接出院，但这在儿科外科文献中更为普遍。对于不复杂的阑尾炎，许多患者可以在手术后几小时内出院，不会增加并发症或再住院率。

免责声明

这份文章中表达的观点是作者的观点，并不反映陆军、国防部或美国政府的官方政策或立场。

（黄海林　熊正强　**译**　李新星　**校**）

参考文献

[1] Semm K. Interview by GS. Litynski, tape recording, February 28, 1994. In Litynski GS (ed.) *Highlights in the History of Laparoscopy*. Frankfurt, Germany: B. Bernert Verlag; 1996.

[2] Ben-David K et al. (eds.) *Sleisenger and Fordtran's Gastrointestinal and Liver Disease*, Vol 2. 9th ed. Philadelphia, PA: Saunders Elsevier; 2010: 2599-612.

[3] Weiss AJ et al. Characteristics of Operating Room Procedures in U. S. Hospitals, 2011. *HCUP Statistical Brief* ♯ 170. Rockville, MD: Agency for Healthcare Research and Quality; February 2014.

[4] Apisarnthanarak P et al. *Am J Emerg Med* 2015,33 (2):266-70.

[5] Rao PM et al. *AJR Am J Roentgenol* 1997; 169: 1275-80.

[6] Anderson SW et al. *AJR Am J Roentgenol* 2009; 193:1282-8.

[7] *Greenfield's Surgery Scientific Principles and Practice*. Philadelphia, PA: Lippincott Williams and Wilkins, 2011.

[8] Gracey D et al. *Clinic Radiol* 2007;62:573-8.

[9] Jaremko JL et al. *Can Assoc Radiol J* 2011,62(3): 197-202.

[10] Ang A et al. *Pediatr Emerg Care* 2001,17(5):334-40.

[11] Theilen LH et al. *Am* 2015 Mar;212(3):345. e1-6.

[12] van Rossemm CC et al. *Int J Colorectal Dis* 2014, 29(10): 1199-202.

[13] Arnold SJ et al. *BR J Surg* 2008;95(6):800.

[14] Chichom Mefire A et al. *World J Surg* 2011 Apr;35 (4): 723-30.

[15] Lee JS et al. *J Laparoendosc Adv Surg Tech A.* 2014,24(1):28-31.

[16] Swank A et al. *SurgEndosc* 2014;28:576-83.

[17] Helgstrand F et al. *Hernia* 2011,15(2):113-21.

[18] Liang HH et al. *Can J Surg* 2014,57(3):E89-97.

[19] Tuggle KR et al. *J Surg Res* 2010,163(2): 225-8.

[20] Cheng Y et al. *Cochrane Database Syst Rev* 2015; 2:CD010168.

[21] Pakula AM et al. *Am Surg* 2014,80(10):1078-81.

[22] Mitchell MB et al. *Am Surg* 2014,80(10):1069-73.

第87章

腹腔镜手术治疗结肠良性疾病——憩室炎

ALI LINSK BUTASH AND KETAN SHETH

背景

腹腔镜结肠切除术可能很快会取代开腹结肠切除术,成为治疗结肠良恶性病变的金标准手术。当由经验丰富的外科医师进行手术时,腹腔镜结肠切除术是安全的,并且与开腹结肠切除术相比产生了同等或更好的结果。Cochrane 对 25 个随机对照试验进行的回顾荟萃分析得出结论,尽管手术时间较长,但与接受开腹结肠切除术的患者相比,接受腹腔镜结肠切除术的患者术中失血更少,术后疼痛控制更好,术后肠梗阻持续时间更短,肺功能得到改善,手术并发症降低,术后住院时间更短。开腹组和腹腔镜组的总体并发症率和死亡率没有差异。本章重点介绍腹腔镜手术治疗憩室炎的应用。

憩室疾病的总患病率和憩室炎的住院率近年来一直在上升。越来越多的文献关注复发性憩室炎患者选择乙状结肠切除术。这篇文献的回顾超出了本章的范围,但可以总结为:建议选择性结肠切除术的决策应该个体化,应该考虑以前的发作次数、复发疾病对患者生活方式的影响、患者的手术风险及患者的并发症。微创手术的适应证相同。仔细地选择患者和最佳手术时机是腹腔镜手术治疗憩室炎成功的关键。右侧和左侧憩室疾病均适用于微创手术。

近年来,专门治疗憩室炎的腹腔镜乙状结肠切除术在随机对照试验和大型临床管理数据库综述中都进行了详细的研究。我们总结了这些研究的主要结论,随后为择期和急诊外科手术制定了临床实践指南。值得注意的是,在确定憩室病微创结肠切除术的适宜性时,患者的选择和外科医师的经验是至关重要的。

腹腔镜在择期乙状结肠切除术中的作用

复发性憩室炎

查询国家住院患者样本(National Inpatient Sample,NIS)数据库,比较选择性腹腔镜手术和开放手术治疗憩室炎的结果。回顾 2002—2007 年 12 万余例腹腔镜手术,其中开腹手术占 88.3%,腹腔镜手术占 11.7%。腹腔镜组的术中并发症发生率为 0.63%,开腹组术中并发症的发生率为 1.15%,差异有统计学意义($P < 0.01$)。开腹手术和腹腔镜手术的输尿管损伤率相似,分别为 0.17% 和 0.12%。术后并发症,如吻合口瘘、脓肿、肠梗阻、伤口感染、肠麻痹、泌尿系感染、呼吸道并发症和静脉血栓栓塞症,开放组均高于腹腔镜组。腹腔镜组住院时间和住院总费用较低。腹腔镜组的死亡率也比开腹组低 4 倍(0.15% vs. 0.54%,$P < 0.01$)。

Sigma 试验是一项前瞻性、多中心、双盲、随机对照试验,于 2002—2006 年在 5 个中心进行。在这项试验中,104 名患者配对随机分为腹腔镜和开腹乙状结肠切除术两组。腹腔镜中转开腹的中转率为 19.2%。两组的轻微并发症发生率相似。腹腔镜组手术时间长,疼痛控制好,镇痛药用量少,住院时间短。腹腔镜组患者的生活质量评分较高。这项试验中最有力的证据是开腹组的主要并发症高得多,为 25%,而腹腔镜组为 9.6%。本研究的主要并发症包括手术后 30d 内再次手术、吻合口瘘、腹腔脓肿和需要输血的术后严重出血。长期结果显示,在 30d 到 6 个月的随访期内,远期临床结果没有显著差异,但在 0～6 个月的总随访期内,腹腔镜组的并发症发生率总体上降低了,在 6 周时的生活质量评分也更高。

另一项来自瑞士单中心随机试验研究,包括从 2005—2009 年的 113 名患者。在这个人群中,腹腔镜组第一次排便的中位时间为 76h(范围 31～163h),开腹组的中位时间为 105h(53～175h)($P<0.0001$)。腹腔镜组的术中时间再次明显延长,中位数为 165min,而开腹组的中位数为 110min($P<0.0001$)。在这一人群中,各组之间的疼痛评分相对相似。开腹手术组住院时间较长,患者中转开腹手术的比例为 8.5%。本组无死亡病例,无吻合口漏。长期随访显示,腹腔镜组和开腹组胃肠生活质量指数评分和憩室炎复发率相当。腹腔镜组的疝发生率是开腹组的 1/3。发表时的中位随访时间为 30 个月。

2014 年,Feingold 等根据结直肠文献中一组憩室炎的临床参数得出建议,当有适当的专业知识可用时,使用腹腔镜而不是开腹方法进行选择性结肠切除术。这是一个基于先前概述研究的高质量证据(级别 1A),强烈推荐。

瘘管病

关于微创手术在瘘管憩室疾病中的作用的研究大多是结果各异的小样本系列研究。

复发性慢性炎性或称为复杂性憩室炎的患者通常有一些瘘管形成。完全在腹腔镜下进行手术可能很有挑战性,但并不排除这种方法。使用腹腔镜和开腹手术相结合的方法可能对患者更有益。手辅助的使用也有助于保留腹腔镜手术入路。在回顾性研究中,Bissolati 等观察了四个组,分别有 18、16、31 和 14 名患者,手术中转率从 5.5% 到 36% 不等,手术时间从 150min 到 237min 不等。Bartus 等的一项研究将 36 名复杂疾病患者的腹腔镜手术与 146 名简单疾病患者接受腹腔镜切除手术进行了比较,复杂的瘘管疾病需要更长的手术时间和更高的中转开腹率。住院

时间、渗漏率和其他并发症在两组之间并无不同。目前,关于瘘管疾病的微创手术缺乏共识,但在中转开腹之前,考虑从腹腔镜手术开始,基于经验和技能水平开展可能是合理的。通常情况下,使腹腔镜手术困难的因素对也会对开放式手术形成挑战。

腹腔镜在急性乙状结肠憩室炎穿孔中的作用:腹腔镜腹腔灌洗

以往,穿孔憩室炎合并化脓性腹膜炎或称粪便腹膜炎(Hinchey Ⅲ 或 Ⅳ)均采用开放手术治疗,包括结肠切除和通过 Hartmann 手术形成造口。腹腔镜腹腔灌洗已发展成为一种潜在替代化脓性腹膜炎患者 Hartmann 手术的方法,它可以减少造口的需要,改善患者的预后。这一点仍然存在争议。许多外科医师认为,在这些患者中,腹腔镜灌洗不是切除和造口的安全替代方案。此外,介入放射学也日趋成熟,许多复杂憩室炎患者均采用经皮穿刺引流和细致的手术路径及治疗。手术方式通常取决于患者的整体情况和血流动力学状态。腹腔镜灌洗应该在设备完备的微创外科医疗室里进行。

截至 2014 年,发表的大多数关于腹腔镜灌洗的文献都是小样本研究,往往受到研究设计的限制。例如,多项研究都是回顾性的,包括 Hinchey Ⅰ 期或 Ⅱ 期疾病,以及并发症较少的患者,这些患者本来可能在非手术治疗方面就已经做得很好。截至 2014 年,Feingold 等呼吁提高证据质量,以便对灌洗的安全性和有效性进行评论,并指出,在获得高水平的证据之前,目前的建议是继续对化脓性腹膜炎患者进行切除和引流。

一项包含 100 名患者的前瞻性多中心研究尝试在所有患者中进行腹腔镜灌洗,有 8 名患者在手术时发现粪便性腹膜炎后改行开腹 Hartmann 手术,其余 92 名患者仅接受腹腔镜灌洗。其中两名患者术后引流盆腔脓肿。在中位 36 个月的随访中,有两名患者复发憩室炎。92 例腹腔镜灌洗患者的发病率为 4%,死亡率为 3%。这项研究以随机对照试验为基础,证明了腹腔镜灌洗的总体安全性,更密切地观察了这种情况下的灌洗效果。

到目前为止,所有的随机对照试验都是在欧洲进行的,并将在下文中概述。

一项斯堪的纳维亚多中心随机对照试验(DILALA 憩室炎腹腔镜灌洗术),观察腹腔镜灌洗效果,最近公布了术后 12 周的结果。这项试验在所有患者腹腔镜初步检查诊断后,分为 39 名随机接受腹腔镜灌洗的患者和 36 名随机接受 Hartmann 手术的患者。所有患者在诊断性腹腔镜检查时均有化脓性腹膜炎的表现。结果短期发病率和死亡率没有差别,但腹腔镜灌洗组手术时间更短,住院时间更短。

在瑞典和挪威最近发表的另一项多中心随机对照试验(SCANDIV)中,比较了穿孔憩室炎患者接受腹腔镜灌洗和接受结肠切除术的差异。从 2010—2014 年,纳入了来自 21 个中心的 199 名患者。在这项试验中,101 名患者随机接受腹腔镜灌洗,98 名患者随机接受结肠切除术。术后 90d 内发生严重并发症发生率:灌洗组为 30.7%,而切除组为 26%,这没有统计学意义。两组之间的死亡率数据也是相似的:灌洗组为 13.9%,切除组为 11.5%。此外,灌洗组 20.3% 的患者需要再次手术,而切除组只有 5.7% 的患者需要在 90d 内再次手术。腹腔镜灌洗组手术时间较短,但两组患者的生活质量和住院时间无明显差异。总体而言,这项试验提供了强有力的证据来反对腹腔镜灌洗。与切除组相比,灌洗组的再手术率较高,而严重的术后并发症或死亡率并未降低。

在比利时、意大利和荷兰进行的另一项大型多中心随机研究(the Ladies trial)在灌洗组发现高发病率和死亡率后,不得不由数据和安全监测委员会提前终止。值得注意的是,发病率和死亡率与同期乙状结肠切除术组相当。该试验的另一部分仍在进行中,将 Hartmann 手术与一期吻合术进行比较。

总结

憩室疾病的微创治疗方法继续获得进展。重要的是,并不是所有的病例都适合腹腔镜手术,在有腹腔镜手术禁忌证的情况下,应该采用开腹手术。谨慎地选择患者和技术技能的不断提高将优化憩室疾病微创手术后的效果。

(黄海林　曾朋　译　胡志前　李新星　校)

参考文献

[1] Schwenk W et al. *Cochrane Database Syst Rev* 2005;(3);CD003145.

[2] Feingold D et al. *Dis Colon Rectum* 2014,57(3): 284-94.

[3] Masoomi H et al. *World J Surg* 2011;35:2143-8.

[4] Klarenbeek BR et al. *Ann Surg* 2009, 249 (1): 39-44.

[5] Klarenbeek BR et al. *Surg Endosc* 2011,25(4): 1121-6.

[6] Gervaz P et al. *Ann Surg* 2010,252(1):3-8.

[7] Gervaz P et al. *Surg Endosc* 2011,25(10):3373-8.

[8] Bissolati M et al. *Updat Surg* 2015.

[9] Bartus CM et al. *Dis Colon Rectum* 2005;48:233-6.

[10] Myers E et al. *Br J Surg* 2008; 95:97-101.

[11] Angenete E et al. *Ann Surg* 2016;263:117-22.

[12] Schultz JK et al. *JAMA* 2015;314(13):1364-75.

[13] Vennix S et al. *Lancet* 2015;386:1269-77.

第88章

腹腔镜结肠癌切除术

JARED WONG AND JAMES FLESHMAN

简介

自1991年以来,腹腔镜在结肠手术中的应用稳步增长;到2010年,腹腔镜在结肠癌中的采用率高达40%。多个前瞻性随机试验和荟萃分析证实,腹腔镜结肠手术在肿瘤治疗方面与开放手术相当。腹腔镜治疗结肠癌需要使用到一些先进的微创技术。外科医师必须在腹部多个区域工作,遵循胚胎解剖平面,保护如输尿管一样的小器官,并在主要的血管表面及其周围进行手术。

术前注意事项

腹腔镜手术相对禁忌证包括:腹腔内存在脓肿或瘘管,晚期或较大的肿瘤,肠梗阻,肺边缘状态,肥胖,ASA评分>3分,既往多次腹部手术及血流动力学不稳定。

患者体位、手术床和监视器的放置

将患者放置在固定垫(可充气的袋子或记忆海绵)上,取改良截石位,为外科医师提供充分的手术角度。患者的双腿以轻微弯曲的姿势放置在有衬垫的腿架上,用以减少腓神经损伤。大腿应与臀部平行,使操作器械能以最大工作幅度进行工作。手肘部和手腕部应包裹软垫,并夹在身体两侧,以便让手术医师获得最大的工作空间。

理想的监视器数量是三个,其中两个位于手术医师对面,患者的肩部和膝盖水平位置,另一个则位于助手的对面,在手术的不同阶段可将监视器移动到和腹腔内器械尖端对齐点。当进行乙状结肠切除术或直肠低位前切除术时,工作监测器被放置在左髋关节附近,将监视器放置在左肩水平用以游离结肠脾曲,当进行右半结肠切除术时,监视器应被放置在右髋关节和右肩外侧(图88.1)。

在置入第1个穿刺器时建议采用开放的直视下进入。腹腔充气后,对腹部内容物进行简单的检查,防止腹腔粘连或转移性病灶的存在。随后置入的几个穿刺器都是在监视器监视下直接穿刺进入腹腔。当使用手助式腹腔镜手术时,先做手辅助切口,其余穿刺孔在手引导下置入。当取标本时,我们提倡使用切口保护器,因为它有助于拉伸腹壁开口,使伤口边缘的环周缩回,并最大限度地减少切口种植的风险。行左侧结肠切除术时,切口取在耻骨联合处,右侧结肠切除术切口取在肚脐处。

一般考虑和技术

腹腔镜手术不应违背开放手术的原则。中转开腹的潜在原因包括但不限于以下几种:无法显示重要结构(如输尿管),无法进行根治性的肿瘤切除术(如高位血管结扎),由于肿瘤浸润性需要广泛切除,致密粘连需要的完整剥离,无法控制的出血,肠切开后无法控制的继发腹腔污染。

右半结肠切除

术前计划

手术医师和扶镜手站在患者左侧,助手站在

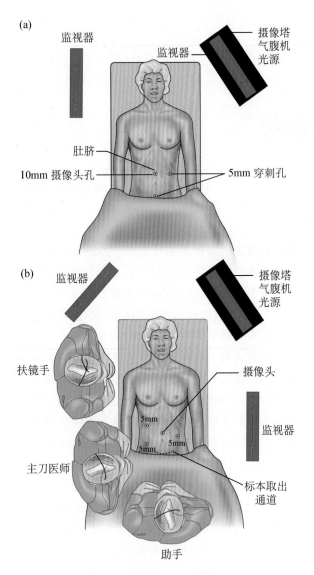

(a) 监视器
监视器
摄像塔
气腹机
光源
肚脐
10mm 摄像头孔
5mm 穿刺孔

(b) 监视器
摄像塔
气腹机
光源
扶镜手
摄像头
5mm
监视器
5mm
5mm
主刀医师
标本取出
通道
助手

图 88.1　腹腔镜下结肠癌治疗
（a）右侧结肠切除术时患者体位、监视器位置、套管针位置；（b）左结肠切除术时患者体位、监视器位置、术者体位和套管针位置。

患者两腿之间。监视器位于右肩、右膝和左肩。观察口位于肚脐下缘。2 个 5mm 穿刺器可以在监视器监视下置入腹腔；1 个耻骨上穿刺孔和 1 个左上腹穿刺口（腹直肌外侧）（图 88.1b）。

操作细节

内外侧入路的右结肠切除术。患者最开始体位是头高足低，右高左低位。盲肠向前提起，将小肠轻轻翻转出骨盆，向上到达横结肠，显露出骨盆

边缘的右髂血管。在右髂动脉前方、回盲肠系膜下方的无血管平面切开腹膜。进入后腹膜和右结肠肠系膜之间的无血管平面的通道，同时显露出穿过髂血管的右侧输尿管（图 88.2）。右侧结肠肠系膜和腹膜后之间的平面是通过钝性解剖得到的，向上越过右肾分离结肠和侧腹壁粘连直到肝下缘。在内侧，将横结系膜与十二指肠及胰头部轻轻分开，需特别小心避免撕裂胰十二指肠和中结肠静脉。整个右半结肠系膜通过上述操作后将与后腹膜、十二指肠、右肾、输尿管、性腺血管和下腔静脉分离，并且能够避免上述器官和血管的损伤，并且从骨盆边缘到右肾上极，从中线到右腹侧壁，清晰可见。

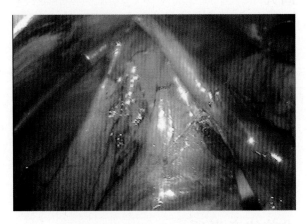

图 88.2　将回结肠血管置于张力下，沿 SMA 识别、切开、打开肠系膜窗口近端和远端，显示回结肠动脉基底部

肝曲游离

为游离肝曲，患者取头高足低位。横结肠下垂，使胃结肠韧带处于轻微的张力下。打开胃结肠韧带，显露小网膜囊，将小网膜囊后壁的横结肠系膜游离后继续向外侧剥离，需要防止胃十二指肠动脉的结扎和第一、第二段十二指肠的损伤，将胃结肠韧带和随后的肝结肠韧带分开。当升结肠的侧壁最终沿着 Toldt 白线分开时，升结肠落在中间。

回结肠血管和肠系膜血管高位结扎

然后将小肠翻转回盆腔，以便看到右结肠内

侧面及其肠系膜。抓住回结肠血管向盲肠方向牵拉。血管蒂很好地显露在肠系膜的两层之间,并可在肠系膜上动脉处高位结扎血管。从结扎的回结肠血管表面继续向上分离,用能量装置将升肠系膜和横肠系膜分开。标本被放置在其解剖位置,准备提取标本。

将脐部穿刺孔扩大至 5cm,置入切口保护器。标本通过切口提出腹腔,用于吻合。在行侧侧、功能性端端吻合时,需避免肠扭转,并且用可吸收线闭合肠系膜裂口和加固吻合口(图 88.3)。

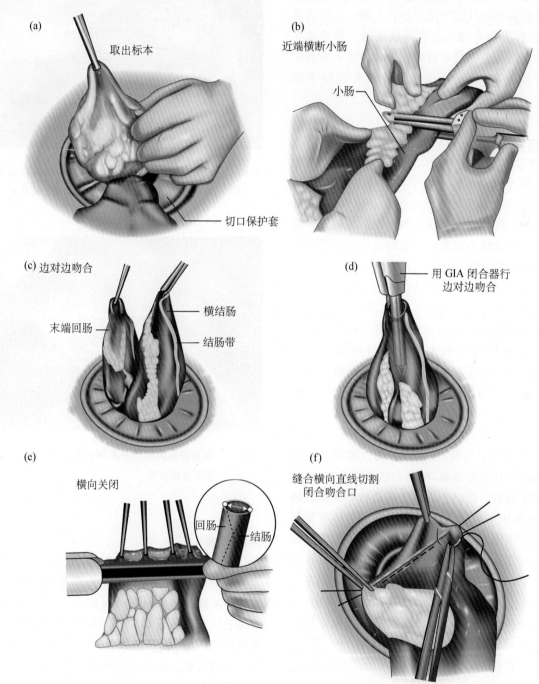

图 88.3　右侧结肠切除术

(a)结肠和回肠末端通过切口保护器取出;(b)离断近端和远端肠管;(c)结肠系膜和回肠系膜相贴,无扭曲;(d)将 GIA 直线切割闭合器置入结肠和回肠开口处行侧侧吻合;(e)第二把直线切割闭合器关闭共同开口;(f)加固吻合口。

左半结肠、乙状结肠、直肠低位前切除

术前注意事项

外科医师和扶镜手站在患者右侧。在游离脾曲时,操作者最好站在患者两腿之间。助手站在患者的左边。监测仪应放置在患者左肩上方和左髋关节外侧,另外一个监测仪应放置在助手的右侧。

详细流程

内侧至外侧入路可以早期控制主要血管,可以在分离结肠系膜时清晰地显露输尿管,并能够防止冗长的降结肠和乙状结肠影响镜头视野。脾曲完全游离能够为盆腔内肠管的吻合提供足够的长度,保证了吻合口的无张力和血供。

镜头穿刺孔在中线略高于脐处。在耻骨上沿中线放置 1 个 10～12mm 的穿刺器。或者,可以在耻骨上横切口上放置一个手助式的切口。在胸腔下方的右侧腋前线距肋缘 2 指处放置一个 5mm 的穿刺器,在右侧髂前上棘上方与脐连线中点上 2 指处放置 5mm 的穿刺器。第 3 个 5mm 穿刺器位于左侧腋前线平脐水平(图 88.1b)。

将患者置于头低足高,左高右低位。将小肠轻轻地从盆骨中拉出,置于上腹部。使用无损伤抓钳抓取乙状结肠系膜,张紧乙状结肠系膜,显露肠系膜下血管。解剖平面首先在乙状结肠肠系膜基部、肠系膜下血管下方、左髂血管和左输尿管前方。进入平面后,钝性剥离术可以将肠系膜下和直肠上血管从骶前自主神经、输尿管和髂血管中分离出来。左输尿管在左髂总血管近端前部穿过(图 88.4)。在上盆骨可以看到网状组织平面,然后用能量器械进行拓展,将乙状结肠系膜分割至肠系膜下动脉(inferior mesenteric artery,IMA)根部。然后在主动脉附近将 IMA 分离并结扎(图 88.5)。解剖平面继续越过腹膜后结构,直到在胰腺下缘和 Treitz 韧带外侧游离并结扎肠系膜下静脉(inferior mesenteric vein,IMV)。继续向外侧进行钝性剥离,直到进入小网膜囊胰尾部,并将脾曲的附着处切开至左侧腹壁。牵拉降结肠内

侧,沿 Toldt 白线处切开与侧腹壁的附着,充分游离降结肠。

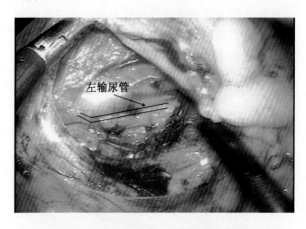

图 88.4　沿三角形底部切开,以钝性向下剥离显露骶岬和网状组织平面。解剖平面可见左输尿管

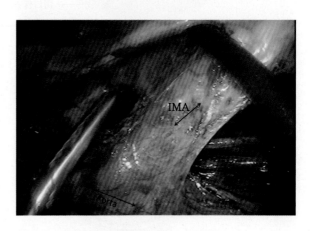

图 88.5　在系膜基底部打开左侧系膜后,主动脉上方的 IMA 清晰可见

脾曲游离

脾曲的游离需要建立在头高足低,左高右低体位的基础上。外科医师可能会发现,站在患者两腿之间更容易进行操作。首先,降结肠向前内侧牵拉,沿外侧侧腹壁继续向上游离,穿过脾下极。大网膜在头侧游离后沿横结肠分离。左结肠向内侧牵拉,游离的肠系膜从 Gerota 筋膜上剥离。将剩余的腹膜后粘连分开。将计划切除的近端结肠拉入骨盆,确保足够的活动度来创建一个无张力的吻合口。

直肠切除

患者取头低足高位。向上和向前牵拉直肠系膜,使直肠在轻微的张力下被拉出骨盆。在进行输尿管前、腹下神经和髂内动脉的解剖时,需要特别注意,要在直肠系膜和骶前筋膜之间的无血管平面进行分离。腹膜附着在骨盆的每一侧,分布于网状组织平面上。输尿管经髂血管并沿骨盆边缘向外侧移行,然后在内侧进入后膀胱。在 Douglas 窝最深处上方 1～2mm 处做 1 个前切口。Denonvilliers 筋膜将男性的精囊与直肠系膜分开,将女性的阴道后壁与直肠前壁分开。直肠系膜剥离和直肠的游离应在肿瘤下方至少 4～6cm 处进行,直至延伸至正常直肠。

直肠离断需要使用钉高为 3.5 mm 的闭合器。要完全横切直肠,通常需要使用不止一次的闭合器。在肿瘤切除过程中,确保直肠系膜垂直于直肠是很重要的,用以避免直肠系膜的锥形切除,从而使受累的淋巴物质残留。标本从受保护套保护的 5cm 耻骨上横切口或者左下腹切口取出。当使用手辅助腹腔镜切除术时,以手进入的切口作为取标本的切口。

在预留的近端结肠远端荷包缝合后置入圆管吻合器底钉座。将结肠回纳入腹腔,闭合切口。或者将伤口保护套扭曲,夹紧以重建气腹。在手辅助的病例中,通过开放的耻骨上切口完成吻合将 1 个圆形吻合器置入残留直肠内。在闭合线中部穿刺后与结肠近端连接,并在直视下进行闭合,注意避免切割阴道。吻合器被激活后被轻轻地退出。检查远端和近端"吻合圈"是否完整。同时使用直肠镜对直肠进行"空气试验"。

总结

目前,腹腔镜结肠切除术被认为是结肠癌的标准治疗方法之一。短期的肿瘤相关预后与开放手术相当,但是腹腔镜治疗能加快患者康复。完成腹腔镜结肠手术需要手术医师学习腹腔镜技能和加深相关解剖知识的学习。

(滕世峰　译　李新星　校)

参考文献

[1] Reames BN et al. *J Clin Oncol* 2014,32(32):3667-72.

[2] Langenfeld SJ et al. *Adv Surg* 2013;47:29-43.

[3] Fleshman J et al. *Ann Surg* 2007,246(4):655-662, discussion 662-4.

[4] Bonjer HJ et al. *Arch Surg* 2007,142(3):298-303.

[5] Fleshman J et al. *Atlas of Surgical Techniques for the Colon*, *Rectum*, *and Anus*. Philadelphia, PA: Saunders; 2013.

第89章

腹腔镜全直肠系膜切除术

YULIYA YURKO AND TONIA M. YOUNG-FADOK

简介

随着 Heald 于 1979 年提出全直肠系膜切除（total mesorectal excision，TME）技术，该技术成为治疗中段和下段未侵犯肛门括约肌的直肠癌的金标准。该手术的目的是彻底清除和切除整个直肠肠系膜，以获得足够的远端切缘和纵向切缘，同时保留括约肌功能。在做出手术治疗的决定时，要考虑多种因素。通过直肠指诊以评估肿瘤与肛缘的距离，肿瘤与齿状线的距离，肿瘤与肛管直肠环的距离，括约肌受累情况，肿瘤活动度及周围组织受累情况。在初始评估期间，我们用柔性乙状结肠镜检查，以评估肿瘤并在病变的远端边缘进行标记。如果患者对于术前治疗能够达到完全缓解，我们在 TME 手术时要能够确定解剖水平。手术前，要充分告知患者临时回肠造口术如何维护，以及术后因直肠前切除综合征而导致的排便习惯和生活方式的潜在变化。

我们采用多学科方法来评估一个新诊断的直肠癌患者，以确定下一步的治疗方案。如果患者需要术前新辅助化疗和放疗，在手术干预前我们允许 10～12 周的恢复时间。

术前，每位患者都要接受体格检查、造口护士会诊，手术前一天进行机械性肠道准备和氯己定"淋浴"。术前立即进行血栓预防和保暖毯，每个患者在手术前 60min 内预防性使用抗生素。所有患者都被纳入强化康复方案，在手术前接受关于早期营养、行走目标、围术期疼痛控制和出院的详细指导。使他们意识到早期进食和早期活动是恢复计划的一部分。

体位

诱导和插管后，利用 Allen 马镫形腿架把患者放置成改良的截石位，双臂加垫并塞好（图 89.1 和图 89.2）。通过弯曲的多功能粉色泡沫垫和跨胸部的带子有助于防止患者在手术中滑动。患者的头部也被填充和稳定，以防止在术中气管插管脱出。无菌条件下留置导尿管。在手术前进行直肠指检，以确定与肿瘤位置及与肛门直肠环的关系（或通过肛门镜观察术前标记），并使用碘溶液进行直肠冲洗。手术台的两侧分别放置视频监视器。

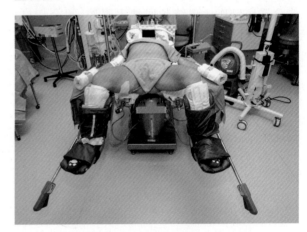

图 89.1　利用 Allen 马镫形腿架将患者放置在改良的截石位，双臂加垫并塞好

套管放置

采用小切口技术将 Hasson 套管（1 号）置于

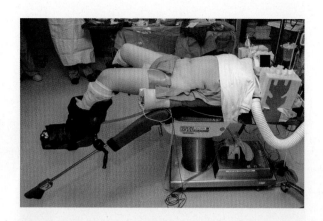

图 89.2　利用 Allen 马镫形腿架将患者放置在改良的截石位,双臂加垫并塞好

脐上位置(图 89.3),将 12mm 套管(2 号)放置在规划的用于回肠造口的位置,在耻骨上和左下象限位置放置 2 个 5mm 套管(3 号)。如有需要可在双侧腹直肌外侧的上象限内放置额外的套管以协助分离。

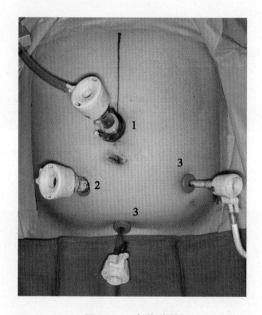

图 89.3　套管放置

手术器械

手术器械包括 10mm 30°内镜、5 mm 30°内镜、腹腔镜肠钳、双极组织闭合器械、腹腔镜剪刀、3.5 mm 钉高的直线切割闭合器、28 mm 圆形吻合器和切口保护套。

手术步骤

1. 套管放置和腹腔镜探查　放置 Hasson 套管后,维持气腹压力至 13mmHg 进行腹腔探查,如果没有肿瘤转移则按照前面所述放置剩余的套管。

2. 乙状结肠游离　患者取头低足高、左高右低位,主刀医师和扶镜手在患者的右侧。1 号视频监测器放置在患者两腿之间,2 号视频监测器放置在患者左大腿旁边。通过耻骨上和右下象限套管,使用牵开器将小肠从骨盆和左腹部拉出,显露出乙状结肠。从左侧骨盆入口开始使用内切器和单极能量沿着 Toldt 白线从外侧向内侧切开乙状结肠和降结肠侧腹膜。主刀医师使用左手的抓钳不断地向内牵拉结肠,使手术平面向内侧显露。重要的是识别结肠系膜和后腹膜之间的无血管平面,并沿着这个平面进行分离,保留 Toldt 白线,将结肠系膜从 Gerota 筋膜上彻底清扫,并继续向远端分离直到左侧输尿管与淡紫色血管交叉处,向近端分离至结肠脾曲。

3. 结肠脾曲游离　患者采用头高足低位,主刀医师站在患者两腿之间。2 号视频监测器放置于患者的左肩位置。助手通过右下象限套管轻轻向内侧牵拉结肠。主刀医师通过左下象限套管使用双极组织闭合装置开始游离结肠脾曲。结肠向尾侧和右侧牵拉,将其与后腹膜和胰腺尾部分离。从横结肠中部提起进入小网膜囊切除横结肠远端部分的大网膜,以完成脾曲游离。

4. 盆腔分离　主刀医师移到患者的左侧,患者取最大的头低足高位,左侧略微向上抬高,辨认出左侧输尿管后,切开左侧直肠侧腹膜,进入骶前间隙。

直肠游离:使用内切器继续从外侧到内侧,在左输尿管的内侧及左输尿管和髂血管前方,保持在正确的无血管平面分离直肠系膜。主刀医师使用耻骨上和左下腹套管,助手利用右下象限的套管将直肠向上牵拉并向远端游离。识别出左腹下神经并离断直肠支,继续向盆底游离。然后转向右边,识别右侧输尿管,助手将直肠向头侧、左侧牵拉,主刀医师打开右侧直肠系膜以便进入骶前间隙,并与左侧相通。继续进行直肠后侧和两侧游离,直到到达盆底肛提肌平面。将直肠向头侧和向后牵拉,切开直肠阴道或直肠膀胱凹陷处的腹膜反折。仔细解剖直肠前列腺(Denonvilliers)筋膜直到精囊腺显露。对于女性患者,前部的分离主要在直肠阴道隔中进行。如果子宫挡住了前部分离,则可以经腹将其悬吊在耻骨上套管针下方的腹壁上。直肠四周都完成游离并且在使用线性吻合器横断远切缘之前进行直肠指检以确保足够的远切缘。使用铰接式线性内镜吻合器,通常配备 3.5mm 或 4.8mm 钉仓。

5. **肠系膜下动脉**(inferior mesentery artery, IMA)离断　主刀医师回到患者右侧,患者取最大的头低足高、左高位,助手通过左下腹套管将乙状结肠向上、向外侧牵拉,在骶骨岬上方乙状结肠系膜内侧底部切开,并看到 IMA,从内侧入路继续头侧解剖分离 IMA,并将血管两侧的肠系膜彻底分离显露。使用组织夹闭装置或 2.5 mm 钉仓血管闭合的线性内镜吻合器闭合离断 IMA。在离断前要再次检查双侧输尿管。

6. **切除和吻合**　在脐周围扩大脐上穿刺孔切口,使用伤口保护套取出标本,并在适当的近端切缘处离断肠管。通常使用双排钉的 28mm 圆形吻合器行肠管的端端吻合。近端肠管荷包缝合后将 28mm 吻合器底钉座置入并收紧荷包后回纳入腹腔内,关闭切口筋膜层,套管再次固定在两条缝线之间。再次建立气腹,经肛门轻轻地置入圆形吻合器,在切割线处将吻合器的钉子旋出,将底钉座和吻合器对接,击发前检查肠系膜以确保其正确的方向,并且检查底钉座和吻合器之间是否夹有周围组织。将末端回肠拉出腹壁外以完成回肠造口术。

标本应显示完整且连续的内脏直肠系膜筋膜包膜,正如在图片(图 89.4 和图 89.5)所见Ⅲ期(T3N1M0)直肠癌直肠切除术的标本,标本具有光滑的表面,没有切口或撕裂。

直肠系膜被完整切除,向远切缘呈锥形而不是斜形。图 89.6 显示了新辅助放化疗有反应的标本。

对标本进行适当的病理评估可以提供重要的预后信息。目前的建议是使用规范的模板来报告 TME 标本的病理评估(表 89.1)。

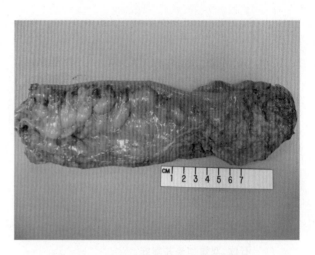

图 89.4　Ⅲ期直肠切除术标本(侧面观)

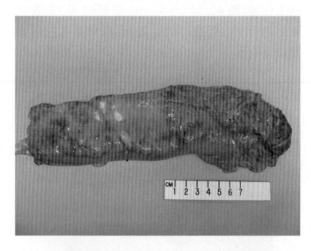

图 89.5　Ⅲ期直肠切除术标本显示完整的直肠系膜(后面观)

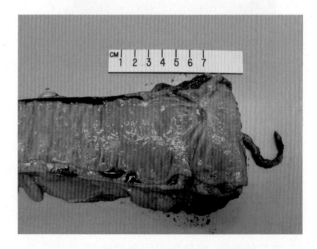

图 89.6　对新辅助放化疗有反应的直肠标本

表 89.1 结肠/直肠切除手术报告	
最终诊断模板概要	淋巴管-血管侵犯
标本	神经侵犯
手术过程	肿瘤沉积(不连续的壁外延伸)
肿瘤部位	直肠系膜完整性
肿瘤大小	淋巴结
肿瘤组织学分级	治疗的反应
病理分级	额外的发现
大体肿瘤是否穿孔	病理分期
切缘	
直肠系膜切缘距离	

在术后阶段,从术后当天就开始通过早期营养和尽早动员来促进恢复。在围术期,用多模式镇痛方案减少阿片类药物的使用。我们目前的方案包括:在手术开始时,外科医师使用脂质体丁哌卡因对患者进行双侧腹横肌平面浸润(transversus abdominis plane,TAP 阻滞),必要时由患者控制镇痛泵,如果合适,前 48h 使用非甾体抗炎药(nonsteroidal anti-inflammatory drugs,NSAID)和对乙酰氨基酚。腹腔镜手术有助于最大限度地减少对肠道的影响,减少组织损伤和全身炎症反应,减少对阿片类镇痛药的需要,促进早期活动,并缩短住院时间。

(徐楷　译　李新星　校)

第90章

炎症性肠病的腹腔镜治疗

DANIEL SHOUHED，GUSTAVO FERNANDEZ-RANVIER，AND BARRY SALKY

溃疡性结肠炎：腹腔镜结直肠切除术

手术适应证

大约 35％ 的溃疡性结肠炎（ulcerative colitis，UC）患者需要手术治疗。回肠袋肛门吻合术（ileal-pouch anal anastomosis，IPAA）仍然是 UC 的标准外科治疗方案。

UC 择期手术的适应证各不相同，取决于疾病的严重程度、社会经济因素和患者诉求，而慢性 UC 的治疗应针对每个患者进行个体化治疗。难治性或不能耐受药物的患者，或结肠癌风险增加的患者（发育不良或腺瘤性息肉或长期 UC 患者），可能需要手术治疗。一般来说，腹腔镜手术的好处是众所周知的，包括术后疼痛轻、美容效果好、术后恢复快。有趣的是，一项研究表明，与开放式 IPAA 相比，腹腔镜 IPAA 术后的妊娠率明显更高，这使得腹腔镜手术成为年轻女性的首选手术方式。

急诊手术的适应证包括结肠穿孔、危及生命的胃肠道出血和中毒性巨结肠。同样，那些出现药物难治性暴发性结肠炎的患者将需要紧急手术干预。在需要紧急干预的情况下，全腹结肠切除加回肠末端造口术是最常用的手术。作为一种分阶段的手术，当患者康复后，可以进行伴 IPAA 的完整直肠切除术。

术前准备和穿刺针位置

患者在手术前 24h 给予液体维持，并在手术前一天晚上进行温和的机械肠道准备，除非疾病在活动期妨碍肠道准备。围术期使用抗生素，放置尿管，腿部放置机械性静脉血栓栓塞保护以防血栓。患者取截石位，充分准备，显露前腹壁和会阴。

我们更喜欢使用气腹针进行充气并进入腹腔，而肥胖患者使用可视技术。穿刺针放置在所有四个象限中。我们通常在左下象限或右下象限预先标记的回肠造口部位使用 12mm 套管。这个较大的套管与 10mm LigaSure 装置一起用于缝合和肠系膜结扎。

结肠游离和切除

我们更喜欢使用从内侧到外侧的方法来解剖结肠。然而，有时需要从外侧到内侧的入路。我们认为熟悉这两种手术入路很重要。肠系膜的腹膜从回肠结肠蒂开始切开，直至肝曲。尽管其他外科医师更喜欢使用 5mm 结扎装置，我们通常使用 10mm 结扎装置结扎肠系膜血管。注意进入肠系膜和腹膜后之间的平面，在结扎前确定右输尿管和十二指肠的第三部分。

在原发病例中，如果腹膜后筋膜已被保留且左侧完好，我们将不会常规识别右侧输尿管，通过筋膜覆盖层看到输尿管是很常见的。回肠肠系膜必须完全松解游离到胰腺，以便在吻合口上没有张力（图 90.1）。

手术的下一步是进入左结肠肠系膜和腹膜后之间的平面。这是通过切开覆盖骶前间隙的腹膜开始的。一旦确定了左侧输尿管或其上的筋膜，肠系膜向下结扎至直肠，向上结扎至脾曲。我们总是先给肠系膜评分，这样结扎器械就直接放在

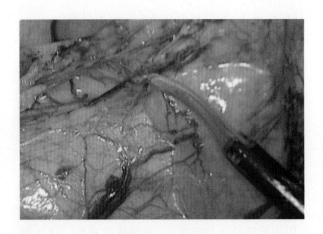

图 90.1　近端游离

血管上,而不是放在血管上方的腹膜上。我们相信这可以降低术中肠系膜出血的发生率(图90.2)。因为这不是癌症手术,所以解剖要保持在高位,以尽量减少损伤骨盆神经的风险。对于女性,直肠阴道隔被尽可能低地解剖。这个平面很容易识别(图90.3),并且尽可能保持解剖在直肠上方。此时,让助手将一根手指插入阴道,大大简化了这部分手术。更重要的是,在脾结肠韧带分离过程中,应注意识别并确保左侧输尿管的安全,并对脾施加最小张力。一旦我们完成了肠系膜的结扎,结肠的外侧附着物将通过内切和电灼沿着Toldt 的白线取出。横结肠系膜通常使用相同的技术。

我们总是利用大网膜,因为我们觉得离开大网膜会增加以后发生小肠梗阻的风险。重要的是要确保回肠末端一直游离到胰腺,这样 J 袋肛门

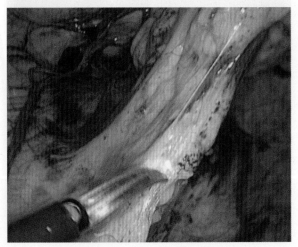

图 90.2　乙状结肠肠系膜评分

吻合术就不会出现张力。此外,低位直肠解剖也很重要(图90.4)。腹腔镜手术可能出现的一个严重错误是留下一个很长的直肠袖套,因为这会增加"袖套炎"的发生率,从长远来看,这可能导致袋失败。

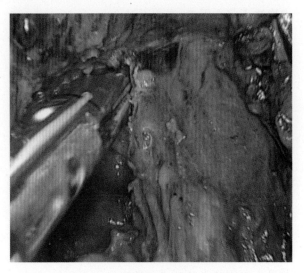

图 90.3　直肠阴道的袖口

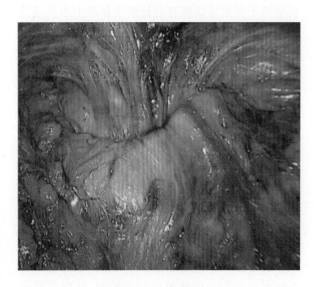

图 90.4　裁剪直肠

制作 J 形储袋

一旦结肠和直肠完全游离,肠系膜被结扎,剩下的部分就开腹手术。我们首先做一个约 5cm 的保留肌肉的 Pfannenstiel 切口。标本通过切口保护套取出,末端回肠和直肠用 60mm 吻合器横

断。使用线性吻合器以标准方式制作 10cm J 形储袋。一旦 J 形储袋构建完成并放回腹部,通过腹腔镜对肠道两端(EEA 吻合器)进行观察。

重要的是要确保肠系膜没有扭曲,并且囊袋的方向与开放手术一样正确。是否进行回肠造口术取决于多个因素,本章不讨论。

克罗恩病:腹腔镜回结肠切除术

手术适应证

克罗恩病的外科治疗主要针对临床症状难治的疾病。最常见的适应证是伴有梗阻的纤维狭窄性疾病和伴有瘘或脓肿的穿透性疾病。不太常见的适应证是儿童生长迟缓、游离穿孔或腺癌。临床症状性克罗恩病可能表现为肠段活跃发炎,表现为继发于狭窄的梗阻、肠穿孔的急腹症,或相邻器官出现腹腔内脓肿或瘘管形成。疾病复发和可能的重复手术是非常常见的事件;因此,保留肠道长度对于克罗恩病患者的长期生存和生活质量至关重要。这里通常使用狭窄成形术,但其讨论不适用于本章。总的来说,腹腔镜手术是可行和合适的,但可能与更长的手术时间、更短的住院时间和更快的肠梗阻解决相关。

术前准备

克罗恩病患者常伴有一定程度的营养不良、脱水、电解质失衡和(或)酸碱紊乱。应注意上述所有因素,以便在手术前优化患者的医疗条件。我们在小肠切除术中不使用机械肠道准备,但在回结肠切除术中使用机械肠道准备。最近的数据支持在术前管理中使用口服抗生素,以降低手术部位感染率。手术前 1h 静脉注射抗生素。在择期手术前停止或继续使用免疫抑制药物存在争议。我们没有阻止他们,因为数据支持术前免疫抑制治疗不会增加并发症。腹腔镜切除术的真正优点之一是术后不必服用应激剂量的类固醇。对于使用类固醇的患者,他们将在手术时接受 1 剂100mg 氢化可的松,然后在第 1 天继续其术前剂量。我们在腹腔镜手术时不给患者脉冲刺激。在

任何情况下,我们都没有 Addison 事件发生。

回结肠切除术

在手术室,如果需要进入肛门(即回肠乙状结肠瘘)或打算进行术中结肠镜检查,应将患者置于仰卧位或改良的截石位,臀部和膝盖略微弯曲。患者的手臂应收拢在两侧。在手术过程中,应将患者牢牢固定在手术台上,以便安全地改变位置。视频监视器应放置在患者右侧腹部右下象限附近(用于回肠结肠切除术)。常规放置尿管。进入腹部是外科医师的选择。脐下放置 1 个 5mm 30°的光学元件。放置 1 个 5mm 上腹部口、1 个 5mm耻骨上口和 1 个 12mm 左下象限口。一般来说,除非炎症过程不允许回肠末端脱离后腹膜,否则应进行内侧至外侧剥离。第一步是确定解剖结构,包括回结肠血管和十二指肠的第二部分。小肠贯穿其整个长度。患者头部朝下,右侧朝上。第一步是通过上腹部 5mm 端口放置 5mm 抓钳,提拉回结肠血管。用腹腔镜剪刀将回结肠血管上方的腹膜分开。我们更喜欢使用 10mm LigaSure双极能量装置进行解剖。它通过左下象限的12mm 穿刺孔。回结肠血管下方的适当平面已确定(图 90.5)。这是进行从内侧到外侧的解剖所必需的。技术要点是在施加能量的同时释放回肠结肠的张力(图 90.6)。一旦分离,腹膜后筋膜即被识别。解剖层仅位于筋膜上方,从内侧向外侧

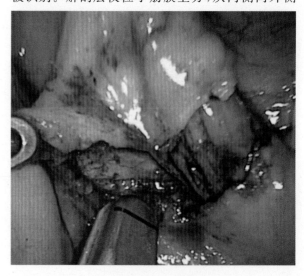

图 90.5 适当平面的切除

移动。性腺血管和输尿管位于腹膜后筋膜下方。必须识别该平面,否则在该阶段转换为打开是合适的。回肠血管用 10mm LigaSure 分开,直至肠壁。升结肠的肠系膜也被分开。

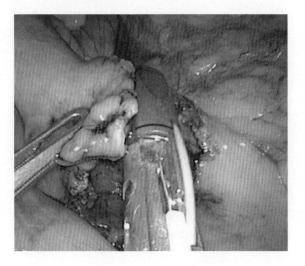

图 90.6　LigaSure 器械

用电刀将外侧附着体分开。用 60mm 内镜 GIA 吻合器横切肠道(图 90.7)。通常,横切需要一个穿刺针。将吻合器放置在与肠壁成 90° 的位置非常重要。样本被"储存"在骨盆中,以便在随后的程序中提取。肠道以等蠕动方式排列。检查肠系膜底部是否对齐。这样肠的两端就不会扭曲。在直视下用 5mm 钩形电极和切割电流进行肠切开术和结肠切开术。确保肠腔被识别是很重要的。

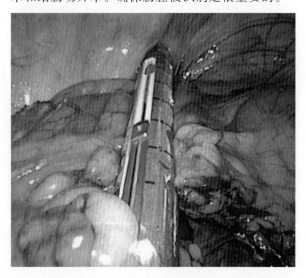

图 90.7　腔内离断结肠

如果回肠阻塞和扩张,可使用腹腔镜夹子防止肠道内容物溢出。在每个肠切开处放置一个 60 mm GIA 吻合器,正确定位并激发。订书机缩回 12mm 端口,端口和订书机一起拆下。助手将一根手指插入 12mm 的孔中,以防止气腹泄漏。清洁并更换 12 mm 端口。普通肠切开术分两层闭合:内层是 2-0 Vicryl,外层在 3－0 Prolene(图 90.8 和图 90.9)。肠系膜缺损闭合。通过带有切口保护套的 Pfannenstiel 切口取出标本。

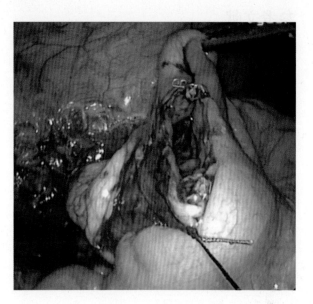

图 90.8　共同开口

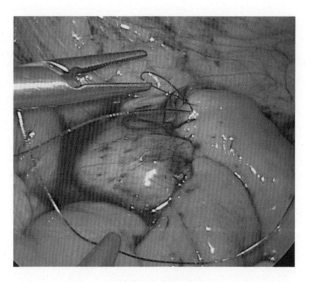

图 90.9　完成吻合

术后管理

手术当天给患者提供液体支持。给予包括对乙酰氨基酚和酮咯酸在内的镇痛药,鼓励患者在手术当晚下床活动。术后第 2 天开始皮下注射肝素,术后第 1 天取出导尿管。肠道功能恢复后,给予饮食,一般在术后第 2 天或第 3 天。

(李新星　译　胡志前　校)

参考文献

[1] Targownik LE et al. *Am J Gastroenterol* 2012,107(8):1228-35.

[2] Williams NS. *Br J Surg* 1989,76(11):1109-10.

[3] Windsor A et al. *Inflamm Bowel Dis* 2013,19(12):2695-703.

[4] Gorfine SR et al. *Dis Colon Rectum* 2000,43(11):1575-81.

[5] Tajti J et al. *Scand J Gastroenterol* 2015,50(4):406-12.

[6] Bartels SAL et al. *Ann Surg* 2012,256(6):1045-8.

[7] Selvasekar CR et al. *J Am Coll Surg* 2007,204(5):956-62.

[8] McCormick PH et al. *Dis Colon Rectum* 2012,55(12):1251-7.

[9] Cohen JL et al. *Dis Colon Rectum* 2005,48(11):1997-2009.

[10] Larson DW et al. *Gastroenterology* 2004,126(6):1611-9.

[11] Tilney HS et al. *Surg Endosc* 2006,20(7):1036-44.

[12] Grams J et al. *Surg Endosc* 2010,24(8):1886-91.

[13] Shapiro R et al. *Surg Endosc* 2016;30:3823-9.

第91章

机器人手术在结直肠中的应用

DEBORAH M. NAGLE

简介

微创技术的优势已经在多个外科专业得到证实,几个随机对照试验也证实了腹腔镜结直肠癌手术的优势。这些包括减少术中失血,术后疼痛和肠梗阻,缩短住院时间,并且美观。此外,这些研究也证实了能达到与开放手术相同的肿瘤根治效果。因此,腹腔镜结直肠癌手术越来越受欢迎,并能取代开放手术。

然而,腹腔镜手术充满了漫长的学习曲线,以及诸多限制,包括辅助控制的相机可视化、二维成像的可靠性、灵活性有限、触觉减弱及糟糕的人体工程学。当在骨盆范围内进行直肠解剖手术时,这些限制尤其相关。

机器人手术虽然在结直肠手术领域应用缓慢,但是在保持微创技术优势的同时,改善了上述诸多限制。因此,机器人在这一领域的使用稳步增加。

摄像机控制和成像

机器人系统包括一个操作员控制稳定的摄像机,如果需要,它可以提供可用 10 倍放大的三维视图。这提供一个非常稳定和清晰的视野。

灵巧

腹腔镜手术的主要限制之一是与人类手腕的 7°活动度相比,腹腔镜手术只能有 4°的活动度。由于腹壁的支点效应,腹腔内器械的矛盾运动进

一步加剧,而使用长器械会放大生理性手部颤动。机械臂试图通过使用多关节延长臂来解决这些问题,这些延长臂可以恢复人类手腕的手动灵活性,从而恢复 7°运动、180°关节和 540°旋转。通过抖动过滤和运动缩放(无论是放大还是缩小移动),实现了极高的精确度和对移动的控制。

人体工程学

腹腔镜手术通常包括不规则的姿势和手臂定位,以达到所需的器械运动。这可能会导致操作员受伤和(或)疲劳。机器人手术可以减少这种身体压力,因为外科医师坐在控制台上,手臂舒服地放在垫子上,手的动作类似于开放手术。

学习曲线

腹腔镜结肠直肠手术的学习曲线相当长,有人认为,考虑到机器人有能力将外科医师的手移动到仪器上,以模拟一个开放的过程,学习曲线相对较短。

机器人手术的缺点

安装时间长

据报道,与腹腔镜手术相比,机器人手术增加了手术时间。造成这种情况的主要原因之一是机器人机身需要停靠在特定和相当特殊的位置,以避免机械臂碰撞,并为操作提供最佳的显露。安

装和拆卸是一个相当耗时的过程。考虑到一旦对接,机器人一次使用只允许进入腹腔一个部位,因此进入不同的区域通常需要重复漫长的对接和脱离过程,这进一步加剧了这种情况。

与机器人拆卸对接所需时间有关的另一个主要问题是如果大量出血需要立即转开放,机器人拆卸所需的时间可能会对病情产生重大影响。然而,应该注意的是,机器人手术的中转率明显低于腹腔镜手术。这可能是随着可视化和仪器控制的改进,外科医师能够处理更困难的手术和处理出血等紧急情况,而无须中转开腹。

缺乏触觉反馈

机器人手术最大的缺点是缺乏触觉和张力反馈。这会导致在使用机械臂缝合、牵拉造成组织损伤的潜在风险增加。这些风险可以通过学习来降低,如使用组织帐篷来接近紧张程度。然而,这需要经验,在处理组织时需要更多的关注和小心。值得注意的是,在对机器人结直肠手术的系统回顾中,纳入的任何研究都没有报告医源性结肠牵拉损伤,而且与腹腔镜手术相比,机器人手术的并发症也没有增加的迹象。

成本

一个达芬奇机器人系统的价格超过了 200 万美元。系统维护费用平均每年 50 万美元。此外,各种情况下使用的一次性器械的成本平均为 2000 美元。达芬奇机器人系统的巨额初始资本和运行成本很可能是机器人手术在许多国家开展缓慢的主要原因。虽然与开腹手术相比,腹腔镜手术也增加了术中成本,但由于术后住院时间和术后并发症的减少,腹腔镜手术导致了总体成本的降低。机器人手术与腹腔镜手术相比没有提供任何这样的优势,正如后面讨论的那样。其他公司的未来可能能够提供更实惠的系统,随着仪器制造的改进和需要更少维护,运行成本可能会降低。然而,与腹腔镜手术相比,在减少术后护理方面没有任何好处,没有成本的优势。

机器人结直肠癌手术简史

2001 年,进行了第 1 台机器人结直肠癌手术。在第 2 年只进行了个别人。2004 年,D'Annibale 等报道称,根据过去 3 年进行的 53 例机器人结直肠癌手术,与常规腹腔镜手术相比,机器人手术可以获得相同的手术效果。2006 年,Pigazzi 等首先报道机器人全结直肠系膜切除是可行的,2007 年,他们比较了一系列六种机器人辅助低前切除与全结直系膜切除与传统腹腔镜技术,并得出手术和病理数据,以及并发症和住院时间,两组之间相似。大约在同一时间,Baik 等启动了第 1 个前瞻性随机试验比较机器人和传统腹腔镜低位直肠前切除术,也证明了机器人可行性和安全性。机器人结直肠手术虽然在该领域开展缓慢,但主要在直肠癌手术中改进的可视化系统和仪器灵活性比传统的腹腔镜更具优势。

虽然有很多机器人系统,但唯一一个被美国食品和药物管理局(FDA)批准,使用最广泛的是达芬奇机器人系统(Intuitive Surgical Inc. Sunnyvale,California)。这个机器人外科手术系统由 3 个主要部分组成:带有机械臂的机器人塔、视频塔和外科医师的控制台。

外科医师坐在控制台前,用固定在拇指、示指和中指上的机械抓钳来操作机械臂,同时通过一对双筒望远镜观察手术部位。脚踏板允许操作员切换不同机械臂的控制,暂时解除抓手的控制,以便重新调整手的位置,调整缩放比例(高达 10 倍放大),并激活电刀。机器人界面允许 1:1、3:1 或 5:1 的运动尺度和生理震颤过滤,并在操作员的手和机械臂之间执行直观的运动。

视频塔类似于腹腔镜塔,支持摄像机控制盒、光源、插入器和视频显示器。

在机器人一侧,有 1 个内镜臂和 2 个或 3 个工作臂。内镜摄像机由 2 个 12mm 外壳内的 5mm 望远镜组成,每个望远镜将图像分离到控制台,提供真实的三维视图。工作臂有很多多关节的钳子,可以提供精细工作。

图像的亮度

如果图像太亮,请使用触摸板上的亮度滑块将其降低到所需的水平。如果图像太暗,请继续拆卸内镜,清洁两端,以及清洁相机镜头。如果仍然太暗,换一个内镜。如果无法解决问题,请关闭相机控制单元(达芬奇标准或 S 型号)或关闭整个系统(达芬奇 Si),并更换相机头和相机电缆。如果此问题仍然存在,请与技术支持部门联系。

较差或模糊的图像

如果你的图像有问题,可以先从触摸板上调整数字变焦设置,看看这是否能缓解问题。如果没有,你可以尝试从对焦控制器或摄像头重新对焦图像,然后从外科医师控制台的对焦踏板(取决于达芬奇的模型)。如果仍然不能聚焦,换掉内镜。如果这不能解决问题,关闭相机控制单元(达芬奇标准或 S 型)或关闭整个系统(达芬奇 Si),并更换相机头和相机电缆。一旦打开电源,重新聚焦图像,执行黑白平衡,以及三维(three-dimensional,3D)校准。如果仍然很差或模糊,您应该联系技术支持部门。

图像闪烁

如果图像闪烁,您应该首先检查是否有电灼烧干扰。如果仅在使用电灼术时发生这种情况,请将电外科单元及其电缆从视觉推车和摄像机电缆上移开。如果失败,试试另一种内镜。如果这不能解决问题,请关闭相机控制单元(适用于达芬奇标准或 S 型号)或关闭整个系统(适用于达芬奇 Si),并更换摄像头和摄像头电缆。如果问题仍然存在,请联系技术支持部门。

缺少图像

如果您的一只眼或两只眼缺少图像,请首先检查相机控制单元上的默认设置,然后恢复默认设置。如果这不能解决问题,请重新执行白平衡和(或)黑平衡过程。如果仍然看不到图像,请确保所

有摄像头电缆连接都固定在摄像头控制单元和摄像头上。如果电缆无法再拧紧,但晃动会影响画面,请更换电缆。最后,您可以尝试更换摄像头。如果这些都不起作用,您应该联系技术支持部门。

患者的选择

良性和恶性疾病是腹腔镜和开腹结直肠手术的适应证,也是机器人手术的适应证。理想的患者与腹腔镜手术的患者相似,包括接近理想体重和以前没有手术史的患者。对于一些患者来说,机器人手术实际上可能比腹腔镜手术更有优势,这在肿瘤位置低或盆腔入口狭窄的肥胖患者中尤其突出,因为腹腔镜直肠手术通常会在上述情况下出现中转开腹手术。

机器人手术和腹腔镜手术禁忌证相同。此外,机器人手术还有几个相对禁忌证,包括有腹膜炎病史或多次手术的患者。这类患者在机器人手术之前,先用腹腔镜松解粘连。由于疾病导致解剖变异的患者,如伴有瘘管或梗阻的克罗恩病,手术中可能无法正确识别解剖标志。此外,肿瘤累及邻近结构或器官的患者应从肿瘤学切除的角度进行治疗,可能不适合进行机器人治疗。

手术步骤

右半结肠切除术

体位

患者处于仰卧位,髂骨位于手术台关节上方。患者妥善固定,以防止滑动。手臂固定在身体旁边,以便给机器人和助手留出空间,特别是在右侧。放置导尿管,胃管。然后,患者以右侧朝上的姿势向后倾斜,并在整个手术过程中一直保持这种姿势。手术台可以在中间关节处弯曲(大约15°),以降低患者的腿部,防止机械臂与患者发生外部碰撞。

穿刺器位置

5 个穿刺孔如图 91.1 所示,在左上腹使用气腹针诱导气腹后,向左放置 1 个 12mm 的穿刺

器,略低于机器人摄像机。然后在左上象限放置8mm穿刺器,锁骨中线外侧2~3cm,肋缘下方3~4cm。第2个插入中线,位于脐部下方,保持距相机穿刺孔8~10cm。如果需要,该穿刺孔可用于标本提取或体外吻合术。第3个工作口也位于左上象限,位于剑形下2~3cm处,中线左侧4cm。1个5mm的辅助口放置在左下象限,锁骨中线外侧,略低于脐和髂棘之间的线。这些端口之间应至少相隔8~10cm(注气后测量),以防止机械臂碰撞。

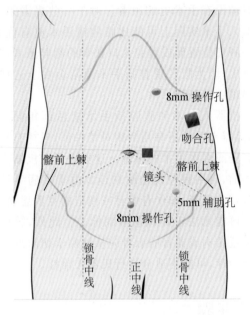

图91.1　右结肠切除术穿刺孔位置

机器人的位置

机器人塔可以移动到患者右上象限水平,与手术台成大约15°对接。机器人应与机器人内镜手臂对接,使其处于中立位置,沿此轴朝向摄像机端口。

技巧

根据外科医师的喜好,在左机械臂上使用电凝钩或剪刀和右机械臂上的双极抓钳,可以使用标准的中间入路或外侧入路。对于中间入路,首先在回结肠血管根部仔细解剖,然后可以使用结扎夹或能量平台离断血管。与传统的腹腔镜手术一样,结肠系膜可以由内向外分离,注意避开十二指肠。机器人手术的初学者有时更喜欢外侧入路,因为它更类似于开放式手术。对于这种入路,

最初应切开右侧侧腹膜,沿着这个无血管平面,整个右半结肠可以游离到结肠肝曲。需要识别和保护右生殖血管和右输尿管。然后就可以转为中间入路,离断回结肠血管。

然后机械臂应该暂时脱离,以便患者可以被放置在头高位,提起大网膜和横结肠,打开胃结肠韧带,充分游离结肠肝曲。

右半结肠充分游离后,可以使用直线切割闭合器闭合离断右半结肠及其系膜。切除的右结肠可以放在一边,进行体内手工缝合回结肠。标本可以等机器人脱离后,将观察孔的切口向上延伸形成小切口取出。然后可以通常的开放方式侧侧吻合。

左半结肠切除术

患者体位

患者平卧在手术台上。放置导尿管,胃管。开始肠系膜下动脉(inferior mesenteric artery,IMA)分离时,机器人连接在左髋部到3个下腹部穿刺孔。

游离脾曲时,患者被放置在反向(30°~45°)。或者左侧朝上(15°~30°),机器人被带过患者的左肩,连接到患者的3个上半身穿刺孔。

穿刺器位置

需要插入5个穿刺器(4个机器人穿刺孔和1个辅助穿刺孔)。1个12mm的穿刺被放置在脐部为观察孔。然后将1个8mm的机器人穿刺孔放置在右中线,略低于观察孔。另1个8mm的机器人穿刺孔放置在左锁中线,平观察孔,第3个8mm的机器人端口被放置在髂前上棘的左下。1个12mm的穿刺孔被放置在右下象限,右髂前上棘内侧2指距离。此穿刺孔将是助手的辅助孔。这些穿刺孔相互间隔至少10cm,防止机械臂碰撞。

机器人位置

对于肠系膜下动静脉的解剖,以及乙状结肠

和直肠游离,机器人放在左髋部,角度为 15°~30°,使内镜臂在平行于床的方向停靠,并可以直接观察骨盆。第 1 个机械臂连接到右下 8mm 穿刺孔。第 2 个机械臂连接到左下穿刺孔,第 3 个机械臂连接到左侧穿刺孔。

游离脾曲时,患者左肩高大约 15°,并连接到上腹部的 3 个穿刺孔。第 1 个机械臂连接到左下 8mm 穿刺孔。第 2 个机械臂连接到右下穿刺孔,第 3 个机械臂向左分离。

技术

左半结肠的操作包括以下步骤:乙状结肠切除术、肠系膜上动脉、肠系膜上静脉结扎,乙状结肠和降结肠、脾曲游离及标本取出。对于低位直肠前切除术,必须行系膜切除,根据情况游离脾曲,对于腹会阴联合切除,上述步骤都是必需的,只是不需要吻合而是行肠管造口。

肠系膜下动脉及肠系膜下静脉离断

所有涉及左半结肠手术的第 1 步都是显露和离断肠系膜下动脉。

在腹腔镜下探查腹腔,推开盆腔中的小肠显露肠系膜下动脉,然后,患者取仰卧位,左侧向上(0°~10°),机器人放在左下,在左髋部上方。观察臂与 12mm 脐部穿刺孔对接。第 1 只机械臂放在右下腹部锁骨中段 8mm 穿刺孔。第 2 只机械臂与左锁骨中段 8mm 穿刺孔对接。第 3 只机械臂与左下象限穿刺孔对接。剩下的 12mm 右下穿刺孔由助手用来提起乙状结肠系膜,使肠系膜下动脉处于伸展状态。

使用 1 个 30°镜,在第一个机械臂中放置 1 个单极弯曲的剪刀或电钩,作为外科医师的右手。抓钳放在第 2 个机械臂,作为外科医师的左手,另 1 个抓钳放在左下,作为外科医师的左手在第 3 个机械臂。外科医师可以让离合器踏板在第 1 左机械臂和第 2 左机械臂之间切换。

采用中间入路离断肠系膜下动脉及下静脉。首先,助手紧张乙状结肠系膜,用单极剪刀打开肠系膜下动脉底部右侧的腹膜。解剖肠系膜下动脉根部,注意保护上腹下神经丛。与腹腔镜手术一样,结肠系膜应该从内向外游离,注意保护左输尿管和生殖血管。然后,可以通过 12mm 辅助端口引入的 10mm LigaSure 或者 2mm EndoGIA 血管吻合器来分割椎弓根,注意不要损伤输尿管。

直肠全系膜切除

在外科医师左臂的控制下,第 2 和第 3 个机械臂将根据需要用于抵挡膀胱/阴道/前列腺或直肠。第 1 只机械臂仍是外科医师的右手,也是使用单极剪刀或电钩进行锐性解剖。

助手提起乙状结肠系膜,左手提起向头侧牵拉直肠,露出直肠系膜,沿着 Waldeyer 筋膜的无血管平面,位于直肠深筋膜和骶前筋膜之间分离,然后用单极剪刀在尾骨下方进行锐性解剖。穿过直肠系膜与骶前静脉丛之间疏松的组织。输尿管位于下腹下神经的外侧,更远端的盆神经丛位于后方,应予以识别和保护。解剖继续向下进行,从内侧向外侧一直到肛提肌,内侧平面直肠足够低,就可以沿 Toldt 线沿直肠进行左侧解剖,同时助手将直肠向右牵拉,将乙状结肠的外侧沿 Toldt 线沿直肠向下进行左侧剥离。最后,用第三只机械臂进行前部解剖,将膀胱/阴道/前列腺向上推开,而直肠向后牵拉。将整个直肠充分游离后,助手就用一个 60mm 的 EndoGIA 离断直肠。

左侧乙状结肠和降结肠游离

机械臂不动,可以采用内侧向外侧或外向内侧的方式更好地进行解剖,类似于腹腔镜下所做的操作。在内侧向外侧的形态下,向上剥离 Treitz 韧带,使结肠系膜与 Gerota 筋膜之间的间隙直接向外展开。剥离继续在胰腺上方进行,并尽可能向外进行剥离,直到左结肠与后腹膜分离。然后,当助手向内侧牵拉时,可以进行外侧游离。肠钳可以用来提供侧向反牵引,在机械臂允许的范围内,侧方分离继续进行到降结肠中段,直到脾曲处。

结肠脾曲游离

脾曲游离需要重新更换体位和对接机器人。

患者头高(30°～45°),左侧向上(15°～30°),机器人这次被移动到患者的左肩上方,并连接到上腹部的3个穿刺孔。摄像机与12mm脐穿刺孔对接。第1只机械臂对接左锁骨中线8mm穿刺孔。第2只机械臂对接在右锁骨中线8mm穿刺孔。右下方的12mm穿刺孔继续由助手使用。

第2机械臂中放置机器人抓钳,用于向内侧牵拉近端降结肠,同时助手使用肠钳向内牵拉降结肠。剪刀或电凝钩放置在第1只机械臂中,用于向头侧分离近端降结肠至脾曲,将肾脂肪囊和脾结肠韧带与远端横结肠分开。然后,将大网膜和横结肠分离,大网膜的前部和头部可以由抓钳提拉,而助手则横向牵拉横结肠。从腹膜后Gerota筋膜表面分离远端横结肠至Treitz韧带的近端。

标本取出和吻合(乙状结肠切除或低位直肠前切除)

在标本取出之前,确认直肠被离断,脾曲被游离(如果需要),直肠乙状结肠的所有附着物都被完全分割,降结肠可以很容易地到达盆腔。然后,撤除机器人,离开操作室,进行一下部分的操作。

脐部切口扩大到约4cm,放置一个切口保护套,直肠乙状结肠通过切口脱出,于预定切缘处离断标本,荷包缝合后置入吻合器钉座,切除标本送病理,然后降结肠送回腹腔。重新建立气腹,使用传统的腹腔镜仪器,行肠管端端吻合,并检查吻合圈,以确保有两个完整的环。腹腔内注水,将吻合口浸在水中,将肠钳夹闭近端结肠。吻合口通过乙状结肠镜检查或直肠输液确认吻合口的完整性,以确保吻合口不漏气。然后去除所有的气腹系统和穿刺孔。缝合8mm和12mm穿刺孔和皮肤。

标本切除(腹会阴联合切除)

一旦确定了近端肠管的切缘,助手可以使用60mm EndoGIA将肠管离断。在取出标本之前,必须确认直肠乙状结肠是否完全游离,近端结肠的末端可以很容易地到达选择造口处的腹壁。然

后,撤除机器人。

接下来为腹会阴切除手术,熟练的结肠造口后,注意力可以转向患者的会阴部操作。围绕肛门和括约肌做椭圆形,固定好牵开器,后方通过肛尾韧带进入盆腔,离断两侧肛提肌,前面分离会阴体。然后,标本通过肛门拖出。会阴通过2-0线缝合,皮下组织2-0可吸收线间断缝合,皮肤用3-0线缝合。

混合技术和全机器人技术

除了前面描述的一种策略之外,已经描述了用于左半结肠切除的其他策略,包括混合技术和最新的全机器人技术。

混合技术

机器人的缺点是一旦停靠在某个位置,就很难接触到腹部其他部位。从前面描述的技术可以看出,任何需要游离脾曲的手术都要重新定位机器人,这明显增加了手术时间。

为了消除这一点,一些外科医师倾向于采用一种混合技术,即在标准的腹腔镜下游离左半结肠和脾曲,有时还包括肠系膜下血管,然后在盆腔内进行机器人操作,以完成手术中的全直肠系膜切除。

全机器人技术

患者体位

患者取改良的截石位置,两腿在搁腿架分开。将患者妥善固定,以防止滑动。手臂塞在身体旁边,为机器人和助手腾出空间。留置胃管及导尿管。一旦放置了穿刺孔,患者将仰卧位,左侧向上,并在整个手术中保持这样。

穿刺孔放置

6个穿刺孔如图91.2所示。使用气腹针建立气腹,在机器人观察孔的脐右侧放置1个12mm穿刺孔。然后在麦氏点放置1个8mm的穿刺孔,第2个被插入锁中线的右肋下区域。第

3 个放置在观察孔上方 1～2cm 的左上象限,第 4 个插入正中线横向 1～2cm 的左下象限。这些端口应至少间隔 10cm,以防止机械臂碰撞。1 个 5mm 的穿刺孔被放置在右侧区域沿前腋窝线在脐水平作为辅助孔。

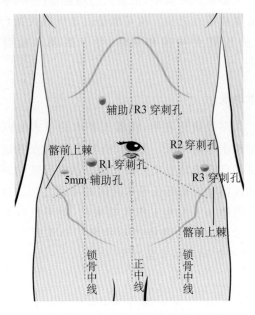

图 91.2　左半结肠切除穿刺孔位置

机器人位置

机器人塔可以移动到患者左髋关节的位置,相对于手术台有大约 30°,可以通过连接左髂前上棘和脐部观察孔连线精确对准。

技术

与前面过程相似,该手术被分成几个部分。手术的第一部分包括显露和结扎肠系膜下动脉,然后从内侧向外侧将乙状结肠和降结肠游离到脾曲。第二部分就是全直肠系膜切除术(TME)。不同的是,需要两个步骤之间重新定位机械臂,而不是移动整个机器人手推车。

患者取仰卧右高位,腹腔镜探查,将小肠推开,以显露肠系膜下动脉,机器人停放在左下。

使用了 1 个 30°镜。第 1 只机械臂连接在右下 8mm 穿刺孔,并放置 1 个单极剪刀或电钩,当作外科医师的右手。第 2 只机械臂连接在右上 8mm 的穿刺孔,使用抓钳作为外科医师的左手。第 3 只机械臂放在左上,使用抓钳作为外科医师的左手。

在助手的帮助下,手术的第一部分主要涉及第 1 只机械臂和第 3 只机械臂。血管解剖同上,然后可以向上进行分离,并尽可能由内向外分离,直到左结肠从后腹膜分离出来。然后,助手向内牵拉,可以进行外侧分离。这种穿刺孔放置可以更灵活,第 2 只机械臂牵拉大网膜,可以在不重新移动机器人塔台的情况下完成脾曲游离和大网膜的分离。

对于该手术的第二部分,摄像机将切换到 0°。第 1 只机械臂保持,仍然作为外科医师的右手用单极剪刀或电钩进行解剖。第 2 只机械臂被切换到左上穿刺孔。第 3 只机械臂被重新定位到左下。这两只机械臂,在外科医师的左手控制下,牵拉膀胱/阴道/前列腺或直肠。助手可以用右上穿刺孔来牵拉直肠乙状结肠,盆腔解剖、标本取出都可以如前所述进行。在第 2 只机械臂的帮助下,大网膜的牵拉脾曲的游离可以在不重新定位机器人塔台的情况下完成。

机器人直肠悬吊术

患者体位

患者躺在手术台上,妥善固定。放置导尿管,患者取平卧位,机器人放在左髋部。

穿刺孔位置

插入了 4 个穿刺孔(3 个机器人穿刺孔和 1 个辅助穿刺孔)。脐部放置 1 个 12mm 的穿刺孔作为观察孔。然后将 1 个 8mm 的机器人穿刺孔放置在右侧锁骨中线,略低于观察孔。另 1 个 8mm 的机器人穿刺孔放置在左侧锁骨中线上,在脐部水平位置。1 个 12mm 的穿刺孔放置在右下,髂前上棘内侧 2 指距离。这些穿刺孔之间应始终保持至少 10cm 的距离,以防止机械臂碰撞。

机器人位置

机器人放在左髋关节上方,与手术床有 15°～30°,使内镜臂水平放在手术床上,第 1 只机械臂连接到右下 8mm 穿刺孔,安装单极剪刀。第 2 只机械臂连接到左下穿刺孔,安装抓钳。

技术

抓钳牵拉直肠乙状结肠,显露出直肠系膜后筋膜,沿着 Waldeyer 筋膜的无血管平面,位于直肠深筋膜和骶前顶筋膜之间,然后用单极剪刀在尾骨下方进行锐性解剖。穿过直肠系膜与骶前静脉丛之间疏松的组织。注意保护输尿管及神经。继续向下分离,向内侧向下至肛提肌。内侧分离足够低时,就可以沿 Toldt 线沿直肠进行左侧分离,同时助手将直肠向右牵拉,将乙状结肠的外侧分离,不需要进行直肠前切除术。游离好后,助手尽可能拉紧直肠乙状结肠,将缝合针放入机械臂,采用不可吸收线倒刺线将直肠系膜缝合到骶骨岬,如果需要,可以将两侧系膜与侧腹壁缝合关闭盆底,防止小肠返回骨盆并导致内疝。

机器人手术效果

右半结肠

右半结肠相对于低位直肠手术技术难度相对较低,因为相对于开放手术,腹腔镜手术拥有很多优势,但是机器人手术开展的相对较少。只有少数研究比较腹腔镜和机器人右结肠切除术,往往是小样本、单中心、回顾性研究。一项 Meta 分析报道 2009 年进行的 6 项此类研究(只有一项随机对照试验),在 2009－2013 年,在非常有经验的机构,腹腔镜手术和机器人手术无显著差异。然而,值得注意的是机器人组往往 ASA 评分低,这显示出有利于机器人组的选择偏差。对于短期结果如术中出血,中转开腹;术后结果(腹腔感染、切口感染、吻合口瘘),术后住院时间、再手术率和总死亡率,结果是相似的。在机器人组中,手术时间较长($P = 0.0004$)。未计算肿瘤研究结果,因为本研究更关注短期研究结果,未报告长期生存率数据。然而,淋巴细胞的检测数量(通常作为肿瘤切除的测量因素)相似。在 Meta 分析中,只有两项研究提到了成本,虽然没有统计学意义,但我们观察到机器人组确实看起来更昂贵($P = 0.0693$)。

左半结肠、乙状结肠、直肠

失血量估计

大多数研究表明,机器人与腹腔镜技术,术中失血量相等或更少。这可能是由于机器人视野更好,操作臂更精确和灵活,便于系膜和血管的解剖。

手术时长

大多数研究表明,机器人手术的手术时间比腹腔镜手术时间长。然而,有混合数据表明这是否真的具有统计意义。使用缺乏触觉反馈的新平台和仪器可能是延长手术时间的原因之一。对于外科医师和手术室工作人员来说,对于机器的安装经常会被认为随着经验的增加和克服学习曲线,这些时间可以显著减少。

中转率

在多中心随机对照试验中,传统腹腔镜结直肠手术或手助腹腔镜手术中转率为 29％,主要还是受腹腔镜手术学习曲线的影响,中转每年都在下降,这一点也是很明显。然而,在随后的 COLORII 试验中,有更有经验的外科医师参与,中转率仍为 17％。这与机器人直肠手术的数据进行了比较,机器人直肠手术的中转率为 1％～7.3％,这表明机器人手术可能会降低结肠和直肠手术的中转率。此外,另一项研究也显示机器人手术的中转率显著降低(19％ vs.0)。有趣的是,机器人组接受新辅助放化疗的患者数量更多,大多数患者都曾接受过腹部手术,而且还有需要全直肠系膜切除术的低位直肠癌。这表明机器人直肠手术对这些传统上困难的患者可能更有优势。

吻合口瘘

吻合口瘘是结直肠手术后最可怕的并发症之一,低位直肠癌患者和肥胖患者的发生率更高,尤其是新辅助化疗患者。然而,来自三项比较研究数据表明,机器人直肠手术的吻合口瘘率较低,但没有统计学意义。相反,在另一项研究 Baek 等报道,机器人吻合口瘘率为 8.6％,腹腔镜手术

2.9%,但无统计学意义($P=0.62$)。一篇综述囊括了18项研究,评估机器人手术与腹腔镜直肠癌手术,发现机器人的平均吻合口瘘为7.6%(范围为1.8%~13.5%),而标准腹腔镜手术的平均吻合口瘘为7.3%(范围为2.4%~11.2%)。这些数据表明,至少机器人结直肠手术不会增加吻合口瘘的发生率。

术后住院时间

在大多数研究中,机器人手术结合快速通道方法用于术后护理时,要么与腹腔镜相当,要么比腹腔镜手术更好。住院时间的减少有助于改善患者的预后、重返工作岗位的能力和总体成本效益。

肿瘤学数据

尽管机器人手术与腹腔镜手术的长期存活数据缺乏,但替代肿瘤学数据,如阳性切缘率和淋巴结数量,在多项比较研究中并未显示出显著差异。

自主神经保护术

直肠癌全直肠系膜切除术的一个重要部分是保护泌尿、性功能的自主神经。数据表明,腹腔镜直肠手术患者术后自主神经功能较差,可能是由于Denonvilliers筋膜解剖不当和损伤外侧神经血管束所致。在不止一项研究中,机器人手术与腹腔镜手术相比,泌尿功能、性功能恢复时间缩短了一半。

尿潴留

有一些研究表明,机器人和腹腔镜手术中,尿潴留的中位发生率为2.6%和2.4%。然而,还有其他一些研究机器人组未出现任何泌尿功能障碍。

性功能功能障碍

这在文献中还没有得到很好的报道。一项研究报道了机器人直肠手术与腹腔镜直肠手术的性功能障碍率分别为5.5%和16.6%,但没有统计学意义。

大便失禁

这也没有得到很好的研究,但同样的研究指出,在机器人和腹腔镜直肠手术中,大便失禁的发生率为6.8%和2.7%,也没有统计学意义。

总结

自机器人首次使用以来的近20年里,机器人技术在结直肠手术中的应用一直很缓慢,但仍在继续。机器人手术的前景,如改进的可视化、灵巧性和人体工程学,以及潜在的比微创手术更短的学习曲线,已经开始体现出优势,包括失血少和中转率低。但是,吻合口瘘的严重并发症没有实质性的改善,对根治性上也没有明显优势。

为了更多地采用机器人技术,必须克服一些缺点,如培训、手术时间长,成本较高。随着新的商业机器人企业即将进入该领域,预计技术进步将以更快的速度发生。更快更容易的手术安装可以大大减少手术时间,而触觉技术的进步可能会为外科医师提供比直接器械接触更好的手术体验。更多的竞争也将压低成本结构,使机器人技术在全球范围内得到更广泛的传播。

(姚骏 **译** 胡志前 李新星 **校**)

参考文献

［1］ Guillou PJ et al. *Lancet* 2005,365(9472):1718-26.

［2］ Lacy AM et al. *Lancet* 2002,359(9325):2224-9.

［3］ Veldkamp R et al. *Lancet Oncol* 2005,6(7):477-84.

［4］ Martel G et al. *Surg Clin North Am* 2006,86(4): 867-97.

［5］ Mirnezami AH et al. *Colorectal Dis* 2010,12(11): 1084-93.

［6］ Aly EH. *Int J Colorectal Dis* 2014,29(1):1-8.

［7］ Ballantyne GH et al. *Surg Clin North Am* 2003,83 (6):1293-304,vii.

［8］ Hanly EJ et al. *Am J Surg* 2004,88(4A Suppl): 19S-26S.

［9］ Baik SH. *Yonsei Med J* 2008,49(6):891-6.

［10］ Uhrich ML et al. *Surg Endosc* 2002,16(4):635-9.

［11］ Pigazzi A et al. *Surg Endosc* 2006,20(10):1521-5.

［12］ Wishner JD et al. *Surg Endosc* 1995,9 (11): 1179-83.

［13］ Rondelli F et al. *Int J Surg* 2015;18:75-82.

第92章

手助腹腔镜结肠切除术

PETER W. MARCELLO

简介

手助腹腔镜手术(hand-assisted laparoscopic surgery,HALS)是一种混合式腹腔镜手术,外科医师通过在腹部内插入一只手来帮助腹腔解剖。使用专门设备建立气腹,可以将腹腔与周围环境隔开,但允许随意插入或收回手或器械。腹腔镜结直肠手术特别适合 HALS,因为无论是在手术开始还是结束时,取出标本通常都需要切口。HALS 的潜在优势包括恢复主刀的手感,执行钝性解剖,无损伤地取出标本,用外科医师的手立即止血,减少穿刺孔数量,提高外科医师的舒适度。如果是恶性肿瘤,肿瘤触诊可能是另一个宝贵的临床优势。对于复杂的病例或炎症,手和手指是安全地对炎症组织进行钝性解剖的有用工具。对三项已发表的随机对照试验进行荟萃分析,比较手助腹腔镜和传统腹腔镜结直肠切除术,结果显示手助腹腔镜患者的中转率明显较低,而并发症相当。荟萃分析进一步表明,传统腹腔镜结肠切除术的短期益处得以保留,缩短手术时间所节约的成本可以抵消所需专门器械所需的花费。简单地说,HALS 的主要目标是恢复开放手术的操作简易性,同时保留标准腹腔镜的技术和中短期优势。

适应证/禁忌证

与腹腔镜手术相比,手助腹腔镜可以缩短手术时间,减少中转手术率。因此,作者对于以下几种情况,推荐手助腹腔镜为首选方法。

适应证

- 炎症性疾病:憩室炎,炎症性肠病。手和手指可以安全地进行钝器解剖,发生创面出血时,通过手用纱布填塞控制炎症出血是非常容易的。
- 复杂手术:全结肠切除术、结直肠切除术、扩大左半结肠切除术。
- 特殊患者:肥胖患者当体重指数(body mass index,BMI)>30 占有很大比重。对于结直肠切除术,手可以是一个非常有用的工具,取出切口的大小差别很小(<2cm)——通常 HALS 为 8cm,直接腹腔镜切除为 6～6.5cm。这对腹内粘连的患者也很有用,无论是炎性粘连还是先前手术引起的粘连。

禁忌证

- 先前手术广泛粘连。
- 无法耐受气腹。

术前准备

与常规的开放式手术相比,腹腔镜手术不需要具体的术前准备。术前应预防性使用抗生素,并标记临时造口点。

手术

位置

患者取改良截石位。

- 手臂在身体两侧固定。
- 使用固定带将患者固定在手术床上。

技术

手术开始时先取一个小切口用于置入用于手部插入和拔除的装置(图 92.1)。对于左结肠切除术和全结肠切除术或直肠前切除术,下腹部 Pfannenstiel 切口是首选。在 HALS 的早期学习曲线中,推荐在正中下方 8cm 的切口(耻骨联合上方 2 指宽),以防需要中转手术。一旦外科医师对手助手术感到满意,Pfannenstiel 切口就是首选,这个切口美观,切口疝气的风险极低,在这里可以完成进一步的解剖或吻合术。

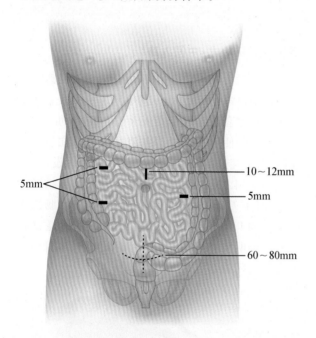

图 92.1　**套管的位置**[With kind permission from Springer Science ＋ Business Media: Laparoscopic Colorectal Surgery, 2006, Milsom J et al. (eds.), 2nd ed. New York, NY: Springer-Verlag]

在耻骨联合上方做一个 8cm 的 Pfannenstiel 切口,2 指宽:腹直肌前鞘横向切开,在腹直肌上下形成皮瓣。

- 腹膜在腹直肌之间垂直打开。
- 放置手动装置。
- 然后将 5mm 套管放置在左侧、脐孔和右

侧位置。套管放置时将手放在腹部,以保护肠道免受伤害。如果在实施 HALS 前需要进行初步诊断性腹腔镜检查,则可在右上腹额外做 5mm 穿刺孔(图 92.1)。

右结肠切除术:内侧入路

对于全结肠切除术,先离断右半结肠和横结肠的血管和游离系膜,然后再游离左半结肠,最后通过手助口取出结肠。

手术开始时,外科医师站在患者左侧,左手穿过手助口,右手使用腹腔镜器械(图 92.2)。助手站在头侧,手持镜头。患者取平卧双腿开叉位。

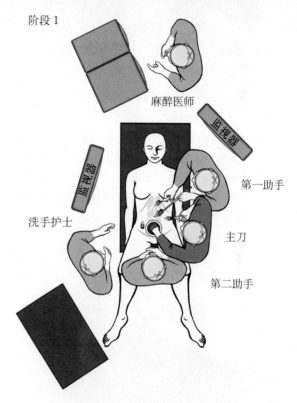

图 92.2　**右结肠切除术-内侧入路**[With kind permission from Springer Science ＋ Business Media: Laparoscopic Colorectal Surgery, 2006, Milsom J et al. (eds.), 2nd ed. New York, NY: Springer-Verlag]

- 先行探查,确定疾病位置和严重程度,对小肠的检查可以排除克罗恩病。
- 盲肠和回肠末端用手抬高并向外侧缩回。
- 对右结肠系膜和横结肠系膜进行由内向外解剖,在回结肠血管下切开,向上游离至十

二指肠(图 92.3)。然后分离回结肠蒂部,手指对于分离血管根部非常有用,然后使用结扎离断回结肠血管(图 92.4)。5 mm 的血管切割系统是血管结扎和分离的首选方法,在分离血管根之前使用该装置的虽然有些争议,但在进行直肠切除和回肠肛袋重建时,回结肠血管是分开的。

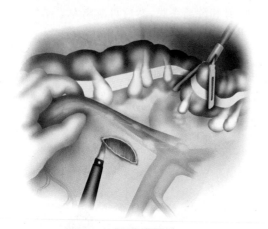

图 92.3　在回结肠血管下方切开,十二指肠下方分离［With kind permission from Springer Science + Business Media: Laparoscopic Colorectal Surgery,2006,Milsom J et al. (eds.),2nd ed. New York,NY: Springer-Verlag］

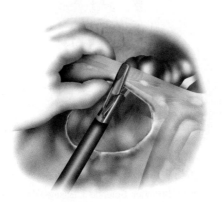

图 92.4　使用血管切割系统将回肠血管分割并结扎［With kind permission from Springer Science + Business Media: Laparoscopic Colorectal Surgery,2006,Milsom J et al. (eds.),2nd ed. New York,NY: Springer-Verlag］

- 右侧结肠从内侧到外侧移动(图 92.5),将结肠系膜与十二指肠和后腹膜分离。
- 如果有的话,右结肠血管现在结扎离断。

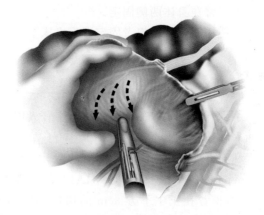

图 92.5　右半结肠从内侧向外侧分离［With kind permission from Springer Science + Business Media: Laparoscopic Colorectal Surgery, 2006, Milsom J et al. (eds.),2nd ed,New York,NY: Springer-Verlag］

横切结肠切除术:中间入路

　　将注意力转移到横结肠系膜上,助手从患者的左侧移动,站在两腿之间。助手的左手用腹腔镜器械通过右侧套管抬起横结肠系膜。助手的右手通过脐部套管使用摄像机。主刀医师保持在患者的左侧,左手穿过手部装置,右手使用腹腔镜设备。

　　助手用左手肠钳通过右侧套管抬起横结肠系膜,同时主刀分离每个中结肠血管,从横结肠系膜中线左侧开始解剖(图 92.6)。这个平面通常较少粘连到网膜囊,分离每个中结肠血管,然后用双极血管封闭器结扎。

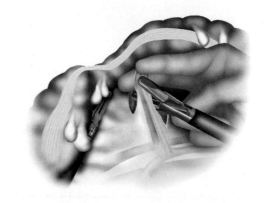

图 92.6　从横结肠系膜中线左侧开始解剖［With kind permission from Springer Science + Business Media:Laparoscopic Colorectal Surgery,2006,Milsom J et al. (eds.),2nd ed. New York,NY: Springer-Verlag］

返回患者右侧,分离右侧分支(图 92.7)结肠中血管有时可以结扎在一起,也可以单独结扎。在结肠癌的情况下,需要根部结扎,分离结肠中动脉的主干。当使用双极密封装置时,应避免对血管施加过大的张力。整个近端和中间横结肠系膜现已经分开,如果张力过大可能会撕裂小静脉。

医师控制电凝脚踏板只允许电钩在适当的牵引和反牵引的情况下进行解剖,来保持对解剖的控制。

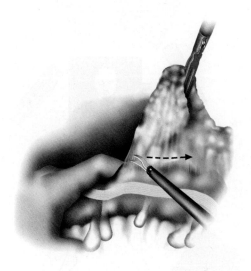

图 92.8　双极血管闭合器帮助分离,并控制任何轻微出血［With kind permission from Springer Science + Business Media:Laparoscopic Colorectal Surgery,2006,Milsom J et al. (eds.),2nd ed. New York,NY:Springer-Verlag］

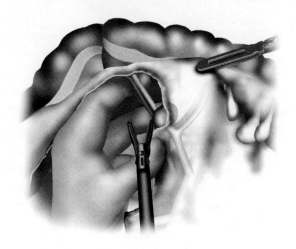

图 92.7　返回患者右侧,分离右侧分支［With kind permission from Springer Science + Business Media: Laparoscopic Colorectal Surgery,2006, Milsom J et al. (eds.), 2nd ed. New York,NY: Springer-Verlag］

右半结肠切除术:外侧入路

通过腹腔镜直视下,将右半结肠由外向内分离。

- 抓钳通过左侧套管提起末端回肠和盲肠,剪刀直接通过切口分离。
- 然后用手帮助移动末端回肠系膜,越过十二指肠,在做直肠回肠储袋时是一个非常重要的操作。
- 其余的侧向附着物由助手使用电钩通过右侧套管进行分割,主刀医师保持左手在同一位置,右手拿着腹腔镜夹持器。
- 双极血管密封器也可用于帮助分离大网膜和控制任何轻微出血(图 92.8)。如果平面建立得很好,那么单极钩烧灼是最好的。助手再次保持在两腿之间,左手拿着电钩(穿过右侧套管),右手拿摄像机。主刀用左手抓住结肠,右手用抓钳施加张力,主刀

- 随着右半结肠和横结肠的游离和离断,它被放回解剖位置,然后转向左半结肠切除术。

左结肠切除术

主刀现在站在患者的右侧,右手穿过手助设备,左手用器械穿过右侧的套管。助手在主刀医师边上拿着腹腔镜头(图 92.9)。患者处于仰卧位和轻度左侧朝上,将小肠从盆腔移动到右上腹。

如果患者是左半结肠癌或直肠癌,需进行包括肠系膜下动脉(IMA)根部的解剖,在进行血管分布结扎时,可能会损伤上腹下神经。

- 右手提起肠系膜下动脉,沿着直肠乙状肠系膜的右侧切开,延伸至盆腔(图 92.10)。沿肠系膜下动脉血管下方平面向外侧分离,注意保护上腹下神经丛(图 92.11)。在左侧输尿管及生殖血管上面形成一个分离平面,根据病变的位置及主刀医师的习惯,在肠系膜下动脉分离出左结肠血管的近端或远端结扎离断(图 92.12)。

阶段Ⅱ

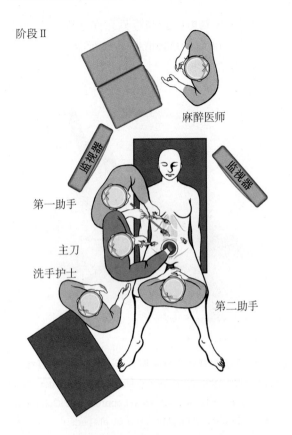

图 92.9　**左结肠切除术**［With kind permission from Springer Science + Business Media: Laparoscopic Colorectal Surgery, 2006, Milsom J et al. (eds.), 2nd ed. New York, NY: Springer-Verlag］

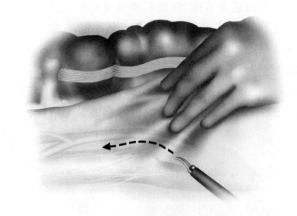

图 92.10　**右手抬高肠系膜下动脉,沿着直肠乙状肠系膜的右侧切开,延伸至盆腔**［With kind permission from Springer Science + Business Media: Laparoscopic Colorectal Surgery, 2006, Milsom J et al. (eds.), 2nd ed. New York, NY: Springer-Verlag］

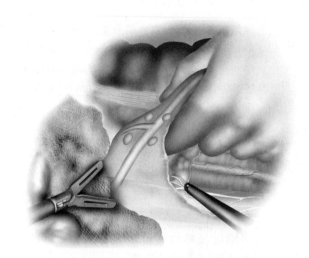

图 92.11　**清扫注意保护上腹下神经丛**［With kind permission from Springer Science + Business Media: Laparoscopic Colorectal Surgery, 2006, Milsom J et al. (eds.), 2nd ed. New York, NY: Springer-Verlag］

如果不是恶性肿瘤,那么首选的是保留肠系膜下动脉和盆腔内的痔上动脉,以减少损伤腹下神经的风险。在这种情况下,右手抬起位于左结肠"裸露区域"的肠系膜外侧的肠系膜下静脉,位于左结肠血管和第一乙状结肠分支之间。在肠系膜下静脉的正侧面切开系膜,在左结肠系膜和生殖筋膜之间开始解剖。生殖血管位于生殖筋膜下方,解剖继续至外侧壁。输尿管通常位于肠系膜下动脉下方,不会被看到。用双极电凝对乙状分支进行识别、分离和切除。

- 这两种技术的下一步都包括在 Gerota 筋膜上方的平面游离左半结肠(图 92.13),这种解剖将继续延伸到左盆腔侧腹壁,向下进入直肠后间隙,再往上游离至结肠脾曲。
- 左结肠系膜内侧分离,左结肠血管按图示分离。对于全结肠切除术,所有的血管都

被离断了。对于左半结肠切除,左结肠血管是否被离断取决于手术适应证和主刀医师的偏好。

- 通过左侧套管,可以沿 Toldt 线分离,充分游离左半结肠(图 92.14)。
- 现在将脾曲和剩余的横结肠系膜分开。助手站在两腿之间,左手握住腹腔镜头,右手

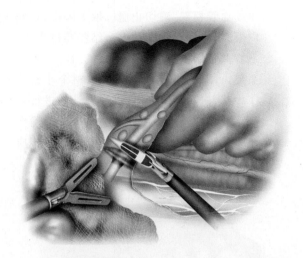

图 92.12　在左输尿管和左性腺血管上建议分离平面,根据病变的位置及主刀医师的习惯,在肠系膜下动脉分离出左结肠血管的近端或远端结扎离断［With kind permission from Springer Science＋Business Media：Laparoscopic Colorectal Surgery,2006,Milsom J et al.（eds.）,2nd ed.New York,NY：Springer-Verlag］

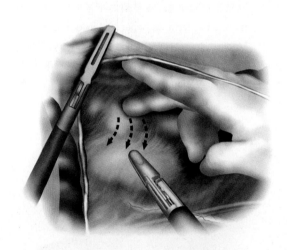

图 92.13　这两种技术的下一步都包括在 Gerota 筋膜上方的平面游离左半结肠［With kind permission from Springer Science＋Business Media：Laparoscopic Colorectal Surgery,2006,Milsom J et al.（eds.）,2nd ed.New York,NY：Springer-Verlag］

通过腿部握住拉钩（图 92.15）。这类似于从近端横结肠分离大网膜的方法,左侧网膜与远端横结肠的附着部分开（图 92.16 和图 92.17）。

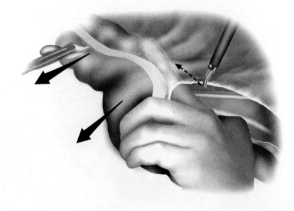

图 92.14　通过左侧套管,可以沿 Toldt 线分离,充分游离左半结肠［With kind permission from Springer Science＋Business Media：Laparoscopic Colorectal Surgery,2006,Milsom J et al.（eds.）,2nd ed.New York,NY：Springer-Verlag］

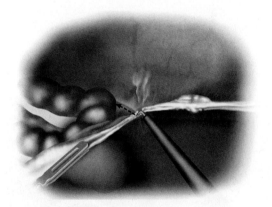

图 92.15　现在将脾曲和剩余的横结肠系膜分开。助手站在两腿之间,左手握住腹腔镜头,右手通过腿部握住拉钩［With kind permission from Springer Science＋Business Media：Laparoscopic Colorectal Surgery,2006,Milsom J et al.（eds.）,2nd ed.New York,NY：Springer-Verlag］

• 然后将远端横结肠系膜从胰腺下缘分离出来。对于左半结肠切除现在已经完全游离,标本通过手部切口取出,然后通过离断肠管行端端吻合术。这大大缩短了手术时间,如果计划行结直肠吻合术,那么在使用环形吻合器之前,要重建气腹,以确保近端结肠及其肠系膜不会扭曲,小肠不会卡在左结肠系膜下。

主要血管根部，确切止血。取平卧位，右侧向上，将小肠移动到左上。结肠穿过小肠，从脾曲开始到右下象限（图 92.18）。回肠系膜末端可追踪至十二指肠，整个小肠位于中线左侧（图 92.19）。如果计划进行回肠直肠吻合术或储袋术，这一步对于确保小肠系膜的正确定位至关重要。这一步应该在进行直肠完全游离前进行。

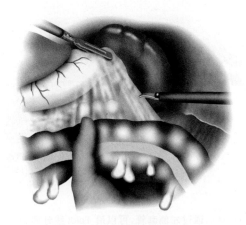

图 92.16 左侧网膜与远端横结肠的附着部分开［With kind permission from Springer Science＋Business Media：Laparoscopic Colorectal Surgery，2006，Milsom J et al.（eds.），2nd ed. New York，NY：Springer-Verlag］

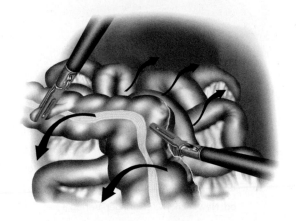

图 92.18 从结肠脾曲开始，转移到右下象限［With kind permission from Springer Science ＋ Business Media：Laparoscopic Colorectal Surgery，2006，Milsom J et al.（eds.），2nd ed. New York，NY：Springer-Verlag］

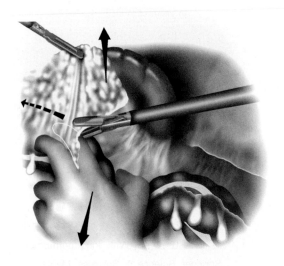

图 92.17 分离左侧侧腹膜和附着在横结肠上的大网膜［With kind permission from Springer Science＋Business Media：Laparoscopic Colorectal Surgery，2006，Milsom J et al.（eds.），2nd ed. New York，NY：Springer-Verlag］

- 对于全结肠或直肠切除术，在大网膜分离后，远端横结肠系膜的剩余部分被分离。在这里，助手用抓钳抬起肠系膜，主刀医师用左手穿过右侧套管，用双极电凝分离肠系膜。
- 现在将整个结肠系膜分开，检查腹膜后和

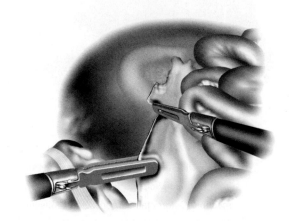

图 92.19 回肠系膜末端可追踪至十二指肠，整个小肠位于中线左侧［With kind permission from Springer Science＋Business Media：Laparoscopic Colorectal Surgery，2006，Milsom J et al.（eds.），2nd ed. New York，NY：Springer-Verlag］

提出、吻合和闭合

对于直肠切除术,直肠游离可以通过手助方式、直接腹腔镜方式或通过 Pfannenstiel 切口的开放完成,具体取决于外科医师的喜好、手术技巧及患者盆腔解剖情况决定。

末端回肠及结肠通过切口提出(图 92.20)。对于全结肠切除术,通过切口沿着末端的回肠系膜到达十二指肠确定正确的方向,离断系膜并结扎血管。

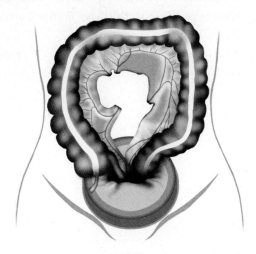

图 92.20　**末端回肠及结肠通过切口提出**〔With kind permission from Springer Science＋Business Media:Laparoscopic Colorectal Surgery,2006,Milsom J et al.(eds.),2nd ed.New York,NY:Springer-Verlag〕

Pfannenstiel 切口腹膜垂直闭合,腹直肌通过间断缝合松散地重新靠近,腹直肌前鞘横向闭合。切口用可吸收线缝合。伤口都盖好后,行回肠造口。

术后管理

患者接受标准化的术后快速康复护理计划。逐步恢复饮食,过渡到口服镇痛药,根据手术细节和术后恢复情况,在术后 1～3d 拔除导尿管。在入院前、入院期间和入院后进行适当的回肠造口护理教育。术后 6 周进行水溶性灌肠和内镜检查,并计划在最初手术后大约 8 周关闭回肠造口。

并发症

无论是腹腔镜手术还是开腹手术,结肠切除术后都可能出现许多并发症。与传统的开放手术相比,手助技术唯一独特的并发症是回肠造口处小肠梗阻。在行 Pfannenstiel 切口之前,通过前直肌鞘做回肠造口,大大降低了这种并发症的风险。

结果

广泛的结直肠切除包括全结直肠切除和全结肠切除术及消化道重建。回肠袋肛管吻合术(IPAA)无疑是腹腔镜手术中最具技术挑战性的。事实证明,手助腹腔镜技术可以帮助主刀医师微创完成手术。

Rivadeneira 和他的同事报道了 23 例前瞻性研究,分别使用手助或直视腹腔镜进行全结直肠切除。作者发现,手助腹腔镜手术时间较短(247min vs. 300min,$P<0.01$)。Nakajima 等对 23 名患者进行了类似的回顾性研究。报道了类似的结果,包括手术时间缩短了 63min,这两个病例系列都代表了早期接受手助腹腔镜全结直肠切除术的经验。

Boushey 等发表了迄今为止最大的前瞻性数据库系列,在这些数据库中,他们比较了两组接受手助腹腔镜($n=45$)或直接腹腔镜($n=85$)全结肠切除术和全结直肠切除术的患者。作者再次发现,除了手助腹腔镜组的中转率显著降低(2.2% vs. 7.1%,$P<0.01$)外,手术时间也有减少的趋势。这组研究还表明,与直接腹腔镜手术相比,非腹腔镜结直肠外科医生使用手助技术进行手术的比例要大得多(20% vs. 4.7%,$P=0.02$)。

作为多中心随机对照试验的一部分,Marcello 等发表了全结肠切除术有关的数据,将手助腹腔镜与直接腹腔镜手术进行了比较。虽然报道了少数患者($n=29$),但试验的这一部分确实显示,与手助腹腔镜相关的时间显著减少了近 120min(199min vs. 285min,$P=0.015$)。当分析完成结肠切除术的时间时,这种差异也很明显(127min vs. 184min,$P=0.015$)。尽管这大大节省了时间,但这组人在术后恢复方面没有发现两组之间的任何显著差异。

总结

对于诊断困难,操作复杂,患者情况特殊,手助腹腔镜结肠切除术是首选手术。与直接腹腔镜结肠切除术相比,HALS手术时间更短,中转次数更少。对于病态肥胖的患者,手是一种有用的工具,可以游离和解剖结肠系膜,使复杂的手术部分可以通过手部触觉完成,并通过手部完成吻合。对于精通腹腔镜和开腹技术的外科医师来说,这种方法可以缩短手术时间,降低中转率,同时保持对患者的微创益处。

（姚骏 **译** 胡志前 李新星 **校**）

扩展阅读

［1］　Boushey R et al. *Dis Colon Rectum* 2007；50：1512-9.

［2］　Marcello PW et al. *Dis Colon Rectum* 2008；51：818-28.

［3］　Martel G et al. *Minerva Chir* 2008；63：373-83.

［4］　Milsom J et al.,（eds.）*Laparoscopic Colorectal Surgery*, 2nd ed. New York, NY：Springer-Verlag；2006.

［5］　Nakajima K et al. *Surg Endosc* 2004；18：582-6.

［6］　Rivadeneira DE et al. *Dis Colon Rectum* 2004；47：1371-6.

［7］　Yang，I et al. *Tech Coloproctol* 2013；17（Supp）：s23-7.

第 93 章

大便失禁的微创治疗

ISACCO MONTRONI, CLAIRE E. PEEPLES, AND STEVEN D. WEXNER

简介

大便失禁(fecal incontinence,FI)是指"至少 1 个月时间反复出现不受控制的排便",这影响了相当一部分的人。2012 年的一项美国女性调查显示:大约 19% 的超过 45 岁患者在前 12 个月里至少有一次大便失禁。尽管约 50% 的人说这对生活质量产生了严重的影响,但只有 28% 的人寻求治疗,而对象通常是初级保健医师(PCP)。不幸的是,许多初级保健医师可能不知道其他替代治疗。

部分患者可能会从非手术治疗中得到充分的改善,但仍有患者需要手术治疗。表 93.1 总结了 FI 可用的手术策略。本章主要介绍新型的微创手术技术。

表 93.1　手术策略及相应的手术修复

手术策略	手术选择	微创手术
修复	肛门后括约肌成形术	
增强		注射剂
		射频治疗
替代	臀肌成形术-股薄肌成形术	
	人工肠内括约肌[a]	
	磁性肛门括约肌[a]	
刺激		骶神经刺激,胫骨后神经刺激
改道	顺行性灌肠	

Source:Wexner SD. Lancet. 2015;386(10004):1605-6

[a]在本出版物出版时这项技术在美国尚未开展。

射频能量设备(SECCA)

适应证和效用

第 1 例温控射频(SECCA Mederi 治疗公司,诺沃克,康涅狄格州)1999 年有人报道了 FI 的治疗方法,但直到 2002 年在美国食品和药物管理局(U. S. Food and Drug Administration,FDA)批准后,有关疗效的数据才被公布。美国结肠和直肠外科医师学会(American Society of Colon and Rectal Surgeons,ASCRS)指南建议,轻度至中度大便失禁患者可以选择射频治疗[佛罗里达州 Cleveland 诊所/Wexner-粪便尿失禁评分(CCF/Wexner-FIS):1-14]有或是否有内部肛门括约肌缺陷。射频治疗可在括约肌成形术失败后使用,或作为更具创伤性的手术前的最后一次尝试。

作用机制和技术原理

射频发生器是一种使用透明材料的扫描装置,可以直接看到肛管,该装置有 4 个镍钛弯曲针,可以向肛门内括约肌(internal anal sphincter,IAS)的每个象限传递能量。该设备输出 465kHz,2～5W,每根针持续 60s,当温度达到 85℃时,电极的能量自动停止。肛门黏膜通过不断的水冲洗来逐渐冷却,以防止热损伤。

Hermann 等使用动物模型证明,射频对 IAS 和外肛门括约肌(external anal sphincter,EAS)纤维的影响,并分析细胞性质间质细胞(interstitial cells of Cajal,ICC)数量和结缔组织的组成

（表93.2）。这些组织学变化提供了肌肉纤维、胶原蛋白和细胞的新结构，并可以促进增加出口阻力，并可能改善感觉。Takahashi 等和 Efron 等分别在 2002 年和 2003 年证实，通过射频治疗获得了较高的阈值和最大耐受气囊容积。

表93.2　射频对内外括约肌及结缔组织的影响

IAS	• IAS 中平滑肌含量的增加
	• IAS 内平滑肌/结缔组织比率的增加
	• 胶原蛋白 Ⅰ/胶原蛋白 Ⅲ 的比率的增加
	• 减少 IAS 内的 ICCs 网络
	• IAS 和 EAS 内肌成纤维细胞含量的增加
EAS	Ⅰ型 EAS 纤维的直径和数量的增加和纤维的 Ⅰ/Ⅱ 比

Source：Herman RM et al. Colorectal Dis 2014；17. doi：10.1111/codi.12874.

建议患者术前接受 2 次灌肠：一次在前一天晚上，一次在手术的早晨。患者可位于俯卧或左侧卧位，建议采用局部麻醉或全麻镇静。该手术可以在门诊内镜检查室或门诊手术室进行，患者通常在手术当天出院。一旦获得适当的麻醉，设备被插入并在齿线的水平对齐。在每个水平重复 3～4 次循环（每个水平共 16 次电极处理），然后每 5mm 进行高频植入，再次重复 4 个循环。最多可处理 5 个级别；肛门镜逐渐旋转，分别以 120° 或 90°间隔进行 3 或 4 个象限处理（图 93.1）。

减少失败和长期结果的策略

Takahashi 等在 2002 年发表了一个试验系列，10 名患者接受 RF 治疗轻中度大便失禁（CCF/Wexner-FIS4-17）。在 12 个月的随访中，80% 的患者的 CCF/Wexner-FIS 显著降低至少 50%。此外，FI 生活质量（FI quality of life，FIQL）指数有显著改善。据报道，生活方式、应对方式、抑郁和尴尬的评分都有所改善。

为了确保 RF 治疗的最佳效果，需要确保患者仍然有大量有功能的括约肌。先前的研究表明，术前括约肌缺损（＞30%）患者的结果不佳。此外，伴随而来的肛周疾病，如肛瘘或肛裂是一种绝对的禁忌证，而直肠阴道瘘被视为相对禁忌证。

表 93.3 总结了最相关的研究报告，显示在比较术前和术后（CCF/Wexner-FIS）大便失禁评分具有统计学意义。同时所有的研究都显示出生活质量有了显著的改善。

已经报道了一些轻微的术后并发症（表93.3），通常局限于术后疼痛、血肿、出血和黏膜溃疡。在所有病例中，都提倡非手术治疗，没有相关的长期残疾的报道。

在第一次尝试后，没有关于再次射频治疗的病例发表。Efron 等描述了 11 例之前接受过大便失禁手术的患者，9 例为一期括约肌成形术，2 例植入了人工肠括约肌（artificial bowel sphincter，ABS），但效果不佳。然而，该报道没有任何功能数据报道。

总体而言，RF 治疗可以作为治疗 FI 的医疗器械的一部分，既可以作为过渡，也可以作为最终的治疗方法。射频的吸引力在于手术过程的标准化，以及组织重塑随着时间的推移不断改善的事实。

注射用硬化剂

适应证和短期结果

注射用硬化剂治疗大便失禁首先于 1993 年由埃及人 Ahmed Shafik 报道，最初被描述为一种治疗尿失禁的方法，他将自体脂肪注射到直肠远端/肛门管的黏膜下间隙。已经有大量的硬化剂进行试验研究，为了找到理想的"可注射的、不可生物降解的、生物上无反应的、非迁移性的、易于注射的"硬化剂。（表 93.4 和表 93.5）。

在撰写本文时，稳定的透明质酸中的右旋糖体或 NASHA Dx（Solesta；Salix Pharmaceutical Inc，Raleigh，North Carolina）是仅有的获得 FDA 批准的硬化剂。Graf 等报道，278 名患者，其中 136 名接受了 NASHA Dx 治疗，70 名接受了安慰剂治疗，然后进行了 12 个月的随访。在研究组中，大便失禁的数量减少了超过 50%，值得注意的是，虽然 52% 的治疗组患者有改善，但对照组也有 31% 的患者有类似的效果。结果还显示，注射 NASHA-Dx 与 6 个月后大小便失禁消失天数增加和大小便失禁发作次数减少有关。

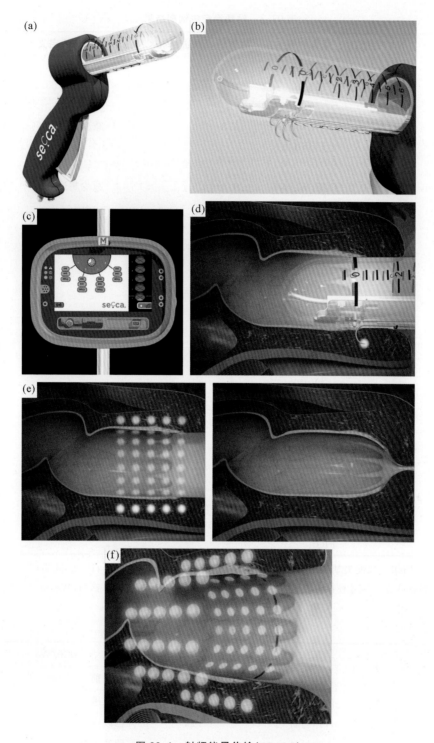

图 93.1 射频能量传输(SECCA)

(a)射频(RF)发生器,设计为透明内镜,可直接显示肛门管;(b)轴上出 4 根镍钛弯曲针,每个象限 1 个;(c)屏幕允许外科医师监控每根针输送的能量(465kHz,2~5W)60s。当温度达到 85℃时,对电极的能量会自动停止;(d)弯曲针插入内括约肌水平,以输送射频能量。热损伤发生在针的顶端,而黏膜被冷水冷却的底部的针;(e)治疗从齿线开始,重复 4 次(每层 16 处病变),每 5mm 移动一次头,最多 4~5 次;(f)能量输送区域的三维可视化。(Courtesy of Mederi Therapeutics© 2015)

表 93.3　射频治疗中远期结果

作者	N♯	F/U	成果测量方法	整体情况改进情况	CR(%)	CR 的定义	并发症
Takahashi 等	10	12	CCF/Wexner-FISFIQL SF-36	13.5～5	80	减少超过 50%	4 例出血
Takahashi 等	10	24	CCF/Wexner-FISFIQL SF-36	13.8～7.3	70	减少超过 50%	无
Takahashi-Monroy 等	18	60	CCF/Wexner-FISFIQL SF-36	14.4～8.3	84	减少超过 50%	无
Efron 等	50	6	CCF/Wexner-FISFIQL SF-36 VAS	14.5～11.1	60	减少超过 10%	2 次黏膜溃疡,26 次轻微溃疡
Felt-Bersma 等	11	12	SMS	18.8～15	55	主观改善	疼痛 67%,血肿 33%,腹泻 7%
Lefebure 等	15	12	CCF/Wexner-FISFIQL SF-36	14.1～12.3	13	减少超过 50%	无
Kim 等	8	6	FISI FIQL	35.1～25.6	38	主观改善	7
Ruiz 等	24	12	CCF/Wexner-FIS FIQL	15.6～12.9	12.5	减少超过 50%	无
Lam-Visscher 等	31	36	SMS FIQL	18～15	6	减少超过 50%	血肿 8,尿路感染 1,腹泻 7

CR. 临床反应;FIQL. 大便失禁生活质量评分;FISI. 大便失禁严重程度评分;F/U. 随访(月);N♯. 相关患者数量;SMS. 圣马克评分;VAS. 视觉模拟量表;CCF/Wexner-FIS. 佛罗里达 Cleveland 诊所/Wexner-粪便尿失禁评分。

表 93.4　注射剂的试验结果

作者	n	所用的材料	F/U(月)	CCF/Wexner-FIS	
				之前	之后的
Shafik	11	聚四氟乙烯类物质	24	63% 已改进	
Shafik	14	自体脂肪	24	85% 已改进	
Malouf 等	10	生物材料	6	30% 的改进型	
Tjandra 等	82	硅胶类	12	50% 的改进型	
Tjandra 等	20	PTQ	12	12	4
Weiss 等	10	ACYST	22	13	10
Sorensen 等	33	硅胶类	12	13	10
Davis 等	18	硬气圈	29	11.8	8
Chan 等	7	PTQ	14	9～14	1～5

（续　表）

作者	n	所用的材料	F/U(月)	CCF/Wexner-FIS	
				之前	之后的
Stojkovic 等	73	抗原	12	10	6
De la Portilla 等	20	PTQ	24	13.5	9.4
Maeda 等	10	丁酰胺	19	15	12
		Permacol		16	15
Schwander 等	21	透明质酸	20	17	12
Ratto 等	14	Gatekeeper	33.5	12.7	5.1
Graf 等	125	NASA-Dx	12	52%的患者大便失禁的次数减少 50%或更多	
Rosato 等	53	聚丙烯酸酯聚醇	36	10	4.0

表 93.5　硬化剂短期长期疗效

材料	研究数量	发病率 %（n＝1030）	短期有效 %	长期有效 %
PTQ	21	6.0	75.8	63.4
硬气圈	7	4.4	53.3	43
NASHA	4	1.9	44.6	—
Permacol	3	0	82	100
丁酰胺	1	0	100	0
云母	1	0	80	—
抗原	2	0	63	—
乙烯	1	1.9	47	—
自体脂肪	2	0	100	100

与射频治疗类似，硬化剂注射被认为是一种在侵入性手术前可行的方法。值得注意的是，ASCRS 指南禁止在任何肛门直肠手术的 1 年内使用硬化剂。

减少治疗失败的技巧，中长期的结果

为了提高效果，已经有几种方法在括约肌区域注射药物。在 Hussain 等的系统综述中，总结了植入部位和注射路线（图 93.2）。作者的目标是明确注射药物、注射部位、超声引导、术前术后抗生素、术后泻药、麻醉类型对并发症发生率和预后的影响。

虽然确定了 39 项研究，评估了 1070 名患者，但只有 5 项随机对照研究纳入其中。疗效按失败或成功分组，由每篇综述文章的作者决定。共有 69.7％的患者即时反应为阳性（56.3％为"良好"，

13.4％为完全可控）。在随访中，一小部分患者仍有显著获益：45.2％的患者报告持续的"良好反应"，而 12.3％的患者保持完全可控状态。表 93.5 显示了所使用的硬化剂类型报告的成功率和并发症发生率（139 例，13.5％）。最常见的并发症是疼痛（6.5％）和注射物渗漏（5.6％）。单因素分析显示，硬化剂的类型（PTQ＞其他）、注射途径（括约肌间＞肛门＞跨括约肌）、术后抗生素的使用、麻醉类型（局部＞镇静＞全身）、位置、术后服用泻药均与并发症风险增高显著相关。

在多变量分析中，只有括约肌间注射可能增加术后并发症的可能性（OR 3.40 1.62～7.12，$P＝0.001$）。作者认为，这可能是由于在跨括约肌注射时距肛缘较远，导致感染率较低所致。另一种解释可能是括约肌间隙血管增多可能会增加出血、血肿的风险。

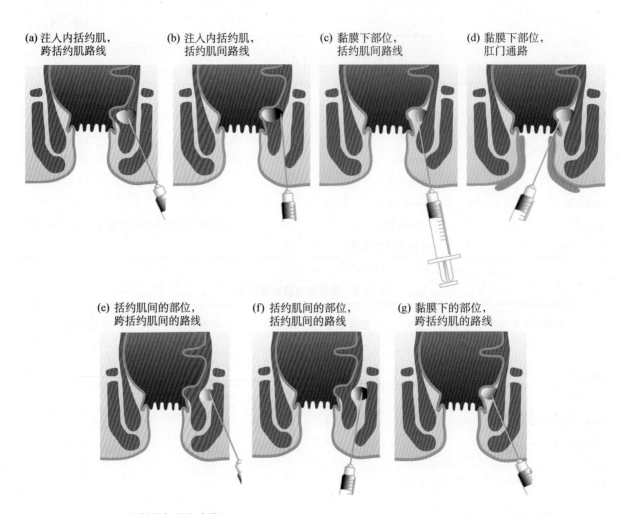

(a) 注入内括约肌，跨括约肌路线

(b) 注入内括约肌，括约肌间路线

(c) 黏膜下部位，括约肌间路线

(d) 黏膜下部位，肛门通路

(e) 括约肌间的部位，跨括约肌间的路线

(f) 括约肌间的部位，括约肌间的路线

(g) 黏膜下的部位，跨括约肌的路线

图 93.2　注射的部位和路线(With permission from Hussain ZI et al. Br J Surg 2011;98:1526-36)

　　同时也通过 logistic 回归分析来评估功能结果。单因素分析确定 8 个变量影响总体结果：药剂类型(PTQ＞其他)、植入部位(括约肌间＞黏膜下＞内括约肌)、跨括约肌注射、术前术后抗生素使用、麻醉类型、患者体位及术后是否有使用泻药。多变量分析表明，只有药剂类型(PTQ 和硬气圈)和麻醉类型在统计学上与较好的功能相关。有趣的是，局部麻醉的使用与较差的功能结果相关(OR 0.18,0.05～0.59,P＝0.001)，提示全身麻醉或镇静可能获得更好的显露，注射更准确。研究发现，唯一能预测长期有效性的因素是术后缓泻药的使用，这可能是因为术后即刻的紧张可能会导致硬化剂的迁移和碎裂，从而限制其有效性。

　　使用超声作为更精确的定向注射的指导，但未能获得统计学上的意义。虽然还没有得到证

实，但我们建议那些曾经接受过任何大便失禁手术的患者在超声引导下注射，以便于在直视下定位植入。不幸的是，最近的报道显示，这项技术的长期结果是非常令人沮丧的。在一项小型但设计良好的观察性研究中，19 名患者注射了 3 种不同药物(Durasphere、PTQ 和 Solesta)。注射后在第 1 年和第 7 年随访进行测量和肛门内超声，然后根据 CCF/Wexner-FIS 进行评分。作者报道第 1 年和第 7 年后超声检查没有差异，手术过程中平均注射量为 6.7±1.7ml，但随访时仅检测到 0.97±0.5ml。尽管 1 年后有了初步改善，患者 7 年后报告相同的注射前 CCF/Wexner-FIS。此外，在比较术前数据与长期随访时，静息压和挤压压力没有差异。硬化剂可能不像射频那样有效，因为注射的方法是可变的，依赖于操作员，并且其效果随时间的推移而减弱。与射频相比，增强剂

注射的一个理论优势是能够在门诊环境下治疗患者,而不需要全身或局部麻醉或深度意识镇静。总体而言,在这两种选择中,射频似乎更优越。

骶神经刺激

适应证和效用

骶神经刺激(sacral nerve stimulation,SNS)首先用于尿失禁患者,同时也被发现可以改善这些患者植入后的大便失禁症状。尽管 Matzel 等 1995 年首次报道 3 例成功的病例,但根据 Wexner 等对北美 120 名患者多中心试验的研究结果,直到 2011 年才获得了 FDA 的批准。

与其他大便失禁的治疗方式不同,SNS 很有吸引力,因为它成功率高,而且如果无效,对患者的不良反应最低。由于没有对肛门周围进行操作,括约肌瘢痕或感染的可能性降低。因此,一些作者提出,这项技术应该被视为一种一线治疗,因为可以改善尿失禁和降低出口梗阻率。在考虑此手术时,ASCRS 指南规定患者必须具有中重度大便失禁(CCF/Wexner-FIS7-20),且非手术治疗失败。既往有会阴部神经损伤或神经病变、既往做过括约肌成形术或中小型括约肌缺陷的患者,骶神经刺激可能会有良好的结果。在直肠切除术后,盆腔放射治疗,以及在特定的脊髓损伤病例中骶神经刺激也有作用。禁忌证可能包括机械性梗阻、先天性肛门直肠畸形、未经治疗的直肠脱垂、骶骨脊柱畸形或局部皮肤病。

作用机制和技术

虽然作用机制仍不确定,但骶神经刺激可能有三个主要结果:激活躯体-内脏反射,直接作用于肛门括约肌复合体,以及传入神经调节。这些东西可能通过化学感受器增加直肠感觉,也可能通过影响大脑刺激的途径影响控制机制。虽然尚不清楚,但也有证据显示,骶神经刺激设备被停用或移除的患者的大便失禁症状继续得到缓解。Altomare 等研究了 19 例患者,刺激器停用后,10 例患者 3.4 个月后症状复发,但 9 例患者 1 年后大便失禁评分不变。

SNS 包括两个门诊手术。第一阶段是经皮

四极电极的放置。如果患者大便失禁症状减少 50%,则在第二阶段植入装置。患者处于俯卧位,显露下臀部和双脚。接触片放置在干净的皮肤上,并连接到测试刺激电缆上,外部神经刺激器的振幅应降至零。使用骨标志、荧光透视或诊断超声识别 S_2、S_3 和 S_4 神经孔后,将绝缘孔针以与皮肤 60° 插入 S3 孔(图 93.3)。针应垂直于骨表面进入,以便使针与神经平行。针的深度应该不应超过 4cm,针尖正好经过骶骨。然后使用测试模拟电缆确认位置,并逐渐增加强度,直到观察到跗趾或足底弯曲(盆底下降导致臀部沟槽扁平)。此时,患者被问及在哪里感到刺激,阴道、阴囊或直肠肛门的感觉,确认最佳的位置。如果没有看到期望的响应,需考虑增加或减少针的深度或改变角度。测试完成后,用 Seldinger 技术更换导线,并用成像技术确认位置(图 93.4)。接下来,在观察臀部和脚部的反应时,应观察导线(0,1,2,3)上的各种电极。当引线到位时,尖齿就已经展开,这使得重新定位很困难。如果需要重新定位,则需要完全拆除和更换导线。理想情况下,引线应该有一个"曲棍球棒"的外观,引线间断略微弯曲指向侧面。此时,将在适当标记位置创建 1 个口袋。口袋应该加深到臀大肌筋膜,最好与患者睡觉的一侧相对。剩下的导线通过一个单独位置被取出,关闭切口。

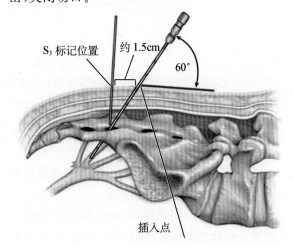

图 93.3　**针的插入和方向**[With permission from Wexner SD et al. (eds.). Colon and Rectal Surgery: Abdominal Operations (Master Techniques in Surgery). Philadelphia, PA: Lippincott Williams and Wilkins/Wolters Kluwer; 2011]

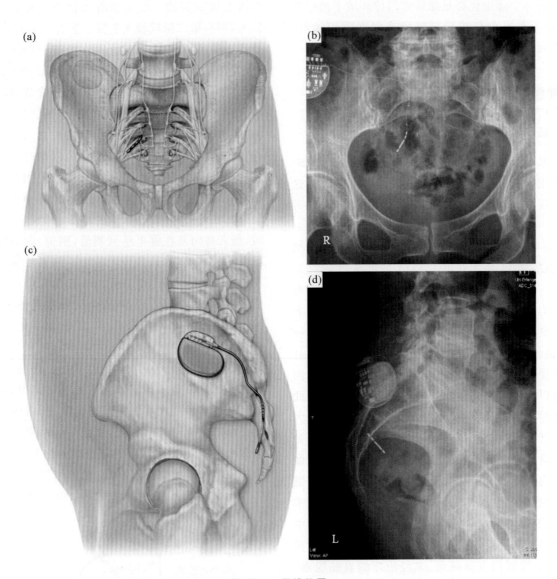

图 93.4　**导线位置**

　　(a)正位图效果图；(b)正位图 X 线；(c)侧位图效果图；(d)侧位 X 射线。［With permission from Wexner SD et al. (eds). Colon and Rectal Surgery：Abdominal Operations(Master Techniques in Surgery). Philadelphia，PA：Lippincott Williams and Wilkins/Wolters Kluwer；2011.］

　　必须将外部导线固定到皮肤上，以确保在接下来 2 周的试验中导线不会脱落。

　　在 2 周的第 1 期试验成功后，可以明确植入该器械。移除经皮延长部，重新打开口袋，如果使用电灼术，要小心保护导线免受二次刺激。神经刺激器放在口袋里，蚀刻的标识面朝上；重要的是要确保导线具有柔和的曲线，并且没有弯曲。冲洗后切口分层闭合。手术后，必须向患者提供身份证明。

预防故障和并发症

　　尽管骶神经刺激的结果令人鼓舞，但仍有一些与技术和术后管理相关的缺陷值得考虑。Maeda 等最近的一篇综述对总共 1661 例患者的 94 篇文章的分析表明，不良事件会导致更差的功能结果。为了获得最佳的疗效，骶神经刺激需要持续的维护，并且可能需要根据患者的症状在植入后继续重新编程。刺激参数应妥善记录，包括振幅、频率、脉冲宽度和刺激模式的细节,类似于有效刺激(感觉响应和区域)。电池可能需要每5~8年更换一次。

Maeda 等发现术后并发症发生率为 12.1%,包括手术相关并发症和疗效下降。与手术相关的不良事件包括感染、血肿、皮肤感染或伤口开裂和疼痛(最常见)。区分疼痛的原因是很重要的,无论是由于手术部位(如血肿或血清肿),还是由于电刺激。电池部位疼痛主要发生在低体重指数(BMI)的患者。在这些情况下,刺激器可能需要重新定位到较深的位置或对侧臀部。在很少情况下,疼痛可能与导线突出或连接蓄电池的导线有关。在这些情况下,将钢丝固定到骨或筋膜上可能有助于防止此问题。与任何植入的异物一样,都存在感染的风险,占不良事件的 3.9%~10.8%。Wexner 等报道说,大约一半的患者要么自愈要么使用抗生素恢复,而另一半确实需要永久性地去除他们的装置。必要时还必须切除刺激器周围的薄膜和装置。

导线自从斜形导联取代筋膜或骨锚固后,导线移位已成为罕见事件;然而,有几组病例报道了侧向或前后移位。对骨盆进行术中 X 线检测,比较前后位与侧位 X 线片,评估有无移位是很重要的。

如果移位的程度很小,只需改用更靠近骶神经根的极性组合就可以达到积极的效果。如果有前移位,建议将导线后退,并使用栅格锁或扭转锁加强腰

骶筋膜,这可能会克服可能的骨质疏松症或萎缩。同样的策略也被建议用于 BMI<19 的患者。

如果设备失效,应执行一些简单的电路检查,异常阻抗(<50Ω 或>4000Ω)可能与电气系统故障有关。阻抗升高提示有开路(导线断裂或断开),是影响电路的重要因素,而低阻抗可能是影响电路的紧密连接或周围流体。

无论阻抗如何,如果有感觉和运动反应,就不主张进行手术。Maeda 等为了系统地处理这个问题,开发了一个有用的逐步处理程序,当疗效丧失时,如前所述,第一动作是获得 X 线图像以验证导线位置。如果发生移位,需要进行手术。如果位置与术中图像中的位置不变,外科医师可以尝试重新编程设备,直到提供有效的刺激(正确解剖点的正确强度)。如果,尽管最初成功地重新编程,但患者仍然抱怨大便失禁,可以暂停(4~16周)后重新尝试。如果在此之后没有观察到明显的效果,则不管放射学结果如何,都应该考虑重新定位永久导线。导线移位患者可能更喜欢重新植入新的设备而不是更换位置,这取决于他们以前使用该装置的经验。

长期结果

尽管许多研究都是成功的,但只有少数研究探索骶神经刺激长期效果(表 93.6)。Altomare等最近发表了最大的多中心长期分析报道,包括

表 93.6　骶神经刺激的长期结果

作者	随访(月)中位数	患者人数		%	
		初始	治疗后	>50% 有效[a]	完全控制
Maeda 等	60	141	101	55	NC
George 等	114	23	19	NA	52
Moya 等	56	52	50	96	NC
Matzel 等	118	12	9	78	44
Lim 等	51	53	41	NC	NC
Hollingshead 等	60	86	18	21	NA
Vallet 等	44	32	23	72	4
Duelud-Jakobsen 等	46	158	91	75	36
Altomare 等	74	60	52	NA	18
Hull 等	48	120	77	87	34
Uludag 等	84	50	36	84	NC
合计	84(44~118)	787		71.3(21~96)	36(4~52)

NA. 无法获得;NC. 未计算。

[a] 与植入骶神经刺激前相比,50% 的改善意味着大便失禁事件减少了 50%。

来自 15 个国际中心的患者,经过 60 个月随访后远期成功率为 71.3%(194/272),WIS 由基线的 16 例(13～18)降至植入 SNS 后的 6 例(4～9)。植入术后 79 例(29%)出现轻微并发症。经 Logistic 回归分析,术前生理或人口学参数(括约肌缺损、大便失禁发作次数、基线长度、植入侧、性别或年龄)与长期成功率无关。但当分析长期随访数据时,同样的效果就消失了。不幸的是,在我们的实践中,只有很小的研究描述了在骶神经刺激失败的情况下的手术选择,根据目前的文献,在骶神经刺激失败的情况下,只有替换技术或永久移除是可行的选择。

(姚骏 译　胡志前　李新星　校)

参考文献

[1] Whitehead WE et al. *Dis Colon Rectum* 2001;44: 131-44.

[2] Brown HW et al. *Int J Clin Pract* 2012,66(11): 1101-8.

[3] Jorge JM et al. *Dis Colon Rectum* 1993,36(1): 77-97.

[4] Kaiser AM et al. *Surg Endosc* 2014, 28(8): 2277-301.

[5] Lam TJ et al. *Int J Colorectal Dis* 2014,29(6):755-61.

[6] Herman RM et al. *Colorectal Dis* 2014;17. doi:10.1111/codi.12874.

[7] Takahashi T et al. *Dis Colon Rectum* 2002,45(7): 915-22.

[8] Efron JE et al. *Dis Colon Rectum* 2003,46(12): 1606-16.

[9] Frascio M et al. *Colorectal Dis* 2014,16(3):167-72.

[10] Takahashi T et al. *Dis Colon Rectum* 2003,46(6): 711-5.

[11] Takahashi-Monroy T et al. *Dis Colon Rectum* 2008, 51(3):355-9.

[12] Parisien CJ et al. *Clin Colon Rectal Surg* 2005;18: 42-5.

[13] Felt-Bersma RJ et al. *Eur J Gastroenterol Hepatol* 2007,19(7):575-80.

[14] Lefebure B et al. *Int J Color Dis* 2008,23(10):993-7.

[15] Kim DW et al. *Am J Surg* 2009,197(1):14-8.

[16] Ruiz D et al. *Dis Colon Rectum* 2010,53(7):1041-6.

[17] Shafik A. *Int Surg* 1993;78:159-61.

[18] Shafik A. *Dis Colon Rectum* 1995;38:583-7.

[19] van Kerrebroeck P et al. *Urol Res* 2003;30:356-62.

[20] Uludag O et al. *Colorectal Dis* 2011;13:1162-6.

[21] Malouf AJ et al. *Dis Colon Rectum* 2001; 44: 595-600.

[22] Tjandra JJ et al. *Dis Colon Rectum* 2004; 47: 2138-46.

[23] Tjandra JJ et al. *Colorectal Dis* 2009;11:382-9.

[24] Weiss E et al. *Dis Colon Rectum* 2002, 45 (Suppl):A46.

[25] Soerensen MM et al. *Colorectal Dis* 2009;11:73-6.

[26] Chan MK et al. *Dis Colon Rectum* 2006;49:433-9.

[27] Stojkovic SG et al. *Br J Surg* 2006;93:1514-8.

[28] Maeda Y et al. *Colorectal Dis* 2008;10:268-72.

[29] de la Portilla F et al. *Tech Coloproctol* 2009;13: 195-9.

[30] Graf W et al. *Lancet* 2011,377(9770):997-1003.

[31] Maeda Y et al. *Cochrane Database Syst Rev* 2010; 12:CD 007959.

[32] Huissan ZI et al. *Br J. Surg* 2011;98:1526-36.

[33] Guerra F et al. *Tech Coloproctol* 2015,19(1):23-7.

[34] Matzel KE et al. *Lancet* 1995;346:1124-7.

[35] Wexner SD et al. *Ann Surg* 2010,251(3):441-9.

[36] Brouwer R et al. *Dis Colon Rectum* 2010;53:273-8.

[37] Holzer B et al. *J Gastrointest Surg* 2008,12(5): 921-5.

[38] de Miguel M et al. *Colorectal Dis* 2013;13:72-7.

[39] Maeda Y et al. *Br J Surg* 2010,97(7):1096-102.

[40] Lombardi G et al. *Spinal Cord* 2010,48(2):154-9.

[41] Altomare DF et al. *Colorectal Dis* 2013,15(12): e741-8.

[42] Maeda Y et al. *Dis Colon Rectum* 2011,(54): 1443-60.

[43] Sutherland SE et al. *Neurourol Urodyn* 2007;26: 19-28,36.

[44] Wexner SD et al. *J Gastrointest Surg* 2010,14(7): 1081-9.

[45] Altomare DF et al. *Colorectal Dis* 2011; 13: 198-202.

[46] Cattle KR et al. *Colorectal Dis* 2009;11:485-8.

[47] Deng DY et al. *J Urol* 2006;175:2182-5.

[48] Kessler TM et al. *J Urol* 2005;173:153-4.

[49] Altomare DF et al. *Br J Surg* 2015, 102(4): 407-15.

［50］ Wong MT et al. *Dis Colon Rectum* 2011；54：425-32.

［51］ Hull T et al. *Dis Colon Rectum* 2013，56（2）：234-45.

［52］ Davis K et al. *Aliment Pharmacol Ther* 2003；18：237-43.

［53］ Schwandner O et al. *Surg Innov* 2011，18（2）：130-5.

［54］ Ratto C et al. *Br J Surg* 2011，98(11)：1644-52.

［55］ Rosato G et al. *Dis Colon Rectum* 2015，58（2）：241-6.

［56］ Maeda Y et al. *Ann Surg* 2014,259(6)：1126-31.

［57］ George AT et al. *Dis Colon Rectum* 2012,55（3）：302-6.

［58］ Moya P et al. *Tech Coloproctol* 2014，18（2）：179-85.

［59］ Matzel KE et al. *Colorectal Dis* 2009，11（6）：636-41.

［60］ Lim JT et al. *Dis Colon Rectum* 2011，54（8）：969-74.

［61］ Hollingshead JR et al. *Colorectal Dis* 2011,13（9）：1030-4.

［62］ Vallet C et al. *Colorectal Dis* 2010,12(3)：247-53.

［63］ Duelund-Jakobsen J et al. *Colorectal Dis* 2012,14（6）：753-9.

［64］ Altomare DF et al. *Dis Colon Rectum* 2009,52(1)：11-7.

［65］ Wexner SD et al. （eds.）. *Colon and Rectal Surgery：Abdominal Operations （Master Techniques in Surgery）*. Philadelphia，PA：Lippincott Williamsand Wilkins/Wolters Kluwer；2011.

［66］ Wexner SD. *Lancet*. 2015,386(10004)：1605-6.

［67］ Rockwood TH et al. *Dis Colon Rectum* 1999，42（12）：1525-32.

第十二篇

腹股沟和腹壁疝的腹腔镜治疗方法

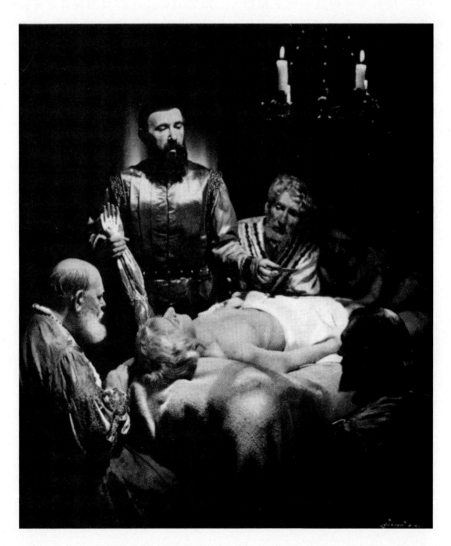

Lejaren à Hiller, Vesalius, 1944. 图版发表于《历代外科手术》。Surgery through the Ages: A Pictorial Chronicle (New York: Hastings House, 1944). (© 1944 戴维斯和盖克公司。图片来源: 视觉研究工作室, 罗切斯特, 纽约)。

这张艺术照片代表了解剖学历史上的一个著名人物，Andreas Vesalius(1514—1564)。这张照片是 Lejaren à Hiller 创作的 70 张照片系列的一部分，发表在他 1944 年出版的《历代外科手术》一书中。正如历史学家 Bert Hansen 所解释的那样，Hiller 的作品是对 20 世纪 20 年代至 40 年代美国大众文化中对医学史兴趣激增的一种回应。这反映在图像和文学作品中，并侧重于以前时代的医学"英雄"，如 Vesalius。Hiller(né Jaren Hiller;1880—1969)是一位有美术抱负的商业摄影师。他借用画报主义摄影(一种强调摄影艺术价值的风格)，创作了旨在审美外科历史上一系列重要人物的图像。通过他的戏剧性重现，他将历史场景带入生活，使用了模仿浪漫主义和历史画中使用的效果，包括鲜明的灯光对比、绘画背景，以及经常(虽然这里没有描述)使用诱人的裸体女模特。

Vesalius(né Andries van Wesel)是佛兰德的医师，也是《论人体结构》(*De humani corporis fabrica*,1543 年)的作者，这是一本关于人体解剖学的有影响力的巨著。1537 年，他在帕多瓦大学获得了医学博士学位，并立即成为该校外科和解剖学的主席。正如这张图片所描述的那样，Vesalius 鼓励他的学生通过进行人体解剖的方式进行学习，成为第一个在讲课的同时解剖尸体的人。Hiller 的戏剧性灯光，让人想起意大利巴洛克大师 Caravaggio，以及围观者好奇的目光，只是为了进一步戏剧化和审美化 Vesalius 的精湛技艺。

Bert Hansen，"医学史上的艺术摄影时刻(1920—1950 年)：Lejaren à Hiller 和 Valentino Sarra 如何创造了早期外科手术场景的时尚，"Journal of the History of Medicine and Allied Sciences 72, no. 4(August 2017)：381-421,doi：10.1093/jhmas/jrx037.

第94章

腹腔镜完全腹膜外疝修补术

EDWARD L. FELIX

简介

现代腹股沟疝修补术开始于 19 世纪初的 Bassini,20 世纪随着网片的出现,又涌现出了许多新的术式。最初的腹腔镜疝修补术是经腹腔的。完全腹膜外疝修补术(totally extraperitoneal,TEP)是众多腹腔镜微创手术中的一种,TEP 可避免进入腹腔所带来的潜在并发症。本章的目的是介绍不同的 TEP 技术方法,每种方法的优点、风险和并发症,以及如何避免这些并发症。

技术

术者站在疝的对侧,将患者的手臂收拢固定。切口选择脐下中线偏向疝的一侧。切开腹直肌前鞘,向外侧牵拉腹直肌,显露腹直肌后鞘。将球囊分离器滑过后鞘,直达腹膜外间隙。当分离器的尖端触及耻骨后,球囊缓慢充气,通过球囊观察腹膜外间隙的分离过程。然后将球囊放气,取出,用 Hasson 套管替换,充二氧化碳气体,维持腹膜外间隙压力为 12mmHg。直视下,于中线穿刺置入 5mm 套管。中间套管尽可能靠近 Hasson 套管,以使最低的套管足够高,以方便放置补片。第二种选择是将其中一个套管置于外侧位置。有些外科医师不喜欢使用球囊分离器,而是通过镜头左右推移来分离空间,然后直视下穿刺置入套管。这项技术相对比较困难,可能需要更长的时间,但是因为减少了一次性耗材的使用,从而降低了手术总成本。

还有一种被称为扩大的全腹膜外(extended

totally extra-peritoneal,ETEP)的新方法,通过改变套管的放置,将镜头穿刺套管置于上腹部,从而给外科医师提供一个更大的腹膜外操作空间。理论上,这种方法在处理较大的疝或嵌顿疝时更加容易。

使用钝性结合锐性方法分离膜状结构来完成腹腔外间隙的解剖,显露耻骨和 Cooper 韧带。这个解剖标志有助于外科医师在随后进一步解剖时定位。如果耻骨和髂血管之间的夹角区域被组织遮挡,这意味着存在股疝,需要小心复位。直疝的剥离相对容易(图 94.1 和图 94.2)。允许直疝疝囊缩回到筋膜缺损处,疝囊不应该结扎,以防止膀胱的尖部被无意中结扎。

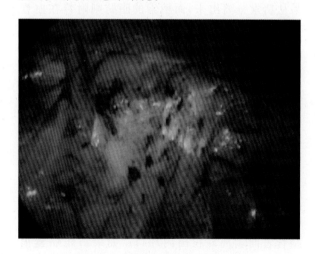

图 94.1　左侧部分缩小的直疝视图

识别腹壁下血管,解剖外侧壁。如果腹壁下血管被球囊从腹壁上分离,可予以结扎和横断,从而有利于网片的放置。将血管外侧的疏松结缔组织和脂肪从腹壁上剥离,将腹膜向后、向上推移。

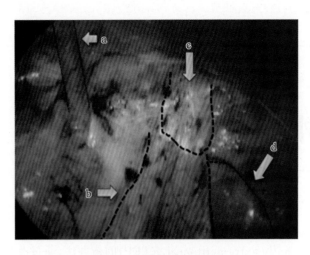

图 94.2　腹膜外间隙的解剖

a. 腹壁下血管；b. 附着在疝囊上的腹膜；c. 直疝疝囊；d. 耻骨。

这种方法可显露精索和可能存在的斜疝疝囊。如果同时存在脂肪瘤，通常位于精索的外侧并覆盖睾丸血管。脂肪瘤必须从内环口拉出并留在术野上的腹膜后区域，这可以防止脂肪瘤残留。脂肪瘤残留是疝修补术后最常见的复发原因之一。有时脂肪瘤的颈部非常细，而远端部分非常大。因此，外科医师必须仔细轻柔地切除精索外侧的脂肪，以确保脂肪瘤不会残留。脂肪瘤的脂肪很容易从精索分离出来，而精索的脂肪则附着在血管上。因为生殖股神经的股支和外侧皮神经位于脂肪瘤的下面，在这个区域解剖时不应使用电凝，以防止神经损伤。

斜疝疝囊位于精索的前侧方。游离疝囊时要小心，避免损伤精索血管或输精管。输精管位于疝囊的内侧。腹膜或疝囊必须充分游离，确保不会留在网片的下方。否则网片下方的腹膜或疝囊会将网片顶起，导致疝的复发。大的疝囊可以在网片固定后放置在网片的上面，这实际上有助于锚定网片的下部。小的疝囊可以从睾丸血管和输精管表面剥离并拉出内环口。如果斜疝疝囊很长，从腹股沟管剥离困难，可以切开疝囊并仔细横断，切记不要损伤黏附在疝囊外侧的睾丸血管和内侧的输精管，因此在行疝囊横断前，必须首先要辨别和确认上述结构。切开疝囊后可以立即用 Endoloop 圈套器结扎，也可以等到手术结束排出二氧化碳前。

如果二氧化碳漏入腹腔影响手术视野，可以在结扎疝囊后用气腹针将气体排出。与经腹膜前入路不同，TEP 入路在整个后路解剖分离完成之前，术者不能完全确定是否存在斜疝。因此，必须完全解剖分离腹膜，每个患者都应看到腹膜边缘。

在完成后入路解剖分离后，术者可以看到 3 个潜在的疝部位：直疝、斜疝和股疝（图 94.3 和图 94.4）。应充分游离耻骨和膀胱之间的间隙，以便在放置网片后，膀胱将网片内侧下部固定在合适的位置。如果存在闭孔疝，在将网片放置到腹膜外间隙之前要完成疝囊的剥离。斜疝疝囊和脂肪瘤应放置于网片所覆盖区域的头侧区域。

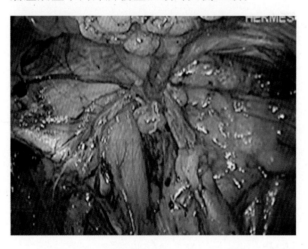

图 94.3　右侧腹股沟疝后路分离完成后

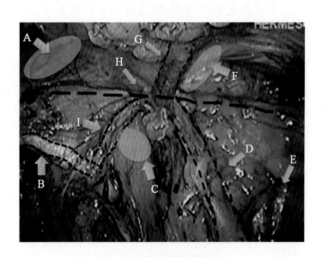

图 94.4　腹膜后部解剖

A. 直疝；B. 耻骨；C. 潜在股疝的位置；D. 睾丸血管；E. 神经；F. 内环口位置；G. 腹壁下血管；H. 髂耻束；I. 血管穿过耻骨和 Cooper 韧带。

首先移除镜头,用抓钳抓住网片,从观察孔将其送入腹膜外间隙,然后从观察孔插入镜头,将网片完全推入到分离的腹膜外间隙。所使用的网片类型由外科医师选择,并根据固定方式有所不同。选择较大孔径的轻质网片、传统的聚丙烯网片,还是聚酯网片,目前仍存在争议。各种网片的风险和获益仍在研究中。

最初,轻质网片被认为可以减少术后疼痛,但基于长期随访的多项随机研究表明,在术后早期,疼痛评分可能存在差异,并且随着时间的推移而消失。在修补较大的直疝时,采用较大孔径的网片可能有较高的失败率。也有人提出聚酯网片比聚丙烯网片更柔软,但哪种网片更具优势仍然缺乏研究支持。另外还可以选择贴合骨盆的预成型网片,它比平片更昂贵,但其可能具有放置更快和不需要固定的优势,从而降低手术总成本。如果选择了预成型的网片,在将其放入套管之前可预先标记网片的内侧下缘,以加快网片的定位。

将网片置于腹膜外间隙后,必须将网片放置到位,以覆盖整个肌耻骨孔,从而完全覆盖直疝、斜疝、股疝及耻骨缺损区(图94.5)。如前所述,网片必须放置在膀胱和耻骨之间,以防止膀胱膨胀将网片顶起。网片的大小取决于患者的大小,使用的网片太小是修补失败的主要原因之一。一般情况下,应选用15cm×15cm的网片。网片必须放置到位、平整,没有任何皱褶。网片皱褶可能会导致术后疼痛或网片收缩。

如果需要固定,则需待网片放置到位后进行。

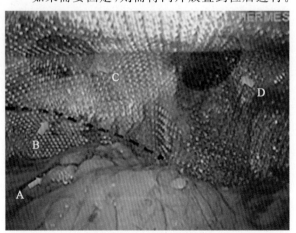

图94.5　网片定位
A. 膀胱;B. 耻骨;C. 直疝;D. 内环。

有多种方法可以选择,如锐性固定(永久的或可吸收)或自粘网片。多个随机研究表明,没有一种方法在预防术后复发方面具有明显优势。与永久固定相比,非穿透性固定已被证明可降低疼痛评分而不增加术后复发率。但在一项随机研究中,没有一种非侵入性固定方法被证明优于不固定的方法。

如果选择固定,可吸收固定是否优于永久固定,是选择大头钉还是钉书钉?然而,迄今为止没有任何证据表明哪一种方法是最好的。重要的是固定的位置要恰当。放置钉枪时必须触摸腹壁,以确保钉枪位于髂耻束上方,以避免神经损伤。然而,即使固定位置正确,也有损伤走行变异神经的风险,或者穿透太深而可能伤及神经前支。可吸收钉的开发是为了避免长期的神经卡压,但这些锚钉引起的炎症反应可能同样有害。TEP修补术的出现,使得固定网片所需的固定点数量明显减少。如果需要固定,只需固定Cooper韧带,直疝上方,以及可能在髂耻束上方的外侧壁即可。

另一种替代方法是用胶水固定。这是一种超出适应证使用范围但有效的方法。不会造成神经损伤。此外,还有可能减少由于网片卷曲或将网片推入大的直接缺损区而导致的侧向复发。然而,这些仍然只是潜在的优势,因为尚未有试验证明胶水固定比完全不固定更有效。最后一种替代方法是使用自粘网片。它已被证明对一小部分患者有效,但却是最难掌握的方法。只有时间才能证明这种方法是否会被更广泛地采用,证明其价值所需的研究是否已经完成。

TEP手术的最后一步与本章中概述的前面任何步骤一样重要,以确保尽可能最低的复发率。必须缓慢地排出二氧化碳,同时观察腹膜与网片的接触情况。如果膨胀的腹膜开始顶起补片,则应将间隙重新充气,并进一步向头侧游离腹膜。然后重复排出二氧化碳。如果可能,将脂肪瘤和斜疝疝囊放置在补片上方,以帮助锚定补片。

并发症

预防并发症的最好方法是了解并发症发生的原因。避免慢性术后疼痛是最重要的。引起疼痛的两个主要原因是髂耻骨束下方的锐性固定或固定过深损伤神经前支,以及硬化的网片刺激腹膜后神经。二者均可通过正确的技术来减少。仔细选择正确的固定点或避免穿透性固定,以及平整地放置网片并在二氧化碳排空时观察其位置可有效避免疼痛的发生。

膀胱损伤也有报道。这通常是由于患者膀胱膨胀时放置球囊扩张器或扩张器插入耻骨和膀胱之间的间隙过深。麻醉前让患者排空尿液,放置球囊扩张器时触诊耻骨,可以预防这些并发症。

最后要避免的并发症是复发。在置入网片前,必须仔细解剖,识别所有潜在的疝,每个斜疝患者必须切除精索脂肪瘤。放置网片时,网片必须足够大,至少超出疝缺损区3cm,覆盖整个肌耻骨孔,且不会被膀胱或腹膜顶起。根据经验,TEP疝修补术后的复发率<1%,慢性疼痛的发生率也低于开放手术。

(姬舒荣 **译** 徐楷 李新星 **校**)

参考文献

[1] Daes G. *Surg Endosc* 2012;26:1187-9.

[2] Felix EL et al. *Surg Endosc* 1998;12:226-31.

[3] Currie A et al. *Surg Endosc* 2012;26:2126-33.

[4] Akolekar D et al. *Hernia* 2008,12(1):39-43.

[5] Lowham A et al. *Ann Surg* 1997,225(4):422-31.

[6] Tam KW et al. *World J Surg* 2010,38(10):3065-74.

[7] Rosenberger RJ et al. *Surg Endosc* 2000,14(8):731-5.

[8] Shah NS et al. *World J Surg* 2014,38(10):2558-70.

[9] Bresnahan E et al. *Surg Endosc* 2015;29:2690-6.

[10] Oreilly EA et al. *Ann Surg* 2012,255(5):846-53.

第 94A 章

经肛辅助结肠切除及直肠固定术

KARL-HERMANN FUCHS，WOLFRAM BREITHAUPT，GABOR VARGA，
KAI NEKI，REBECA DOMINGUEZ PROFETA，AND SANTIAGO HORGAN

简介

直肠脱垂是一种常见的良性盆底疾病。经常发生于长达 1 年以上的慢性便秘患者，排便时腹压过度增加，同时伴有盆底和直肠周围结缔组织功能不全，导致直肠黏膜、直肠全层及周围盆底结构向下移位。患者可表现为直肠内脱垂和直肠外脱垂，这取决于疾病的发展阶段和个体盆底结缔组织的松弛程度。直肠脱垂一旦出现，非手术治疗疗效有限。多年前，通过腹腔镜技术建立了针对这些功能性解剖结构改变的手术方式，其中最成功的两种术式包括腹腔镜直肠切除固定术（类似于开腹手术方式）和腹腔镜前路直肠网片悬吊固定术。

患者术前需进行详尽的检查评估，以明确手术适应证。诊断性检查应包括直肠检查、内镜超声检查（以明确肛管括约肌功能状态）、肛管直肠测压、Hinton 检查（以确认是否同时存在慢传输型便秘），以及 MRI 动态排粪造影。

随着经自然孔道腔镜手术（natural orifice transluminal endoscopic surgery，NOTES）的出现，已经发展和创建了一种经肛门辅助的微创技术，应用于直肠脱垂治疗的临床实践。该技术是基于切除多余的乙状结肠，同时结合直肠固定术的原理，经肛门采用腹腔镜技术来完成的。

技术概念

NOTES 的原理是使用自然孔道作为进入腹腔的入口，尽可能避免或减少穿刺戳孔对腹壁的损伤。因此，在整个手术过程中，自然孔道应该是较大口径手术器械的主要入口，也是切除标本取出的通道。应尽可能减少腹壁穿刺孔的数量，且最大孔直径不超过 5mm。可以通过使用特制的直径数厘米的经肛门套管来实现，允许使用抓钳、内镜和吻合器，并用于标本取出。

少数几个腹部穿刺孔仅用于解剖操作，特别是配合使用现代能量平台，以确保快速有效地解剖，并协助经肛门套管的抓钳进行手术操作。

患者选择和准备

从转诊的病例中招募患者至盆底疾病跨学科中心，包括直肠内脱垂和外脱垂的患者。该方案需通过医院伦理审查委员会的批准。所有患者均对这一新的微创手术给予知情同意，年龄均在 18 岁以上。外科医师应详细告知患者，并给予患者足够的时间进行考虑和提问。

所有与直肠脱垂相关的良性功能性疾病，如慢传输型便秘和盆腔梗阻，均要进行详尽的术前检查。所有必要的检查（Hinton 试验、肛管直肠测压、直肠检查、直肠镜检查、结肠镜检查）均在我们专业的胃肠和结肠功能实验室完成，动态 MRI 排粪造影由放射科完成。

手术指征是直肠内套叠引起的排便障碍，通常伴有乙状结肠扭曲和粘连，以及完全的直肠外脱垂。因此，乙状结肠切除术联合直肠固定术适用于脱垂患者。术前应对患者进行详尽的检查评估，以获得最佳的术前准备和术式选择。

由于需要腹腔内开放和肠道操作,患者术前应进行肠道准备,以便在手术中保持一个清洁的肠道。术前预防性静脉应用抗生素(头孢菌素、甲硝唑)。实施全身麻醉,取仰卧位进行手术。

经肛门手术技术

利用自然孔道需要较大直径(＞5mm)通道进入腹腔,以便使用器械完成手术操作,同时允许通过5mm腹壁穿刺套管进行腹腔镜辅助操作,可有效避免腹壁戳孔损伤及其并发症。

传统腹腔镜直肠切除术、直肠固定术的手术步骤如下。

- 保留直肠腹膜组织的前提下解剖游离直肠。
- 深度解剖游离阴道后区域,充分松解其中的瘢痕组织,将可能脱垂的直肠松解延长。
- 解剖游离冗长的乙状结肠。
- 传统腹腔镜乙状结肠切除和以管型吻合器行降结肠直肠吻合术。
- 使用不可吸收缝线将直肠旁腹膜固定于骶骨岬处。

利用 Veress 气腹针建立二氧化碳气腹并进行必要的安全测试,于脐周穿刺建立观察孔,于右下腹穿刺建立 2 个 5mm 操作孔。通过这些操作孔,可以使用解剖、止血的器械和利用能量平台,逐步进行肠系膜解剖游离,以确保盆腔神经丛无损伤并可遵循解剖平面(图 94A.1)。

手术过程中最重要的是将脱垂的直肠在阴道后方区域向远端解剖游离,将其从多年形成的粘连和瘢痕组织中剥离出来。从而能容易将直肠向骶骨岬方向牵拉,确保切除脱垂的直肠。这需要花费时间仔细地进行解剖,才能保证获得较高的成功率。

在腹腔内切开乙状结肠之前,需行乙状结肠镜检查以确保肠道是清洁的。如果不是完全清洁,可以用水冲洗直肠和乙状结肠。随后,将直径大小分别为 25、28 和 33 的肠道扩张器伸入肛门和直肠,向上延伸至乙状结肠,以扩张近端直肠,从而有利于后续手术操作。

随后用一个特制的抓钳将一个 28mm 圆形吻合器的钉砧伸入直肠,向近端移动至降结肠预

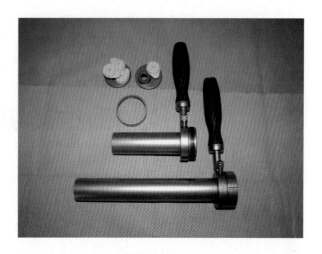

图 94A.1　经肛门腔镜套管器件(TEAs),不同型号直径为 3cm 的经肛门套管

定的吻合点(图 94A.2)。下一步经肛门置入腔镜套管器件(transanal endoscopic applicator,TEA),通过该套管,可以使用内镜、线型切割关闭器和抓钳,并可经此取出标本(图 94A.3)。随后在远端预定吻合点(通常是乙状结肠远端)切开结肠。然后经肛门伸入线性切割关闭器从结肠切开处进入腹腔,并横断乙状结肠近端,将需要切除的乙状结肠肠段切除(图 94A.4)。术者需要经肛门和腹部途径协同操作。左手抓住降结肠处的组织来固定吻合器钉砧。右手通过 TEA 导入线型切割关闭器。TEA 本身有一个手柄,由第二助手灵活地掌握,以配合术者操作。通过肛门套管,枪钉的应用、移除和更换在技术上相当容易。

在结肠横断过程中,注意保持钉砧位于结肠横断线的近端,以便随后进行吻合。

在横断近端多余的乙状结肠后,抓住近端结肠残端,在钉线附近选择某一点用剪刀剪开肠壁。通过肠壁抓住腔内钉砧并固定。钉砧的中心针从钉线的剪开处穿出肠壁,为后续的吻合做好准备。

用剪刀和(或)能量装置完全切断远端预定吻合处的肠管。如果肠腔内仍有一些粪便,可以采用用线性切割关闭器通过直肠进行离断关闭。乙状结肠肠段被完整切除后,可用抓钳通过肛门套管伸入腹腔。将标本从远端直肠乙状结肠残端开口处拉出,经直肠管腔和肛门套管取出。

经肛门取出标本后,在远端直肠乙状结肠残

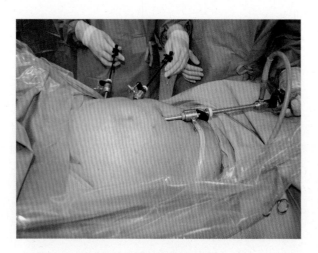

图 94A.2　总共有 3 个穿刺套管用于 ta-CR 技术:1 个镜头套管和 2 个操作套管(5mm)

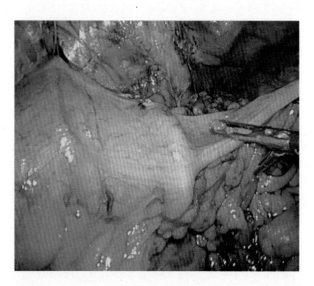

图 94A.3　结肠切除前,经肛门用抓钳将钉砧固定在结肠腔内预定吻合口近端

端行荷包缝合,用管型吻合器完成吻合。具体方法为:去除肛门套管,经肛管插入管型吻合器,推进到直肠乙状结肠残端开口。残端开口行荷包缝合,旋出中心针,收紧结扎荷包线。随后,将钉砧与中心针对合,在腹腔镜视野的直视下,旋紧吻合器并击发。完成吻合。

吻合完成后,利用常规技术行直肠固定术,在腹膜、直肠旁组织和骶骨岬之间使用直针和微型器械,用不可吸收缝线进行缝合固定。确切止血,检查吻合口,气、水测漏试验后,放置引流管,去除腹壁 3 个穿刺套管,完成手术。

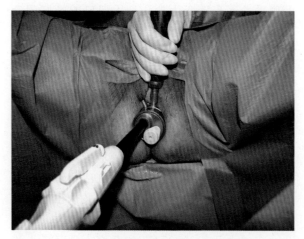

图 94A.4　通过肛门套管钉合和分离结肠

患者在手术当晚可以喝水和茶,术后第 1 天可口服液体,包括蛋白质饮料。通常在术后第 3 天开始逐步开放饮食,包括汤和半流质食物,如果耐受良好,随后也可进食固体食物。在过去几年,初步临床经验表明,将这种 NOTES 技术引入临床实践是安全的。

讨论

腹腔镜手术需要 10～15mm 的穿刺戳孔,以便使用切割闭合器,以及需要腹部小切口取出标本。这会导致多达 22% 的患者出现切口问题和切口疝。Gerhard Buess 提出经肛门内镜显微外科手术(transanal endoscopic microsurgery,TEM)。借助经肛门内镜显微外科手术和专门开发的配套器械,将手术内镜经肛门插入至直肠。通过这个平台,手术切除直肠和远端乙状结肠肿瘤成为可能。经肛门内镜手术(transanal endoscopic operation,TEO)系统与此类似,但更简单。后者可以使用常规的腹腔镜设备。容易操作,任何腹腔镜外科医师都可以使用,因为它类似于单孔腹腔镜操作。随着 NOTES 概念的提出,我们使用 TEO 系统来训练更复杂的经肛门手术,如乙状结肠切除术。我们决定使用直径更小的经肛门套管,以避免带来任何可能潜在的长期功能问题。

经肛门杂交的 NOTES 手术必须是安全的;因此,有必要从目前的多孔腹腔镜手术和小切口开腹手术逐步转变为少孔且无切口的经肛门杂交-NOTES 手术。随着经肛门杂交结肠切除术应用，术后出现长期的肛管直肠功能问题是不可接受的。因此，作者开发了一种直径＜30mm 的特殊的经肛门套管系统，这样就不会出现肛门直肠功能问题。直径为 33mm 的管型吻合器最常用于结直肠手术中肠管的吻合，实践证明，涉及术后肛管直肠功能问题，其不良反应绝对最小。因此，作者选择直径为 30mm 的经肛门套管系统应该在安全范围之内。所有患者术后均未出现更严重的功能问题，特别是大便失禁。

在过去几年，NOTES 和杂交-NOTES 方法在结直肠手术文献中均有报道。这个重要的想法来自 Whitford、Sylla 和 Lacy，他们报道了关于腹部手术经肛门入路的最初的实验性工作。结果表明经肛门入路切开直肠并向上进入腹腔是非常安全的。杂交技术结合了经肛门入路的优点（较小的孔径，且容易进入盆腔）和腹腔镜的优点（经腹腔镜手术视野好）。使用直径 3mm 和 5mm 抓钳具有出色的可操作性和三角测量能力，可方便使用直径为 5mm 能量装置平台安全地处理组织。5mm 穿刺孔的并发症极少，3mm 穿刺孔的并发症可忽略不计。如果所有直径＞5mm 的工具均能采用经肛门入路，且经肛门腹腔内通路的肠管开口可用于随后的肠管吻合，即可得到理想的解决方案。与传统腹腔镜结肠切除术相比，这种杂交-NOTES 技术的可能的优点是切口感染问题更少，切口疝发生率更低，日常活动可能更快恢复。但这必须通过对照研究来证实。

总结

从最初的经验来看，经肛门杂交结肠切除术似乎是一种可行的、安全的杂交-NOTES 手术方法，并已被引入临床实践。它结合了腹腔镜良好的视野、安全解剖所需能量传送及可以利用器械进行三角测量的优点。此外，对于所有需要直径＞5mm 的孔径的其他操作，如使用切割关闭器、内镜和标本取出，均可通过经肛门的自然孔道来完成，腹部穿刺孔造成的创伤被限制在最大 5mm 的口径，相应的穿刺孔并发症发生的可能性大大降低。

（姬舒荣 **译** 徐楷 李新星 **校**）

参考文献

[1] Madiba TE et al. *Arch Surg* 2005;140;63-73.

[2] Wu JS. *Curr Probl SURG* 2009;46;602-716.

[3] Johnson E et al. *ISRN Gastroenterol* 2012; 2012;824671.

[4] Conston ECJ et al. *Ann Surg* 2015;262;742-8.

[5] Tou S et al. *Cochrane Database Syst Rev* 2015,24(11);CD001758.

[6] Carvalho MEC et al. *Am Surg* 2018,84(9);1470-5.

[7] Rattner D et al. *Surg Endosc* 2006,20(2);329-33.

[8] Fuchs KH etal. *Surg Endosc* 2013;27;1456-67.

[9] Saad S et al. *Surg Endosc* 2011,25(8);2742-7.

[10] Leroy J et al. *J Gastrointest Surg* 2011,15(8);1488-92.

[11] Fuchs KH et al. *Surg Endosc* 2013;27;746-52.

[12] Härkki-Siren P et al. *Obstetrics and Gynecology* 1999,94(1);94-8.

[13] Yamamoto M et al. *JSLS* 2011,15(1);122-6.

[14] Buess G et al. *Am J Surg* 1992;163;63-9.

[15] Lirici MM et al. *Surg Endosc* 2003,17(8);1292-7.

[16] Allaix ME et al. *Br J Surg* 2011,98(11);1635-43.

[17] Sylla P et al. *J Gastrointest Surg* 2008,12(10);1717-23.

[18] Denk PM et al. *Gastrointest Endosc* 2008,68(5);954-9.

[19] Leroy J et al. *Surg Endosc* 2009,23(1);24-30.

[20] Sylla P et al. *Surg Endosc* 2010,24(8);2022-30.

[21] Sylla P et al. *Surg Endosc* 2010,24(5);1205-10.

[22] Wolthuis AM et al. *Hum Reprod* 2011,26(6);1348-55.

[23] Arezzo A et al. *Surg Endosc* 2013,27(9);3073-84.

[24] Wolthuis AM et al. *World J Gastroenterol* 2014,20(36);12981-92.

[25] McLemore EC et al. *Surg Endosc* 2016,30(9);4130.

[26] Deijen CL et al. *Tech Coloproctol* 2016,20(12);811-24.

[27] Penna M et al. *Ann Surg*;2017,266(1);111-7.

[28] Zattoni D et al. *Techniques in Coloproctology* 2018; https://doi.org/10.1007/s10151-018-1806-1.

第 95 章

腹腔镜经腹膜前腹股沟疝修补术

BRIAN JACOB AND ALEXANDRA ARGIROFF

简介

　　腹股沟疝仍然是普通外科医师最常见的问题之一,有很多方法可以解决,从观察到各种手术修补。目前认为,用补片的无张力开放修补术与腹腔镜修补术具有相同的疗效,在腹腔镜手术中,最常用的两种术式是全腹膜外疝修补术(totall extraperitoneal,TEP)和经腹膜前疝修补术(transabdominal preperitoneal,TAPP)技术。每一种术式都有各自的优点和缺点,两者的比较超出了本章的范围。选择哪种方法仍取决于外科医师的偏好。TAPP 修补术在外科医师和患者看来具有一定优势,使得它在某些临床情况下更受欢迎,对许多外科医师来说,它是治疗原发性腹股沟疝的首选术式。本章将讨论 TAPP 的技术步骤、适应证、并发症及支持证据。

技术方面

　　TAPP 修补术在鉴别疝缺损、回纳疝内容物和疝囊、补片放置等重要步骤上与 TEP 修补术类似。它们的不同之处在于进入腹膜前间隙的途径及 TAPP 需要关闭腹膜瓣。虽然手术如何进行存在差异,但手术如何操作并没有严格的指南。尽管如此,国际疝治疗协会(International Endohernia Society,IEHS)推荐了一些基本原则。

　　步骤 1。进入腹腔并注入气体。这可以通过开放的 Hasson 技术、Veress 针、直接套管针插入或直视下插入(有或没有先前的气体注入)来完成。腹部充气后,腹部两侧在直视下,在脐下套管水平下方再插入两个 5mm 套管(图 95.1)。

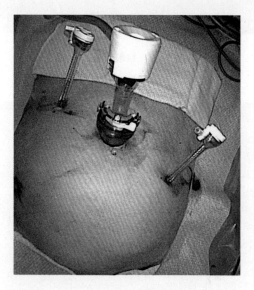

图 95.1　直视下腹部两侧略低于脐下套管的水平插入两个 5mm 套管

　　步骤 2。如果是嵌顿的腹股沟疝,疝内容物要轻柔地复位。如果有网膜或小肠与局部腹膜粘连,除非粘连影响后续手术,否则不需要进行粘连松解术。

　　步骤 3。创建腹膜瓣进入围绕精索周围的腹膜前间隙。在腹股沟管内环上方 3～4cm 处用电钩或腔镜剪刀切开腹膜进入腹膜前间隙(图 95.2)。然后该腹膜瓣向内侧延伸到脐正中韧带水平、外侧扩展到髂前上棘水平。通过无血管的结缔组织向下延伸至 Cooper 韧带下 2～3cm 的耻骨上支处,应充分解剖盆底以确保无隐匿性直疝或股疝存在,并确保创建足够的空间以便放置 10cm×15cm 的补片(图 95.3)。

　　步骤 4。识别耻骨联合,清除附着于耻骨联

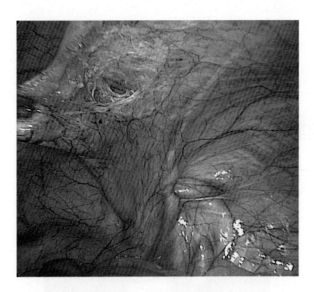

图 95.2　腹股沟管内环

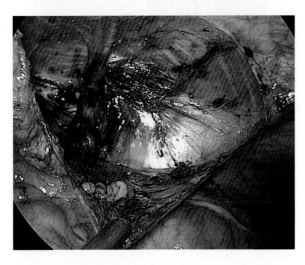

图 95.3　建立足够的空间以放置 10cm×15cm 的补片

合和耻骨结节及 Cooper 韧带之间的结缔组织。同时，可以清除直疝间隙腹横筋膜下方的脂肪组织，以确保不存在直疝。

步骤 5。向侧面进行解剖，切开腹膜瓣与髂前上棘水平腹横肌纤维之间的网状结缔组织。在外侧间隙形成后，腹膜边缘可以向内侧延伸，直到与男性的精索成分（或女性的子宫圆韧带）相交，以确定是否存在斜疝。

步骤 6。将黏附于精索的组织从疝囊的内侧和外侧剥离出来，该操作中识别和保护精索成分是关键。从外侧开始向内侧牵拉腹膜囊，剥离腹膜，这样做可以识别和保护血管供应和输精管。

在进行内侧剥离时可以将腹膜囊向外侧和前方牵拉。在此剥离过程中，了解髂静脉的精确位置至关重要。

在进行内侧剥离时可以将腹膜囊向外侧和前方牵拉。在此剥离过程中，了解髂静脉的精确位置至关重要。

步骤 7。疝囊的腹膜边缘完全从精索剥离下来直至髂血管以下的水平。在 TAPP 手术中这个阶段创建腹膜瓣的优点在于可以更容易地从腹膜腔内看到疝囊的复位。在慢性嵌顿疝囊非常大的特殊情况下，可以在腹股沟管内环水平切断疝囊，以防止损伤精索结构。在可能的情况下，应该尝试关闭近端腹膜（用圈套器、钛夹或缝合线），但可以将腹股沟管内的远端疝囊保持开放和通畅。

步骤 8。寻找、缩小和（或）切除任何精索或腹膜前脂肪瘤。IEHS 建议减少和切除直疝或股疝间隙的任何精索脂肪瘤或腹膜前脂肪瘤，因为这些是疝"复发"的常见原因。

步骤 9。在插入补片之前应确保肌筋膜孔已经完全解剖，可以看到中线的耻骨联合、Cooper 韧带、股间隙和直疝间隙。同时，还应该观察到内侧没有任何残余组织的精索，完全清除的内环，腹膜和疝囊的边缘明显分离到髂血管水平以下。

步骤 10。补片插入。补片大小至少应达到 10cm×15cm，补片可以裁成圆角的，也可以是预成型的。对于较大的疝要使用更大的补片。决定使用何种补片（轻量型还是重量型，大孔网还是小孔网），以及使用何种材料固定（不固定，永久钉，可吸收钉，或纤维蛋白胶）不在本章的讨论的范围，而是取决于外科医师的喜好。然而，对于 TAPP 来说，当疝缺损＞4cm 时，IEHS 建议固定补片。补片应展平，不可折叠。外科医师应确保补片内侧跃过中线，并有足够的腹膜剥离以保证补片下缘到髂血管水平以下，这样可以避免补片下疝复发（图 95.4）。

步骤 11。一旦补片放置到位，腹膜瓣就需要靠拢并重新闭合。这可以使用钉合器、枪钉、缝合线或纤维蛋白胶来完成。没有证据表明哪一种方法更好，但这一步的重点是确保腹膜完全封闭，以避免肠管与网片接触。如果腹膜边缘难以重新接近，则应尽量减少充气，同时为舒适地缝合提供足够的空间（图 95.5）。

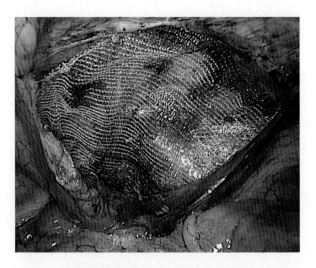

图 95.4　外科医师要确保补片内侧越过中线,下方要分离足够的腹膜瓣使补片下缘达髂血管以下

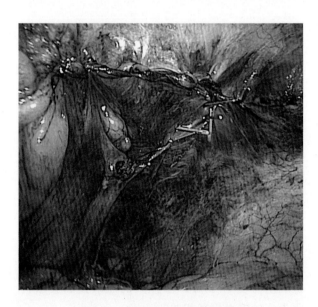

图 95.5　放入补片后关闭腹膜瓣

步骤 12。最后,在确保止血和没有腹腔内结构(特别是肠和肠系膜) 损伤后,关闭脐下筋膜。

TAPP 方法的特殊应用

嵌顿和绞窄疝

TAPP 对于处理嵌顿或绞窄的腹股沟疝特别有优势。这些情况进行 TAPP 修补,与开放式修补相比,外科医师可以恰当地评估肠管,甚至可以避免对患者进行肠切除术。当修补疝时,肠管可以复位,但需要足够的时间来观察肠管是否有活力。如果肠段仍处于缺血状态,则应予以切除,同时 IE-HS 建议体外切除和吻合。在发现真正的绞窄或肠缺血后可由外科医师决定是否使用补片,但考虑到在清洁污染或污染的区域使用永久性合成材料会有慢性补片感染的风险,因此最好避免使用。如果创口是清洁至污染的,用可吸收材料可能是最安全的选择。如果创口是被污染的,那么最好是进行分期修补或不使用补片进行初级组织修补。

阴囊疝和大疝囊

腹股沟阴囊疝可能比典型报道所提到的更常见。可复位的小的阴囊疝可以通过 TEP 进行治疗。但对于较大的、嵌顿的或慢性阴囊疝,特别是那些疝颈部直径较大的,最好使用 TAPP 或开放手术。TAPP 修补术可以更好地观察嵌顿内容物,它通常可以直接回纳嵌顿的疝内容物。为了减少腹股沟管内疝囊的体积,可以向腹膜前间隙内牵引残留的疝囊,并将其固定在前腹壁外侧边缘。这可以减少血肿形成的发生率和大小。患有这类疝的患者应该警惕血肿,因为相当常见。在这些大疝中,如果不能安全复位,部分疝囊可以留在阴囊原位。

复发性疝

对于经验丰富的腹腔镜专家,对于以往采用 TEP 或 TAPP 术后复发的患者需要采用 TAPP。对于复发疝患者,有些外科医师总是采取开放的前路手术。在腹腔镜下剥离过程中,如果增加一个开放切口有助于网片的移除或精索的保护,此时可以增加切口。关于对复发疝采用哪种方法最好文献中进行了广泛的争论,这不属于本章讨论的范围,但这显然要取决于外科医师的经验。对于复发疝,如果可行的话,IEHS 建议采用 TAPP。

既往有 Pfannenstiel 或下腹中线切口的患者

一些既往有 Pfannenstiel 切口或较低中线切

口的患者没有腹膜层,因此不适合做 TEP 修补术。在这种情况下,TAPP 是唯一可能的腹腔镜修补。此外,一些 Pfannenstiel 切口疝触诊时会被认为是腹股沟疝,但实际上缺损是在中线。术前 CT 扫描可以帮助鉴别这两种疾病。使用腹腔镜方法可以进行准确的诊断并同时修补。值得注意的是,有前列腺切除术病史的患者膀胱损伤的风险虽小,但并非无关紧要,在该区域进行分离时应谨慎进行。

TAPP 术后并发症

腹股沟疼痛

与开腹疝修补术后腹股沟痛相比,腹腔镜疝修补术后腹股沟疼痛比较少报道。一般情况下,腹股沟疝修补后的疼痛是由于植入物(补片、固定钉或缝合线)、疝复位不充分、脂肪瘤或疝遗漏引起的。插入补片、固定钉或缝合线引起的疼痛可能是由材料的直接刺激或邻近的神经损伤引起的。在腹腔镜下修补中,危险的神经是股外侧皮神经、生殖股神经的生殖分支、髂腹股沟神经和髂腹下神经。为了避免 TAPP 引起的神经痛,如果固定补片,髂前上棘水平以下的侧面不要放置固定钉或缝合线。

在大的缺损中形成血肿

无论是直疝还是斜疝的大的洞穴状缺损都有可能形成大的血肿的风险。尽管这些血肿都是自限性的,但它们可以持续好几个月,让患者感到不舒服。减少血肿形成的一种方法是将多余的薄弱的腹横筋膜拉入到腹膜前间隙,并用永久性钉固定在 Cooper 韧带上。

小肠梗阻

小肠梗阻尽管非常罕见,但也是有可能的。它可发生于肠襻通过腹膜缺损疝出,或黏附于腹膜闭合的固定材料。术后出现恶心和呕吐的患者

应积极评估以排除这种存在。

尿潴留

TEP 和 TAPP 的尿潴留发生率高于用镇静药的局麻开放疝修补术。这可能是由于腹腔镜检查需要全身麻醉。IEHS 建议手术期间限制体液(静脉输液＜500ml)以减少尿潴留的风险。

穿刺孔疝

由于 TAPP 修补侵犯腹膜腔,因此与 TEP 相比,TAPP 修补出现更多的穿刺孔部位疝并不奇怪。所有＞5mm 的套管针部位都应进行适当的筋膜闭合,以防止这种并发症。

内脏损伤

此外,与 TEP 或开放性疝修补相比较,TAPP 的内脏损伤更常见,尽管 TAPP 的内脏损伤不算常见。

讨论

总的来说,没有证据表明 TAPP 优于 TEP,但有一些小的差异。一项包括 17 000 多名患者的疝数据库的荟萃分析发现,与 TEP 修补术相比,TAPP 修补术后并发症发生率略高。然而,这被确定与使用 TAPP 修补大的疝缺损和腹股沟阴囊疝的概率更高相关。

此外,一项近 300 名患者的前瞻性随机研究发现,与 TEP 相比,TAPP 手术时间更长且术后早期疼痛的发生率更高,但 TEP 术后形成血清肿更多见。总的来说,两者的长期结果具有可比性。最后,一项对 TEP 和 TAPP 的 Cochrane 系统评价表明,TAPP 与较高的穿刺孔和内脏损伤的发生率相关;然而,TEP 有更多的中转开放手术。重要的是,研究发现两者在经济学角度没有区别。TEP 和 TAPP 修补的术中和术后一般并发症发生率及再手术发生率相似。

总结

TAPP 技术提供了解决腹股沟疝修补中复杂和常见问题的方案。其疗效和并发症发生率与 TEP 修补术相似。TAPP 为熟练的腹腔镜外科医师提供了可解决腹股沟疝的特定并发症的独特的技能。

（刘文方　**译**　李新星　**校**）

参考文献

［1］　Bittner R et al. *Surg Endosc* 2011,25(9):2773-843.

［2］　Köckerling F et al. *Surg Endosc* 2015,29(12):3750-60.

［3］　Bansal VK et al. *Surg Endosc* 2013, 27（7）: 2373-82.

［4］　Wake BL et al. *Cochrane Database Syst Rev* 2005;(1):CD004703.

第96章

腹腔镜组织结构分离

RUSSELL C. KIRKS, JR. AND DAVID A. IANNITTI

简介

并发切口疝的概率在择期的剖腹手术中为10%～20%，而在急诊手术中高达35%。随着时间的推移，腹部切口疝修补术的最佳技术已经从伴有复发疝风险的一期缝合修补，发展到结合补片加强的修补。筋膜拉拢重建白线和补片加强修补的效果已被证明优于缝合修补。疝缺损大到不能使腹直肌完全中间化，这给外科医师带来了挑战。其他的困难情况包括关闭在创伤或腹部卒中后长期开放的腹部，以及在之前的腹壁疝修补中使用的补片受感染而切除补片后对疝缺损的处理。

1990年，Ramirez、Ruas和Dellon报道了一系列使用一种名为"组织结构分离法"的新技术治疗巨大切口疝的病例。其所描述的组织结构是指腹壁的各层，文章基于尸体解剖对此做了进一步的研究。正如经典描述的那样，当疝巨大时，通过离断腹外斜肌腱膜(external oblique aponeurosis,EOA)而使得腹外斜肌向外侧回缩，从而使这些外侧锚定肌肉能够允许腹直肌向内侧移位，能将腹直肌的内侧缘聚在一起。如Ramirez等所述，通过单侧EOA的离断可使腹直肌向内侧移位10cm；因此，20cm大小的疝缺损可以通过双侧EOA的组织结构分离，缝合双侧腹直肌内侧缘重建白线并一期关闭。作者是训练有素的整形外科医师，他们主张在巨大腹壁疝中采用这种技术修补腹壁疝，从而避免传统手术中在双侧腹直肌无法完全对拢的情况下，需要从其他部位采取带蒂肌筋膜瓣来修补残余缺损，进而修补巨大腹壁疝

（图96.1）。

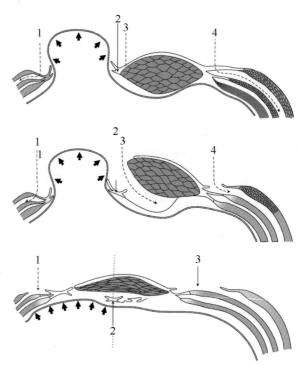

图96.1 Ramirez等在1990年的开放组织结构分离技术说明中提供了腹壁的肌肉层和筋膜层横截面图

切开外侧的腹外斜肌腱膜，腹外斜肌向外侧回缩，以促进腹直肌(RA)内移，以覆盖中线疝。［Reprinted with permission from Ramirez OM et al. Plast Reconstr Surg 1990;86(3):519-26］

这项技术从正中切口和松解筋膜边缘的肠粘连开始。为了进入半月线进行组织结构分离，用电外科设备分离起脂皮瓣。继续向外侧解剖，直到显露半月线及其外侧2～3cm的腹外斜肌，然后再切断EOA。这份初步报道包括离断供应脂

皮瓣的神经血管束,这会在前腹壁肌肉组织和其上覆盖的皮肤脂肪复合体之间产生一个巨大的无效腔。

　　尽管 Ramirez 等发表的最初报道和 11 例患者的系列病例报道中没有伤口相关并发症,但这些作者随后描述使用开放式组织结构分离(open components separation,OCS)技术的系列病例报道中伤口并发症发生率高达 62%。疝的大小、是否使用补片、伤口并发症严重程度的定义及病例之间随访时间的差异等使确定性结论的形成变得复杂化,但是公认的伤口并发症发生率约为30%,这导致一些外科医师不愿在治疗巨大疝的临床实践中采用 Ramirez 等所描述的组织结构分离技术。

　　与 EOA 分离相关的前组织结构分离的主要并发症是伤口相关并发症,这是由于进入 EOA 会造成广泛的脂皮破坏和无效腔形成。虽然有保存“穿支”(或血管保留)技术的描述,但分离提起外侧脂皮瓣时会连累供应其上方脂肪组织和皮肤的血管,同时留下与修补疝缺损的切口相通的无效腔。虽然常规使用皮下引流管以引流这一解剖造成的无效腔,但所列的系列报道中描述了高发生率的伤口相关并发症,从蜂窝织炎到伤口裂开,需要手术清创和翻修。这些与伤口相关的高发生率的并发症也导致医师不愿放置合成补片以加强疝修补。一些早期描述组织结构分离疝修补术的文章中提到使用膨化聚四氟乙烯(expanded polytetrafluoroethylene,ePTFE)补片修补疝,但感染率很高,最后需要切除补片;这进一步限制了补片在早期病例中的广泛使用,直到生物或半合成材料得到更广泛的发展后,补片才得到广泛使用。

　　除了优化手术无菌操作和与患者相关的因素,如在择期组织结构分离疝修补术之前戒烟外,还开发了另外两种技术来应对组织结构分离相关的伤口相关并发症:后入路组织结构分离(posterior component separation,PCS)和腹腔镜组织结构分离(laparoscopic component separation,LCS)。2000年,Lowe 等首先介绍了腹腔镜入路组织结构分离。认识到开放腹外斜肌松解术的伤口相关并发症,该小组设想经皮腹腔镜辅助技术可减少因皮瓣低灌注导致的血管软组织损伤,减少伤口并发

症的发生,减轻疼痛,改善美容效果,从而缩短住院时间。Lowe 等对 7 例用 LCS 疝修补术和 30例开放式疝修补术进行了比较,描述了一种通过腹腔镜辅助的经皮入路和分离 EOA 的方法。这项技术利用球囊扩张器显露前腹壁,代表了腹腔镜辅助 OCS 技术,在该技术中,EOA 的前表面可直视下进行分离。这项技术随后在 2001 年被Maas 和 2007 年被 Rosen 改进,将腹内外斜肌之间的解剖结合在一起。其中,球囊扩张器放置在腹壁的两层之间,从 EOA 的后面分离而不是如Ramirez 等和 Lowe 等所描述的通过 EOA 前面分离腹外斜肌。

腹腔镜组织结构分离技术:前入路 (Lowe)

　　患者取仰卧位,做中线剖腹切口并将疝复位,切除疝囊。分离肠与后腹膜及中线筋膜之间的粘连。要进行 LCS,肋缘下、第 11 肋骨和髂前上棘(anterior superior iliac spine,ASIS)的位置可作为触诊的标志。在 ASIS 内侧 5 cm 处做 1 个小切口,然后在半月线的预期位置采用钝性解剖显露前腹壁。1 个腹腔镜分离球囊放置在这个切口内并充气,在前腹壁表面形成一个空间。一旦这个空间拓展到肋缘下水平,则在腹部肋缘下 2cm处做第 2 个切口并与同侧下腹壁切口保持一致。在此位置放置 1 个套管,并在第 1 个腹腔镜切口内上方 3cm 处放置第 2 个套管。解剖显露 EOA,从肋缘一直到 ASIS 水平逐渐分离、松解腹外斜肌,然后肌肉向外侧收缩;通常需要钝性分离肌间隙来促进腹外斜肌向外侧收缩。在中线筋膜重新对拢之前,在所形成的间隙内留置闭式负压引流管(图 96.2 和图 96.3)。

腹腔镜组织结构分离技术:肌间入路 (Maas/Rosen)

　　通过正中切口进腹,切除疝囊,并分离与腹后壁及中线筋膜的粘连,从腹部切口沿单侧腹直肌进行触诊,确定其外侧缘。在半月线中点的预期位置做一个 2cm 的横向切口,向下穿过皮下组

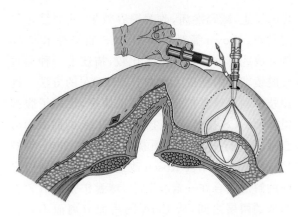

图 96.2　如 Lowe 等最初所描述的腹股沟疝球囊扩张器放置在前腹壁的表面，并扩张以形成一个空间，其下表面是半月线水平的腹壁。上边界和外边界是脂肪组织[Reprinted with permission from Lowe JB et al. Plast Reconstr Surg 2000;105(2):720-9;quiz30]

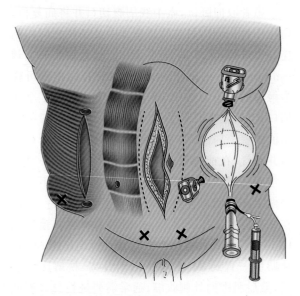

图 96.3　在前腹壁建立空间后放置其他套管，以供牵引/解剖，并使用能量装置或剪刀切开 EOA[Reprinted with permission from Lowe JB et al. Plast Reconstr Surg 2000;105(2):720-9;quiz 30]

织，直到确定 EOA。提起腱膜，沿 EOA 在腹直肌前鞘外侧缘附着处的外侧将其切开。腹内斜肌向后翻，置入球囊扩张器并充气。正如 Maas 等所述的那样，取出球囊，用牵引器提起 EOA；然后将 30°腹腔镜插入腹内、外斜肌之间形成的平面。通过先前用于置入球囊扩张器的单一皮肤切口伸入的器械，从耻骨联合到肋缘下进行 EOA 分离。

如 Rosen 等所描述的方法，用 2～3 个套管方法进行组织结构分离。在腹直肌外侧缘外侧肋缘下 2～3 cm 处切开 1～2 cm 的切口，分离皮下组织显露 EOA。提起 EOA，并在两钳子之间从外上朝内下方向切开 EOA 纤维，然后可以看到腹内斜肌，并在 EOA 和腹内斜肌之间置入一个球囊扩张器；可能需要进行少量钝器解剖，以形成用于放置初始球囊的小袋，通过向腹股沟区域球囊充气而创建空间，通过分析构成所创建空间前后界的肌纤维方向来确定正确的解剖位置。该空间的前壁由腹外斜肌内下部分肌纤维组成，后壁由腹内斜肌的内上方的肌纤维组成。然后用顶端带气囊的套管代替球囊扩张器，通过向该套管充气并维持 12～14mmHg 的压力而获得扩张的空间。根据需要，使用 30°腹腔镜进一步钝性分离肌间平面，以显露操作套管所要置入的区域。然后在腹腔镜直视下放置两个供操作的 5 mm 的套管，以供牵引和分离 EOA。第 1 个套管放置在腋后线的脐部水平位置；该套管的替代位置是在腋后线上从肋缘到 ASIS 距离的下 1/3 处。第 2 个套管放置在腹直肌鞘外侧腹股沟韧带上方。从上方套管伸入腹腔镜，在直视下充分分离肌间平面，该腹外斜肌的起止点从下肋骨到耻骨联合及内侧腹股沟韧带；完全显露肌间隙以显示肌间隙内侧界的腹直肌鞘外侧缘，并向外侧延续至腋后线（图 96.4）。

如 Rosen 所述，在腹腔镜直视下使用腹腔镜剪刀配合电刀，也可以用超声刀松解腹外斜肌。能量设备通过中间切口展开，通过上、下切口直视下进行解剖。通过改变腹腔镜位置可显示头侧或尾侧的解剖范围，切口做在腹外斜肌和腱膜的交界处，从 EOA 的上附着点下肋骨至耻骨联合方向切开。一旦完成筋膜充分松解，检查该间隙并止血，间隙内置入闭式负压引流并关闭皮肤切口。该技术在对侧重复进行，以获得最大限度的腹直肌内侧移位（图 96.5）。

本研究采用了 Rosen 等的方法和 Clarke 的方法相结合的另一种技术。首先在肋缘下做 2cm 的切口，分离到 EOA 并将其切开，在 EOA 深处插入一个球囊扩张器。球囊随后依次充气、放气并向尾侧推进，以拓展肌间隙。一旦该间隙拓展到腹股沟韧带的水平，就去除球囊扩张器，并用狭

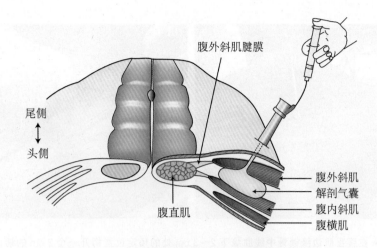

图 96.4　Rosen 等描述的腹外斜肌内球囊解剖技术

通过切开腹外斜肌腱膜可直接进入该间隙。将球囊扩张器置入并进行系列充气和排气,从最初的肋下切口向腹股沟韧带方向推进。[Reprinted with permission from Rosen MJ et al. Hernia 2007;11(5):435-40]

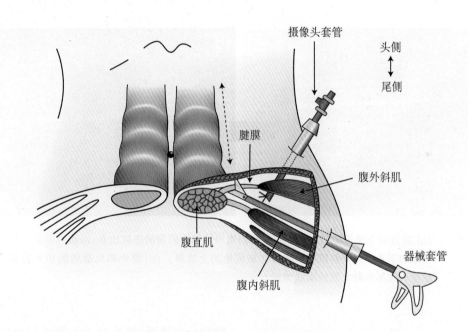

图 96.5　拓展腹内外斜肌间隙后将球囊扩张器替换为带球囊套管

放置另外的套管以供牵引,并使用剪刀或能量装置将腹外斜肌腱膜切开。分离其在下肋缘和耻骨上的附着处时可能需要在不同套管之间交换器械和摄像头。[Reprinted with permission from Rosen MJ et al. Hernia 2007;11(5):435-40]

窄的"S"形牵引器提起 EOA。伸入一个 5mm 30°的腹腔镜到这个空间,并把 EOA 看作该空间的"顶",将腹腔镜电钩伸入该空间,在腹腔镜和电钩从腹股沟韧带开始逐渐退到肋缘下的过程中逐步将 EOA 切断。在这项技术中,肌间隙是不充气的。这样可以避免常规使用球囊套管和另外的侧腹壁或下腹部切口及套管,在手术费用方面可能更便宜(图 96.6 和图 96.7)。

虽然这种微创的双切口腹腔镜组织结构分离技术可以用于开放的腹部切口的关闭,但它也可以用于择期腹壁疝修补。将此措施与腹腔镜腹壁疝修补术相结合,在放置补片前进行筋膜一期缝合。

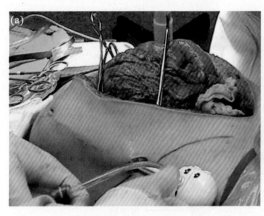
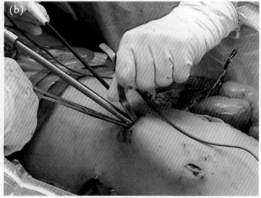

图96.6 (a) A在腹直肌边缘锁骨中线肋缘下2～3 cm处的预定位置切开一个2 cm的切口。通过正中切口触诊腹直肌的外侧边界可以确定这个点。将一个球囊扩张器插入肌间隙,并依次充气、放气和向尾侧推进,以分离腹外斜肌和腹内斜肌。(b)用于松解腹外斜肌的腹腔镜和器械的方向

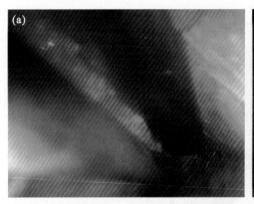
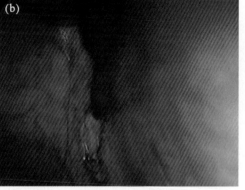

图96.7 (a) 腹腔镜下肌间隙的外观。腹直肌的边缘被视为间隙的正确边界,而腹内侧斜肌位于间隙的下方。腹外斜肌腱膜被看作该间隙的上边界。(b)腹外斜肌腱膜的切开显露了腱膜和腹部皮肤之间的脂肪组织

开放与腹腔镜组织结构分离技术:结果比较

既往报道伤口并发症发病率为20%～62%,如上所述的微创组织结构分离技术发展的概述主要聚焦于伤口并发症方面的差异,如伤口感染、浆液肿形成、皮肤坏死和伤口裂开等。通过住院期间检查,在开放手术组疝复发率为8%～32%。

虽然通过动物模型比较腹腔镜和开放前组织结构分离显示,腹腔镜下的腹外斜肌松解约获得通过开放腹外斜肌松解获得的肌筋膜推进量的86%。但诸如Lowe进行的开放式和腹腔镜下的组织结构分离比较的初步研究发现,在缺损大小中位数达315cm²的情况下,使腹直肌内侧移位和疝缺损覆盖方面没有困难。一个机构报道了在采用开放的组织结构分离和腹腔镜组织结构分离在疝缺损的大小、补片的使用情况和类型及术后随访时间长短等一系列详细的结论。不同研究对主要伤口并发症的定义也不尽相同。同时Lowe最初的病例报道腹腔镜前入路组织结构分离方法

没有伤口并发症和疝复发率为 14%，而 Rosen 等描述的肌间入路方法伤口并发症率为 29%。值得注意的是，2007 年 Rosen 的研究发现，对于合并活动性感染的复发疝，治疗时需要切除补片；经短期随访，这些病例中没有发现疝复发。Harth 在 2010 年和随后的 2011 年报道了开放和腹腔镜前入路组织结构分离的经验，伤口并发症发生率降低了（2010 年为 27% LCS vs.50% OCS；2011 年为 28% LCS vs.46% OCS）。在 Harth 早期的研究中报道 2 组疝复发率相似（27% 的 LCS vs.27% 的 OCS）。

伤口相关并发症发病率显著降低（19% LCS vs.57% OCS，$P=0.03$）；据报道 LCS 组仅 1 例疝复发（5%），而开放组无复发（$P=$ NS）。2013 年，Fox 等回顾性比较了 18 例 LCS 和 26 例 OCS 手术，也报道了伤口相关并发症发生率降低了，与 OCS 组相比，LCS 组伤口相关并发症发生率降低（6% LCS vs.27% OCS，$P=$ NS），同时伴有疝复发率降低（17% LCS vs.27% OCS，$P=$ NS）。Albright 等和 Ghali 等报道了相似的结果，他们发现腹腔镜组伤口并发症发生率降低了。在 Albright 的系列研究中，仅在 OCS 组对伤口相关并发症进行手术干预。鉴于内镜技术的伤口并发症生病率和感染率较低，如果患者中线补片感染伴有或不伴有复发性疝，或多发复发性腹壁疝且无组织结构分离史，一些作者建议对行 OCS 术可能有脂肪皮肤缺血的腹壁较厚的患者进行 LCS 手术。在制定手术计划时还必须考虑疝缺损的大小，对于大小接近 20cm 的缺损，可能需要予 OCS 进行充分的松解（表 96.1）。

表 96.1　参考用组织结构分离技术完成的疝修补系列人数和结果总结

作者	人数	切口并发症人数（%）	疝复发人数（%）	缺损大小中位数，cm²
Ramirez 等	11 OCS	0	0	216
Lowe 等	7 LCS	0	1(14)	315
Girotto 等	96 OCS 用 Onlay 补片	25(26)	21(22)	140
de Vries Reilingh 等	43 OCS	14(33)	12(28)	234
Borud 等	12 OCS	6(50)	1(8)	10～15 cm 宽
Rosen 等	7 LCS	2(29)	0(0)	338
Ko 等	200 OCS	86(43)	43(22)	-
Harth 和 Rosen	22 OCS	OCS：11(50)	OCS：6(27)	392 OCS
	22 LCS	LCS：6(27)	LCS：6(27)	324 LCS
Harth 等	22 OCS	OCS：10(46)	-	
	32 LCS	LCS：9(28)		
Giurgius 等	14 OCS	OCS：8(57)	OCS：0(0)	-
	21 LCS	LCS：4(19)	LCS：1(5)	
Ghali 等	50 OCS	OCS：16(32)	OCS：4(8)	273.8 ± 193.6[a]
	57 LCS	LCS：8(14)	LCS：2(4)	405.4 ± 186.8[a]
Fox 等	26 OCS	OCS：7(27)	OCS：7(27)	-
	18 LCS	LCS：1(6)	LCS：3(17)	
Singh 等	58 OCS 用 Onlay 补片	19(33)	4(7)	
Klima 等	74 OCS 用腹膜前补片	10(14)	3(4)	299± 161

　　LCS. 腹腔镜组织结构分离；OCS. 开放组织结构分离。

　　[a]. 缺损大小报告为平均值±标准差。

开腹与腹腔镜组织结构分离：生活质量比较

较大的腹壁疝可能会给患者带来疼痛、身体活动受限和心理障碍；巨型腹壁疝或伴有并发症，如糖尿病、吸烟、既往感染或既往修补失败，可能会使外科医师不愿进行择期的疝修补术。然而，疝的大小和复发病史是影响选择组织结构分离技术的两个因素。与补片桥接技术相比，通过一期筋膜拉拢重建腹壁肌筋膜的完整性可以改善腹壁功能，减少疝的复发。

虽然组织结构分离技术的术后系列报道往往会追踪伤口并发症和疝复发情况，但是恢复患者的腹壁功能，改善其活动能力，以及将不适感降至最低也是修补的目标。一项对传统 OCS 和微创组织结构分离技术的回顾性对比研究发现，使用微创技术时，术后疼痛的发生率更高。这些研究针对腹壁疝修补术后患者的生活质量（quality of life，QOL）进行了前瞻性的研究，单独分析了采用组织结构分离技术的患者，或与采用补片行开放式腹壁疝修补术的患者进行比较，更好地展现了采用或未采用组织结构分离腹壁疝修补术后生活质量的差异。

在两项研究之间采用了不同的评估生活质量的方法。Thomsen 发布了一份调查问卷，内容涉及一般健康状况及疝特定领域的问题，包括在各种运动和体位时与疝相关的疼痛、严重性和活动受限情况。同时，他还采用了言语评价量表评估患者感知的对身心健康的损害程度。并评估了手术前后镇痛药用量和饮酒量。在这组 19 例主要接受双侧（94.7%）内镜下组织结构分离的患者中，15 名患者（78.9%）在术后 2 个月和 6 个月接受了随访。作者发现平均乙醇摄入量减少了，而12 名患者（80%）在长期随访中表示镇痛药使用量稳定或减少。作者没有进行亚组分析来确定术后并发症对长期生活质量的影响，也没有采用开放式组织结构分离疝修补手术作为对照组。

Klima 等评估接受 OCS 手术患者的生活质量，将其与不采用组织结构分离的开放式腹壁疝修补术的患者进行比较。在这项研究中，使用卡罗莱纳安慰得分（Carolinas Comfort Score，CCS）评分评估八项日常活动中的生活质量、疼痛、疝相关运动受限和补片异物感。本研究应用 CCS 量表比较了 74 例采用组织结构分离和 154 例不采用组织结构分离的开放式腹壁疝修补术患者术后1 个月和 12 个月的生活质量。在同一评估时间点，通过汇总 CCS 评分评估生活质量和通过类别（疼痛、活动受限和补片异物感）评估生活质量得出的结论一致，均表明在短期或长期随访中，与标准的腹壁疝修补术相比，采用组织结构分离技术进行筋膜闭合的腹壁疝修补术并不会对患者的生活质量产生不利影响。在该研究中，组织结构分离组伤口的并发症发病率较高，包括皮肤裂开和需要干预的血肿；然而，这些患者没有被单独列出进行亚组生活质量分析。

机器人后入路组织结构分离技术：腹横肌分离技术（transversus abdominis release，TAR）

当缺损大小不需要前入路组织结构分离时，在既往前入路组织结构分离术后疝复发或在开放前入路组织结构分离术后伤口并发症风险较高的患者中，可采用腹横肌松解的后入路组织结构分离术。机器人辅助腹壁疝修补术的早期报告集中于可行性和安全性的评估上。手术机器人的灵巧性是对传统腹腔镜腹壁疝修补术的潜在改进，因为将补片固定到腹壁上（腹腔内 Onlay）所用的枪钉被体内连续缝合所取代，从而减少了术后疼痛的可能。机器人一期缝合缺损也不同于腹腔镜腹壁疝修补术，被认为能给患者带来潜在的益处。用补片的机器人腹壁疝修补术还改进了传统的腹腔镜腹壁疝修补术，它通过创建腹膜前皮瓣，放置补片和随后进行腹膜缝合关闭，以避免腹膜内放置补片。正如 Sugiyama 等所描述的，由于缺损太大而没有关闭。

机器人平台现在已被用于实施涉及腹直肌后鞘的后入路组织结构分离技术：Rives-Stoppa 腹直肌后腹壁疝修补术和腹横肌分离术（transversus abdominis release，TAR）。用组织结构分离技术的机器人 Rives-Stoppa 修补术通常将 3 个腹壁套管放置在半月线外侧,类似于腹腔镜腹壁疝修补术。

摄像镜头放置在中间的套管中,工作臂放置在肋缘的下方和髂前上棘的上方。需要注意的是,放置套管的位置必须与这些骨性隆起保持足够的距离,以防止机械臂的压迫并减少患者受伤的风险。理想情况下,每个工作套管都应放置在摄像头套管位置的头侧或尾侧 8～10cm 处,并略微位于摄像头。

将粘连的肠管或大网膜从腹壁后表面松解后,在中线外侧 1cm 处切开腹直肌后鞘,向前牵拉腹直肌,同时向下牵引腹直肌后鞘筋膜形成腹直肌后间隙。腹直肌后剥离继续向外侧推进,直到腹直肌边缘的半月线。如果采用 Rives-Stoppa 式的腹直肌后修补术式,则应放置补片,并用可吸收缝线连续缝合关闭腹直肌后鞘。

腹横肌松解术始于切断腹横肌纤维与腹直肌后鞘前外侧连接处。向外侧推开肌肉,露出腹横筋膜及其下腹膜的复合体。可见腹横肌从外侧到内侧的肌纤维,并且最初切入该层的切口可以显露该肌肉。然后,使用单极电剪刀(Intuitive Surgical,Inc. Sunnyvale,California)将腹横肌从其内侧插入处切开约 1cm。在这一部分操作过程中,必须密切注意深达肌肉切口的肠道,以确保肠道没有受到热损伤。如果可能,应保留从斜肌间隙进入腹直肌的神经血管束,以防止腹直肌萎缩。与开放的后组织结构分离一样,机械臂为腹直肌后鞘提供向下的张力,而解剖是钝性进行的,主要是向外侧推动腹横肌,为放置补片创造一个空间。

解剖分离附着于肋骨下缘和耻骨联合的肌纤维,以充分松解肌肉。在对侧进行类似的解剖,需要在对侧腹壁对应位置放置套管。根据所使用的机器人平台的不同,可能需要拆卸机器人(da Vinci Xi,Intuitive Surgical,Inc.)并移动到对侧相应位置或将手术台旋转 180°,或者重新定位机械臂的位置,以减少机器人塔架的移动。

在测量腹壁缺损的大小之后,将一块适合腹壁缺损的补片折叠后送入腹部并放置在肌后间隙中;通常是通过对侧的 12 mm 套管放入,该套管先前作为摄像头的观察孔。用机械臂将补片置于腹直肌后间隙并展开,采用经腹缝合将补片悬吊固定。可以通过机器人进行间断或连续缝合来固定补片;当采用 Rives-Stoppa 修补术时,也可以

通过一旁的外科医师使用钉枪进行补片固定。然后用 V-Loc 缝线(Medtronic,Minneapolis,Minnesota)以连续缝合的方式从根本上关闭活动的腹直肌后鞘。通过其中一个操作套管在腹膜和补片(TAR 技术)之间或在肌肉后间隙(Rives-Stoppa 修复)放置闭式负压引流管,因为完整 TAR 的肌肉运动移至侧面套管所在的位置。

Warren 等报道了一组 21 例的研究,就短期住院患者而言,接受开放式或机器人腹直肌后用补片修补,两组手术部位感染率相同。同时观察到机器人组的伤口感染例数较少,然而,这一差异没有达到统计学显著性差异。两组之间的住院费用也没有差异,这观察结果可能是因为机器人组住院时间较短,或者随着时间的推移,机器人手术的成本降低了。进一步的研究需要更长的随访期,以全面评估机器人后入路组织结构分离手术与开放和腹腔镜组组织结构分离之间的对照结果(图 96.8)。

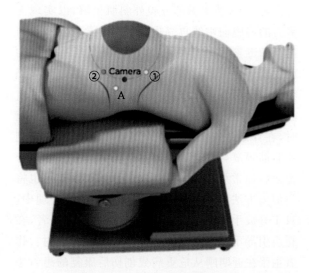

图 96.8　用于机器人后入路组织结构分离的套管位置
疝缺损处被遮盖。中间摄像头 12mm 套管和机械臂(1、2)8mm 套管放置在腹部外侧。辅助套管(A)也可用于辅助牵引,初始粘连松解和补片的置入。(Figure reproduced with permission from Intuitive Surgical,Inc. Sunnyvale,California,2016)

协助筋膜拉拢的辅助措施

长期开放的腹部切口或者因为疝导致广泛的腹壁缺损,造成腹壁肌肉和筋膜的偏侧化,从而使

原来的筋膜闭合变得复杂。虽然这些患者可能需要组织结构分离，但即使双侧腹外斜肌松解能提供的最大 20 cm 松解量也可能不足以使筋膜在中线完全靠拢。在这些特定病例中，可采用术前干预措施来扩张腹壁或改善侧化肌肉和筋膜的松弛度。

尽管 McAdory 等已经报道了通过腹腔镜下放置经腹导管，术前用惰性医用气体逐渐建立气腹，以使腹壁缺失明显的患者能适应腹壁重建术后带来的腹腔高压。将肉毒毒素注射到偏侧化的肌筋膜复合体中已被更广泛地描述为一种术前促进腹壁重建的方法。影像学证据证实，通过向侧方腹壁肌内注射肉毒杆菌毒素 A（Botox，Allergan，Dublin，Ireland），可减少疝缺损大小。基于此 Elstner 等报道了一系列病例，在行腹腔镜巨大切口疝网片修补术前，在超声引导下于双侧腹横肌、腹内斜肌和腹外斜肌注射肉毒毒素。这项研究发现，由于肌肉松弛（作者称之为"化学法组织结构松弛"），疝缺损显著减小。本组有 6 例患者需要 LCS 技术做部分腹外斜肌松解，以实现无张力的筋膜向中线再靠拢。本组中没有发生与肉毒杆菌毒素注射有关的并发症，并且所有缺损均已关闭。对于术前影像评估通过组织结构分离仍无法充分覆盖较大的缺损者而言，肉毒杆菌毒素注射作为一种辅助技术是安全有效的。在实施时，在计划进行疝修补术前至少 3 周对缩向外侧的肌筋膜复合体进行组织结构松弛，组织结构松弛效应通常可持续长达 3 个月。Zeilinski 等也将类似的方法应用到腹部开放手术患者的处理中，对于开放手术或者多次接受腹部手术的患者，在超声引导下进行腹壁肌肉肉毒杆菌毒素注射。作者主张在近期刚从危重病或创伤后康复的患者中使用该技术，以避免放置补片桥接和广泛的解剖及传统的组织结构分离。在这种情况下进行传统的组织结构分离，将来如果发生疝可能会给疝修补的选择带来困难。特别是在有伤口发生并发症危险因素的患者中，注射肉毒杆菌毒素并结合 LCS 可以使筋膜拉拢，同时可以减轻 OCS 伤口并发症的发病率。

总结

在治疗巨大腹壁疝、外伤后或多次腹部手术

后开放腹壁的缝合，以及切除受感染网片时，采用组织结构分离技术缝合筋膜是一种有效方法。为了减少传统开放的组织结构分离技术松解腹外斜肌带来的伤口并发症，腹腔镜组织结构分离和后入路组织结构分离技术是具有吸引力的选择。要选择采用这些手术，需要对腹壁的筋膜和肌肉层次有详细的了解。虽然采用腹腔镜技术降低了伤口并发症发病率，但一期组织修补术的疝复发率仍高于开放腹膜前或肌后补片加强的疝修补术。为了优化疝修补术，降低复发率，建议采用中线缝合并用补片加固中线闭合。

（刘文方　译　李新星　校）

参考文献

[1]　Deerenberg EB et al. *Hernia* 2015,19(1):89-101.

[2]　Luijendijk RW et al. *N Engl J Med* 2000,343(6):392-8.

[3]　Burger JW et al. *Ann Surg* 2004,240(4):578-83;discussion 83-5.

[4]　Korenkov M et al. *Br J Surg* 2002,89(1):50-6.

[5]　Ramirez OM et al. *Plast Reconstr Surg* 1990,86(3):519-26.

[6]　de Vries Reilingh TS et al. *J Am Coll Surg* 2003,196(1):32-7.

[7]　Borud LJ et al. *Plast Reconstr Surg* 2007,119(6):1792-8.

[8]　Ko JH et al. *Arch Surg* 2009,144(11):1047-55.

[9]　DiCocco JM et al. *J Am Coll Surg* 2010,210(5):686-95,95-8.

[10]　Girotto JA et al. *Plast Reconstr Surg* 2003,112(1):106-14.

[11]　Singh DP et al. *Surg Innov* 2014,21(2):137-46.

[12]　Klima DA et al. *Surg Innov* 2014,21(2):147-54.

[13]　Hood K et al. *Am J Surg* 2013,205(3):322-7;discussion 7-8.

[14]　de Vries Reilingh TS et al. *World J Surg* 2007,31(4):756-63.

[15]　Lowe JB et al. *Plast Reconstr Surg* 2000,105(2):720-9;quiz 30.

[16]　Maas SM et al. *J Am Coll Surg* 2002,194(3):388-90.

[17]　Rosen MJ et al. *Hernia* 2007,11(5):435-40.

[18]　Ross SW et al. *Surg Technol Int* 2014,24:167-77.

[19]　Clarke JM. *Am J Surg* 2010,200(1):2-8.

［20］ Pauli EM et al. *Hernia* 2015,19(2):285-91.

［21］ Rosen MJ et al. *Am J Surg* 2007,194(3):385-9.

［22］ Harth KC et al. *Am J Surg* 2010,199(3):342-6; discussion 6-7.

［23］ Harth KC et al. *Surg Endosc* 2011,25(9):2865-70.

［24］ Giurgius M et al. *Hernia* 2012,16(1):47-51.

［25］ Fox M et al. *Am J Surg* 2013,206(6):869-74; discussion 74-5.

［26］ Albright E et al. *Am Surg* 2011,77(7):839-43.

［27］ Ghali S et al. *J Am Coll Surg* 2012,214(6):981-9.

［28］ Abrahamson J et al. *Lancet* 1989,1(8642):847.

［29］ Thomsen CO et al. *Scand J Surg* 2016,105(1):11-6.

［30］ Allison N et al. *World J Surg* 2012,36(2):447-52.

［31］ Gonzalez AM et al. *Int J Med Robot* 2015,11(2):120-5.

［32］ Sugiyama G et al. *JSLS* 2015,19(4):1-3.

［33］ Warren JA et al. Prospective, observational, cohort study of robotic Rives-Stoppa retrorectus incisional hernia repair. In: *First World Conference on Abdominal Wall Hernia Surgery*, Milan, Italy, April 25-29, 2015.

［34］ McAdory RS et al. *Am Surg* 2009;75(6):504-8; discussion 8-9.

［35］ Farooque F et al. *ANZ J Surg* 2016,86(1-2):79-83.

［36］ Elstner KE et al. *Hernia* 2016,20(2):209-19.

［37］ Zielinski MD et al. *Hernia* 2013,17(1):101-7.

第97章

对于腹腔镜疝修补术中生物材料的思考

BRENT D. MATTHEWS

简介

自从腹腔镜腹股沟疝修补术（1992）和腹腔镜腹壁疝修补术（1993）首次出版以来，由于手术技术的进步，这些微创技术有了显著的发展。与开放技术相比，患者在腹腔镜腹壁疝修补术后的住院时间缩短、伤口并发症发病率降低；腹腔镜腹股沟疝修补术后的疼痛较轻、恢复工作更早。来自美国外科医师学会国家手术质量改进计划（American College of Surgeons National Surgical Quality Improvement Program，ACS NSQIP）的数据显示，腹腔镜在腹股沟疝修补术和腹壁疝修补术的应用率分别为27％和22％。近年来，补片和固定装置的创新设计促进了腹腔镜在腹股沟疝和腹壁疝修补术中的应用。更具体地说，改变新材料以控制纤维和孔径尺寸，从而控制补片密度（g/m^2），或者具有部分可吸收复合材料和用于腹膜内放置的可吸收或不可吸收屏障层的假体材料是提供以患者为中心的选择补片替代方案的设计改进。外科医师对补片设计的结构方面及其对患者预后（如疝复发、功能和术后疼痛）的潜在影响的理解至关重要。本章用对疝患者和为其提供护理的外科医师的重要临床结果的评估来概述腹腔镜腹股沟疝和腹壁疝修补术的假体材料设计。

补片的物理力学特性

补片的组成

永久性假体材料通常用于选择性腹腔镜腹股沟疝修补术和腹壁疝修补术（本章不涉及完全可吸收或生物补片）。这些单一聚合物网通常由聚丙烯、聚酯或聚四氟乙烯组成。聚丙烯补片（如 PROLENE Mesh，Ethicon Inc. ProLite Mesh，Atrium Medical Corp.）；聚酯补片（如 Parietex Lightweight Monofilament Polyester Mesh，Covidien，Ltd.）；以及聚四氟乙烯补片（如 INFINIT Mesh，W. L. Gore ＆ Associates Inc.）。用于腹腔镜腹股沟疝修补术的几种补片的一个独特特征是模拟腹股沟底部轮廓的三维（3D）或解剖曲线。Bard/Davol Inc. 的 3DMax 和 Ethicon Inc. 的 PROLENE 3D Patch 是具有这种设计的聚丙烯补片，但这样的设计不适用于腹腔镜腹壁疝修补术。

Deeken 和 Lake 最近介绍了用于腹股沟疝和腹壁疝修补术的永久性人工补片的最全面的分类。加强补片是由一种永久性的、可吸收的聚合物构成的。根据 Deeken 和 Lake 的说法，这些可吸收纤维的功能是在修复部位重塑、再生天然组织，并通过网眼的间隙/孔隙整合时将负荷逐渐转移回天然组织（腹壁或腹股沟底部）。许多低密度或轻型补片都具有这样的特性，聚丙烯补片如 ULTRAPRO Mesh，Ethicon Inc. 和 SERAMESH PA，Serag-Wiessner。屏障补片可分为复合型或非复合型，最适用于腹腔镜腹壁疝腹膜内修补术。屏障功能是最大限度地减少粘连或向补片内生长，因为补片暴露在内脏（胃、小肠、结肠、肝和膀胱）中。复合补片由结构补片层和防粘屏障层两个独立补片缝制或真空压制而构成。永久性屏障复合补片（如 Composix，Bard/Davol Inc.）；可吸收屏障复合补片［如 C-QUR Mesh，Atrium Medical Corp（图 97.1a），Ventralight ST Mesh，Bard/Davol Inc. Parietex Composite（PCO）Mesh，Covidien，Ltd.）。非复合材料屏障补片由单层材料组成，一侧具有防粘连特性，另一侧具有组织生长特性。这种类补片如 DUALMESH Biomaterial，W. L. Gore & Associates Inc.（图 97.1b）。

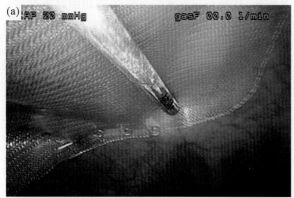

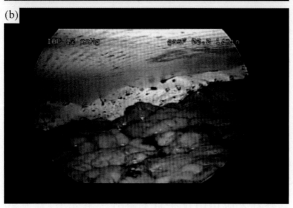

图 97.1　腹腔镜腹壁疝修补术

（a）可吸收屏障复合补片〔C-QUR Mesh（Atrium Medical Corp.）〕；（b）非复合材料屏障补片〔DUALMESH Biomaterial（W. L. Gore & Associates Inc.）〕。

生物力学表征

诸如间隙/孔（mm^2）的尺寸和形状及细丝类型、直径（μm）、厚度（mm）和密度（g/m^2）等参数的独特组合决定了补片的力学性能。形态或力学性能最终会对补片整合或炎症反应产生影响，随后可能改变补片-组织界面的稳定性、影响疝复发率、引起慢性疼痛。尽管在过去的 5 年里，通过外科医师和工程师之间的研究伙伴关系，已经阐明了对补片属性的基本理解，补片材料的力学性能与临床结果之间仍有很大差距。采用美国材料试验学会国际标准描述的标准技术和相关生理载荷的体外模拟腹壁功能，对腹腔镜腹股沟疝和腹壁疝修补术中使用的补片的物理力学性能进行了表征。根据前面描述的参数组合，计算了缝合保持强度（N）、抗撕裂强度（N）、拉伸强度（MPa）、破裂强度（N/cm）和张力（%）等力学性能以描述材料之间的差异，还确定了重复加载对这些材料力学性能的影响。补片拉伸强度的任何恶化或补片材料在重复负荷下拉伸能力的增加都可能导致较不理想的功能结果或疝复发。通过这些研究，发现了经常用于腹腔镜腹股沟疝和腹壁疝修补术的聚丙烯、聚酯、聚四氟乙烯、部分可吸收补片和屏障覆盖补片的物理力学性能的重要差异。一般来说，随着补片密度的增加（从超轻、轻、中等到重型），材料的力学性能可以描述为变得更强、更硬、弹性更小，这并不一定等同于更有利的临床结果。但出现了其他有趣的特性，如各向异性（即方向相关的特性，当定向到不同方向时，意味着不同的力学特性）。这些研究的临床相关性将在以后描述，但这些材料的特征和分类已经提供了对每个补片设计的结构方面如何影响功能、结果和失败的基本了解。因此，这对于评估基于不同类型补片独特或可区分的力学特性相关的以患者为中心的结果的临床试验是至关重要的。

腹腔镜腹股沟疝修补术和腹腔镜腹壁疝修补术都依赖于固定来提供修复后急性抗张强度。腹腔镜腹壁疝修补术中的缝合与机械固定相结合及腹腔镜腹股沟疝修补术中机械固定是常用的方法。这确保了补片的稳定性，以防止补片在组织整合期间的移位和短期失效。机械固定对补片的物理力学性能的影响刚开始评估。许多补片在应用钉子机械固定后表现为抗拉强度降低和延伸性增加的损伤。相对于孔径较大、纤维较小的高密度（"重型"）补片受到更多机械固定装置（螺旋钛钉）的负面影响。此外，螺旋钛钉释放的角度会影响体外急性补片-组织固定强度。在过去的 5 年里，随着临床使用的机械固定设备数量的增加，这些研究强调了需要更充分地了解哪种是机械固定和补片类型的最佳组合，以提供最持久的修复。其他类型的固定方法，如纤维蛋白胶，也已评估。纤维蛋白胶最常用于腹膜前间隙的腹腔镜腹股沟疝修补术,很少用于腹膜后间隙的腹腔镜腹膜腹壁疝修补术。作为补片固定装置,纤维蛋白胶的有效性同样会因补片的组成和物理结构相关的补片-组织界面而改变。尽管纤维蛋白胶在某些情况下可能有效,但目前还没有得到美国食品和药物管理局(FDA)的批准用于补片固定,在美国被认为是"标签外"使用,所以应该谨慎地与特定材料一起使用。

腹腔镜疝修补的生物材料性能

大量的临床前研究正在评估补片在腹腔镜疝修补术中的生物相容性和性能,粘连形成、粘连韧性、网状挛缩、组织整合(机械/组织学)和炎症反应等特征用来区分材料,以支持临床决策。可是,将这些信息从体内(啮齿动物、兔、犬和猪)实验转化到患者身上具有显著的局限性。尽管临床前研究对保障生物材料在临床应用前的安全性和有效性至关重要,但解剖学、生物力学和生理反应的差异限制了结果的转化。此外,通常支持这些临床前研究的行业和转化研究人员之间的利益冲突可能会限制这些研究的可靠性,并可能阻碍负面结果的报告。纵向的、上市后的临床试验评估用于腹腔镜腹股沟疝和腹壁疝修补术的生物材料,但没有进行比较、病例匹配的队列研究也有类似的局限性。然而许多评价腹腔镜腹股沟疝修补术后生物材料对临床和生活质量影响的前瞻性、随机性试验已经完成。不幸的是,在评估不同生物材料在腹腔镜腹壁疝修补术后的临床结果比较研究中有很大差距。评估生物材料用于腹腔镜腹股沟疝和腹壁疝修补术的临床试验总结如下。

腹腔镜腹股沟疝修补

Sajid 等完成了一项评估腹腔镜腹股沟疝修补术后轻型与重型补片的有效性系统的综述和荟萃分析。11 项前瞻性随机临床试验的主要结果是复发、身体功能和生活质量。轻型和重型补片的疝气复发率相似,而使用轻型补片的慢性腹股沟疼痛、腹股沟僵硬、异物感的发生率较低。在一项前瞻性、随机化的临床试验中,Peeters 等进行

了 3 年的随访,分析了腹腔镜腹股沟疝修补术后轻型和重型补片对男性生育力、慢性疼痛和复发的影响,发现轻型和重型补片的复发率、生活质量(SF-36)和慢性疼痛(McGill 疼痛问卷)相似。在术后 1 年的随访中,使用轻型补片的腹腔镜腹股沟疝修补术患者的精子活力比使用重型补片的患者要低,这种差异在术后 3 年的随访中并不存在。Wong 等进行了一项前瞻性随机临床试验,长期随访发现在腹腔镜腹股沟疝修补中使用轻型聚丙烯和重型聚酯补片患者术后有类似的不适、异物感和复发率。几乎所有试验都评估了相同的聚合物,重型聚酯纤维组的浆膜炎发生率明显较高,这很不寻常。TULP 试验是一项有 950 个队列样本的、前瞻性、双盲、随机对照试验,旨在评估腹腔镜全腹膜外腹股沟疝修补术中植入轻型和重型聚丙烯补片后的慢性疼痛、生活质量和复发情况。随访发现术后 1 年和 2 年,轻型补片组相关疼痛(疼痛的发生率是根据国际疼痛研究协会定义的,在 0~10 的数字评分中 >4)发生率明显较高,轻型补片组的复发率(2.7%)明显高于重型补片组(0.8%)。而轻型补片组和重型补片组在异物感和生活质量上没有差异。虽然开发轻型补片是为了减少异物反应(炎症和挛缩)和改善补片-组织顺应性,以优化以患者为中心的结果,但大多数 1 级临床研究没有显示出轻型补片在腹腔镜腹股沟疝修补术应用中优于重型补片。事实上,在某些情况下,轻型补片具有不利的结果。评价用于开放性腹股沟疝修补的轻型和重型补片在临床试验和生活质量结果方面存在差异。因此,外科医师必须对患者的临床相关和有意义的结果有清楚的了解,以便在进行微创或开放手术时能够受益于生物材料技术的进步。

腹腔镜腹壁疝修补

比较用于腹腔镜腹壁疝修补术的补片的前瞻性、随机或病例对照临床试验尚未完成。这可能需要注册机构,如美国疝协会质量合作组织(AHSQC)、德国疝注册机构、丹麦疝数据库或其他机构报道临床相关结果。事实上,后两个上市后监测注册中心注意到一项随机对照试验的中期安全性分析的类似发现,该试验在 25 名患者

注册后结束,原因是一个队列(轻型补片/可吸收钉-带设计)术后 6 个月复发率为 20%,而另一个组(轻型补片/可吸收钉-螺旋钉设计)的复发率为 0。随后,制造商自愿召回复发率为 20% 的补片。

当评估用于腹腔镜腹疝修补术的补片时,另一个考虑因素是屏障的有效性。在临床试验中,这只能通过再次手术来准确评估(图 97.2)。

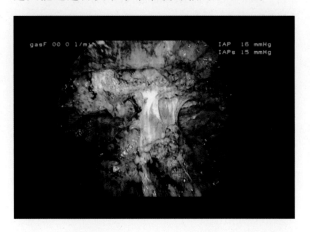

图 97.2　腹腔镜腹壁疝术后 23 个月,小肠粘连至可吸收屏障-复合补片[PROCEED Surgical Mesh(Ethicon Inc.)]

有效性可以通过并发症的避免(肠道损伤)和手术效率(手术时间、中转开放率)来确定。Jenkins 等和 Patel 等报道了腹腔内放置补片后腹腔镜再次探查的发现。在这两项研究中,腹腔镜再次探查最常见的原因是腹壁疝的复发。Jenkins 等报道肠道损伤和膀胱损伤的比例分别为 1.4% 和 1.4%,只有 2.8% 的病例转为开放性手术。在以粘连分解时间/补片面积(min/m^2)手术效率为指标的初步研究中,非复合屏障补片优于永久屏障-复合补片和可吸收屏障-复合补片。在 Patel 等的研究中,肠道损伤及小肠切除的比例为 4%,这主要是由于小肠-补片粘连导致的小肠梗阻。肠梗阻和小肠切除率在非复合屏障补片中最低。Sharma 等报道了 76 例腹腔内有补片的患者,腹腔镜手术的损伤率为 5%、中转开放率为 6.3%。虽然再次探查术中的补片类型已经确定,但没有提供区分屏障有效性的指标。

据称,在腹腔镜腹壁疝桥接术后补片中央膨出(图 97.3)。据报道,在开放性腹壁疝修补术中使用轻型聚酯补片加固补片后出现了这种情况。使用轻型补片的腹腔镜腹壁疝桥接术后,术后腹壁膨出较重型补片似乎更明显,但没有得到结果研究的证实。临床试验评估了腹腔镜腹壁疝修补术中原发性筋膜闭合缺损腹壁疝与非闭合缺损腹壁疝的对比,并未证明疝复发减少。腹腔镜腹壁疝修补术中轻型补片的长期有效性仍未知。

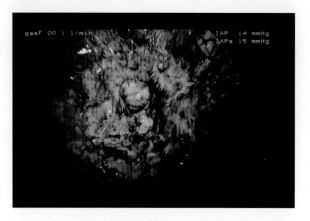

图 97.3　腹腔镜腹壁疝修补术后 14 个,补片中央膨出,采用轻型-可吸收屏障-复合补片

总结

外科医师必须了解补片设计的各个方面及其对患者预后的影响。Kahan 和 Blatnik 提出了一种包括物理特性(基本材料、屏障、孔径和重量)和生物力学特性(硬度、撕裂强度和爆裂强度)的新型补片包装标签,以提高外科医师对许多可用材料的认识和区分。了解生物材料对结果的影响更适用于腹腔镜腹股沟疝修补术,因为疝的复发和生活质量结果(功能、术后疼痛等)已经在临床试验中被证明受补片选择的影响。临床相关的、以患者为中心的腹腔镜腹壁疝修补术生物材料评估结果方面存在显著差距。上市后监测将由注册管理机构负责,如 AHSQC,该机构收集以患者为中心的数据,并根据对收集的数据的分析和协作学习,向临床医师提供持续的绩效反馈,以进行改进。最近推出的 AHSQC ORACLE(临床医师和患者参与的结果报告应用程序)也将指导外科医师选择腹腔镜腹壁疝修补术的补片。

(经巍　译　李新星　校)

参考文献

[1] Aher CV et al. *Surg Endosc* 2015;29:1099-104.

[2] Arregui ME et al. *Surg Laparosc Endosc* 1992;2:53-8.

[3] Bittner R et al. *Surg Endosc* 2014;28:380-404.

[4] Bittner R et al. *Surg Endosc* 2011;25:2773-843.

[5] Bittner R et al. *Surg Endosc* 2014;28:2-29.

[6] Bittner R et al. *Surg Endosc* 2014;28:353-79.

[7] Deeken CR et al. *J Am Coll Surg* 2011;212:68-79.

[8] Deeken CR et al. *Surg Endosc* 2011;25:1541-52.

[9] Deeken CR et al. *J Mech Behav Biomed* 2017;74:411-27.

[10] Eliason BJ et al. *J Am Coll Surg* 2011;213:430-5.

[11] Jenkins ED et al. *Surg Endosc* 2010;24:3002-7.

[12] Burgmans JPJ et al. *Ann Surg* 2016;263:862-6.

[13] Kahan LG et al. *J Am Coll Surg* 2018;226:117-25.

[14] LeBlanc KA et al. *Surg Laparosc Endosc* 1993;3:39-41.

[15] Lerdisirisopon S et al. *Surg Endosc* 2011;25:3890-7.

[16] Papageorge CM et al. *Surg Endosc* 2017;31:4551-7.

[17] Patel PP et al. *Surg Endosc* 2017;31:823-8.

[18] Pawlak M et al. *Surg Endosc* 2016;30:1188-97.

[19] Peeters E et al. *Hernia* 2014;18:361-7.

[20] Petro CC et al. *Hernia* 2015;19:155-9.

[21] Sajid MS et al. *Am J Surg* 2013;205:726-36.

[22] Sharma A et al. *Hernia* 2018;22:343-51.

[23] Thiels CA et al. *J Surg Res* 2017;210:59-68.

[24] Van Besien J et al. *Acta Chir Belg* 2016;116:313-5.

[25] Wong JC et al. *Asian J Endosc Surg* 2018;11:146-50.

[26] Zihni AM et al. *Surg Endosc* 2015;29:1605-13.

第98章

腹腔镜切口疝和腹壁疝修补术

BRUCE J. RAMSHAW、LISA A. CUNNINGHAM, AND H. CHARLES PETERS

简介

腹壁疝是普通外科医师遇到的常见而复杂的问题。尽管进行了大量的疝修补,但对于任何单一的最佳技术仍然没有明确的共识。导致这种缺乏共识的问题包括腹腔镜技术的进步、市场上新补片材料的涌入及日益复杂的患者群体。在过去的20年里(1995—2015),腹壁疝和切口疝的腹腔镜修复已通过几项已发表的临床研究验证,并且是常见的腹腔镜手术之一。它基于Rives-Stoppa修补的原理,在该修补中补片被放置在疝缺损的深处,并使用全厚度永久缝线将补片广泛覆盖固定到健康的腹壁筋膜上。与开放修复相比,腹腔镜方法将补片放置在腹膜腔内,而不是在腹直肌后。这种技术由于新的双层生物合成材料的出现而变得更安全,这种材料在一侧促进组织向内生长,在另一侧最小化向内生长的可能性。这种补片靠着腹壁后部的定位具有潜在的机械优势,腹内压力将力分散到整个腹壁上。如果有足够的重叠,可能会将补片保持在适当的位置。腹腔镜腹壁疝修补术可以清晰显示整个前腹壁,在缺损处有广泛的补片覆盖,并牢固地固定在腹壁筋膜上。

适应证

腹壁疝手术修补的标准适应证包括:症状性疝、导致外观不佳的隆起或畸形、嵌顿和绞窄的风险及腹壁功能障碍。首先,如果疝引起疼痛和不适,从而限制了患者进行日常生活活动的能力,或者显著降低了生活质量,应该考虑修复。其次,疝

会在腹壁造成凸起,对外观造成负面影响,如果手术风险不高,出于美容原因这些凸起可以进行修复。第三,腹壁疝有嵌顿和绞窄内脏器官的风险。嵌顿或绞窄的风险可能因几个因素而异,包括缺损大小、位置、疝特征和既往嵌顿史。第四种适应证通常与其他适应证结合使用,即腹壁功能障碍。腹壁在平衡、行走、举重和许多其他日常生活活动中起着重要的作用。腹壁疝会使腹壁肌肉组织从其典型的解剖位置移位,形成不协调的腹壁,并有可能丧失其形式和功能。如果腹壁功能障碍抑制了日常生活活动的进行,降低了生活质量,应考虑手术修复。

术前计划

患者选择和手术时机是有助于成功的结果和避免并发症的因素。腹腔镜手术可能是几乎所有腹壁疝患者的选择。然而,应考虑外科医师的经验和患者的选择,因为许多疝修补需要先进的腹腔镜技术,在某些情况下开放手术可能是更好的选择。在外科医师学习曲线的早期,应避免更具挑战性的情况,包括患有多种并发症的患者、以前多次尝试疝修补、先前腹内曾放置过补片、肠外瘘的存在、腹部区域缺失的慢性疝,以及非典型部位的疝(如耻骨上疝、腹侧疝和造口旁疝)。无论外科医师的经验如何,如果为了患者的利益而进行良好的外科判断,中转开放并非意味手术失败或并发症。

与任何外科手术一样,患者应接受有关手术潜在风险和益处的咨询,并应对术后病程、康复和潜在并发症有适当的预期。手术后切口、缝合和

固定部位疼痛是正常的。在大多数情况下,需要住院以充分控制疼痛。在一些患者中,特别是那些面临中转开放手术和大面积缺损的高风险患者,腹横肌平面阻滞(transversus abdominis plane,TAP)或放置硬膜外导管治疗疼痛可能会有所帮助。对于较大的疝修补、嵌顿疝修补或需要广泛腹腔内粘连松解和肠道操作的修补,应考虑住院以充分控制疼痛并等待肠道功能恢复。

与患者讨论的一个重要风险是肠损伤的可能性,以及随后的管理变化。这对于患有巨大疝缺损、多种并发症、多次腹部手术、多次腹壁疝修补和既往放置补片的患者尤为重要。这类患者需要做好准备,以应对中转开放手术、延迟放置补片和延长住院时间的可能性。所有病态肥胖患者都被告知并发症风险增加,包括疝复发风险增加。肥胖患者被鼓励在疝修补术前减肥,并往往被送往减肥机构。那些经常吸烟的人被推荐进行戒烟治疗,疝修复通常被推迟到戒烟后进行。

设备和材料

腹腔镜腹壁疝修补术的一个重要考虑因素是修补术中使用的修补材料的选择。虽然目前还没有理想的补片,但设计用于腹腔镜腹腔内放置的补片应该是坚固耐用、抗感染、免疫惰性,并具有双表面特性,这样腹壁侧将促进组织生长并结合到筋膜和肌肉中,腹膜侧将最大限度地减少与内脏器官的粘连,防止组织生长。由于潜在的长期肠侵蚀、瘘管形成和小肠梗阻的风险,应避免任何大孔补片放置在腹膜侧。有几种适合腹膜内补片产品可供选择。补片的选择多是基于个人经验,因为缺乏人类数据来比较不同补片产品的长期结果。通过收集各种补片产品的实际结果,可以使用复杂的系统科学工具(如预测、动态算法)将补片类型和技术与患者亚群进行匹配。虽然这种类型的数据使用在其他行业很常见,但尚未在医疗行业中使用。

手术技术

全身麻醉诱导后,患者仰卧在手术台上,双臂收拢在两侧。常规使用针对皮肤菌群的预防性抗生素,并放置胃管用于胃减压,以及 Foley 导尿管用于膀胱减压。基于个体患者的危险因素,顺序压迫装置和皮下注射肝素用于预防深静脉血栓形成。监视器是根据疝缺损的位置放置的。患者需要备皮、做好术前准备。铺巾范围较广,通常超过腋前线,以允许穿刺器可以从侧面放置。塑料保护膜通常用于避免补片与皮肤接触。可以使用几种方法来安全地进入腹膜腔,包括开放 Hasson 技术、Veress 针技术和使用腹腔镜引导可视化穿刺器。我们通常在左侧或右侧腋前线 11 肋缘做 1 个 12 mm 的皮肤切口,进行钝性分离,然后放置 10 mm 气囊固定穿刺器,并在此处开始注入二氧化碳。我们最近开始使用低压注气系统,通常最大压力设置为 8 mmHg(尽管对于肥胖患者,压力设置可能需要更高)。这可能有助于减轻术后与气体相关的症状,如肩痛。根据疝缺损的大小和位置,我们常规放置 2~3 个额外的 5mm 穿刺器。对于位于腹中线的腹壁疝,切口位于腹壁外侧,这样可以用补片广泛覆盖疝缺损。尽管一些外科医师确实使用能量源来分离粘连,但是所有的腹壁粘连通常使用钝性和锐性剥离来分离。电切或其他能量来源应谨慎使用,以避免无意中对内脏器官造成热损伤。在安全识别并游离所有附近的内脏器官后,可以通过压迫、止血夹或电凝来控制出血。通常,可以在腹壁和附着的腹腔内容物之间形成一个平面,这允许安全和温柔地解剖。当没有可辨别的平面时,为了保护肠道,牺牲腹壁。这种解剖是谨慎进行的,以尽量减少肠道损伤的风险,或者更重要的是,意外的肠道损伤。如果发生肠道破损,应通过腹腔镜或开放修复损伤,然后可完成粘连松解术。外科医师必须运用最佳判断来决定是否需要进行开放式手术,以及是否需要合适的时机放置补片。虽然有报道称肠道损伤后立即放置补片,但我们的首选做法是延迟放置补片。根据各种因素,我们将在腹腔镜肠修补术后进行补片放置。我们会将这些患者收入院,静脉应用抗生素治疗数天,如无明显脓毒症征象,则于第 3~5d 返回手术室延迟放置补片,部分病例还改行开腹手术。如果选择延迟补片放置的策略,并在 3~5d 进行再次手术,通常粘连很少或没有粘连,重复粘连松解几乎不会增加手术的时间或并发症。

粘连松解后，确认筋膜缺损的边界，可以使用无创伤腹腔镜抓钳和疝外部手动压迫进行温和牵引来减少疝内容物。如果网膜嵌在疝囊中，与复位相关的主要风险是出血。这可以通过压迫、止血夹、ENDOLOOPs 或电凝来控制。如果肠嵌顿或紧密附着在疝囊上，应避免过度牵拉，因为这可能导致肠牵拉损伤。为了将肠从疝囊中分离出来，可能需要进行锐性分离。在某些情况下，可能有必要锐性切开筋膜缺损，以充分和安全地减少疝内容物。然后评估嵌顿肠管的活性，切除坏死或不可存活的肠管。对于大多数疝，在放置补片之前，有必要进一步解剖和显露筋膜缺损周围的后腹壁。这可能涉及镰状韧带、正中脐韧带的分离、膀胱的游离、耻骨联合和 Cooper 韧带的显露。由于这些结构中存在脉管系统，因此要通过电切或超声刀解剖。最终，这就形成了一个肌肉筋膜面，补片就放置在这个平面上，并且疝缺损的筋膜边缘直径可以识别和精确测量。长穿刺针垂直穿过腹壁用于标记筋膜边缘，然后减少气腹，测量缺损大小。疝也可以用无菌塑料尺、仪器或缝线在体内测量。如果存在多个疝，只要它们靠得很近，就测量所有缺损之间的最大距离。对于彼此相距较远的缺损，可以分别使用单独的补片。选择用于腹内放置的补片要覆盖所有缺损筋膜边缘至少 5cm，根据需要对其进行修剪，然后标记缝线的方向和位置。4 个主要的永久缝线等距地放置在补片周围，缝线位置通常在上、下和双侧。塑料铺巾或皮肤上的标记有助于规划主要永久缝线的外部位置。然后缝线放在补片中间，将补片卷起来，通过与 10mm 穿刺器相对的 5mm 穿刺口插入抓钳，将补片带入腹腔。外部器械可以帮助推动补片穿过 10mm 的穿刺孔，5mm 的腹腔镜也可以用于观察补片的插入。在腹腔内展开补片，用在塑料盖布或皮肤上的标记定位，然后使用跨筋膜缝合器在预定位置将主缝线穿过腹壁。市场上有几种补片部署设备，这些设备可能有助于提高补片放置和定位的效率和精确度。

单对主缝线穿过筋膜，两根间隔大约 1cm，这使得腹壁的那部分可以合并到缝合中。每对缝合线穿过腹壁后，用止血钳夹住。下一个缝合部位是通过抓住补片并将其提升到腹壁下，同时对夹

在止血钳中的主缝线施加张力来确定的。通过这种方式，可以对补片进行更精确、无张力地放置。在所有 4 条主要缝线穿过腹壁后，施加张力，并评估网的位置。当补片被适当放置时，缝线上的张力应该在补片的下表面变为菱形。如果没有出现这种情况，应调整一条或多条缝线。这是通过从止血钳上松开缝线，将缝线拉回腹内位置，然后使用缝线通道重新定位来完成的。用主缝线将补片固定在适当的位置，然后将补片的边缘以 1cm 的间隔钉在腹壁上，以在补片贴合和新腹膜形成之前防止肠或其他腹部内容物滑入补片并在补片上方突出。虽然现在有各种可吸收的固定装置，但瘢痕组织厚、腹壁致密、使用膨体聚四氟乙烯网的患者可能需要一个永久性的固定器来进行充分的固定。然后在补片外侧周围每隔 3～5cm 放置额外的永久性跨筋膜缝线，以便进一步固定。对于小缺陷或多个小"瑞士奶酪"型缺陷相比，较大、单一缺陷的缝线间隔需要更近。这些是使用跨筋膜缝线放置在一种类似于前面描述的最初缝合的方式。在手术结束时，补片应该紧密地接近并遵循腹壁的曲线，没有皱折。

最后进行检查，以确保止血、没有其他损伤。如果以前对肠道活性有疑问，则需要重新评估。如果不需要进一步操作且未发现损伤，则移除 10mm 气囊固定穿刺器，并在腹腔镜下使用 0 号 Vicryl 缝线或使用关闭器关闭该部位的筋膜缺损。在可视化下去除其他穿刺器，气腹被排空。皮肤切口用可吸收缝合线闭合，跨筋膜缝合处的皮肤用止血钳检查并从深层组织中释放，以消除永久性皮肤皱缩。对于小缺损，在手术室拔除 Foley 导尿管和胃管；对于较大的缺损，如果需要，患者暂不出院，Foley 导尿管可能会保留 24～48h。

术后护理

在等待肠功能恢复的同时，术后护理是支持性的。手术过程中少量肠道操作的较小疝患者，可以立即开始使用澄清的液体饮食，给予口服镇痛药，并可能在手术当天或达到足够的疼痛控制后的第二天出院。那些患有大面积慢性疝、肠管嵌顿及需要长时间艰难粘连松解术的患者，最初

通常服用少量液体或冰块,并辅以静脉输液和静脉或硬膜外疼痛控制。根据每个患者的风险情况,建议早期下床活动并适当预防深静脉血栓形成,所有患者在最初几周下床活动时都要使用腹部捆绑物,并使用冷敷或热敷来保持舒适。门诊随访安排在出院后2~4周。

标准技术的变化:关闭缺损

腹腔镜腹壁疝修补术的一个缺点是疝缺损没有闭合,疝囊留在原位,多会形成术后浆液性囊肿。然而,这些通常是无症状的,不会引起临床关注。已公布的数据显示,根据临床检查,术后浆液性囊肿发生率高达56%,当通过超声进行放射学评估时,浆液性囊肿发生率达100%。

腹腔镜腹壁疝修补术还会使一些患者出现腹壁隆起和持续的腹壁功能障碍。这不是手术并发症,因为疝缺损被适当地覆盖了,消除了嵌顿和绞窄的风险。然而,如果患者对自己的外表有负面看法,这是手术的一个缺陷。在至少一项研究中,有证据表明人们对这些问题感到不满。腹直肌内侧缺失也可能对腹壁功能产生负面影响。为了改善外观和功能结果,提高患者满意度,我们已经开始在选定的患者放置补片之前使用可吸收缝线对筋膜缺损进行缝合。在完全粘连松解、疝内容物减少并显露整个筋膜缺损后,以可吸收缝线"8"字缝合闭合缺损。在疝上做1个2mm的皮肤切口,将0号聚二氧环己酮缝线穿过腹壁和距疝边缘1cm的健康筋膜,使用缝合穿过器在对应位置穿过,从疝的另一侧将其带回来。然后用同样的缝线重复一次,这样就形成了8字形。每隔1cm重复一次,直到整个缺陷闭合。在所有缝线都已放置后,气腹排空,系紧缝线。然后重新建立气腹,检查缝合线的完整性。除了进行筋膜闭合,我们还放置其尺寸类似于没有筋膜闭合时的补片,以获得广泛的覆盖。

腹腔镜下筋膜分离和推进

在较小的选定患者组中,在疝修复前进行腹腔镜下双侧肌筋膜分离和推进。最初的端口放置是在腋前线肋缘下两指宽处进行的。在皮肤上做

1个横向切口,然后进行皮下解剖,直到显露出腹外斜肌筋膜层,用电刀切开,在两层肌肉层之间精细解剖建立空间。10mm的扩张球囊在10mm 0°腹腔镜下直视下扩张。通过外斜肌层和内斜肌层在腹直肌鞘边缘内侧汇合的可视化来验证合适的位置。接下来,将气囊放气,放置1个10mm的穿刺器,开始注入二氧化碳,压力设定为10mmHg。然后在肌肉间隙的侧面下方插入1个5mm的孔,电钩或剪刀可以用来完全切开腹直肌鞘外侧1~2cm的外斜肌筋膜层。这是在肋缘上方几厘米向耻骨方向进行的。在一些案例,这可能需要放置额外的5mm中间穿刺器。为了确保最大程度的释放和推进,切口向前穿过皮下组织的Scarpa筋膜。在解剖过程中,必须格外小心以确保止血,因为肋缘上方的区域肌肉发达、血管丰富,超声刀在这方面可能比电凝止血效果更好。

机器人腹壁疝、切口疝修补术

最近(2010年至今),腹腔镜机器人系统已被用于使用传统的腹腔镜方法(用机器人将补片从内部缝合到腹壁而不是使用螺旋钉)和机器人腹横肌释放(TAR)类型的腹壁重建来执行微创腹壁疝、切口疝修复。用于传统腹壁疝修复的机器人的优点包括易于用机器人缝合技术闭合缺损,并且有可能用在补片边缘和腹壁之间的连续机器人缝合来代替传统的固定方法,从而可能减少疼痛。对这种技术的关注包括成本和用腹腔镜方法持续缝合到肌肉筋膜的能力。机器人TAR具有避免伤口和补片并发症的潜在优势。人们关心的是成本及大面积缺损的皮肤和软组织的移植。

解剖变异:上腹部、耻骨上和侧腹疝

腹疝向上延伸至剑突或向下延伸至耻骨结节对腹腔镜外科医师提出了额外的挑战。腹壁疝通常需要镰状韧带的高度分离,以充分显露整个筋膜缺损。由于出血和慢性疼痛的风险,锚定的跨筋膜缝合线通常不放置在肋缘上方。在这种情况下,缝线被放置在低于肋缘的补片上,并且补片的

上部被钉在隔膜附近。补片与筋膜缺损有足够的重叠至关重要,同时应小心避免对心包造成伤害。最初的上位缝线通常放置在补片上缘以下几厘米处,并固定在剑突处,并允许补片的顶部与隔膜重叠。

耻骨上疝的完全可视化可能需要游离膀胱及耻骨结节和双侧 Cooper 韧带的显露。与经腹膜前腹股沟疝修补术类似,必须注意不要将缝线和螺旋钉放置在导致出血或慢性疼痛的位置。固定的缝线位于耻骨结节、髂耻束上方。剩余的重叠补片可以用螺旋钉固定在 Cooper 韧带的两侧,用缝线和螺旋钉进行横向固定应该放置在双侧髂耻束的上方。

侧腹疝是指发生在肋缘和髂嵴之间、腋前线外侧和脊柱内侧的腹壁缺损。仅靠体格检查来诊断可能是有挑战性的,因为其中一些患者在没有疝的情况下,在侧面切开后由于肌肉萎缩会有持续性的侧凸。计算机断层扫描可能有助于诊断和术前计划。需要有足够的棘突旁肌肉组织来进行后路补片固定。为了修复侧腹疝,患者疝侧朝上侧卧位,初始入路和穿刺器置于中线,根据需要放置额外的穿刺器。切开外侧后腹膜,以进入腹膜后,显露腰大肌和棘旁肌,这可能需要结肠、肾和输尿管之间操作。对于较大的疝缺损,可能需要进行向下分离以显露 Cooper 韧带和髂耻束、向上分离以显露膈肌。一旦显露并测量了整个疝缺损,选择并修剪适合腹膜内放置的补片,以允许至少覆盖疝边缘超过 5cm。类似于腹壁疝修补,该补片用缝线或螺旋钉固定。最靠近脊柱的后缝线是第一条缝线,因为由于空间限制,这是最关键的缝线。

治疗结果

腹壁疝和切口疝的腹腔镜修补是一种成熟的手术,已通过几个大型回顾性病例系列和较小的前瞻性随机试验得到验证。这些研究中的大多数都倾向于腹腔镜技术,而不是传统的开放式补片修补,因为它减少了伤口并发症、补片感染和疝复发率。最早评估腹腔镜辅助腹壁疝、切口疝修补术的大型研究之一包括对来自 4 位外科医师的 850 名连续患者的回顾性研究。这一系列研究代表了腹疝患者的横断面研究,包括极限年龄、病态肥胖、各种并发症及既往尝试过的疝修补术。平均手术时间为 120min,3.6% 的患者需要中转开腹手术。术中并发症包括肠管或膀胱损伤占 1.7%,术后第一天因心肌梗死围术期死亡 1 例。最常见的术后并发症包括 3% 的长期肠梗阻,2.6% 的长期浆液囊肿,1.6% 的长期疼痛。平均随访 20 个月,复发率为 4.7%;相比之下,腹壁疝开放修补术的总体复发率高达 12%～52%。现在已经有许多前瞻性随机实验比较腹腔镜和开腹腹壁疝或切口疝修补术。总之,这些研究得出结论,腹腔镜腹壁疝修补术是一种安全、可行、有效的替代开放腹壁疝修补术。腹腔镜手术的一个主要优点是减少了伤口和补片并发症的发生率。一些研究还表明,腹腔镜手术的住院时间和复发率更低。

腹腔镜腹壁疝修补术后最常见的并发症是长期肠梗阻、长期浆膜炎和长期疼痛。最可怕的并发症是肠道损伤,尤其是忽略的肠道损伤是致命的。对 3925 例腹腔镜腹壁疝修补术后患者的文献回顾显示,肠道损伤率为 1.78%,大多数是术中发现的。腹腔镜腹壁疝修补术的总体死亡率为 0.05%。如果术中及时发现肠道损伤,死亡率为 1.7%;而遗漏肠道损伤或肠管延迟破裂,死亡率为 7.7%。术中及时发现肠道损伤,以及术后根据患者表现及早发现遗漏肠道损伤或肠管延迟破裂,对于限制这种并发症和最大限度地降低死亡率至关重要。

临床质量改进的应用原则

在过去 4 年中,我们将临床质量改进原则应用于接受腹腔镜辅助修补术的腹壁疝和切口疝患者群体。我们实施的一些流程改进尝试包括多模式围术期疼痛和增强恢复计划,如使用长效局部麻醉神经阻滞、低压气腹及术前优化患者的医疗、营养和情绪状态。我们还应用了预测分析原则来识别高复发风险的患者群体(既往复发、高体重指数等),并在这些患者中使用更耐用的永久固定的补片。我们还采用以患者为中心的团队护理方法,由 1 名护理经理让患者和家人参与共同的决策过程,试图为每位患者确定最佳的治疗决策。作为决策过程的一部分,除了腹腔镜手术之外,还为患者提供了观察等待的非手术治疗腹壁疝的策略,以及包括腹壁重建的开放腹壁成形术。

总结

　　腹腔镜技术用于腹壁疝和切口疝修补是安全和有效的,可适用于大多数患者。它具有手术时间短、并发症少、住院时间短和复发率低的优点。新技术正在发展,可能进一步减少并发症,改善腹壁功能和美容效果,并最终提高患者满意度。

（经巍　译　李新星　校）

参考文献

［1］　Forbes SS et al. *Br J Surg* 2011,96(8):851-8.

［2］　Pierce RA et al. *Surg Endosc* 2007,21(3):378-88.

［3］　Bingener J et al. *Arch Surg* 2007,142(6):562-7.

［4］　Sosin M et al. *Am J Surg* 2014,208(4):677-84.

［5］　Mason RJ et al. *Ann Surg* 2011,254(4):641-52.

［6］　Colavita PD et al. *Ann Surg* 2012,256(5):714-22.

［7］　Zhang Y et al. *World J Surg* 2014;38:2233-40.

［8］　Kaafarani HM et al. *Am J Surg* 2009;198:639-44.

［9］　Liang MK et al. *World J Surg* 2013;37:530-7.

［10］　Heniford BT et al. *Ann Surg* 2003,238(3):391-400.

［11］　LeBlanc KA et al. *J SLS* 2007;11:408-14.

第99章

机器人经腹膜前疝修补术

FAHRI GOKCAL AND OMAR YUSEF KUDSI

简介

腹股沟疝修补术是美国最常见的外科手术之一,2003 年共开展了 70 万～80 万例手术。自从 Ger 介绍了腹腔镜疝修补术以来,一种腹腔镜下内环闭合术,腹股沟疝修补术技术有了一个明显的提高。在腹腔镜下疝修补术时代的早期,出现了一些负面结果,如术后疝复发率较高和术后疼痛明显;然而,随着外科医师经验的增加,微创腹股沟疝修补术获得了更好的效果。据信,造成腹腔镜修补术效果不佳的主要原因是由于网状补片不常规加固,以及腹腔镜手术中放置螺旋钉引起的术后疼痛。

两种腹腔镜疝修补技术目前正在用于腹股沟疝修补术,无论是经腹膜前(transabdominal preperitoneal,TAPP)还是完全腹膜外(totally extraperitoneal,TEP)入路,都是腹股沟疝修补术可接受的治疗选择,尽管没有足够的数据表明一种技术优于另一种技术。

一些研究表明,与开腹手术相比,腹腔镜修补术可减少术后疼痛,提前恢复工作,更好的美容效果。尽管有这些腹腔镜手术的优点,开腹手术仍然受到北美外科医师的青睐,即使是在已发表的指南建议采用腹腔镜手术的情况下,如双侧疝和复发性疝。腹腔镜技术需要体内缝合技巧和较长的学习曲线,这可能导致外科医师选择开放式手术。

达芬奇系统的机器人平台(加利福尼亚州桑尼维尔市直觉外科公司)通过计算机接口提供了三维视觉,稳定的平台,并增加了灵活性,关节腕处有 7 个自由度,以促进微创手术。在机器人缝合和打结方面,一项研究表明,外科医师的速度明显快于标准腹腔镜手术。此外,机器人平台具有先进的人体工程学,允许外科医师进行困难的手术。由于这些原因,机器人经腹膜前入路(robotic transabdominal preperitoneal,rTAPP)可能在复杂腹股沟疝修补术中发挥作用,如既往行修补术(TEP 或 TAPP)后复发的病例,既往有前列腺切除术,甚至在麻醉诱导后仍出现嵌顿性不可复性腹股沟疝,以及阴囊性腹股沟疝。文献已描述了应用机器人系统进行该手术的安全性、可行性和可重复性。在这一章中,我们讨论机器人经腹膜前修补腹股沟疝的手术技巧。

适应证

rTAPP 腹股沟疝修补术的适应证与开放性腹股沟疝修补术相同。对于双侧腹股沟疝和复发的病例,机器人修补可能更合适。当外科医师熟练这项技术时,患有单侧原发性疝的患者也适合采用这种方法。此外,对于肥胖患者,机器人的使用优于开放手术。机器人手术的禁忌证与腹腔镜手术禁忌证类似。此外,在一些情况下,如严重污染的腹腔禁止使用网片。

手术技巧

手术准备

术前准备包括预防血栓、备皮和预防性使用

抗生素。术前一般不需要留置导尿管。我们要求所有患者在手术前即刻排空膀胱,并鼓励麻醉师限制围术期液体以减少术后尿潴留。对一个可能会操作困难的手术,清空膀胱,以尽量减少膀胱损伤的风险,以及获得足够的空间。术前流程表以相同的方式为每个病例设置,提高工作流程效率。

患者体位、入路、套管针放置、对接

患者仰卧位,双臂放在手术台上。患者应完全固定在手术台上,以防止滑下,并在手术过程中适当填充以阻碍机械臂碰撞。全身麻醉诱导后,通过氯己定实现无菌,手术窗帘放置在患者上方,提供整个腹部区域,包括腹股沟区域覆盖。

有许多技术可以建立气腹。在放置的第 1 个套管针位置使用开放技术(Hasson)进入腹腔是一个有效的选择方案,然而我们倾向于在左锁骨中线左肋缘下 1～2cm 的 Palmer 点插入气腹针,以获得气腹,然后将第 1 个套管插入腹腔。也可使用 0°摄像机通过可视套管进入。

必须特别注意每个套管针和手术区域之间要有足够的距离,以防止机械臂碰撞和广泛的故障。为此,常用的规则是每根套管针之间至少保持 8 cm 的距离,建议套管针与手术区域之间保持 10～20 cm 的理想距离。通常使用 3 个套管针,其中 2 个用于器械(我们通常使用双极 Maryland 钳、电剪刀和持针器),1 个用于镜头。除了传统的腹腔镜检查外,套管针放置在脐带水平以上 4cm 处的水平上,每个侧套管针位于锁骨中线,中心套管针位于中线附近(图 99.1)。应该强调的是,套管针不应该放置在体型较小的患者的太外侧,因为这将导致难以进行侧向缝合。此时,一些外科医师更喜欢通过一个套管针将所需材料(如网片和缝线)引入腹腔,以尽量减少机械臂脱离。在确保套管针安全正确放置后,患者以 15°～20° 的角度移动到最终位置。

头低仰卧位能改善手术区的显露,并将腹部结构从解剖区移开。稍微弯曲手术台可能有助于在躯干较短的患者中获得机械臂的自由移动。应在停靠患者侧推车之前确定患者位置,并且在操作期间必须保持恒定。患者侧推车由助手(在外科医师的密切引导下)推进到正确的位置,连

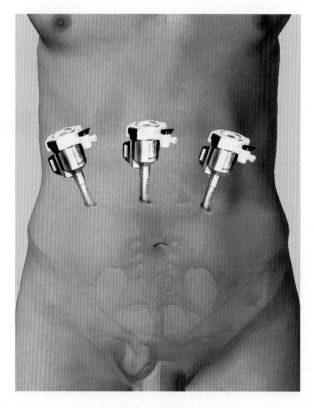

图 99.1　套管针位置

接套管针和机械臂后完成对接过程。值得注意的是,对于 Si 系统,患者侧手推车必须位于手术台的脚侧,以实现"直线"规则,而对于 Xi 系统,患者侧手推车可以位于患者侧,因为该平台包括头顶吊杆,允许手臂作为一个组旋转到任何方向。

术野显露、腹膜前解剖和解剖标志

在涉及肠粘连的情况下,我们避免广泛的粘连松解,除非粘连区域阻挡视野。为避免滑动疝或不可复性疝的内脏损伤,在病例开始时既不进行粘连松解,也不进行复位;相反,这些操作步骤是在腹膜前剥离和疝内容物移动过程中进行的。

脐内侧韧带、脐外侧韧带、腹股沟内环、髂外血管、腹壁下血管、性腺血管和弓状线是腹膜腔的起始标志。腹壁下血管、腹股沟内环与精索血管、输精管应明确。这三个结构被命名为"Mercedes-Benz 之星"。

从脐正中韧带到髂前上棘,采用单极剪刀和双极 Maryland 钳进行腹膜曲线切口,进入疝缺损

上方 6cm 的腹膜前间隙(图 99.2a)。在腹膜和腹横筋膜之间无血管区进行解剖,以观察耻骨肌孔。从耻骨联合到对侧约 3cm 处进行解剖,以提供足够的网片覆盖(图 99.2b)。外侧范围为髂前上棘(图 99.2c)。尾侧范围在腰大肌水平髂腹肌束下方 4cm,耻骨梳韧带下方 2cm(99.2d)。

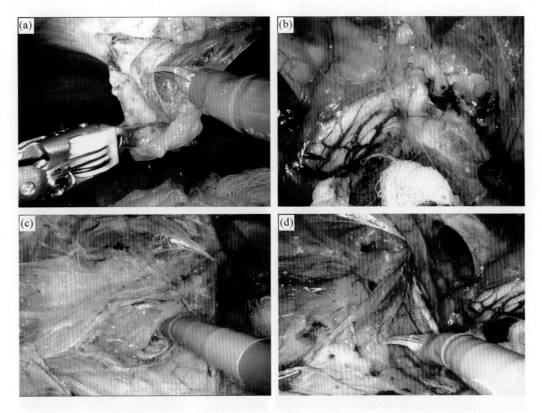

图 99.2　(a)开始腹膜前剥离;(b)内侧夹层的范围;(c)侧向剥离的范围;(d)尾侧剥离的程度

　　在整个剥离腹膜的过程中,由于机器人平台中没有触觉反馈,因此应轻柔操作腹膜以避免撕裂。在手术区域放置纱布,按压剥离腹膜,有助于将腹膜撕裂风险降至最低,并控制轻微出血。如果腹膜完整性受损,应稍后用可吸收缝线修复。

　　作者的操作习惯是首先解剖并确定耻骨梳韧带,然后再处理其余的解剖标志。耻骨梳韧带是一个有用的标志,特别是如果有一个巨大的疝囊掩盖了解剖区域。一旦确定了这一韧带,就需要对腹膜前间隙进行外侧剥离,将疝囊剥离放到最后。这有助于识别精索、输精管和危险三角。分离并解剖精索结构以确定斜疝。斜疝通常位于精索的前外侧,并依附于此。当疝囊与精索分离时,应尽量注意输精管和精索血管。

　　疝囊和疝中的相关脂肪组织(腹膜前、腹膜外和腹膜后脂肪)向腰大肌中部减少(腹膜化)。还应强调保留精索筋膜和腰筋膜以保护输精管、神经和血管的重要性。仔细锐性的解剖,避免使用单极能量是避免意外损伤的关键。作者倾向于将疝囊与精索完全分离,以避免形成血肿或疝复发(图 99.3a)。

　　如果是非常大的腹股沟阴囊疝,解剖可能比较困难。在这种情况下,疝囊可能被中间横断,远端疝囊留在阴囊,一旦腹股沟修补手术完成,要小心关闭腹膜缺损。同时应保持横断疝囊的远端开放,以防止形成鞘膜积液。如果疝囊被结扎,应尽可能在最窄的点进行,以减小腹膜瓣缺损的大小。这样可以更容易地关闭而不出现腹膜缺损。一个大的斜疝可以被近端结扎和远端旷置,术后疼痛和复发率较低,但术后血肿发生率较高。

　　直疝囊比斜疝囊更容易回纳(图 99.3b)。在直疝囊回纳后可能出现,腹横筋膜形成的假性囊。当假疝囊与直疝囊分开后,它通常会向前收缩到直疝缺损处。在放置网片之前，将腹横筋膜固定在耻骨梳韧带上，以防止术后由于无效腔形成血肿。以小针缝合的方式，穿过假性囊，增加复位的效果（图99.3c，图99.3d）。或者，可以使用预扎

缝合方式闭合腹股沟直疝缺损。在手术中，我们应更加努力发现和治疗并发的隐匿性股疝，尤其是在接受腹股沟疝修补术的女性患者，主要的解剖标志如图99.4所示。

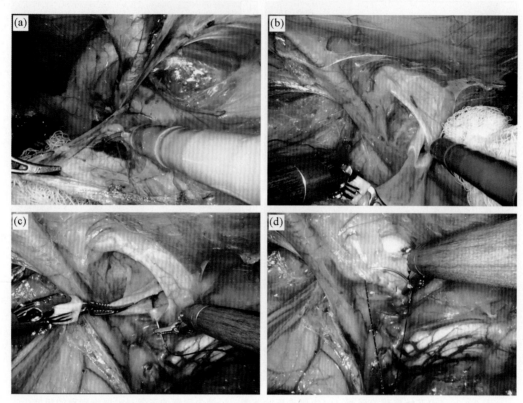

图99.3　(a)从精索结构分离斜疝囊；(b)从假性疝囊剥离直疝囊；(c和d)通过假性囊以小针连续缝合直疝缺损

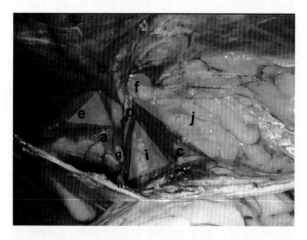

图99.4　主要解剖标志

a.耻骨梳韧带；b.腹壁下血管；c.腰大肌；d.精索组织；e.直疝三角；f.内环口（斜疝）；g.股管；h.闭孔管；i.危险三角；j.疼痛三角。

放置补片、固定和关闭腹膜

对腹股沟区后间隙（Bogros space）的完全解剖确保了网片的平坦放置，网片覆盖了整个耻骨肌孔而不折叠。根据国际内镜疝学会（International Endohernia Society，IEHS）指南的建议，网片尺寸至少为10cm×15cm。如果患者体型较大或有较大的疝缺损（直接3～4cm，间接4～5cm），则使用较大的网片（即12cm×17cm或更大）。网片应完全覆盖腹股沟区所有潜在的疝筋膜缺损，包括Hesselbach三角、内环口、股管和闭孔（图99.5a）。作者更喜欢使用腹腔镜自固定网片，更符合解剖学设计（康涅狄格州纽黑文的柯惠公司生产）。在使用非自固定网片时，通常使用至少三条固定缝线（Cooper韧带、上腹部下血管内

侧、腹股沟内环上外侧)。对于缺损较大的直疝,如果疝缺损没有闭合,除了使用较大的补片外,还需要在 Hesselbach 三角周围进行额外的固定,以防止补片向疝缺损处移位。

这些固定可以用体内缝线进行,因为通常不需要螺纹钉。应记住,网格不应被完全拉伸,因为它可以在一定程度上收缩(10%~30%)。

一般情况下,术后疝气复发是由于耻骨肌孔下缘覆盖不足或网片移位所致。因此,在闭合和放气过程中,确定网格的位置是非常重要的。在缝合过程中,应注意网片可在腹膜皮瓣下自行折叠。

在充分固定网片和控制出血后,下一步是关闭切开的腹膜。使用快速可吸收带刺缝合线(2-0 V-Loc;美敦力,康涅狄格州纽黑文)。小针连续缝法可降低小肠疝和腹膜缺损处梗阻的风险。腹膜闭合短针连续技术的另一个好处是较少的带刺缝线暴露于腹腔内(图 99.5b)。按从下到上的方向缝合会更快地关闭腹膜(图 99.5c)。在关闭腹膜时,只缝合腹膜,因为将腹膜缝合到腹直肌鞘筋膜可能会引起术后持久性疼痛。对于双侧腹股沟疝,解剖腹膜前间隙,在脐正中韧带两侧做两个单独的腹膜切口,而不是一个长的腹膜切口,这样有助于腹膜的闭合;这不仅调整了脐正中皱襞的解剖位置,而且还可最大限度地减少腹膜并发症可能性(图 99.5d)。

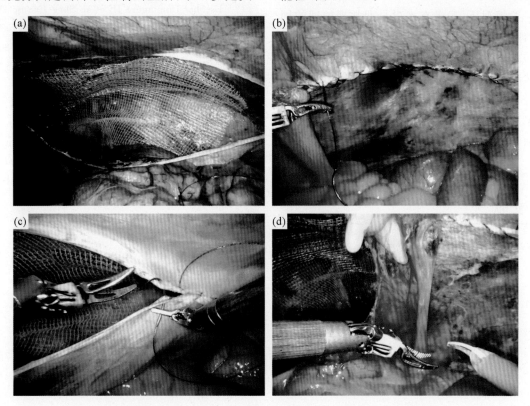

图 99.5 (a)补片完全覆盖腹膜前间隙;(b)快速可吸收带刺缝线短针连续腹膜瓣闭合术;(c)从下向上缝合腹膜;(d)保留脐内侧皱襞完整以防止双侧疝修补术中腹膜闭合时意外撕裂

在手术结束时,应检查整个网片是否被腹膜覆盖,以保护腹腔内结构免受网片外露导致并发症。再次检查腹腔是否有出血或其他并发症的出现。取出套管针,释放气腹。应缝合 10 mm 或更大套管针插入部位的筋膜,以降低未来切口疝的风险。一种长效局部麻醉药被注射到套管针部位,用于减轻术后疼痛的处理。

作者的经验(O.Y.K.)

2013 年 3 月至 2015 年 10 月,我中心共有 118 例患者接受了 rTAPP 腹股沟疝修补术,平均年龄为 58.8±15.4 岁。其中大部分(83 例,70.3%)为单侧疝。其余 35 例(29.7%)为双侧疝,11 例

（9.3%）为复合疝，8例（6.8%）为复发疝，3例（2.5%）为急诊疝。单侧平均手术时间为64.46±35.63min，双侧平均手术时间为80.20±31.72min。没有1个患者需要中转为腹腔镜或开腹手术。手术当天共有113名患者出院。留院过夜的原因有2例为尿潴留，其余3例为个人原因。30d内没有因手术原因再次入院。随访3个月，4例出现并发症。2名患者的症状性血肿需要在诊室引流，2名患者的尿潴留需要导尿。随访1年，无复发、手术部位感染、睾丸萎缩、鞘膜积液或睾丸炎。

术后护理及随访

一般情况下，患者在术后早期常规护理的同一天出院回家。需要住院治疗的患者通常有预先存在的并发症，需要在全身麻醉后进行监测。

作者用口服非甾体抗炎药（NSAIDs）治疗大多数患者的术后疼痛。没有必要开麻醉药。鼓励患者术后恢复正常活动。建议在4～6周避免举起重物和进行剧烈活动。

（赵泽坤 译 李新星 校）

参考文献

［1］ Rutkow IM. *Surg Clin North Am* 2003,83(5)：1045-51，v-vi.

［2］ Ger R et al. *Am J Surg* 1990,159(4)：370-3.

［3］ Horne CM et al. *Surg Clin North Am* 2018,98(3)：637-49.

［4］ Kockerling F et al. *Surg Endosc* 2015,29(12)：3750-60.

［5］ Bittner R et al. *Surg Endosc* 2011,25(9)：2773-843.

［6］ Stoker DL et al. *Lancet* 1994,343(8908)：1243-5.

［7］ Lal P et al. *Surg Endosc* 2003,17(6)：850-6.

［8］ Trevisonno M et al. *Hernia* 2015,19(5)：719-24.

［9］ Kudsi OY et al. *World J Surg* 2017,41(9)：2251-7.

［10］ Yohannes P et al. *Urology* 2002,60(1)：39-45；discussion

［11］ Arcerito M et al. *Am Surg* 2016,82(10)：1014-7.

［12］ Escobar Dominguez JE et al. *Surg Endosc* 2016,30(9)：4042-8.

［13］ Iraniha A et al. *J Robot Surg* 2018,12(2)：261-9.

［14］ Kudsi OY et al. *Am J Robotic Surg* 2015,2(1)：16-21.

［15］ Kolachalam R et al. *Surg Endosc* 2018,32(1)：229-35.

［16］ Roll S et al. Laparoscopic TAPP inguinal hernia repair. In：*Hernia Surgery：Current Principles* [*Internet*]. Switzerland：Springer International；2016：451-9.

［17］ Bittner R et al. *Surg Endosc* 2015,29(2)：289-321.

第100章

机器人腹壁疝修补术

FAHRI GOKCAL AND OMAR YUSEF KUDSI

简介

腹壁疝是需要腹壁重建的主要疾病之一,这是一个迅速发展的手术领域。在欧洲,对腹壁疝和切口疝进行的腹壁重建的数量估计约为每年30万,在美国约为每年40万。腹壁重建的目的是重建整个肌筋膜层,提供持久的覆盖,同时减少疝复发的风险。为了达到这些目的,已经采用了几种技术。经典的开放缝合技术只有在存在非常小的疝修补缺陷时才被考虑,因为切口疝修补的复发率高达54%。网状补片有助于加强腹壁疝的缺陷,它们可以放置在腹壁的间隔层之间,所有开放补片技术的复发率较低(15%~30%),然而,也有特定的潜在的并发症,如血清肿、血肿和网状补片感染。微创手术由于具有降低开放性手术相关并发症发生率的优点而广受欢迎。

机器人腹壁疝修补术是一种新的方法,结合腹腔镜和开放腹壁疝修补手术的优势。机器人平台的一个重要优点是促进开发腹壁的各个层面。

本章介绍了通过机器人辅助手术进行腹壁重建的方法。

外科解剖及补片的放置

简单的缝线闭合腹壁缺陷并不足以为疝手术提供良好的效果。

因此,目前的疝修复技术集中于恢复腹壁的解剖结构和功能。腹壁包括几个不同的层次,包括皮肤、皮下组织、筋膜、肌肉和腹膜。在它们之间有腹壁的3个扁平肌(腹外斜肌、腹内斜肌和腹横肌)位于腹直肌的两侧。半月线是由腱膜的第一次复杂分解形成的,它们在腹直肌前后分裂,并形成粗壮的腹直肌鞘。在中间,腹白线是由所有腱膜的第二次复杂融合形成的。作为一个重要的解剖标志,弓状线位于脐带和耻骨联合之间。弓状线上方的腹直肌前鞘由腹外斜肌腱膜和部分腹内斜肌腱膜组成,腹直肌后鞘包括腹内斜腱膜和腹横肌腱膜组成。在弓状线下方,腹外侧和内侧斜肌腱膜融合形成腹直肌前鞘,腹直肌后鞘仅由腹横筋膜组成。腹膜是腹壁的最内层。

前腹壁的神经支配是通过第7~12条胸神经腹侧支的前、外侧皮支,在腹内斜肌和腹横肌之间的平面上,它们穿透腹内斜肌腱膜的后层,以支配腹直肌。

腹腔内补片修补术(intraperitoneal onlay mesh,IPOM)是将补片放置在壁腹膜深处。由于补片将直接在此位置接触腹内脏器,因此脏器接触补片这一侧为防粘连侧。在腹膜前补片的位置,顾名思义,补片被放置在腹膜前和腹直肌鞘后方。当补片放置在腹直肌后方,这个位置被命名为腹直肌型。在后面描述的横腹肌松解术(transversus abdominis release,TAR)中,解剖腹直肌外侧缘时,通过松解腹直肌后鞘,在腹横肌(前方)和腹横筋膜(后方)之间横向延伸。图100.1显示了不同技术补片在腹壁的各层位置。

术前评估

在机器人腹壁重建手术之前,需要进行彻底的病史问诊和体格检查,就像所有手术一样。如果可能的话,应该对影响伤口愈合过程的危险因

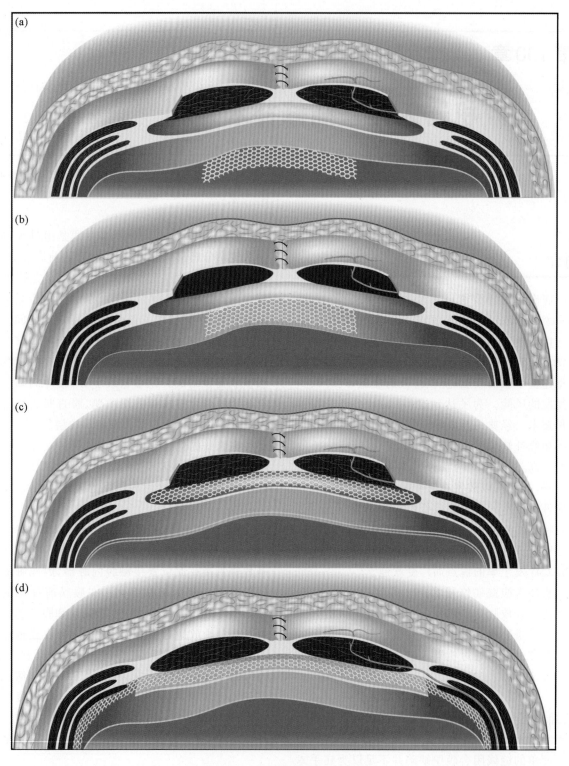

图 100.1 不同腹壁疝补片位置

(a)腹腔内补片(IPOM);(b)经腹膜前间隙补片(TAPP);(c)腹直肌鞘补片;(d)腹直肌后鞘腹横肌松解补片(TAR)。(Reprinted with permission,Atlas of Robotic Surgery,Cine-Med,Inc.copyright 2018)

素(糖尿病、肥胖、营养不良和吸烟)进行检查和纠正。一般来说,疝不需要术前常规影像检查,然而,腹部横断面成像和计算机断层扫描(computed tomography,CT)可以了解小至中度切口疝和非典型疝患者的解剖细节。

机器人腹腔内补片修补术

腹腔镜下的 IPOM 修复技术于 1993 年被引入。机器人腹腔内疝(robotic intraperitoneal on-lay mesh,rIPOM)修复技术是基于传统的腹腔镜方法。与开放技术相比,它可以降低手术部位的感染率和减少住院时间。然而,腹腔镜方法可能会导致急性和持久的疼痛,因为使用多处螺纹钉固定和全层经筋膜缝合固定补片。在机器人腹腔内疝修复技术中通常不需要这些缝线。

补片设计应适用于腹腔内,因此必须使用涂层补片,以减少粘连并发症的风险。事实上,这种修复方式并不能真正重建腹壁,即使疝被修复。然而,进行腹壁缺损闭合可能有助于恢复腹壁的结构和功能。既往有过腹部手术的患者其腹壁平面不适合重建,因此经典的 IPOM 仍然是理想选择。

外科手术技术

rIPOM 修复步骤与常规腹腔镜修复步骤相似。

患者的准备、体位和建立气腹

患者全身麻醉,平卧在手术台上。根据患者和疝相关的因素,以及外科医师和麻醉师的偏好,患者的手臂被放置在距离躯干 90°的手术架上。手术床的轻微弯曲可能利于那些躯干短或有足够的空间来充分插入套管针的患者。该操作增加了髂前上棘和肋缘之间的距离。将操作台向机器人的手推车稍微倾斜可能有助于通过摄像机更好地可视化腹壁,并增加无障碍的机械臂的运动范围。可通过封闭[Veress 针和(或)光学套针]或开放(Hasson)技术进入腹腔并启动气腹。作者更喜欢在通过插入 Palmer 的气腹针建立气腹后直接插入套管针。

放置套管针,粘连松解,闭合腹壁缺损

套管针的位置应适于全方位的活动和前腹壁缝合。一般来说,使用 3 个套管针,其中 2 个用于器械,其中 1 个用于镜头。在确定套管针的位置时,应考虑疝缺损的程度、对补片边缘的预期和对机械臂自由运动的维持。操作孔应放置在镜头的两侧,可以保证"双三角"规则,彼此距离至少8cm,以尽量减少影响机械臂之间的活动。还建议将镜头孔远离手术区域,以实现最大的手术视野,最好距离将使用的补片边缘 8～10cm。第 1个套管针沿着腋前线放置在左上象限,其余另外2 个套管针放置在 6～8cm 处,最好采用 C 形,知道最下套管针的局限性(图 100.2)。

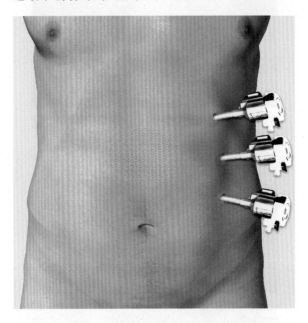

图 100.2 IPOM 和 TAPP 的套管针位置

在修复中央疝(anterior superior iliac spine,ASIS)时,任何位于脐下方的操作口通常会导致机械臂碰撞和广泛的故障排除;因此,作者更喜欢避免该位置放置套管。如果存在,因为腹腔粘连需要显露疝缺陷(图 100.3a)。由于机器人手术的缺点之一是失去触觉反馈,需要特别注意防止通过处理意外的肠损伤。

关闭疝缺陷允许补片有更多筋膜接触区域,以致补片和腹壁的压力和张力平衡(图 100.3b 和c)。最近的一项比较机器人辅助腹腔疝修补和筋膜缺损修补与腹腔镜腹膜疝修补的研究表明,机

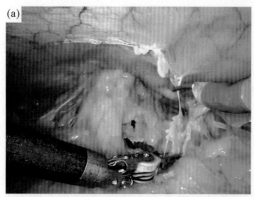

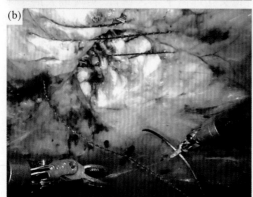

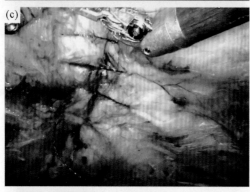

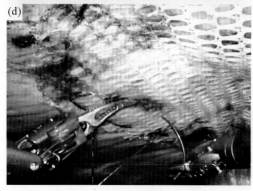

图 100.3 (a)松解粘连;(b 和 c)连续缝合关闭疝缺陷;(d)用可吸收的带刺缝合线固定补片

器人辅助患者组的复发率和并发症都有所降低。

通过机器人平台闭合腹壁缺陷提供了强大的技术支撑。据报道,在最初的经验中,69.3%的病例由外科医师在机器人辅助下完成了筋膜缺损的闭合。

从技术上讲,直径<10cm 的缺陷可一次性闭合。通常需要将气腹压降至 6~8mmHg。缝合材料的选择可能会不同;在我们的实践中,主要采用可吸收带刺针(STRATAFIX 0 on CT-1 needle,Ethicon,Somerville,New Jersey)用于闭合疝缺损,首选这种连续缝合技术,缝合 5~8mm 的筋膜,每隔 5mm 缝 1 针,同样适用于剖腹闭合术。

补片的放置与固定

腹腔内放置采用组织分离型补片。补片尺寸应在各方向上保持至少 5cm 的重叠的原则。可以选择将补片固定到腹壁的方式,包括螺钉或缝合线的组合,或通过环行缝合将补片固定到腹壁。可吸收缝线(2-0)连续缝合在补片四周(图 100.3d)。补片固定完成后,解除机器人装置。拔除套管,解除气腹。缝合 10mm 或更大的切口插入部位的筋膜,以降低未来发生切口疝的风险。将长效局部麻醉药注射到套管部位以治疗术后疼痛。

机器人经腹式腹膜前疝修补术

由于腹膜层位于内脏和补片之间,因此在腹膜前腹疝修补技术中,由于粘连引起的潜在并发症减少到最小程度。因此,不必像 IPOM 技术那样使用涂层补片。相反,建议选择一个低成本的聚丙烯补片在腹膜前修复。

外科手术技巧

患者的准备、体位、建立气腹、套管针放置和粘连松解术类似于前面描述的步骤。

腹膜前间隙的分离

使用单极剪刀和双极 Maryland 钳。抓住腹膜,切开至少 5cm,进入腹膜前间隙。在整个腹膜皮瓣的游离过程中,应轻轻提起腹膜,以避免撕裂。因此,用小纱布按压腹膜皮瓣,有助于控制小的出血和减少腹膜撕裂风险(图100.4a)。在形成疝囊内层的腹膜游离过程中,有时候不能完整分离。在腹膜完整性破坏的情况下,后面应通过可吸收的缝合线进行腹膜修复。腹膜前间隙游离应在缺损周围的各个方向延伸至少5cm,以便放置合适尺寸的补片。应该记住,腹膜前间隙的广泛游离要达到一个大的,移动的腹膜皮瓣覆盖补片。机器人TAPP关注的问题之一是放置新的补片,并保持旧的补片作为后层的一部分,因为它经常被融合,难以分离。

疝缺损缝合,放置补片,关闭腹膜

按照IPOM技术测量后,用带刺缝合线闭合缺损(图100.4b和c)。把卷制或折叠的非涂层补片通过其中一个套管进入腹腔内,在腹膜前的间隙展开,需完全展平,没有任何皱纹或褶皱。然后,用可吸收的带刺缝合线固定到后筋膜上(2-0V-Loc;美敦力,纽黑文,康涅狄格州)。

在检查补片放置完整和无活动性出血后,使用快速吸收的带刺缝合线,关闭腹膜皮瓣(图100.4d)。手术结束时,应检查腹膜是否覆盖整个补片,避免外露补片影响腹内脏器。

机器人腹直肌后疝修补术

腹直肌后疝修补术是由Rives-Stoppa-Wantz推广的,是基于补片放置在疝缺损和腹直肌下方,腹腔压力保持补片的位置。在这项技术中,腹直肌后鞘在腹直肌鞘外侧打开,腹直肌从腹直肌后鞘上游离。然后将腹直肌后鞘在中线上缝在一起。一旦补片被放置在这个空间中,就会排除其与腹腔结构的接触。然而,作为一个受限制的鞘,后直肌鞘限制了可以横向放置补片的尺寸。

外科手术技巧

对于患者准备,应遵循本章开头提到的标准原则。根据与疝相关的因素,如体位和疝缺损大小,它可以通过单个对接或双对接的方法来完成。

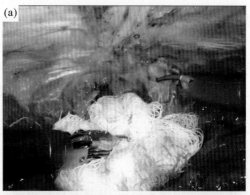

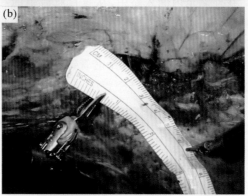

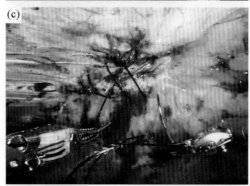

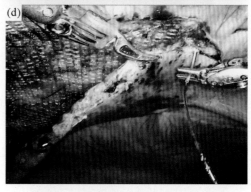

图100.4 (a)腹膜前间隙游离,用纱布剥离腹膜皮瓣;(b)用比例尺测量疝的缺损尺寸;(c)疝缺损的闭合;(d)固定补片闭合腹膜皮瓣

患者的体位、建立通路和套管针的位置

单对接方法可应用于两个不同的解剖方向：从尾到头侧或外侧到内侧。

尾侧法适用于上中线疝。为此目的，将患者以轻微弯曲的姿势放置在手术台上，以防止机械臂与患者的骨盆和腿部碰撞。一旦获得气腹，按照前面描述的相同原则，将 3 个套管针放置在下腹上（图 100.5a）。

在外侧至内侧入路中，从腹直肌后鞘的一个外侧到另一侧外侧进行游离。采用开放技术将套管针放置入同侧腹直肌后平面后，类似于完全腹膜外（eTEP）疝修补术，两个套管针在直肌鞘的同侧边界下对齐（图 100.56）。

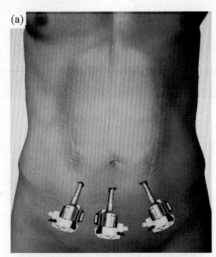

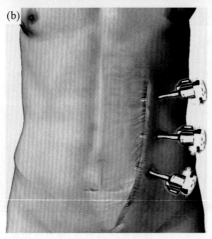

图 100.5　**套管针位置：**(a)尾侧入路和
　　　　　(b)外侧入路(eTEP)

游离腹直肌，建立腹直肌后鞘间隙，放置补片

在尾侧入路的方法中，回纳疝内容物，松解疝周围粘连，评估疝缺损的程度。游离从横切口开始，通过腹直肌后鞘进入肌肉后平面，游离至少在疝缺损以外 5cm。切口从一侧的半月线延伸，相反地继续延伸到肌肉后平面，并以对侧的半月线结束。为了进入白线后的腹膜前间隙，沿中线剥离两个后鞘的内侧边缘（图 100.6a）。因此，右侧腹直肌后间隙和左侧腹直肌后间隙合并形成整个隔间。继续游离，会遇到疝囊的下缘。有时疝囊与皮下不能完整分离，应尽可能确保疝囊的完整性。游离至疝囊上方至少 5cm。如果游离过程中有破损，这些缺损应采用可吸收的缝线缝合关闭。

在内侧方向游离时，同侧直肌后剥离完成后，切开腹直肌鞘的内侧边缘到达对侧腹直肌鞘，但腹膜需保持完整（图 100.6b）。完成对侧腹直肌游离后，建立整个腹直肌后间隙，后面为完整腹膜。

疝囊采用 2-0 可吸收的带刺缝合线闭合。使用连续缝合方式，如上所述的用可吸收的带刺缝合线闭合缺陷（图 100.6c）。聚丙烯补片应完整平铺在整个腹直肌后的解剖区域，贴着前腹壁（图 100.6d）。补片用可吸收的缝合线固定。只需要简单固定，因为生理上的腹腔内压力将保持补片的位置。如果有必要加强腹直肌后鞘的操作，进行机器人 TAR 技术将是一个合适的选择。

机器人腹横肌松解术

TAR 技术的理论是基于后入路组织结构分离技术（posterior component separation technique，PCST），这是由 Carbonell 等首次描述的。该技术的目的是将腹直肌后鞘剥离平面延伸到腹直肌后鞘外，为更大的补片获得更大的空间。然而，在这项技术中，当在腹内斜肌和腹横肌之间进行外侧剥离时，腹直肌的神经血管束可能会受到损伤。此外，肌筋膜介质化的数量可能会局限于恢复后层。这些都被认为是潜在的缺点。在由 Novitsky 推广的 TAR 技术中，神经血管束受到保护，因为解剖平面在腹膜前间隙的半月线外侧

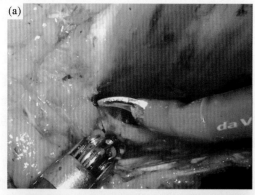

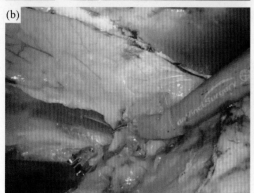

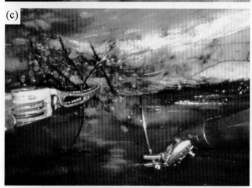

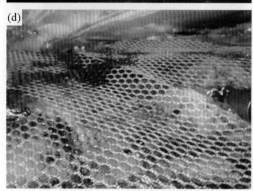

图 100.6　(a)头侧入路腹直肌鞘内侧边缘切割；
(b)侧向腹直肌鞘对侧内侧边缘切割；
(c)疝缺损的闭合性；(d)网格放置

进行游离。此外，TAR 技术允许显著地通过腹直肌后筋膜外侧明显拓展。

外科手术技巧

有中腹壁缺损(7～18cm)或腹壁外侧缺损如造口旁疝的患者是机器人 TAR 的良好选择。

放置套管针，粘连松解，分离腹直肌后鞘，疝囊剥离

患者仰卧，双臂伸出，床微微弯曲。建立气腹后，6 个导管中的 3 个沿脐前线放置(图 100.7)。如前所述，在粘连松解和回纳疝囊，显露腹壁缺损后，从腹直肌鞘对侧内侧边缘(图 100.8a)开始，游离至半月线外侧，上达肋缘，下到耻骨结节。

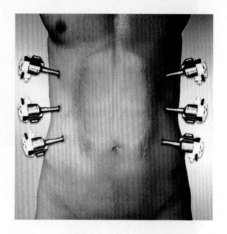

图 100.7　机器人 TAR 技术的套管针位置

腹横肌松解，放置和固定补片，放置对侧套管针

当到达腹直肌鞘的外侧边界时，开始通过腹横肌及筋膜从腹直肌鞘外侧边缘靠内侧 1cm 处进入腹膜前间隙，保持神经血管束完整。

从外侧弓状线开始分离腹横筋膜可以便于找到正确的解剖平面(图 100.8b)。通常，继续自下而上的解剖，会遇到很容易识别的腹横肌纤维。在上腹部平面，腹内斜肌腱膜后方的切口显露了腹直肌后鞘上腹横肌的内侧纤维。然后，将这些纤维从腹直肌后鞘的顶部到底部分离(图 100.8c)。腹膜前间隙横向游离到腋中线。

随后，游离平面以纵向和中外侧测量，以选择适当大小的补片，用于覆盖游离的肌肉后空间。补片的放置是沿其纵轴滚动的。为了确保其形状,在放置好,准备展开补片之前需剪断缝合线。将补片放入游离好的腹部空间后,沿后外侧腹壁用可吸收的缝合线固定(图100.8d)。

然后在镜头引导下沿对侧腋前线插入3个套管针,放置在腹横肌后方和补片的上方。

游离对侧、腹横肌分离、闭合缺损和展开补片

机器人重新靠在对侧。如所前述进行对侧腹直肌的游离和TAR(图100.9a)。在腹膜前间隙游离完成时,会发现对侧的套管针。补片和疝缺损的完整重叠,需充分游离剑突下及耻骨后的空间。

当腹直肌后鞘的两个皮瓣垂在内脏上方时,就有足够的空间用TAR技术游离。然后在中线腹直肌后鞘采用2-0可吸收的带刺缝合线连续闭合(图100.9b)。再使用可吸收的带刺缝合线关闭疝缺损(图100.9c)。腱膜与可吸收带刺缝线张力近似。任何腹膜缺损都应采用可吸收性缝合线闭合。这些闭合操作需要通过将气腹的水平降低到6～8mmHg来进行。

将之前放置的补片展开、铺平,并用可吸收缝合线固定在对侧腹壁上(图100.9d)。解除气腹,移除套管。穿刺孔不需要闭合,下面都被补片覆盖。一般不需要放置引流管。

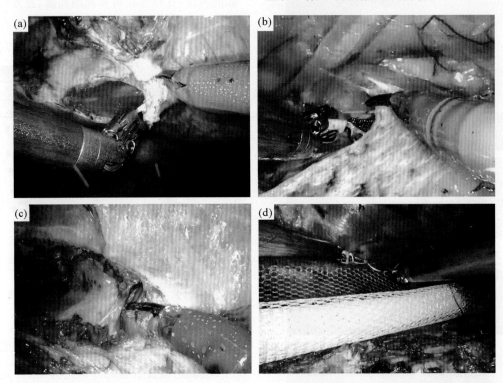

图100.8　(a)游离对侧腹直肌后鞘;(b)在弓状肌线外侧缘切开腹横筋膜的起始处;(c)腹横肌松解;(d)固定对侧的补片

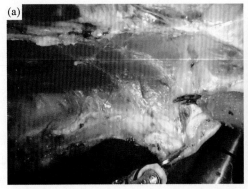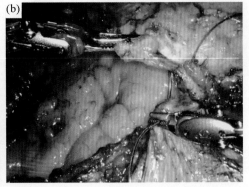

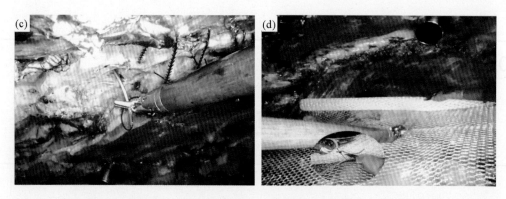

图 100.9　(a)重新对接后对侧腹直肌鞘解剖;(b)后直肌鞘的近似值;(c)疝缺陷的闭合;(d)切割保持网格皱纹形状的缝线后的网格展开

（赵泽坤　译　李新星　校）

参考文献

[1]　Sauerland S et al. *Cochrane Database Syst Rev* 2011;(3):CD007781.

[2]　Luijendijk RW et al. *N Engl J Med* 2000,343(6): 392-8.

[3]　Korenkov M et al. *Br J Surg* 2002,89(1):50-6.

[4]　Johnson TG et al. *OA Anatomy* 2014,2(1):3.

[5]　Parker SG et al. *World J Surg* 2017,41(10): 2488-91.

[6]　Liang MK et al. *Ann Surg* 2017,265(1):80-9.

[7]　LeBlanc KA et al. *Surg Laparosc Endosc* 1993,3 (1):39-41.

[8]　Kudsi OY et al. *Am J Robot Surg* 2015,2(1): 22-6.

[9]　Gonzalez AM et al. *Int J Med Robot* 2015,11(2): 120-5.

[10]　Gonzalez A et al. *Surg Endosc* 2017,31(3):1342-9.

[11]　Muysoms FE et al. *Hernia* 2015,19(1):1-24.

[12]　Orthopoulos G et al. *J Laparoendosc Adv Surg Tech A* 2018;28:434-8.

[13]　Prasad P et al. *Indian J Surg* 2011,73(6):403-8.

[14]　Belyansky I et al. *Surg Endosc* 2018,32(3): 1525-32.

[15]　Carbonell AM et al. *Hernia* 2008,12(4):359-62.

[16]　Novitsky YW et al. *Am J Surg* 2012,204(5): 709-16.

第 101 章

腹腔镜腹股沟复发疝修补术

BRANDICE DURKAN AND EDWARD H. PHILLIPS

简介

腹股沟疝成形修补术是普通外科最常见的外科手术之一。外科医师都希望能够使用简单易行、无痛安全的修复方法。无张力内置补片疝修补术具有疼痛轻、操作简单、复发率低的优势，目前已取代先前广泛使用的非补片改良 Bassini 疝修补术和非补片 Shouldice 疝修补术。

然而，术后疝复发仍然是一个问题。来自丹麦和瑞典的大型数据库研究表明，初次补片修复后，疝复发再手术率为 3.1%～17%。随着 20 世纪 90 年代早期腹腔镜技术引入疝手术，人们希望能够通过腔镜技术来降低复发率。然而，研究表明，在 5 年的随访中，对于原发性腹股沟疝，先前的无张力内置补片疝修补术和腹腔镜微创术后复发再手术率是相同的。复发疝术后再发率则高达 33%，因此预防复发疝修补术后疝再发更具挑战性。

复发疝修补术的选择

在选择一种方法时，主要考虑如下事项。

1. 安全性、方便性。
2. 再发率。
3. 慢性疼痛发生率。
4. 恢复工作和正常活动所需时间。
5. 可预测伤口瘢痕。

首先，疝需要修补吗？一项前瞻性随机多中心试验对观察等待策略和 Lichtenstein 疝修补术进行了对比分析研究。43 名患者被随机分配。2 年后，只有 15 例（35%）患者出现症状需要进行手术干预。没有 1 例因延迟修复发生不良后果。

复发疝修补术手术入路取决于患者的症状、第一次疝修补术术式和术者的经验。初次疝修补包括原发疝组织修复（Bassini，McVay 或 Shouldice），前置补片修复（Lichtenstein-type，充填式，或无张力疝修补术），后置补片修复（Read，Rives，Stoppa，或 Kugel），或腹腔镜疝修补术[经腹膜前（TAPP）或完全腹膜外（TEP）]。一般来说，如果首次修复是在前路进行的，最好采用腹腔镜后腹膜修复或开放 Cheatle-Henry 腹膜前入路，以避免瘢痕组织和解剖扭曲，最好是采用前路修复。

腹腔镜技术

腹腔镜手术减少了术后和慢性疼痛，缩短了住院时间，提高了患者满意度，但增加了技术难度、操作时间和直接成本。

经腹膜前补片植入术

TAPP 入路通过腹膜切口将补片置于腹膜前间隙。补片置入作为衬底修复可实现无张力修复，从而减少疼痛，并从理论上减少复发。单机构研究表明，采用 TAPP 治疗第一次前路疝复发术后疝复发时，疝再发率为 0.5%～3%。丹麦疝数据库显示，TAPP 的复发率为 1.3%，Lichtenstein 疝复发率为 11.3%。Mahon 等研究发现，与开放式补片修补术相比，TAPP 可显著减少术后早期疼痛和慢性疼痛。所有研究都表明，掌握 TAPP 术需要一个学习曲线。TAPP 治疗复发疝只能由掌握该技术的外科医师尝试。关于 TAPP 修复之前的腹腔镜修复的数据很少，因为除非腹膜变得附着在补片上，否则除非需要移除先前的补片，否则很少进行 TAPP 修复。

全腹膜外补片植入术

TEP 修复在腹膜前间隙放置补片，腹膜无切口。与 TAPP 一样，在之前的腹膜前补片放置或其他腹膜前手术（如根治性前列腺切除术）后，如果可能的话，再行复发疝 TEP 修复是困难的。一项前瞻性随机研究（包含腹腔镜治疗复发性疝的亚群分析）和一项前瞻性对照非随机研究（观察 TEP 与开放性修补术治疗复发性疝）支持对于既往前路修补术后疝复发使用 TEP 治疗。TEP 术后疝复发率从 0～20%，但大多数系列报道的复发率与开放性再修复相似或有所改善。例如，一项大型的单中心研究显示 TEP 后的疝复发率为 0.3%。另一组术后复发再手术率为 1.3%；相比之下，开放无张力疝补片修复的再手术率为 3.2%，非补片修复的再手术率为 6.7%。

研究表明，腹腔镜手术治疗复发疝的患者术后疼痛减少，恢复正常活动的时间更早，伤口和补片感染更少。直接比较 TAPP 和 TEP 的数据有限。文献记录了一个陡峭的学习曲线，建议有经验的外科医师使用 TEP 技术处理复发性疝。

前前修复

如果最初的修复没有使用补片，那么前路或后路均可，但后路腹腔镜修复避免了剥离之前瘢痕组织，也无须面对解剖结构的改变。如果已使用补片且不需要移除，则应采用腹腔镜修补，因为剥离先前的补片会增加前路入路的复杂性。欧洲疝学会对复发性疝的建议如下：如果以前的修补是通过前路，选择开放腹膜前补片或腹腔镜方法（如果掌握腹腔镜修补的专业知识：选择 TEP 而不是 TAPP）。

前后修复

如果患者在前后联合入路疝修补术后复发，那么除非之前的修补没有使用补片，否则首选开放的 Stoppa-like 样修补。在这种情况下，可以进行前路入路补片修复。

挑战

嵌顿伴或不伴肠受损或感染

腹腔镜下修补嵌顿疝是安全的；然而，开放方法的转化率很高。目前支持采用腹腔镜手术治疗复发性嵌顿疝的资料很少，但经验丰富的人可以尝试。腹腔镜方法的一个优点是能够完全评估肠的生存能力，在复位前夹住肠，甚至进行腹腔镜肠切除和吻合。即使使用 TEP 方法修补疝，也可以将脐孔置于腹膜内，以便在修补前后观察整个肠道。

腹腔镜手术中发现有肠坏死或腹膜炎时，不应使用补片进行 TAPP 或 TEP 修复。在这种情况下放置补片会导致补片感染、瘘管、慢性窦道形成等相关并发症，并且增加复发率。腹腔有感染迹象时，推荐采用肌筋膜 Bassini 或 Shouldice 修复（如果是股筋膜，推荐采用 McVay 修复）。

睾丸损伤的风险

复发性腹股沟疝修补术后睾丸萎缩是一个重要的预后指标，但在目前的文献中尚未得到很好的阐述。如果有合并其他手术（如腹腔囊肿清除术）时，这一并发症发生的概率更高。对原来手术记录的完整彻底检查有助于决策。虽然很少有必要性，睾丸切除术应该进行术前讨论。

神经网或神经疼痛复发

如果患者有神经瘤症状，或神经疼痛，需要去除补片或行神经松解/神经切除术，请使用原先放置补片的方法。如果需要切断神经，除非术者有腹腔镜或开放腹膜后神经切除术的经验，否则通常首选前路。

对腹膜前开放补片（塞补片，Kugel 等）术后疝复发进行 TAPP 或 TEP 修复时，会遇到旧补片。先前的补片可以用剪刀、超声刀或电灼进行修整（图 101.1）。然而，必须注意避免损伤邻近结构,如膀胱或股/髂血管。腹膜与之前的补片粘连可能妨碍腹膜前补片的放置。如果在之前的腹腔镜手术后进行腹腔镜修补,最好将原有补片留在原位,并在补片折叠、收缩或错位造成的缺陷上添加新的补片(图101.2)。在这种情况下,明智的做法是教育、告知患者同意接受前路手术。

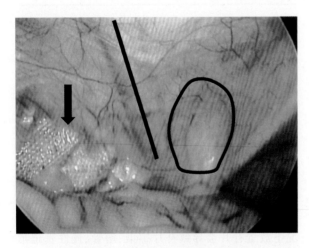

图101.1 腹股沟直疝腹膜内切面

腹壁下血管以一条线标出,用圆圈标出直接复发的部位。先前放置的补片(箭)与腹膜紧密附着,这使得腹膜前膜的剥离成为一个挑战。

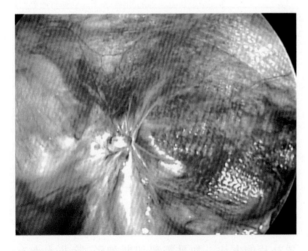

图101.2 已完成的TEP腹腔镜手术修复术

这个缺陷已经被完全覆盖住了,腹膜缝合线没有与腹腔内容物接触。

(卢浩 译 李新星 校)

参考文献

[1] Bay-Nielson M et al. *Lancet* 2001;358:1124-8.

[2] Haapaniemi S et al. *Ann Surg* 2001,234(1): 122-6.

[3] Nilsson E et al. *Br J Surg* 1998;85:1686-91.

[4] Bisgaard T et al. *Ann Surg* 2008;247:707-11.

[5] Aeberhard P et al. *Surg Endosc* 1999;13:1115-20.

[6] Chung RS et al. *Surg Endosc* 1999;13:689-94.

[7] The EU Hernia Trialists Collaboration. *Br J Surg* 2000;87: 860-7.

[8] Schaap HM et al. *Surg Gynecol Obstet* 1992;174: 460-4.

[9] Fitzgibbons RJ et al. *JAMA* 2006;295: 285-92.

[10] Thompson JS et al. *Am J Surg* 2008; 195:89-93.

[11] Fujita M et al. *Arch Surg* 2004,139(6): 596-600.

[12] Feliu X et al. *J Laparoendosc Adv Surg Tech A* 2004;14: 362-7.

[13] Richards SK et al. *Hernia* 2004;8: 144-8.

[14] Schneider BE et al. *Surg Laparosc* 2003;4: 261-7.

[15] Lal P et al. *Surg Endosc* 2003;17:850-6.

[16] Gholghesaei M et al. *Surg Endosc* 2005;19:816-21.

[17] Schmedt CG et al. *Surg Endosc* 2005;19:188-99.

[18] Amid PK et al. *Eur J Surg* 1996;162:447-53.

[19] Kark AE et al. *J Am Coll Surg* 1998;86:447-56.

[20] Mahon D et al. *Surg Endosc* 2003;17:1386-90.

[21] Dedemadi G et al. *Surg Endosc* 2006;20: 1099-104.

[22] Eklund A et al. *Surg Endosc* 2007;21:634-40.

[23] Neumayer L et al. *N Engl J Med* 2004; 350: 1819-27.

[24] Jarhult J et al. *Surg Laparosc Endosc Percutan Tech* 1999;9:115-8.

[25] Ramshaw B et al. *Surg Endosc* 2001;15:50-4.

[26] Tantia O et al. *Surg Endosc* 2009;23:734-8.

[27] Feliu X et al. *Hernia* 2004;8: 113-6.

[28] Sayad P et al. *J laparoendosc Adv Surg Tech A* 1999;9:127-30.

[29] Knook MTT et al. *Surg Endosc* 1999;13:507-11.

[30] Ferzli G et al. *Surg Endosc* 2004;18:228-31.

[31] Kapiris SA et al. *Surg Endosc* 2001;15:972-5.

[32] McCormack K et al. *Health Technol Assess* 2005;9: 14.

[33] Bringman S et al. *Ann Surg* 2003;237:142-7.

[34] Kuhry E et al. *Surg Endosc* 2007;21:161-6.

[35] Wantz GE. *Surg Clin North Am.* 1993,73(3): 571-81.

［36］van der Hem JA et al. *Br J Surg* 2001;88:884-6.

［37］Ramshaw BJ et al. *Am Surg* 1996;62:69-72.

［38］Thill V et al. *Acta Chir Belg* 2008;108:405-8.

［39］Bingener J et al. *Surg Endosc* 2003;17:1781-3.

［40］Simons MP et al. *Hernia*. 2009;13:343-403.

第 102 章

腹腔镜下运动疝修补术

L. MICHAEL BRUNT

简介

腹股沟损伤是运动中的一个常见问题,近年来人们越来越关注这种俗称为"运动疝"的疾病。"运动疝"一词用词不当,因为这种情况不是真正的疝。因此,建议采用替代术语,以更好地反映这一问题的根本性质;这些包括运动性腹痛、腹股沟破裂和腹部核心损伤。虽然在过去的 15 年里,对运动员运动性疝进行手术才变得常见,但在 20 世纪 80 年代初,人们已认识到这种疾病可能会过早结束运动员的职业生涯。对于被要求评估运动员是否患有运动性疝的医师来说,了解运动性腹股沟疼痛的原因并对这些患者的诊断和治疗采取系统的方法是很重要的。在本章中,作者对运动性腹股沟疼痛的诊断评估和治疗方法进行了讨论,包括腹腔镜和开放手术方法。

背景

腹股沟损伤在高速频繁重复的运动中最为常见,如转身、短跑和踢腿等运动。特别容易受到这类损伤的运动包括足球、橄榄球和冰球。据报道,足球运动员的发病率在 5%～28%,优秀冰球运动员的发病率在 6%～15%。与许多运动相关的损伤不同,运动性腹股沟损伤不一定是由直接身体接触引起的。这些损伤本质上大多为软组织损伤,其中内收肌群是最常见的损伤部位。

Engrebretson 和他的同事在一项针对挪威男性足球运动员的研究中分析了腹股沟损伤的危险因素。他们发现,受伤发生率为每 1000 名球员

每小时 0.6 人。多变量分析显示,既往急性腹股沟损伤史或临床评估内收肌无力与腹股沟损伤风险增加相关。Tyler 等的另一项前瞻性研究观察了一个国家曲棍球联盟队的髋部力量和灵活性。他们发现,在受伤组,内收肌与外展肌的力量比显著降低。最重要的是,内收肌强化计划将发病率从每 1000 次运动暴露中的 3.2 例降至 0.71 例。

鉴别诊断

运动性腹股沟损伤的评估和治疗具有挑战性,原因有很多:局部解剖结构复杂,有许多潜在原因,且难以准确诊断和治疗。幸运的是,大多数运动性腹股沟损伤都可以通过非手术治疗解决,并且很少需要手术干预。运动性腹股沟损伤的鉴别诊断有很多,包括可能累及腹直肌、腹斜肌、髂腰肌、髋屈肌和内收肌肌群的肌肉劳损。骨盆相关损伤,如耻骨骨炎和应力性骨折,也表现为腹股沟或耻骨疼痛。髋关节损伤,包括拉扯撕裂、股骨髋臼撞击,甚至髋关节关节炎,也应鉴别诊断。真正的腹股沟疝是运动员腹股沟疼痛的罕见原因,但可能偶尔作为症状或偶然被发现。最后,必须考虑腹股沟疼痛的潜在非运动原因,如年轻女性的妇科问题及胃肠、泌尿和其他原因。

腹股沟的局部解剖是整个肌肉骨骼系统中生物力学最复杂的解剖之一。解剖结构如图 102.1 所示。医师和运动教练等这些护理运动员的人必须了解骨盆周围肌肉骨骼系统的基本解剖结构,以便准确区分和诊断各种损伤。评估应首先进行详细的病史和体格检查。病史的重要方面包括症

(a)

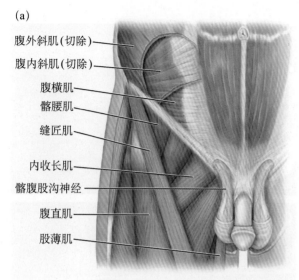

腹外斜肌(切除)
腹内斜肌(切除)
腹横肌
髂腰肌
缝匠肌
内收长肌
髂腹股沟神经
腹直肌
股薄肌

(b)

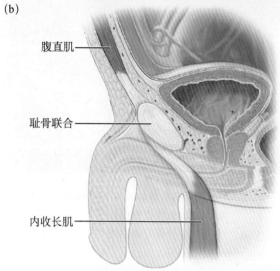

腹直肌

耻骨联合

内收长肌

图 102.1　骨盆腔区域肌肉组织的解剖学标准视图(a)和矢状面视图(b)

注意矢状面的直肌和内收肌腱膜是如何环绕耻骨的;这通常是运动性耻骨痛型损伤撕裂的部位。[Reproduced with permission from Brunt LM. Sports Hernia: In:Jones DB (ed) Masters Techniques in Hernia Surgery. Lippincott,Wilkins,Williams;2013;219-29]

状发作前后的情况、疼痛部位及疼痛是否会扩散。休息后疼痛会好转吗? 哪些活动会引发症状? 是否存在潜在的诱发因素,如既往受伤或最近改变训练方案?

如前所述,内收肌劳损在运动中很常见。急性内收肌损伤通常伴有突发损伤史,甚至腹股沟拉伤。这些问题通常通过非手术治疗解决,即使

内收肌长收肌完全断裂或脱离耻骨。治疗应包括休息、冰敷、压迫、用于疼痛控制的非甾体抗炎药和热疗法(如超声和电刺激)。一旦急性症状消退,应进行逐步范围的运动锻炼、平衡训练和分级强化计划,然后恢复运动特有的功能活动。球员内收肌损伤可能导致的缺勤时间可能从几天到 6 周不等,具体取决于损伤程度。运动性疝是运动性腹股沟损伤的一个子集,其中存在慢性劳力性腹股沟或下腹痛,无法通过非手术治疗解决。疼痛通常发生在极度劳累期间,在休息或正常轻度活动时不存在。

运动员经常自诉突然开始或转身动作及踢腿动作造成的疼痛。运动员因为失去了突然加速的能力,他们继续在竞技领域角逐的能力面临挑战。额外的症状可能包括咳嗽、打喷嚏、上下床或骑车时的疼痛。出现相关内收肌症状并不罕见,这种情况可能发生在高达 50% 的运动员中。发病通常较为隐蔽,没有明确的诱发事件。

诊断和检查

运动员运动疝体格检查的典型表现是远端外侧直肌/内侧腹股沟管连接处压痛。也可能出现腹股沟外环扩张和腹股沟底部触及间隙或缺损,但无相关的膨隆或突出。通常还会出现仰卧起坐或躯干旋转受阻时疼痛。耻骨腹部也可能有疼痛,直腿抬高或髋关节屈曲内收时受阻。

Meyers 描述了 17 种运动性耻骨痛的临床表现,其中约 90% 由纯腹部损伤、纯内收肌损伤或两者的组合组成。Various 提出了各种机制来解释该病的病理生理学和疼痛,其中主要包括:①存在直肠肌腱或腱膜的损伤或直肠/内收肌腱膜复合体的损伤,可在磁共振成像(magnetic resonance imaging,MRI)上看到;②后腹壁和腹股沟底缺损或“腹股沟破裂”(图 102.2)。一些作者还假设腹股沟或生殖器神经病变是疼痛来源,但该机制未被广泛接受。在大多数中心,首选成像方式为高分辨率骨盆 MRI,其中包括轴位、冠状位和斜位序列。MRI 发现与运动疝相关的损伤包括直肌-内收肌腱膜联合撕裂或不同程度的孤立直肌或内收肌撕裂(图 102.3 和图 102.4)、副交

感神经水肿或继发性裂隙(图 102.5)。MRI 也可用于评估相关的髋关节病理。计算机断层扫描通常不适用于运动性腹股沟疼痛的评估,因为其无法显示肌肉腱性细节,且主要限于疑似应力性骨折的患者。有些中心使用动态超声检查腹股沟后底部是否有膨出。

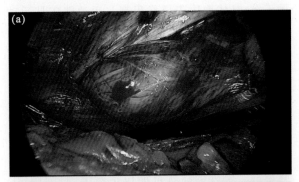

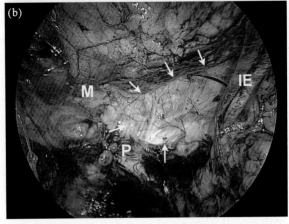

图 102.2　腹部核心运动损伤腹股沟底的手术观察

(a)腹股沟后裂开;(b)腹腔镜下观察腹股沟后部破裂,右侧(箭)。(IE. 下上腹部;M. 中线;P. 阴部)箭形的点为腹股沟后底破裂的区域。

手术适应证

手术指征是限制运动、非手术治疗一段时间(通常最少需要 6~8 周),排除可解释运动员腹股沟疼痛的其他诊断。最常见的是,其他相关病理为髋关节相关(labral 撕裂和撞击),且可能与运动性疝性腹痛共存。

两项前瞻性随机试验评估了手术治疗与非手术治疗对该疾病的疗效。这两项研究均显示,与非手术治疗相比,以不受限制和无痛的方式恢复运动的比率更高。在最近的一项研究中,Pajaan-

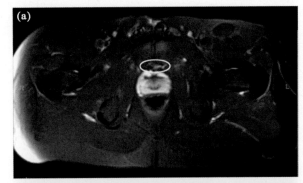

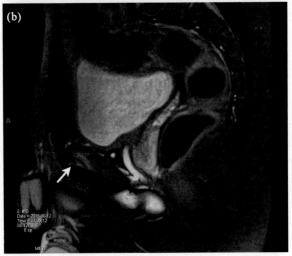

图 102.3　左侧腹直肌撕裂的盆腔 MRI 图像所示为轴向视图(a)和矢状视图(b)

分离区域在图像上显示为白线(在轴视图中圆圈表示,在矢状视图中箭表示)。

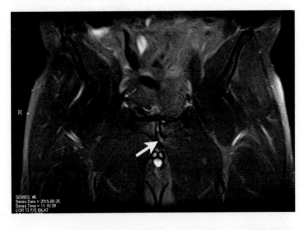

图 102.4　左侧内收肌撕裂 MRI 检查(箭)。撕裂延伸至耻骨联合,有裂开迹象

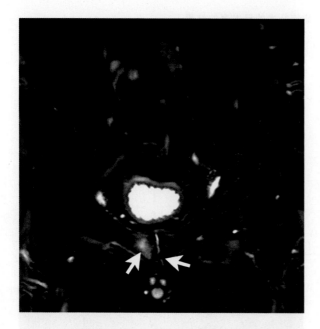

图 102.5　骨盆 MRI 显示右侧副交感神经水肿(右箭)和延伸至左侧的撕裂(箭)

nen 和他的同事将 60 名患者随机分配到手术和非手术治疗组。3 个月后,手术组中 90% 的患者恢复了运动,而非手术治疗组中只有 27%。12 个月后,手术治疗组的运动恢复率为 97%,非手术治疗为 50%。

此外,6 个月后,非手术组 30 名运动员中有 7 名突破阻碍接受手术。这些研究强烈支持在适当选择的患者中手术干预的作用。

手术方法

已提倡采用各种手术方法治疗该疾病,详见表 102.1。简言之,Meyers 所述的原发性骨盆底包括腹股沟底和远端直肌的一期缝合修复,在选定的运动员中,与内收肌松解术联合进行。Muschawek 和 Berger 描述了一种仅开放腹股沟底受损部分的最小修复技术。然后,使用连续运行的缝线重建腹股沟底,并使用重叠层,有点类似于 Shouldice 方法。开放前补片修补已被许多中心提倡,并已成为作者治疗该疾病的首选方法。该修补的目标是提供横跨腹股沟后底和下直肌插入的支撑和稳定性。已越来越多地用于运动疝修补术,有几个中心报道了这种方法的优良结果。最

近,Lloyd 提倡采用腹腔镜后路补片修补术伴腹股沟韧带松解术。

1997 年,首次报道了腹腔镜下运动疝修补术,可通过经腹膜前(transabdominal preperitoneal,TAPP)或完全腹膜外(total extraperitoneal,TEP)入路完成。大多数报道采用了 TEP 入路,这也是作者首选的腹腔镜方法。手术方式与标准 TEP 腹股沟疝修补术基本相同。简言之,通过 2cm 脐下切口进入腹膜前,并在计划修复的一侧进入腹直肌后鞘。然后在直接腹腔镜可视化下,用气囊剥离器开发腹膜前间隙,从中间线沿着 Cooper 韧带向外侧切开该间隙,将损伤侧(或双侧损伤)的腹股沟后底全部剥离(图 102.6)。

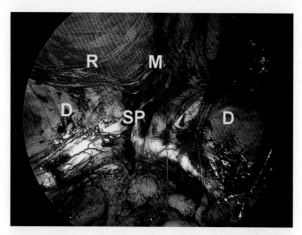

图 102.6　腹腔镜下腹股沟天花板解剖图

所示为中线(M)、后直肌(R)、直肌间隙(D)和耻骨联合(SP)。

在内环近端解剖腹膜 5～6cm,以防止将来发生间接疝。然后放置轻质补片覆盖整个腹股沟底和从中线向内环外侧延伸的远端直肌(图 102.7)。使用可吸收固定装置固定补片。

与开放入路一样,腹腔镜探查最常见的发现是腹股沟后底或直接间隙无力,但在一些运动员中可看到腹直肌嵌入处撕裂和(或)腹直肌变薄(图 102.8)。Wikiel 和 Eid 最近报道了腹腔镜手术在 40 名运动员中的发现,在 85% 的运动员中出现小的双侧间接缺陷。仅 1 例出现直疝,5 名运动员(12.5%)出现股疝。这些发现与其他中心的报道不一致;虽然其原因尚不清楚,但一种可能的解释是,业余运动员在他们的系列赛中所占的比例较高(72.5%)。

表 102.1 腹腔镜下运动性疝修补术的已发表的结果

作者	n	方法	恢复运动(%)	平均随访时间
Ingoldby	14	TAPP	93	—
Srinivasan	15	TEP	87	46 个月
Evans	287	TAPP	95	3~48 个月
Paajanen	41		95	48 个月
Kluin	14	TAPP 和 TEP	93	3 个月
Genitsaris	131	TAPP	99	60 个月
van Veen	55	TEP	91	3 个月
Ziprin	17	TAPP	94	23 周
Lloyd	48	TAPP+腹股沟韧带松解术	92	
Bernhardt	47	TAPP	?	?
Rossidis	54	TEP+内收肌固定	100	18 个月

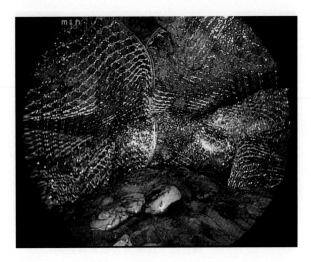

图 102.7 双侧无张力补片修补

腹股沟底破裂,完全腹膜外入路。补片在中线重叠,并用可吸收的黏性物固定。

作者对大多数患有运动疝性腹痛的运动员采用了开放入路。该手术在镇静的局部麻醉下进行,并通过标准腹股沟切口进行。腹外斜肌腱膜通常有明显的薄弱缺损(图 102.9),尽管这一发现在运动性腹股沟疼痛的病理生理学方面的重要性尚不清楚,但腹腔镜疝修补术并没有解决这一问题。采用无张力放置的轻质补片修复腹股沟底部。补片被展开,两端系以绳索并以 Lichtenstein 方式缝合到内环上方的腹股沟韧带上(图 102.10),这样补片就会均匀地铺平于腹膜上,而不是因为内环有病变。通过可吸收缝线将腹内斜肌腱膜缝合到腹股沟韧带上来覆盖补片,使精索不与补片直接接触。如果髂腹股沟神经部分嵌在

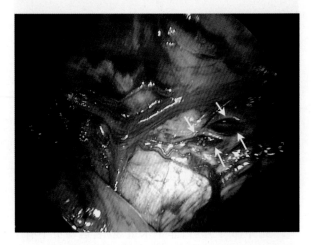

图 102.8 腹腔镜探查显示左侧远端腹直肌有小撕裂(箭)

腹外斜肌的缝隙中,或其位置可能与补片广泛接触,为防止术后神经痛,则可选择性切除该神经。

外科手术结果

Meyers 2008 年报道了最大规模的开放性一期疝修补数据。从 1986—2008 年,他对 5200 多名运动员进行了手术,约 95% 的患者成功恢复运动。Muschawek 描述了 128 名运动员采用最小修补手术的结果。83.7% 的运动员在 4 周时成功恢复运动,但长期结果未见报道。几个中心报道了开放性前路补片修复的经验,其中 90% 以上的人恢复了运动。Brown 等报道了 98 名职业或冠军水平的曲棍球运动员在 18 年中的结果。他们在腹外斜肌腱膜下放置聚四氟乙烯

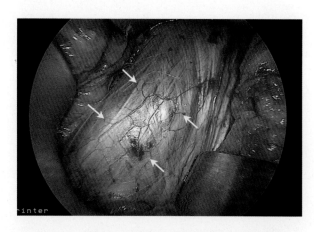

图 102.9　腹外斜肌腱膜缺损薄弱（箭），见开放修补

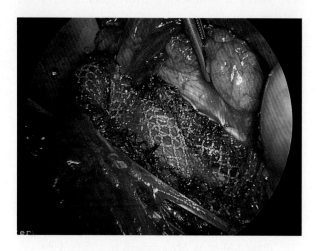

图 102.10　右腹股沟底开放补片修补术

（PTFE）补片，并切除所有病例的髂腹股沟神经。在 3 名运动员中观察到反复出现的症状或损伤，总体上，98 名运动员中有 97 名成功重返赛场。作者在过去 10 多年中对 200 多名运动员进行了运动疝修补术，87% 的病例采用了开放式无张力疝修补术。92% 的运动员恢复了充分的体育活动，平均随访时间间隔为 11.4 个月。表 102.1 列出了采用腹腔镜方法进行运动性疝修补术的经验和结果。在迄今为止唯一进行的腹腔镜和开放手术的比较研究中，Ingoldby 分析了 28 名运动员的结果。14 名运动员接受了开放修补术（3 例初次缝合修补术和 11 例 Lichtenstein 无张力补片修补术），14 名运动员通过腹腔镜（TAPP）完成。两组中均有高百分比的病例成功恢复运动，但腹腔镜方法与术后 4 周更快恢复活动相关（64.2% vs. 92.9%）。腹腔镜组中 2

名运动员出现神经痛症状，2 个月后症状消退。每组中各有 1 例复发。

报道中的大多数腹腔镜手术组中规模较小，其中包括 50 岁以下的患者，且来自欧洲中心。在迄今为止报道的最大的腹腔镜手术组中，Evans 报道了 287 名采用 TAPP 法行腹腔镜补片修补术的运动员的结果。值得注意的是，161 例（56%）患者接受了双侧修补，其中 31% 的患者对侧腹股沟无症状。无症状患者双侧修补的原因尚不清楚。在有数据可查的 192 例患者中，80% 在术后 3 周参加运动，90% 在术后 4 周参加运动。在长期随访中，有 8 例复发，需要再次行腹腔镜手术。对 131 例非手术治疗 2~8 个月失败的患者进行了 Genitsaris 手术。由于在对侧发现后壁缺损，所有病例均进行了双侧 TAPP 修复，尽管 33 例患者仅出现单侧症状。术后 3 周所有运动员均恢复运动，随访期间仅 1 例失败（0.76%）。

Rossidis 等对 54 名运动员进行了腹腔镜（TEP）修复联合内收腹肌肌腱切开术。大多数运动员参加了美式足球比赛，MRI 显示，26% 的运动员出现腹直肌剥离损伤伴长内收肌起点劳损。肌腱切开术是通过上内收肌上方和耻骨肌肌腱插入下方 1cm 处单独切开进行的。运动员遵循标准化康复方案，平均术后 24d 恢复运动。

Lloyd 采用了另一种腹腔镜方法，该方法假定韧带张力是疼痛的主要来源。在该手术中，进行腹腔镜 TAPP 手术，腹股沟韧带在其插入耻骨结节附近处向内侧松解。然后以标准方式用聚丙烯网加固该区域。在使用该技术的早期经验中，92% 接受该技术治疗的运动员在平均 28d 内成功恢复运动。在推荐该方法之前，需要进一步研究来确认其结果。

英国疝协会在 2014 年举行了一次共识会议，讨论了关于运动性疝的命名、诊断、影像学和治疗的几个问题。共识小组由仅行开放性手术、仅行腹腔镜手术和同时行两种手术的外科医师组成。关于应使用哪种手术方法的问题，对于应使用开放还是腹腔镜方法没有明确的共识。然而，腹腔镜修复术恢复活动和运动的速度略快，尽管尚未进行对照比较。需要强调的是，外科医师的专业知识通常是决定所进行修复类型的主要因素。

术后管理和恢复运动

体育治疗和术后康复是运动疝治疗和康复的重要组成部分。作者与一名专业运动教练合作开发了一种康复方案，该方案可用作所有运动员的康复模板。这种方法是一种逐步推进的方案，其中包括腹部核心强化及强调力量、灵活性及大腿肌肉组织和下肢的平衡。前 5d 包括相对休息和步行。然后开始一个结构化计划，包括更长时间的步行，依次进行轻度慢跑、固定自行车运动及核心和下半身锻炼。第 2 周时，或只要感觉舒适，即可开始瘢痕按摩和活动。鼓励运动员在 2～3 周开始低水平的运动专项活动（运球、滑冰、跑步或踢足球），并从那时起根据症状增加速度和强度。使用最小修复技术，Muschawek 报道了一种加速运动员恢复运动的途径，允许在 3～4d 恢复训练，并可以最早在手术后 3～4 周恢复参加比赛。无论采用何种方法，无张力补片也应允许根据舒适度进行早期训练和进展。在许多情况下，修补术通常是在赛事淡季进行的，通常采用更保守的复赛时间表。需要注意的是，对于有明显内收肌或其他相关损伤的运动员来说，恢复比赛可能需要更长时间。

（卢浩　译　李新星　校）

参考文献

[1] Minnich JM et al. *Am J Sports Med* 2011；39：1341-9.

[2] Ekstrand J et al. *Scand J Med Sci Sports* 1999；9：98-103.

[3] Pettersson R et al. *Br J Sp Med* 1993；27：251-4.

[4] Stuart MJ et al. *Am J Sports Med* 1995；23：458-61.

[5] Engebretson AH et al. *Am J Sports Med* 2010；38：2051-7.

[6] Tyler TF et al. *Amer J Sports Med* 2001；29：124-8.

[7] Meyers WC et al. *Ann Surg* 2008；248：656-65.

[8] Meyers WC et al. *Oper Tech Sports Med* 2007；15：165-77.

[9] Sheen AJ et al. *Br J Sports Med* 2014；48：1079-87.

[10] Zoga AC et al. *Radiology* 2008；247：797-807.

[11] Rubin DA. Imaging of athletic groin pain. In：Diduch DR et al. (eds.) *Sports Hernia and Athletic Pubalgia*，New York，NY：Springer；2014；87-105.

[12] Muschawek U et al. *Sports Health* 2010；2：216-21.

[13] Ekstrand J et al. *Eur J Sports Traumatol Rel Res* 2001；23：141-5.

[14] Pajannen H et al. *Surgery* 2011；150：99-107.

[15] Meyers W etal. *Am J Sports Med* 2000；28：2-8.

[16] Muschawek U et al. *Hernia* 2010；14：27-33.

[17] Simonet WT et al. *Int J Sports Med* 1995；126：126-8.

[18] Irshad K et al. *Surgery* 2001；130：759-66.

[19] Brown R et al. *Clin J Sports Med* 2008；2008：221-6.

[20] Brunt LM. Surgical treatment of sports hernia：Open mesh approach. In：Diduch D et al. (eds.) *Sports Hernia and Athletic Pubalgia：Diagnosis and Treatment*. New York，NY：Springer；2014：133-42.

[21] Lloyd DM et al. *Surg Laparosc Endosc Percutan Tech* 2008；18(4)：363-8.

[22] Azurin DJ et al. *J Laparoendosc Adv Surg Tech* 1997；7：7-12.

[23] Ingoldby C. *Br J Surg* 1997；84：213-5.

[24] Wikiel KJ et al. *Surg Endosc* 2015；29：1695-9.

[25] Brunt LM et al. My approach to athletic pubalgia. In：Byrd TW (ed.) *Operative Hip Arthroscopy*. 3rd ed. New York，NY：Springer；2013；55-65.

[26] Srinivasan A et al. *J Laparoendosc Adv Surg Tech* 2002；12(2)：101-6.

[27] Evans DS. *Ann R Coll Surg Engl* 2002；84：393-8.

[28] Paajanen HIS et al. *Surg Laparosc Endosc Percutan Tech* 2004；14：215-8.

[29] Kluin J et al. *Amer J Sports Med* 2004；32：944-9.

[30] Genitsaris M et al. *Am J Sports Med* 2004；32：1238-42.

[31] van Veen RN et al. *Surg Endosc* 2007；21：189-93.

[32] Ziprin P et al. *J Laparoendosc Adv Surg Tech* 2008；18：669-72.

[33] Bernhardt GA et al. *Surg Endosc* 2014；28：439-46.

[34] Rossidis G et al. *Surg Endosc* 2015；29：381-6.

[35] Brunt LM. Sports hernia. In：Jones DB (ed) *Masters Techniques in Hernia Surgery*. Lippincott，Wilkins，Williams；2013；219-29.

第 103 章

腹腔镜机器人

OMAR YUSEF KUDSI，ANTHONY GONZALEZ，ZACHARY MCCABE，AND ERNESTO DOMINGUEZ

简介

达芬奇在一张素描中展示了一个人形机器人的设计，这可能与他在《维特鲁威人》素描中著名的人体解剖学研究有关。达芬奇的想法激励了几个世纪以来的许多人，甚至医疗设备公司，因为目前的手术机器人是以他的名字命名的。目前，最常用的手术机器人遵循主从关系，由主刀医师在控制台进行完全控制。

在 20 世纪 90 年代，腹腔镜手术彻底改变了外科手术，并在普通外科中创建了一个新的分支，称为微创外科（minimally invasive surgery，MIS）。因此，它向全球的外科医师提出了挑战，要求他们掌握这项新技术来造福他们的患者。大约 10 年后，直觉公司能够在美国国防部资助的远程机器人手术早期工作的基础上，以及在国际商用机器公司（International Business Machines，IBM）、麻省理工学院（Massachusetts Institute of Technology，MIT）和斯坦福研究所（Stanford Research Institute，SRI）的技术基础上，开发出美国食品药物监督管理局（U. S. Food and Drug Administration，FDA）批准的机器人系统。从那以后，机器人技术继续在市场上发展，而且有其他公司准备进入这个领域。截至 2012 年底，全世界 2000 多家医院使用了 2500 多套达芬奇手术系统。直觉公司拥有 1000 多项专利的独家使用许可，占据了最大的市场份额。最近，伦理委员会宣布与谷歌进行新的合作，探索如何将计算机科学、先进成像和传感器的最新创新集成到新的机器人手术系统中。

腹腔镜机器人技术在普通外科手术中的应用

如前所述，机器人手术的发展是由美国国防部发起的。该机器人旨在帮助战场上严重受伤的士兵，避免死亡。第 1 个机器人平台是为开放式手术设计的；有 2 个大摄像头，而且没有聚焦在 MIS。

有远见的 Fred Moll（直觉外科公司）向世卫组织提出了机器人的假设，以解决腹腔镜手术中的局限性，如器械缺乏关节运动、精度不足及由于腹腔镜工具的长度导致的非直观运动。因此，为管理信息系统设计的新机器人平台遵循 3 个至今仍然存在的基本原则：①主/从、软件驱动系统，提供对一套 7 个自由度腹腔镜器械的直观控制；②以沉浸式格式显示的立体视觉系统；③由冗余传感器组成的系统结构，以在操作中提供最大的安全性。

1997 年 3 月，直觉外科在人体上测试了第 1 个模型，随后在 2000 年 7 月获得了 FDA 的批准。

标准的达芬奇系统

机器人系统由手术控制台、视觉车（塔）和机器人组成。控制台由双目三维（three-dimensional，3D）可视化系统、带衬垫的扶手和主控器组成。它也有踏板用于相机控制、重置主控制器和能源设备的使用。第 1 个机器人问世时只有 3 只机械臂，1 只用于相机，2 只用于机器人仪器。

在这个平台上注意到的局限性可以于需要在腹腔内一个以上象限进行手术的过程中看到,如结肠直肠手术。在第一代系统中,机械臂不能在床的周围自动调节,以允许外科医师进入腹腔的一个以上的象限——这需要在手术的各个阶段重新定位手术推车。

2002 年 12 月,发布了 4 臂标准版。这允许外科医师有一个额外的机械臂来缩回结构。这个额外的机械臂,像前 3 个一样,可以很容易地由外科医师在控制台上重新定位,这反过来减少了手术时间。

由于机器人的尺寸和重量,移动它既困难又耗时。为了解决这个问题,直觉公司发布了一个由机动患者推车和高效支架组成的 Si,以加快患者对接。随着第 4 臂的集成,部署更加快速,也不那么麻烦。

在需要多象限手术的情况下,机器人的作用非常有限。很多时候,这些复杂的外科手术(结肠直肠手术)需要开放手术与标准腹腔镜手术相结合。

达芬奇密码

达芬奇密码于 2009 年 2 月获得美国食品和药物管理局的批准。该模型包括双控制台功能,以支持手术期间的培训和协作。该装置的优点是器械臂更长,能够到达腹部的两个象限,而不需要重做机器人(图 103.1)。此外,捐赠机器人订书机、双极腕带式血管的发展及萤火虫技术[吲哚菁绿(indocyanine green,ICG)]的引入使该平台成为管理信息系统中最先进的平台。2011 年 12 月,达芬奇的单位点平台获得 FDA 批准进行单孔胆囊切除术。达芬奇系统的单站平台旨在提供管理信息系统所需的足够的三角测量。

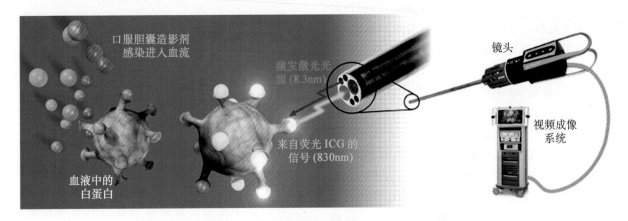

口服胆囊造影剂感染进入血流

激发激光光源 (8.3nm)

镜头

来自荧光 ICG 的信号 (830nm)

血液中的白蛋白

视频成像系统

图 103.1　双控制台允许两名外科医师同时共享对手术机器人的控制

达芬奇 Xi

随着机器人技术的不断发展,最近设计的达芬奇 Xi 平台能够将手术车放置在人体周围的任何位置,从而能够进入四个解剖象限。内镜可以安装在每个机械臂上,使外科医师更加灵活,它的仪器可以比以前的平台到达更远的地方,端口可以放置得更近,而不会影响三角测量或冲突。目前,单一网站平台尚未向市场发布,正在接受FDA 的批准。然而,一种新的单部位机器人手术的概念正在由直觉公司,达芬奇服务提供商同时开发。这个设计用于 Xi 的单站平台包括 4 个腕带式仪器(包括摄像头)。

先进的机械工具

荧光剂(吲哚菁绿)

目前,荧光术中胆管造影、肠道灌注评估和淋巴结标测采用的是荧光引导手术,采用的 ICG 活性染料剂量为(0.1～0.5)mg/kg(不应超过 2mg/kg)。广泛用于泌尿外科和妇科(图 103.2)。

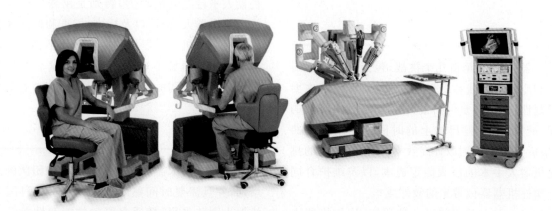

图 103.2　萤火虫技术能够发射接近红外光的激光，并能够使用控制台上的专用命令在白光和近红外 (NIR)光视图之间实时切换，从而使外科医师能够利用吲哚菁绿(ICG)染料进行荧光引导手术

血管封闭器

EndoWrist 血管封闭器是一种先进的双极仪器，用于凝结和分割直径高达 7mm 的血管。它灵活多变，可在非常有限的空间内工作，如前肠手术、减肥手术、脾切除术或直肠低位前切除术。

EndoWrist 机器人闭合器

由控制台完全控制的机器人闭合器具有智能夹钳技术，该技术向外科医师提供关于与机器人闭合器负载中的闭合器高度相比的待缝合组织厚度的反馈。如果闭合器上的传感器检测到组织对于所施加的载荷来说太厚，它将不会发射。

BK 医疗的先进机器人超声技术提供了一个弯曲的线性探针，并保证了一个独特的实时三维可视化的目标解剖。

临床

机器人手术在普通外科的各个分支中发挥着越来越大的作用，包括甲状腺切除术、结肠直肠切除术、减肥术和前肠切除术；以及实体器官切除术，如肾上腺切除术、肝胆管切除术、胰腺切除术和疝修补术。总的来说，给人的印象是，这项技术使外科医师能够为具有挑战性手术场景的患者提供微创方法，这些手术场景使得传统的腹腔镜手

术变得麻烦或不可能(图 103.3)。

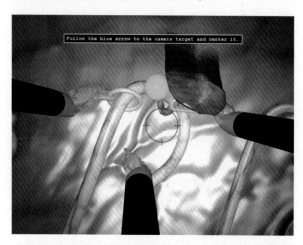

图 103.3　机器人模拟练习，以获得必要的机器人技能

随着机器人技术在其他专业领域的不断发展，普通外科医师和泌尿外科、妇产科医师术中的合作越来越多。

腹腔镜机器人技术在普通外科手术中的局限性

尽管机器人技术可以使外科医师克服腹腔镜手术的现有限制，扩大为患者提供的管理信息系统程序，但它也有一些局限性。机器人手术目前的主要限制与成本增加、手术时间延长和学习曲线有关。由于机器人手术一直在不断发展，这些限制应该不断改进。

费用

机器人技术面临几个挑战,包括陡峭的学习曲线和广泛的实践和培训。医师培训是一个主要的限制性步骤,需要付出很大的代价(远离实践的时间、模拟的时间、尸体上的时间、监考、学习曲线,最后是团队培训以提高效率)。也许最大的挑战是机器人手术的巨大固定成本,以及维护合同和一次性机器器械带来的额外成本。

Rosemurgy 等进行了一项研究,比较机器人与腹腔镜胆囊切除术的护理成本和报销。他们发现机器人胆囊切除术比腹腔镜胆囊切除术花费更长时间,费用更高(8182.57 美元)。然而,收入、折旧前收益、利息、税收和净收入不受方法的影响($P < 0.05$)。因此,各种方法的成本是相似的。其中一位作者(AMG)在他的机构中也有类似的发现,证明了腹腔镜胆囊切除术、单孔腹腔镜手术和单孔机器人手术的成本没有区别。

从我们的角度来看,为了比较手术时间、效率、成本和安全性,新的循证结论只能从涉及 Si 和 Xi 平台的研究中得出,以避免可能与过时的有限平台相关的混淆偏差。

目前,直觉外科公司垄断了机器人手术。外科界认为,随着更多的机器人公司进入市场,竞争将导致价格下降。到目前为止,还没有高水平的数据来分析随着时间推移的成本与减少并发症的成本之间的关系。

技术

机器人手术系统仍然被认为体积庞大,在手术室占据很大的空间。这也引起了对在手术室如何移动机器人的关注。控制台与患者床分开放置,这可能会中断术中团队通信,并延迟团队对紧急转换的响应。所以建议进行模拟应急转换。建议进行团队培训,以减少设置此类复杂技术的时间。

尽管存在增强的高分辨率 3D 成像,但机器人手术期间缺乏触觉反馈是一个明显的缺点。触觉反馈的丧失会影响对手术过程中施加的力的判断,如组织处理的顺应性、纹理或弹性。然而,由 Mucksavage 等进行的一项研究,比较了 3 种不同

机器人平台之间的握力,特别是泌尿外科手术中常用的机器人器械,以及标准、标准和标准平台之间的握力。机器人器械的握力往往小于在类似的开放式手术器械中观察到的握力,这表明机器人器械在处理脆弱的泌尿组织时总体上是安全的。

临床应用

机器人技术需要外科医师和手术团队的专门培训,并且需要时间熟练实践。对于外科医师和机器人团队来说,精通必要的技能和性能是一个陡峭的学习曲线。2015 年,美国大多数学术医疗中心没有提供机器人手术方面的正式培训,并且缺乏国家层面的此类研究资金(图 103.4)。总的来说,技术进步的速度比外科教育更快;因此,机器人培训存在很大的不足。

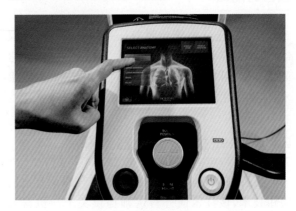

图 103.4　**通过激光指示器的机器人目标解剖结构,便于机械臂对接**

获得机器人变得越来越困难,医院缺乏标准化的认证委员会。外科医师获得机器人技术是最大的临床限制因素之一;这与可用的手术阻断时间、可用的手术团队和一天中的时间有关。

技术蓬勃发展将继续在普通外科领域创造更多的细分市场,并对普通外科医师提出了一个令人担忧的挑战,即通过参加为期 1～2d 的高级课程来掌握这种技术,而获得导师指导的机会很少。目前,通过社交媒体的封闭团体提供了一个很有前途的平台,可以与许多团体交流机器人技术知识,这些团体主办了数百场活跃的外科医师讨论会,并分享了普通外科和子专业机器人技术方面的经验(如全球机器人手术协作小组)。最后,机

器人普通外科领域的领导者必须主动记录他们的结果,公布他们的结果,并参与临床随机对照试验,为机器人在普通外科的临床有效性及其成本效益提供令人信服的数据。

远程手术和远程监护

随着外科技术的飞速发展,医疗保健的法律问题变得非常复杂。机器人外科手术和新兴外科技术在过去 10 年中发展迅速。也许我们面临的最大挑战是将法律应用于这一尖端技术,而这在法律颁布时可能还没有考虑到。远程手术对传统的医患关系模式提出了挑战,也给远程手术从业者带来了医疗事故的风险。远程手术需要尖端的技术,成本很高。虽然世界一流的医疗中心可能负担得起高昂的费用,但较小的社区医院可能负担不起。远程手术的潜力之一是能够向那些农村社区医院提供远程医疗和远程手术,从而允许专家进行外科咨询,而不需要承担旅行的费用和负担。为了实现这一目标,必须解决可扩展性和成本效益问题。

腹腔镜机器人技术的挑战

在机器人手术平台的改进、重量、体积、复杂性和成本的降低及临床应用的扩展方面存在技术挑战。其他挑战包括机器人手术、远程手术、远程监护、患者安全、健康保险便携性和责任法案(HIPAA)的法律责任方面的问题,以及报销和保险问题(图 103.5)。

腹腔镜机器人技术的未来

现有的手术机器人是有远见的个人和公司的成功创业故事。这是一个漫长旅程的开始,随着

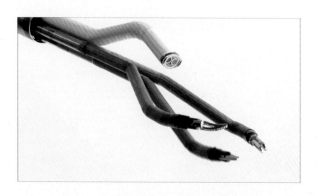

图 103.5　直观的未来机器人单端口技术

不同外科专业使用新平台的不断发展,这将改变外科领域。这反过来将为新技术打开大门,并扩大机器人学的视野,使其有望成为手术室的中央工作站。

作者认为 21 世纪是机器人手术的转折点,因为在我们的历史上,技术从未以如此快的速度进步过。这些机器人平台将继续发展,并最终成为外科技术的核心,这可能会显著改变外科手术的实践。

(卢浩　译　李新星　校)

参考文献

[1] Rosen J et al.（eds.）. *Surgical Robotics：Systems Applications and Visions*. New York, NY：Springer；2011.

[2] Watanabe G（ed.）. *Robotic Surgery*, Tokyo, Japan：Springer；2014.

[3] Kim KC（ed.）. *Robotics in General Surgery*. New York, NY：Springer；2014.

[4] Kroh M et al.（eds.）. *Essentials of Robotic Surgery*. Dordrecht, Switzerland：Springer；2015.

第十三篇

胸腔镜检查

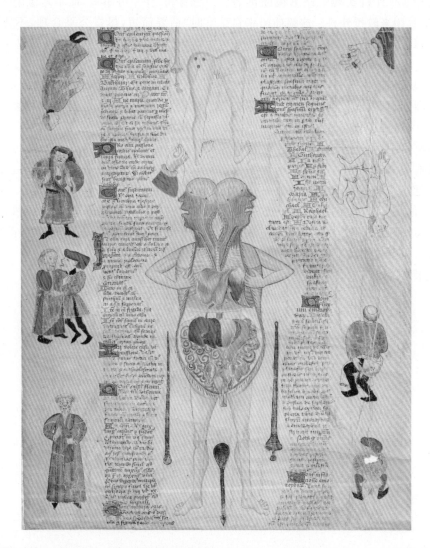

解剖图,出自 John Arderne 的《医学与外科手术》(*De Arte Phisicali et de Cirurgia*),1412 年。瑞典国家图书馆,斯德哥尔摩(艺术作品属于公共领域;图片由瑞典国家图书馆提供,MS X 118)

John Arderne(1307－1392)被称为"英国外科之父"。他出生于英格兰的纽瓦克,在法国获得了军事外科医师的经验,在那里火药首次被用于战斗中。1370 年左右,他搬到了伦敦,加入了军事外科医师协会,并开始撰写他的职业生涯。与大多数外科医师不同的是,他们是训练不足的理发师,只能做一些简单的手术,John Arderne 受到他的医师同事的尊重,他自豪地称自己是"医师中的外科医师"。他最有名的作品是 1370 年的 *Practica Chirurgiae*《外科实践》,该书被欧洲各地的中世纪医学院用来教授外科。这幅插图来自 Arderne 写在 1412 年羊皮纸卷上的一份题为 *De Arte Phisicali et de Cirurgia* 的手稿副本。

这里的尸体从臀部向上被分成两部分,反映了 15 世纪的外科医师缺乏解剖学知识。尸体上方拿着绳子的手指的是 Arderne 描述的程序之一——治疗肛瘘——这是马背上骑士的常见疾病,在这之前没有有效的补救措施。在把绳子绑在探针上后,他把它从皮肤的开口处穿过肛瘘传到直肠里。然后他切开整个瘘口,让它从里到外愈合。他为这个过程设计了新的工具,并用软膏和油来处理伤口,而不是用通常的、更具腐蚀性的材料。Arderne 声称,他的技术与今天的治疗方法有着共同的基本原则,其存活率为 50％,在当时是非常高的。

虽然手稿的文字主要是为了宣传和解释这项技术,但它也包含了一些评论和插图,以确立 Arderne 的地位和外科行业的地位。他警告他的读者——其他外科大师——他们不应该与理发师分享他的肛瘘技术,否则他们会因试图实施该技术而使患者陷入危险。书中还包括 Arderne 关于外科医师应如何对待患者的意见。例如,他们应该穿得"像个办事员,而不是像个吟游诗人";说话时"话要简短,尽量公平合理,不要说脏话";如果患者感到痛苦或不高兴,他们应该随时准备用安慰和道德故事来安抚他们。

Sara Oberg Stradal,"John of Arderne:英国外科之父",格拉斯哥大学图书馆,2012 年 9 月 25 日出版。

https://universityofglasgowlibrary. wordpress. com/2012/09/25/john-of-arderne-the-father-of-english-surgery/。

文本由 Mariann Smith 提供,布法罗大学雅各布斯医学和生物医学科学学院医学人文中心提供。

第104章

纵隔与食管的胸腔镜手术

NASSRENE Y. ELMADHUN AND MICHAEL KENT

简介

电视胸腔镜外科手术（video-assisted thoracoscopic surgery，VATS）及其应用在过去的几十年中不断发展。尽管它过去只用于胸膜和肺部疾病的外科手术治疗，但其用途已扩展至解决纵隔疾病。胸腔镜下纵隔手术的作用不再局限于纵隔疾病的诊断，还可以作为开放手术的可行替代方案。本章的重点是 VATS 在纵隔疾病中的应用。

纵隔的解剖传统上可分为前、中、后三个部分。前纵隔以胸骨为前界，心包为后界，从膈肌延伸至胸腔入口，包括了胸腺、无名静脉、主动脉弓的前面、胸腔内血管、胸腔内甲状腺及甲状旁腺等结构。中纵隔以前方的心包和后方的椎体为界，其结构包括了心脏、大血管、气管、肺门支气管、上腔静脉、膈神经、气管旁和隆突下淋巴结及食管。后纵隔从椎体表面向前方延伸至椎旁沟，包括交感神经链、肋间神经和血管、食管旁淋巴结、食管远端、胸降主动脉和胸导管近端等结构（图104.1）。在对有明确纵隔肿块的患者进行鉴别诊断时，解剖学上的区分非常重要（表104.1）。

胸腔镜下胸腺切除术

胸腺囊肿、胸腺增生或＜4cm且无局部侵犯证据的胸腺瘤患者可考虑行胸腔镜下胸腺切除术。除了胸腔镜外，还可通过机器人行胸腺切除术。胸腔镜下胸腺切除术有从左侧和右侧两种手术入路。左侧入路可最大限度地减少对上腔静脉的损伤，同时改善心膈角和主动脉肺窗的视野。

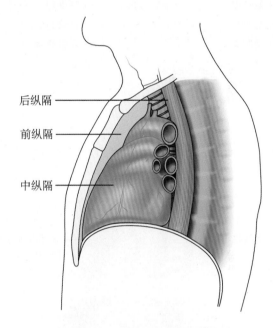

图 104.1　纵隔的各个组成部分

右侧入路有利于上腔静脉-无名静脉交界处的视野暴露，并且在更宽阔的右侧胸腔内可以提高器械的操作性（图104.2）。在本章中，我们拟介绍胸腺切除术的右侧入路。

手术步骤

患者双腔气管插管，左侧卧位于手术台上。沿着腋后线在肩胛角前方做一个10mm的观察孔。沿腋中线第3肋间隙和腋前线第6肋间隙增设2个5mm器械孔。抓起膈神经前方胸膜，沿右侧的膈神经前方朝向上腔静脉平行进入纵隔胸膜。随后从心包开始钝性解剖胸腺右下极。在左

表 104.1　基于解剖学分区的纵隔肿块鉴别诊断

前纵隔	中纵隔	后纵隔
胸腺	气道	神经源性
·胸腺瘤	·支气管源性	·神经纤维瘤
·胸腺囊肿	囊肿	·神经母细胞瘤
·胸腺增生	·气管囊肿	·嗜铬细胞瘤
·胸腺癌	·气管肿瘤	脊膜膨出
淋巴瘤	心包囊肿	胸导管囊肿
生殖细胞肿瘤	淋巴结病	结缔组织
甲状腺	·淋巴瘤	·血管平滑肌脂
甲状旁腺	·转移	肪瘤
血管	肠囊肿	食管
·血管瘤	血管畸形	·肠囊肿
结缔组织		·食管肿瘤
·脂肪瘤		·食管憩室
·脂肪肉瘤		血管
·纤维瘤		·动脉瘤
·纤维肉瘤		

Morgagni 疝（先天
性胸骨后膈疝）

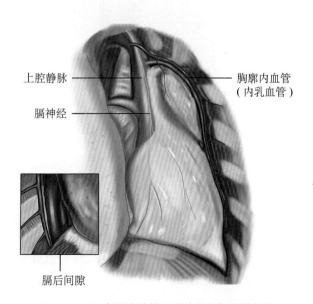

上腔静脉
膈神经
胸廓内血管
（内乳血管）
膈后间隙

图 104.2　经右侧胸腔镜入路的纵隔标志性视野

肺上方找到纵隔胸膜并切开。找到胸腺左极并从膈肌和心包剥离。沿无名静脉头侧的左侧膈神经的方向平行切开纵隔胸膜前方。

找到并离断引流至左无名静脉的胸腺属支（通常为 2 或 3 支）。从颈部向下解剖胸腺颈端。可离断右乳内静脉以利于显露。值得注意的是，外科医师应警惕，胸腺左上角偶尔会在左头臂静

脉后方经过。通过标本袋取出标本。胸腺床检查止血，术后留置 Blake 引流管行胸腔和纵隔引流。

神经源性肿瘤的电视胸腔镜外科手术切除

神经源性肿瘤通常出现在周围神经或交感神经节的椎旁沟中。成人中最常见的神经源性肿瘤是神经鞘瘤和神经纤维瘤，通常生长缓慢且为良性。术前影像检查是必要的，以排除肿瘤延伸至椎管内。部分肿瘤位于椎管或神经孔内的哑铃形肿瘤，需要进行神经外科椎板切除术和胸腔外侧入路的联合切除。

手术步骤

患者双腔气管插管，摆侧卧位。隔离同侧肺（译者注，即单肺通气）。观察孔置于后方，操作孔置于前方，另做 1 孔于前上方以牵拉肺部。一旦找到肿瘤，就切开胸膜和覆盖在肿瘤上的筋膜，并将其与肿瘤表面剥离。游离肿瘤与其附着的胸壁，显露出肿瘤底部与神经相连的蒂。仔细离断肿瘤血供，离断肿瘤蒂。将标本放置在取物袋中并取出。仔细检查术区是否有脑脊液漏的迹象。在手术结束时留置胸管。

电视胸腔镜胸交感神经切除术

交感神经切除术最常见的适应证是多汗症，累及手掌、足底和腋窝区域。非手术治疗失败的患者应被告知术后代偿性出汗的发生率很高。因此，如果患者存在躯干、腹股沟、臀部或大腿出汗，则术后代偿性出汗的风险会增加。胸交感神经切除术的其他适应证包括反射性交感神经营养不良，雷诺病和上肢缺血。

手术步骤

患者行双腔气管插管，半仰卧位于手术台。手臂呈直角，并翻至肩胛后方固定。隔离同侧肺，在腋前线第 3 和第 5 肋间做 2 个 5mm 孔。短暂

吹入 15mmHg 二氧化碳气体有助于迅速使肺萎陷。内镜镜头置于下孔。胸顶可见第 1 肋并据此辨认出第 2 肋。使用电凝钩切开肋骨上椎体外侧交感链上的胸膜。辨认出神经节后使用电凝钩将神经节内外侧离断。在交感神经链外侧 5cm 处进行解剖，以确保识别出任何异常的 Kuntz 神经束（译者注，即交通支）并切断。分离交感神经链的横断末端，以防止神经再生和症状复发。对于手掌多汗症，离断 T_2 和 T_3 水平。胸反射性交感神经营养不良则离断 $T_1 - T_3$ 平面。在对侧重复该流程。在手术结束正压通气使肺膨胀时，在其中 1 个切口以引流管排空残留的气胸。关闭切口，从最后 1 个切口取出引流管并进行最后的皮下缝合。术后立即进行胸片检查以确保肺完全扩张。

胸骨旁纵隔切开术

胸骨旁纵隔切开术是一种用于对第 5 组（主肺动脉窗）或第 6 组（主动脉弓前）前纵隔淋巴结进行活检的技术。无纵隔淋巴结受累的患者可直接进行手术切除。但淋巴结阳性的患者可能需要进行术前放、化疗。因此，对纵隔淋巴结的准确评估对于确定肺癌患者的适当治疗方法起着重要的作用。通过开放手术、VATS 或纵隔镜进行胸骨旁纵隔切开术可以去采样第 5 和第 6 组淋巴结。在这里，我们介绍胸骨旁纵隔镜下采样第 5、6 组淋巴结。

手术操作

患者平卧位于手术台上，手臂放在两侧。患者行单腔气管插管。手术经左侧或者右侧根据目标病变的术前影像学位置确定。在第 2 肋间隙做 3～4 cm 的切口（图 104.3）。通过胸大肌向下解剖。可从肋骨和胸骨分离去除肋软骨，但如果肋间隙显露充分则无必要。掠过外侧的壁层胸和内侧的胸腔内血管进入纵隔。对于左侧切口，通过胸骨旁纵隔切开术插入纵隔镜将可进入主肺动脉窗水平进行第 5、6 组淋巴结活检。对于右侧切口，纵隔镜将进入上腔静脉的侧面。钝性分离解剖组织并进行活检。手术结束时重新合拢胸肌层。关胸前通过正压通气使肺过度膨胀，以促进

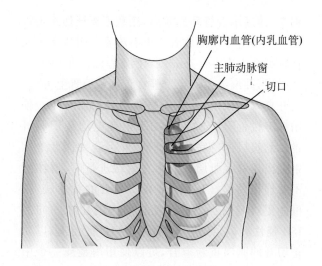

图 104.3　胸骨旁纵隔切开术的标志性入路
（From Sugarbaker DJ et al. Adult Chest Surg, 2nded. www. accesssurgery. com. Copyright © McGraw-Hill Education. All rights reserved. ）

气胸排空。

食管胸腔镜手术

食管肌层切开术

与腹腔镜方法不同，经胸入路食管肌层切开术的适应证包括：腹腔内粘连禁忌、同侧肺部病变需要手术、食管牵引型憩室的择期切除、需行食管近端肌层切开但无法通过经腹入路进行的情况。

麻醉注意事项/患者体位

术前患者应保持几天的流质饮食。患者轻度头高足低卧位后，迅速插管以最大限度地减少误吸的风险。双腔气管导管可用于隔离左肺。可能需使用内镜以排空食管内容物。留置鼻胃管，并将病人置于右侧卧位。

手术步骤

观察孔放置于腋中线第 6～8 肋间。1 个操作孔设于观察孔的前上方，以牵拉肺部，另外 2 个操作孔放置于腋后线下方。额外的操作孔可以放置在肋膈角处，能使膈肌下移以显露食管裂孔。离断下肺韧带以显露食管。切开覆盖食管的纵隔

胸膜，使远端食管环周游离，注意不要损伤迷走神经。环绕食管周围放置 1 个引流管或引流条。在食管裂孔上方 5～7cm 处，下肺静脉水平纵向切开肌层，并继续向下穿过膈食管韧带至胃上方处。切开食管纵肌层，并深至显露出环形肌纤维。使用剪刀锐性分离或者低功率电钩电灼环形肌纤维。黏膜层保持完好，肌层切开后会特征性地从中突出。食管肌层切开术在远端进行时，要注意不要损伤黏膜，因为食管-胃交界处的黏膜较薄，可能更难与肌层分离。抓住肌肉的切缘并向后 180°钝性剥离，将黏膜从肌肉层中广泛游离，以防止切开的肌肉重新愈合，可以使用内镜或一个中等大小的探条来帮助这种解剖。用温盐水填充胸腔后用空气轻轻地扩张食管来进行泄漏试验，以检测黏膜是否穿孔。如果黏膜穿孔，可以主要用可吸收缝线做简单的间断式缝合缺损，然后用部分胃底折叠或肋间肌皮瓣覆盖修复的缺损。术后留置胸管。

胃肠道间质瘤/食管平滑肌瘤的切除

平滑肌瘤约占所有食管黏膜下肿瘤的 2/3，其余 1/3 包括胃肠道间质瘤（gastrointestinal stromal tumor，GIST）、平滑肌肉瘤、脂肪瘤、纤维瘤、神经纤维瘤、神经鞘瘤、颗粒细胞瘤、血管球瘤和类癌。起源于固有肌层的肿瘤包括平滑肌瘤、GIST 和平滑肌肉瘤。黏膜下病变切除的指征包括持续的症状、体积增大和需要进行组织诊断。一般来说，通过开胸、VATS 或内镜切除进行的病变摘除术为外科干预的首选。传统上食管中、上段病变从右胸入路，食管远端第 3 段病变从左胸入路。然而，通过先进的微创技术，食管远端的 1/3 也可以经右胸 VATS 入路。

手术步骤

患者双腔气管插管，行上消化道内镜确认肿瘤位置。患者摆左侧卧位。术者站在患者后方，助手站在前方。在腋中线第 8 肋间做观察孔。在腋前线第 4 肋间做 5mm 切口用来牵拉肺部。在腋后线后方的第 8 或第 9 肋间做 1 个 5mm 孔用于使用能量设备。在肩胛角后方再做 1 个 5mm 孔也用来行牵拉作用。对于远端食管肿瘤，通过缝合膈肌中心腱并经胸壁拉出缝线，将膈肌向下牵拉。离断下肺韧带，此时可使用内镜或 54-Fr 的探条来帮助识别病灶。解剖覆盖食管的胸膜，使得食管环周游离以显露肿瘤。如有需要可在食管周围放置引流管用于标示肿瘤。在肿瘤位置纵行切开肌层。识别和保护迷走神经干很重要。在肿块、食管肌层和黏膜下层之间形成一个平面。如果术前内镜活检发现存在炎症或黏膜损伤，解剖则会很困难。摘除肿瘤，如有必要可以在肿瘤中缝线以作牵引，避免解剖过程中对肿瘤进行钳夹。将标本放在标本袋中取出。然后仔细检查食管有无任何黏膜损伤。将食管浸入水下并充气来进行泄漏测试。如果确定存在黏膜损伤，则首先对其进行修补。使用间断缝合法修补纵行肌层切口。关闭各切口并在手术结束前留置胸管。如果担心术后可能出现食管瘘，可以沿食管放置引流管，并保留至患者能够接受常规饮食。

（张偲昂　译　孙光远　校）

第 105 章

胸腔镜下肺叶切除术

ALESSANDRO BRUNELLI AND TIM BATCHELOR

简介

胸腔镜在 100 多年前最初被运用于主要由肺结核引起的胸腔积液的治疗。随着有效的抗分枝杆菌药物出现,结核病的管理策略发生了变化,胸腔镜的应用逐渐消失。直到 20 世纪 70－80 年代,纤维光学技术的引入才使人们对微创胸外科技术和电视胸腔镜外科手术(video-assisted thoracic surgery,VATS)重新产生了兴趣。

肺叶切除加纵隔淋巴结清扫仍然是早期肺癌手术治疗的标准。传统上这是通过开胸手术实现的,但在 1991 年第 1 次施行了胸腔镜下肺叶切除术。在接下来的 10 年中,许多外科医师改进了安全切除肺叶所需的技术。该技术的应用受到一些因素的限制,包括对肿瘤预后的担忧、对胸腔镜下肺叶切除术和现有技术的难度感知。从现有证据来看,胸腔镜下肺叶切除术在早期肺癌的治疗方面并不逊色。此外,成像和缝合技术的重大改进促进了胸腔镜下肺叶切除术在世界范围内的应用。

首先描述两种不同的胸腔镜下肺叶切除术。Walker 提倡采用后路手术方法,模拟后外侧开胸手术时的视野。而 McKenna 普及了一种前路手术,该手术入路与传统的胸外科手术大相径庭。随着时间的推移,前路手术成为占主导地位的手术方法。现在的变体包括 McKenna 最初描述的四孔法、哥本哈根团队普及的三孔法、两孔法,或者最近的单孔法。各法之间似无优劣之分。

对胸腔镜下肺叶切除术在肺癌中的观察性研究表明,其效果优于开放性手术。

- 疼痛更少及更好的生活质量。
- 更少的并发症。
- 更短的住院天数。
- 完成辅助化疗的可能性更高。
- 改善长期生存。

文献中存在相当大的选择和发表偏倚,许多回顾性研究是由高绩效的手术中心中的高绩效外科医师发表的。这导致一些人提出疑问,认为胸腔镜下肺叶切除术的益处是否来自于外科医师的技能,而不是手术方法。虽然一些前瞻性研究没有显示出长期疼痛或生活质量的差异,但第 1 个大型随机对照试验的发表似乎证实了胸腔镜方法的优越性。

现在一些国际指南推荐胸腔镜下肺叶切除术作为早期肺癌的首选方法。电视胸腔镜手术已被标准化,必须包括以下内容。

- 不波及肋骨。
- 切口长度 4～8cm。
- 1～3 个额外操作孔。
- 通过电视影像来引导切除过程。
- 独立完成肺门的解剖或切除。
- 标准淋巴结采样或清扫。

适应证

根据最近共识,胸腔镜下肺叶切除术适用于＜7cm 的肿瘤和 N0/N1 疾病。若胸壁受累为禁忌证,肿瘤侵犯肺门结构则为相对禁忌。然而,在经验丰富的手术中心,既往胸膜手术史、存在巨大淋巴结、支气管内病变、心包侵犯、膈肌侵犯、胸壁侵犯或新辅助治疗已经成为相对而非绝对的禁忌证。

虽然手术患者的选择遵循公认的国际指南，但目前的算法是基于经行开放性手术的患者。经观察胸腔镜下肺叶切除术后发病率降低，其原因可能是胸腔镜对胸壁力学的影响较小，而且全身炎症反应不明显。这种影响在肺功能受损的患者中更为明显。随着证据基数的扩大，有可能对目前的手术可行功能的标准进行修订以囊括较高风险的患者。

手术技术：一般原则

体位及麻醉

将患者置于侧卧位，手术侧朝上。使用对侧双腔气管插管和单肺通气来隔离术侧肺，尽管可使用支气管封堵器。最近有报道称，自主呼吸不插管技术可实现良好的肺隔离，但其安全性尚待检验。

对于一个标准手术室的设置，手术台两侧均应放置有显示器。一台面向术者、一台面向洗手护士（图 105.1）。使用 30°的电视胸腔镜，因为30°的范围可在胸腔内提供一个优越和更灵活的视野。

腔镜穿刺孔位置

最广泛使用的入路是前路法，在这种入路中，可以看到肺门结构并可从前到后对其进行解剖。首先在第 4 或第 5 肋间的背阔肌前方做 1 个 4～5cm 的前路操作切口。使用柔软的塑料切口保护器可以帮助手术显露、允许使用吸引器、最大限度地减少组织和肋间神经的损伤，并防止肿瘤播种。

初步检查对于识别意外的病灶、粘连和确定膈肌水平很重要。在此阶段，要另外建立 1～2 个穿刺孔（图 105.2）。在两孔法中，第 2 个 1.5cm 的穿刺孔位于第 7 肋间水平的下后侧，正对肩胛下角线的前方。在处理中上叶时镜头通常放在第 1 个操作切口上，而对于下叶镜头则通常放在第 2 个穿刺孔中。

在三孔法中，在与第 2 孔相同肋间，但更靠

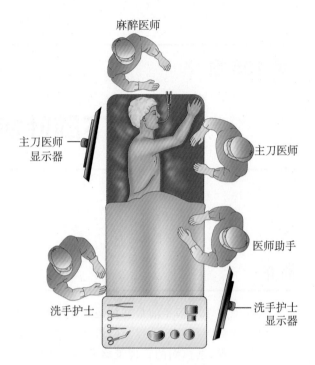

图 105.1　手术室设置

患者呈侧卧位，主刀和医师助手面向患者腹侧，洗手护士面向患者背侧。

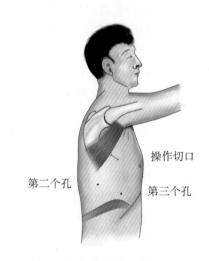

图 105.2　胸腔镜下肺叶切除术穿刺孔位置

在第 4 或第 5 肋间的背阔肌前方做 1 个操作切口。第 2 孔位于第 7 肋间正对肩胛下角线的前方。第 3 个孔可与第 2 孔在同一肋间，并与操作切口处与同一条线。

前且与操作切口同一垂线处建立第 3 孔（在手术期间将作为观察孔）。这第三孔位于膈顶水平、肺门的前方，并且使镜头能够沿斜裂方向进行观察。

肺门的解剖

首先使用单极电钩或能量设备离断下肺韧带以显露下肺静脉。分离胸膜反射和膈神经后方覆盖着的纵隔脂肪，以显露前部肺门结构。这样除了肺动脉的起源之外，还可以辨认出肺静脉(图 105.3)。

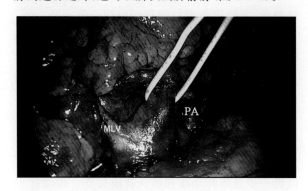

图 105.3　前路胸腔镜下右肺上叶切除术，右肺门视图

引流上叶的静脉被圈套后，其后方可见肺动脉(pulmonary artery，PA)紧邻。中叶静脉(middle lobe vein，MLV)汇入上叶静脉形成上肺静脉。

辨认肺叶门各部分，将其解剖游离，并从前到后依次离断。对于每个肺叶的解剖学切除，通常首先离断肺静脉，显露出后面的结构。例如，在右肺上叶切除术中，接下来要离断的结构是肺动脉干，其次是肺动脉后升支，然后是右上叶支气管。

离断每个管状肺门结构(静脉、动脉或支气管)的原则是相同的。要将它们从每一侧的周围组织中游离出来，形成一个"入口"和一个"出口"。这使得器械可以安全地从后方通过(图 105.4)。可以在周围放置一个硅胶圈，以方便放置切割闭合器，最后将其钉闭离断。

肺裂的分离

前方入路的优点是"无肺裂"技术，即通过切割闭合器分离不完全的肺裂，而不破坏脏层胸膜。肺裂通常是在离断所有肺门结构后作为肺叶切除术的最后一步再进行分离("后肺裂"技术)，这种方法最大限度地减少了脏胸膜和肺实质的损伤，防止肺漏气。随后将肺叶装入标本袋从操作孔取出。纵隔淋巴结清扫切除术后，要进行冲洗及灌

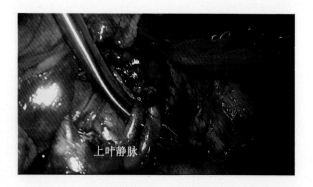

图 105.4　离断右上叶肺动脉分支

上叶静脉已被钉闭离断，显露下方的肺动脉及其最早的分支。动脉分支已被游离，准备离断。

水试验是否漏气。可以留置区域麻醉导管(通常是椎旁或肋间导管)，肋间神经阻滞也可以作为补充。在手术结束时，通过下孔放置 1 根 24～28Fr 的胸管并导向胸顶。

手术技术:具体肺叶

右肺上叶切除术

将肺向后牵拉，分开纵隔胸膜和脂肪，确定上叶和中叶静脉的分叉处。明确上叶静脉后将其解剖游离。从下孔插入内镜用切割闭合器，钉砧置于上肺静脉后方后钉闭离断。这一操作后可以显露下方的肺动脉。以类似的方式，从离断前支开始解剖游离上叶的肺动脉。离断后升支动脉有时需要首先完全打开水平裂以便更好地进入。从操作切口置入切割闭合器，将钳口放在水平裂两侧，并将钉砧置于肺动脉上方，从而完全打开水平裂。离断肺动脉分支后显露出右主支气管，上叶支气管和中间支气管起始部。游离上叶支气管，这可能涉及其前方和上方淋巴结的游离。由于后方没有血管结构，因此可以安全地将器械通过支气管后方。然后支气管作为最后一个需要离断的肺门结构，使用切割闭合器将其离断(图 105.5)。完全打开水平裂和后侧斜裂后移除肺叶。

右肺中叶切除术

将肺向后牵拉，分开纵隔胸膜和脂肪，钝性解

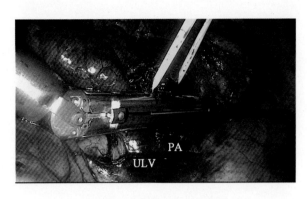

图 105.5　离断右上叶支气管

肺动脉（arterial branches，PA）和上叶静脉（upper lobe vein，ULV）已被离断。剩余最后的肺门结构即右上叶支气管。支气管被圈套后置入切割闭合器，准备离断。

剖分离，确定上叶和中叶静脉的分叉处及下肺静脉。明确中叶静脉后将其解剖游离，从下孔插入切割闭合器后离断中叶静脉，显露下面的右中叶支气管。游离中叶支气管后可以看到其与下叶支气管的交界处。此时应注意紧靠其后方的叶间肺动脉的情况。钉闭离断中叶支气管。在此阶段可以打开不完全的前份斜裂。离断支气管后显露出叶间肺动脉。显露中叶动脉后使用切割闭合器离断。最后打开水平裂，移除肺叶。

左肺上叶切除术

将肺向后牵拉，确认各个肺静脉，在辨认解剖时应格外谨慎，因为静脉共干是一种众所周知的变异。从肺动脉干上方解剖游离上叶静脉，经下孔使用器械套扎并以切割闭合器离断。离断后显露出支气管，为了更好地解剖支气管并且防止肺动脉各分支的损伤，要对任何在支气管上方和尖前支动脉之间的淋巴结进行清扫。随后就可以从操作切口或是下孔单独显露并使用切割闭合器离断肺动脉干的尖前支。

现在可以通过从下孔伸入器械可以更容易地完成支气管剥离。随后同样经下孔使用切割闭合器将其离断。然而必须注意识别界定上叶和下叶支气管之间的二级隆突，以防止整个左主支气管被错误地套扎和离断，这是左上叶切除术的另一个公认的并发症。

离断支气管后显露出斜裂里的叶间肺动脉。

经下孔使用切割闭合器离断所有剩余的动脉分支（尖支、后支和舌叶）。最后同法离断斜裂并移除肺叶。

下叶切除术

将肺牵向头侧，离断下肺韧带。解剖游离下肺静脉，并经操作切口使用切割闭合器离断。

接着将下叶牵向头侧显露支气管，在邻近的肺动脉旁解剖游离支气管。此时要注意辨认中叶支气管起始部的位置（对于右肺下叶切除术），确保其没有被意外包括到接下来的吻合钉面中。

此时，经操作切口使用切割闭合器离断下叶支气管。另外，可以通过将切割闭合器头部放在先前显露的肺动脉上来打开斜裂的前部，这样可以进一步显露肺动脉和辨认背段分支。肺动脉干（包括背段）通常是经下孔使用器械对其进行周围剥离。对血管进行圈套有助于切割闭合器的放置进而离断供应下叶血供的整个动脉干。有时候，分开离断基底干动脉和背段动脉更为容易。

最后打开斜裂移除肺叶。如果离断肺动脉之前未离断支气管，则可在打开斜裂的同时离断支气管。

淋巴结清扫

进行系统性纵隔淋巴结清扫以确保足以进行分期。通过内镜吸引器、能量设备或电灼器械实现钝性和锐性解剖的结合。长而弯的胸腔镜抓钳如 D'Amico 淋巴结钳（Scanlan）可以有助于显露或钳抓淋巴结。

在奇静脉的上、下方平行于上腔静脉处切开纵隔胸膜以进入右气管旁区域（2R 和 4R 组）。从气管支气管夹角开始向上解剖，整块切除包含淋巴结的脂肪组织。

将肺向前牵拉，并切开平行于中间支气管至奇静脉水平的后纵隔胸膜以进入右侧的隆突下和食管旁区域（7 和 8 组）。显露隆突下间隙，将所有 7、8 组淋巴结包括周围的脂肪组织整块切除，从而显露气管分叉和左主支气管。

从左侧进入隆突下间隙相对困难一些。可以采用与右侧相似的方法进行处理，尤其是在进行下叶切除术的情况下,因为这样可以更好地显露肺门后。从左主支气管的后面可以追溯到隆突下间隙。或者也可以从前面进入隆突下间隙。确定左主支气管位置,将其与上肺静脉(或上叶切除后的静脉残端)和心包后面间隙松解开,向近端继续进行解剖,直至看到第 7 组淋巴结。第 8 组淋巴结也可以同时进行清扫。在左侧切开覆盖着的纵隔胸膜后,可以相对容易地从主肺动脉窗和主动脉弓旁(第 5 和第 6 组)对淋巴结进行整块切除。应注意避免损伤喉返神经和膈神经。下肺韧带淋巴结(第 9 组)很容易切除,通常在最初解剖肺门分离下肺韧带时切除。

未来方向

　　胸腔镜下肺叶切除术的肿瘤学效果似乎与肺癌的开放手术相当,且不良反应更少。关于具体的胸腔镜手术入路仍有很多争论,但没有证据表明哪一种方式能带来更好的效果。机器人辅助胸腔手术(robotic-assisted thoracic surgery,RATS)显示出一些前景,但对患者来说似乎也没有比传统胸腔镜手术带来更明显的优势。然而,RATS 可能会让更多的患者接受微创手术,因为在胸腔镜手术方面有困难的外科医师更容易去接受机器人手术。

(张偲昂　译　孙光远　校)

参考文献

［1］ Jacobaeus HC. *München Med Wchenschr* 1910;57:2090-2.

［2］ Roviaro G et al. *Surg Laparosc Endosc* 1992;2:244-7.

［3］ Yan TD et al. *J Clin Oncol* 2009;27:2553-62.

［4］ Walker WS et al. *J Thorac Cardiovasc Surg* 1993;106:1111-7.

［5］ McKenna RJ Jr. *J Thorac Cardiovas Surg* 1994;107:879-82.

［6］ McKenna RJ Jr. et al. *Ann Thorac Surg* 2006;81:421-5.

［7］ Hansen HJ et al. *Surg Endosc* 2011;25:1263-9.

［8］ Gonzalez-Rivas D et al. *Ann Thorac Surg* 2013;95:426-32.

［9］ Perna V et al. *Eur J Cardiothorac Surg* 2016;50:411-5.

［10］ Handy JR Jr. et al. *Eur J Cardiothorac Surg* 2010;37:451-5.

［11］ Villamizar NR et al. *J Thorac Cardiovasc Surg* 2009;138:419-25.

［12］ Paul S et al. *J Thorac Cardiovasc Surg* 2010;139:366-78.

［13］ Cao C et al. *Interact Cardiovasc Thorac Surg* 2013;16:244-9.

［14］ Paul S et al. *Eur J Cardiothorac Surg* 2013;43:813.

［15］ Nwogu CE et al. ; Alliance for Clinical Trials in Oncology. *Ann Thorac Surg* 2015;99:399-405.

［16］ Falcoz P-E et al. *Eur J Cardiothoracic Surg* 2016;49:602-9.

［17］ Whitson BA et al. *Ann Thorac Surg* 2008;86:2008-16.

［18］ Petersen RP et al. *Ann Thorac Surg* 2007;83:1245-50.

［19］ Taioli E et al. *Eur J Cardiothorac Surg* 2013;44:591-7.

［20］ Cheng AM et al. *J Natl Compr Canc Netw* 2015;13:166-70.

［21］ Rizk NP et al. *Ann Thorac Surg* 2014;98:1160-6.

［22］ Bendixen M et al. *Lancet Onc* 2016;17:836-44.

［23］ Howington JA et al. *Chest* 2013,143(5 Suppl):e278S-313S.

［24］ Yan TD et al. *Eur J Cardiothorac Surg* 2014;45:633-9.

［25］ Brunelli A et al. *Chest* 2013,143(5 Suppl):e166S-90S.

［26］ Craig SR et al. *Eur J Cardiothorac Surg* 2001;20:455-63.

［27］ Berry MF et al. *Ann Thorac Surg* 2010;89:1044-51.

［28］ Ceppa DP et al. *Ann Surg* 2012;256:487-93.

［29］ Jeon JH et al. *Eur J Cardiothorac Surg* 2014;45:640-5.

［30］ Burt BM et al. *J Thorac Cardiovasc Surg* 2014;148:19-28.

［31］ Deng HY et al. *Interact Cardiovasc Thorac Surg* 2016;23:31-40.

［32］ Bao F et al. *J Thorac Dis* 2016;8:1798-803.

第十四篇

其他微创腹腔/腹膜手术

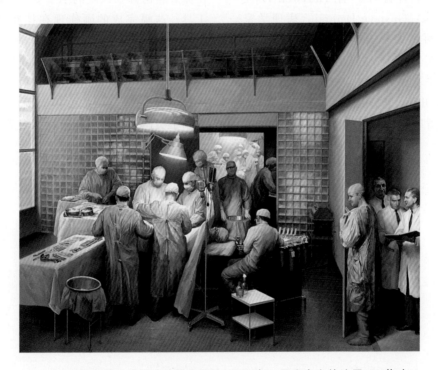

Joel M. Babb,第一次成功的器官移植,1996 年。亚麻布上的油画,70 英寸 × 88 英寸。沃伦解剖博物馆医学史中心,哈佛医学院 Francis A. Countway 医学图书馆,剑桥,MA(图片来源:哈佛医学院 Francis A. Countway 医学图书馆)

1954 年末，23 岁的 Richard Herrick 从海岸警卫队退伍后回到了他的家乡波士顿，打算与他的家人重新联系，包括他的双胞胎兄弟 Ronald。然而，他们的快乐团聚将是短暂的。到达后不久，Richard 就被诊断出患有肾疾病，在当时这种疾病往往是致命的。幸运的是，附近的彼得-本特-布里格姆医院和哈佛大学医学院的几位年轻医师和科学家正在开发移植健康肾的方法，以取代衰竭的器官，他们正在寻找一对双胞胎来接受第一次手术。在确定 Herrick 兄弟为合适的对象后，由整形外科医师 Joseph E. Murray 领导的团队，包括 John Merrill（肾病学家）、J. Hartwell Harrison（泌尿科医师）、Gustave Dammin（病理学家）和哈佛大学外科主席 Francis D. Moore，于 1954 年 12 月 23 日在 Ronald 和罗纳德身上成功进行了首次肾移植手术。Moore 医师随后开创了抗排斥药物的使用，并于 1962 年完成了第 1 例来自非亲属尸体捐赠者的移植手术。他在器官移植方面

的工作为他赢得了 1990 年的诺贝尔生理学或医学奖。

20 世纪 90 年代中期，艺术家 Joel Babb 受邀参加了这项重大手术的三位医师的委托，以纪念第一次成功的人体器官移植。手术的主题对艺术家来说也特别重要，因为他在童年时曾接受过一次心脏手术，这被证明是一次成型的经历。根据历史照片和对外科医师的采访，Babb 重建了这一事件的细节，甚至包括分隔两个患者的砖墙上的光线模式。他的构图来自外科医师提供的草图和他自己拍摄的手术中使用的工具的照片，其中一位原外科医师在医院的手术室里为他摆放了这些工具。这幅完成的画作现在挂在哈佛医学院的 Countway 图书馆，与艺术家 Robert Hinckley 的作品相对应，该作品说明了 1846 年在哈佛大学的以太穹顶中首次使用乙醚。后来，在 2015 年，Babb 又在 Brigham 妇女医院为参与的外科医师绘制了美国首次成功的全脸移植手术。

第106章

机器人技术在泌尿外科微创手术中的应用

OSTAP DOVIRAK AND ANDREW A. WAGNER

机器人手术的历史

美国食品和药物管理局（FDA）于 2000 年首次批准将达芬奇机器人用于腹腔镜手术，随后于 2001 年批准将其用于前列腺根治性切除术，并于 2005 年批准用于其他泌尿外科和妇科手术。从那时起，几乎每种腹腔镜手术都有使用机器人辅助的报道。

目前用于微创手术的达芬奇机器人手术系统是一种主从机器人。机器人不能自主进行手术，而是在外科医师（主控）的直接控制下进行操作。主刀医师通过控制台控制机器人，与机器人或患者没有直接的身体接触。主刀医师通过控制台的手指控制器来操作机械臂（摄像头和手术器械），相应的动作命令由控制台的计算机处理后发送到床边机械臂系统，后者做出相应的动作。

机器人的优势

手术机器人非常适合用于微创重建手术，它克服了传统腹腔镜手术的一些缺点。例如，机器人的镜头安装在机械臂上并由控制台控制，这样就解放了一名扶镜者，并解决了扶镜者缺乏经验和镜头晃动等问题。此外，达芬奇系统将两个单独的镜头整合到一起，拥有高达 10 倍的放大倍率，为术者提供了高清 3D 视野。

与普通腹腔镜相比，手术机器人的"手腕"可以提供额外活动自由度，从而具有更高的可操作性。机器人还能够过滤掉细微的震颤，使解剖更精确，并且主刀医师可以根据需要进行不同的动作缩放。

机器人在泌尿外科的应用

与普通腹腔镜手术相比，机器人手术的优势非常明显。其不仅可以提升外科医师的舒适度，还可以提高手术精确度，缩短缝合和打结的时间，提高吻合和器官重建的速度。泌尿外科医师在使用机器人系统辅助手术方面处于领先地位，尤其在泌尿系统重建手术中运用最多，如前列腺根治性切除术、肾部分切除术、肾盂成形术和输尿管再植术等。而对于根治性肾切除术和肾上腺切除术等纯粹的切除手术，对视野和灵活性并没有很高的要求，仍然建议使用普通腹腔镜。

前列腺手术

机器人辅助腹腔镜前列腺癌根治术

前列腺癌约占男性癌症的 1/3，传统开放式根治性前列腺切除术（open radical prostatectomy，OP）出现出血、阳痿和尿失禁等并发症率较高，这促使人们对手术技术进行改进。

根治性前列腺切除术通过切除前列腺和精囊来治疗局限性前列腺癌，手术包括尿道和膀胱颈的分离、直肠前壁与前列腺的分离及尿道的重建，手术难度较大。最初的腹腔镜前列腺切除术由约翰霍普金斯大学于 1991 年报道，但是由于其手术时间长，并发症多等缺点并没有得到推广。Guillonneau 和 Vallancien 在 20 世纪 90 年代后期改进了该技术,在熟练掌握腹腔镜技术的前提下,可以保证手术的顺利完成。但由于学习曲线过长,特别是腹腔镜下吻合膀胱尿道的难度较大,纯腹腔镜前列腺切除术并没有成为常规手术。2002年,Menon发表了他在机器人辅助前列腺切除术方面的经验,展示了机器人技术相较于传统开放手术的优势。尽管缺乏开放手术和机器人手术之间的随机对照研究,但3D视野和腕式机械臂的优势让机器人辅助腹腔镜前列腺切除术(robot-assisted laparoscopic prostatectomy,RALP)成为前列腺癌的首选手术方法。无论是患者还是手术医师都偏好由机器人系统辅助进行的前列腺切除术,目前美国4/5的前列腺切除术是通过机器人辅助系统完成的。

手术结果

RALP在术中失血量和术后住院时间上较OP有着明显的优势。由于气腹状态下腹内压升高,RALP术中失血量和输血风险显著降低。一项前瞻性研究发现,OP术中平均出血量为910ml,而RALP只有153ml。在OP组中有67%的患者接受了输血而RALP组中没有患者接受输血。与开放手术相比,RALP患者的住院时间更短,超过95%的患者在术后第1天出院。但两种手术方法术后患者疼痛情况相似,疼痛评分几乎相同,对吗啡等镇痛药的需求也相似。

RALP(10.6%)的并发症发生率比OP(15.8%)低。然而,外科医师使用机器人有相当长的学习曲线。一般而言,为了获得与开放手术相当的结果,外科医师需要进行8~200例手术,同时专家认为手术质量在有数百例经验之后仍有提高的空间。随着RALP的推广,其并发症发生率、手术切缘阳性率和生活质量指标也趋于改善。

肿瘤学结果

根治性前列腺切除术的目标按重要性排序是控制癌症、维持尿控、保留勃起功能和减少围术期并发症。

开放手术和机器人手术在肿瘤控制方面结果相似。切缘阳性率通常被用作根治性前列腺切除术后癌症控制的指标。多项研究表明,OP和RALP手术切缘阳性率相近。例如,Tewari等报

道总体手术切缘阳性率相似,OP为24.2%,RALP为16.2%。在更晚期的pT3癌症中,OP 42.6%和RALP 37.2%的手术切缘阳性率没有显著差异。对于PSA升高(生化复发)的风险,Badani等在一个大样本研究中报道了接受RALP 84%的5年无生化复发生存率。这和Sloan Kettering癌症中心报道的OP后82%的5年无生化生存率接近。

功能保护结果

在根治性前列腺切除术中,尿道内括约肌和勃起功能相关神经血管束都会受到损伤,因此最常见的术后并发症是尿失禁和勃起功能障碍。一般认为,OP和RALP术后尿失禁发生率相似。将OP和RALP术后尿控良好定义为术后12个月时每天使用0~1个尿垫,则这两种手术术后尿控率超过90%。年龄匹配分层的统计数据表明,机器人手术在保留勃起功能方面更有优势,但是尚缺乏可靠的前瞻性研究证实这一点。有学者报道,手术后24个月后83.8%接受RALP的患者和47.5%接受OP的患者的勃起功能可以完成性生活。另一组病例统计报告则显示两组分别为RALP 70.0%、OP 62.8%,结果没有统计学差异。OP和RALP都是很精细的手术,其中外括约肌、神经血管束、前列腺包膜和膀胱颈的解剖结构和毗邻关系经常使手术医师在切除肿瘤和保持相邻结构的连续性上左右为难。正因如此,精细的解剖和正确的决策才能最好地保护功能。对此类手术而言,手术医师的经验和接受的培训可能比手术方法更加重要,患者术后的生活质量往往会随着手术医师经验和完成手术例数的增加而改善。

单纯机器人前列腺切除术

内镜检查技术的进步使泌尿科医师能够利用各种经尿道方法来治疗良性前列腺增生(benign prostatic hyperplasia,BPH)。然而,处理>80g的大腺体仍然是单纯前列腺切除术的指征之一,去除前列腺移行带,保留前列腺的外周区。Mariano等在2002年首先报道了腹腔镜单纯前列腺切除术(laparoscopic simple prostatectomy,LSP)。接

着大量研究表明 LSP 的效果与手术金标准——开放单纯前列腺切除术(open simple prostatectomy,OSP) 相当。2008 年,Sotelo 等证实了机器人单纯前列腺切除术(robotic simple prostatectomy,RSP) 的可行性,与开放式方法相比,机器人手术显示效果好、出血量少,因而得到了推广。

研究表明,与开放单纯前列腺切除术相比,微创(minimally invasive,MI) 方法对单纯前列腺切除术后的最大尿流改善和国际前列腺症状评分(international prostate symptom Score,IPSS) 的改善相似。此外,MI 手术后住院时间短、失血量少和导尿管放置时间短等优点也支持将其作为 BPH 的安全治疗方案。

肾手术

机器人辅助肾切除术

与开放手术相比,腹腔镜肾手术的优势相当明显,许多中心已经证明腹腔镜肾手术住院时间更短、失血量更少、麻醉药使用量更少且恢复正常活动更快。欧洲泌尿外科协会建议对不适合保留肾单位的 cT2 肾肿瘤患者进行腹腔镜根治性肾切除术,其与开腹肾切除术(open nephrectomy,ON) 相比并发症发生率更低。

然而,由于根治性肾切除术是一种切除性手术,机器人技术的优势(提高体内缝合和重建的能力)对其并没有很大帮助。机器人根治性肾切除术(robotic radical nephrectomy,RRN) 最初于 2001 年报道,但未能证明其优于传统腹腔镜方法。一些外科医师主张将机器人辅助腹腔镜根治性肾切除术作为一种训练,为其他更具挑战性的上尿路手术打基础。与大多数机器人辅助手术一样,RRN 主要的缺点是成本较高。与 LN 相比,RRN 没有改善患者并发症发生率,但是其总费用增加了 11 267 美元,住院费用增加了 4565 美元。在有 RRN 优于 LN 的明确证据之前,LN 仍然是肾癌根治性切除术的金标准。

最近机器人技术在根治性肾切除术中的应用涉及肾静脉和腔静脉癌栓的复杂病例。已经有小样本的研究报道了癌栓切除和腔静脉重建术。在非常有经验的机器人外科医师手中,这种方法很可能会变得更加普遍。

肾部分切除术

近年来,CT、MRI 的普及增加了直径<4cm 肾肿瘤的发现比例。开放性保留肾单位手术(开放部分肾切除术)为患者提供了良好的长期局部癌症控制和肾功能保护。腹腔镜肾部分切除术(laparoscopic partial nephrectomy,LPN) 能够进行肿瘤切除和重建,但由于体内缝合难度较大,LPN 通常热缺血时间较长,并且学习曲线很长。有研究报道同一手术团队 LPN 的热缺血时间为 30.7min,而 OPN 为 20.1min。与开放手术相比,LPN 组患者术中并发症较高 (1.8% vs. 1.0%),同时,LPN 二次手术的概率比 OPN 升高 3.05 倍。由于上述问题,有一定经验的手术医师可以使用机器人辅助技术以提高肾脏重建的效果。

围术期结果

肾部分切除术指标包括失血量、热缺血时间和并发症发生率。机器人肾部分切除术(RPN) 有着比腹腔镜手术更短的热缺血时间。RPN 的平均热缺血时间从为 14.5~35.3min,比 LPN 快 1.1~9.5min。而腹腔镜和机器人肾部分切除术的并发症发生率、失血量、住院时间、转为开放手术比率以及手术时间均相似。很少有研究比较开放和机器人肾部分切除术的手术结果。开放手术和 LPN 的比较结果表明,LPN 需要更长的缺血时间和更长的学习曲线。LPN 和开放手术并发症发生率相似,LPN 的漏尿率略高,术后出血比例更高。有荟萃分析显示,开放肾部分切除术的出血率为 3.2%,而 LPN 为 5%,开放手术的尿漏率为 3.9%,而 LPN 为 4.2%。这些结果并不适用于初学者,需要有超过 200 个 LPN 的手术经验,术后并发症发生率才能显著降低。

肿瘤学结果

经验丰富的医师可以在 RPN 术后获得出色的肿瘤学控制。有报道 RPN 术的肿瘤切缘阳性率可以低至 2.7%,与大样本 LPN 病例报道相似。3 年和 5 年的无癌生存率也与开放和腹腔镜肾部分切除术相当。当然仍需要长期随访数据来评估其术后肿瘤学特性。

功能结果

肾手术后的恢复可分为围术期结果、亚急性恢复及之后恢复到基线的功能状态。无论是机器人辅助还是普通腹腔镜,平均住院时间为 2~5d。与 LPN 相比,开放手术恢复时间更长、术后镇痛药需求量更大、住院时间更长。近期,Kim 等对术后生活质量和总恢复时间进行了研究,根据问卷调查结果,即使采用微创的方法,也要术后 4~8 周的时间才能完全恢复。使用肌酐和肾小球滤过率来衡量术后肾功能情况,结果表明各种手术方式没有明显的差别。

膀胱手术

机器人根治性全膀胱切除术

2015 年,美国因膀胱癌死亡约 74 000 人,占美国所有癌症死亡人数的 2.7%。经尿道切除术是浅表膀胱肿瘤的主要治疗方法,但肌肉浸润性肿瘤(pT2 或更高级别)常需要接受根治性膀胱切除术。开放性根治性膀胱切除术(open radical cystectomy,ORC)并进行尿流改道一直是浸润性膀胱癌手术的金标准。然而,随着泌尿外科医师在前列腺切除术中使用微创方法的经验越来越丰富,腹腔镜和机器人辅助根治性膀胱切除术(robotic-assisted radical cystectomy,RARC)的使用越来越多。RARC 作为微创手术,有失血量少、视野清晰和术后疼痛小等优势。

手术结果

根治性膀胱切除术是一种复杂的手术,并且常在患有多种并发症的老年患者群体中进行。因此,围术期容易出现各种并发症。多项前瞻性研究表明,RARC 并发症发生率与 ORC 相似。例如,一项比较开放性膀胱切除术与机器人膀胱切除术的前瞻性随机对照研究发现,在 90d 的随访中,RARC 组的并发症发生率(Clavien Ⅱ～Ⅴ级)

为 62%,ORC 组为 66%。在 Ishii 等的荟萃分析中,ORC 和 RARC 的总体并发症发生率没有统计学差异。然而 ORC 组中发生的高级别并发症(Clavien Ⅲ～Ⅳ)的数量明显更多。ORC 组患者的死亡率为 2.2%,而 RARC 组的死亡率为 0.35%。理论上,完全在体内进行尿流改道并且最大限度地减少尿流改道时对肠道的操作,可以降低并发症发生率。

一些中心开始收集有关这种手术方法的数据,然而,目前的数据显示,与常规的体外尿流改道相比,这种方法似乎没有明显的优势。国际机器人膀胱切除术联盟的结果表明,体内尿流改道与体外相比,总体并发症相似,但胃肠道并发症明显减少。尽管微创和开放性膀胱切除术之间的并发症发生率相似,但使用机器人在手术失血量、住院时间上有一定优势。另一方面,机器人方法需要更长的手术时间和更高的住院费用。因此,需要进一步完善手术方法,减少术后并发症,提高治疗效果。另外,在开展 RARC 之前,必须要有丰富的机器人手术经验。

肿瘤学结果

很少有研究评估比较 ORC 与 RARC 的长期癌症控制结果。克利夫兰和南加州大学研究发现,微创膀胱切除术后 12 年的肿瘤学结果与 ORC 相似。切缘阳性率和淋巴结阳性率可用作癌症手术效果的指标,两项随机对照试验表明,开放手术和机器人手术的切缘阳性率(约 5%)及盆腔淋巴结阳性率相似。切缘状态被认为与肿瘤病理分期相关。在 RARC 中,pT2 切缘阳性率为 1.5%,pT3 为 8.8%,pT4 为 39%,均与 ORC 已报道的晚期浸润性膀胱癌的手术切缘阳性率相似。

总结

在所有外科医师中,泌尿外科医师历来在机器人辅助技术方面拥有最多的经验。机器人前列腺切除术在经过适当训练后可以常规开展。机器人肾部分切除术正在成为标准手术方法,而带有尿流改道的机器人膀胱切除术目前不是手术金标准,但随着经验的积累,其应用可能会超过开放手术。机器人手术的优点包括减少失血、提高显示效果、减少围术期并发症发生率。机器人手术并发症和开放手术相似。或许最重要的是,机器人手术的结果在很大程度上取决于外科医师接受的训练和手术经验。

(鲍一　译　王军凯　校)

参考文献

［1］　da Vinci Surgery. www. davincisurgery. com.

［2］　Schuessler WW et al. *Urology* 1997,50(6):854-7.

［3］　Frota R et al. *Int Braz J Urol* 2008,34(3):259-69.

［4］　Finkelstein J et al. *Rev Urol* 2010,12(1):35-43.

［5］　Parsons JK. *Urology* 2008,72(2):412-6.

［6］　Tewari A et al. *BJU Int* 2003,92(3):205-10.

［7］　Webster TM et al. *J Urol* 2005,174(3):912-4.

［8］　Davis JW et al. *J Endourol* 2014,28(5):560.

［9］　Tewari A et al. *Eur Urol* 2012,62(1):1.

［10］　Badani KK et al. *Cancer* 2007,110(9):1951-8.

［11］　Kim W et al. *Eur Urol* 2011,60(3):413-9.

［12］　Krambeck AE et al. *BJU Int* 2009,103(4):448-53.

［13］　Mariano MB et al. *J Urol* 2002,167(6):2528-9.

［14］　Sotelo R et al. *J Urol* 2008,179(2):513-5.

［15］　Lucca I et al. *World J Urol* 2015,33(4):563.

［16］　Kavoussi LR et al. *Urology* 1993,42(5):603.

［17］　Clayman RV et al. *J Urol* 1991,146(2):278.

［18］　Dunn MD et al. *J Urol* 2000,164(4):1153-9.

［19］　Ljungberg B et al. *Eur Urol* 2015,67:913-24.

［20］　Guillonneau B et al. *J Urol* 2001,166(1):200-1.

［21］　Asimakopoulos AD et al. *BMC Urol* 2014;14:75.

［22］　Yang DY et al. *J Urol* 2014,192(3):671-6.

［23］　Gill IS et al. *J Urol* 2015,194(4):929.

［24］　Hock LM et al. *J Urol* 2002,167(1):57-60.

［25］　Fergany AF et al. *J Urol* 2000,163(2):442-5.

［26］　Herr HW. *J Urol* 1999,161(1):33-5.

［27］　Gill IS et al. *J Urol* 2007,178(1):41-6.

［28］　Stifelman MD et al. *J Soc Laparoendosc Surg* 2005,9(1):83-6.

［29］　Aboumarzouk OM et al. *Eur Urol* 2012,62(6):1023.

［30］　Benway BM et al. *J Urol* 2009,182(3):866-73.

［31］　Porpiglia F et al. *Eur Urol* 2008,53(4):732-43.

［32］　Benway BM et al. *Eur Urol* 2010,57(5):815-20.

［33］　Khalifeh A et al. *Eur Urol* 2013,64(5):744-50.

［34］　Norton EC et al. *JAMA* 2012,307(15):1629-35.

［35］　Kim SB et al. *Urology* 2012,79(6):1268-73.

［36］　Aron M et al. *BJU Int* 2008,102(1):86-92.

［37］　National Cancer Institute, Surveillance, Epidemiology, and End Results Program. Cancer Stat Facts: Bladder Cancer. http://seer. cancer. gov/statfacts/html/urinb. html

［38］　Galich A et al. *J Soc Laparoendosc Surg* 2006,10(2):145-50.

［39］　Ishii H et al. *J Endourol* 2014,28(10):1215-23.

［40］　Bochner BH et al. *Eur Urol* 2015,67(6):1042-50.

［41］　Challacombe BJ et al. *Eur Urol* 2011,60(4):767-75.

［42］　Ahmed K et al. *Eur Urol* 2014,65(2):340-7.

［43］　Leow JJ et al. *Eur Urol* 2014,66(3):569-76.

［44］　Snow-Lisy DC et al. *Eur Urol* 2014,65(1):193.

［45］　Parekh DJ et al. *J Urol* 2013,189(2):474-9.

［46］　Hellenthal NJ et al. *J Urol* 2010,184(1):87-91.

第 107 章

腹腔镜下肾癌根治性切除术

AARON LAY AND JEFFREY A. CADEDDU

简介

2014 年美国约有 63 920 例肾癌和肾盂癌新增患者,其中大部分是肾细胞癌(renal cell carcinomas,RCC)。1963 年首次报道了根治性肾切除术来治疗 RCC,在过去 20 年中,保留肾单位的手术已成为治疗 ≤4 cm 的局限性肾肿瘤的标准疗法。但是,对于较大的肿瘤和伴随转移的进展期肾癌,根治性肾切除术仍是治疗的金标准。

1991 年,Clayman 等报道了首例腹腔镜肾切除术。随着技术的进步和经验的增加,外科医师现在能够在腹腔镜下切除 >10cm 的肿瘤和伴有肾静脉癌栓的肿瘤。在进行手术之前,需要根据患者情况和肿瘤特征做好充分的准备。由于操作空间有限,腹腔镜方法对肿瘤极大(>15cm)的患者来说可能比较困难,而肾静脉癌栓延伸到下腔静脉的患者应采用开放手术以更好地控制大血管。此外,既往有同侧肾手术史、腹腔内手术史和广泛肾周炎症的患者可能会增加中转开放手术的风险。术前需要仔细检查 CT 或 MRI 影像以确定肾血管有无变异。对于未累及肾上腺的上极肿瘤或转移性肿瘤,手术时可以保留该侧肾上腺。腹腔镜根治性肾切除术可以通过经腹腔或后腹腔入路进行,也可以运用手辅助技术。本章只描述经腹腔入路。

患者体位和套管位置

全身麻醉后,患者取 30°改良侧卧位,患侧向上。留置胃管与导尿管。髋部位于手术台的弯曲处,手术台弯曲约 30°,以扩大肋缘和髂嵴之间的空间。将患侧手臂放在患者腹侧并固定,下方加软垫。下方腿微弯,两腿间放枕头。所有潜在的压力点都用软垫保护,必要时放置腋窝卷以防止臂丛神经损伤。

然后用宽胶带覆盖胸部、臀部和腿部,将患者固定在手术台上。在铺巾之前旋转手术床并确保患者安全固定。手术消毒区域是从乳头到耻骨,从椎旁肌到对侧腹直肌。手术医师和扶镜者面向患者的腹部,而洗手护士和其他助手则位于患者的背部。

在脐或锁骨中线靠近肋缘处做切口,插入气腹针,向腹腔内充气至压力为 15mmHg。通常,3 个通道足以完成此手术。对于右侧病例,可能需要额外的通道放置肝牵开器。对于较大的肿瘤,可以在侧面放置 1 个额外的通道套管,用于上极和肾门的显露和分离。

脐周的通道使用 12mm 套管,置入腹腔镜摄像头。可以使用光学套管以便放置套管时用摄像头进行观察。然后将患者朝手术医师方向旋转至侧卧位。第 2 个 12mm 套管放在同侧锁骨中线靠近第 1 个套管尾部。

然后将第 3 个 12mm 套管放置在肋缘正下方、平剑突和脐之间的 1/3 处。对于右侧病例,在剑突下方放置 1 个 3mm 或 5mm 的套管,用于放置肝脏牵开器(图 107.1a)。对于肥胖患者,通道可以横向和向上移动,以确保器械可以到达手术区域完成手术(图 107.1b)。

手术步骤

显露后腹腔

用 5mm 无损伤钳协助显露,用电剪刀切开

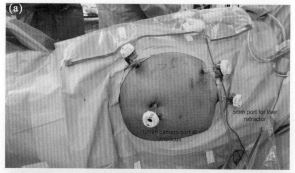

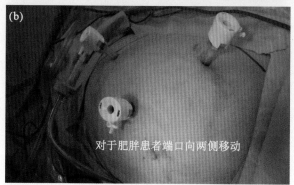

对于肥胖患者端口向两侧移动

图 107.1　（a）右侧腹腔镜肾切除术的通道套管定位，
（b）肥胖患者左侧腹腔镜肾切除术的端口定
位，端口横向移动

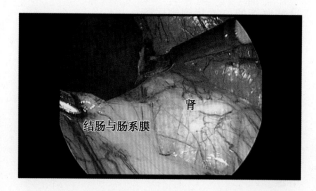

图 107.2　结肠倒向内侧以显露 Gerota 筋膜和后腹腔
　　注意肠系膜脂肪的不同颜色，这有助于寻找正确的
解剖平面。

损伤。右肾切除时注意盲肠后阑尾以避免损伤。此外，避免打开肠系膜形成窗口，防止内部疝的产生。

辨别性腺静脉和输尿管

在肠道和肠系膜倒向内侧后，很容易找到性腺静脉。然后在性腺血管的外侧切开 Gerota 筋膜，将性腺血管拉向内侧并尽可能保留。这样有助于识别腹膜后脂肪内的输尿管（图 107.3）。通常，输尿管位于性腺静脉的外侧和后方。然后将输尿管与腹膜后脂肪一起向侧面牵开。此时不切断输尿管以帮助显露和解剖肾门。

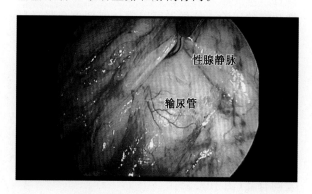

图 107.3　腹膜后输尿管的识别，通常位于性腺静脉的外
　　侧和后方

如果输尿管难以寻及，则需要对后腹腔进行系统探查，从大血管开始横向探查。输尿管的位置可能在比较居中的位置。使用无损伤钳抓住腹膜后脂肪以观察输尿管蠕动，也可以在输尿管穿

同侧 Toldt 线。将结肠和肠系膜翻向内侧以显露 Gerota 筋膜和后腹腔（图 107.2）。在右侧，需要打开从髂总动脉到肝曲平面的 Toldt 线，并且有时需要分开肝的右三角韧带和前冠状韧带以使肝与肾分开。然后通过剑突下套管放置 1 个 3mm 或 5mm 的抓钳，将肝的边缘抬离后腹膜，并轻轻固定在腹壁上。

处理结肠时，用无损伤钳夹住腹膜和肠系膜脂肪，轻轻牵拉。结肠肠系膜脂肪偏黄，可以以此区分 Gerota 筋膜和腹膜后脂肪（图 107.2）。小血管可以用电剪刀切断并止血。该解剖平面通常是无血管的，可以使用钝头吸引器一起进行钝性分离。然后将十二指肠推向内侧，直到看到下腔静脉。

对于左侧根治性肾切除术，从左侧髂总动脉水平切开 Toldt 线至脾曲。左侧手术不需要牵开器，但需要通过分离脾肾韧带和脾膈韧带，将脾推向内侧以显露左肾上极。结肠和肠系膜应推向内侧至主动脉前方。

在肠道附近小心使用电灼以避免肠道受到热

过髂血管的位置找到输尿管。

然后向输尿管与腹膜后脂肪内侧和后方分离,直到遇到腰大肌筋膜。Gerota 筋膜和腰大肌筋膜之间的平面通常是无血管区,可以用吸引器直接进行钝性分离(图 107.4)。为了使肾充分抬起,应切开肾上极周围的腹膜和 Gerota 筋膜。当肾从腰大肌筋膜上游离时用电钩小心分开中间组织,并朝肾门方向推进,直到遇到肾静脉的下缘。

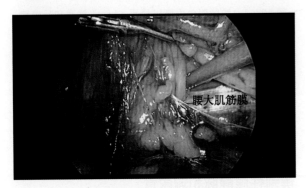

图 107.4 进行钝性解剖以识别腰大肌筋膜,然后将其从 Gerota 筋膜的表面分离

分离肾门

分离解剖肾门是这个手术中最重要也是最危险的步骤。根据我们的经验,用血管吻合器可以将肾门整体安全切割开,尚未发现会增加形成动静脉瘘的风险。这样做可以避免解剖单个肾动脉和静脉以最大限度地降低血管意外损伤的风险。切开并仔细解剖位于肾门上方的 Gerota 筋膜,以排除上极副肾动脉的存在。技术操作要点是确保肾门的上缘安全地包含在血管吻合器吻合范围以内。通过横向和向上牵拉肾有助于显露肾门。10mm 血管 GIA 吻合器从下方套管置入,其钳口在没有阻力的情况下推进到肾门并关闭,然后击发吻合器(图 107.5)。

如果肿瘤较大,可以在观察孔水平位置放置1 个 5mm 套管,帮助将肾拎起以显露肾门,这个通道还可以用于解剖肾上极。

分离上极和侧方组织

肾门离断后应完成上极分离。如前所述,如

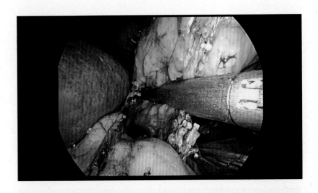

图 107.5 整体离断肾门,确保肾门的上缘完全在血管吻合器吻合范围以内

果肾上腺没有被肾上极肿瘤或转移性肿瘤侵犯,应保留同侧肾上腺。紧贴肾上腺外侧进行分离以在肾上极周围留下尽可能多的肾周脂肪。对于左侧病例,需要保留肾上腺静脉。这支静脉从肾静脉分支出来,要注意不要将其置于血管闭合器中。

然后转向尾部和侧面的剩余组织。用 2 个夹子闭合输尿管,在夹子之间切断输尿管,并将肾下端的腹膜脂肪横向切断。将肾向内侧牵拉,分离剩余的外侧组织以完成根治性肾切除术。

标本游离后将其移至肝或脾上方或放入骨盆,以便检查肾窝是否有出血。降低气腹压至5mmHg 并观察手术视野。观察肾门、肾上腺床和其他可能出血部位有无出血。

标本取出并缝合切口

可以使用 15mm 腹腔镜标本袋取出根治性肾切除手术标本。将经脐通道套管移除并进行扩张,然后将该标本袋装置直接穿过皮肤,并护大脐周切口取出标本。若患者较为肥胖,该装置可以通过下方通道置入并通过延长该切口取出。

首先抓住标本并将其放置在脾或肝上方,将标本袋置入腹部并展开,将标本放入袋中(图107.6)。拉动束带使标本袋在直视下关闭,以确保没有肠道被卡住。

然后在直视下移除各个套管,做 1 个 4～6cm 的脐周切口以提取标本。打开筋膜并通过拉动绳索提取标本,轻轻牵引使袋子穿过切口。根据需要延长切口避免过度用力撕裂标本袋。对于恶性肿瘤,不要将标本切碎。逐层缝合关闭切口。

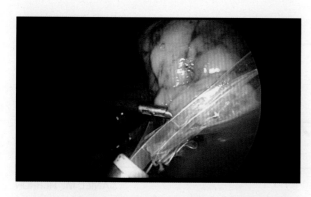

图 107.6　利用重力将肾装入标本袋中。袋子应在直视下收紧以确保标本在袋子里并且不会夹住肠子

术后管理和并发症

术后一般可以用适量静脉麻醉药来控制疼痛,并在手术后开始清流质饮食。鼓励患者早期下地活动,术后第一天拔除导尿管。然后根据肠胃功能恢复情况逐步恢复饮食。术后不需要使用抗生素。大多数患者可以在术后第一天或第二天出院。

腹腔镜根治性肾切除术可能的并发症已有较多报道。大宗病例报道的并发症发生率约为10%。与通道相关的并发症包括切口疝、腹壁血肿、血管损伤或器官损伤。虽然这些情况很少见,但手术团队应准备好因血管损伤或其他器官损伤而紧急转为开放手术。必须为每台手术准备 1 套含有血管器械和血管夹的开放手术器械。

术后并发症包括切口感染、切口疝、长期肠梗阻、肺炎、肺栓塞和房颤等。患者术中体位不当可能导致感觉异常和臂神经丛麻痹,应通过尽量减少压力点并正确固定和填充患者来避免。

(鲍一　译　王军凯　校)

参考文献

[1] Siegel R et al. *CA Cancer J Clin* 2014,64(1):9-29.
[2] Robson CJ. *J Urol* 1963;89:37-42.
[3] Zini L et al. *Cancer* 2009,115(7):1465-71.
[4] Clayman R et al. *J Urol* 1991,146(2):278-82.
[5] Chung JH et al. *J Laparoendosc Adv Surg Tech* 2013,23(6):489-94.
[6] Cadeddu JA et al. *Urology* 1998,52(5):773-7.

第108章

腹腔镜供肾切除术

DANIEL M. HERRON

简介

腹腔镜供肾切除术在 20 世纪 90 年代末逐渐普及。微创方法取肾可以减少供肾者的顾虑,可能增加捐赠者的数量。腹腔镜供肾切除术已成为大多数移植中心活体肾捐赠的首选手术方式。我们机构自 1996 年以来一直在开展腹腔镜供肾切除术。

腹腔镜供肾切除术要严格控制并发症发生。在我们小组的前 500 例病例中,平均手术时间为 3.5h,中转开放率为 1.8%,移植肾即刻存活率为 97.5%。最常见的并发症是出血,发生率在这组病例中为 5.4%。我们发现,手术效果与手术医师的经验相关:在最初的 150 例手术后,手术时间减少了 87min,并且随着外科医师经验的增加,整体并发症发生率逐渐降低。

术前评估

供肾者必须经过专业的多学科团队的严格评估。这样的团队在不同的机构组成不尽相同,但他们通常包括移植护士、社会工作者、内科医师或肾病学医师等。血管成像通常用于评估动脉和静脉解剖变异,并可能决定从左侧还是右侧取肾,辅助确定手术入路。虽然我们的团队最初对所有供体使用计算机断层扫描(computed tomography,CT)血管造影,但我们现在更喜欢磁共振血管造影,因为它避免了辐射暴露并可以降低造影剂引起的肾毒性。

左右侧的选择

对于肾血管没有解剖变异的供体,即双侧单支肾动静脉,通常首选左肾,因为其肾静脉较长,可最大限度地降低移植的技术难度。但是,如果存在解剖变异则需要评估,根据情况可以选择右侧。有血管变异如多根动脉或静脉的肾,也可以安全地被移植,但是尽量不要选择。供肾的大小也是一个重要的参考因素:对于左右肾大小差异显著的供体,如说一个比另一个大约 20%,我们一般取用较小的那个。如果肾中有良性囊肿则首选这个肾。总之,我们会尽量留下解剖学上更"正常"的器官。在我们的统计中,大约 84% 的供体选择了捐赠左侧肾。

知情同意程序

鉴于活体器官捐赠的供体完全健康且不能从手术中获益,所以知情同意需要采用比一般手术更严格的知情同意程序。除了标准手术知情同意书外,我们小组还有一份专用知情同意书,其中概述了特定程序、已知和未知风险及该手术的预期结果。

手术过程

患者需取健侧卧位,这样结肠和小肠在重力作用下垂向下方,有助于肾的显露。操作的时候务必小心,避免对躯干或四肢造成压力性伤害,并且必须将患者完全固定在手术台上以避免意外滑动或滚落。

在手术台的床单下方可放置真空豆袋，以确保该体位的安全。麻醉诱导前，先对患者的腿部用连续加压装置进行加压，然后给患者静脉注射头孢唑林。全身麻醉气管插管时患者取仰卧位。在耻骨上方 3～4cm 处用墨水标记横切口，一般长 7～8cm，用于取出肾。然后调整患者位置，使脐部位于床的弯曲点，然后小心地转动患者使其取右侧卧位。在右腋下放置一个软垫，以尽量减少对右肩的压力。右臂和腋窝之间应该有足够的空间，至少可以将一只手插入以尽量减少臂丛神经损伤或血管压迫。左臂放在手架上，用丝带或纱布固定。也可以将一叠折叠的毯子放在下臂顶部，创建一个支撑上臂的平台；根据需要用皮带或纱布或胶带固定。右（下方）腿弯曲，左（上方）腿伸直，中间有 1～2 个枕头作为衬垫。弯曲手术床以扩大左侧腹部空间，对真空豆袋施加吸力确保定位准确。最后，用皮带将患者固定，根据需要使用毛巾保护皮肤以免胶带粘贴损伤皮肤（图 108.1）。

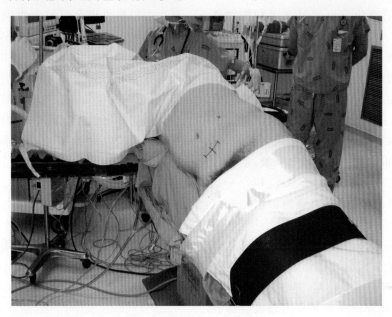

图 108.1　用皮带将患者固定，将胶带贴在导轨上，根据需要使用毛巾保护皮肤免受胶带损伤

使用 5mm 光学观察套管和 0°腹腔镜建立第 1 个腹腔镜通路。套管针放置在锁骨中线肋缘下方约 3cm 处。在进入光学套管针之前，我们不使用 Veress 气腹针进行充气。该肋下套管将用作摄像头通道，后面将使用 30°或 40°腹腔镜。将 5mm 套管针从脐旁 2～4cm 处插入腹腔，作为左手操作通道。将 12mm 套管针从左手套管和髂前上棘中间插入，作为右手操作通道，用于肾门水平或以下的操作。最后，第 3 个 5mm 套管在腋前线与脐水平交叉处横向插入，该套管可用于第一助手辅助显露，或由手术医师用于肾门上方结构的操作。

建议从左结肠旁沟开始分离。我们的团队一直使用超声刀作为主要工具，最近也使用带有 Maryland 形尖端的 5mm 双极电凝装置，它具有更好的止血功能。从降结肠中间沿 Toldt 线打开结肠旁沟，向上延伸至脾曲，向下延伸至骨盆边缘。扩大此解剖平面，逐渐向内侧分离直到可以看到输尿管和性腺静脉。

不要过分游离输尿管周围组织，而应将其与性腺静脉和周围的腹膜后脂肪一起剥离，尽量减少对输尿管血供的破坏，从而减少移植肾将来出现输尿管狭窄的可能。然后向头侧分离性腺静脉，直到它进入肾静脉，并分离其后方小的分支。可以保持性腺静脉与肾静脉相连，或在下方 2 cm 处剪断，以便在解剖过程中可以抓住肾静脉残端作为操作"手柄"。

使用钝性分离法充分解剖肾静脉，建议使用 5mm 吸引器进行剥离。由于静脉对热损伤非常敏感，这里在使用能量设备进行切割时要格外小心,避免其受到损伤。在肾静脉解剖过程中,手术医师必须注意可能出现的腰静脉,如果损伤这些静脉,会有大量出血。一旦发现腰静脉,应将其夹闭并切断。需要注意的是,夹闭这些静脉的金属或塑料夹子可能会影响肾静脉或动脉的夹闭。因此,在这个区域,我们建议尽量减少夹子的使用,可用双极电凝。在肾上腺静脉的头侧分离该静脉,并以类似的方式切断,尽量避免使用夹子。如果在这一步中处理腰部血管或肾上腺静脉有困难,可以在其周围放置一个血管环以改善显露。我们发现10mm的直角分离钳对剥离和控制这些血管非常有用。

在分离肾上极之前,我们通常会分离脾韧带和脾的腹膜外侧附着物,一直到横膈膜,使脾倒向内侧。解剖时应注意避免损伤胃。一旦脾被充分游离后,可以在肾上极附近看到肾上腺。肾上腺小动脉分支可能从肾动脉直接延伸到肾上腺,因此在分离肾上腺和肾时应使用能量装置,避免钝性剥离。

在充分游离肾血管之前,谨慎的做法是先打开取标本的切口,因为如果遇到大出血,这个切口可作为额外的腹部通道,用以辅助吸引显露视野或压迫止血。将先前标记的横切口打开至筋膜。以前,我们横向切开腹直肌前鞘,并在上方和下方创建皮瓣。然而,这种做法有时会出现血管穿孔导致急性或延迟出血。我们现在倾向于通过从中线位置垂直打开筋膜,注意避免损伤下端的膀胱。这避免了分开腹直肌,也简化了后续的关腹步骤。可以保持腹膜完整,也可以打开腹膜并插入一个手取器。无论选择哪种方法,切口的存在允许外科医师的手在需要时迅速插入腹部进行紧急牵拉或止血。

然后分离肾侧腹膜。从下极向头侧将它们分开时,肾脏可能会逐渐翻向前内侧,显露其后部。分离位于后部的肾动脉直到主动脉根部。动脉通常包绕着很多神经淋巴组织,需要将其分开以延长肾动脉的长度。要避免围绕肾蒂扭转肾,因为这可能导致肾静脉动脉受压。

此时,肾完全游离,只剩下肾静脉、动脉和输尿管未离断。提前准备好修肾所需工作台,并请肾移植手术医师确认准备工作完成,可以取出肾后,首先切断输尿管,性腺静脉可以用双极电凝装置离断或用夹子夹闭后剪断。用夹子夹住输尿管远端,在近端可以不夹闭,然后用剪刀剪断。

最后离断肾动静脉,有多种方法,作者更喜欢手辅助切除,其中手术医师的左手通过横切口插入并用于操作肾,也有外科医师更喜欢在肾周围放置一个标本袋,让血管从它的开口处露出来。通过向内旋转肾来显露动脉,将 Endo TA 30 吻合器(美敦力,明尼阿波利斯,明尼苏达州)跨肾动脉放置并发射。吻合器应置于血管上,使砧面(与钉仓相对的实心金属钳口)处于直视下,这样在击发后可以看见吻合钉的弯曲尖端,以确保充分击发。精确记录时间以便记录热缺血时间。TA 吻合器没有切割刀片,这允许手术医师在用剪刀切断动脉之前检查吻合线以确保其闭合充分。如果需要,可以将金属夹放在吻合钉钉线的顶部,以便在切割动脉之前进行额外的加固。

然后横向旋转肾,显露静脉。将吻合器重新装钉子,从尽可能远离肾的位置离断肾静脉。击发吻合器、撤回并检查吻合线。如果吻合线看起来完好无损,则快速分开静脉。然后通过下腹部切口快速取出肾,放入后方桌上的冰水浴中,并立即用防腐剂溶液冲洗。最后,确切止血,在静脉残端上放置夹子进行加固,并缝合套管部位和取标本切口。

右肾切除术

如果取右肾,则有一些步骤需要调整。患者可以用同样的方法摆左侧卧位。套管针的位置以镜像方式放置,不同的是,如果吻合器通过脐旁通道放置,这个套管需要使用 12mm 的。作者在外侧或内侧肋下区域放置了 1 个额外的 5mm 套管,以便插入 1 个牵开器来牵开肝的右叶。结肠以类似的方式分离,特别注意避免损伤腹膜后十二指肠。因为右侧的性腺静脉直接汇入腔静脉,所以可以将其保留,不需要和输尿管一起分离。同样,也不需要分离肾上腺静脉,因为它也直接流入腔静脉。需要小心地分开肝右叶与侧腹膜以分离肝。右肾非常适合使用手助技术取出,因为左手可以较为舒适从横切口伸入,而右手控制腹腔镜器械辅助标本的取出。

(鲍一 译 王军凯 校)

参考文献

[1] Chin EH et al. *J Am Coll Surg* 2009, 209 (1):
 106-13.

[2] Chin EH et al. *Surg Endosc Other Interv Tech*
 2007, 21(4): 521-6.

[3] Sam AD et al. *J Vasc Surg* 2003, 38(2): 313-8.

[4] Song G et al. *Urology* 2015, 85(6): 1360-7.

[5] Chedid MF et al. *J Am Coll Surg* 2013, 217(1):
 144-52.

[6] Kortram K et al. *Transplantation* 2014, 98(11):
 1134-43.

第 109 章

主动脉血管疾病的腹腔镜治疗

KONSTANTINOS S. MYLONAS AND KONSTANTINOS P. ECONOMOPOULOS

简介

1966 年以来，直视下的动脉瘤内缝合术曾经一直是腹主动脉瘤（abdominal aortic aneurysms，AAAs）修复的金标准，尽管这种手术存在诸多缺陷；1993 年，为了减少手术创伤，Dion 等首次报道了腹腔镜下的腹主动脉瘤修复手术。具体的手术方式有下列几种：①全腹腔镜下手术（腹腔镜下切开、吻合）；②腹腔镜辅助手术（先腹腔镜下完成切除，然后在小切口下行内缝合术）；③手助腹腔镜手术；④机器人辅助腹腔镜手术。对于主-髂动脉闭塞性疾病（aortoiliac occlusive disease，AIOD），与腔内修复相比，泛大西洋学会联盟（Trans-Atlantic Inter-Society Consensus，TASC）的最新指南更推崇主-股动脉旁路术，腹腔镜手术建议在部分专业研究中心尝试性地开展。

通过对 AAAs 或 AIOD 的腹腔镜下修复相关研究进行系统文献检索（截止日期 2015 年 3 月 3 日），查询到了涵盖超过 25 例病例的 13 篇已发表的论文。论文的数据由 10 所不同的血管外科研究中心提供，对象为美国、加拿大、德国、法国、意大利和荷兰这些国家人群中的 1596 名患者，平均年龄 68.4 岁。

腹腔镜下 AAAs 修复手术

选取 1000 例在 1996—2010 年期间接受了腹腔镜下 AAAs 修复手术（表 109.1 至表 109.5）的患者，年龄跨度 36—87 岁。瘤体的平均最大直径为 5.44cm，平均手术时间为 229min（90～690min），平均血流阻断时间为 86.8min（30～286min），平均术中失血 1002ml，4.7% 的患者最终中转开放手术。其中，61% 的病例使用了直筒型人造血管，另外的 39% 因为合并了髂股血管病变选用分叉型人造血管。

表 109.1　人口统计资料

试验人员	国家	研究阶段	病例总数	男性	女性	平均年龄（岁）	平均瘤体大小（范围 cm）
全腹腔镜下 AAA 手术							
Kolvenbach 等	德国	2000—2005	131	N/A	N/A	N/A	N/A
Cochennec 等	法国	2003.7—2004.12	30	28	2	73.5(46—85)	5.39(4.3～9.7)
Javerliat 等	法国	2002.2—2010.8	99	N/A	N/A	68(53—79)	5.1(4.5～6.9)
腹腔镜辅助下 AAA 手术							
Castronuovo 等	美国	1997.2—1999.5	60	51	9	70.6(53—87)	5.7(4.4～8.0)
de Donato 等	意大利	1999.11—2002.12	80	69	11	69(56—83)	N/A
Cardon 等	法国	2001.3—2001.9	32	N/A	N/A	N/A	N/A

（续　表）

试验人员	国家	研究阶段	病例总数	男性	女性	平均年龄（岁）	平均瘤体大小（范围 cm）
手助腹腔镜下 AAA 手术							
Kolvenbach 等	德国	1996—2000	215	N/A	N/A	N/A	N/A
Ferrari 等	意大利	2000.10—2008.10	188	182	6	69(N/A)	5.5(N/A)
Veroux 等	意大利	2006.5—2008.5	50	50	0	61.2(N/A)	5.9(SD=1.8)
全腹腔镜下 JAAA 手术							
Di Centa 等	法国	2002.2—2007.12	32	29	3	70^M(50—84)	5.5^M(4.0~9.5)
腹腔镜辅助下 JAAA 手术							
Ferrari 等	意大利	2000.10—2008.10	83	81	2	71(N/A)	5.7(N/A)
全腹腔镜下 AIOD 手术							
Dion 等	加拿大	1997.3—2003.6	49	N/A	N/A	56.6(37—75)	N/A
Kolvenbach	德国	2000—2005	105	N/A	N/A	N/A	N/A
Cau 等	法国	2002.9—2005.4	72	63	9	60(42—83)	N/A
Di Centa 等	法国	2000.11—2005.12	150	138	12	60(36—83)	N/A
手助腹腔镜下 AIOD 手术							
Klem 等	荷兰	1999.1—2002.12	33	23	10	59(39—85)	N/A
腹腔镜辅助下 AIOD 手术							
Kolvenbach 等	德国	1996—2000	187	N/A	N/A	N/A	N/A

　　AAA. 腹主动脉瘤；AIOD. 主-髂动脉闭塞性疾病；JAAA. 肾周型腹主动脉瘤；M. 中位数；N/A. 无法获得；SD. 标准差。

表 109.2　并发症及术前临床资料

试验人员	冠心病（%）	血脂紊乱（%）	动脉高血压（%）	糖尿病（%）	吸烟（%）	COPD（%）	CRD（%）	既往手术史（%）
全腹腔镜下 AAA 手术								
Kolvenbach 等	N/A	N/A	N/A	N/A	N/A	N/A	N/A	N/A
Cochennec 等	N/A	17(56.6)	17(56.6)	4(13.3)	23(76.6)	N/A	N/A	N/A
Javerliat 等	20(20.2)	57(57.5)	53(53.5)	10(10.1)	85(85.8)	N/A	N/A	N/A
腹腔镜辅助下 AAA 手术								
Castronuovo 等	N/A	N/A	N/A	N/A	N/A	N/A	N/A	N/A
de Donato 等	N/A	N/A	N/A	N/A	N/A	N/A	N/A	N/A
Cardon 等	N/A	N/A	N/A	N/A	N/A	N/A	N/A	N/A
手助腹腔镜下 AAA 手术								
Kolvenbach 等	N/A	N/A	N/A	N/A	N/A	N/A	N/A	N/A
Ferrari 等	50(26.6)	42(22.3)	97(51.6)	11(5.8)	N/A	58(30.8)	16(8.5)	N/A
Veroux 等	15(30)	24(48)	48(96)	33(66)	38(76)	17(34)	N/A	N/A
全腹腔镜下 JAAA 手术								
Di Centa 等	5(15.6)	N/A	18(56.2)	5(15.6)	N/A	2(6.2)	9(28.1)	15(46.8)

（续　表）

试验人员	冠心病（%）	血脂紊乱（%）	动脉高血压（%）	糖尿病（%）	吸烟（%）	COPD（%）	CRD（%）	既往手术史（%）
腹腔镜辅助下 JAAA 手术								
Ferrari 等	31(37.3)	21(25.3)	58(69.9)	4(4.8)	N/A	23(27.7)	14(16.9)	N/A
全腹腔镜下 AIOD 手术								
Dion 等	17(34.7)	40(81.6)	27(55.1)	6(12.2)	44(89.8)	5(10.2)	2(4.1)	N/A
Kolvenbach 等	N/A	N/A	N/A	N/A	N/A	N/A	N/A	N/A
Cau 等	23(32)	16(22)	37(51)	19(26)	60(83)	14(19)	N/A	14(19.4)
Di Centa 等	N/A	46(30.7)	73(48.7)	29(19.3)	145(96.7)	N/A	N/A	58(38.7)
手助腹腔镜下 AIOD 手术								
Klem 等	6(18)	4(12)	9(27)	7(21)	21(63.6)	1(3)	N/A	N/A
腹腔镜辅助下 AIOD 手术								
Kolvenbach 等	N/A	N/A	N/A	N/A	N/A	N/A	N/A	N/A

AAA. 腹主动脉瘤；AIOD. 主-髂动脉闭塞性疾病；COPD. 慢性阻塞性肺疾病；CRD. 慢性肾疾病；JAAA. 肾周型腹主动脉瘤；N/A. 无法获得。

表 109.3　手术数据

试验人员	手术入路	平均手术时间（范围），min	平均阻断时间（范围），min	阻断部位	平均术中失血（差异量数，ml）	中转开放，n(%)
全腹腔镜下 AAA 手术						
Kolvenbach 等	TPRC/TPRR	265^M(145~405)	95^M(30~160)	N/A	1100(250~3000)	23(17.6)
Cochennec 等	TPRR/RP/TPD	255(170~410)	80(35~110)	Infrarenal/suprarenal 29/1	1600(400~4000)	1(3.3)
Javerliat 等	N/A	210(180~520)	81(35~140)	Infrarenal/suprarenal 96/3	N/A	5(5)
腹腔镜辅助下 AAA 手术						
Castronuovo 等	RP	462(90~690)	112(43~286)	N/A	1490(N/A)	3(5)
de Donato 等	RP	167(SD=18)	N/A	N/A	600(300~1000)	0
Cardon 等	RP	148(90~260)	66(30~135)	N/A	N/A	2(6)
手助腹腔镜下 AAA 手术						
Kolvenbach 等	TPRC/TPRR	175^M(85~290)	55^M(25~130)	N/A	850(150~1800)	11(5.1)
Ferrari 等	N/A	231(SD=64)	25(SD=5)	Infrarenal	961(SD=633)	0
Veroux 等	N/A	178(SD=39)	N/A	N/A	N/A	N/A
全腹腔镜下 JAAA 手术						
Di Centa 等	TPRC/TPRR 8/24	270^M(215~410)	83^M(36~147)	Suprarenal/infrarenal 14/18	850^M(215~2400)	2(6)
腹腔镜辅助下 JAAA 手术						
Ferrari 等	N/A	220(SD=66)	28(SD=6)	Suprarenal	1023(SD=584)	0(0)

（续　表）

试验人员	手术入路	平均手术时间（范围），min	平均阻断时间（范围），min	阻断部位	平均术中失血（差异量数，ml）	中转开放，n(%)
全腹腔镜下 AIOD 手术						
Dion 等	TRP	AIOD:290(SD=62) IOD:193(SD=58)	AIOD:99(SD=28) IOD:100(SD=40)	Infrarenal	AIOD=497(SD=329) IOD=267(SD=153)	5(10.2)
Kolvenbach 等	TPRC/TPRR	195^M(128~250)	45^M(25~115)	N/A	450^M(100~2000)	12(11.4)
Cau 等	TPRC	216(SD=50)	57(SD=21)	Infrarenal/suprarenal 69/3	450(150~2250)	2(2.7)
Di Centa 等	TPRC（86），TPRR（51），TPD(4),RP(9)	260^M(120~450)	81^M(36~190)	Infrarenal/suprarenal N/A	500^M(100~3900)	5(3.3)
手助腹腔镜下 AIOD 手术						
Klem 等	TPD：22 RP：7 Apron：4	TP:240^M(185~390) RP:420^M(380~420) Apron:263^M(227~270)	TP:32.5^M(15~67) RP:40^M(25~90) Apron:33.5^M(22~45)	Infrarenal	TP:1150^M(150~6500) RP:2100^M(1200~4000) Apron:950^M(400~1500)	3(9)
腹腔镜辅助下 AIOD 手术						
Kolvenbach 等	TPRC/TPRR	165^M(100~250)	25^M(15~40)	N/A	370^M(250~1200)	4(2)

AAA. 腹主动脉瘤；AIOD. 主-髂动脉闭塞性疾病；JAAA. 肾周型腹主动脉瘤；M. 中位数；N/A. 无法获得；RP. 腹膜后入路；SD. 标准差；TPD. 直接经腹膜腔入路；TPRC. 经腹膜结肠后路；TPRR. 经腹膜肾后筋膜入路；TRP. 经腹膜后入路。

表 109.4　管型和移植物

试验人员	直筒型(%)	主髂型(%)	主股型(%)	双股型(%)	单股型(%)	通畅率(%)
全腹腔镜下 AAA 手术						
Kolvenbach 等	72(55)	59(45)	0	0	0	N/A
Cochennec 等	13(43.3)	17(56.7)	0	0	0	N/A
Javerliat 等	60(60)	39(40)		0	0	N/A
腹腔镜辅助下 AAA 手术						
Castronuovo 等	1(1.7)	39(65)	20(33.3)	0	0	95
de Donato 等	70(87.5)	10(12.5)	0	0	0	100
Cardon 等	21(65.6)	4(12.5)	7(21.9)	0	0	N/A
手助腹腔镜下 AAA 手术						
Kolvenbach 等	128(59.5)	87(40.5)	0(0)	0	0	N/A
Ferrari 等	139(73.9)	47(25)	2(1.1)	0	0	98.4
Veroux 等	N/A	N/A	N/A	0	0	N/A
全腹腔镜下 JAAA 手术						
Di Centa 等	16(50)	8(25)	8(25)	0	0	N/A
腹腔镜辅助下 JAAA 手术						
Ferrari 等	58(69.9)	22(26.5)	3(3.6)	0	0	98.8

（续 表）

试验人员	直筒型(%)	主髂型(%)	主股型(%)	双股型(%)	单股型(%)	通畅率(%)
全腹腔镜下 AIOD 手术						
Dion 等	0	0	0	46(93.8)	3(6.2)	96.1
Kolvenbach	0	0	0	90(85.7)	15(14.2)	N/A
Cau 等	0	0	0	66(91.6)	4(5.5)	100
Di Centa 等	0	0	0	111(74)	39(26)	93
手助腹腔镜下 AIOD 手术						
Klem 等	0	0	0	N/A	N/A	N/A
腹腔镜辅助下 AIOD 手术						
Kolvenbach 等	0	0	0	164(87.7)	23(12.2)	N/A

AAA. 腹主动脉瘤；AIOD. 主-髂动脉闭塞性疾病；JAAA. 肾周型腹主动脉瘤；N/A. 无法获得。

表 109.5 结果

试验人员	平均 ICU 住院（范围,d)	平均住院日（范围,d)	30d 死亡率(%)	早期二次手术(%)	晚期二次手术(%)	随访（月）	失访患者
全腹腔镜下 AAA 手术							
Kolvenbach 等	2^M(1~16)	5^M(3~21)	4(3)	N/A	N/A	N/A	N/A
Cochennec 等	2(0.3~18)	9(5~37)	1(3.3)	2(2.2)	N/A	60	1
Javerliat 等	1(0.5~32)	6(4~39)	0	0	2(2)	42(1~97)	6
腹腔镜辅助下 AAA 手术							
Castronuovo 等	2.4(1~25)	6.3(1~25)	3(5)	1(1.7)	N/A	N/A	N/A
de Donato 等	0	3.5(N/A)	2(2.5)	0	N/A	18(4~37)	4
Cardon 等	N/A	N/A	1(3.1)	1(3.1)	0	N/A	N/A
手助腹腔镜下 AAA 手术							
Kolvenbach 等	2^M(0~8)	7^M(5~18)	4(1.8)	N/A	N/A	N/A	N/A
Ferrari 等	0.6(SD=1.04)	4.2(SD=1.9)	0	N/A	N/A	37.9(SD=20)	3
Veroux 等	N/A	4.2(N/A)	0(0)	1(2)	3(6)	12	0
全腹腔镜下 JAAA 手术							
Di Centa 等	2(0.5~23)	10(4~37)	1(3.1)	N/A	N/A	27(1~50)	3
腹腔镜辅助下 JAAA 手术							
Ferrari 等	0.6(SD=0.7)	4.2(SD=1.5)	0	0	1(1.2)	37.9(SD=20)	1
全腹腔镜下 AIOD 手术							
Dion 等	AIOD:0.9 IOD:0	AIOD:5^M(SD=3.6) IOD:3.3^M(SD=0.6)	1(2)	1(2)	3(6.1)	31.6(3~77)	3
Kolvenbach 等	1^M(0~5)	4^M(3~22)	2(1.9)	N/A	N/A	N/A	N/A
Cau 等	1(1~2)	8(5~42)	0(0)	3(4.1)	2(2.7)	17(1~31)	N/A
Di Centa 等	N/A	7(2~90)	4(2.7)	8(5.3)	6(4)	25.2(SD=17.6)	19

（续　表）

试验人员	平均 ICU 住院 （范围,d）	平均住院日 （范围,d）	30d 死 亡率(%)	早期二次 手术(%)	晚期二次 手术(%)	随访 （月）	失访 患者
手助腹腔镜下 AIOD 手术							
Klem 等	TP:0.5^M(0.5~1.5)	TP:8^M(5~18)	0	N/A	N/A	N/A	N/A
	RP:1^M(0.5~39)	RP:12.5^M(4~53)					
	Apron:0.75^M(0.5~1)	Apron:7^M(6~7)					
腹腔镜辅助下 AIOD 手术							
Kolvenbach 等	1^M(0~9)	6^M(4~17)	3^M(1.6)	N/A	N/A	N/A	N/A

AAA. 腹主动脉瘤；AIOD. 主-髂动脉闭塞性疾病；JAAA. 肾周型腹主动脉瘤；M. 中位数；N/A. 无法获得；SD. 标准差。

全腹腔镜下 AAA 修复：2000—2010 年间发表的 3 项研究报告报道了接受全腹腔镜下 AAA 修复的 260 名患者，他们的平均年龄为 69.3 岁（46—85 岁），平均瘤体最大直径为 5.2cm（4.3~9.7cm）。用美国麻醉医师协会［American Society of Anesthesiologists（ASA）］分级标准进行术前评估，这些患者中的 56.5% 归为 ASA 二级，48.5% 的患者属于 ASA 三级。平均手术时间达到 220min（145~520min），平均血流阻断时间为 80.8min（30~160min），平均术中失血 1193ml（250~4000ml），29 例最终中转开放手术（11%）。其中，55.6% 的病例使用了直筒型人造血管，44.4% 使用了分叉型人造血管，术后在 ICU 的平均监护时间为 1.2d（0.3~32d），平均住院日 6.7d（3~39d），平均随访时间达到 46 个月。

腹腔镜辅助下 AAA 修复：172 例患者被报道在 1997—2002 间接受了腹膜后入路的腹腔镜辅助下修复，患者的平均年龄为 69.7 岁（53—87 岁）。平均手术时间为 266min（90~690min），平均血流阻断时间为 96min（30~286min），平均术中失血 981.4ml，5 例最终中转开放手术（2.9%）。其中，92 例使用直筒型人造血管（53.5%），53 例使用了主髂动脉分叉人造血管（30.8%），27 例使用了主股动脉分叉人造血管（15.7%），血管通畅率 95%。平均住院时间 4.7d，另有 1.2% 的患者接受了二次手术。

手助腹腔镜下 AAA 修复：1996—2008 年，453 例患者接受了手助腹腔镜下修复，平均年龄为 67.4 岁，平均瘤体最大直径为 5.6cm。平均手术时间为 220min（SD=58.7），平均术中失血

901.7ml。其中，66.2% 的患者使用直筒型人造血管，33.3% 使用了主髂动脉分叉人造血管，0.5% 的患者使用了主股动脉分叉人造血管。平均住院日接近 4.2d，平均随访时间达到 32 个月。

肾周型腹主动脉瘤（juxtarenal abdominal aortic aneurysm，JAAA）：共检索到 2 篇分别发表于 2000 年和 2008 年的腹腔镜或腹腔镜辅助下肾周型腹主动脉瘤相关研究报道。

研究涵盖了 115 例患者，术前评估为 ASA Ⅰ~Ⅱ级的占 40%，Ⅲ~Ⅳ级的占 60%。2 名患者中转开放手术，占 1.7%。74 名患者血管重建使用了直筒型人造血管（64.4%），30 例使用的是主髂动脉分叉型人造血管（26%），11 例使用了主股动脉分叉型人造血管（9.6%）。平均 ICU 监护时间为 1d，普通病房住院 5.8d。平均随访时间为 34.9 个月；有 4 名患者失访。

AIOD 的腹腔镜下修复：在不到 10 年的时间内（1996—2005），596 例 AIOD 患者接受了腹腔镜下修复手术。平均手术时间为 214min（100~420min），平均血流阻断时间为 51min（15~190min），平均术中失血 491ml（100~6500ml）。接近 5.1% 的患者需要将切口延长至超过 10cm 进行辅助操作。ICU 监护时间为 0~39d，住院时间为 2~90d。

AIOD 的全腹腔镜下修复：1997—2005 间有 4 项主要的研究报道，涵盖了 376 例患者，平均年龄为 59.4 岁（36—83 岁）。根据 Fontaine 临床分级，Ⅱ级占 72.4%，Ⅲ级 15.8%，Ⅳ级占 11%。根据 TASC 分期，B 期占 6.3%，C 期占 53.1%，D 期占 32.5%。最后，ASA 分级如下：Ⅰ：1.1%，

Ⅱ:49.1%,Ⅲ 44.9%,Ⅳ:4.9%。另外,平均手术时间是 233min(120～450min),平均阻断时间为 66min(25～190min),平均术中失血 479ml(100～3900ml)。24 例患者中转开放手术(6.3%)。313 例(84%)患者接受了双侧股动脉人造血管植入,61 例(16%)患者接受了单侧股动脉人造血管植入,通畅率 95.4%。平均 ICU 监护时间为 1d(0～5d),普通病房住院时间 7.3d(2～90d)。而其中有 4.5% 的患者在术后立即又接受了二次手术。平均随访时间 24 个月(1～77 个月)。

AIOD 的腹腔镜辅助下及手助腹腔镜下修复:1996－2002 年,220 名患者接受了腹腔镜辅助或手助腹腔镜下修复手术。中位手术时间为 182min(100～420min),中位血流阻断时间 26min(15～90min)。平均术中失血量为 513ml(150～6500ml),7 名(3%)患者中转开放手术。中位 ICU 监护时间为 0.95d(0～39d),总住院时间为 6.4d(4～53d)。

并发症发生率

最常见的术后并发症是一过性肾功能不全。发生率最高的是腹腔镜下 JAAA 手术,占到患者总数的 14.7%(17 例),紧随其后的是全腹腔镜下 AAA 手术,占患者总数的 6.8%(18 例),腹腔镜辅助及手助腹腔镜分别也有 1.75%(3 例)和 0.84%(4 例)的发生率。

全腹腔镜下手术则是 2.7%(10 例)。其他并发症包括术后出血,外周缺血,肺部感染,成人呼吸窘迫综合征,腹膜后血肿,非致死性心肌梗死,心律失常,缺血性结肠炎,深静脉血栓,肠梗阻,性功能障碍,植入物内血栓,浅表组织感染和切口疝。

死亡率

全腹腔镜手术的 30d 死亡率为 1.9%(5 例),作为对比,腹腔镜辅助下 AAA 修复、手助腹腔镜下 AAA 修复、腹腔镜下 JAAA 修复手术这一数据分别为 1.8%(4 例)、1.1%(7 例)、0.8%(1 例)。而全腹腔镜下 AIOD 修复手术的 30d 死亡率为 1.9%(7 例),腹腔镜辅助及手助腹腔镜加起来为 1.4%(3 例)。

结束语

腹腔镜技术治疗 AAAs 及 AIOD 切实可行,术后人造血管通畅率高,手术死亡率低(<5%),手术的中转率也在可以接受的水平。除外全腹腔镜下 AAA 修复手术(11%)和 AIOD 修复手术(6.3%),其他任何一种手术在操作过程中需要延长切口至 10cm 以上的比例均<3.6%。此外,所有全腹腔镜下手术术后仅需 1d 的 ICU 重症监护,总住院时间也<1 周。

较长的手术时间(AAA 229min,AIOD 214min)和血流阻断时间(AAA 86.8min,AIOD 51min)是腹腔镜下大动脉手术最主要的两大缺点。Kolvenbach 等预测学习曲线至少要达到 20 例,当然这个数据也受术者的腹腔镜技术基础及手术所在医疗机构条件的影响。可以肯定,即使是受过良好培训的外科医师,手术时间也要比开放手术延长 30%～50%。由于医师的手可以在术中辅助解剖,手助腹腔镜手术的手术时间和阻断时间会相对短一些,ICU 的监护时间、总住院时间、并发症发生率和死亡率也会有所下降。

总而言之,过去 20 年有关腹腔镜主动脉手术的报道都有令人鼓舞的结果。血管外科奖学金计划的目的是在这一即将到来的领域提供足够的培训。然而,为了安全地确定腹腔镜治疗 AAA 和 AIOD 的中期和长期结果,特别是与 EVAR 和开放手术相比,还需要进行广泛的研究。

(季堃 **译** 李新星 **校**)

参考文献

[1] Creech O Jr. *Ann Surg* 1966;164;935-46.

[2] Paty PS et al. *J Vasc Surg* 1997;25;442-5.

[3] Dion YM et al. *Surg Laparosc Endosc* 1993;3;425-9.

[4] Economopoulos KP et al. *J Vasc Surg* 2013;58;512-20.

[5] Dormandy JA et al. *J Vasc Surg* 2000;31;S1-s296.

[6] Kolvenbach R et al. *Vascular* 2006;14;186-92.

[7] Cochennec F et al. *J Vasc Surg* 2012;55;1549-53.

［8］　Javerliat I et al. *Ann Vasc Surg* 2013;27:412-7.

［9］　Castronuovo JJ Jr. et al. *J Vasc Surg* 2000;32: 224-33.

［10］　de Donato G et al. *Chir Ital* 2003;55:625-36.

［11］　Cardon A et al. *J Vasc Surg* 2005;41:156-9.

［12］　Ferrari M et al. *J Vasc Surg* 2009;50:1006-11.

［13］　Veroux P et al. *Eur J Vasc Endovasc Surg* 2010; 40:71-5.

［14］　Di Centa I et al. *Ann Vasc Surg* 2009;23:43-8.

［15］　Dion YM et al. *Surg Laparosc Endosc Percutan Tech* 2004;14:328-34.

［16］　Cau J et al. *Eur J Vasc Endovasc Surg* 2006;31: 567-74.

［17］　Di Centa I et al. *Ann Vasc Surg* 2008;22:227-32.

［18］　Klem TM et al. *Eur J Vasc Endovasc Surg* 2006; 32:639-44.

［19］　Javerliat I et al. *Acta Chir Belg* 2006;106:261-6.

第 110 章

腹腔镜下正中弓状韧带松解

WILLIAM S. RICHARDSON AND JAMES WOOLDRIDGE

简介

正中弓状韧带综合征（median arcuate ligament syndrome, MALS）是一种罕见病，又被称为腹腔动脉压迫综合征、腹腔干综合征、腹腔干压迫综合征、Dunbar 综合征、Harjola-Marable 综合征或 Marable 综合征。由 Harjola 于 1963 年首次报道。腹腔干受弓状韧带压迫导致的餐后腹痛伴体重下降是该病的典型症状。具体病因还未明确。

病理生理学

MALS 的病理生理学尚存争议，目前主要有两种理论。其一是正中弓状韧带对腹腔干的机械性压迫导致肠系膜缺血。还有学者提出疼痛可能是神经源性的，源自腹腔神经丛受压，继而通过直接刺激交感神经链或压迫神经引起内脏血管收缩缺血导致疼痛。该病可以通过在腹腔干水平松解正中弓状韧带进行治疗，过程中还要解剖出腹腔干附近的全部神经纤维。腹腔干的机械性压迫得到释放，对神经的刺激也会随之缓解。而术后如果腹腔干依然存在狭窄，则可以运用腔内介入治疗的方法予以解决。

流行病学

腹腔干压迫在人群中的发生率在 10%～24%，但只有大约 1% 的患者产生症状。各类人群均可发病，总体好发于体型偏瘦、20—40 岁的青壮年，尤其是女性，男女比为 1∶3，亚洲人群中更为流行。MALS 的诊断是一种排他性诊断，由

于症状和许多其他疾病相似，如胆囊疾病、阑尾炎、肠系膜缺血性疾病、麸质不耐受和肠道易激病。因此，患者在被诊断 MALS 前需要接受针对其他可能疾病的全面检查。

病史和体格检查

餐后腹痛、体重下降及上腹部血管杂音被称为典型的 MALS 三联征。但并非所有病例都具有如此典型的症状体征，其他的临床表现还可能包括恶心、呕吐和腹泻，某些体位可加重症状，部分患者的腹痛症状与饮食无明显相关性。相较于症状，患者的体征往往较轻微，腹部触及不到压痛。但患者的吸气动作会加重韧带对腹腔干的压迫，导致血管杂音的增强。

解剖学

正中弓状韧带是在横膈膜底、近第 12 胸椎的水平连接左右膈肌脚的纤维韧带（图 110.1）。左、右膈肌脚分别附着在 L_1-L_4 及 L_2-L_3 前表面，两者汇合形成的弓状肌肉纤维组织构成了主动脉裂孔的前缘，主动脉、胸导管、奇静脉从中穿行。典型的腹腔干在裂孔稍下方从主动脉发出。然而，对于 MALS 患者，正中弓状韧带形成的位置往往更低，或者腹腔干发出的位置更高，这会导致腹腔干和（或）腹腔神经丛受到韧带的压迫。

诊断和治疗

MALS 的基础诊断需结合临床表现及影像

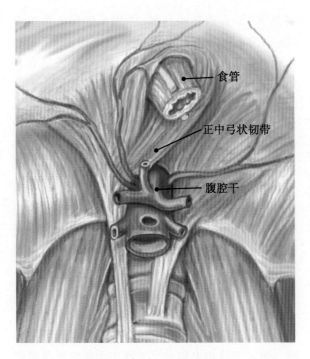

食管

正中弓状韧带

腹腔干

图 110.1　**正中弓状韧带**

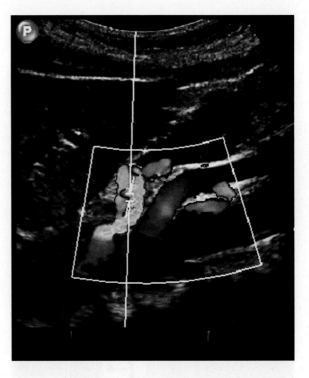

图 110.2　**肠系膜超声图像中的腹腔干**［Republished with permission of Lainez RA, Richardson WS. Ochsner J. 2013;13(4):561-4］

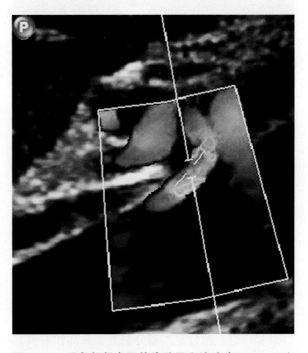

图 110.3　**吸气相超声下的腹腔干血流速度＞300 cm/s** ［Republished with permission of Lainez RA, Richardson WS. Ochsner J. 2013;13(4):561-4］

学结果。如前所述,MALS 是一种排他性诊断,患者需要接受可能导致上腹痛的所有其他疾病的临床检查。因此,检查必须涵盖血检、CT 扫描、超声和内镜。

诊断很重要的一点是证明腹腔干受到压迫。常规血管造影是一种传统的检查手段。但该检查过程有一定的潜在风险,所以近来已较少被用于 MALS 的初步评估。取而代之的是多普勒超声和 CT 断层扫描。多普勒超声能捕捉到腹腔干内加快的血流速度,尤其是在呼气相。腹腔干内的血流速度在心脏收缩期＞200cm/s、舒张末期＞55cm/s 具有诊断意义(图 110.2,图 110.3)。肝动脉逆向血流对严重的腹腔干狭窄甚至闭塞有100% 的阳性预测值。常规或结合三维重建的腹部 CT 提示腹腔干狭窄和呈现特征性的钩状形态(图 110.4,图 110.5),可以做出初步诊断或者确诊疾病。除此之外,磁共振腹腔干血管成像也是可供选择的诊断手段之一。

MALS 一旦确诊,常用手术方法为分离正中弓状韧带、同时去除与其伴随的纤维条索带和神经节组织,以解除腹腔干的受压状态。腹腔神经节交感神经也要在手术过程中一并切除,过去常常采用开腹手术,但目前更推荐腹腔镜下进行操作。

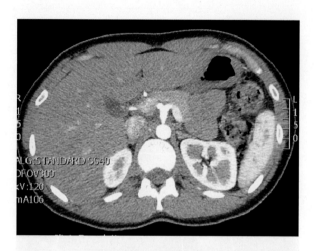

图 110.4 CT 血管成像显示无粥样硬化的腹腔干出现狭窄 [Republished with permission of Lainez RA, Richardson WS. Ochsner J. 2013;13(4):561-4]

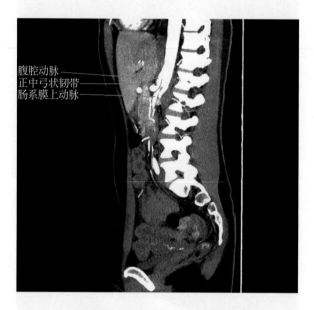

腹腔动脉
正中弓状韧带
肠系膜上动脉

图 110.5 CT 血管成像矢状位断面显示受压的腹腔干 [Republished with permission of Lainez RA, Richardson WS. Ochsner J. 2013;13(4):561-4]

手术过程

全麻后,患者取仰卧位,上肢外展,两腿分开后束带约束。两台显示器分别置于头部和右肩部上方。手术托盘放置于患者左腿上方,主刀医师在患者两腿之间进行手术,手术器械台位于主刀医师身后的位置。助手坐在患者的左侧,可在患者的右侧另增加一位扶镜手,穿刺进入腹腔后在

剑突下 15cm 或稍高位置、中线左侧置入第 1 个 10mm 穿刺器。充入二氧化碳气体达 15mmHg,然后调整患者体位至头高足低位。头高位更有利于术中腹腔动脉和腹主动脉夹角的显露。4 个 5mm 穿刺器分别放置在左侧肋缘下距剑突 11cm 处、左侧肋缘下尽量靠边的位置、右侧肋缘下距剑突 7cm 和 15cm 处。最右侧的穿刺器置入肝牵开器后固定在手术床上以显露食管裂孔。借助能量平台,从上方打开并进入小网膜囊,分离过程中注意保护通向肝的迷走神经分支和食管表面的腹膜。游离食管下方的组织,显露两侧膈肌脚在食管后方汇合的位置,如果显露不佳,必要时可将通往肝的迷走神经一并切除。用电钩将裂孔处的左右膈肌脚分开,显露主动脉前表面。术者左手持钝头抓钳,助手通过辅助孔用抓钳协助术者将食管牵拉至患者左侧,两侧膈肌脚各自缩回至主动脉一侧。继续用电钩分离显露主动脉前壁至腹腔干,并继续游离至腹腔干分叉位置。膈肌脚附着部、淋巴组织、神经组织必须游离以显露血管。腹腔镜下超声可随时用于确定或分辨解剖结构,也常常用于确认腹腔干狭窄是否彻底松解。检查腹腔内无出血即可拔除穿刺器。

结果

外科医师越来越频繁地开展腹腔镜和机器人手术,取得了同开腹手术相似的效果。第 1 例腹腔镜下手术和机器人手术分别报道于 2000 年和 2007 年。两者间的直接比较展现出了相似的结果。但机器人手术不在本章讨论之列。

在接受松解手术的患者中,年龄在 40—60 岁,无精神性因素和乙醇嗜好,伴随有日趋严重的餐后疼痛、体重下降超过 20 磅(9.1kg)的患者受益最大。而手术干预对于那些疼痛症状不典型、无明显体重下降、有麻醉药间断使用记录的患者来说,效果没那么好。

大部分接受腹腔镜下松解手术的患者症状都有不同程度的改善(表 110.1)。症状典型的前述年龄段患者缓解更加明显。手术时长报道各异,但一般不超过 2h。绝大多数的手术中转原因是出血。可见细致的解剖操作尤其重要。如果手术效果不佳,后续进一步的治疗方法也有很多:二次

手术松解、植入支架或者再植手术。绝大多数经影像学确认的术后残存狭窄经过这些治疗症状也可以得到缓解。残余狭窄的原因,我们认为并非韧带松解不完全,而是韧带松解后血管的复张不理想。

表 110.1　MAL 松解手术的结果

症状改善	66%～90%
手术时间	101～189min
手术中转	0～0.18%
进一步治疗	0.18%～64%

总结

绝大部分经过正确筛选的 MALS 患者都能从腹腔镜下正中弓状韧带松解手术中获益。出血是该手术最主要的并发症。虽然腹腔镜下最小创伤的韧带松解已经是该病的最佳治疗方案,但仍有相当一部分的患者因为术后残存狭窄,需要接受后续的进一步治疗。

（季埜　译　李新星　校）

参考文献

[1]　Harjola PT. *Ann Chir Gynaecol Fenn* 1963;52:547-50.

[2]　De Lara FV et al. *Texas Tex Heart Inst J* 2014,41(1):57-60.

[3]　Balaban DH et al. *Am J Gastroenterol* 1997;92:519-23.

[4]　Desmond CP et al. *Scand J Gastroenterol* 2004;39:1310-3.

[5]　Sultan S et al. *Vasc Endovascular Surg* 2013,47(8):614-9.

[6]　Columbo JA et al. *J Vasc Surg* 2015;62:151-6.

[7]　Horton KM et al. *Radiographics* 2005,25(5):1177-82.

[8]　Sproat IA et al. *RadioGraphics* 1993;13:1400-2.

[9]　Dunbar JD et al. *Am J Roentgenol Radium Ther Nucl Med* 1965,95(3):731-44.

[10]　Park CM et al. *Korean J Radiol* 2001,2(1):8-13.

[11]　You JS et al. *Hawaii J Med Public Health* 2013,72(8):279-81.

[12]　Do MV et al. *Surg Endosc* 2013,27(11):4060-6.

[13]　Moneta GL et al. *J Vasc Surg* 1993;17:79-86.

[14]　Roseborough GS. *J Vasc Surg* 2009,50(1):124-33.

[15]　Roayaie S et al. *J Vasc Surg* 2000;32:814-7.

[16]　Jaik, NP et al. *J Gastrointest Liver Dis* 2007;16:93-6.

[17]　Reilly LM et al. *J Vasc Surg* 1985;2:79-81.

[18]　Duncan AA. *Curr Treat Options Cardiovasc Med* 2008,10(2):112-6.

[19]　Gloviczki P et al. *Perspect Vasc Surg Endovasc Ther* 2007,19(3):259-63.

[20]　El-Hayek, KM et al. *J Am Coll Surg* 2013;216:272-9.

[21]　Berard X et al. *Eur J Vasc Endovasc Surg* 2012;43:38-42.

[22]　Baccari P et al. *J Vasc Surg* 2009;50:134-9.

[23]　Lainez RA, Richardson WS. *Ochsner J*. 2013,13(4):561-4.

第 111 章

微创手术治疗坏死性胰腺炎腹膜后积液

PIETER TIMMERMAN，MARC G. H. BESSELINK，AND KAREN D. HORVATH

简介

约20％的急性胰腺炎患者发展为坏死性胰腺炎。坏死性胰腺炎腹膜后积聚最常见的是由胰腺实质和（或）胰腺周围脂肪伴液体坏死组成。30％的腹膜后积聚会继发感染。感染坏死性胰腺炎的死亡率为12％～29％，而且几乎总是手术干预的适应证。

为了减少术后并发症，建议将手术干预推迟到坏死性胰腺炎首次发作后4周。在发病的最初几周，应该努力稳定患者的病情，开始营养支持，如出现器官衰竭，应进行重症监护治疗。在怀疑感染的情况下，患者可能需要抗生素，放置或不放置经皮引流管。在这4周期间，坏死积液成熟并被包裹，根据目前修订的亚特兰大分类，称为"包裹性胰腺坏死"（"walled-off pancreatic necrosis"，WOPN）。在WOPN阶段，延迟手术干预可以降低术中和术后并发症风险，特别是出血。

当怀疑感染时，应进行计算机断层扫描（computed tomography，CT）。在50％已证实感染坏死的患者中，扫描显示坏死积液中有气泡。在没有气泡的情况下，细针穿刺（FNA）可能有助于进一步明确感染诊断。然而，这些检查假阴性高达25％，FNA培养阴性或CT扫描无气泡不能排除感染。只要临床上怀疑感染性坏死，通常能做出高可靠性的诊断。坏死性胰腺炎的无菌性积液通常不需要干预，这里不再讨论。

一旦怀疑感染坏死，应开始使用抗生素。感染坏死性胰腺炎少数患者（约5％）可以单独使用抗生素治疗。如果患者在抗生素治疗中出现病情恶化或不能按照明确的客观指标持续好转，就需要进行侵入性干预。随机对照的PANTER试验报告显示：强化升阶方法认为是针对感染的WOPN的具有Ⅰ级证据的标准方法。第一步是经皮导管引流术。约35％的患者仅通过导管引流即可康复。其余患者需行微创手术清除。根据患者个体情况定制最佳方法，包括经胃内镜入路。在这一章中，我们讨论视频辅助下腹膜后清创术（video-assisted retroperitoneal debridement，VARD）。视频辅助腹腔镜下清创术是一种相对简单、低成本、低技术要求的手术，而且不需要透视。而且这是一种非常有效的方法，容易细分为可教学的手术步骤。

手术前准备

高质量增强CT扫描冠状面重建对于确定WOPN积液扩展范围及评估积液如何经皮导管获得最佳引流。重点观察感染积液在Gerota筋膜上是否有向左（或右）结肠旁延伸。在95％的患者中，导管引流是可行的，主要是通过腹膜后路径，这也是VARD所需要的路径。很少需要使用经腹导管或经胃/十二指肠内镜导管引流。在这些情况下，不建议使用VARD。

通过左侧腹膜后进入感染积聚合适的导管位置对于安全行VARD很关键。引流管常置于左肾的Gerota筋膜上（图111.1）。每天至少用50ml生理盐水冲洗导管3次，以利于腔内的灌洗。应在3d内观察临床有无改善。7d后应进行一次新的CT扫描，以确定积液是否变小，引流管是否处于良好位置。重新定位或更换引流管，可增大到 24Fr 型号,可避免坏死切除术。如果患者各项指标持续改善,则不需要彻底引流所有坏死积液。如果在 1～2 周发现积液没有明显减少,并且(或)如果患者临床恶化,下一步是 VARD 方法。

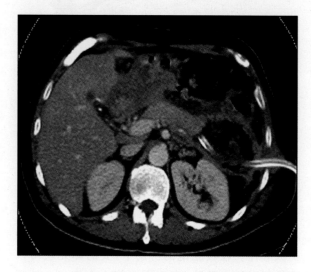

图 111.1　感染 WOPN 患者的 CT 扫描显示经皮引流,通过左肋下入路置于 Gerota 筋膜上

麻醉方式

需要气管插管行全身麻醉。针对肠道微生物使用广谱抗生素进行预防。

体位

患者以仰卧位在手术台气垫床上。患者的左侧抬高,左侧腹固定,左手臂置于患者头部上方,下面用垫子固定(图 111.2)。为了增加肋缘与骨盆缘之间的距离,手术台屈伸位。在患者最终摆好体位和铺单之前,在剑突、肋缘、髂前上棘、腋中线及预定切口部位加以标注(图 111.3)。在左肋缘下 1 指宽的腋中线上做 4～5cm 长的切口。

在铺单之前做标记是很重要的,因为之后很难准确地确定这些重要的标志。腹部做好完全显露准备,因为有时需要剖腹探查。患者铺好床单后,手术台向右转 20°。这样,保证经皮引流从皮肤到腹膜后腔的路径在一个水平面上。切口下放置收集袋,这样有利于收集脓液和冲洗液。

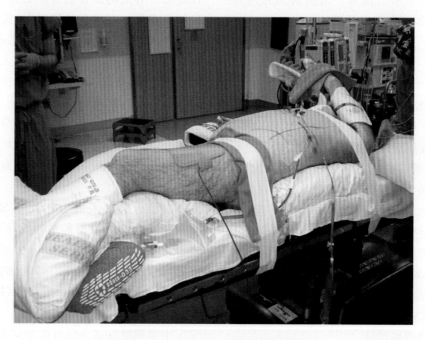

图 111.2　VARD 手术时患者的体位

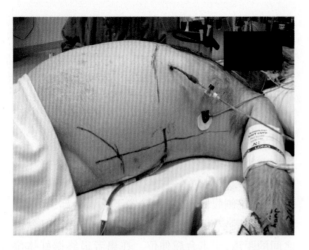

图 111.3 患者仰卧位时,在覆盖前确定的重要标志

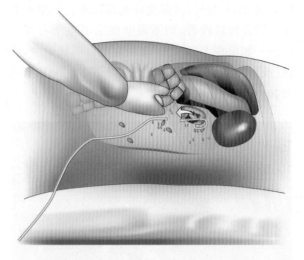

图 111.4 通过引流管旁手指进入 WOPN 腔

手术准备

术前 CT 扫描应在手术室进行确认并在屏幕上显示。所需的器械包括 5～10mm 腹腔镜(0°),10/12mm 不带套管针的穿刺器,长操作钳,深部牵开器,大量的温盐水,脉冲灌洗系统,以及 2 个 1 英寸 Penrose 手术引流管。出血病例相对罕见,但腹腔镜夹钳可能会有帮助。

具体过程

在腋中线处做一个 4～5cm 的左肋下切口。腹壁肌层分为 3 层,紧接横纹肌下方,出现一条细线表示腹膜与腹膜后的连接处。在此平面上进行钝性剥离,引流管往头侧并进入积液聚集处。积液的周围包裹常十分坚硬。沿着水平面可以感觉到引流管管进入 WOPN(图 111.4)。为了避免进入腹膜腔损伤结肠(前)、脾(上)和肾(后),保持引流液正确位置很重要。一旦感觉引流管进入积液硬壁,经引流管周围放置的直钳可以用来协助进入积液厚壁。脓的排出标志引流管进入积液处。1 个深的牵引器放置靠近腹侧,并撑开积液处,使进积液入口变得清晰可见。

用 Yankauer 吸引器和环形钳钝性剥离法初步去除坏死(图 111.5)。一旦发现包裹腔,腹腔镜通过 1 个超长的孔直接置入积液腔中。这个长套管有助于防止由于光源污迹而影响视野。该套管位于切口的背面边缘(图 111.6)。视需要,经皮引流管可与二氧化碳气体注入器连接,以帮助扩大腔体。在腹腔镜的协助下,大的坏死块可以直接通过切口移除,而不需要第 2 个切口。坏死组织需送往微生物学检查。

为了防止出血,重要的是只去除松散的黏附性坏死。邻近的血管包括脾动脉及脾静脉,可能经过积液处。在出血的情况下,腹腔镜夹钳可能是有用的。如果动脉出血不能迅速止血,积液出血处应填塞好,并将患者送往介入放射科进行线圈栓塞。如果发生静脉出血,包扎足以止血,24～48h 后再次行坏死组织切除术。应经常用脉冲灌洗冲洗腔体,这有助于区分正常解剖组织和坏死,并便于进行水分离去除坏死组织。并不需要全部清除坏死,只需大幅度减轻积聚液体体积即可。

一旦积聚的大部分坏死组织被清除,并用 2～3L 脉冲灌洗,在腹腔镜的指导下,将 2 个大号 Penrose 引流管置入积液处。引流管一端放在最深处,通过背部的切口或 1 个单独的穿刺口引出。原位保留经皮引流管。3 层筋膜(横腹肌、腹内斜肌、腹外斜肌)分别单独缝合。

不单独缝合这 3 层可能导致难以愈合的腹侧疝。固定引流管,然后缝合皮肤。Penrose 引流管引入尿路接口装置,并与 Foley 尿管连接,用于术后灌洗系统(图 111.7)。VARD 程序的示意图如图 111.8 所示。

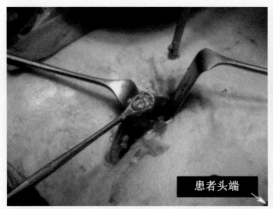
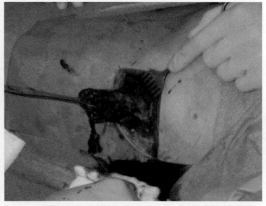

图 111.5 在直视下用 Yankauer 吸引器和环形钳初步分离

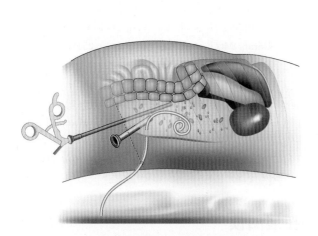

图 111.6 视频辅助下腹膜后清创感染胰腺坏死

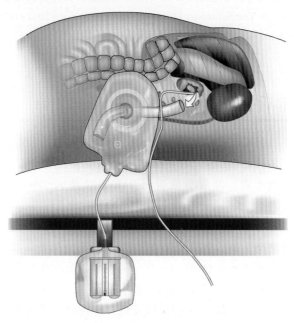

图 111.7 术后灌洗系统

(a)

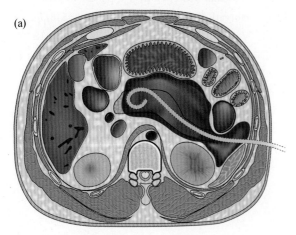

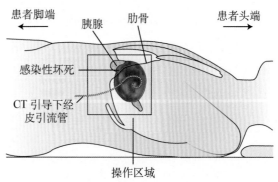

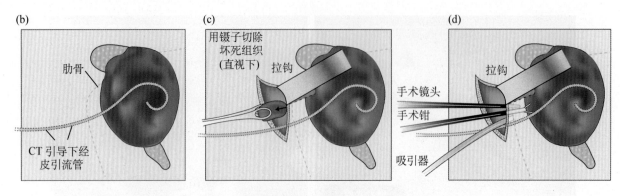

图 111.8　经皮导管引流和视频辅助下腹膜后清创术

（a）经横切面和冠状图显示胰腺周围积液和坏死。首选的途径是通过左肾、脾背侧和降结肠之间的左腹膜后间隙。经皮引流置入积液处以减轻败血症，推迟甚至避免坏死切除术，如（b）所示。（c）在肋下切开1个5cm的切口，将先前放置的经皮引流至腹膜后进入坏死积聚处。首先用长钳在直视下切除坏死。随后在视频辅助下进一步清创术（d）。〔From Van Santvoort HC et al. *Gastroenterology* 2011;141(4):1254-63; Van Brunschot S et al. *Clin Gastroenterol Hepatol* 2012;10(11);1190-201〕

术后护理

VARD术后，应继续抗生素治疗，直至24h无发热，白细胞计数正常。应分析培养结果并调整抗生素。经皮引流应每24h连续注入2~4L生理盐水。灌洗液用Foley尿量计收集。

应继续灌洗直至患者临床情况明显好转，灌洗液清亮。然后引流管保持原位，进行重力引流。如果发现术后出血（10%~15%的患者），应在床边夹住引流管，应行介入放射学检查和治疗。VARD手术2周后，进行CT扫描以发现并定位可能的未引流积液。胰瘘是常见的并发症，发生率为25%。

（黄裕 译 李新星 校）

参考文献

［1］ Van Santvoort HC et al. *Gastroenterology* 2011,141(4): 1254-63.

［2］ Besselink MGH et al. *Lancet* 2008,371(9613): 651-9.

［3］ Rodriguez JR et al. *Ann Surg* 2008,247(2):294-9.

［4］ Raraty MGT et al. *Ann Surg* 2010,251(5):787-93.

［5］ Beger HG et al. *World J Surg* 1997,21(2):130-5.

［6］ Banks PA et al. *Gut* 2013,62(1):102-11.

［7］ Van Baal MC et al. *Surgery* 2014,155(3):442-8.

［8］ Van Santvoort HC et al. *N Engl J Med* 2010,362(16):1491-502.

［9］ Van Brunschot S et al. *Clin Gastroenterol Hepatol* 2012,10(11):1190-201.

拓展阅读

［1］ Besselink MG et al. *Arch Surg* 2007;142:1194-201.

［2］ Besselink MG et al. *Br J Surg* 2009;96:267-73.

［3］ Horvath K et al. *Arch Surg* 2010;145:817-25.

［4］ Van Baal MC et al. *Br J Surg* 2011;98: 18-27.

［5］ Van Santvoort HC et al. *Gastroenterology* 2011; 141:1254-63.

第十五篇

小儿腹腔镜检查和内镜检查

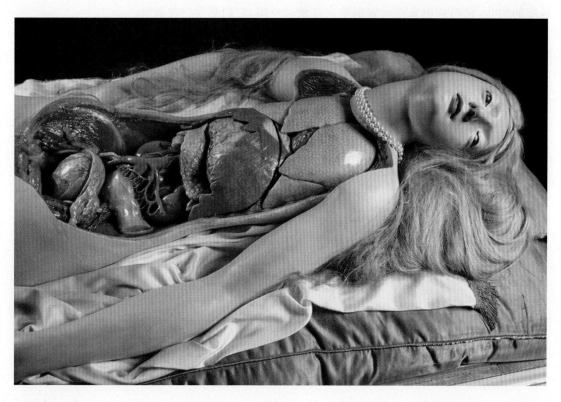

Felice Fontana(医学主任)和 Clemente Susini(艺术家),Venus,蜡制解剖模型,器官是根据 Medici Venus 形成的,1784－1788 年。蜡,油,猪油和树脂,以及颜料;玻璃眼,人类头发;真人大小。维也纳约瑟芬尼博物馆的解剖学蜡像收藏(图片来源:约瑟芬努姆,伦理学,收藏和医学史,维也纳医科大学,摄影:Alexander Ablogin)

从来没有比蜡像解剖 Venuses 更完美地结合了美丽和怪诞、感性和忧郁。这些理想化的女性形象在 18 世纪和 19 世纪吸引了大量的医学和大众的关注，无疑是因为她们吸引了人类的欲望，包括可怕的和色情的。这些人物的头发蓬松，表情兴奋，吸引着好奇的围观者，渴望一睹为快。有些人甚至还戴着珠宝，如这个戴着珍珠项链的人，躺在丝质的枕头上，手抓着纱布。然而，他们总是被抱在远处，只在玻璃柜下面可见。

无论蜡像 Venuses 从外观上看起来多么引人注目，这些模型都蕴含着更多的神秘性。在其可拆卸的胸甲下是"可解剖的"内部器官，通常包括一个蜷缩的胎儿，它们被用来演示解剖学。这使医学界能够在不需要人体尸体的情况下与大量人群分享解剖学的发现。在 19 世纪，它们成为博物馆展览和巡回演示的核心，特别是在佛罗伦萨制作的精美模型，如上图所示。

这个模型可以在维也纳医科大学的 Josephinum 找到，那里收藏了大量神圣罗马皇帝 Joseph 二世（1741－1790）的蜡制解剖和产科模型。Joseph 二世受到他的兄弟 Leopold 二世（托斯卡纳大公，继任皇帝）在佛罗伦萨 La Specola 自然历史博物馆委托制作的模型的启发，订购了 1192 个模型用于教学和公开展示。这些模型是由模型专家 Clemente Susini 在导演 Felice Fontana 和解剖学家 Paolo Mascagni 的监督下于 1784－1788 年在佛罗伦萨制作的。这些模型在翻越阿尔卑斯山到维也纳的旅途中幸存下来，被放置在红木和威尼斯玻璃展柜中，装满了约瑟芬尼博物馆的六个房间，它们至今仍在那里。

Joanna Ebenstein，The Anatomical Venus：Wax，God，Death & the Ecstatic（New York：DAP，2016.）

第112章

小儿腹腔镜检查：一般注意事项

SEBASTIAN K. KING AND JACOB C. LANGER

简介

腹腔镜手术应用于小儿外科疾病的治疗在45年前已有相关报道,但真正让大众接受这个技术足足用了20多年时间。由于腹腔镜光学系统的进步、手术器械小型化、腹腔镜麻醉经验的增加及支持腹腔镜的文献体系的发展,腹腔镜手术得以首先在成人患者中被使用,并逐渐在小儿患者中开展。

1991年成立的国际儿童腹腔镜外科学会(IPEG)给对儿科腹腔镜感兴趣的外科医师和器械商提供了契机,使小儿腹腔镜得到了进一步的发展。在接下来的25年里,腹腔镜在青少年、儿童、婴儿和新生儿中的应用均取得了迅猛的进展。

本章将从以下几个方面着重介绍:①儿童和成人患者的生理差异;②儿童腹腔镜手术所需的外科条件;③儿童腹腔镜手术的解剖学思考和术中启发;④儿童腹腔镜手术的局限性;⑤儿童腹腔镜的最佳实践证据。

儿童和成人患者的生理差异

注气压力和体积

小儿患者气腹的维持需要较少的气体。成人患者需要2.5～5L的气体,而10kg的婴儿只需要0.9L,新生儿的需要量则更小。由于气腹的建立是间断性吹气而不是连续的,所以需尽可能减少新生儿和婴儿腹腔气体流速,以防止初次输注气体后腹腔内压力过大。虽然按需调整气

体流量和所需要的腹腔压力非常重要,但参考资料有限。

目前建立气腹最常用的气体是二氧化碳,其优点包括吸收快和引起血管内栓塞的可能性小。但是体内消除二氧化碳的能力取决于年龄。患者越年轻,吸收比例越大,因此更需要术中增加通气量。

二氧化碳吸收的主要不良反应是增加脑血流量,这已经在幼儿大脑动脉血流监测中被观察到。经腹膜腹腔镜脑血流速度轨迹较后腹膜腹腔镜脑血流速度轨迹更陡,8min后脑血流速度则趋于稳定。

小儿腹腔镜手术中一个潜在危及生命的并发症是血管内空气栓塞。气腹管在连接到穿刺器之前,将导管内完全注入二氧化碳可以减少此风险的发生。这个操作在小儿患者中意义巨大,因为小儿患者的腹膜吸收能力比成人大,并且栓塞所需的气体量比成人小。

成年及小儿患者腹腔镜检查治疗建议

许多腹腔镜手术在儿童和成人中都可以进行,包括胃底折叠术,脾切除术,胆囊切除术,小肠切除术,阑尾切除术,结肠切除术,减肥手术,贲门失弛缓症Heller肌切开术,卵巢膀胱切除术,腹股沟疝修补术(后面章节讨论)。虽然在儿童和成人患者治疗这些疾病的方法基本相似,但由于两者之间存在的差异影响了外科医师对治疗方式的选择。下面将展示几个示例。

胃底折叠术

在成人患者中,胃底折叠术主要用于治疗有严重胃食管反流且药物治疗效果差的患者。患者通常表现为体重减轻、食管炎等症状,严重者还会出现反复误吸。大多数成年患者神经系统正常,没有明显的诱发因素。

在接受胃底折叠术的小儿患者中,有相当比例合并有与之相关的并存症,如神经发育迟缓,食管闭锁或膈疝等。这些并存症严重影响诊断和术中操作。患者需要通过术前影像学检查(以排除口咽协调受损、食管狭窄和肠道旋转不良)、胃排空实验(以排除异常前肠运动)和转流实验(包括放置空肠管),来确定胃底折叠术的有效性。

在行胃底折叠时还须考虑是否进行胃造口术,因为许多患者将依赖管饲来持续进行肠内营养。一部分患者在胃底折叠前,先进行胃造口手术,但这通常会影响术中视野。

减重手术

对青少年实施减肥手术是有争议的。胃束带放置术由于其可逆性最初是青少年最常采用的手术方式,管状胃和 Roux-en-Y 胃旁路术随后也逐渐普遍,并且长期效果更好。诸如肥胖青少年长期缺乏维生素和肥胖手术后青少年怀孕率高的问题必须考虑在内。此外,由于大多数儿科医师每年只进行少量的减肥手术,因此儿科医师进行此类手术最好能与手术量大的成人外科医师合作。

患儿特有的治疗方式

巨结肠病

巨结肠病的特点是远端结肠神经节细胞缺失,导致功能性梗阻。既往这个疾病通常先做造口,然后分 2~3 个阶段进行治疗,在过去 20 年里已经发展到 1 个阶段治疗。Georgeson 等在 1995 年首次提出了腹腔镜下手术,De la Torre 和 Langer 随后描述了经肛门手术。这两种手术方式都

显著减少了住院时间和镇痛需求。联合结肠组织活检和腹腔镜游离切除病变结肠或经肛门剥离远端直肠,目前在世界范围内已广泛使用。

肛门直肠畸形

Georgeson 等通过叙述腹腔镜下直肠与尿路交汇处切开的手术方式,彻底改变了治疗高位肛肠畸形的方法。经过 15 年的改进,腹腔镜已经能针对性地治疗这些畸形。目前大多数腹腔镜外科医师在使用腹腔镜处理膀胱颈部或前列腺有瘘管的男性患者及有高位泄殖腔畸形的女性患者时仍受限制,这项技术的长期效益仍有待商榷。

幽门狭窄

1990 年,首次报道了腹腔镜下幽门肌切开术,这也是最早在婴儿中使用腹腔镜的手术之一。20 年后,Hall 等在一项大型国际多中心随机、双盲对照试验中比较了开放和腹腔镜幽门肌切开术,腹腔镜手术患者在完全肠内营养和术后住院的时间上显著减少,术中和术后并发症发生率相似。尽管有这些发现,许多儿科中心仍然不愿意进行腹腔镜幽门肌切开术,因为担心幽门肌切开不完全和黏膜穿孔的发生率可能更高。

胆管闭锁和胆总管囊肿

腹腔镜手术已被报道用来进行胆肠吻合和胆总管囊肿切除。腹腔镜的优点:直观、避免肋下大切口和减少瘢痕(如果患者最终需要肝移植,这是特别有益的)。对于胆管闭锁,一些作者认为腹腔镜手术的结果可能更糟,并且认为腹腔镜在这种情况下的应用仍然有限。对于胆总管囊肿切除术,是采用胆总管十二指肠吻合术还是采用 Roux-en-Y 胆总管空肠吻合术进行重建一直存在争议。由于手术操作困难及这种病情在西方国家相对罕见(万分之一),限制了大多数外科医师为这类患者进行手术治疗的机会。然而,在亚洲有一些中心有丰富的经验并且报道了腹腔镜治疗的良好结果。

肠旋转异常

肠道旋转异常是指十二指肠和盲肠（中肠）围绕肠系膜上血管不完全旋转，从不旋转到正常旋转这个范围之间。由于十二指肠-空肠交界处靠近盲肠导致肠系膜狭窄，这增加了中肠扭转、肠缺血、中肠缺如的可能性，在极端情况下甚至会导致死亡，所以旋转不良具有明显的临床表现。旋转不良可以通过 Ladd 手术来纠正，包括肠系膜加宽、预防性阑尾切除术和将中肠放置到非旋转的位置。

在旋转不良急诊和急性扭转并伴有肠缺血的情况下，大多数外科医师仍通过开腹进行 Ladd 手术。然而，当婴儿或儿童出现间歇性胆汁性呕吐或经上消化道造影检查证实为旋转异常时，腹腔镜手术则可在肠系膜根部获得很好的视野。如果发现系膜底部变窄，则可进行肠系膜拓宽并完成阑尾切除术。在预防中肠扭转方面，腹腔镜手术是否与开放 Ladd 手术一样有效仍需长期研究。一些作者担心腹腔镜手术可能会减少粘连形成，他们认为有效的粘连会防止后续的扭转。也有人认为是肠系膜的拓宽防止了肠扭转，并且预防粘连的形成可以降低开腹 Ladd 术后粘连性肠梗阻的发生率（已知为 15%～25%）。

先天性膈疝

两种类型的先天性膈疝都可以通过腹腔镜进行修补。尽管大龄儿童的 Bochdalek 疝（后外侧缺损）可以通过腹腔镜修复，但新生儿通常采用胸腔镜修复，因为将脏器复位后，腹腔镜很难看到缺损。微创手术应仅用于肺损伤小的儿童，并已被证实术后复发率高于开放手术。Morgagni 疝（前内侧缺损）在修补技术上比 Bochdalek 疝更容易，较大的缺损则可能需要补片修复。

十二指肠闭锁

十二指肠闭锁是一种先天性梗阻，通常在产前或产后第一天确诊。腹腔镜修复，在大多数情况下实施十二指肠-十二指肠吻合。尽管刚开始

的手术结果报道并不令人满意，但随着腹腔镜技术的成熟和手术器械的改进，使腹腔镜在此类的手术的修复中得以重新应用。

坏死性小肠结肠炎

坏死性小肠结肠炎（NEC）仍然是新生儿手术最常见的死亡原因。在过去的 10 年中，有越来越多的证据表明，腹腔镜在可能患有 NEC 的新生儿手术决策方面的重要作用。在一些患者中，腹腔镜能够确定受影响肠段切除范围，有利于造口位置的选择。腹腔镜在治疗新生儿坏死性小肠结肠炎所导致的迟发性肠道狭窄段切除也有报道。但是 NEC 的最佳处理方式仍不确定，需要进一步的国际多中心研究，目前只有少数外科医师在 NEC 的治疗过程中使用腹腔镜，尤其是在大型儿科中心。

解剖考虑及术中启发

成人和儿童的解剖差异巨大，尤其是新生儿和婴儿。腹腔小，肝和膀胱体积大，操作空间有限，需要更大的操作空间来确保医源性损伤的最小化。穿刺器穿入孔的定位至关重要，所以在有限的操作空间内，更需要精确的测量，以减少因仪器所导致的意外医源性损伤。

手术器械的改良，有助于克服因空间不足所导致的操作限制。许多外科医师将器械直接穿过新生儿和婴儿的腹壁而不放置穿刺器（图 112.1）。

随着年龄的增长，穿刺器伤口位置的移动是一个通常被遗忘的问题（图 112.2）。特别是要进行胃造口术、回肠造口术或结肠造口术的部位。由于上腹部的伤口会向肋缘移动，因此长期的胃造口位置不能太靠近上腹部，如果太靠近上腹部，会导致由于年龄的增长而致使下肋骨缘的不适和扭结。

培训：如何缩短学习曲线

对于大多数儿科外科医师来说，由于病例数小、器械小型化进展缓慢及许多人不愿接受新技术而导致腹腔镜手术的发展受到阻碍。尽管能够

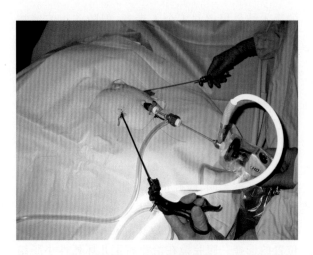

图 112.1 许多外科医师将器械直接穿过新生儿和婴儿的腹壁而不放置穿刺器

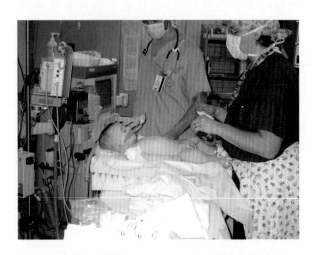

图 112.2 将体格较小的患者垂直放置在手术台上进行外科操作,可以预防手术医师背部和颈部疼痛

熟练开展腹腔镜阑尾切除术和胃底折叠术,并且对腹腔镜手术包括幽门肌切开术、脾切除术和其他常见的手术有详细操作介绍,许多儿科医师仍习惯使用开放手术。

小病例数的限制可以通过腹腔镜训练器和(或)模拟器的使用来克服。小儿腹腔镜手术(PLS)模拟器已被认定为小儿微创手术的教学工具。PLS 模拟器的优点包括可重复性和对关键手术步骤的训练,包括体外和体内缝合。此外,学习曲线评估法(累积累加法)的使用使外科医师和培训师能够准确评估手术的关键部分,并以更高的保真度操作来提高手术技术。拥有了这些和其他工具,人们希望掌握腹腔镜技术,在罕见情况下

将成为儿科医师的标准,而不是例外。

儿科腹腔镜最佳实践证据

虽然在过去的 10 年中小儿腹腔镜的使用有所增加,但却缺乏客观的前瞻性数据来支持它在实践中的地位。2008 年,Orzech 等通过系统综述,注意到了这些数据的缺乏。最近 Cochrane 对使用微创手术来治疗儿童腹部和胸部实体肿瘤的病例进行了综述,强调了目前缺乏随机对照研究及临床对照试验。

(滕世峰 译 李新星 校)

参考文献

[1] Gans SL et al. *J Pediatr Surg* 1971;6;199-234.

[2] Bax NM. *J Laparoendosc Adv Surg Tech* 2005;15;642-6.

[3] Gupta R et al. *Indian J Anaesth* 2009;53;560-6.

[4] McHoney M et al. *J Pediatr Surg* 2003;38;105-10.

[5] Huetteman E et al. *Anesth Analg* 2002;94;255-8.

[6] Karsli C et al. *J Urol* 2011;186;1649-52.

[7] Olsen M et al. *Ped Anesthesia* 2013;23;457-9.

[8] Martin K et al. *Can J Gastroenterol Hepatol* 2014;28;97-102.

[9] Langer J. *Sem Pediatr Surg* 2003;12;110-7,809.

[10] Wales P et al. *J Pediatr Surg* 2002;37;407-12.

[11] O'Brien P et al. *JAMA* 2010;303;519-26.

[12] Pedroso F et al. *J Pediatr Surg* 2015;50;115-22.

[13] Davies D et al. *Sem Pediatr Surg* 2012;23;31-6.

[14] Georgeson K et al. *J Pediatr Surg* 1995;30;1017-22.

[15] De La Torre L et al. *Sem Pediatr Surg* 2010;19;96-106.

[16] Langer J. *Sem Pediatr Surg* 2012;21;283-90.

[17] Georgeson K et al. *J Pediatr Surg* 2000;35;927-31.

[18] Shawyer A et al. *Pediatr Surg Int* 2015;31;17-30.

[19] Hall N et al. *Lancet* 2009;373;390-8.

[20] Hall N et al. *J Pediatr Surg* 2014;49;1083-6.

[21] Ure B et al. *Ann Surg* 2011;253;826-30.

[22] Liem N et al. *J Laparoendosc Adv Surg Tech* 2012;22;599-603.

[23] Liem N et al. *J Laparoendosc Adv Surg Tech*

2011;21:367-70.

[24] Hsiao M et al. *J Pediatr Surg* 2012;47:904-10.

[25] Hsiao M et al. *J Pediatr Surg* 2011; 46:1347-52.

[26] Murphy F et al. *Pediatr Surg Int* 2006;22:326-9.

[27] Jancelewicz T et al. *J Pediatr Surg* 2013;48:321-5.

[28] Van der Zee D. *World J Surg* 2011;35:1781-4.

[29] Pierro A et al. *J Pediatr Surg* 2004;39:902-6.

[30] Martinez-Ferro M et al. *J Laparoendosc Adv Surg Tech* 2010;20:477-80.

[31] Blinman T et al. *Pediatrics* 2012;130:1-11.

[32] Zani A et al. *Eur J Pediatr Surg* 2014;24:9-13.

[33] Oomen M et al. *Surg Endosc* 2010;24:1829-33.

[34] Azzie G et al. *J Pediatr Surg* 2011;46:897-903.

[35] Nasr A et al. *J Pediatr Surg* 2013;48:2075-7.

[36] Cundy T et al. *J Pediatr Surg* 2015;50:1368-73.

[37] Orzech N et al. *J Laparoendosc Adv Surg Tech* 2008;18:140-6.

[38] Van Dalen E et al. *Cochrane Database Syst Rev* 2015;(1):CD008403.

第113章

儿童腹腔镜疝修补术

DAVID H. ROTHSTEIN AND CARROLL M. HARMON

简介

腹腔镜手术使小儿腹壁疝的治疗发生了革命性的变化，并使之复杂化。腹腔镜腹股沟疝修补术由 Schier 于 1998 年首次提出，但腹腔镜作为对侧异时疝的辅助诊断手段早在 20 世纪 90 年代初就被提出。儿童腹腔镜疝修补术本质上是一种腹膜修补术，因此与成人腹腔镜疝修补术不同，其中包括各种各样的腹膜闭合术、闭塞术、盆底修补术等。此外，小儿腹腔镜修补术是一种经腹膜途径，基本不需要放置补片。本章重点介绍小儿腹腔镜腹股沟疝修补术技术，并简要讨论其他类型的疝修补术（股疝、创伤性腹股沟疝等）。简要回顾经腹股沟或经腹腔镜在诊断对侧鞘状突未闭中的应用。

腹腔镜下小儿腹股沟疝修补术

绝大多数的小儿腹股沟疝是由鞘状突未闭引起的，腹腔镜疝修补术则用来消除这种缺陷。手术可采用经腹腹腔镜或经皮腹腔镜治疗。目前大多数儿科医师采用的腹腔镜技术包括缝合开放的腹股沟管，但一些证据表明，疝切开术（即切开疝囊，而不是结扎）导致的瘢痕化腹膜，可能与正式结扎一样有效。

技巧

腹腔镜腹股沟疝修补术需要全身麻醉和常规的无菌准备。会阴部需要充分消毒准备（尤其是

男性患儿），以便在必要时检查阴囊或阴唇。术前不需要使用抗生素。在手术前让患儿排尽尿液是有帮助的，在新生儿和婴儿中，麻醉诱导后，可以用手按压下腹排空膀胱。

腹膜腔的建立通常使用 1 个 5mm 的穿刺器和 1 个 30°腹腔镜。在较小的患儿中，作者更喜欢通过 3mm 的脐孔穿刺器，放置 2.7mm 的 30°腹腔镜镜头。一些外科医师则通过针孔摄像机进行术中观察，避免了脐孔缝合。当患者处于轻微的头高足低位时，腹股沟管得以充分显露，并可以决定临床上诊断单侧疝患者是否需要进行对侧修补（图 113.1 和图 113.2）。另一个 3mm 的穿刺器（Maryland 解剖器，或腹腔镜针驱动器，如果进行了体内修补术）在疝一侧脐水平锁骨中线上的穿刺口置入。对于双侧疝，一个器械孔就足够了，因为器械可以通过穿刺孔到达任何一个腹股沟管。

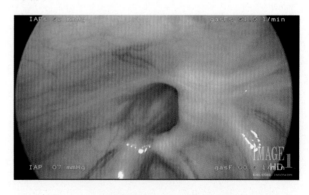

图 113.1　左侧鞘状突未闭伴左侧腹股沟疝

第一步是对腹股沟环 8～4 点的腹膜上进行烧灼损伤，小心避免损伤精索结构及其他内脏器官（图 113.3）。在罕见的嵌顿疝或滑动疝病例

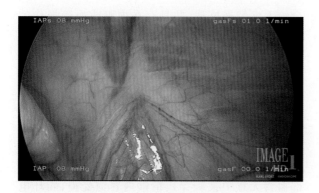

图 113.2　**右侧鞘状图融合**

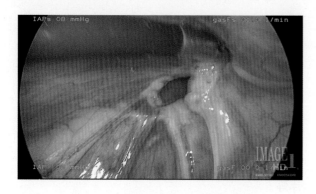

图 113.3　**腹股沟内环周围腹膜灼烧**

中,在烧灼疝环之前必须完全拖出疝内容物。缝合前需游离疝环,通过注射针穿过覆盖在内环上的皮肤,在内侧和外侧腹膜下间隙轻轻地注射局部麻醉药(不添加肾上腺素)(图 113.4)。外科医师应小心地将针头放置在正确的位置,以便直接、无死角地进入腹膜外腔,并可以清晰地看到针尖正位于腹膜表面下方。这在精索处特别有用,因为这样操作有利于后续精索结构表面疝环安全缝合。

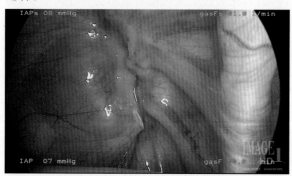

图 113.4　**经皮穿刺腹膜下水分离法将腹膜和输精管及精索血管分开**

不可吸收缝线缝合整个腹膜下腹股沟环并固定(使用打结器或通过增加穿刺孔使用额外的器械完成打结),完成体内疝环修复。但我们更喜欢体外技术,这项技术在一些出版物中有详细描述。一种常见的手术变式,使用 3-0 不可吸收线穿过略微弯曲的 18G 脊柱针,并尽可能引导穿过腹膜下平面横向 12 点钟位置的皮肤小切口,通常越过精索血管,然后通过腹膜穿刺孔退出(图 113.5)。先前放置的 3 mm 器械有助于提起腹膜,引导腹膜越过脊柱针,以及将针从缝合线上抽出时拉入缝合环并将其固定。第 2 条缝线穿过针,向腹膜下内侧推进,完成腹股沟环的腹膜下缝合。一旦针穿过环的内半部,它就会被推过腹膜,在第 1 个环内退出(图 113.6)。将第 2 条缝线拉入腹腔(确保它在第 1 个环内),然后拔出针头。然后将第一个环的末端拉出,将第 2 个环缠绕起来,并通过皮肤切口将其拉出。然后外科医师留下 1 个完全环绕腹股沟环的双环。取下第 1 圈缝线,切开第 2 圈,允许外科医师捆扎两条单独的扎带,并完全闭合疝环,这可以在腹腔镜下观察到(图 113.7)。在腹股沟环最终闭合之前,需将阴囊的二氧化碳挤出。

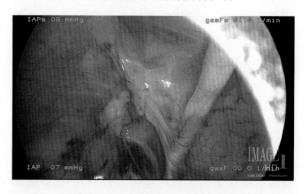

图 113.5　**外侧缝合环通过腹膜下**

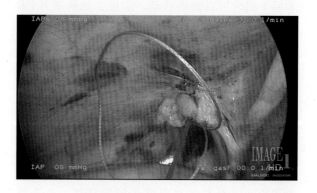

图 113.6　**内侧缝合环从腹膜下穿过,被外侧缝合环缠住**

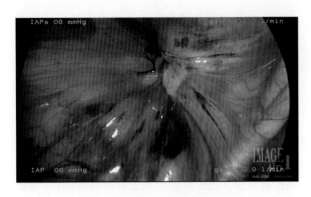

图 113.7　完成腹股沟疝修补术

绳结将完全埋在皮肤里（在皮肤裂口处拉起皮肤边缘是有帮助的），皮肤切口用胶带或皮肤胶封闭。如果需要双侧疝修补，则使用同样的方法。最后检查腹腔，取出 3mm 器械，腹膜腔排气，将肚脐切口和皮肤闭合。

特别要注意的是女孩疝修补术的替代技术，这种技术首次报道于 20 世纪 90 年代末，具体操作是将疝囊最远的部分用器械抓住，用力将其拉进腹腔，然后缝合或圈套器圈套疝囊颈部。后续研究表明，切除多余的疝囊对降低复发率很重要。疝囊烧灼术联合自体疝塞填塞具有简单、快速的优点，理论上与结扎相似，但长期随访结果尚未报道。

术后护理

儿童腹腔镜疝修补术统一为门诊手术，因非手术原因需要长期监护的患者除外（早产儿全身麻醉后最常见的术后呼吸暂停监护）。切口通常用可溶解缝线或皮肤胶封闭，患儿通常在疝修补术后 1 周内可以自由活动。除极少数病例外，术后疼痛应用对乙酰氨基酚或布洛芬治疗。

并发症

小儿腹腔镜腹股沟疝修补术的并发症包括与腹腔镜手术有关的并发症、伤口感染和切口疝及那些与腹股沟环腹腔内闭合有关的并发症。

腹腔镜探查是腹腔镜腹腔内手术的第一步，大多数小儿外科医师都擅长腹膜穿刺。患儿肥胖，既往腹部手术史，以及异常的脐部解剖结构都

会给手术带来挑战，并且存在内脏或血管损伤的可能性，这会带来灾难性的后果。但这些情况是非常罕见的。

腹股沟疝修补术后手术部位感染率为 1%～2%。腹腔镜手术中感染性并发症发生率更低。

对腹股沟环缝合术后的并发症难以从文献中获得，可能包括麻醉药腹膜间隙分离和缝合过程中损伤相应血管导致的腹壁血肿（尤其是当上腹部血管无意中被刺穿）、精索内容物受损、疝环电灼期间不经意对相邻结构的热损伤，以及在闭合疝环过程中对周围结构的意外穿刺损伤。

腹腔镜下小儿股疝修补术

儿童股疝很少见，术前很难诊断。腹腔镜是鉴别不同类型盆底疝（最常见的先天性腹股沟斜疝、腹股沟直疝和股疝）的理想方法。一些文献报道了联合腹腔镜修复，腹腔镜诊断，后进行混合修复的技术，包括通过腹股沟管小切口直接放置网片等。

其他腹壁疝及腹腔镜在修补中的作用

腹腔镜治疗单侧腹股沟疝诊断性的探查对侧腹股沟的利弊讨论超出了本章的范围。我们提到这一点是因为许多儿科医师在开放性腹股沟疝修补术中仍然采用这种技术，通过开放性腹股沟环内置入锐角镜头来检查对侧腹股沟区域。尤其是在年轻患者中，上突的鞘突与真正的腹股沟疝不符，因为先天性上突可能永远不会有任何症状，对先天性上突进行修补是不必要的。外科医师试图明确突起宽度、深度等特殊特征，以便区分哪些应该修复，但在这个问题上始终没有达成共识。通过脐部腹腔镜直接观察腹股沟区域的效果似乎比通过腹股沟切口的斜角伸缩镜更好。

腹腔镜下腹股沟疝修补的长期疗效

值得注意的是，儿童腹腔镜腹股沟疝修补术的初始结果提示，其复发率几乎是开放修补术的

2 倍(4.1%)。由于上述原因,降低了医师采用腹腔镜手术的热情,但后来的分析发现,开放式和腹腔镜修复在短期和中期复发率中并没有差异。最近的大型随访分析发现,在 3～5 年的随访中,复发率为 0.25%～1.4%。新生儿,尤其是早产儿的开放式修补术与较高的复发率相关,和腹腔镜修补术的复发率无显著差异,表明后一种方法可能更适合年轻患者。

对开放修复术后患者的长期随访研究很少,但在 35～50 年的随访中发现复发率约为 1%,腹股沟疝再手术率约为 8%,不孕率约为 3%。

小儿腹股沟疝修补术后的随访研究不仅需关注复发,还需关注对男孩精索结构潜在损害的评估(即输精管缺血导致的睾丸萎缩和不育),以及术后切口疼痛、手术部位感染,因侵犯髂腹股沟神经引起的腹痛,以及长期的美容效果。也许腹腔镜腹股沟疝修补术最大的支持缘由来自那些相信这种手术方法可以避免损伤精索结构的人。这很具有吸引力,但很难研究,也无从考证。

一些研究发现,腹腔镜疝修补术术后即刻疼痛评分和镇痛需求率略有增加,可能是由于二氧化碳注入或脐部切口的影响,但术后即刻(同一天)的疼痛两者没有差异。腹股沟痛在疝修补术后随访过程中很少报道。有人推测,这可能和对腹股沟环以外的腹壁结构最低程度的破坏和结扎有关,这至少可以减少对髂腹股沟神经的损伤。

微创手术通常被认为比开放手术更具美容优势,大量的证据显示脐部腹腔镜穿刺孔和 2～3mm 下腹穿刺切口优于腹股沟可探测的最小切口。

展望

未来儿童腹壁疝治疗最重要的方向可能仍然是长期疗效的评估,主要为复发率和精索结构潜在损伤率。腹腔镜小儿腹股沟疝修补术的中期数据在上述两个方面是可圈可点的,但仍需要更多的补充(考虑到患者特征和并发症的分层)及更长时间的随访。

关于疝切开术和疝修补术的争论仍然没有结果。尽管在世界上许多地方,疝囊的分离或切除

被认为是高位结扎的首选替代方法,但美国的儿科医师还没有采用这种技术。它的潜在优势在于所需的解剖最少,节省手术时间和材料成本,并存在进一步降低精索结构损伤的风险。

最后,也许在超声引导下使用可注射聚合物或生物塞来消除开放的腹股沟管,从而避免进行腹腔镜检查的需要,这从理论上讲是有前景的,但是这种方法可能会引起同侧精索结构的炎性损伤。进一步的动物研究可能有助于确定这种技术是否可以在人身上实施。

(滕世峰　译　李新星　校)

参考文献

[1] Schier F. *J Pediatr Surg* 1998;33;1495-7.

[2] Lobe TE et al. *J Laparoendosc Surg* 1992;2;135-8.

[3] Holcomb GW 3rd. *Pediatr Ann* 1993,22(11):678-84.

[4] Tabrizian F et al. *J Pediatr Surg* 2013;48;547-9.

[5] Blatnik JA et al. *J Laparoendosc Adv Surg Tech A* 2012;22;848-51.

[6] Ostlie DJ et al. *J Laparoendosc Surg* 2014;24;194-8.

[7] Lipskar AM et al. *J Pediatr Surg* 2010;45;1370-4.

[8] Skarsgard ED. *Semin Pediatr Surg* 2009;18;122-4.

[9] Rafiei MH et al. *Adv Biomed Res* 2015;4;97.

[10] Miyake H et al. *Surg Endosc* 2016;30;1466-72.

[11] Tan SY et al. *J Laparoendosc Surg* 2013;23;946-8.

[12] Rowell EE et al. *J Pediatr Surg* 2011;46: e9-e12.

[13] Moreira-Pinto J et al. *Hernia* 2015;19;623-6.

[14] Lee DG et al. *Exp Ther Med* 2015;9;421-4.

[15] Schier F. *J Pediatr Surg* 2000;35;1331-5.

[16] Thomas DT et al. *J Pediatr Surg* 2016;51;1330-5.

[17] Baird R et al. *J Pediatr Surg* 2011;46;908-11.

[18] Feng S et al. *Surg Laparosc Endosc Percutan Tech* 2015;25;275-80.

[19] Ein SH et al. *J Pediatr Surg* 2006;41;980-6.

[20] Zendejas B et al. *J Am Coll Surg* 2010;211;762-8.

[21] Chan KL et al. *Surg Endosc* 2005;19;927-32.

[22] Riquelme M et al. *J Laparoendosc Surg* 2010;20;77-80.

[23] Al-Jazaeri A et al. *J Pediatr Surg* 2013;48;203-8.

第114章

腹腔镜下儿童食管反流病的治疗

STEVEN ROTHENBERG

简介

　　胃食管反流病(gastroesophageal reflux disease,GERD)是美国婴幼儿最常见的前肠疾病之一。反流引起的症状和并发症影响到 7%~20% 的儿童。患者的胃食管反流病药物治疗效果差,是导致反复吸入或呼吸暂停发作[婴儿猝死综合征或急性危及生命事件(acute life-threatening events,ALTEs)]、神经功能受损、发育不良、食管炎和食管狭窄形成的根本原因,此类患者应考虑手术治疗,手术方式为胃底折叠术。Barrett 食管炎的发病率也在儿童中不断增加。另一个常见的病因是放置胃造瘘管喂养导致胃食管反流病的风险显著增加。10%~50% 的患者最终需要行胃底折叠术。最近的研究也表明,胃食管反流病可能在呼吸系统问题,如在长期严重反应性气道疾病的进程中有重要影响。所有这些因素都导致了胃底折叠手术数量的大幅增加。

诊断检查

　　对食管反流患者的评估随着年龄的增长方法有所不同;与成人不同的是,所有患儿都应进行上消化道(upper gastrointestinal,UGI)系列检查,以排除旋转不良、十二指肠蹼或狭窄等解剖异常。在患有 ALTEs 的婴儿中,临床症状和被 UGI 证实的严重反流足以证明需要进行胃底折叠术。患有胃食管反流病的婴儿,尽管进行了最大程度的医疗治疗,但仍不能健康成长,也可能不需要进一步的检测。大多数患者采用 pH 或阻抗探针来评估反流程度,并且越来越多的患者正在接受上消

化道内镜检查和活检。对婴儿来说,牛奶或食物过敏通常也表现为反流,这些情况应该在手术前被诊断。

　　支气管镜联合支气管肺泡灌洗(bronchial alveolar lavage,BAL)有助于治疗反应性气道疾病或反复的呼吸道感染。高水平的含脂巨噬细胞提示气道反复吸入。有些人希望通过胃排空研究,达到诊断的目的,但一般来说,这些检测对原发性反流患者的诊断帮助很小,并且胃排空实验并不能决定是否需要进行胃底折叠术。

技巧

　　根据患儿体型的大小,可以采取仰卧或在手术台尾端采用改良的截石位。外科医师站在婴儿的脚边或较大孩子的两腿之间。显示器应放在儿童的头侧,以便为手术者提供最佳的操作视角(图114.1)。助手在外科医师的左边,控制镜头和操作胃牵开器。

　　手术常规使用五孔法。根据患儿的大小,套管器的大小选择 3mm 或 5mm。有些医师则更喜欢简单的穿刺切口而不使用穿刺器。穿刺器放置在脐部(摄像头穿刺孔)、左右中象限(操作穿刺孔)、右上象限(肝牵开器)和左上象限(胃牵开器和胃造瘘管位置)(图 114.2)。腹部通过脐下环形切口用 Veress 针或 Hassan 技术建立气腹。根据患者的大小和呼吸状况,选择 10~15mmHg 的气腹压力。

　　器械和穿刺器大小的选择取决于患儿的大小。一般来说,对于体重<20kg 的患儿,长 18~20cm 的 3mm 器械是合适的。对于 20kg 以上的

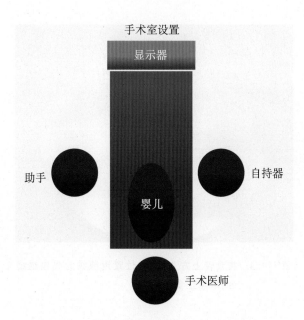

图 114.1　小儿腹腔镜胃底折叠术的手术室设置
婴儿被放在床尾,呈仰卧位双腿分开姿势。较大的患儿腿被放在腿架上,以便外科医师站在两脚之间。

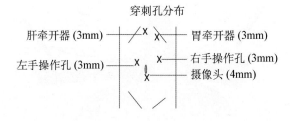

图 114.2　观察端口位于脐部
右侧和左侧操作端口位于右侧和左侧中间象限。肝和胃牵开器放置在靠近肋缘的位置。

患儿,标准长度的 3mm 或 5mm 的穿刺器是合适的。关于镜头,通常使用直径为 4mm 或 5mm 30°镜。所用能源大小的选择取决于外科医师习惯。对于婴儿和儿童,单极电凝通常足以进行必要的解剖以及离断胃血管,可以通过 1 个 3mm 电凝钩来实现。另外,3mm 双极电凝能够消除与单极电凝相关的能量扩散风险。对于胃短血管周围脂肪较多的患者,现有的一些能量切割设备可加快这部分组织的解剖。

步骤

肝左叶向上抬,能够很好地显露胃-食管(GE)

交界处。在大多数情况下,通过右上的穿刺孔,使用 Babcock 夹抓住横膈膜,可以充分上抬肝。该穿刺点的位置应确保器械能够顺利进入腹部,刚好位于患者肝尖端下方镰状韧带的右侧(图 114.3)。这是一个自持式牵开器,因为手柄的重量能使肝上抬。也可以使用蛇形或扇形牵拉器,并将其连接到固定在手术台上的自持臂上,尽管这样做比较烦琐。

(a)

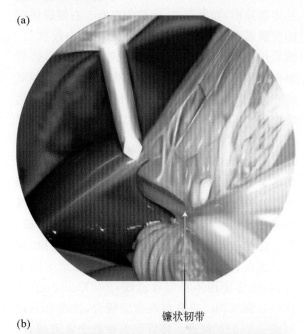

镰状韧带

(b)

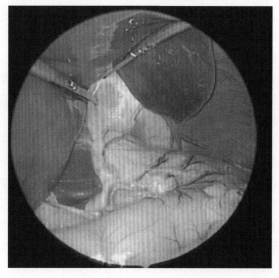

图 114.3　(a)肝牵开器(Babcock)放置在患者右侧镰状韧带边缘;(b)抓钳用于抓住裂孔顶部的膈肌脚,起到牵开的作用

第 2 个 Babcock 或无损伤钳通过左上穿刺器,在必要时牵拉胃。在食管裂孔处操作时,胃从下方和侧面回牵,以帮助充分显露食管。当游离胃短血管时,胃大弯侧被钳夹并向内侧提拉以更好地显露。

手术操作通常先用剪刀、闭合器或电钩切开肝胃韧带。迷走神经肝支切断通常无不良反应。在大约 25% 的病例中,一条变异的左肝动脉从胃左动脉发出,如果存在,应避免离断。右侧膈肌脚的腹膜需要被分离,以充分显露腹腔内段食管。然后用左上象限 Babcock 将胃向内侧牵拉,将胃短血管和胃后壁分开。这样操作有利于左侧膈肌脚充分显露,这使食管后壁的操作更加安全。胃短血管的分离也保证了胃底无张力折叠的可行性。

然后从患者右侧进入食管后方,注意不要损伤迷走神经后支,神经通常靠近食管左侧。腹部食管的长度(4～6cm,取决于患儿的大小)对确保形成充足的折叠至关重要。一旦食管游离完成,左上腹的夹钳则被放置在食管后面并且上抬,用来显露食管裂孔。即使食管裂孔看起来大小正常,但也应使用不可吸收缝线(2-0 Ethibond)缝合一处膈肌脚。胃底包绕食管缝合,使食管下段形成一个 360°包裹。将胃底前壁置于食道前方,完成近似 11 点钟位置的包绕。可在食管内支架周围形成包绕,包绕的大小取决于患者食管的大小,包绕不能太紧。如果胃底活动度非常充分,包绕过紧这种现象则很少发生。如果患者有食管裂孔疝或膈肌脚闭合过紧,则容易发生吞咽困难。

包绕长度通常为 2～3cm,由三条缝线缝扎形成,由胃到食管前壁到胃的包绕(图 114.4)。为了防止缝线滑脱,在每条缝线中带入部分食管组织是很重要的。顶部缝合可以带入部分前膈缘,这样操作有助于防止其疝入纵隔。如果需要术后营养支持,还可以利用左上穿刺孔放置胃造瘘管(图 114.5),否则不应放置胃造瘘管。

通常,术后立即开始进食。患者在开始的 24h 内服用透明液体,然后在 3～5d 食用软性饮食,直到大部分术后肿胀消失。然后,进行规律的饮食,对于年幼的患儿,建议父母把食物切成较小的形状,直到孩子明白他(她)应该好好咀嚼食物。

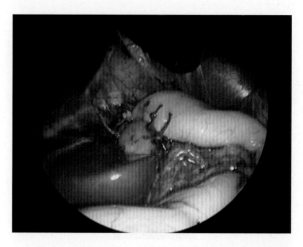

图 114.4　在食管上方 11 点钟位置用缝线完成包绕缝合,以防止食管扭转

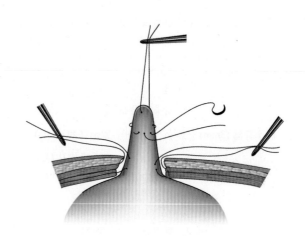

图 114.5　通过左上象限穿刺孔放置胃造瘘管

讨论

腹腔镜 Nissen 胃底折叠术(LNF)改变了成人和儿童 GERD 的治疗方式。第 1 个 LNF 是在 1991 年由 Dallemagne 报道的,2 年后由 Georgeson 和 Lobe 再次报道,并且提倡在儿童中使用这种方法。这种低并发症的手术治疗措施被医师和患者普遍接受,LNF 已成为 GERD 治疗的标准术式。我们在 2013 年报道了 20 年来对 2018 例儿童 LNFs 手术治疗经验,无手术相关死亡率。疗效与传统的开放性胃底折叠术相当,复发率仅为 4.5%,并发症和住院率显著降低。这种微创手术对肺造成创伤的减少可能在神经损伤儿童、早产儿和重症监护人群中发挥更大的作用,因为

这类人群的并发症发生率也往往更高。在治疗反应性气道疾病患者的食管反流疾病中，也显示了巨大的益处，并且改善了患者哮喘的临床症状。年龄＜1岁的患儿的复发率和再手术率更高（6.4％），可能和器官成熟和生长差异有关。但是在这类人群中，胃底折叠术术后的生长和呼吸改善所带来的优势，远远超过了再次手术所带来的风险和并发症。腹腔镜手术视野更清晰且具有放大功能，减少了迷走神经损伤的机会，可以降低胃底折叠术后腹胀、吞咽困难和其他相关症状的发生率。许多有胃肠炎病史的患者，在手术早期会出现严重干呕的症状，这是导致早期修复失败的一个重要因素。

外科医师的技术和经验是手术治疗较低的复发率的次要因素。而主要因素则包括游离足够的腹腔段食管，食管裂孔完整剥离，离断膈食管韧带，建立一个无张力、方向适当和位置合理的包绕。因此，右侧膈肌脚必须被准确识别和解剖，这样才能清楚地观察胃-食管连接处，并确定足够长度的腹腔内食管。分离过程中不应穿过膈食管韧带向上延伸至食管裂孔处，因为这会增加继发性食管裂孔疝形成的风险。未充分辨认胃-食管连接处并获得足够长度的腹腔内食管，会导致包裹的位置过低，在过去5年中，这种并发症在转诊的患者中最为常见。再次手术过程中会发现GE交界处下方的一个完整包裹物，这证明当时手术的包裹位置是不恰当的。

所有患儿均应进行膈肌脚修补，用来降低食管裂孔疝的发生率。如果膈肌脚有大的缺损或复发裂孔疝，修补过程中应使用聚四氟乙烯材料予以加强。在使用胃底包绕食管过程中，胃短血管应充分分离结扎，使包裹没有张力，包绕的方向应在食管11点钟方向，以防止食管扭曲或扭转。包绕应相对松散且包绕长度较短（2 cm或以下）。如果遵循这些指南，手术的复发率将会降到最低，大多数患儿也能因此获益。

很明显，腹腔镜 Nissen 手术是一个有缺陷的手术，但让有相关经验的腹腔镜外科医师操作，那是安全、有效的。手术时间在1h以内，只需要住院1d，并发症也较低。在大多数病例中，尽管复发率较高，但再次手术率是低的，所以在合适的患者中，这不是不行胃底折叠术的原因。

（滕世峰 **译** 李新星 **校**）

参考文献

[1] Kawahara H et al. *Gastroenterology* 1997；113：399-408.

[2] Mauritz FA et al. *J Gastrointest Surg* 2011；15：1872-8.

[3] Coben RM et al. *Gastroenterology* 1994；106：13-8.

[4] Grunow JE et al. *J Pediatr Surg* 1989；24：42-5.

[5] Berquest WE et al. *Pediatrics* 1981；68：1225-8.

[6] Herbst JJ et al. Gastroesophageal reflux and respiratory sequelae. In：*Pediatric Respiratory Disease：Diagnosis and Treatment*. WB Saunders；1993：521-32.

[7] Dallemagne B et al. *Surg Laparosc Endosc* 1991；1：138-43.

[8] Lobe TE et al. *J Pediatr Surg* 1993；28：358-61.

[9] Rothenberg SS. *J Laparoendosc Adv Surg Tech A*. 2013，23(9)：791-4.

[10] Rothenberg SS et al. *J Pediatr Surg* 2012，47(6)：1101-4.

[11] Bansal S et al. *J Pediatr Surg*. 2014，49(1)：72-5.

第115章

腹腔镜在治疗儿童良性胃肠道疾病的运用

BRIAN T. BUCHER AND GRETCHEN P. JACKSON

简介

20 世纪 80 年代,随着腹腔镜的出现,小儿外科医师已经逐步将腹腔镜技术应用于儿科外科手术中。本章介绍了 3 种常见疾病的手术方法——幽门狭窄、Meckel 憩室(Meckel diverticulum, MD)和肠套叠,腹腔镜技术可能比同等的开放手术更具有优势。

肥厚性幽门狭窄

肥厚性幽门狭窄(hypertrophic pyloric stenosis, HPS)是婴幼儿最常见的外科疾病之一。婴儿通常在出生后 6—8 周出现进行性无血无胆汁样呕吐。许多患有 HPS 的婴儿最初被误诊为胃食管反流病(gastroesophageal reflux disease, GERD)而接受相应治疗,通常会在配方奶粉中进行一些改变或用抑酸疗法进行治疗。如果治疗方式得不到纠正,婴儿最终会发展成典型的"喷射样呕吐"。

术前评估

术前评估应从全面的病史和体格检查开始,排除其他引起呕吐的原因,如严重胃食管反流病、肠旋转不良或小肠梗阻。如果患有 HPS 的婴儿在病程早期出现症状,诊断则相对较容易。患病几天后,大多数婴儿表现为呕吐、体重减轻和尿量减少。由于灌注不足患者出现脱水症状和皮肤肿胀。体格检查的重点应放在触诊肥厚的幽门,在腹部检查时可以发现上腹部呈橄榄样。这些体征在清醒的婴儿身上很难被发现,可以通过排空胃

和提供糖水来安抚哭泣的婴儿来得以实现。

虽然临床诊断是可行的,但大多数医师都通过放射学来证实诊断。既往上消化道(upper gastrointestinal, UGI)影像检查一直是评估胃出口梗阻的首选方法。目前实时超声由于高效率和无辐射,已经取代了 UGI。幽门肌厚度>3mm 是诊断幽门狭窄最敏感的指标,幽门管长度>15mm 及幽门管开口不足也支持该诊断。

大多数患有 HPS 的婴儿都有一定程度的脱水;因此,术前液体复苏是必要的。术前应检查血清电解质。HPS 患儿的典型实验室检查结果是低钾血症、低氯血症和代谢性碱中毒。患者应接受静脉液体复苏,持续静脉使用 10~20ml/kg 生理盐水,直到达到足够的尿量。持续静脉输液应使用 5% 葡萄糖、0.5% 生理盐水加 20mEq KCl 以维持 150% 渗透压,手术前足够的补液体现在尿量上。为尽量减少术后呼吸暂停的风险,严重电解质异常的婴儿应在麻醉诱导前重复进行实验室检查。

手术方式

全身气管内麻醉诱导后,婴儿被移到床脚,或者移动到垂直手术床。此手术围术期不需要预防使用抗生素。在手术结束后,放置 1 根 10-French 的胃负压管来降低胃内压。手术医师站在患者脚边,助手站在左边。显示器放在手术医师面前(图 115.1)。经脐或脐下 5 mm 切口插入气腹针。必须注意确保针头在腹膜腔内,而不是腹膜前间隙或脐静脉内。腹腔内注入 10~12mmHg 二氧化碳,然后放置 5mm 穿刺器。将患儿置于头高足

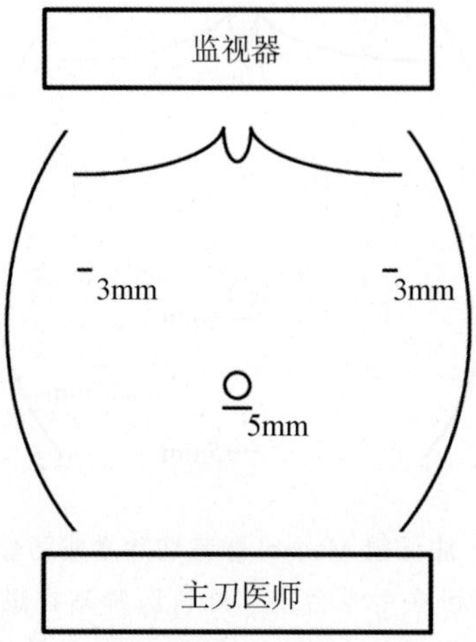

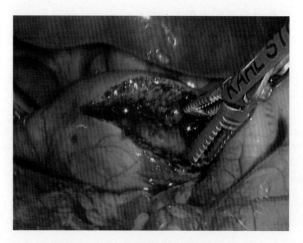

图 115.1　对于腹腔镜幽门肌切开术,患儿仰卧在手术台上。外科医师站在患儿脚边,显示屏放在患儿头上。镜头使用 5mm 的脐带穿刺器,左右手使用 2～3mm 的穿刺切孔

图 115.2　完整幽门括约肌切开术

低位。使用 11 号刀片,在右上象限和左上象限做 2 个穿刺切口。用左手确认并夹持固定幽门后,在幽门前从 Mayo 静脉切开胃窦。这个切口可以用持续的低电压单极电刀,海狸刀,或关节镜刀。切口应穿过幽门浆膜面。闭合刀片、扁平单极尖端或单臂牵开器可以插入到幽门括约肌中间牵开肌肉,旋转 90°挑开肌肉,行肌肉切开术。在同一位置插入腹腔镜幽门扩张器,并将肌切开延伸至胃窦的近端和幽门与十二指肠的远端(图 115.2)。注意在不损伤黏膜的情况下进行完整的肌切开术,黏膜在肌肉切开后容易隆起。大部分不完全性肌切开发生在幽门窦侧,而大部分穿孔发生在幽门-十二指肠交界处。2 个钝性牵开器抓取离断的肌肉两端用于显示切开肌肉两侧的游离情况。十二指肠夹闭后,用 60ml 的空气使胃膨胀,并检查肌肉切开处是否有黏膜穿孔。然后松开夹闭十二指肠的钳子,可观察到空气通过幽门进入十二指肠。可以使用大网膜覆盖在切开肌肉的上方。取出器械,从腹膜排出空气。脐孔和皮肤切口用可吸收缝线缝合。

术后护理和结果

患儿术后需要被监护 24h,避免呼吸暂停的发生。幽门狭窄术后的各种喂养方法已被详尽描述。这些方案均从水电解质开始逐步过渡。几项研究表明,自由饮食可以更快地回到正常饮食,但住院时间基本不变。术前应告知家长,幽门肌切开术后可能出现呕吐,同时胃蠕动障碍也会逐步改善。患儿能正常进食观察一段时间后出院。

多项研究表明,腹腔镜和开腹幽门肌切开术的效果相当。最新的四项随机对照试验的荟萃分析纳入了 502 名患者,并比较了腹腔镜和开放式幽门肌切开术。腹腔镜幽门肌切开术与统计学上较短的进食时间相关,平均差异为 2.3h。此外,腹腔镜幽门肌切开术的住院时间也明显缩短,平均差异为 2.4h。虽然这些差异具有统计学意义,但临床相关性尚不明确。腹腔镜手术与即刻并发症(如穿孔或肌切开不全)风险的显著增加无关。

Meckel 憩室

Meckel 憩室(Meckel diverticulum,MD)是胃肠道最常见的先天性异常之一,发生率为 1.5％～3％。MD 发生的原因是由于胚胎发生过程中胎肠与卵黄囊分离时的脐肠系膜管残留。妊娠第 5-7 周,导管残余物未能完全清除,导致 MD 的发生。MD 内可能含有 2 种异位黏膜,胃黏膜或胰腺黏膜,从而导致临床表现的不同。

术前评估

MD 可表现为穿孔、小肠梗阻或胃肠道出血。

穿孔患者通常表现为局灶性或全身性腹膜炎。在腹腔无游离气体的情况下,这些患儿常被误诊为急性阑尾炎,因为疼痛可局限于右下腹。超声或计算机断层扫描等影像学检查可显示阑尾正常的右下腹炎症性改变。偶尔,肠襻增厚可提示 MD,但这一发现不一定是诊断性的。

MD 可引起肠套叠、肠扭转或肠系膜扭转导致肠梗阻。在没有任何手术史或腹外疝的情况下,患者表现为胆汁性呕吐、腹胀,影像学表现为小肠梗阻,则应怀疑为 MD。通常不需要进一步的影像学检查,可在剖腹探查时做出诊断。

MD 引起的消化道出血患者年龄通常在 2 岁以下,并且有直肠无痛性鲜红血便病史,应查体排除任何肛门疾病导致的出血。[99] 锝放射性核素研究("Meckel 扫描")通常用于诊断 MD。胃黏膜细胞吸收放射性示踪剂并将其排泄到胃肠道,从而检测 MD 内是否存在异位胃黏膜。即使在有经验的中心,本研究的敏感性只能达到 60% ~ 80%,假阴性率较高。本研究可通过给予 H_2 受体阻滞药或五肽胃泌素来提高胃黏膜中放射性示踪剂的摄取。

手术方式

在全身气管内麻醉诱导后,消毒范围从乳头开始到耻骨。围术期应用抗生素预防肠道菌群感染。手术医师和助手都站在患儿的左侧,显示器位于患者右侧上方(图 115.3),通过脐或脐下 5mm 切口插入气腹针,腹腔内注入 10~12mmHg 二氧化碳,然后通过脐切口放置 5mm 穿刺器,2 个 5mm 操作穿刺管放置在平锁骨中线的左下象限和耻骨上区。腹部探查明确是否存在并切开脐肠系膜束带。随后,检查盲肠、阑尾和小肠远端是否存在肠套叠,然后确定回肠末端,并逆行检查小肠。MD 通常发生在距回盲瓣 2 英尺以内,但应检查整个小肠直至 Treitz 韧带(图 115.4)。

一旦发现 MD,应决定行憩室切除术或正规的小肠切除术。对于有梗阻或穿孔的患儿,简单的憩室切除术就足够了。对于消化道出血患者,正规的小肠肠段切除术可能是最安全的选择,因为导致出血的肠系膜边缘的溃疡可一并切除。要进行憩室切除术,将左下象限口扩大至 12 mm 以

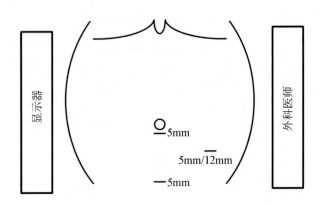

图 115.3　腹腔镜 Meckel 憩室切除术或肠套叠复位术

患者仰卧在手术台上。外科医师站在患者的左侧,显示器放在患者的右侧。1 个 5mm 的脐孔穿刺器用于放置镜头相机,2 个 5mm 穿刺器位于左下象限、锁骨中线和耻骨上用于左右手操作。如果进行了憩室切除术,左下腹穿刺器可以扩大到 12mm 用来在腹腔镜下使用闭合器。

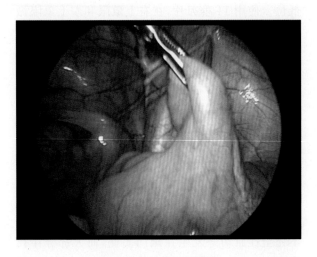

图 115.4　Meckel 憩室

容纳腹腔镜闭合器。憩室的底部以平行小肠的方式插入吻合器,从而避免术后肠腔变窄。一次闭合通常足以切除憩室。任何供血血管都应被确切止血。最后检查闭合线是否止血,并排空气腹。筋膜和皮肤用可吸收缝线缝合。如果憩室可以通过脐孔切口轻易地切除,一些外科医师会进行体外憩室切除术。

小肠切除术最好在体外进行。扩大脐部切口,将憩室和伴行的小肠从腹腔取出。作者更喜欢手缝端对端吻合;但是闭合器吻合也是可以的。

术后护理

术后,这些患者肠功能往往恢复相当迅速。大多数接受憩室切除术的患者可以在 24h 内恢复正常饮食。术后 1～2d 出院。对于接受小肠切除术的患者,肠功能恢复可能会延迟。在目前的研究中,憩室切除术的并发症很低(1%～2%),死亡率极低。

肠套叠

大约每 2000 名儿童中就有 1 名发生肠套叠,其中大多数在 3 岁以下。肠套叠发生在近端肠套入远端肠段时,套叠肠管的肠系膜血管阻塞,引起静脉充血和肠管水肿,进而导致肠管坏疽和坏死。肠套叠因解剖位置而异,可能发生在空肠-回肠,回肠-回肠,回肠-结肠,回肠-回结肠。90% 的儿童肠套叠是自发性的;然而,10% 的人会有潜在的病因,如 MD、阑尾、息肉、淋巴瘤或异物。年龄较大的患者(>5 岁)应寻找病理方面原因。

术前评估

不管其发病原因和套叠位置,大多数肠套叠患者都有腹痛、呕吐和便血的典型症状。有这些症状的儿童基本可以诊断为肠套叠。粪便通常为"果酱样"。不幸的是,只有 25%～50% 的患者会出现这种情况。其他症状从发热、腹泻和便秘等轻微症状到危及生命的腹膜炎和感染性休克不等。

实验室检查主要用于评估患儿病情的严重程度。影像学仍是诊断肠套叠的主要方法。尽管腹部平片可能显示右上腹肠梗阻或软组织密度肿块,但不具备特异性。超声(US)是儿科中心诊断肠套叠最常见的方法。有经验的医师,其超声诊断肠套叠的敏感性和特异性接近 98%。肠套叠的典型超声特征是确定的。并且超声还可以评估到套叠肠管的血流,识别肠壁内气体,并证实病理原因。计算机断层扫描和磁共振成像对肠套叠的诊断作用很小,但有助于寻找病因。

手术方式

在没有血流动力学不稳或腹膜炎的情况下,肠套叠的首选治疗方法是钡灌肠,无论是在连续透视下还是在超声引导下。传统上是用钡剂或泛影葡胺,现在大多数中心都用气钡对比灌肠。在最近的文献中,放射学复位的成功率接近 80%～95%。放射学复位失败的风险因素包括幼年(<6 个月)和年龄较大的儿童(>5 岁)、症状持续时间较长(>72h)或严重直肠出血的患者。但有上述因素的患儿不应放弃尝试灌肠复位。反复复位是指肠套叠患者在成功放射学复位后或者初发肠套叠患者部分但不完全复位后,再发肠套叠。患儿必须保持生命体征稳定,没有肠道损伤或穿孔的迹象。

手术通常在血流动力学不稳定、腹膜炎或放射学复位失败的患儿中实施。复位可以通过开放或腹腔镜手术。腹腔镜操作装置类似于阑尾切除术或 Meckel 憩室切除术(见图 115.3)。期间应使用覆盖肠道微生物的抗生素。腹部探查首先确定肠套叠位置,通常在右下腹部。轻轻牵引套叠肠管,使套叠复位。复位后,应从盲肠近端检查肠道,以明确何种病理因素导致的肠套叠和评估套叠肠管活力。如果发现小肠缺血或坏死,应行小肠切除术。

术后护理

术后,这些患儿往往肠功能恢复相当迅速,尤其是没有进行肠切除术的患者。可以在术后 24h 内进食。术后 1～2d 出院。对于接受小肠切除术的患者,肠功能恢复可能会延迟。腹腔镜肠套叠复位术可显著缩短住院时间,且不会增加并发症发生的风险。

(滕世峰　译　李新星　校)

参考文献

[1] Pandya S et al. *Surg Clin North Am* 2012,92(3):527-39,vii-viii.

[2] Hernanz-Schulman M. *Pediatr Radiol* 2009,39

(Suppl 2)：S134-9.

［3］Adibe OO et al. *J Pediatr Surg* 2014，49（1）：129-32，discussion 132.

［4］Oomen MW et al. *Surg Endosc* 2012，26（8）：2104-10.

［5］Pepper VK et al. *Surg Clin North Am* 2012，92（3）：505-26，vii.

［6］Kotecha M et al. *Pediatr Radiol* 2012，42（1）：

95-103.

［7］Chan KW et al. *Surg Endosc* 2008，22（6）：1509-12.

［8］Park JJ et al. *Ann Surg* 2005，241（3）：529-33.

［9］Lehnert T et al. *Int J Colorectal Dis* 2009，24（10）：1187-92.

［10］Hryhorczuk AL et al. *Pediatr Radiol* 2009，39（10）：1075-9.

［11］Kia KF et al. *J Pediatr Surg*，2005，40（1）：281-4.

第十六篇

图像引导手术

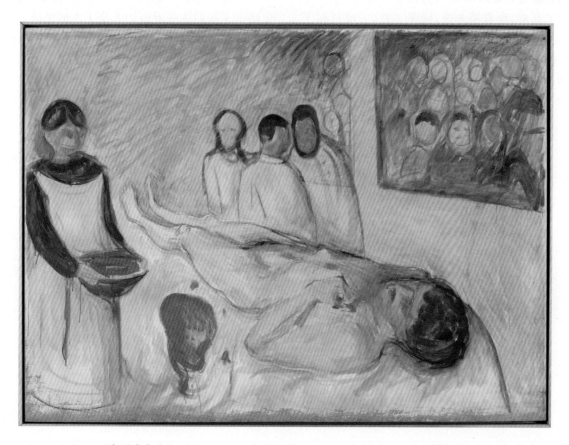

Edvard Munch,《在手术台上》,1902－1903。布面油画,43×58 1/2 英寸。Munch 博物馆,奥斯陆(艺术作品在公共领域;图片© Munch 博物馆)

这幅作品是在著名的《呐喊》(1893)画家 Edvard Munch 人生中一个特别动荡的时期完成的。在完成其标志性作品的几年后,即 1898 年,Munch 与克里斯蒂安尼亚(今天的奥斯陆)一位富有的酒商的女儿 Tulla Larsen 展开了一场戏剧性的爱情。他们的激情结合在 Munch 的一系列亲密的肖像画中得到了详细的描述,他们的大量信件详细描述了到柏林和巴黎的旅行,以及因为 Munch 感染了疾病而去疗养院的长期分离。当 Tulla 在没有咨询 Munch 的情况下宣布他们的订婚时,Munch 取消了这段关系,促使 Tulla 采取更极端的措施来赢得她爱人的注意。这在 1902 年达到了高潮,她自杀未遂,同年 9 月,一枪打伤了 Munch 的中指。虽然开枪的情况仍然是个谜,但学者们相当肯定,这是一次意外的自残——激烈争吵的结果。第二天,Munch 在 Rikshospitalet (奥斯陆国立医院)接受了手术,取出了他手中的子弹。《在手术台上》是根据这次经历创作的,其中还包括德国物理学家 Wilhelm Röntgen 最近发现的 X 射线(他因其发明于 1901 年获得诺贝尔奖)。据说,Munch 对 X 射线能够直观地看到木头颗粒的能力非常着迷,他后来将其作为艺术的灵感来源。然而,在这幅画中,Munch 将自己裸体描绘在手术台上,周围是一小群不露面的外科医师和一名护士,后者端着一碗似乎是艺术家的血。从一个倾斜的角度看,尽管艺术家身下的床单上血迹斑斑,但他的身体却没有任何外伤的迹象。尽管如此,这个小伤口似乎在手术室里吸引了一大群围观者。通过在画中描绘观众,艺术家也暗示了我们这些看画的人是手术的见证人。医疗主题经常出现在 Munch 的作品中,也许是因为他的父亲是一名军事外科医师,他的母亲和妹妹在他年轻时都死于肺结核。

第 116 章

介入手术

KINGA A. POWERS AND KELLEY WHITMER

简介

手术野的充分显露是手术成功的基本要求。"良好的显露是手术成功的关键",John Book-walter 秉承其导师 Cornelius Sedgwick 的这一理念,在 20 世纪 70 年代末发明了 Bookwalter 拉钩。随着科技的进步,外科手术中显露的概念也在不断更新。17 世纪 Rembrandt 绘制的经典油画作品《Nicolaes Tulp 博士的解剖课》,画作中的手术野干净清晰、显露充分,众多观摩者均能看清手术的每一步骤。而如今腹腔镜微创手术的显露方式则与之截然不同:外科医师通过腹腔镜摄像头将手术野显示在悬挂于手术室中的多个高清显示器上。

在一些外科领域,借助 X 线、超声或透视等手段进行手术野的显露已非常普遍。介入放射学已从最初的影像诊断拓展到治疗领域。外科学和放射学在高速发展过程中开始出现融合,比如血管外科的血管内入路手术以及骨科手术中透视仪的应用,就是二者融合的明证。

在介入手术室施行手术

许多微创手术需在介入手术室施行,介入手术室内配备透视仪、CT 机和超声等影像设备。通常由受过专业培训的介入医师或外科医师施行此类手术,患者术中处于清醒状态,给予镇静或仅给予局部麻醉。虽然术中必须配备适当的监护设备和相关的辅助人员,但对于不能耐受全麻的危重患者来说,却可从此类微创手术中获益。此类微创手术的应急预案必须准备周全,包括术中发生需紧急中转为开放手术的情况时,所需要的手术房间、手术器械及工作人员。

多向透视:单平面或双平面

透视影像是 X 线透过身体后产生的连续二维(2D)影像,它在屏幕上显示为灰色阴影相互重叠的三维(3D)解剖动态影像。移动多向透视仪,即 C 形臂,可携带进入传统手术室。还有一些不同种类的透视仪,如 CT 透视仪和锥束 CT(cone-beam CT,CBCT)系统,可显示器官的高分辨率 3D 影像,并可于术中应用。透视引导可用于经皮穿刺手术,如血管造影术、肾镜穿刺取石术、胆管引流术、肺结节或骨病变的活检术,以及皮下不透射线异物取出术。在双平面透视中,两个透视单元成 90°,在相互垂直平面上同步成像。据报道,与单平面成像相比,在颅脑和冠状动脉诊断性血管造影术及介入治疗中,双平面成像可以减少患者的造影剂用量和可能的辐射剂量。

血管造影术是以诊断和治疗为目的、对动脉和静脉进行的 X 线检查,是一种常见的手术操作。1953 年,Sven Ivar Seldinger 发明了经皮血管造影术,他通过皮肤穿刺将导管置入血管,并通过导丝将造影装置引入血管,注射造影剂,使动脉或静脉在 X 射线上可见。这一关键技术出现后,血管造影术对开放显露血管的需求大为减少,并开始从传统手术室转移到介入手术室施行。今天,几乎所有微创介入手术的操作方法都是从 Seldinger 的原始方法演变而来的。

血管造影术通过数字减影技术(digital subtraction angiography,DSA)记录造影剂的注射和显影过程。数字减影技术仅显示显影的动脉血管,并将周围结构从显示的图像中去除。这项技术目前可将血管造影图像进行 3D 重建,并在外科手术中帮助辨识复杂的解剖结构。辅助血管内超声(intravascular ultrasound,IVUS)技术可用于更进一步的 3D 重建。将超声探头置于血管腔内,可以观察血管腔内的操作并制定介入方案。

血管造影介入手术可分为血管的拓宽、改良、闭塞或将某种物质输送到血管内等几大类。表116.1 对目前在介入手术室施行的经皮血管造影术进行了概述。

表 116.1 血管造影术的血管内操作

管腔改良

球囊扩张术	是 Andreas Gruentzig 于 1977 年发明的扩张狭窄血管的复杂技术。球囊扩张术中的增强型血管扩张术,不仅可以扩张血管,还可使用位于球囊表面或切割球囊上的小型纵向刀片切除纤维病变。也可以用液氮给球囊充气,以达到不同的效果。此外,球囊还可用来传送药物或基因治疗载体
栓塞保护装置	在使用大隐静脉进行冠状动脉搭桥术或颈动脉内膜剥脱术等过程中,此装置插入血管腔后可减少微粒栓塞。有 3 种基本类型:远端滤器、远端闭合球囊和近端闭合球囊(有或没有反流)
支架	由金属网丝制成的小型软管作为血管内支架。支架可以通过球囊膨胀展开(通过给血管扩张用的球囊充气),也可以是自膨胀展开(通过打开压缩开关)。用于开通闭塞或狭窄的血管,也可制成药物涂层支架,将支架本身的功能与释放预防狭窄的药物相结合
覆膜支架	覆膜支架也称腔内移植物,是将金属支架与纤维材料结合,为血液流动提供一个新的管腔。它可以置于动脉破裂或膨胀处,也可用在闭塞性血管疾病中撑开血管,或像经颈静脉肝内门体分流术那样转流血液。在急性动静脉瘘或假性动脉瘤中,覆膜支架可用来封闭血管壁上的破损并转移血流
机械取栓术	使用基于导管的装置来粉碎血栓,而不使用溶栓剂,如使用液体喷射器、刷子、网篮、激光和超声波
溶栓与药物机械溶栓	在急性动脉闭塞、透析移植物血栓闭塞、急性血栓性卒中、广泛的深静脉血栓形成及大面积肺栓塞等危及靶器官生存的临床情况下,需要通过滴注或在血栓部位脉冲喷洒溶栓药物来解除阻塞。联合使用溶栓药物的机械取栓术称为药物机械溶栓
剥离动脉粥样硬化斑块	经皮动脉斑块清除技术是动脉内膜剥脱术之外的另一个选择,通过使用各种咬合、钻孔或爆破导管装置完成操作。这些导管装置由小刀片、钻头和激光制成,可以使路径不超过装置本身的直径

减少血流

栓塞	通过导管输送栓塞剂,如血栓凝胶、IVALON(一种颗粒栓塞材料)、丙烯酸制成的微球、水凝胶、树脂、聚合物、玻璃、泡沫或钢圈或塞子,以阻断血液流向破损的血管、肿瘤、血管间的异常交通处及异常位置的异常血管。动、静脉畸形或危及生命的大出血的栓塞治疗,可通过注射栓塞剂阻断病变血管的血供来实现。子宫动脉栓塞术用于止住危及生命的产后大出血,也可用于治疗子宫肌瘤——即子宫肌瘤栓塞术。在放射科,静脉曲张的治疗也是一种常见的手术,通过使用激光或射频来封闭大隐静脉
腔内热消融或放射消融	对于出现症状的静脉功能不全患者,使用激光或射频探头作为热源来闭塞大隐静脉和小隐静脉。对于原发性和转移性肝动脉病变,则使用放射性微球进行栓塞
药物化疗栓塞与药物输送	将药物或化疗药物和栓塞剂混在一起,经导管输送到器官或肿瘤部位,称为化疗栓塞。这项技术目前正用于治疗肝病变、内分泌恶性肿瘤和转移性肿瘤。可以使用多种液体硬化剂或血管收缩剂,包括无水乙醇

从血管中取出或通过血管取出某物

血管内异物取出术	通过导管导入套圈、网篮、钳子和抓锥或缠绕线圈,套取和取出异物

（续　表）

经血管活检	任何可能出血的病变都适合经血管活检,而这会导致血管内出血,如凝血障碍患者的肝或肾病变、血管内病变
注入药物或导入装置	
腔静脉滤器	导入笼状装置,用于分解血凝块,防止它们到达心脏或进入肺部而导致肺栓塞
椎体成形术	将"骨水泥"注入椎骨以缓解慢性疼痛
镇痛注射	在 X 线引导下将麻醉药和类固醇注入关节、囊内或硬膜外间隙,用于治疗急性或更常见的慢性疼痛

透视显影在显示骨骼、不同密度的软组织器官(心脏和肺)或异物(如导管)之间的对比度方面非常出色。透视时使用造影剂有助于软组织的辨识。透视引导下注射造影剂施行的介入手术有胆管支架引流术,它是在透视下使用支架开通堵塞的胆管,注射造影剂使胆管显影并显示胆汁引流情况。透视引导下经皮肝穿刺胆管造影术(percutaneous transhepatic cholangiography,PTC)可作为内镜检查(内镜逆行胰胆管造影术)的辅助手段,用于胆管系统的评估及支架置入。在透视引导下可进行其他胃肠道介入手术,如胃或空肠造口术造瘘管植入术、各种胃肠道支架植入术(食管、幽门、十二指肠或结直肠)、建立通路,为反复介入建立胆管外 Roux-loop 通路。这些手术通常在内镜室施行,但也可在介入手术室或传统手术室借助透视引导来施行。同样,尿路梗阻也可在透视引导下通过肾造瘘管置入、输尿管支架置入或经皮肾取石术(percutaneous nephrolithotomy,PCNL)来治疗。

CT 或 CT 扫描透视

自从 John R. Haaga 在 30 多年前开始施行 CT 引导的神经阻滞和引流手术以来,CT 引导已成为在介入手术室施行经皮介入手术的常规方法。在超声或透视不能成像显示的部位(如肺、纵隔、骨骼或有气体干扰的腹部区域),可使用 CT 引导进行活检、引流和注射药物,如将麻醉药和类固醇注入关节或硬膜外间隙,以治疗急性或慢性疼痛。此外,CT 引导还可用于肿瘤消融手术。

经皮脓肿引流术是介入手术室非常常见的手术。这种微创手术适用于合并有基础疾病的广泛的患者,自 2000 年以来,美国放射学会一直推荐

它作为特定患者感染性腹腔积液引流手术的可选方案。CT 引导的引流手术入路因病症不同而有多种,包括经前腹壁、经侧腹壁、经肠道、经阴道、经臀部和经直肠。虽然大多数情况下引流是为了排出脓液,但其他积液也可通过该方法处理,包括淋巴瘤、血肿、浆膜瘤、尿囊瘤、胸腔积液/积脓、肾盂和膀胱积液。

传统的 CT 引导介入手术无法实时查看针道,每次穿刺患者都必须进出 CT 机。通常需要先行诊断性 CT 扫描,建立参考网格并确定针头的穿刺点。随后的整个手术过程中,患者需要能够取仰卧、俯卧或侧卧等体位。另一个缺点是患者和术者的辐射暴露,特别是复杂的 CT 引导介入手术,如射频消融。

技术革新使得 CT"电影"成像和动态显示成为可能。计算机断层透视(computed tomography fluoroscopy,CTF)可实时显示横断面解剖结构。CTF 的主要缺点是增加了患者和术者的辐射暴露。在进行 CTF 或 CT 引导介入手术的术前准备时,需计算辐射剂量并预先确定最大值。虽然术中使用 CT 或 CTF 仍然受限,但术前通过线圈或钢丝进行标识定位的技术有助于施行微创手术。例如,借助 CT 定位线圈,可以为肺部小结节施行电视胸腔镜手术,或者为小的肾细胞癌及可疑肾脏病变施行部分肾切除术。

超声

超声(ultrasound,US)是通过组织反射回来的声波能量进行成像。重建的影像能很好地显示所检查解剖结构的形态、组织密度和血流量。超声可用于经皮穿刺,也可用于术中。在超声引导下可进行表浅组织的活检,或在经皮肾造口术时

经超声引导进入肾集合系统。超声还可引导导管进入静脉或动脉，而之后的操作则主要依靠多向透视进行引导。新型 3D 传感探头已经面世，可在体表皮肤使用，也可在体内使用（经食管、经直肠、血管内或心内探头）。此外，还研发出超声与术前 CT 或磁共振（MRI）影像的融合，以及实时 US 影像与人眼直视所见影像的融合。

磁共振成像

自 20 世纪 70 年代问世以来，磁共振（MRI）一直用于诊断成像，后来又用于介入治疗。最初，MRI 引导的操作仅限于抽吸和活检。今天，MRI 引导的介入操作包括神经根周围治疗、引流、血管介入和肿瘤消融治疗。

MRI 是通过不同组织的氢原子在一系列磁场激发下释放的能量进行成像。MRI 没有电离辐射。它的主要优势还包括无须注射造影剂即可获得器官和血管系统的清晰影像，以及能够进行 3D 多平面成像。此外，可以利用 MRI 测量流量、弥散、灌注和温度。MRI 引导的介入治疗的不足之处是需要一个顾及高磁安全问题的特定环境。患者的监护设备和仪器必须与 MR 兼容，不能使用标准手术室设备。MRI 手术室里的设施须是与 MR 兼容并集成其他仪器的设备，如心脏介入手术室可将其他设备（如 X 线透视仪）集成到 XMR 中（X 线和 MRI 联合成像）。

混合现实环境

多模式成像或图像增强显示技术是放射学一个迅速发展的领域，它将不同成像模式（如 CT 和 MRI 或 X 线透视和 CT）的数据整合为单个影像。在放射、内镜、外科等传统技术协同工作的手术室环境中，将增强数字智能应用于手术工具，从而提高外科医师手术技能的驱动力是显而易见的。提高人的智能及触觉、视觉、听觉，某种程度上也许还有味觉和嗅觉的驱动力，正开始转变外科医师的决策方式和手术方式。

目前，机器人辅助手术（robotic-assisted surgery，RAS）技术就是这种转变的很好的例子，特别是在泌尿外科和妇科，手术方式已经完全转变。

可以信息连接的混合环境的出现，结合成像技术，以及增强的手术工具对"智能"技术的应用，使得外科医师就像管弦乐队的指挥一样，指挥演奏一首优美的乐曲——在这里是完成一台使患者获益增加的完美手术。

通过虚拟 3D 成像和图像融合方式重建和显示病理组织和正常组织，进行实时辅助引导，是这项技术目前在外科领域的进展之一。增强现实（augmented reality，AR）技术正在兴起，它旨在通过提高和增强解剖结构的显示，特别是隐蔽解剖结构的显示，帮助外科医师施行微创手术。

血管造影、经皮介入和手术修补三者联合进行的救治

创伤导致的出血如果不给予处理，则会导致失血和死亡。开放止血手术可消除周围组织原本的填塞止血作用，并可能增加出血。鉴于此，现在许多情况下的出血都是采用血管内技术止血。这些手术通常由介入科或血管外科医师在专门进行血管内治疗的手术室内进行。

潜在的不稳定创伤患者可能需要先从创伤中心转运到介入手术室，血管内介入治疗结束后，通常再转运到传统手术室施行进一步的手术。这些转运过程浪费了宝贵的时间，最终可能导致创伤患者更糟糕的结局或死亡。此外，在进行血管内介入手术时，血管内手术室可能不具备随时处理监控或对其他危及生命创伤进行积极处理的能力。这个问题需通过缩写词"RAPTOR"所概括的方式来解决——resuscitation with angiography, percutaneous techniques, and operative repair（血管造影、经皮介入和手术修补三者联合进行的救治）。

首先，外科医师在住院医师期间就已接受介入科医师的交叉培训，以提高他们在血管内技术方面的技能。通常，先由创伤救治团队对创伤患者进行评估，他们必须精通哪种技术才能最好地治疗某一特定损伤，无论是导管导引的栓塞、血管内修补、支架植入，还是开放修补术。此外，为解决转运问题，创伤中心还配备了可进行血管内介入和开放修补的混合治疗手术室。这些混合手术室可能会配备大型显示器，可显示患者最初 CT

诊断检查的图像、数字减影血管造影术绘制的血管"路径图"，以及正在实施的血管内治疗的实时透视图像。在血管内介入治疗之后，或者也许是在对某处损伤进行血管内介入治疗期间，可以根据需要通过开放或其他微创技术处理其他损伤。

显然，这种方法最大的受限之处是建造和装配一个混合治疗手术室，并为其配置适当数量专家的费用。其他的受限之处包括外科医师的培训问题。另外，如果多名创伤患者同时送达创伤中心，很遗憾这种情况非常常见。那么，只有一个混合治疗手术室的创伤中心需对这些患者进行适当的分诊，以最大限度地利用现有的设施和工作人员。

（李东昇　译　李新星　校）

参考文献

[1]　Wallace MJ et al. *J Vasc Interv Radiol* 2008, 19 (6): 799-813.

[2]　Sadick V et al. *Br J Radiol* 2010, 83: 379-94.

[3]　Haaga JR. *Eur Radiol* 2005, 15 (Suppl 4): d116-20.

[4]　Duszak JR et al. *Radiology* 2000, 215 (Suppl): 1067-75.

[5]　Kloeckner R et al. *Eur J Radiol* 2013, 82 (12): 2253-7.

[6]　Mahnken AH et al. *CT-and MR-Guided Interventions in Radiology*. Berlin, Heidelberg: Springer; 2009.

[7]　Linte CA et al. *Comput Med Imaging Graph* 2013, 37 (2): 83-97.

[8]　Blanco RT et al. *Eur J Radiol* 2005, 56 (2): 130-42.

[9]　Perrin DP et al. *Curr Probl Surg* 2009, 46 (9): 730-66.

[10]　Himidan S et al. *Semin Pediatr Surg* 2015, 24 (3): 145-9.

[11]　Kirkpatrick AW et al. *Injury* 2014, 45: 1413-21.

[12]　Fehr A et al. *J Trauma Acute Care Surg* 2016, 80 (3): 457-60.

第117章

增强现实

MICHELE DIANA，LUC SOLER，STÉPHANE NICOLAU，AND JACQUES MARESCAUX

简介

深度知觉和触觉反馈的减弱是微创手术遭遇的主要挑战。将手术区域显示在屏幕上,会导致本体感觉的丧失,而要弥补这一点,则需要进行大量的训练。术中手的触觉可获取重要的解剖信息,而腹腔镜设备却无法获取这些信息。计算机科学正在开发一种技术,通过术中解剖结构的人工路径图取代手的触觉体验,使术者更容易适应深度感知的改变:这就是虚拟现实(virtual reality,VR)和增强现实(augmented reality,AR)的概念。VR 和 AR 是计算机辅助手术(computer-assisted surgery,CAS)这一新兴概念的基本组成部分。

VR 医学软件可以从医学影像(CT 或 MRI)中提取患者的三维(3D)虚拟克隆。这种患者专用的虚拟模型能在术中提高对解剖的探查能力,可以直接用于虚拟手术探查,并以数字方式规划最合适的手术方案。将术前数字 3D 模型叠加到术中真实影像上即可获得 AR,它通过模块化虚拟透明技术,显示术者感兴趣的微小或难以看到的结构及关键解剖结构之间的关系。AR 导航手术已率先成功应用于神经外科和颌面外科。在这些外科学科中,由于骨性标志的存在,手术导航变得容易,这些标志是固定的,且具有高对比度,因此,虚拟模型的结果与真实患者高度一致。而在消化外科手术中,AR 却受到呼吸运动和器官操作及变形的极大限制。然而,不管临床应用如何,获得 AR 的基本步骤是相同的。获得 AR 的过程包括以下步骤:①制作患者专用的虚拟模型;②在手术区显示该模型;③注册,也就是将 3D 模型精

确地叠加到实时影像上。在本章中,我们简要描述与这些步骤最相关的方面。

步骤 1:制作患者专用的虚拟 3D 模型

CAS 的关键是制作患者专用的虚拟模型。通过交互导航,手术者可借助 3D 模型进行虚拟手术探查,从而增进对重要解剖数据的了解。此外,可于术前安全地在真实患者身上对手术方法进行模拟,最后,将模型实时显示在手术室来指导手术。从 DICOM(digital imaging and communication in medicine,医学数字影像通信标准)数据中获取虚拟 3D 模型有 2 种不同的方法:体绘制(direct volume rendering,DVR)和面绘制(surface rendering,SR)(图 117.1)。DVR 生成 3D 体数据场的图像而不描绘结构。原始 DICOM 图像的每个灰度级可以通过传递函数与颜色和透明度相关联。在绘制期间,模拟出穿过 3D 图像每个体素的光线,并沿着每条观察光线采集光学属性,从而获得数据生成图像。DVR 可在标准放射工作站上使用,不需要预处理。DVR 也可以通过开源软件(如 MacOS 上的 OsiriX)在个人计算机上使用。我们的团队开发出可在所有操作系统(Windows、MacOS 和 Linux)上运行的开源软件 VR RENDER。DVR 可增强对解剖结构的了解,但 DVR 模型不适用于计算机辅助手术,因为 3D 体是整体计算的,不同的器官不能单独"虚拟操作"。为了满足计算机辅助手术的要求,需要通过 SR 获取 3D 模型。SR 需对器官进行分割预处

理,可以是手动、半自动或全自动。在此基础上,SR 自动生成彩色几何网格,将不同器官透明或不透明地显示出来。SR 能对单个器官进行模块化"操作",因此可通过 VP-Planning 等软件进行虚拟导航、工具定位、体分析和器官切除计划。SR 另一优势是使图像显示和注册合二为一,这是由可视化患者服务(www. visiblepatient.com)所提供。例如,在 3D 模型中,将 CT 扫描的动脉期和静脉期与该患者的胆管 MRI 同时显示,从而将包含血管和胆管树的所有数据合并在同一图像中。这种图像集成对于肝胆病例(胆管癌或胰腺癌)特别有意义,因为在这些病例中,对手术的优化设计可能会从根本上影响手术策略(图 117.2)。

在过去的 10 年里,我们外科团队已将这种 3D 模型应用于 2000 多个胸腹临床病例中。最近,我们对一组接受肝大部切除术的 43 名患者,通过 3D 虚拟手术计划软件测算总肝和术后残肝体积,证实了它的准确性(图 117.3)。

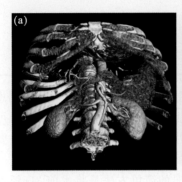
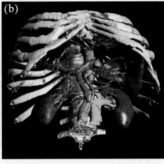
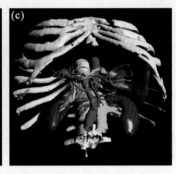

图 117.1　**患者专用虚拟 3D 模型的制作**
(a)体绘制(DVR);(b)面绘制(SR);(c)将 DICOM 图像进行 DVR 和 SR 融合。

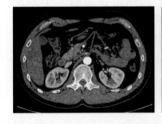
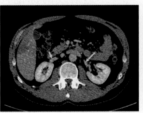
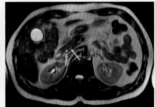
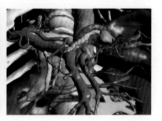

图 117.2　**VR-Med 软件可同时显示和合并不同成像模式的图像**
　CT-MRI 图像融合成的一个虚拟的 3D 患者模型:从 CT 动脉期提取的动脉(红色箭);从 CT 静脉期提取的静脉(蓝色箭);从胆管 MRI 提取的 Wirsung 和胆总管(绿色箭)。

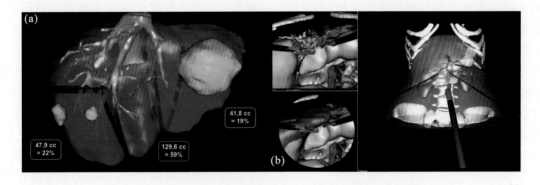

图 117.3　**自动计算切除体积、手术器械虚拟定位和虚拟规划**
　(a)在 3D 模型上通过计算剩余肝脏体积,虚拟肝多段切除规划;(b)腹腔镜器械定位和模拟手术切除。

步骤 2：在手术室环境显示模型

下一步是在手术区域显示 3D 虚拟模型，并将其叠加到实时影像上，以获得操作过程中的 AR。主要有 3 种模式。

直接投影

投影仪置于患者上方，将虚拟模型投射到患者皮肤上，视觉效果非常显著，能显示出患者的虚拟透明影像。我们已采用这种方法来优化戳口位置，特别是在机器人手术中。与此类似，Sugimoto 等使用基于投影仪和基于视频的 AR 导航技术，将 OsiriX 3D viewer 软件（Pixmeo 公司，瑞士日内瓦）制作的 DVR 3D 模型叠加在患者皮肤和屏幕上，以指导腹腔镜胃和结直肠手术戳口的定位。但在基于投影仪的 AR 中，手术人员的视角各不相同，要跟踪所有人的头部位置来提高精度，非常麻烦。

透明光学显示

透明光学显示是一种引人注目的 AR 模式。一种方法是通过半透明的镜子，使操作者在直视患者的同时可以整合 AR 数据。另一种透明显示方法，是通过带有微透镜的视频成像屏幕实现，微透镜可提供 3D 效果及增强的深度感知。此外，用于多媒体或军事领域的透明眼镜（如谷歌眼镜、Optinent 公司的 ORA-1 眼镜、Vuzix 公司的智能眼镜或 Laster 科技公司的智能视觉系统）也可用于 AR 显示。但通过智能眼镜获取有效信息的 AR 需要精确跟踪瞳孔运动，目前的技术尚未达到外科手术所需的精准程度。Okamoto 等通过将术前 CT 扫描重建合成的 SR 图像叠加到真实器官上，在 3 个肝胆病例中评估了视频透明系统。据报道，这种配置方式存在严重的精度误差并缺乏深度反馈。

摄像机显示

在摄像机显示模式中，由内镜或外部摄像机获取手术区域影像后，与 3D 虚拟模型叠加、合并。AR 直接显示在屏幕上。通过静态或头戴式摄像机获得 AR，可以将患者的内部结构在外部显示出来。头戴式摄像机的优点是能够获得与外科医师视野一致的 AR。然而，需对头部位置进行追踪和使用者的某些不适感觉，限制了它的使用。正如此前我们在肾上腺手术、肝和胰腺肿瘤切除术、微创甲状旁腺切除术等章节中所述，在进行微创手术时，直接在内镜图像上显示 AR 信息是很简单的。

步骤 3　三维（3D）模型的注册

注册是指将 3D 虚拟模型精确整合到患者真实解剖结构上的过程，它对于 AR 引导的可靠性至关重要。注册通常以交互方式进行，需要一定程度的人工操作。

交互注册的简单方法是将术前 3D 模型显示在手术屏幕上，然后根据一些明显的定位标志（如髂嵴等骨性结构，或术前、术中获取图像时使用的一些不透射线的标记）手动调整模型的大小和方向。或者，根据术前影像资料预先确认定位标志的位置，然后在术中使用导航指针再次确认定位标志，半自动地完成 3D 模型的重新定位。谈到自动注册，AR 在软组织手术中遭遇的主要挑战，是手术操作或呼吸所导致的器官变形或位移；而自动注册尚处于实验研究阶段，仍需大量改进；获得全自动注册的关键，是能够做到 3D 模型的术中实时更新，或者能够做到可以接受的近似值预测位移范围；此外，使用定位标志和追踪系统对摄像机和工具进行校准，也需要在术中计算定位；追踪系统通常是由集成了红外摄像机和（或）电磁（EM）系统的光学系统组成。

交互注册的主要方法是直接获取手术区域的 3D 模型，并在手术过程中实时更新模型。这可以通过使用 3D 超声的方式来实现，最近 Nam 等在肝手术中证实了此点。另一种方式，就是采用我们所建议的术中低剂量 3D X 线成像系统（西门子医疗保健公司的 Artis zeego）来实时计算更新肝的形状和位置，这种方式可为手术操作提供精度高达 1mm 的 AR 视图（图 117.4）。此外，为了补偿由于呼吸和手术操作造成的实时变形，我们

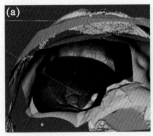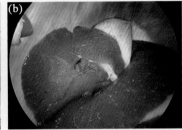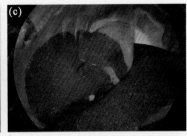

图 117.4 使用 DynaCT 影像自动获取 AR

(a)腹腔镜和 DynaCT 的影像注册,使得(b)能够精确定位和覆盖肿瘤位置(绿色:在猪模型中化学诱导的腺瘤),即使在较大肝叶位移之后(c)定位仍然精确。

团队正在积极研究另一解决方案,包括对术中器官变形的实时模拟,目前可以做到为呼吸导致的腹部器官变形提供精度为 1mm 的实时 AR,初步证实了此方案的可行性。而将其应用于腹腔镜手术还需在器官的几何模型中增加生物力学特性,以预测它们在特定条件下的行为。患者专用的生物力学特性可以在术前通过弹性成像系统获得,磁共振弹性成像是首选。

总结

AR 引导的微创手术仍处于起步阶段,面临着巨大的挑战。然而,迄今为止的发展令人鼓舞。为了实现在 AR 准确、自动的引导下安全易行地实施微创手术,我们仍有大量的工作去做。

(李东昇 **译** 李新星 **校**)

参考文献

[1] Nicolau S et al. *Surg Oncol* 2011;20;189-201.

[2] Marescaux J et al. *J Pediatr Surg* 2015;50;30-6.

[3] D'Agostino J et al. *N Eng J Med* 2012;367;1072-3.

[4] Wagner A et al. *J Craniomaxillofac Surg* 1995;23;271-3.

[5] Volonte F et al. *J Hepatobiliary Pancreat Sci* 2011;18;506-9.

[6] Begin A et al. *Surg Endosc* 2014;28;3408-12.

[7] Pessaux P et al. *Langenbeck Arch Surg* 2015;400;381-5.

[8] Sugimoto M et al. *J Hepatobiliary Pancreat Sci* 2010;17;629-36.

[9] Fichtinger G et al. *Comput Aided Surg* 2005;10;241-55.

[10] Liao H et al. *IEEE Trans Biomed Eng* 2010;57;1476-86.

[11] Okamoto T et al. *J Hepatobiliary Pancreat Sci* 2013;20;249-53.

[12] Marescaux J et al. *JAMA* 2004;292;2214-5.

[13] Mutter D et al. *Expert Rev Gastroenterol Hepatol* 2010;4;613-21.

[14] Pessaux P et al. *Surg Endosc* 2014;28;2493-8.

[15] D'Agostino J et al. *World J Surg* 2013;37;1618-25.

[16] Marvik R et al. *Surg Endosc* 2004;18;1242-8.

[17] Nam WH et al. *Phys Med Biol* 2012;57;69-91.

[18] Bernhardt S et al. *Med Image Anal* 2016 May;30;130-43.

[19] Hostettler A et al. *Prog Biophys Mol Biol* 2010;103;169-84.

[20] Umale S et al. *J Biomech* 2011;44;1678-83.

第十七篇

关于微创手术问题的论文

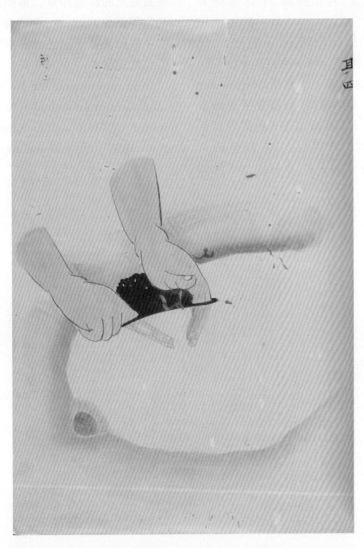

Hanaoka Seishū, 乳腺癌手术, 1800－1835。发表于《罕见疾病外治图鉴》(*Kishitsu geryō zukan*)(日本：唐越，18-?), 61. 美国国家医学图书馆，马里兰州贝塞斯达(图片来源：美国国家医学图书馆)

在使用医学成像设备之前,做手术是什么样的?在发明允许医师看到身体内部的技术之前,外科医师除了从有经验的老师那里学到第一手资料外,还经常依靠书面描述和医学插图来"看到"常见的恶疾及其治疗。在18世纪的中国和日本,想做手术的医师经常使用手册来学习如何制作自己的手术器械和执行手术技术。日本外科医师Hanaoka Seishū(1760—1835)编写了这样一本书,展示了具有透明或隐形皮肤的患者,以便其他人可以看到各种病症,包括肿瘤、甲状腺肿和烧伤。

这幅精美的图片描绘了 Hanaoka 在 1804 年 10 月 13 日为一位名叫 Kan Aiya 的 60 岁妇女切除乳房中的肿瘤。她是第 1 个使用 Mafutsusan(一种由 datura 花制成的麻醉药)接受手术的患者,这被公认为是第 1 个在麻醉下进行的外科手术(尽管后来的西方发展以乙醚为基础)。Hanaoka 做了许多这样的手术,也教他的学生如

何做这些手术。书中展示了手术中使用的工具——一把剪刀和一把手术刀,以及它们是如何被用于肿瘤切除术的。在肿瘤上方做了一个 3 英寸的垂直切口后,Hanaoka 用左手摸到了肿瘤,同时用右手切开了肿瘤,如图所示。然后书中展示了切除的肿瘤,并附有横截面图。

这份手稿可能是在 1804 年手术完成后至 1835 年 Hanaoka 去世前准备的。该手稿由一位名叫 Tangetsu 的中国艺术家绘制插图,他的身份是封底上的红色印章。插图的质量表明,这本书是为了纪念 Hanaoka 的许多成就而创作的,而且鉴于他的患者笔记已经丢失,这本书是他的病案的宝贵记录。

Annotated guide to Hanaoka Seishu's Surgical Casebook, National Library of Medicine, accessed 27 July 2018. https://ceb. nlm. nih. gov/proj/ttp/flash/hanaoka/hanaoka. html.

第118章

在欠发达地区实施微创手术的挑战和解决方案

RAYMOND R. PRICE AND ADEWALE O. ADISA

简介

无菌技术、麻醉和微创手术（内镜和腹腔镜），这3项对患者利好的创新，在20世纪为外科手术带来了革命性的变化。然而，大多数发展中国家仍然没有享受到微创手术（minimally invasive surgery，MIS）带来的好处。在高收入国家（high-income countries，HICs）中，使患者在4～7d能够恢复工作的门诊腹腔镜胆囊切除术已经成为标准诊疗。不幸的是，低收入国家（low-income countries，LICs）的患者仍要继续承受更大的切口、更剧烈的疼痛及更长的康复时间，或者在很多情况下，由于缺乏有效的治疗措施导致患者继续遭受痛苦。

在低收入和中等收入国家（low-and middle-income countries，LMICs）中，人们对外科治疗，特别是MIS和内镜所扮演的角色产生了根深蒂固的看法，这严重阻碍了这些技术在世界资源有限地区的发展。许多公共卫生专家认为，在与其他类型的干预措施竞争以改善健康时，外科治疗太昂贵了，无法在LMICs中实施。一些人认为，在LMICs中发展腹腔镜手术给本已脆弱的医疗系统带来了额外的压力。因为在这个系统中，物理条件（电力、水源、医院基础设施和设备）和人力资源（绝对人数、技术培训及熟练掌握MIS的重要学习曲线）都很有限。

来自发展中国家的许多声音提供了截然不同的尖锐反驳，这在LMICs中有效促进了包括MIS在内的外科治疗的茁壮发展。来自印度的MIS先驱Tehemton Erach Udwadia博士说："我相信外科手术是一门人道主义科学，如果真是这样，那么手术尖端技术必须让所有地方的人都可获得并担负得起。"来自尼日利亚三角州Shawsand医学中心的医学主任Leslie Akporiaye博士目前正在大力发展腹腔镜外科技术，他说："由于我们现在生活在一个全球化社会，尼日利亚人被剥夺新技术的医疗优势是不合情理的。"蒙古国目前仍有33％的人口继续过着游牧生活，在这种高地草原的严酷环境下，蒙古国国立医科大学（Mongolian National University of Medical Sciences，MNUMS）外科主任Orgoi Sergelen博士领导了全国推广腹腔镜胆囊切除术的工作，他强调："与HICs相比，腹腔镜手术对发展中国家来说更加重要。"

全世界愈来愈多地认识到提高外科治疗质量的可行性，认识到发展微创和内镜手术给普通民众和当地经济所带来的好处，尽管这在资源匮乏的地区面临挑战。外科治疗的障碍，包括各种形式的MIS，可能不一定与基金（或缺乏资金）有关，但更多的是缺乏实施创新方法的远见。正如世界银行行长Jim Kim所说，如果外科治疗真的是医疗保健中不可分割、不可或缺的一部分，并且既然MIS和内镜检查可以帮助数百万人过上更加健康有活力的生活，那么也许改善全球健康的新领域之一应该包括在全球范围内资源受限的地区开展MIS。

挑战

贫穷

贫穷是地球上最大的问题所在，这也是为什

么大多数在 LMICs 中无法开展 MIS 和内镜的主要原因,这导致了患者遭受更多的痛苦、更长的丧失功能的时间,并出现了外科治疗后阶段。MIS 主要局限于私立医院,这可能会扩大贫富阶层间的外科差距。了解 MIS 和内镜在世界范围内扩展所面临的挑战有助于确定合适的解决方案。

疾病负担

传统上手术作为改善社区整体健康的公共卫生不可或缺的组成部分一直被忽视。关于疾病负担的最新报告表明,在慢性病(其中许多是可以手术治疗的疾病)比传统感染原因更为常见的地方,疾病正在发生流行病学转变。事实上,有 50 亿人(而不是之前报道的 20 亿人)在需要时无法获得安全、负担得起的手术和麻醉治疗。

为了在有限的全球资源范围内解决以前未被认识到的疾病造成的如此巨大的负担,能够提供高产出成果、能够惠及全体人口、低成本的倡议得到了最大程度的支持。由于缺乏对 LMICs 中 MIS 成本-收益的充分评估,许多人认为 MIS 和内镜检查在全球公共卫生中没有作用。

世界银行的发展中国家疾病控制优先事项第二版(*Disease Control Priorities in Developing Countries* 2nd edition,DCP2)确定了手术可以在改善全球公共卫生方面发挥作用的四个不同领域:创伤、产科急诊、外科急诊和一些非急性外科情况。在这一证据的基础上,疾病控制优先事项第三版(*Disease Control Priorities* 3rd edition,DCP3)适当地强调了基本外科手术是所有卫生干预措施中最具成本效益的程序之一。他们列出的 44 种基本外科手术不包括腹腔镜检查或其他许多 MIS。DCP3 和世界卫生大会关于将基本手术作为全民医疗保健一部分的决议建议,首先在实现全民医疗覆盖的道路上为基本手术的全民覆盖提供资金(图 118.1)。

如果将 MIS 排除在"基本手术"的定义之外,继续被视为一种高成本的操作,并将其局限于特定人群,那么在世界各国商定的新的 2015—2030 年可持续发展目标(sustainable development goals,SDGs)上,MIS 的拓展可能会受到极大的限制。

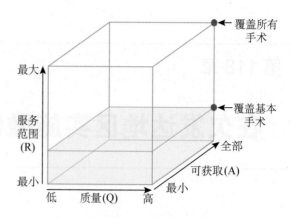

图 118.1 覆盖所有基本手术的维度图

(Mock CN et al. Essential surgery:Key messages of this volume from Disease Control Priorities, World Bank, 2015;Vol. 1, p. 14. http://dcp—3. org/sites/default/files/chapters/DCP3_Essential%20 Surgery_Ch1. pdf)

缺乏基础设施

许多内镜和 MIS 的早期发展都来自于生活在与当今发展中国家非常相似的环境中的创新者。在电视腹腔镜之前,Johns Hopkins 妇产科国际教育计划(Johns Hopkins Program for International Education in Gynecology and Obstetrics,JHPIEGO)在国际开发署(Agency for International Development,AID)的资助下,从 1973—1983 年,在非洲、亚洲、南美和中东开展了基础腹腔镜,用于妇科诊断和生育管理。他们在 34 个不同的国家有 51 个培训中心,共培训了 2901 名医师。对安装的设备的跟踪调查发现 90% 的设备仍在使用。

然而,随着对电视腹腔镜的需求及更好的腹腔镜、相机、监视器、气腹机和能源设备的激增,MIS 和内镜逐渐包含更加昂贵的设备。不稳定的电网阻碍了现代电视腹腔镜在 LMICs 中广泛引进。LMICs 中 95% 的技术设备来自来访的外科团队,许多设备往往不是为长期可持续的系统升级(long-lasting system improvements,LCoGS)而设计的。相当数量的设备是使用过或翻新的旧设备。50% 的设备由于各种原因停止运行,包括缺乏备用零件、过于复杂或当地人员不知道如何使用。

大多数捐赠的设备通常不会附带任何形式的

维护协议。

在资源有限的地区引进 MIS 的尝试一直受到丢弃旧设备这一现象的困扰,导致许多人质疑腹腔镜技术在 LMICs 的可持续性。甚至 Teresa 修女也说:"我不需要你的剩余,我不想让你把剩菜给我。我们的穷人不需要你居高临下的态度,也不需要你的怜悯。"世界卫生组织也在 LMICs 发表了一份类似的声明,意为"将无用和不安全的设备从一个地方搬到另一个地方,不仅浪费了宝贵的资源,而且破坏了参与其中的人试图建立起的善意和信任"。

有限的人力资源

在世界许多地方,普通医师提供主要的外科治疗。在 LMICs,为数不多的有资格认证的外科医师和麻醉医师大多在城市地区;农村地区可能每 200 万人中才有一名外科医师。外科住院医师阶段通常很短,不包括任何专门的 MIS 和内镜方面的培训。对于被证明有陡峭学习曲线的手术,除一些短期外科任务可提供外,在研究生期间继续的外科培训中通常是难以获得机会的。主管部门的正式认证正处于早期发展阶段。一些国家正在积极培训非医师人员进行外科操作(脓肿引流、疝修补和剖宫产),以满足对基本外科治疗的需求。这种有限的外科能力对手术本身带来的挑战不仅仅体现在 MIS 上,甚至大多数基础手术也是如此。当 MIS 的技术发展起来后,将会有一个自然过程,人们为了开展 MIS 向可提供充足设备的地区迁移,导致"人才外流",即来自农村地区训练有素的人们向城市地区甚至其他国家迁移。由于缺乏外科劳动力和资源,一些人质疑在 LMICs 中开展 MIS 手术是否安全,以及 LMICs 是否有能力处理可能出现的并发症。

医疗投资不足

单靠资金并不一定能改善医疗保健状况。虽然美国在医疗保健方面的支出占其国内生产总值的比例比任何其他国家都要高,但在 221 个国家中,它的预期寿命只排在第 50 位。

然而,一个国家的卫生保健资金与外科手术

量直接相关。与年人均消费超过 1000 美元的国家相比,年人均消费低于 100 美元的国家每 10 万人中进行外科手术的数量极少(图 118.2)。

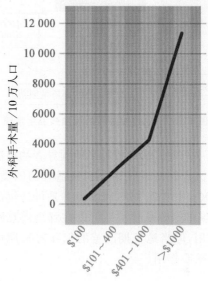

图 118.2　外科手术在世界上的分布图(全球共 2.342 亿例外科手术)

(Data from Weiser TG et al. Lancet 2008;372〔9633〕:139-44. Copyright © 2015 Intermountain Healthcare. Used with permission.)

任何类型的医疗保健,包括成本高昂的 MIS,都将对 LICs 的可持续发展构成重大挑战。地方政治、部落主义、腐败、现金经济、地方社会理念和政府不稳定等其他财务障碍也阻碍了在 LMICs 发展 MIS。

解决办法

既往许多人认为,在 LMICs 扩展 MIS 和内镜所面临的挑战是无法逾越的。然而,如果将先前用于分析和预测为什么在资源有限的地区开展 MIS 和内镜几乎是不可能的及将创新集中在识别和实施解决方案克服障碍的时间和精力利用起来,可能会导致新的发现,推动 MIS 和内镜在 LMICs 中开展,并辅助改善整体医疗保健。

MIS 和内镜实际上可能是加强医疗保健系统的促进者或推动者,而不是被视为 LMICs 中医疗保健的负担(图 118.3)。

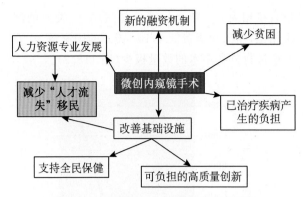

图 118.3　通过 MIS 和内镜加强卫生系统

当一个地区的期望与当地领导者的想法相顺应并在医疗保健系统中找到最适宜的归类，那么在 LMICs 中实现 MIS 和内镜将是可持续的。来自 HICs 的合作伙伴关系可以在解决潜在障碍中发挥作用，但当地长期改革的倡导对长期可持续发展起核心作用。

贫穷

在 LMICs 投资 MIS 和内镜可能是一种促进经济增长及改善更多人生活的工具。在更贫乏的 LMICs 背景下，更快康复、更早返回工作岗位的好处可能更加关键，这些地区通过 MIS 技术治疗疾病可能潜在地预防家庭经济情况急剧下降，如从中等收入水平下降到低收入水平。

投资外科事业可以通过大量的工作机会提供更高的收入潜力，从而加强医疗保健系统：外科医师、麻醉师、护士、维修技师、保安、管理员、生物工程师和计算机技术人员只是其中一小部分。高质量的外科手术进一步促进了当地的专业发展，包括血库、病理学和实验室检测，这也需要一支训练有素的工作人员队伍。总体结果是降低了失业率，从而减轻了贫困。

然而，最近的一项文献综述显示，目前完全缺乏关于外科手术对外科系统影响的公开资料。外科手术对贫困的潜在影响是一个未知的重要研究领域，可以帮助确定 MIS 和内镜在 LMICs 地区的作用。

疾病负担

可手术治疗的疾病带来的负担在世界各地有所不同。胆囊疾病是蒙古国住院患者发病的第二大常见原因，而在许多撒哈拉以南的非洲国家，胆囊疾病要少得多。自 2005 年起，蒙古的健康科学大学（Health Sciences University of Mongolia，HSUM）（最近更名为蒙古国立医科大学）与 W. C. Swanson 博士家庭基金会（Swanson Family Foundation，SFF）及美国胃肠和内镜外科医师协会（Society of American Gastrointestinal and Endoscopic Surgeons，SAGES）在全国范围内发起了一项推广腹腔镜胆囊切除术的运动。在蒙古，解决胆囊疾病的这种公共卫生的目的在于采用 MIS 的手段解决所有人的区域流行疾病。这项为期 10 年的项目见证了胆囊切除术在方法和地理位置上发生的巨大变化，从 2005 年蒙古仅有 2% 的患者在腹腔镜下切除胆囊并且仅集中在首都，发展到 2013 年蒙古农村地区超过 65% 的胆囊切除在腹腔镜下完成。此外，首都还增加了开展此类手术的医疗单位。到 2011 年，胆囊切除的主要方法从传统的、更具侵入性的开放手术方法过渡到腹腔镜手术。导致这个成功项目的原则包括了解蒙古的需求，将现代外科发展与基本的外科技术和原则相结合，发展当地的基础设施，使外科独立成长并具有独创性，以及使培训、基础设施和商业模式适应当地环境（表 118.1）。当某一疾病在

表 118.1　蒙古国成功发展腹腔镜手术的基本原则

1. 确定和了解需求
(1)疾病负担
(2)专业发展
(3)建立社会信任
2. 将现代外科发展与外科基本技术和原则相结合
(1)开发腹腔镜与基础急诊和基本外科培训相结合的教学课程
(2)组织开展大批量的实训环节
(3)多学科团队培训（外科医师，麻醉师，护士，年轻技师，生物技师，管理人员）
(4)发展评估和研究能力（质量的改进）
3. 基础设施建设
(1)当地的设备和物品
(2)当地可持续的补给线及维修能力
4. 在当地社会实现独立发展和创新性
(1)双边（美国和当地国家）腹腔镜培训小组
(2)纳入腹腔镜技能实验室：培训当地的教育人员
(3)鼓励多机构训练项目的发展
5. 适应资源匮乏的环境

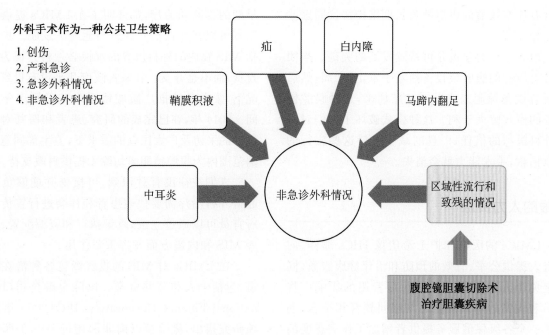

外科手术作为一种公共卫生策略

1. 创伤
2. 产科急诊
3. 急诊外科情况
4. 非急诊外科情况

图 118.4　在蒙古,腹腔镜是治疗胆囊疾病的一项公共卫生策略

特定人群中有较大的患病率和发病率时(如在蒙古),并且 MIS 显著改善了患者的预后,那么就有理由认为,胆囊疾病的腹腔镜胆囊切除术应该包括在 DCP2 定义的第四个领域——非急性外科情况中,这将对全球公共卫生做出改善(图 118.4)。

在撒哈拉以南的非洲,当拥有计算机断层扫描和磁共振成像扫描的现代诊断能力受到限制时,用于肿瘤诊断的腹腔镜检查及用于早期检测的内镜检查可能会在治疗地区流行和致残的疾病方面发挥作用。产科和女性绝育的 MIS 早已在 LMICs 中确立其对全球公共卫生的作用。MIS 和内镜的预防作用,如结肠镜下息肉切除术预防结肠癌或阴道镜检查和切除预防宫颈癌,都有很好的文献记载。对 MIS 和内镜解决疾病负担的能力及在全球舞台上进行倡导 MIS 和内镜的进一步研究是非常必要的。

缺乏基础设施

在资源匮乏的地区扩展包括 MIS 和内镜在内的外科治疗,必然会以前所未有的方式将创新和技术的重点放在可持续性和可负担能力上。Udwadia 博士很早就意识到,"科学是没有国界

的,然而却忽视了发展中国家外科的主旨是要具有独创性和创新性的品质"。世界对公平和可负担的医疗保健的观点促使企业、教育机构、国际基金组织和其他机构重新致力于寻找创新的、价格极其实惠的外科治疗方案。

一次性的高清(high-definition,HD)质量腹腔镜可以消毒 25 次,售价 75 美元,目前已在印度与成本较低的腹腔镜光源和相机一起出售。一些 HIC 的大学已经与 LICs 合作,设计出价格极其实惠的产品,这些产品已经纳入在支持 MIS 和内镜的公司中。斯坦福大学的一个学生小组开发了一种低成本的便携式呼吸机,售价 300 美元,适合婴幼儿和成年人使用,取名为"一次呼吸"(One Breath),这项发明获得了 2010 年的科普大奖。犹他州大学的项目促成了一种极低成本的一次性 HD 腹腔镜和用于腹腔镜手术的气腹机的开发。

哥本哈根共识是一次顶尖经济学家们(包括 4 位诺贝尔奖获得者)的会议,这次会议促进了超越基本外科服务以外的广泛外科服务的发展,这些服务可以极大地造福贫穷人群。随着被设计用于能源匮乏环境下工作的低成本、高质量设备的快速发展,MIS 和内镜很可能像在 HICs 那样,进入具有成本效益的交付方式的领域,并彻底改变

LMICs 的医疗保健现状。在 LMICs,需要有适当的具有成本效益的供应链及长期维护协议同这些产品相伴随。

地方生产力建设是可持续发展的关键。当团队带上所有的腹腔镜设备独立手术 1~2 周,然后将所有设备锁起来直至第 2 年回来,这种腹腔镜任务的模式弊大于利。这种模式破坏了人们对本地外科医师的信任,一旦削减了支持这些旅行的善意捐款,手术能力就会消失。

有限的人力资源

LMICs 的医师和护士希望像 HICs 那样,向所有人提供公平、有效的预防和治疗健康服务,同时避免个人遭受灾难性的医疗费用的影响。将 MIS 和内镜的基础设施的发展同教育相结合,创造了一个各级保健服务提供者增加工作满意度的环境。投资一支训练有素的并拥有开展 MIS 工作的外科从业人员队伍,有可能降低医疗保健服务提供者因迁移到其他城市地区甚至其他国家而流失的可能性,有助于保持当地的专业水平。当患者看到他们的家人和朋友恢复得如此之快时,他们对外科医师的信任就会增加。MIS 为外科医师提供了专业发展的资源,并为他们所能提供的医疗服务感到自豪。

在 LMICs,解决可手术治疗的疾病负担,需要投资培训一支训练有素的人数充足的从业人员队伍。设计适当的研究生培训,并将 MIS 和内镜培训纳入住院医师规范化培训,可以帮助加强医疗保健系统。柳叶刀全球外科委员会建议,卫生部应制定外科从业人员计划,以在 2030 年之前实现外科从业人员密度达到(20~40)/10 万,并有足够的城乡分布。为了使 MIS 充分发挥其改善患者生活质量,提高地区经济状况的潜力,基于疾病负担的地区差异,MIS 和内镜方面的培训必须包含在这一全球倡议中。

医疗投资不足

想要克服许多国家在卫生方面低投入带来的困难,需要对 MIS 和内镜能为当地经济带来改善这一引人注目的价值观点进行营销。更快康复,

更快重返工作岗位,更少的痛苦,更小的瘢痕及更早期的诊断和治疗,都证明了在 LMICs 提供外科服务可以救死扶伤并促进当地经济发展。扩大包括 MIS 在内的外科服务的规模必须将其视为一项投资,而不是开支。在蒙古政府几乎没有投资的情况下,蒙古各地推广腹腔镜手术花了很多年的时间。2014 年,在已完成的研究、患者和医师对当地媒体的采访及广大民众的需求下,卫生部同意在全国范围内为腹腔镜胆囊切除术提供财政支持。

人们往往没有意识到,可接受并能够负担得起得外科治疗需要代表患者和社会进行宣传。政府官员可以通过立法,政策执行和资源配置,在发展 MIS 和内镜方面发挥重要作用。

在 LMICs 对 MIS 的投资涵盖各种潜在的渠道,包括个人和公共资金。国际金融公司(International Finance Corporation,IFC)2009 年的一项研究指出,撒哈拉以南非洲超过 60% 的医疗保健是由私人资助的。事实上,在偏远的农村地区和贫穷的城市贫民窟,私立医疗单位往往是提供卫生服务的唯一选择。处于收入底层的 40 亿人仍然是私立医疗保健企业的巨大来源,有了需求,这些企业就可以推动 LMICs 发展 MIS。IFC 建议,可以通过创建股权投资工具、与当地金融机构合作、为发展当地金融中介机构能力提供咨询服务、帮助发展医疗保健工作者的教育以及鼓励医疗保险公司的发展的方式,改善私立医疗保健机构在 LMICs 发展的环境。

柳叶刀全球外科委员会制定了潜在的公共收入来源,用于投资扩大 LMICs 的外科治疗领域。这些措施包括增加国内资源的调动(通过一般税收和烟酒征税)、重新分配和提高效率(减少或取消燃料补贴)及来自外部资源的捐款[包括传统的卫生发展援助(development assistance for health,DAH)和创新融资]。随着这一公正性改革的继续,在人民要求获得包括 MIS 在内高质量外科治疗的地区,国家将开始支持 MIS 和内镜更加可持续的发展。充足的资金可以使医疗工作者在保持当地专业水平上扮演重要角色。

总结

虽然在世界上资源有限的地区,MIS 和内镜

面临许多挑战,但许多外科、公共卫生、商业和工程领域的创新者正在挑战"MIS 和内镜过于昂贵"这一主流观点,并正在通过寻找解决这些挑战的方法来改变 LMICs 的医疗保健现状。这些解决办法主要来自这些国家的领导人,有时也有同 MIC 机构和组织合作所提供的帮助。身处 LMICs 的数十亿人,MIS 和内镜以前被认为是无法获取到的,目前已经在社会上广泛开展,促进经济发展,救死扶伤,为人们带来希望。厄瓜多尔前卫生部长 Edgar Rodas 博士向医学生们提出了关于挑战困难的伟大建议,他说:"不要让手术室的四面墙限制了你的视野。"

（王安琪　译　李新星　校）

参考文献

[1] Copenhagen Consensus：Nobel Laureates：More Should Be Spent on Hunger, Health：Top Economists Identify the Smartest Investments for Policy-Makers and Philanthropists. 2012. Accessed date November 2, 2018. https://www. copenhagenconsensus. com/copenhagen-consensus-iii

[2] Contini S et al. *Ann Surg* 2010；251(3)：574；author reply 75.

[3] Debas HT. Surgery. In：Jamison DT et al.（ed.）*Disease Control Priorities in Developing Countries*, 2nd ed. 2006；1245-59.

[4] deVries C et al. *Global Surgery and Public Health：A New Paradigm.* Sudbury, MA：Jones and Bartlett Learning；2012.

[5] Jamison DT. *Disease Control Priorities*, 3rd edition：Improving health and reducing poverty. *Lancet* 2018；391：e11-4.

[6] Mock CN et al. Essential surgery：Key messages from *Disease Control Priorities*, 3rd ed. *Lancet* 2015；385：2209-19.

[7] Ozgediz D et al. *Lancet* 2008；371：627-28.

[8] Price R et al. *World J Surg* 2013,37(7)：1492-9.

[9] Spiegel DA et al. *World J Surg* 2015；39：2132-9.

[10] Udwadia TE. *Surg Endosc* 2011,15(4)：337-43.

[11] Udwadia TE et al. *Int Surg* 1995,80(4)：371-5.

[12] Vargas G et al. *Int Surg* 2012,97(4)：363-71.

[13] Weiser TG et al. *Lancet* 2008,372(9633)：139-44.

[14] Omaswa F et al. *African health leaders：Making change and claiming the future.* Oxford University Press, Oxford；2014.

[15] Meara JG et al. *AJM Leather-Surgery and global health：A Lancet Commission.* The Lance-Elsevier Limited，2014.

[16] Castadot RG et al. *Int J Gynaecol Obstet.* 1986；24(1)：53-60.

[17] World Health Organization. The world health report 2000：improving performance. Geneva：WHO；2000. Available from http：/www. who. int/whr/en/

[18] World Health Organization. Local Production and Technology Transfer to Increase Access to Medical Devices Addressing the barriers and challenges in low-and middle-income countries. Geneva：WHO Press，2012. Available from http：/www. who. int/medical_devices/1240EHT_final. pdf

[19] National Research Council，Committee on Population. US health in international perspective：Shorter lives, poorer health. National Academies Press，2013 April 12.

第119章

机器人：在微创手术中的未来

CRYSTAL KRAUSE，SONGITA CHOUDHURY，AND DMITRY OLEYNIKOV

简介

随着外科手术趋向于微创手术，腹腔镜和机器人在手术中的使用也在增加。虽然腹腔镜手术极大地减少了患者的瘢痕、发病率、并发症和住院时间，但它也限制了外科医师的灵活性、感觉反馈和视觉效果。计算机辅助手术机器人已经解决了传统腹腔镜手术的许多局限性，如缩小了手术视野、稳定了手术器械的颤动、减少了切口数量，以及改进了外科医师的手术人体工程学。虽然机器人系统已经取得了迅速的进步和改进，但技术上仍有很大的缺陷需要解决，包括增强触觉反馈，增加安全机制，以及增加仪器的运动范围。本章的目的是回顾计算机辅助外科机器人的历史，讨论一些目前使用的外科机器人，并探索新兴的外科机器人技术。

外科机器人学的历史

第1批用于人类手术的机器人是从工业用机器人改良而来的。第1台机器人手术是1985年在瑞士 Stäubli 使用可编程通用装配机器（PUMA200 型机器人）进行的脑瘤活检（图 119.1）。这个机器人主要是用来拿着一个探针，以提高脑瘤活检和治疗的准确性。PROBOT（前列腺切除机器人）也是基于 PUMA 机器人，设计的能够自主手术，用于经尿道前列腺切除术。PROBOT 的进一步开发由于缺乏资金和缺乏外科学界对 PROBOT 的自动性能的接受而停滞不前。计算机辅助手术规划机器人（Computer Assisted Sur-

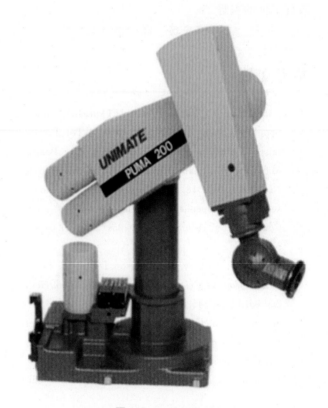

图 119.1　PUMA 200

一种小型机器人，最初设计用于制造、组装和其他工业应用。

gical Planning and Robotics，CASPAR）是另一个基于 PUMA 的自主机器人，但它是为全髋关节和膝关节置换及前十字韧带（anterior cruciate liga-ment，ACL）修复而设计的。CASPAR 使用胫骨和股骨的三维（three-dimensional，3D）计算机断层扫描（computed tomography，CT）数据进行精确的术前规划。在外科手术中，骨槽是由机器人以高手术精度创建的，手术是使用传统技术完成的。CASPAR 于 2000 年首次在德国用于机器人辅助的膝关节置换术，但在 2004 年停止使用。因为研究表明，使用机器人付出的额外努力并没有给术后患者带来好处。

宙斯机器人手术系统（加利福尼亚州圣巴巴拉的美国摩星公司）被设计用于微创普通外科手术。宙斯机器人有电动手臂，带有直接连接到手术台上的执行抓手和通过腹腔镜端口插入患者体内的抓手。内部观察是通过伊索机械臂（也是由摩星公司设计的）完成的，这是一种声控、内镜下握持的手臂。有了宙斯系统，外科医师坐在一个开放的界面上，观察数字屏幕来控制系统，并使用麦克风控制内镜机械臂。宙斯的末端执行器有 7 个自由度（degrees-of-freedom，DOF），提供了极大的手术灵活性。2001 年，宙斯系统获得了美国食品和药物管理局（FDA）的批准，并成功地进行了第 1 例远程、横跨大西洋的远程操控手术。2003 年，直觉外科公司收购了摩星公司，尽管一开始前景看好，宙斯系统还是退出了市场，转而支持达芬奇机器人系开发。

Acrobot Sculptor 机器人（主动约束机器人；Stanmore Implants Worldwide Ltd.）是一种机器人设备，旨在提高骨科手术中骨切除的准确性和精密度。它是一个半主动机器人，使用 CT 数据输入，辅助单室膝关节置换术（unicompartmental knee arthroplasty，UKA）中的骨切除。Acrobot 由一个连接在 3 个自由度机械臂上的高速切割器组成，该机械臂可以切割掉骨骼，同时有效防止外科医师在手术前定义的区域之外切割骨骼。Acrobot 于 2001 年首次用于临床，其准确性在 2004 年的一次临床试验中得到证实。然而，作为知识产权诉讼和解协议的一部分，Stanmore Implants 公司于 2013 年被美国美骨外科公司收购，Acrobot 系统在美国的进一步销售被停止。

当前的计算机辅助手术系统

达芬奇手术系统是由直觉外科公司（位于加利福尼亚州桑尼维尔）开发的，应用广泛，适用范围包括泌尿外科、心脏手术、胸腔镜手术和妇科手术（图 119.2）。达芬奇系统是世界上使用最多的外科机器人系统，进行了超过 150 万次手术，安装了 2600 个系统。第 1 例达芬奇辅助的人体手术于 1998 年在德国进行。2000 年，达芬奇成为 FDA 批准的第 1 个用于普通腹腔镜手术的机器人手术系统。该系统有助于克服标准腹腔镜手术的一些局限性，并允许在有限的空间内进行精确的解剖。与传统的腹腔镜手术相比，达芬奇的优势促成了它在腹腔镜前列腺根治术中的使用，帮助这个系统获得了外科学界的广泛接受和使用。达芬奇机器人手术与更少的住院时间、更低的输血率和更低的住院死亡率有关。但一些研究表明，与腹腔镜手术和开腹手术相比，机器人辅助手术的成本更高。

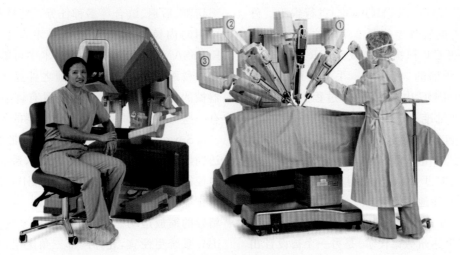

图 119.2　达芬奇机器人外科系统由外科医师控制台、容纳关节机械臂的手术床和成像系统组成
图中显示的是外科医师控制台，外科医师查看的控制台查看器，以及达芬奇手术床和其上面的单点器械。(© 2015 Intuitive Surgical，Inc.）

达芬奇系统的主要组件是主控制台和落地从机。从机由3～4个机械臂组成,每个机械臂都能够操纵3个自由度的仪器。主控制台配备了2个摄像头,共同提供了手术现场的3D视图。通过使用指套遥控机械手,通过主/从机械手来控制从机。主控台的设计考虑到了外科医师的需要,它在遥控机械手上有可调节的指环,可调节的眼内距离,以及带衬垫的头枕和臂杆。

这些仪器使这个手术系统独一无二——它们有7个自由度,模仿人类手腕的运动,并具有颤抖过滤功能。有几个障碍限制了这项技术的进步,包括机器人和仪器的成本,缺乏触觉反馈,系统的尺寸大小,以及在手术过程中无法快速切换仪器。

ROBODOC(位于加利福尼亚州弗里蒙特的THINK Surgical 公司)是一种用于骨科手术的骨切除设备。虽然其他早期的手术机器人主要用于辅助功能,但ROBODOC被设计为一个半自主系统,以提高股骨植入物的准确性,并在翻修髋关节置换手术中减少股骨穿孔和骨折的发生率。ROBODOC是1990年由集成外科系统公司和美国国际商用机器公司联合开发的。ROBODOC的设计基于定制版本的选择性合规的装配机械臂(SCARA)工业机器人。ROBODOC是一个带有触觉反馈传感器的五轴机器人,可以实现手动引导、触觉搜索和安全检查,并可以调整刀具进给速度。自主式 ROBODOC 操作是在手术前使用术前规划计算机程序(ORTHODOC)进行编程。外科医师在患者的股骨上放置2个定位销,带有定位销的位置的 CT 扫描被加载到 ORTHODOC 软件中,创建骨骼的3D模型。手术程序已预先编程到 ROBODOC 中,但在整个过程中,每个步骤都必须手动批准。已经有关于 ROBODOC 并发症的报道,包括液体和组织的雾化,热损伤,以及在切割过程中由于骨骼运动而导致的程序停止。ROBODOC 于2008年获得 FDA 批准,并在欧洲、亚洲和其他地区销售。

机械臂交互式骨科(RIO)系统(美国美骨外科公司,佛罗里达州劳德代尔)是另一个被设计出用于在单髁置换术中协助放置骨科植入物的机器人。其对齐效果更好。RIO 是一个由外科医师控制的半自主系统,它同时具有听觉和触觉反馈。RIO 软件还使用术前 CT 扫描来限制要切割的区域,从而限制变数和不必要的骨丢失。RIO 于2005年被 FDA 批准使用,截至2013年,已在全球范围内用于超过2.3万例手术。ROBODOC 和 RIO 系统之间的主要区别在于,ROBODOC 是自主操作的,而 RIO 是由外科医师引导的。这2个系统都被证明可以提高植入物放置的准确性。

外科机器人技术的发展

目前有几种用于临床试验中的微创手术的机器人,包括 MiroSurge、EndoSAMURAI 和 SurgiBot。MiroSurge 由德国航空航天中心开发,该系统既可以用于微创手术也可以用于开放手术。其机器人机械手有7个自由度,有触觉反馈传感器,主要是用于远程操作,但它们也可以手动定位。其通常使用3个 MIRO 臂:2个用于操作器械,1个用于内镜摄像机。由于其多个位置的机械手臂和多种控制模式,该手术系统是功能多样的。

EndoSAMURAI(奥林巴斯,东京,日本)是一个内镜平台的原型。该系统由1个腹腔镜工作站和1个更传统的内镜组件组成。该内镜组件既可以冲洗镜片,又可以提供空气充气。该平台包含1个传统的操作通道和2个中空的可操纵臂,它们有5个自由度,并与内镜相连。手术器械可在空心臂内轻松更换,可完成止血、凝血、抓取、组织切割、后退、缝合等多种任务。能够使用商业上可用的内镜器械也意味着手术成本可以降低。EndoSAMURAI 在腹膜内手术中可能更成功,因为外科医师能够在正常范围之外操作手臂,增加器械的三角化。虽然这种装置有许多优点,但也有一些局限性,如臂长及光学仪器的欠佳。

SurgiBot(Transenterix 公司,北卡罗来纳州达勒姆)是一种单切口机器人手术系统,由外科医师控制的灵活的器械组成。SurgiBot 的优势包括操作能力强,改进的3D视觉和人体工程学,以及精确的缩放运动。与目前可用的系统相比,SurgiBot 系统更便宜,允许内部三角定位,并允许外科医师站在患者身边。这种患者端的微创设备是独特的,因为它可以让医疗条件不足的人群也可以使用手术机器人,无须花很多钱去使用目前的其他昂贵的设备。

微型活体机器人是外科发展的一个新领域。这些机器人设计用于通过自然孔或单个切口插入腹腔，为解决单切口腹腔镜手术（SILS）和自然孔腔内内镜手术（NOTES）的限制提供了一种新方法。这个设备可以在腹膜内使用，而不受切入点的限制。通过使用腹膜安装或移动摄像头机器人，微型机器人可以为外科医师提供一个可重新定位的可视化平台。内布拉斯加州大学目前正在研发的一款单切口机器人已经成功应用于猪的手术，包括胆囊切除术、结肠切除术和组织活检（图 119.3）。该机器人由 2 个有 6 个自由度的手臂和可互换的末端执行器组成，包括单极和双极烧灼器、抓取器和持针器。这个手术机器人由 1 个带有视频成像、2 个控制器和 1 个脚踏板的原型接口控制，机器人可以直接还原外科医师在接口上的手的动作。该机器人利用标准的二维腹腔镜及原型 3D 相机进行成像。将成像源置于机器人手臂中间，实现了机器人手臂的三角定位。驱动运动的马达位于手臂关节，这使得尺寸显著减少。在使用活猪模型进行的实验测试中，该机器人在大约 30min 内成功完成了盲肠切除。这种微型机器人的占地面积比目前可用的手术器械要小得多，而且可能更便宜，使其可用性更加广泛。

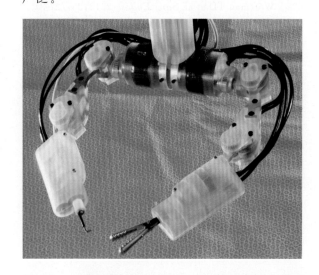

图 119.3 微型活体手术机器人，单切口机器人原型
(From Zhang X et al. Stud Health Technol Inform 2011;163:740-2)

外科机器人的未来方向

早期的机器人主要作为定位向导，也被设计用于增加重复任务的精度，而目前的机器人实际上是遥控机器，允许外科医师引导仪器和运动，这些运动是从外科医师使用的控制中反映出来的。这使得计算机辅助手术操作成为可能，并为可视化的自动功能增强和其他计算机增强提供了可能性。虽然目前的技术很强大，但在新设备和应用程序的市场上几乎没有竞争。这限制了设备进入市场，也为新技术方法设置了障碍。自动化是其他工业应用远远超过医疗能力的一个领域。很明显，外科机器人的目标需要更多地以患者为中心，关注患者的安全和针对常见外科问题的颠覆性技术。外科机器人领域的垄断地位必须被打破，这样才能降低高准入门槛。

机器人应用的其中一个领域是使用 NOTES 和 SILS 入口来执行复杂的胃肠道手术。这项技术仍然是一项重大挑战，因为将设备送入腹腔深处进行手术操作，有时要通过长达 30 英尺的肠道。只有技术进步才能使这成为可能。机器人技术的不断发展有望为直观的可视化和灵活的组织操作提供一个改进的平台，从而使用这些微创的方法完成手术。

未来的机器人可能会比目前的机器人更具自主性，几乎可以肯定的是，机器人将更小，更批量的生产，能够完成今天的技术不可能完成的任务。未来的机器人将需要改进目前风险太高或变数太大的手术程序，这将给尝试这些复杂任务的外科医师带来重大考验。正如达芬奇机器人开启了体内缝合的时代一样，未来的机器人也将带来新的能力。

致谢

作者感谢内布拉斯加大学医学中心先进外科技术中心的支持。

（卞策 译 李新星 校）

参考文献

[1] Doyle JJ. *Sun Sentinel* 1985.

［2］ Kwoh YS et al. *IEEE Trans Biomed Eng* 1988;35: 153-60.

［3］ Gomes P. *Robot Comput Integrated Manuf* 2011; 27:261-6.

［4］ Mei Q et al. *Vis Biomed Comput* 1996; 1131: 581-90.

［5］ Davies B. *Proc Inst Mech Eng H* 2000;214:129-40.

［6］ Lanfranco AR et al. *Ann Surg* 2004;239:14-21.

［7］ Petermann J et al. *Oper Tech Orthop* 2000; 10: 50-5.

［8］ Stengel D et al. *Knee Surg Sports Traumatol Arthrosc* 2009;17:446-55.

［9］ Marescaux J et al. *Nature* 2001;413:379-80.

［10］ Pugin F et al. *J Visc Surg* 2011;148:e3-8.

［11］ Cobb J et al. *J Bone Joint Surg Br* 2006; 88: 188-97.

［12］ Masjedi M et al. *Adv Orthop* 2013;2013:194683.

［13］ MAKO Surgical Corp. and Stanmore Implants Worldwide Ltd. announce MAKO's purchase of Stanmore Sculptor robotic guidance arm. (2013) NASDAQ Globe Newswire 2015.

［14］ Ng ATL et al. *Hong Kong Med J* 2014;20:241-50.

［15］ Broeders IA. *Best Pract Res Clin Gastroenterol* 2014;28:225-32.

［16］ Badaan SR et al. Chapter 59: Robotic systems: Past, present, and future. In: Hemal AK et al. (eds.)*Robotics in Genotourinary Surgery*. London, UK: Springer-Verlag; 2011:655-65.

［17］ Hanly EJ et al. *Am J Surg* 2004;188:19S-26S.

［18］ Simorov A et al. *Surg Endosc* 2012;26:2117-25.

［19］ Oleynikov D. *Surg Clin North Am* 2008; 88: 1121-30.

［20］ Yamamura M et al. *Adv Orthop* 2013; 2013: 347358-63.

［21］ Pransky J. *Ind Robot* 1997;24:231-3.

［22］ Kazanzides P. Robots for orthopaedic joint reconstruction. In: Faust RA (ed.)*Robotics in Surgery: History, Current and Future Applications*. Huntington, NY: Nova Science Publishers; 2007:

61-94.

［23］ Sugano N. *Clin Orthop Surg* 2013;5:1-9.

［24］ Nogler M et al. *Acta Orthop Scand* 2001;72:595-9.

［25］ Nogler M et al. *Clin Orthop Relat Res* 2001;(387): 225-31.

［26］ Schulz AP et al. *Int J Med Robot* 2007;3:301-6.

［27］ Chun YS et al. *J Arthroplasty* 2011;26:621-5.

［28］ Lonner JH et al. *Clin Orthop Relat Res* 2010;468: 141-6.

［29］ Plate JF et al. *Adv Orthop* 2013;2013:1-6.

［30］ Cook A et al. Fact Sheet, MAKO Surgical Corp. (NASDAQ: MAKO). 2015, 2013.

［31］ Vitiello V et al. *IEEE Rev Biomed Eng* 2013;6: 111-26.

［32］ Tobergte A et al. The sigma. 7 haptic interface for MiroSurge: A bi-manual surgical console. 2011; 3023-9.

［33］ Konietschke R et al. The DLR MiroSurge—A robotic system for surgery. *Robotics and Automation*, 2009 *ICRA* '09 *IEEE International Conference on*. 2009, 1589-90.

［34］ Beasly RA *J Robotics* 2012;1-14.

［35］ Yeung BPM et al. *Int J Surg* 2012;10:345-54.

［36］ Fuchs KH et al. *Surg Endosc* 2012;26:2281-7.

［37］ SurgiBot Patient-side Robotic Surgery—TransEnterix, Inc. 2015. http://www. transenterix. com/ technology/surgibot/.

［38］ Wortman TD et al. *Surg Endosc* 2012;26:727-31.

［39］ Wortman TD et al. *IEEE Trans Biomed Eng* 2013; 60:926-9.

［40］ Wortman TD. Design, analysis, and testing of *in vivo* surgical robots, 2011.

［41］ Zhang X et al. *Stud Health Technol Inform* 2011; 163:740-2.

［42］ Oleynikov D et al. *Proc Inst Mech Eng Part C* 2010;224:1487-94.

［43］ RP Automation PUMA 260A Robot Parts. 2015. http://www. rpautomation. com/Admin/PUMA260 ARobotParts. aspx.

第120章

内镜外科的未来：重新定义、未来培训和授证路径

AURORA D. PRYOR

正如我们所有从事微创外科的同行所感知，在过去10年我们经历了巨大的变革。在本书中我们已经阐述了许多创新的方法。外科医师和胃肠医师之间的屏障正逐渐模糊，患者有了多种微创治疗方式的选择。由于这些技术不断涌现，我们必须保证给患者提供高质量的治疗。我们需要确定这些新技术的培训、授证和透明度与传统方法一样高质量。

普通外科的培训历史上一直强调大手术和大切口。由于微创技术的涌现，目前大部分外科手术均可以用小切口完成，甚至经口或内镜下完成。目前普通外科医师仍完成大多数的内镜筛查病例。基础培训可以使毕业的外科医师有能力完成这些病例。此外，现在的上消化道外科培训需要纳入介入内镜治疗技术，用于内镜治疗及并发症处理，如狭窄扩张和支架置入。随着我们培训模式的进步，介入内镜治疗技术的培训可以嵌入普通外科关键技术培训中或成为一个专科培训课程。未来，普通外科医师可能会聚焦在常见病或急诊病例，而专科医师则会处理更加复杂的专科病例。

关于是否要将住院医师培训制度改为普通外科核心培训及强制的专科培训和高级培训课程，在普通外科的学术领导层有着激烈的争论。像普通外科这样大杂烩的专科未来可能会被逐步淘汰。如果是这种情况，我们需要被认证为疾病特定的专科医师：如前肠外科医师，减重外科医师，结直肠外科医师等。我们必须确认这些专科领域

的培训是扎实可靠的，以确保我们的患者针对他们疾病的治疗具有最全面的选择权。我们也将继续看到胃肠医师和外科医师之间的边界逐渐模糊。

临床医师也需要关注培训和授证这样新的方法。如果一个临床医师选择开展一项新技术，那么他将接受当前的临床能力的评估，接受这项新技术的专科培训，可能在监督下完成一次新技术，并对开展这项新技术的初期疗效进行评估。一项新技术的授证同样要求外科医师向患者阐明这项新技术的本质，以确保患者了解医师完成这项技术的能力。

同样，追溯新技术的完成过程对于确保理想的疗效十分重要。如果外科医师不常规开展一项技术，则不应拥有这项技术的授证。同行审议或观察是正在开展的新技术评估的重要组成部分，并应当纳入再授证的路径中。在未来，对于所有操作者均应要求疗效追溯并进行质量改进。

尽管建立确保新技术安全纳入临床实践的体系，我们仍然对其可行性存疑。到底什么样的临床实践改变需要新培训和授证？我们在改用另一种缝线或新的外科闭合钉的时候需要公开吗？如果我们改变能量器械的供应商，需要重新培训吗？尽管有很好的安全保护和计划，仍然有一些创新缺乏清晰的应用路径。对于这些技术，我们作为临床医师需要相互监督，以确保我们采用传统和创新的技术以达到最理想的对患者的治疗效果。

（周海洋 译 李新星 校）